现代心血管
疾病预防与治疗

（上）

张　权等◎主编

吉林科学技术出版社

图书在版编目（ＣＩＰ）数据

现代心血管疾病预防与治疗/ 张权等主编. -- 长春：
吉林科学技术出版社，2016.6
ISBN 978-7-5578-0917-1

Ⅰ．①现… Ⅱ．①张… Ⅲ．①心脏血管疾病—预防
Ⅳ．①R54

中国版本图书馆CIP数据核字(2016) 第133578号

现代心血管疾病预防与治疗
Xiandai xinxueguan jibing yufang yu zhiliao

主　　编　张　权　郭秋荣　徐　广　吕志阳　张娆娆　侯　磊
副 主 编　赵文艺　董雄剑　崔伟锋　张　涛
　　　　　闫　虹　宣　兵　李春华　王　威
出 版 人　李　梁
责任编辑　张　凌　张　卓
封面设计　长春创意广告图文制作有限责任公司
制　　版　长春创意广告图文制作有限责任公司
开　　本　787mm×1092mm　1/16
字　　数　1012千字
印　　张　41.5
版　　次　2016年6月第1版
印　　次　2017年6月第1版第2次印刷

出　　版　吉林科学技术出版社
发　　行　吉林科学技术出版社
地　　址　长春市人民大街4646号
邮　　编　130021
发行部电话/传真　0431-85635177　85651759　85651628
　　　　　　　　　　85652585　85635176
储运部电话　0431-86059116
编辑部电话　0431-86037565
网　　址　www.jlstp.net
印　　刷　虎彩印艺股份有限公司

书　　号　ISBN 978-7-5578-0917-1
定　　价　165.00元

主编简介

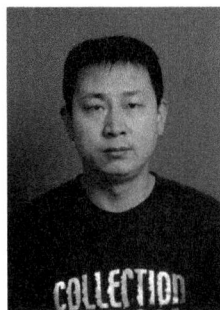

张 权

　　1974年出生，甘肃省平凉市人民医院心血管内科，主治医师。毕业于兰州大学临床医学院，2009年获兰州大学心血管内科硕士学位，毕业后一直从事心血管内科工作至今，擅长冠心病介入治疗及起搏器植入。近年来发表论文数篇。

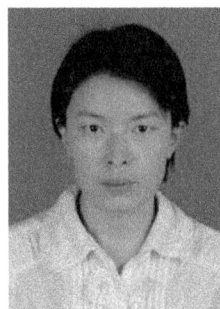

郭秋荣

　　1983年出生，山东省曹县人民医院心内科，主治医师，2008年毕业于山东省泰山医学院临床医学及英语双专业，取得医学学士学位和文学学位，2011年毕业于山东省青岛医学院（心血管内科专业），取得心血管内科专业硕士学位。从事心血管病专业5年，掌握了心血管内科常见病、多发病的诊断和治疗，擅长冠心病、高血压病、心律失常、心肌炎、慢性心力衰竭的治疗。

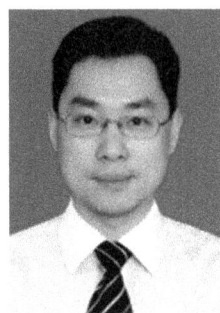

徐 广

　　1973年出生，鄂州市中心医院心内科，医学硕士，副主任医师，湖北省医学会心电生理与起搏分会委员，湖北省中西医结合学会心血管病专业委员会委员，鄂州市医学会内科专业委员会委员，鄂州市医学会心血管病专业委员会常委、秘书。2002年7月起在中国医学科学院北京阜外心血管医院进修心内科临床及心脏介入1年半。擅长心脏介入、冠心病、高血压、心力衰竭、心律失常的诊疗。2012年赴法国波尔多大学医院中心进行学术交流。主持完成1项市级科研课题，参与院级科研课题4项，参编专著1部，在统计源核心医学期刊发表论文近10篇，多项新技术获医院新技术一、二、三等奖。曾获"湖北省青年岗位能手"称号。

编 委 会

前 言

当前，心血管疾病的发病率在人们生活水平不断提高以及老龄化社会到来的基础上如"井喷"般增长，成为困扰人们身心健康的主要疾病之一。与此同时，心血管疾病的基础研究及临床治疗取得了很大的进展，新理论、新知识和新技术不断涌现，尤其是心脏介入治疗技术已成为许多心血管疾病新的诊疗方法。对于心血管专业医师来说，不仅要密切关注相关领域的发展方向，还要注重总结治疗该系统疾病的各种理论和方法，回归临床，养成临床思维习惯，提高心血管疾病的诊治水平。

本书全面概括了心血管疾病的诊治思路和最新诊疗技术，并简单介绍了心血管疾病的护理，对心血管常见疾病的中医治疗也有涉及。内容详实，选材新颖，图表清晰，实用性较强，对心血管疾病的诊断和治疗具有指导意义，适合各级临床医生阅读参考。本书的参编者有参与临床实践多年的专家，也有参与心血管疾病诊疗的后起之秀，他们均为本书的最后出版付出了巨大的心血，在此一并表示感谢。

由于编者分别组稿，写作经验有限，编写时间仓促，再加上心血管相关知识日新月异，书中难免有不足和欠妥之处，恳请专家学者提出宝贵建议或意见，以便再版时修正。

编　者
2016 年 6 月

目　录

第一章

心内科常见症状

第一节　呼吸困难

呼吸困难（dyspnea）是指患者主观上自觉呼吸不畅或呼吸费力，常被描述为"气短"、"气促"；客观上表现为患者用力呼吸，并伴呼吸频率、深度和节律的改变。引起呼吸困难的原因有心源性、肺源性、代谢性以及神经精神性几类，且各具特点。由于健康人在重体力负荷时也可出现呼吸困难，所以只有当安静状态或一般情况下，不引起呼吸困难的体力活动时出现的呼吸困难方属病理性呼吸困难。呼吸困难是一种主观症状，各人的耐受性有较大的差别。在呼吸功能受限程度相同的情况下，有些患者几乎完全不能活动，而另一些患者却可坚持相对正常的活动。

引起心源性呼吸困难的主要病理生理基础，是左心衰或二尖瓣病变引起的肺静脉和毛细血管内压力升高。由于肺内血液或肺间质内液体量增加，而肺内空气含量相对减少使肺的顺应性下降，这无疑增加了呼吸肌的负荷，使患者感到呼吸费力，肺血管内压力增加所引起的反射性呼吸加快也增加了呼吸困难的程度。这类因肺瘀血而引起的心源性呼吸困难，一般表现为呼吸浅表而快。相反地，肺气肿患者因气道阻塞而致呼吸困难，患者以呼吸深大为主，而呼吸频率增快不明显。此外，心源性呼吸困难除非伴发于肺水肿，一般情况下，动脉血气分析无变化，而肺气肿所致呼吸困难时，血气分析结果大多异常。详细的病史和体格检查是鉴别上述两类呼吸困难的最主要的依据。

心源性呼吸困难又因疾病性质或程度不同，而有以下几种类型。

（一）劳力性呼吸困难

劳力性呼吸困难是左心衰或二尖瓣病变时最早和最常见的症状，其呼吸困难的程度与体力负荷的轻重有关。在询问病史中应了解患者在何种程度的体力负荷下出现呼吸困难，如上楼、爬山、负重行走或跑步等。在评定呼吸困难程度时，还应注意结合患者的精神状态及其耐受性。如有些明显二尖瓣狭窄的患者，主诉仅有轻度呼吸困难，其原因部分是由于在病情逐渐发展的长期过程中，患者已不自觉地将自身的体力活动限制在可耐受的范围内，因而不致出现明显的呼吸困难。

与心源性呼吸困难不同，肺源性呼吸困难早期出现某些妨碍胸部扩张的动作时，如穿衣、脱衣、下蹲系鞋带等，而且其发展过程相对缓慢。

少数情况下，短暂发作性劳力性呼吸困难实际上相当于心绞痛发作。这是由于劳力负荷造成严重的心肌缺血，导致左心室功能暂时下降，而使呼吸困难的症状比胸痛的症状更明显。此类患者诉说呼吸困难的部位常与心绞痛的部位一致。

（二）端坐呼吸

端坐呼吸（orthopnea）是另一类型的心源性呼吸困难，当其伴发于劳力性呼吸困难时，表明左心功能不全已较明显，或有严重的二尖瓣狭窄。安静休息时即有呼吸困难，平卧时呼吸困难加重，患者为减轻这一症状常自发取坐位或高枕卧位。这样可使静脉回心血量减少，继之可使肺瘀血减轻。与这一机制相同，有些患者还可有卧位性咳嗽。

支气管哮喘或其他严重肺部疾患时，也可出现端坐呼吸，这种情况可能是因为坐位时横膈低位，有利于肺的扩张，使呼吸困难减轻。更重要的是取端坐体位有利于咳出分泌物而明显缓解呼吸困难。

（三）急性心源性呼吸困难

这类呼吸困难常发生于急性左心衰或急性心律失常时，是左、右心排血量之间急剧失衡所致。右心排血量维持不变或有所增加，而左心又不能将其所接纳的血液全部排出，这样就使血液淤滞在肺中。呼吸困难常骤然发生，或夜间出现（夜间阵发性呼吸困难），或白天发生，均可发展至肺水肿。急性肺水肿的病理生理机制是急性静脉淤血而有渗液进入肺实质。其表现有三种常见的临床类型。

1. 夜间阵发性呼吸困难　夜间阵发性呼吸困难（paroxysmal noctumal dyspnea）见于左心衰已较明显时，仅在夜间出现。一般在入睡后 1 ~ 2h 发生，患者常常因憋气而突然惊醒，伴窒息感。常被迫坐起甚至走到窗口以便吸入更多空气，有时这种呼吸困难伴有咳嗽或喘鸣。这是由肺淤血挤压了小支气管使之狭窄所致。有时还伴有心悸、眩晕或压榨性胸骨后疼痛，持续 10 ~ 30min，之后症状消失，患者重新上床，一般可安静入睡至天明。当呼吸困难发作时，患者面色苍白或轻微发绀，皮肤湿冷。特别严重的夜间阵发性呼吸困难可发展至肺水肿。

从原则上说，夜间阵发性呼吸困难的发生机制与其他的心源性急性呼吸困难相似。夜间发作的特征性机制，尚未能充分了解。除了夜间平卧睡眠时肺内血容量增加外，睡眠时肾上腺素能活力下降、左心室收缩力减弱，夜间迷走神经张力增加、小支气管收缩，平卧时横膈高位、肺活量减少以及夜间呼吸中枢处于抑制状态等也是影响因素。

2. 心性哮喘　心性哮喘可以是劳力性呼吸困难、端坐呼吸以及夜间阵发性呼吸困难的表现形式，急性左心衰当小支气管壁高度充血时，即可出现哮喘样发作。有时与支气管哮喘难以鉴别。如果自幼即有哮喘发作史则多为支气管哮喘。中年首次发作哮喘则首先考虑为心源性，但是慢性支气管哮喘的患者也可同时有心脏疾病，也就是同一患者既有呼吸系疾病又有左心衰，这必须依靠详细地询问病史及体格检查。对有些病情复杂的病例，甚至需要进行血气分析，肺功能测定或心导管检查等方能确定是心源性或支气管性哮喘。

3. 急性肺水肿　这是心源性呼吸困难中最为严重的一种类型，是急性重度左心衰的表现，常伴发于急性心肌梗死、高血压危象、二尖瓣腱索或乳头肌断裂时。此外，高度二尖瓣狭窄的患者劳力负荷过重时，由于肺静脉压突然增高也可出现肺水肿。快速心房颤动心室率过快时，左心室充盈受限，也可导致肺水肿。慢性心力衰竭的患者由于保护性机制，使肺内小动脉发生组织学改变，可防止在心力衰竭加重时血管内液体向肺泡内渗出。所以左心衰及二尖瓣病变早期比晚期更容易发生肺水肿。肺水肿的严重程度可有所不同，但所有肺水肿的患者均有呼吸困难。如果水肿仅限于肺间质内，听诊可无水泡音，而 X 线胸片可资证明。最严重的肺水肿时，患者似骤然被自己的呼吸道分泌物所淹溺，处于极度痛苦的状态下，自己可以听到胸内如壶中开水沸腾，并不断有白色或粉红色泡沫状痰从口、鼻中涌出。患者面色苍白并有发绀，皮肤湿冷。症状持续时间长短不一。处于这样的紧急关头，如不采取紧急抢救措施，患者难免一死。

（四）潮式（Cheyne-Stokes）呼吸

1818 年 Cheyne 首先描述了这种节律异常的呼吸。呼吸暂停约十数秒钟后，出现慢而微弱的呼吸，继之逐渐加深加快，然后再逐渐减慢以至停止，如此周而复始。这种潮式呼吸是脑部受损的一种表现，也可出现于严重的左心功能不全时，缺血性与高血压性心脏损害患者更为多见，而这类患者通常也合并脑血管病变。但脑源性与心源性潮式呼吸的病理生理基础不尽相同，对脑部疾病而言，是因为呼吸中枢处于抑制状态，对正常的二氧化碳和 O_2 分压不能产生调节效应。所以呼吸中枢抑制到一定的程度时引起呼吸暂停，而呼吸暂停后潴留的二氧化碳又可刺激呼吸中枢而激发数次呼吸。心源性潮式呼吸主要是由于血液从左心室至脑的循环时间延长，因而干扰了呼吸的反馈调节机制。此外，颈动脉窦反射异常和低氧血症也参与了作用。

（五）其他的心源性呼吸困难

有些特殊的心脏病其呼吸困难的机制尚不十分清楚，如左向右分流量较大的先天性心脏病（室间隔或房间隔缺损、动脉导管未闭等），其呼吸困难是由于肺内血流量增多——多血肺，还可能有反射性机制参与。右向左分流的发绀型先天性心脏病时的呼吸困难，可能是低氧血症引起的反射性呼吸加快。右心衰时，可能有胸水、腹水压迫或同时存在的左心衰及肺部疾患等因素参与。

左心房黏液瘤或左心房内球形血栓常在坐位时或某一特殊体位时，突发呼吸困难，而卧位时可较轻。这是由于坐位或某一特殊体位时，黏液瘤或球形血栓恰好堵塞在二尖瓣口，使左心房血流至左心室受阻。法洛四联症（fallot tetrad）时的呼吸困难可在蹲踞位时减轻。这是由于这一体位可增加体循环阻力，而使右向左的分流量减少。

肺栓塞也属于心血管病急症之一，其呼吸困难的发生更为突然，呼吸困难程度与劳力负荷无关，常伴有惊恐、心悸、胸痛和咯血。由于肺栓塞大多数情况下并无器质性心脏病基础，栓子多来自下腔静脉系统，临床诊断较困难，很易误诊为急性心肌梗死。

（郭秋荣）

第二节　胸痛

胸痛（chest pain）是心血管疾病常见症状之一。对于胸痛症状应了解以下有关的内容：起始情况、疼痛部位、放射区域、疼痛性质、严重程度、持续时间、诱发因素（如体力负荷、精神紧张、进食等）、缓解因素（如休息、体位改变等）及是否伴有呼吸困难、出汗、眩晕或心悸等。有些患者对胸痛的感觉描述为压迫感、窒息感或胸部不适等。可有严重胸痛症状的心血管疾病主要有4种：缺血性心脏病、急性心包炎、肺栓塞及主动脉夹层。

（一）缺血性心脏病

缺血性心脏病的胸痛包括稳定型心绞痛和急性冠脉综合征（acute coronary syndrome），其发生是由冠状动脉粥样硬化使冠脉狭窄或痉挛，或冠脉阻塞、斑块破裂和出血所致。心血管专科医师对患者的胸痛症状应认真耐心地询问，以判明是稳定型心绞痛或急性冠脉综合征。

1. 心绞痛　典型稳定型心绞痛的特点可归纳如下：疼痛的部位为胸骨下段后（患者在描述其症状时常以手握拳置于胸骨区），疼痛可放射，主要向左肩及左臂尺侧放射；疼痛性质多为压榨感、紧缩感，有时为烧灼感；疼痛持续1~10min，大多为3~5min；疼痛常因劳力负荷所诱发，特别是在寒冷时或进餐后；休息和含服硝酸甘油可使疼痛缓解。心绞痛除上述典型表现外，临床上尚有较多不典型的表现，有时甚至十分离奇，如心绞痛的部位在骶部、大腿或身体的某一处瘢痕。疼痛性质不典型及发作无规律的现象更为多见。

2. 急性冠脉综合征　包括不稳定型心绞痛、ST段抬高型心肌梗死和非ST段抬高型心肌梗死。不稳定型心绞痛可由稳定型心绞痛发展而来，也可直接出现或在急性心肌梗死之前发生。除疼痛性质与典型心绞痛相似外，一般程度更严重，与劳力负荷可无关系，静息状态下也可发生，持续时间较长但一般短于20min。ST段抬高型心肌梗死表现为突然发生的、持久而剧烈的胸痛，诱因多不明显，且常发生于安静时，持续时间可长达30min或更长，休息或含服硝酸甘油不能使疼痛缓解。患者常有濒死感伴呼吸困难、大汗、乏力、恶心和呕吐，同时心电图示ST段明显抬高，血清心肌坏死标志物浓度升高并有动态变化。非ST段抬高型心肌梗死是指具有典型的缺血性胸痛症状，持续时间超过20min，血清心肌坏死标志物浓度升高并有动态演变，但心电图无典型的ST段抬高而是表现为ST段压低、T波异常或ST-T正常等非特征性改变的一类心肌梗死，其胸痛症状与ST段抬高型心肌梗死不尽相同。

当患者具有冠心病的危险因素，且主诉为典型的劳力性胸骨后疼痛时，诊断为心绞痛的准确率是较高的。如果没有明显的冠心病危险因素，胸痛也不典型，则心绞痛的可能性不大。具有明显冠心病危险因素者，即使胸痛不典型也不能轻易否定心绞痛的诊断。冠心病的危险因素如高龄、男性、高血压及冠心病的家族史以及本人有高血压、血脂异常、糖尿病、吸烟史等均与冠心病发病有一定关系，在病史中均应注意询问。

还有一点也不能忘记，既往没有冠心病的年轻人有时也可以出现心肌缺血性胸痛，这种情况多见于严重贫血、阵发性心动过速心率极快时、主动脉瓣病变、肥厚型心肌病等，如有怀疑，应对相关的病史进行仔细询问。

（二）急性心包炎

急性心包炎的胸痛主要是由于壁层心包受炎症侵犯所致，或炎症侵及邻近的胸膜之故。疼痛部位较局限，通常位于胸骨及胸骨旁区，可放射至颈、背或上腹部，由于左侧横膈胸膜受侵犯，疼痛可放射至左肩部，但很少波及左上臂。疼痛性质多为锐痛，但其程度差异甚大，一般持续数小时至数天，可在吞咽、深呼吸及仰卧位时加剧。当前倾坐位时疼痛可缓解；应用止痛消炎药物也可使疼痛减轻。发病前有上呼吸道感染病史，有助于诊断。若体检听到心包摩擦音，可以诊断。

（三）肺栓塞

大面积的肺栓塞其疼痛性质、部位与不稳定型心绞痛或急性心肌梗死十分类似，但一般更为剧烈，放射更为广泛，可在呼吸时加剧。含服硝酸甘油不能使疼痛缓解。常伴有呼吸困难、咳嗽、咯血、心动过速及低血压，严重者出现休克及猝死。其疼痛可能是由于右心室压力突然增高，使冠脉血流量减少，而氧耗量反而增高，导致心肌缺氧所致。也有人认为肺动脉的扩张也可能是引起疼痛的因素之一，这一机制也常用以解释肺动脉高压时的胸痛。巨大肺栓塞时，患者常有胸膜性胸痛和少量咯血等症状。

（四）急性主动脉夹层

主动脉夹层疼痛常突然暴发，持续而异常剧烈。其疼痛部位依主动脉壁内层断裂的部位不同而异。主动脉夹层最常发生于主动脉弓或降主动脉，此时疼痛多局限于前胸，并放射至背部，有时以背部疼痛为主而放射至项部、颈部或手臂。如果主动脉夹层在数小时或数日内继续扩展，则疼痛将扩展至腹部、腰部和下肢。对于慢性高血压患者、妊娠妇女及马方综合征（Marfan syndrome）的患者应多考虑这种可能性，少数患者疼痛不十分剧烈而以突发呼吸困难及晕厥为主要表现。

以上几种心源性胸痛的鉴别见表1-1。

表1-1　几种心源性胸痛的鉴别

	稳定型心绞痛	不稳定型心绞痛	心肌梗死	急性心包炎	肺栓塞	急性主动脉夹层
部位	胸骨后可波及心前区	胸骨后可波及心前区	胸骨后可波及心前区	心前区及胸骨后	胸骨下端	前胸部或背部
放射	左肩、左臂尺侧或达下颌、咽及颈部	左肩、左背上方、左臂尺侧或达下颌、咽及颈部	左肩、左背上方、左臂尺侧或达下颌、咽及颈部	颈、背、上腹、左肩	广泛	颈、背部、腹部、腰部和下肢
性质	压榨感、紧缩感	胸痛阈值降低、程度加重、次数增加	胸痛的程度较心绞痛更剧烈	锐痛	剧烈痛	胸痛突然暴发、剧烈，呈撕裂样
时间	3~5min	通常<20min	数小时或更长	持续性	持续性	持续性
诱因	劳力、情绪激动、寒冷、进餐	轻体力活动或休息时发作	不常有	吸气、吞咽、咳嗽加剧	右心室压力增高所致	常患高血压或马方综合征
缓解方式	休息、硝酸酯缓解	硝酸酯缓解作用减弱	休息和硝酸酯不能缓解	前倾坐位可缓解	硝酸酯不能缓解	硝酸酯不能缓解
伴随临床表现	有时可出现第4心音和乳头肌功能不全的表现	第4心音和乳头肌功能不全的表现明显，可出现一过性心功能不全的表现	呼吸短促、出汗、烦躁不安和濒死感；恶心、呕吐和上腹胀	心包摩擦音	呼吸困难、咯血、低血压，急性右心衰和肺动脉高压的表现	下肢暂时性瘫痪、偏瘫和主动脉关闭不全的表现，双上肢血压和脉搏不对称

（五）其他原因引起的胸痛

除了上述引起胸痛的疾病外，还有一些心源性和非心源性疾病可引起胸痛。在鉴别诊断时应予以考虑。

（1）扩张型心肌病和二尖瓣脱垂患者常诉胸痛，其机制不明。疼痛性质可类似典型心绞痛，也可类似功能性胸痛。

（2）肋软骨炎或肌炎引起的胸壁疼痛，这类胸痛常伴有肋软骨或肌肉的局部压痛。身体活动或咳嗽时可使疼痛加重。

（3）左侧胸部带状疱疹，在出疹前其胸痛有时可误诊为心肌梗死，但随之出现的疱疹可使诊断当即明确。

（4）功能性或精神性胸痛，忧郁症的患者也可有胸痛，常同时伴有叹息样呼吸、过度换气、手足发麻，称之为心血管神经症。这种胸痛常局限于心尖部，持续性钝痛，长达数小时或十数小时，伴有心悸，兼有针刺样短暂锐痛。心前区常有压痛。胸痛发作间期常有神经衰弱、疲倦无力等症状。情绪不稳定，止痛药不能使疼痛完全缓解，但休息或活动或镇静剂，甚至安慰剂可使疼痛部分缓解。

胸腔内其他脏器或组织的疾病，上腹部脏器的疾病有不少也有胸痛症状。值得一提的是食管痉挛及反流性食管炎其胸痛症状常易与心绞痛混淆。尽管有不少检查手段有助于鉴别多种不同原因的胸痛，但毫无疑问询问病史是最重要、最有价值的方法。特别是对胸痛性质及其伴随症状的综合分析常可得到重要的鉴别线索。

（郭秋荣）

第三节 心悸

心悸（palpitation）是心血管病的主要症状之一，是患者感觉到自身心跳增强或加速的不舒服感觉，也是患者就诊的常见原因。患者描述心悸的感觉各有不同，如心慌、心脏下沉感、心脏振动感、撞击感、停顿感及心跳不规则等。心悸的轻重很大程度上取决于患者的敏感性。对这一主诉应进一步询问其诱发或加重因素，诸如运动、进食、情绪激动、饮酒及服用药物的影响等。

（一）不伴有心律失常的心悸

这种心悸十分常见。有些只是对正常心搏的感知，特别当左侧卧位时更明显，多见于紧张和敏感的正常人。情绪易激动者常有窦性心动过速使之感到心慌，并多伴有焦虑、呼吸深大、手足发麻、颤抖等。与阵发性心动过速不同，窦性心动过速起始和终止都是逐渐而隐袭的。心率一般为100～140次/分。

正常人在剧烈运动时出现的心悸是由于窦性心动过速及高动力循环状态所致。

（二）心律失常所致的心悸

心悸是心律失常患者的常见症状，心悸时心率可快可慢，心律亦可不规则。各种类型的期前收缩、快速性心律失常、缓慢性心律失常或心律不规则均可引起心悸；但有心律失常不一定都有心悸症状。

根据长程心电图的监测，心脏正常的人群，大多有偶发的房性期前收缩或室性期前收缩，但不一定都有心悸症状。因室性期前收缩而有心悸者随年龄增高而增加。各种类型的器质性心脏病均可伴发期前收缩，但临床上功能性期前收缩更为多见。有期前收缩者常主诉有心搏脱漏或停顿感，有时描写为心脏冲向喉部或下沉的感觉，少数患者感到有连跳。

阵发性室上性心动过速时，其心慌的症状呈突发突止的特点，心率一般超过 160 次/分；心律规则，持续时间可长达数小时，也可能仅数分钟。颈动脉窦按摩、Valsalva 动作、作呕或呕吐等刺激迷走神经的动作一般可使心慌症状终止。

阵发性心房颤动发作时心慌更为严重，心跳快而极不规则，伴有脉搏短绌是其特点。心房扑动在临床上较为少见，心率常为 150 次/分左右，可以规则也可以不规则，心率成倍地增加或突然减半是其特征。

室性心动过速发作时，心室率增快可引起心悸，且常伴有晕厥或晕厥前症状，可能还会发生猝死。

心率缓慢时，也可出现心悸，多由房室传导阻滞或窦房结病变引起。

由于伴随于心律失常的心悸症状大多数情况下不是持久性的，所以当患者就诊时往往不是正值心律失常发作之际。请患者描述心悸的感觉，发作心悸时心跳的节律和速率，有时有助于判断心律失常的性质。常规心电图及长程心电图对心律失常的诊断价值最高。心脏电生理检查对阵发性心动过速的诱发复制率极高，确诊率可达 90% 左右。

（三）血流动力学改变所致的心悸

由于每搏血量增加，心肌收缩力增强，可使患者经常存在心悸感，特别在二尖瓣或主动脉瓣关闭不全时，心内、心外有分流时，或心动过缓时心悸感常较明显。此外，高动力循环状态，如妊娠、甲亢及嗜铬细胞瘤时均可有此症状。

由于心功能不全，每搏血量减少，心率代偿性增快，常表现为轻度活动后即出现心悸。

（郭秋荣）

第四节　晕厥

晕厥（syncope）是由于一过性脑部供血不足所致的突然和短暂的意识丧失伴自主体位丧失，一般能很快恢复正常。如果患者尚未达到意识丧失的程度，但出现头晕、心慌、胸闷、气短、乏力、面色苍白、出汗、站立不稳、视物模糊、听力下降及消化道症状，则称之为晕厥先兆。其供血不足的病理生理基础不外乎是心脏泵血不足或是周围血管异常反应——血管扩张、血容量相对不足，或者两者兼而有之。由明显的失水、失血等造成的低血容量休克伴晕厥不在本节内讨论。晕厥的病因多种多样，大体上可分为以下几类：①神经介导性晕厥：主要包括血管迷走性晕厥（vasovagal syncope）、颈动脉窦综合征（carotid sinus syndrome）和其他反射性晕厥；②心源性晕厥；③脑源性晕厥；④直立性低血压（orthostatic hypotension）；⑤血液成分异常，如低血糖和重度贫血。另有一些晕厥虽经各种检查仍诊断不明。从治疗及预后的角度来看，心源性晕厥最为重要；但从临床发病率来看，血管迷走性晕厥最为多见。

（一）神经介导性晕厥

指多种因素触发的过强的神经反射，引起低血压和心动过缓，从而导致晕厥发作。

1. 血管迷走性晕厥　是临床上最常见的晕厥，约占晕厥患者的 30% ~ 50%。多见于年轻体弱的女性，常反复发生，但无器质性疾病，也无特定性诱因。情绪激动、恐惧、久站、见到血、疼痛、天气闷热、空气污浊、过度疲劳等情况下均可发作，过去均列入"不明原因"性晕厥。自 1986 年 Kenney 采用直立倾斜试验（head upright test，HUT）用于诊断血管迷走性晕厥以来，国内外对血管迷走性晕厥患者的体位、血压、心率与晕厥的关系进行了大量临床研究，将血管迷走性晕厥分为三种类型：血管抑制型，直立倾斜试验中诱发晕厥时以血压降低为主；心脏抑制型，晕厥时表现为心率突然减慢甚至出现心脏停搏；混合型，晕厥时心率和血压均明显下降。尽管血管迷走性晕厥发生的病理生理机制尚未完全明了，但这类患者在直立倾斜位时出现血压下降及（或）心动过缓，并再现晕厥发生的症状是明确的。目前临床上已将倾斜试验作为诊断血管迷走性晕厥最可靠的手段。

2. 颈动脉窦综合征　是指对颈动脉窦刺激的过度神经反射导致心动过缓和（或）血压下降，从而引起晕厥。常见诱因为局部动脉硬化、炎症、外伤、肿物、衣领压迫、颈部肌肉加压、转动头部、揉压颈部或其他刺激颈动脉窦的动作等。颈动脉窦综合征在老年人中多见，心血管和神经系统检查往往正常，晕厥发作前常无预兆，以心脏停搏和心动过缓为特点，做颈动脉窦按摩试验可资诊断。

3. 情境性晕厥　情境性晕厥（situational syncope）与咳嗽、排尿、排便和吞咽等相关，其发生机制相似，分别通过反射弧将通路上的胸腔、膀胱和胃肠道内压力感受器经脑神经与中枢（孤束核、髓质血管减压部位）连接，反射性地引起传出通路中的迷走神经张力增高，从而引起心率减慢和心输出量降低，最终导致晕厥发作。

4. 疼痛性晕厥　舌咽神经或三叉神经痛引起的喉部和面部疼痛可导致晕厥发作；触摸扁桃体、耳、咽、喉的引发点产生疼痛刺激也可引起晕厥。其发生机制可能为：疼痛刺激由相应神经传入，反射性地引起血管舒缩中枢抑制，周围血管扩张，回心血量减少，心输出量减少，脑部供血不足导致晕厥发作。

（二）心源性晕厥

指由心脏疾病造成心输出量暂时减少导致一过性脑供血不足而产生的晕厥。常见的原因可归纳如下。

1. 心律失常　缓慢性心律失常：如严重窦性心动过缓、房室传导阻滞、心室停搏或病窦综合征等；快速性心律失常：如室性心动过速、心室扑动、心室颤动、阵发性室上速、心房颤动、心房扑动、心脏遗传性离子通道病（先天性长 QT 综合征、Brugada 综合征）、起搏器功能不良、药物的促心律失常作用等。如果在一阵心悸后出现晕厥，常提示为快速性心律失常中止时，在正常窦性心律恢复之前有短暂的窦性停搏或严重心动过缓。

2. 器质性心脏病或心肺疾病　心瓣膜口狭窄或流出道梗阻：如严重的主动脉瓣狭窄、肺动脉或肺动脉瓣狭窄、肺栓塞、法洛四联症、肥厚型梗阻性心肌病、心房黏液瘤、二尖瓣脱垂等；泵衰竭：如急性心肌梗死或心肌缺血等；其他心脏病：如急性主动脉夹层、心包疾病、心脏压塞等。体位改变或体力负荷突然加重可使这类患者心输出量突然减少、血压明显降低导致晕厥发作。

心源性晕厥一般发生极为突然，无头昏不适等前驱症状，持续时间甚短，可有外伤及大小便失禁。意识恢复后，除原有心脏病症状外，常无其他明显症状。

（三）脑源性晕厥

脑血管病变、痉挛而发生一过性、短暂脑供血不足，也可发生晕厥，如短暂性脑缺血发作（TIA）、锁骨下窃血综合征、脊椎基底动脉供血不足等均可造成一过性晕厥。双侧颈动脉严重狭窄也可引起晕厥。

（四）直立性低血压

直立性低血压也叫直立性低血压。当患者突然改变体位，如从卧位或蹲位快速站立时，血液因重力作用而积聚在下肢，由于患者存在着自主神经功能障碍，外周血管不能相应收缩，静脉回心血量下降，心搏出量减少，血压过度下降（＞20/10mmHg），大脑灌注不足，因而发生晕厥。直立性低血压常见于老年患者、服用抗高血压和抗抑郁药及利尿剂的患者，继发于糖尿病和滥用酒精的自主神经功能受损的患者也易出现直立性低血压。

（五）血液成分异常引起的晕厥

脑储备糖的能力差，但耗能大，血糖过低会引起头昏、乏力、冷汗、神志恍惚甚至晕厥；贫血时血液中红细胞减少，血氧浓度降低引起脑缺氧，也可发生晕厥。此外，过度换气导致二氧化碳排出过多、血液中二氧化碳含量下降和低碳酸血症，继而引起外周血管扩张、回心血量减少和大脑供血不足；低碳酸血症还可引起脑血管收缩和血红蛋白对氧的亲和力增强、大脑供氧量降低，进而导致晕厥发作。此外，晕厥在临床上还应与其他引起意识障碍的疾病相鉴别，如癫痫、癔症发作、前庭病变等。

对晕厥的诊断，首先要判断是否确有意识丧失，如对外界刺激的感知，是否有摔倒、受伤及二便失禁等。经过详细询问病史，包括诱发因素、前驱症状、晕厥持续时间、恢复过程、意识恢复后的心率、自我感觉以及伴随症状等常可提供诊断线索。例如：血管迷走性晕厥多与疼痛、恐惧、听到噩耗、情绪激动、站立时间过久、环境闷热等有关；"情境性"晕厥多与排便、排尿、咳嗽、吞咽有关；突然转动颈部发生晕厥提示颈动脉窦综合征；活动上肢而发生晕厥提示锁骨下窃血综合征；由卧位直立时突然晕倒提示直立性低血压。运动、劳力时发生晕厥则可见于多种疾病如肥厚型心肌病、主动脉瓣狭窄、先天性长 QT 综合征等。

病史结合体格检查一般可对晕厥的原因做出初步判断。进一步明确诊断常需做特殊检查，特别是疑为心律失常所致的晕厥除一般心电图及超声心电图之外，需做长程心电图，甚至心脏电生理检查。对疑为血管神经性晕厥者，应行倾斜试验。

（郭秋荣）

第五节　发绀

发绀（cyanosis）是指皮肤和黏膜呈现蓝色的异常外观，其主要是由于血液中还原血红蛋白含量的增多，少数情况下异常血红蛋白的增多也可引起发绀。发绀既是一种症状，也是一种体征，除非发绀已十分明显，一般体格检查时容易被忽视。

毛细血管血液中还原血红蛋白含量的多少取决于两个因素：其一是动脉血内氧的浓度，其二是组织从毛细血管中摄取氧量的多少。因此，毛细血管血液中还原血红蛋白增加，可能是由于动脉血氧不饱和，此型发绀称之为中心性发绀；也可能是由于组织从血中摄取过多的氧，此型发绀称之为周围性发绀。正常情况下，动脉血氧饱和度为100％，还原血红蛋白仅为 0.75g/dl，血液流经毛细血管，组织摄取了部分氧气，在静脉血液中的还原血红蛋白即升高至 4.75g/dl。由此看来，发绀与静脉内氧含量的关系更大。当临床上判断有发绀时，其毛细血管内血液的还原血红蛋白含量至少达到了 4g/dl。

（一）中心性发绀

中心性发绀主要见于右向左分流的先天性心脏病患者。一般当分流量大约相当于 30% 的左心搏出量时即可出现发绀，这部分分流的血液不经过肺部的气体交换，致使动脉和毛细血管内的血液氧饱和度不足。换句话说，即循环血流中还原血红蛋白的含量增加。

在先天性心脏病中，以下三种情况可导致右向左分流而引起发绀：①当右心流出道有狭窄而同时有一大的间隔缺损时，血流倾向于经过缺损口从右向左分流（如法洛四联症、肺动脉口闭锁等）；②较大的间隔缺损，原有左向右分流（如室间隔缺损），随着时间的推移，逐渐形成肺血管的阻塞性改变，而使分流倒向，出现发绀；③有一个左、右共用的心腔，在血流进入动脉系统以前，氧饱和与氧未饱和的血液混合在一起（如单心室），可出现发绀，但如无肺动脉阻塞性改变，同时肺血流量较大时，动脉血氧饱和度可达82% ~ 88%，可以没有或仅轻度发绀。

除了右向左分流的先天性心脏病以外，中心性发绀也可见于严重的呼吸系统疾病，如呼吸道阻塞、肺部疾患（肺炎、阻塞性肺气肿、弥漫性肺间质性纤维化、肺瘀血、肺水肿）、胸膜疾患（大量胸腔积液、气胸、严重胸膜肥厚）及肺血管病变（原发性肺动脉高压、肺动静脉瘘）等，其发病机制是由于呼吸功能衰竭，肺通气或换气功能障碍，经过肺的血液不能得到充分氧合，导致体循环毛细血管中还原性血红蛋白增多，从而发生发绀。

中心性发绀具有以下两大特点可资与周围性发绀鉴别：①中心性发绀患者常有杵状指（趾），这是十分重要的鉴别体征；②中心性发绀时动脉血氧饱和度一般均低于85%，并伴有红细胞增多。发绀在体力负荷时明显加重。

确定为中心性发绀后，应进一步判断其为心源性还是肺源性。单纯的心源性中心性发绀，一般没有严重的呼吸困难，除非有急性肺动脉栓塞或急性肺水肿。而肺源性发绀毫无例外均有严重的呼吸困难。此外，如为肺源性发绀给予纯氧吸入 5 ~ 10min 后，发绀可明显减轻，甚至消失。心源性者则无此反应。对心源性发绀只有采取降低肺血管阻力的措施或输入含有溶解性氧的液体时，方可使发绀略有减轻。

（二）周围性发绀

周围性发绀系因通过皮肤的血流减少或缓慢所致，常出现在肢体末梢及身体下垂部位，如肢端、耳垂及鼻尖。以下几种情况可导致周围性发绀：当体循环瘀血、周围血流缓慢、氧在组织中被过多地摄取时，如右心衰、缩窄性心包炎。局部静脉病变（血栓性静脉炎、下肢静脉曲张）等；当肢体或末梢动脉收缩或阻塞时，如雷诺现象（Raynaud phenomenon）是典型的周围性局限性发绀；由于心输出量减少、循环血容量减少、周围组织血流灌注不足及缺氧所致，如严重的休克；当血红细胞数与血红蛋白含量显著增高时，如真性红细胞增多症。周围性发绀以肢端及暴露部位更为明显。在温度保持较高的部位如结膜、唇内面、颊内面和舌头常无发绀。而中心性发绀在这些部位也无例外。此外，周围性发绀常伴皮肤苍白发凉，当搓揉和加温后，局部发绀可消失。

中心性与周围性发绀的鉴别见表1-2。

表1-2　中心性与周围性发绀的鉴别

	中心性发绀	周围性发绀
动脉氧饱和度	低于75%~85%	基本正常
发绀的分布	全身性（包括口腔内黏膜），发绀部位暖和，周围血管扩张	局限于四肢末端、鼻尖、外耳、口唇等；发绀部分较凉，周围血管收缩
对吸入100%氧的反应	肺源性发绀减轻	无反应
对体力活动的反应	发绀可加重	发绀可减轻
同时存在的情况	右至左分流的先心病，肺动静脉瘘，弥漫性肺脏疾病，如严重肺气肿等	休克、充血性心力衰竭（后者发绀主要为周围性，中心性因素也参与）

（三）混合性发绀

肺心病的发绀是中心性和周围性混合性发绀。中心性发绀是因肺部疾患所致，周围性发绀则因晚期心输出量不足所致。

有些少见的血红蛋白异常疾病也可引起类似发绀的皮肤色泽改变，应注意鉴别，如硫变血红蛋白血症（因食入乙酰苯胺、乙酰氧乙苯胺、苯胺、磺胺等引起）、中毒性高血红蛋白血症（如大量食用含亚硝酸盐的蔬菜，或少数情况下由于长期应用硝普钠或亚硝酸盐类药物）、先天性高血红蛋白血症（患儿自幼即有发绀，有家族史而无心肺疾病）。此外尚需与色素沉着病如银质沉着病或血色沉着病等鉴别。

（郭秋荣）

第六节　水肿

水肿（edema）是由于体内液体过量积聚在细胞外组织间隙中的表现，患者外观浮肿，如在骨表面用指压皮肤，可见压痕持续数秒不消失，水肿既是一症状，也是一体征。

严重的心力衰竭、肾病综合征和肝硬化患者均可出现水肿，根据病史、物理检查和简单的实验室检查可对其进行鉴别。水肿是右心衰较晚期的症状，但在右心衰导致体循环静脉压力增高以前，往往已可因水、钠潴留而使体重增加，一般在细胞间隙内积聚的液体超过5L时方可见到显性水肿。故在心性水肿出现以前，患者常先有少尿及体重增加（3~5kg）。

无论病因如何，引起心性水肿的因素主要有二，一是静脉压升高，二是水、钠潴留，后者是由于肾脏排钠减少。而影响水钠潴留的因素很多，目前尚未能一一阐明。醛固酮增加可能是引起水、钠潴留的因素之一，而醛固酮增加又是心输出量减少导致肾血流量减少的代偿反应。有些研究表明，当心力衰竭进入慢性期时，醛固酮的分泌逐渐恢复至正常水平，此时应用血管紧张素转化酶抑制剂阻断血管紧张素Ⅰ转换为血管紧张素Ⅱ，其有利的作用主要是减少心脏的后负荷（扩张血管），而并不在于消除刺激醛固酮分泌的因素。大多数晚期心力衰竭患者有效血循环量减少（尽管整个血容量是增加的），促使抗利尿激素增加，这对水的潴留和稀释性低钠（尽管体内总钠量增加）起一定的作用。

临床上心力衰竭患者白天水肿明显而夜间可减轻，其水肿部位与重力有关。门诊患者水肿主要见于双下肢（脚和踝部），卧床患者则主要表现在腰骶部。当水潴留进一步增加时，可发展为全身性水肿，面部水肿常较晚出现，可能提示伴有肾功能不全或上腔静脉阻塞。

（一）心性水肿的特点

（1）心性水肿总是伴有静脉压升高，后者的主要体征是颈静脉搏动增强及怒张，肝脏充血肿大并有压痛，肝颈静脉回流征阳性。

（2）心性水肿部位与重力有关，好发于身体下垂处，且为双侧对称性，如双下肢，除非患者长时间保持侧卧体位。

（3）大多数右心力衰竭的病因为二尖瓣病变及肺心病，所以在心性水肿出现以前，一般均先有呼吸困难。少数情况下，全心疾病首先影响右心者，如心肌病、缩窄性心包炎等则出现水肿前可无呼吸困难症状，但大多数全心疾病常同时波及左、右心，所以呼吸困难和水肿常同时出现。

（二）水肿的特殊形式

1. 腹水　腹膜腔内积液是晚期右心衰的另一种表现，常先有或同时有腹壁水肿。心源性腹水几乎毫无例外地先有下肢水肿，仅仅在缩窄性心包炎或三尖瓣疾患时可以先有腹水或腹水比下肢水肿更突出。此时应高度重视与肝性腹水相鉴别，观察颈静脉，判断有无体循环静脉压升高，将对鉴别诊断有重要帮助。

2. 胸水　胸膜腔内积水主要来自壁胸膜的渗漏。由于胸膜上的静脉同时引流至体循环及肺循环，所以只有当体循环和肺循环静脉压力均升高时，方有胸水形成。所以，胸水常见于同时有左、右心衰时。心力衰竭时出现的胸水常为双侧性，而以右侧为多。少数单侧胸水也均在右侧，如果出现左侧的单侧胸水，心力衰竭所致的可能性极小。

如果胸水是由于心力衰竭所致者，在 X 线上常同时有上叶肺静脉影增粗，以及出现 Kerley 水平线。表明有慢性肺静脉压增高。

（郭秋荣）

第七节　咯血

咯血（hemoptysis）是指痰中带血丝或血块，血虽来自呼吸系统，但由于心肺关系极其密切，不少情况下，心脏疾患是咯血的病因，如下所示。

（1）急性肺水肿，红细胞从瘀血的血管中进入肺泡，典型的表现为咳大量粉红色泡沫痰。

（2）严重二尖瓣狭窄，肺动脉高压导致肺动脉与支气管静脉系统形成侧支循环，支气管内的血管扩张，进而破裂而发生大口咯鲜血色血液。

（3）肺梗死，肺动脉梗死组织坏死出血，血液进入肺泡可出现痰中带血或咯血。

（4）各种心脏病所致慢性左心功能不全，肺瘀血均可有痰中带血或暗红色血痰。

（5）主动脉瘤偶可破入支气管而引起极大量的咯血，可致患者迅即死亡。

以上所列举的各类心脏疾患可导致不同程度的咯血，临床上应特别注意与呼吸系统疾病所致的咯血相鉴别，详细的病史对确定咯血的病因有着重要的作用。如患者是否有长期慢性咳嗽、咳痰、吐大量脓痰以及长期低热史，这些对诊断支气管炎、支气管扩张或肺结核有参考价值。咯血量的多少对确定病因也有重要的参考价值，如反复发生的小量咯血多见于慢性支气管炎、支气管扩张、肺结核或二尖瓣狭窄，此类患者有时也可出现大量咯血；中等量咯血可见于肺动静脉瘘破裂。中老年患者不明原因的反复咯血应怀疑肿瘤的可能，伴有急性胸痛的咯血提示肺动脉栓塞伴肺梗死；先天性心脏病患者出现咯血和发绀时提示艾森门格综合征（Eisenmenger syndrome）。伴有严重呼吸困难的咯血常提示心脏疾患所致，高血压、冠心病常是导致左心功能不全的病因，病史中不可疏忽。体格检查也十分重要，如单纯二尖瓣狭窄时，心尖部舒张期杂音局限且音调低沉，常容易疏漏应特别注意。

（郭秋荣）

第八节　咳嗽

咳嗽（cough）是心肺系统最常见的症状之一。肺部和支气管的各种感染、肿瘤及过敏反应等均可引起咳嗽。心血管疾病所致的咳嗽多由于肺静脉高压、间质性和肺泡性肺水肿、肺梗死及主动脉瘤压迫支气管等原因引起。肺静脉高压引起的咳嗽常继发于左心衰或二尖瓣狭窄，先有刺激性干咳，而后有浆液性痰、血泡痰，患者多于夜间睡眠 1～2h 后突然憋醒，发生刺激性咳嗽。肺水肿所致咳嗽多由左心功能不全或快速静脉补液过量引起，患者表现为连续性咳嗽、咳出粉红色泡沫痰，并出现夜间阵发性呼吸困难，双肺可闻及水泡音。当患者出现咳嗽伴胸痛、咯血及呼吸困难等症状时应想到肺梗死的可能。主动脉瘤压迫气管和支气管时可引起咳嗽和气急，咳嗽往往带有金属音。当咳嗽伴发劳力性呼吸困难时，常提示慢性阻塞性肺病或心功能不全；而当患者有过敏和（或）喘鸣病史时，咳嗽常常伴发支气管哮喘。如果咳嗽合并声嘶而又无上呼吸道疾病的病史时，可能为扩大的左心房和肺动脉压迫左喉返神经致其麻痹所致。此外，某些心血管常用药如血管紧张素转化酶抑制剂卡托普利、依那普利等可引起部分患者咳嗽，有文献报道其发生率高达 15.4%，且多为干咳，晚上或仰卧位时加重。咳嗽在服药后 24h 至数月内发生，治疗期间可持续存在，停药数日后症状可消失。

痰的性状也有助于判断不同病因的咳嗽。咳嗽咳出粉红色泡沫痰常因肺水肿引起；而痰中带血丝则提示肺结核、支气管扩张、肺癌或肺梗死等疾病。

（郭秋荣）

第二章

心肺复苏

第一节　概述

心肺复苏（cardiopulmonary resuscitation，CPR）是心肺复苏技术的简称，是针对心跳、呼吸停止所采取的抢救措施，即用心脏按压或其他方法形成暂时的人工循环并恢复心脏自主搏动和血液循环，用人工呼吸代替自主呼吸并恢复自主呼吸，达到恢复苏醒和挽救生命的目的。1985 年第四届全美复苏会议强调心脏、呼吸骤停患者复苏的成功并非仅指心搏和呼吸的恢复，而必须达到恢复智能和工作能力，故其效果在很大程度上取决于脑和神经系统功能的恢复，从而将 CPR 的全过程称之为心肺脑复苏（cardiopulmonary cerebral resuscitation，CPCR）。随着胸泵学说和脑复苏概念的产生，使复苏在辅助方法和药物治疗等方面都有了很多更新，将 CPCR 又推向一个新阶段，进而发展为复苏学（resuscitatology）。

20 世纪 60 年代是现代心肺复苏起始的里程碑，口对口人工呼吸、胸外心脏按压和心脏电击除颤是现代心肺复苏的标志。1966 年美国召开了第一届全美 CPR 会议，建议按照美国心脏协会（AHA）标准培训医疗人员使用胸外心脏按压；1973 年召开了第二届全美 CPR 会议，并于 1974 年发表了 AHA 制订的第一个心肺复苏指南，将 CPR 培训对象扩展至民众；1979 年、1985 年和 1992 年分别召开了第三、四、五届全美 CPR 会议，并对 CPR 指南进行了三次修订，其中 1992 年的第四版 CPR 指南首次提出四早（早期识别与呼叫、早期 CPR、早期电除颤、早期高级生命支持）生存链概念，以第四版 CPR 指南最为普及和广泛使用。2000 年由 AHA 和国际复苏联合委员会（international liaison committee on resuscitation，IL-COR）共同召开了第一次国际 CPR 和心血管急救（ECC）指南会议，首次运用循证医学（evidence based medicine，EBM）方法制订指南以及使用建议定级，并制订发表了"2000 国际心肺复苏与心血管急救指南"（international guidelines 2000 for CPR and ECG）。2005 年又对其进行了修订，并在《循环》杂志上发布了"2005 心肺复苏与心血管急救指南"（guide-lines 2005 for CPR and ECG）。2010 年 10 月又发布了"2010 心肺复苏与心血管急救指南"。

现代心肺复苏包括基本生命支持（basic life support，BLS）、高级生命支持（advance life support，ALS 或 advanced cardiovascular life support，ACLS）和持续生命支持（persistent life support，PLS）三部分。①基本生命支持：是维持人生命指征最基础的救生方法和手段。本阶段的目的是用简单易行的措施建立人工呼吸和循环支持，包括采用心脏按压维持患者的循环状态，人工呼吸给患者供氧和电除颤纠正紊乱的心室节律，使心脏有一定的输出量和供应已部分氧合的血液，从而初步保护脑、心、肾的功能，以争取对患者采取进一步的救治。此期分为4个步骤：A（assessment + airway）判断后徒手开放气道；B（breathing）人工呼吸；C（circulation）胸外心脏按压；D（defibrillation）体外电击除颤（AED）。即第一个ABCD，为CPR的最初紧急处置。"2010心肺复苏与心血管急救指南"中，将成人、儿童和婴儿（不包括新生儿）的基础生命支持程序从2005 CPR指南的A–B–C（开放气道、人工呼吸、胸外按压）更改为C–A–B（胸外按压、开放气道、人工呼吸），即在通气之前开始胸外按压。BLS的内容和实施方法见本章第2节"基本生命支持"。②高级生命支持：是在BLS的基础上，为使自主循环和（或）呼吸、循环功能维持或稳定，进一步采取的救治措施。此期亦可分为以下4个步骤：A（airway）进一步的气道控制，气管内插管，建立人工气道；B（breathing）评估气管内插管通气是否充分，正压通气；C（circulation）建立静脉通道以输注液体和药物，继续CPR，用抗心律失常药；D（differential diagnosis）识别心脏骤停的可能原因，并作鉴别诊断，以确定有特殊治疗、可逆转的病因。即第二个ABCD，为CPR的第二阶段处置：ACLS的内容与实施措施详见本章第4节"高级生命支持"和第5节"心肺复苏药物的应用"。③持续生命支持：是指建立和维持更有效的通气和血液循环后，使用药物、设备和其他手段维持气道通畅，支持呼吸及循环充分，维持机体内环境稳定，改善各器官的功能，加速神经组织、细胞结构和功能的恢复，并最大限度地恢复患者的高级神经功能，使患者重新获得生活和工作能力，是心肺复苏成功后关键的方法和阶段，其中脑复苏最为关键。

在BLS中，CPR操作是否有效，可以依据以下几个方面综合考虑：①瞳孔：复苏有效时，可见瞳孔由大变小；若瞳孔由小变大、固定、角膜混浊，则说明复苏无效。②面色：复苏有效，可见面色由发绀转为红润；若患者面色变为灰白，则说明复苏无效。③颈动脉搏动：按压有效时，每一次按压可以摸到一次搏动；如若停止按压，搏动亦消失，应继续进行心脏按压。如若停止按压后，脉搏仍然跳动，则说明患者心跳已恢复。有条件时，按压时可测到血压在60/40mmHg左右。④神志：复苏有效，可见患者有眼球活动，睫毛反射与对光反射出现，甚至手脚开始抽动，肌张力增加。自主呼吸出现，并不意味可以停止人工呼吸，如果自主呼吸微弱，应仍然坚持口对口呼吸或其他呼吸支持。

关于何时终止心肺复苏的问题，一般认为，只有BLS和ACLS均宣告失败，才是医疗抢救无效而终止CPR的标准，并没有抢救时间限定30分钟的标准。尤其是对下述患者，更应进行超长时间（>30分钟）的CPR：①非创伤性意外所引起的猝死，如触电、溺水、中暑、低温冷冻、中毒、机械性窒息、急性心肌梗死等。②儿童猝死。③医源性意外猝死，如麻醉意外、介入手术操作、药物过敏、输液反应等。④特殊身份的人或死者家属强烈要求继续抢救者。有条件时可使用自动心肺复苏机。

（张娆娆）

第二节　基本生命支持

基本生命支持（basic life support，BLS）是维持人生命指征的最基本方法和手段，包括对心脏骤停、心脏病发作、卒中和气道异物梗阻的识别，迅速采用胸外心脏按压维持血液循环，人工呼吸给氧和电除颤纠正心律失常。

一、BLS 与急救医疗服务体系

人们已经意识到要提高心肺复苏患者的生存率，需要通过院前急救医疗服务系统（EMSS）来实现。这个急救系统是由许多个急救机构和环节结合组成的急救链。其中任何一个环节被打断，都会使救治的最终目标无法实现。它主要由两部分组成——院前急救和院内急救系统。院前急救系统包括：预防急症，识别猝死，实施复苏，将患者转移至急诊科或相应医疗机构。

1992 年心肺复苏指南提出"生存链"的基本概念。具体描述了早期识别求救、早期心肺复苏、早期电除颤以及早期高级生命支持。生存链包含的重要原则：①如果生存链中的任何一个环节的薄弱，都将会使生存率降低。②其中"早期识别求救"这一环节最为重要。如果无人发现、识别病情并立即开始求救或抢救的话，患者就不可能获救；早期心肺复苏的有效性决定了是否能成功的关键；早期快速除颤是针对室颤或无脉室速最有效的治疗手段。③整个心脏救治系统的有效性和可靠性不仅通过评价某一环节来确定，而要对整个救治系统进行评价。出院存活率是对心脏急症患者治疗有效性进行评价的标准。2010 年指南继续强调，有效 BLS 是 ACLS 成功的基础，即开始尽可能少中断的高质量 CPR，数分钟内对室颤/无脉 VT 的电除颤。提出新"生存链"的第五个环节即心脏骤停后救治，强调多学科综合优化救治的重要性。从心脏骤停识别开始，经 ROSC 后救治，直至存活出院。

新生存链包括以下五个环节。

（一）第一环节早期识别、求救

早期发现心脏性猝死的征兆，如胸痛、气短等，要宣传让患者在发病前向急救医疗服务系统求救是这一环节的关键。一旦发生心脏骤停时，必须快速采取行动：①及时发现患者心脏停搏，如出现"无反应、无呼吸，以及无循环指征"，并快速求救 EMS 系统。②快速呼叫急救医疗小组（通过电话）。③急救调度员应意识到患者出现心脏停搏的可能性。④快速向 EMS 出诊小组发出指示，并指导他们快速找到患者所在地点。⑤EMS 出诊小组快速到达指定地点。⑥EMS 出诊小组带着必需的急救设备到达患者身旁，确认心脏停搏。

EMS 出诊系统通常由经过 BLS 和高级生命支持（ACLS）两种培训的急救人员组成。通常第一级人员（包括急救医疗人员和救火队员）先达现场，第一级人员应经过早期除颤培训，这将有利于为二级人员提供更快速、有效的高级心血管生命支持。

（二）第二环节早期心肺复苏

如果现场人员发现患者心脏骤停后应立即开始心肺复苏，这是最简易、最有效的方法。如能在急救人员到达前，现场目击者就已进行心肺复苏，生存率会成倍增加。现场人员对婴儿和儿童的心肺复苏就更有意义。

（三）第三环节早期电除颤

早期除颤在生存链各环节中是最有可能提高生存率的手段。自动体外除颤器（AED）应让尽可能多的人会使用，对提高院前心脏停搏患者的生存机会可能非常关键。AED 是容易维修和使用的除颤器，可以自动分析患者的心律，发现需要除颤的心律，自动开始充电，然后通知急救者按下键钮行电除颤。AED 可以大大地缩短开始除颤的时间。

（四）第四环节早期高级生命支持

处理心脏停搏中，早期高级生命支持是另外一个关键环节。大多数专家认为，一般由 4 人组成（2 名提供 ACLS 和 2 名提供 BLS）的出诊小组可对心脏病患者提供最有效的帮助。

（五）第五环节心脏骤停后救治

强调多学科综合优化救治，从心脏骤停识别开始，经 ROSC 后救治，直至存活出院。

二、基本生命支持的程序

BLS 是一系列的操作程序，包括对心跳、呼吸停止的判断，基本循环和呼吸支持等干预的技术。CPR 中 A、B、C、D，即：A：开放气道；B：人工通气；C：循环支持；D：电除颤。现场急救人员首先要对患者有无反应、有无意识，呼吸和循环体征做出准确判断。只要发现无意识、无呼吸（包括异常呼吸），立即向急救医疗服务系统求救，如果有 2 名以上急救人员在场，一名应立即实施 CPR，另一名则快速求救。心肺复苏的基本程序：识别判断、求救 EMSS 和心肺复苏（CPR）。

1. 识别判断　BLS 的"识别判断"阶段极其关键，经过准确地识别有无意识、反应，无呼吸即实施 CPR（复苏体位、按 C－A－B 顺序）。正确判断了患者心跳、呼吸停止需要急救人员有迅捷的反应能力，无论是判断过程，还是相继采取的急救措施，时间要求非常短暂、迅速，不超过 10 秒钟。只要发病地点不存在危险并适合，应就地抢救。急救人员在患者身旁快速判断有无损伤和反应。可轻拍或摇动患者（图 2－1），并大声呼叫："您怎么了"。如果患者有头颈部创伤或怀疑有颈部损伤，要注意会造成脊髓损伤，对患者不适当地搬动可能造成截瘫。

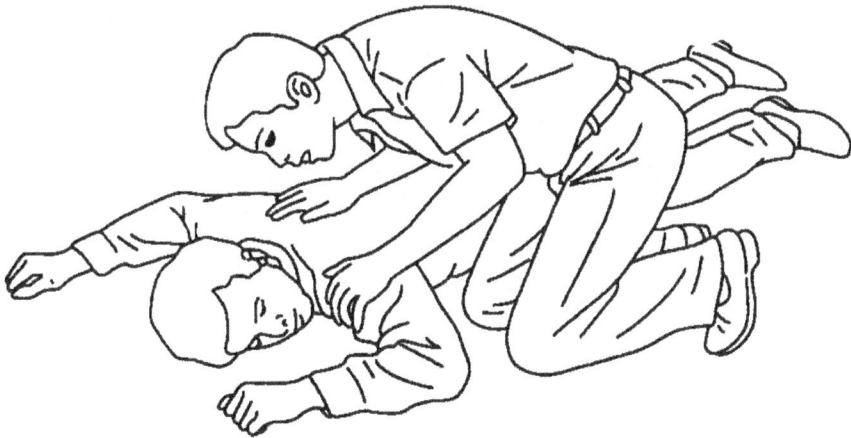

图 2－1　识别判断患者有无损伤和反应示意图

2. 启动 EMS 系统　如发现患者无反应、无意识及无呼吸，只有一人在现场，对成人要先拨打急救电话，启动 EMS 系统，目的是求救于专业急救人员，并快速携带除颤器到现场。如果是淹溺或其他因窒息原因所致，应立即进行五组 CPR（约 2 分钟），再去打电话。2 人以上时，一人打电话，另一人马上实施 CPR。打电话的人要保持平静，不要慌张，准备回答下列问题：①需急救的患者所处位置（街道或路名、办公室名称、房室号）。②急救患者所在地电话号码。③发生什么事件，心脏病发作或交通事故等。④所需急救的人数。⑤患者的一般情况。⑥已经给予患者何种急救措施（"正在行 CPR"，"正使用 AED"）。⑦其他任何被询问的信息，确保 EMS 急救人员无任何疑问。最好在急诊医生对现场救治提出指导后，拨打电话者再挂断电话。

3. 心肺复苏准备　如果患者无反应，急救人员应判断患者有无呼吸或是否异常呼吸，先使患者取复苏体位（仰卧位），即先行 30 次心脏按压，再开放气道。患者无反应时，因肌张力下降，舌体和会厌可能把咽喉部阻塞（舌是造成呼吸道阻塞最常见的原因）。有自主呼吸时，吸气过程气道内呈负压，也可将舌或会厌（或两者同时）吸附到咽后壁，造成气道阻塞。如无颈部创伤，可以采用仰头抬颏或托颌法，开放气道，对非专业人员因托颌法难于学习，故不推荐采用，专业急救人员对怀疑有颈椎脊髓损伤的患者，应避免头颈部的延伸，可使用托颌法。

开放气道方法。

（1）仰头抬颏法：完成仰头动作应把一只手放在患者前额，用手掌把额头用力向后推，使头部向后仰，另一只手的手指放在下颏骨处，向上抬颏，使牙关紧闭，下颏向上抬动（图 2-2），勿用力压迫下颌部软组织，以免可能造成气道梗阻。也不要用拇指抬下颏。气道开放后有利于患者自主呼吸，也便于 CPR 时做口对口人工呼吸。如果患者义齿松动，应取下，以防其脱落阻塞气道。

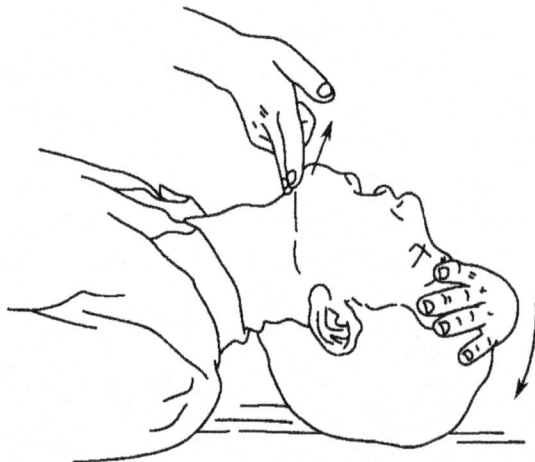

图 2-2　仰头抬颏法示意图

（2）托颌法：把手放置患者头部两侧，肘部支撑在患者躺的平面上，托紧下颌角，用力向上托下颌，如患者紧闭双唇，可用拇指把口唇分开。如果需要行口对口人工呼吸，则将下颌持续上托，用面颊贴紧患者的鼻孔。此法效果肯定，但费力，有一定技术难度。对于怀疑有头、颈部创伤患者，此法更安全，不会因颈部活动而加重损伤。

三、人工呼吸

1. 检查呼吸　开放气道后，不再推荐采用感觉有无气息（流），观察胸部有无起伏动作，听有无气流呼出的声音的方法。一经观察确定无意识，及无呼吸或出现异常呼吸，即判断为心脏骤停。

绝大多数呼吸或心搏骤停患者均无呼吸，偶有患者出现异常或不规则呼吸，或有明显气道梗阻征的呼吸困难，这类患者开放气道后即可恢复有效呼吸。开放气道后发现仍无呼吸或呼吸异常时，应立即行人工通气，如果不能确定通气是否异常，也应立即进行人工通气。

如果在复苏中或之后患者恢复呼吸和循环体征（有脉搏、正常呼吸、咳嗽或活动），应继续维持呼吸道通畅，此时，患者应处于恢复体位。

2. 人工呼吸　采用人工呼吸时，每次通气必须使患者的肺脏膨胀充分，可见胸廓上抬。

（1）口对口呼吸：口对口呼吸是一种快捷有效的通气方法，呼出气体中的氧气足以满足患者需求。人工呼吸时，要确保气道通畅，捏住患者的鼻孔，防止漏气，急救者用口把患者的口完全罩住，呈密封状，缓慢吹气，每次吹气应持续1秒以上，确保通气时可见胸廓起伏（图2-3）。

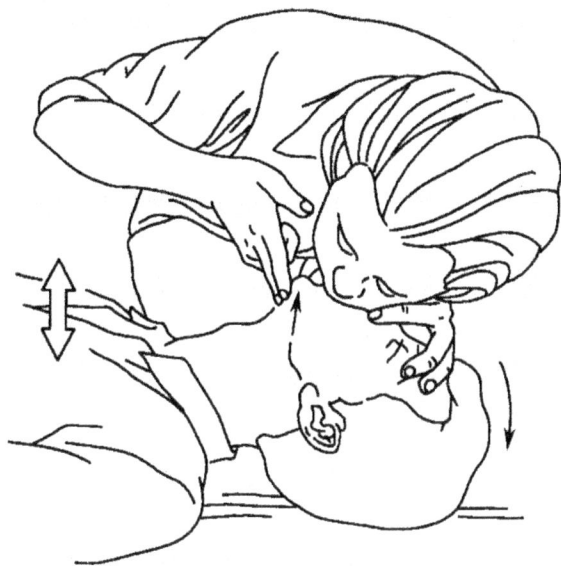

图2-3　口对口呼吸图示

口对口呼吸常会导致患者胃胀气，并可能出现严重并发症，如胃内容物反流，导致误吸或吸入性肺炎，胃内压升高后，膈肌上抬，限制肺的运动。所以应缓慢吹气，不可过快或过用力，减少吹气量及气道压峰值水平，有助于减低食管内压，减少胃胀气的发生。对大多数未建立人工气道的成人，推荐约500～600ml潮气量，既可降低胃胀气危险，又可提供足够的氧合。建立人工气道者400ml潮气量可满足要求。

（2）口对鼻呼吸：口对鼻呼吸适于那些不能进行口对口呼吸的患者，如牙关紧闭不能开口、口唇创伤、口对口呼吸难以实施等。救治溺水者尤其适用口对鼻呼吸方法，只要患者头一露出水面即可行口对鼻呼吸。口对鼻呼吸时，将一只手置于患者前额后推，另一只手抬下颏，使口唇紧闭。用嘴封罩住患者鼻子，吹气后口离开鼻子，让呼气自动排出。必要时，间断使患者口开放，或用拇指分开口唇，这对有部分鼻腔阻塞的患者呼气非常重要。

（3）口对气管套管呼吸：气管切开的患者需人工通气时可采用口对套管呼吸，对套管主动吹气，被动呼气，易于操作。如果气管套管梗阻，且解除梗阻有困难时，要更换新套管；如放置套管出现困难，应立即从皮肤孔道处人工通气。气管套管的套囊可防止通气时漏气，如果发生漏气，用手或面罩把口鼻紧紧封严即可。

（4）口对通气防护装置呼吸：在工作场所，推荐使用有防护装置的通气，以防疾病相互传播。目前有两类装置，口对面罩和面部防护板，口对面罩是单向阀门，因此，患者呼出气进不到急救者的口中；面部防护板没有呼吸阀门，患者呼出气位于患者面部的防护板之间，通气装置气流阻力要低，以免影响患者呼气。

（5）口对面罩呼吸：用透明有单向阀门的面罩，可将急救者呼气吹入患者肺内，有的面罩有氧气接口，以便口对面罩呼吸时同时供给氧气。用面罩通气时双手把面罩贴紧患者面部，这样闭合性好，通气效果非常好。口对面罩通气时有两种疗法，一种是头部法，急救人员位于患者头顶部，此法可用于呼吸骤停而非心跳骤停患者，可以看到胸廓起伏，或两名急救人员在行 CPR 时的通气位置，托下颌时多用此法。另一方法是急救人员位于患者头侧，仰头抬颏法时多用此法，在一人 CPR 时比较理想，既可通气，又可行胸外按压。

（6）球囊－面罩通气：使用球囊面罩可提供正压通气，但未建立人工气道容易导致胃膨胀，需要送气时间长，潮气量控制在可见胸廓起伏。但急救中挤压气囊难保不漏气，因此，单人复苏时易出现通气不足，双人复苏时效果较好。双人操作时，一人压紧面罩，一人挤压皮囊通气。如果气道开放不漏气，挤压 1L 成人球囊 1/2 ~ 2/3 量或 2L 成人球囊 1/3 量可获得满意的潮气量。

如果仅单人提供呼吸支持，急救者位于患者头项。如果没有颈部损伤，可使患者头后仰或枕部填毛巾或枕头，使之处于嗅闻位，便于打开气道，一手压住面罩，一手挤压球囊，并观察通气是否充分，双人球囊面罩通气效果更好。

四、循环支持

（一）检查脉搏

自 1992 年以后，有些研究结果对检查脉搏提出质疑，特别是对非专业人员使用这一方法问题反映更多，因为检查脉搏所需时间较长，而且检查本身的敏感性与特异性均较差。

（1）急救者需要花相当长时间检查脉搏，通常绝大多数人，包括非专业人员、医学生、医护辅助人员、医生检查颈动脉所需时间都比标准规定的 5 ~ 10 秒更长。最长达 24 秒，对 VF 患者每延迟电除颤 1 分钟，死亡率可增加 7% ~ 10%，按以往标准，只有 15% 的人能在规定时间内完成脉搏检查。

（2）如果把检查颈动脉搏动作为一种诊断手段，①特异性只有 90%，即当患者无脉搏时，仍有 10% 的机会被检查者认为有脉搏，这样，在 100 例患者中，有 10 例被误认为有脉而失去胸外按压或电除颤的机会，患者最终会因错失复苏的最佳机会而死亡。②敏感性只有 55%，即当患者有脉搏时，有 45% 的患者被急救人员认为无脉搏，此时，就有可能错误地进行胸外按压和除颤。③总的准确率只有 65%，错误率 35%。

基于以上结果，2000 指南规定对非专业急救人员，在行 CPR 前不再要求将检查颈动脉搏动作为一个必须的诊断步骤。因此，非专业急救人员无需根据脉搏检查结果来确定是否需要胸外按压或电除颤，如果发现无反应、无自主呼吸即按心脏骤停处理；对于专业急救人员如检查脉搏，但不能超过 10 秒，如不能确定有无脉搏，应立即进行 CPR。

（二）检查循环体征

评价循环体征，对非专业人员来说是指以下内容：给予人工呼吸并评价患者的正常呼吸、咳嗽情况，以及对急救通气后的运动反应。对专业急救人员，检查循环体征时，要一方面检查颈动脉搏动，一方面观察呼吸、咳嗽和运动情况，专业人员能鉴别正常呼吸、濒死呼吸，以及心脏骤停时其他通气形式。

评价时间不要超过 10 秒，如果不能肯定是否有循环，则应立即开始胸外按压。1 岁以上的患者，颈动脉比股动脉更易触及，方法是患者仰头后，急救人员一手按住前额，用另一手的示、中手指找到气管，两指下滑到气管与颈侧肌肉之间的沟内即可触及颈动脉（图 2-4）。

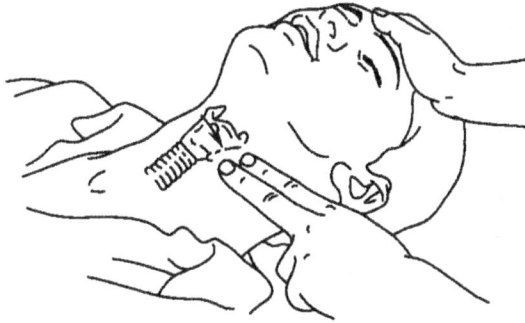

图 2-4 评价循环体征

（三）胸外按压

CPR 时胸外按压部位在胸骨 1/2 处进行按压，要求按压可产生 60～80mmHg 收缩期峰压，通过增加胸内压或直接挤压心脏产生血液流动，通过胸外按压使血液流向肺脏，并辅以适当的呼吸，就可为脑和其他重要器官提供充足的氧气，以便行电除颤。

2010 年专家达成共识：①CPR 时为保证组织器官的血流灌注，必须实施有效的胸外按压。②有效的胸外按压必须快速、有力。成人按压频率至少 100 次/分，按压深度不少于5cm，每次按压后胸廓完全回复，按压与放松比大致相等。③尽量避免胸外按压的中断。④在建立人工气道前，成人单人 CPR 或双人 CPR，按压/通气比率都为 30∶2，气管插管以后，按压与通气可能不同步，通气 8～10 次/分，按压频率大于 100 次/分，这要求平时采取措施加强训练。

1. 胸外按压技术　患者应仰卧平躺于硬质平面，术者跪在其旁。若胸外按压在床上进行，应在患者背部垫以硬板。按压部位在胸骨下半部，即双乳头连线与胸骨交界处。用一只手掌根部置于按压部位，另一手掌根部叠放其上，双手指紧扣进行按压。使身体稍前倾，使肩、肘、腕位于同一轴线上，与患者身体平面垂直。用上身重力按压，按压与放松时间相同。每次按压后胸廓完全回复，但放松时手掌不离开胸壁。

2. 有效按压的标准　①肘关节伸直，上肢呈一直线，双肩正对双手，以保证每次按压的方向与胸骨垂直。如果按压时用力方向不垂直，有可能造成身体滚动，影响按压效果。②对正常形体的患者，按压胸壁的下陷幅度为 5cm 以上，为达到有效的按压，可根据体形大小增加或减少按压幅度，最理想的按压效果是可触及颈或股动脉搏动。但按压力量以按压幅度为准，而不仅仅依靠触及到脉搏。③每次按压后，放松使胸骨恢复到按压前的位置，血液在此期间可回流到胸腔，放松时双手不要离开胸壁，一方面使双手位置保持固定，另一方面，减少直接对胸骨本身的冲击力，以免发生骨折。按压频率至少 100 次/分。④按压与放松间隔比为 50% 时，可产生有效的脑和冠状动脉灌注压。⑤在连续 30 次按压周期内，保持双手位置固定，不要改变手的位置，也不要将手从胸壁上移开，每次按压后，使胸廓重新恢复到原来的位置。

研究表明，胸外按压时，血流产生的机制包括胸泵机制和心泵机制（直接对心脏的按压）。在 CPR 期间，CPR 的时间长短可影响血流产生的机制，短时间的 CPR，血流更多地是由直接按压心脏产生。心脏停跳时间较长或胸外按压时间较长时，心脏顺应性减低，胸泵机制则占优势。此时，胸外按压产生的心排出量明显减低。

心脏骤停期间，标准而有效的胸外按压可产生峰值达 $60 \sim 80 mmHg$ 的动脉压力，但舒张压力较低，颈动脉平均压可超过 40mmHg，胸外按压时的心排出量仅为正常心排出量的 1/3 或 1/4，而且，随着 CPR 时间延长进一步减低，只有按照标准进行按压，才能达到最理想的按压效果。

3. 仅胸外按压的 CPR 　如果旁观者未经过心肺复苏培训，则应进行单纯胸外按压的心肺复苏，即仅为突然倒下的成人患者进行胸外按压并强调在胸部中央用力快速按压，或者按照急救调度的指示操作。施救者应继续实施单纯胸外按压心肺复苏，直至 AED 到达且可供使用，或者急救人员或其他相关施救者已接管患者。所有经过培训的非专业施救者应至少为心脏骤停患者进行胸外按压。另外，如果经过培训的非专业施救者有能力进行人工呼吸，应按照 30 次按压对应 2 次呼吸的比率进行按压和人工呼吸。

单纯胸外按压（仅按压）心肺复苏对于未经培训的施救者更容易实施，而且更便于调度员通过电话进行指导。另外，对于心脏病因导致的心脏骤停，单纯胸外按压心肺复苏或同时进行按压和人工呼吸的心肺复苏的存活率相近。

另有研究表明，成人 CPR 最初 $6 \sim 12$ 分钟，并非一定需要正压通气。比利时脑复苏研究小组表明，CPR 期间，接受口对口通气和单行胸外按压的复苏效果无任何区别。还有研究认为，在 CPR 期间，随胸廓按压起伏时的自动通气，可维持接近正常时分钟通气量、$PaCO_2$ 和 PO_2 而无需正压通气，因为胸外按压时的心排出量只有正常的 25%，因而，也减低了维持通气灌流比所需的通气量。

4. 咳嗽 CPR 　这是启动本身自主的 CPR，这在理论上是可能的，但在临床应用有一定限制。临床上要求严密监护患者，心脏骤停一定要在目击下发生，在患者意识丧失之前要能用力咳嗽，而且这一情况只有在心脏骤停前的 $10 \sim 15$ 秒可行。咳嗽可使患者胸内压升高，使血流继续流动，以保持清醒的意识。

5. 电击除颤 　大多数成人突发非创伤性心脏骤停的原因是 VF，电除颤是救治 VF 最为有效的方法。早期电除颤也是 SCA 患者复苏成功的关键。心律分析证实为 VF/无脉性 VT 应立即作 1 次电除颤，之后做 5 组 CPR，再检查心律，必要时再次除颤。单相波除颤器首次电击能量选择 360J，双相波除颤器首次电击能量选择 150J 或 200J。心脏静止与无脉电活动电除颤均无益。

如果任何施救者目睹发生院外心脏骤停且现场有 AED，施救者应从胸外按压开始心肺复苏，并尽快使用 AED。在医院和其他机构使用现场的 AED 或除颤器治疗心脏骤停的医务人员应立即进行心肺复苏，并且尽可使用准备好的 AED/除颤器。以上建议旨在支持尽早进行心肺复苏和早期除颤，特别是在发生心脏骤停时现场有 AED 或除颤器的情况下。如果院外心脏骤停的目击者不是急救人员，则急救人员可以开始心肺复苏，同时使用 AED 或通过心电图检查节律并准备进行除颤。在上述情况下，可以考虑进行 1.5 ~ 3 分钟的心肺复苏，然后再尝试除颤。如果有两名或三名施救者在场，应进行心肺复苏，同时拿到除颤器。

对于院内心脏骤停，没有足够的证据支持或反对在除颤之前进行心肺复苏。但对于有心电监护的患者，从心室颤动到给予电击的时间不应超过 3 分钟，并且应在等待除颤器就绪时进行心肺复苏。

五、气道异物梗阻的识别和处理

气道异物阻塞（foreign body airway obstruction，FBAO）是一种急症，如不及时治疗，数分钟内就可导致死亡。FBAO 造成的心脏骤停并不常见，但有意识障碍或吞咽困难的老年人和儿童发生人数相对较多。FBAO 是可以预防和避免发生的。

1. FBAO 的原因及预防　任何患者突然呼吸骤停都应考虑到 FBAO，尤其是年轻患者，呼吸突然停止，出现发绀，无任何原因的意识丧失。成人通常在进食时易发生，肉类食物是造成 FBAO 最常见的原因。易导致 FBAO 的诱因有：吞食大块难咽食物，饮酒后，老年人戴义齿或吞咽困难，儿童口含小颗粒状食品或物品。注意下列事项有助于预防 FBAO：①将食物切碎，细嚼慢咽，尤其是戴义齿者。②咀嚼和吞咽食物时，避免大笑或交谈。③避免酗酒。④阻止儿童口含食物行走、跑或玩耍。⑤将易误吸入的异物放在婴幼儿拿不到处。⑥不宜给小儿需要仔细咀嚼或质韧而滑的食物（如花生、坚果、玉米花、果冻等）。

2. FBAO 的识别　异物可造成呼吸道部分或完全阻塞，识别 FBAO 是抢救成功的关键。部分阻塞时，患者有通气，能用力咳嗽，但在咳嗽停止时，出现喘息声。此时救助者不宜干扰患者自行排除异物的努力，而应鼓励患者继续咳嗽并自主呼吸。但应守护在患者身旁，并监护患者的情况，如不能解除，即求救 EMSS。

FBAO 患者可能一开始就表现为通气不良；或开始通气好，但逐渐恶化，表现为乏力、无效咳嗽、吸气时高调噪音、呼吸困难加重、发绀。对待这类患者要同气道完全阻塞一样，须争分夺秒地救治。

气道完全阻塞的患者，不能讲话，不能呼吸或咳嗽，用双手抓住颈部，无法通气。对此征象必须能立即明确识别。救助者应马上询问患者是否被异物噎住，如果患者点头确认，必须立即救治。如不能迅速解除气道阻塞，患者将很快出现意识丧失，甚至死亡。如遇患者意识已丧失，猝然倒地，则应立即 CPR。

3. 解除 FBAO 常用方法

（1）腹部冲击法（Heimlich 法）：腹部冲击法可使膈肌抬高，气道压力骤然升高，促使气体从肺内排出，这种压力足以产生人为咳嗽，把异物从气管内冲击出来。适用于有意识的立位或坐位患者。救助者站在患者身后，双臂环抱患者腰部，一手握拳，握拳手的拇指侧紧抵患者腹部，位于剑突下与脐上的腹中线部位，再用另一手抓紧拳头，用力快速向内、向上使拳头冲击腹部，反复冲击直到把异物从气道内排出来。如患者意识丧失，即开始 CPR。虽腹部冲击法卓有成效，但也可产生并发症，如腹部或胸腔内脏的破裂或撕裂，1 岁以下婴儿，除非必要时，一般不随便采用此法。对已行腹部冲击法治疗的患者应仔细检查有无危及生命的并发症。

（2）自行腹部冲击法：发生 FBAO 时，患者本人可一手握拳，用拳头拇指侧抵住腹部剑突下与脐上腹中线部位，另一只手抓紧拳头，用力快速向上、向内使拳头冲击腹部。如果不成功，患者应快速将上腹部抵压在一硬质的物体上，如椅背、桌缘、走廊栏杆，然后用力冲击腹部，直到把气道内异物排除。

（3）胸部冲击法：当患者是妊娠终末期或过度肥胖者时，可采用胸部冲击法代替腹部冲击法。其方法是，救助者站在患者身后，把上肢放在患者腋下，将胸部环抱住。一只拳的拇指则放在胸骨中线，应注意避开剑突和肋骨下缘，另一只手抓住拳头，向后冲击，直至把异物排击。

（4）对意识丧失者的解除方法：在解除 FBAO 期间发生意识丧失，救助者应立即求救 EMSS（或让其他人去启动 EMSS）并开始 CPR。胸部按压有助于无反应患者解除 FBAO。对专业急救人员，如怀疑意识丧失是由 FBAO 引起的，建议采取下列方法：①在 CPR 过程中，如有第二名急救人员在场，则让其启动 EMSS。患者保持平卧。②用舌 - 上颌上提法开放气道，并试用手指清除口咽部异物。③开放气道，尝试通气，如通气时患者胸部无起伏，重新摆放头部位置，再尝试通气。④如果反复尝试后仍不能进行有效通气，则应考虑 FBAO。此时，骑跨在患者膝部，实施腹部冲击法（可连续冲击 5 次）。⑤在异物清除前，如果通气仍不能使胸廓起伏，应考虑进一步的抢救措施（如 Kelly 钳，Magilla 镊，环甲膜穿刺/切开术），建立通畅的气道。⑥如 FBAO 已去除，气道开通后患者仍无呼吸，需 2 次人工通气。再检查循环体征（检查脉搏及自主呼吸、咳嗽和运动），如无脉搏，即开始胸外按压。按压/通气比 30：2。

六、与 CPR 有关的其他问题

（一）CPR 中更换场所

如果事发现场不安全，如失火建筑，则应把患者转移到安全区域，然后立即开始 CPR。在实施有效的 CPR 使患者循环重新恢复之前，或其他急救人员到来前，不应图方便而把患者从拥挤或繁忙的区域向别处转移。只要有可能，就别中断 CPR。

1. 楼梯　运输患者有时需上下楼梯，最好在楼梯口进行 CPR，预先规定好转运时间，尽可能快地转至下一个地方，之后立即重新开始 CPR，CPR 中断时间尽可能短，且尽可能避免中断。

2. 担架　在将患者转至救护车或其他移动性救护设备途中，仍不要中断 CPR，如果担架较低，急救人员可跟随在担架旁边，继续实施胸外按压；如果担架或床较高，急救人员应跪在担架或床上，以达到患者胸骨的高度，便于 CPR。一般情况下，只有在专业人员气管插管时，或应用 AED 或手动除颤时，或转运途中出现问题时，才能中断 CPR，如果只有一个急救人员，为启动 EMS 系统，可停一会儿 CPR。

（二）BLS 易发生的问题和并发症

如果 CPR 措施得当，就可为患者提供生命支持。有时即使正确实施 CPR，也可能出现并发症，然而，不能因为害怕出现并发症就不最大限度地进行 CPR。

1. 人工呼吸的并发症　急救人工呼吸时，由于过度通气和通气流量过快，都易发生胃扩张，尤其是儿童更易发生胃扩张，通过维持通畅的气道，限制通气容量，调节通气容量足以使胸廓起伏即可。这样，才能最大限度降低胃扩张发生率。建议缓慢行人工呼吸，在呼气和吸气过程中，要确保气道通畅，也可进一步减轻胃扩张。单人 CPR 不易做到，而双人 CPR 可达到以上要求。如有可能，另一人应在急救呼吸时压迫环状韧带，也可以减少胃扩张。明显的胃扩张可引发胃内容物反流，而且，由于胃扩张，膈肌抬高，使肺容量降低。如果急救人工通气期间发生胃膨胀，要重新检查和重新开放气道，并观察在通气时胸廓是否有起伏。避免导致气道压力升高因素（快速呼吸、缩短吸气时间、用力通气），如果发生胃扩张，应继续缓慢通气，别试图排除胃内容物，经验表明，如果想用手按压患者上腹部解除胃扩张，常可导致胃内容物反流。如果出现胃内容物反流，将患者安置侧位，清除口内反流物后，再使患者平卧位，继续 CPR。

2. 胸外按压的并发症　正确的 CPR 技术可减少并发症，在成人患者，即使胸外按压动作得当，也可造成肋骨骨折，但婴儿和儿童，却很少发生肋骨骨折。胸外按压的其他并发症包括：肋骨骨折、肋骨从胸骨分离、气胸、血胸、肺挫伤、肝脾撕裂伤和脂肪栓子。按压过程中，手的位置要正确，用力要均匀有力，虽然有时可避免一些并发症，但不能完全避免。

2010 CPR 指南制订的非专业人员的成人基础生命支持流程见图 2 - 5；专业医务人员的成人基础生命支持流程见图 2 - 6。

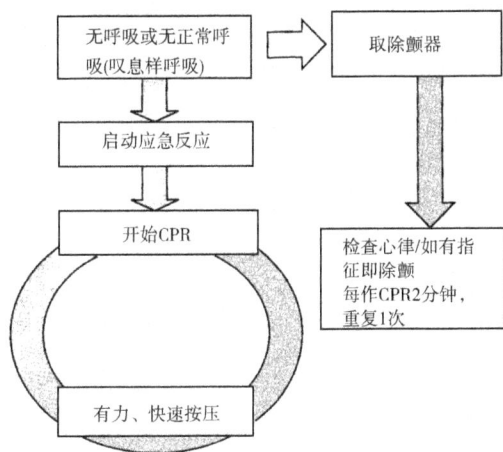

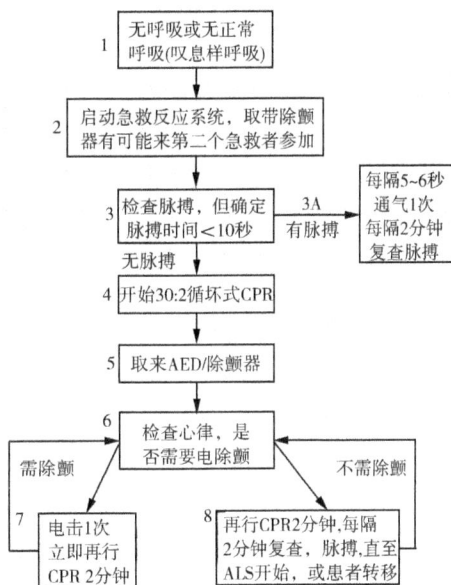

图 2 - 5　非专业人员成人基础生命支持简化流程　图 2 - 6　专业医务人员的成人基础生命支持流程

（张娆娆）

第三节　高级生命支持

高级生命支持（advanced cardiovascular life support，ACLS）是在 BLS 的基础上，为使自主循环恢复和（或）呼吸、循环功能维持或稳定，进一步采取救治措施。

一、ACLS 主要原则

(一) 时间的重要性

时间决定了心血管急救的各方面，随着心肺功能衰竭状态的持续，生存的可能性明显下降。基本生命支持（BLS）虽能给脑和心脏提供一定的血供，如气管插管、清理阻塞的呼吸道及电除颤等。然而，CPR 持续时间越长，对患者则越不利。

(二) 心脏停搏前阶段

急症的心血管监护不只局限于心脏停搏的患者，必须对即将发生心脏性猝死和复苏后恢复的患者有足够认识和有效的治疗，如果急救人员在"停搏前阶段"能够及时处理关键病情，则可防止发生心脏停搏。

以下是一个国际 ACLS 组织基于科学临床指南和某些教学资料制订的心脏停搏前的情况：①急性冠脉综合征。②急性肺水肿、低血压、休克。③有症状的心动过缓。④稳定及不稳定的心动过速。⑤急性缺血性卒中。⑥复苏后再次出现心率、心律、心脏功能的障碍（定义为停搏前状态）。

CPR 和 ECC 指南的其他部分主要强调更特殊原因的心脏停搏，如：电解质异常，药物中毒或过量，以及吞咽毒物所致。

(三) 以患者为主

心肺复苏要求急救人员能够快速做出决定，这一点是很具有挑战性的。急救人员必须在短时间内将注意力集中在复苏过程中的某些特殊方面：如开通静脉通路，进行气管插管，明确心脏节律并及时下达正确医嘱。但急救人员也必须时常注意调整复苏全过程的每个步骤。复苏流程图可使初级急救人员学习掌握复苏步骤中的最主要的内容：如开放气道、辅助通气、CPR、电除颤、药物处理及在特定条件下有利于患者的一切处理。

二、初级及高级的 ABCD 程序

所有参加心肺复苏的人员，均应以一种简练易记的方式进行训练。"ACLS 训练程序"阐明了初步及高级急诊心血管处理的程序，它包括 2 部分，每部分各有 A、B、C、D 四个步骤（共八个步骤）。在每个步骤中，救护人员先进行评估，如果评估是适合的，则开始处理。

初级 ABCD 程序需要双手（且要戴手套）、CPR 的隔离设施和一个供除颤使用的 AED。其具体步骤如下。

A——气道：用非侵入技术评估和管理气道。

B——呼吸：应用正压通气来评估和管理呼吸。

C——循环：评估和管理循环系统，在 AED 到达之前持续进行 CPR。

D——除颤：评估和管理除颤，判断心脏的节律是否是 VF/VT，必要时应给予安全有效的电除颤。

高级复苏的指导程序需要更高级的治疗及侵入性技术，以便进一步评估和处理患者。救护人员希望维持自主呼吸和循环，以便使患者成功获救；继续评估和处理患者，直到专业救护人员赶到。简而言之，高级复苏的指导程序是：复苏→稳定病情→转送到更高水平监护中心。其具体步骤如下。

A——气道评估和处理：高级救护用气管插管建立人工气道。

B——呼吸评估和处理：通过检查插管的位置及工作情况评估呼吸和通气是否充分，纠正发现所有问题，通过用正压通气治疗通气不足来处理呼吸。二氧化碳波形图监测可以评估复苏的效果。

C——循环：通过以下步骤评估和处理循环和用药情况：①开始建立外周静脉通路。②连接 ECG 导联，以检查 ECG 是否出现引起心脏骤停的心律失常（VF，无脉 VT，无收缩和 PEA）。③依据心律进行适宜的药物治疗。

D——鉴别诊断：对导致心脏骤停的可能原因做出尽早的分析和判断，以确定其主要原因。

三、呼吸支持方法

（一）供氧

心肺复苏时，立即行人工呼吸，此时急救者吹入患者肺内是含 16%～17% 氧的空气，理想时肺泡内氧分压可达 80mmHg。心脏骤停或心肺复苏时，低心排血量、外周氧释放障碍及大的动静脉血氧差均可导致组织缺氧；其他因素还包括通气异常所致的肺内分流及呼吸系统疾病。组织缺氧导致无氧代谢和代谢性酸中毒，而化学药品及电解质治疗也会对酸碱平衡产生影响。基于上述原因，BLS 和 ACLS 时推荐吸入 100% 的纯氧。高氧分压可以增加动脉血中氧的溶解度，进而加大身体氧的输送（＝心排血量×血氧浓度）；短时内吸入 100% 纯氧治疗对人体有益无害，但长时间吸入高浓度氧会产生氧中毒。在急性心肌梗死患者中，氧支持疗法可改善心电图 ST 段改变的幅度和范围。目前推荐对疑有急性冠状动脉综合征患者，在最初 2～3 小时内经鼻导管吸氧 4L/min；对于持续或反复心肌缺血，或伴充血性心衰、心律失常的复杂心梗，给吸氧 3～6 小时，直到患者低氧血症纠正，临床上病情稳定。已有研究认为，如果能使氧饱和度保持在 94% 以上，尽可能使用较低的给氧浓度，相比较供给 100% 氧对神经系统预后更佳。

（二）人工通气

1. 面罩通气　对训练有素的急救人员来说，应用适合的面罩可以有效而简便地进行人工通气。使用透明面罩可便于观察到胃的反流。面罩需封严面部，同时罩住口、鼻，但有一个提供氧的入口和 15～22mm 大小的连接头。应备有不同型号的面罩以适合成人及儿童使用。用口－面罩通气时，推荐采用单向阀装置，这样可避免患者呼出气体与急救者口腔接触；与球囊－面罩相比，更易于控制潮气量。为使口，面罩密封效果达到理想，急救人员最好位于患者头端，用嘴密封面罩进气孔对患者吹气，用双手固定面罩，将头部侧倾以保持气道通畅。

2. 球囊－瓣装置通气　球囊－瓣装置是由球囊与阀瓣组成，可连用在面罩、气管导管以及其他可选择气道连接装置。最常用的是球囊－面罩，可每次提供通气容量约 1 600ml，但这远远超过 CPR 所要的潮气量，过度通气会引起胃膨胀，其次是反流与误吸。几项研究显示，急救人员可用球囊，阀装置或面罩，在非气管插管情况下调整适当的潮气量（6～7ml/kg，500～600ml）。

为最恰当地使用球囊－瓣与球囊－面罩，复苏人员必须位于患者的头侧，一般应使用经口气道，假如没有颈部损伤，可将患者的头部抬高，保持适当位置，吹入一次潮气量的时间一般不少于 1 秒。缓慢、均匀供气可最大限度地避免胃膨胀的可能性。球囊－阀装置也可与其他气道连接，如：气管插管、喉罩气道、食管－气道通气道。要想恰当地使用这些装置，就必须经过"训练－实践－理论提高"这个过程。

（三）转运中通气

患者转运通气装置（ATVs，便携式气动呼吸机）是为院前救治而设计的，20 世纪 80 年代初开始在欧洲使用，然而这一概念在美国接受得较慢，部分原因是因为通气与胸外按压不能同步进行（当然这种看法并不正确）。对非插管患者行机械通气呼吸，胸外按压会很容易进行，一旦需要急救人员控制气道，只需让另外的急救人员将通气机打开即可。另外，插管患者通气与胸外按压无须保持同步。

ATVs 有很多优点。在院内，ATVs 与自动充气球囊通气装置相比，二者均能保持满意的分钟通气量及动脉血气体交换，而球囊通气只有在行通气量与潮气量监测的条件下，才能保持准确。然而 ATVs 通气方式在没有潮气量与分钟通气监测的条件下（虽然不十分精确），也是很有效的。有研究提示，在院前急救的气管插管患者中，ATVs 和其他设备一样有效。另外，在非气管插管的呼吸骤停患者及动物实验机械通气的模式试验中，ATVs 表现出明显的优越性。

目前在选择通气方法时，ATVs 技术拥有很大的优势：①对气管插管患者，可使急救人员能同时完成其他工作。②在非气管插管患者，急救人员可用双手固定面罩和维护气道开放。③用一只手即可保持面罩所需密封压力。④一旦应用，ATVs 可提供特定的潮气量、呼吸频率以及通气量。

研究证实，与其他方法（包括口－面罩、球囊－面罩以及手控通气装置）比较，使用 ATV 可明显改善肺膨胀以及减少胃膨胀。这是由于低吸气流量和长吸气时间的原因。

使用 ATVs 的缺点是需要氧源与电源，而自动膨胀气囊，阀装置或其他简易面罩在氧源耗尽或无氧源与电源均可使用；此外 ATVs 一般不适用于 5 岁以下儿童。

院前救治使用的 ATVs 应该避免压力控制模式，而是采用时间或容量控制，只有这样才能在肺阻力变化时（10% 以内），保持输送的潮气量相对恒定；另外，气体消耗应小于 5L/min。ATVs 至少应具备以下特点：①有一个轻便的标准接头可与面罩、气管插管以及其他种类的气道连接。②重量轻（4kg 以下），结构紧凑，设计简单，便于携带。③在极度温度下照常工作。④吸入压限制在 60cmH$_2$O，调整的范围在 20 ~ 80cmH$_2$O，使用者易于评估。⑤当吸入压超出限制自动报警时，能提醒急救人员有气道高阻力或肺脏低顺应性，应减小潮气量。⑥在呼吸器内的循环气体容量维持在最小。⑦提供 0.5 ~ 1.0 的 FiO$_2$。⑧吸气时间成人为 2 秒，儿童为 1 秒。吸气流量成人 30L/min，儿童为 15L/min。一旦患者实施气管插管或其他气道支持，可调节吸气时间与流量。⑨呼吸频率成人为 10 次/分，儿童为 20 次/分。一旦患者实施气管插管或其他气道支持，可调节呼吸频率。

所要求的流量阀应与 ATVs 协调，以减小做功和促进自主呼吸的恢复，并保证吸入流量流速峰值至少在 120L/min。促发自主呼吸的压值不超过 -1 ~ -2cmH$_2$O。

某些 ATVs 允许选择高的通气频率，这是由于 CPR 期间通气频率超过 10 次/分（儿童超过 20 次/分），而适当的呼气时间和呼气末正压对于防止气道塌陷是必要的。CPR 期间肺灌注压很低，肺毛细血管血流很容易被高肺泡压所阻断，所以可使用 PEEP 以减少回心血量。适当的呼气时间以及 1：2 的吸呼比对于维持最小限度的气道塌陷是非常必要的。院前与转运计划的指南要求，只有接受过培训的人员才能实施 ATVs 通气。

（四）辅助气道

1. 口咽气道　口咽气道在浅昏迷而不需要气管插管的患者应予保留使用，但应注意其在口腔中的位置，因为不正确的操作会将舌推至下咽部而引起呼吸道梗阻。对清醒患者置口咽气道可引起恶心、呕吐，或由呕吐物引起喉痉挛。故只有受过适当训练的人员才可使用口咽气道。

2. 鼻咽气道　鼻咽气道适用于牙关紧闭、咬伤、颞颌关节紧闭或有妨碍口咽气道置入的颌面部创伤等情况。对疑有颅骨骨折的患者使用鼻咽气道要谨慎；在浅昏迷患者，鼻咽气道比口咽气道的耐受性更好。鼻咽气道置入可引起鼻黏膜的损伤而致出血，如果导管过长，可刺激声门反射而引起喉痉挛、恶心及呕吐。如使用其他气道辅助物，则使用人员需要经过"训练－实践－再训练"的过程。

3. 其他可选择的气道　当有些患者不宜行气管插管，或急救人员经验太少时，可选择气道导管盲目插入气道，此方法可能比明视下气管插管更简单有效。可供选择的气管导管有喉罩气道（laryngeal mask airway，LMA）、食管气管导管（esophageal tracheal combitube，ETC）、咽气管导管（pharyngeal tracheal lumen，PTL）。置入 LMA、ETC 后，患者经过适当训练，可得到较面罩更好的通气。

（1）食管气管导管（ETC）：食管气管导管有两个腔及气囊，将其盲插置入声门，确定其远端开口的位置，患者通过近端开口通气。其构造是：一个腔经下咽部侧孔进行通气，其远端为封闭的盲端；另外一个腔的远端开口类似气管导管。当咽部的气囊在舌与软腭间膨起时，ETC 滑入预定位置，从舌咽部进入下咽部。受导管的硬度、弧度、形状以及咽部的结构影响，导管一般首先进入食管，将导管上的标志置于门齿间即完成插管。然后使咽部与远端的球囊膨胀，使其位于在口咽部上面和食管下面的球囊之间。

与面罩相比 ETC 的优点如同气管插管与面罩之间比较一样明显。它是隔离气道，降低误吸的更可靠的通气方法。ETC 较气管插管的明显优点在于简单易学及置管技巧性上，因为置入喉镜与暴露声门在 ETC 是不必要的。而且在通气与氧合方面 ETC 都可与气管插管相比。置管成功率在 69%～99%。急救人员必须具有气道管理的策略，因为无法保证插管，就不能保证首选插管进行通气。

ETC 致命的并发症是，其在食管或气管的远端腔放置位置不正确。在一份回顾性调查中，失误率在 3.5%。为此可在 ETC 连接呼气末 CO_2 监测仪。另外可能发生的并发症是食管损伤。在一份 1 139 例的调查中，有 8 例出现继发性气肿（4 例由尸检发现），2 例出现食管撕裂伤。为提高插管成功率和减少并发症，急救人员应接受必要的训练并在仪器上加以实践。

（2）喉罩通气（LMA）：喉罩是由一根通气导管和远端一个卵圆形可充气罩组成，LMA 被置入咽部，当远端开口进入下咽部感觉有阻力时，向罩内注入适量空气密封喉部，即可进行通气。与面罩相比，喉罩通气更安全可靠，虽然不能绝对保证 LMA 能防止误吸，但研究已证实，LMA 与球，面罩相比，反流发生率确实低很多，误吸也很少见。与气管插管相比，LMA 同样可提供通气，并且其训练置放的位置更简单，因为置入 LMA 时不需要使用喉镜暴露声门。当有可能存在颈部损伤，或达不到进行气管插管所必需的位置时，LMA 就具有更大的优势。

一项研究调查了护士、呼吸病治疗人员及 EMS 人员对 LMA 的使用情况，他们当中很多人过去从没有使用 LMA 及气管插管，然而其插管成功率却为 64% ～ 100%。有报道即使 LMA 成功置入，部分患者还是不能通过 LMA 通气，因为置管并不保证一定能通气，因此采取有效的气道管理是十分必要的。

（3）咽喉气道通气（PTL）：PTL 是一种双腔管，结构类似 ETC。插管盲插入咽喉，进入气管或食管，然后评估它的位置，患者通过适当的腔通气。此方法在 1992 年才开始使用。它易于掌握，但不如 ETC 容易。目前还没有广泛使用。

（4）充气口咽道通气（cuffed oropharyngeal airway，COPA）：充气口咽通气法在 1992 年才提及，虽然当初是为存在自主呼吸的麻醉患者设计的，但它在复苏中也是很有用的。这种装置是在口 - 咽通气道的基础上，远端加一套囊，并有一个 15mm 的接头。近来研究表明，COPA 为在复苏期间没有受过这方面训练的人提供了一种有效的气道管理方法。

（五）吸引装置

紧急复苏时应准备好吸引装置（包括便携式及固定式吸引器），便携式吸引器包括真空瓶和用于咽部吸引的大孔、无结的导管。备有几种不同型号的吸引管以通过支气管镜进行消毒，使用吸引瓶及无菌管清理气管导管。

固定式吸引器能够产生大于 40L/min 的气流，当吸引管夹闭时，产生的吸引力大于 300mmHg。在儿童及气管插管的患者，吸引量是可调节的，手控吸引器不会像电动吸引器那样易出问题，临床使用效果很好。为便于进行气管内吸引，应该在吸引管与控制器间加用"T"或"Y"型管。同时收集瓶、水以及吸引管也是必备的。

四、循环支持辅助方法

目前，尚未发现有哪一种辅助措施在院前 BLS 救治中的应用效果优于标准 CPR。以下对各种辅助方法进行简要介绍。

1. 插入性腹压 CPR（IAC - CPR）　本方法需 2 人同时进行，一人行常规胸外按压，另一人在胸外按压放松期间按压腹部。部位：剑突与脐中间连线的中点位置。按压力量约为 200mmHg（可使主动脉产生相当于正常心跳时的明显搏动）。此法提出者推断其机制如下：①腹部按压能增加胸内压。②胸外按压放松期按压腹部可使腹主动脉内血流被反向压入胸腔，从而减少膈上主动脉内血流及血压在短时间内迅速下降。③腹部按压能把静脉系统内的血流从腔静脉和内脏压向胸腔。

有 2 项随机临床试验表明，医院内救治心脏骤停时使用 IAC - CPR 可明显改善复苏效果。其中 1 项试验证实，可明显促进患者恢复自主循环（ROSC）、24 小时存活率和出院率。而另 1 项研究显示，虽然所有初始心律为心电静止和无脉性电活动的患者均未能康复出院，但进行 IAC - CPR 后患者的 ROSC 和 24 小时存活率均有所改善。在上述 2 项研究中，患者的 24 小时存活率是不同的，分别为 33% 和 13%。

随机临床研究证明，院内复苏中 IAC - CPR 效果优于标准 CPR，但在院外复苏中却未显示出明显的优越性。IAC - CPR 不会比标准 CPR 引起更多的复苏损伤。基于院内 IAC - CPR 对血流动力学的积极影响、较好的安全性和令人鼓舞的院内应用结果，建议在院内复苏中以该措施替代标准的 CPR，但应有足够的人员接受这一操作的训练。对于主动脉瘤患者、孕妇以及近期腹部手术的患者，进行 IAC - CPR 的安全性和有效性尚缺乏研究。

2. 高频 CPR（high frequency CPR，"快速按压率"）　有建议将高频（按压频率 > 100 次/分）的人工 CPR 作为一种改进的复苏方法。部分实验研究结果提示，快速按压与标准 CPR 相比，可增加心输出量，提高主动脉和心肌灌注压，增加冠状动脉血流和 24 小时存活率。虽然有关的临床研究比较少，但有结果表明，人工的快速按压可改善血流动力学状况而机械快速按压则不能。可见，高频按压有可能会改进 CPR 效果，但还需要做进一步的研究以确定该方法在心脏骤停患者救治中的效果。

3. 主动式胸部按压 - 减压 CPR（ACD - CPR）　本方法的按压方式是用一个吸盘外加一个手柄，类似疏通下水道时所用的橡皮"搋子"。由于吸盘与胸壁之间因负压相互贴紧，因此，按压时与传统按压类似，而放松时因上提手柄而使胸壁主动上提。目前认为，此法的血流动力学机制如下：①主动减压时，使胸腔在按压松弛期的扩张和胸内容积增加更多，因此，下次按压时就能产生更大的胸内压和更多向前的血流。②主动性胸壁减压使胸内迅速产生一种更高，并持续时间更长的负压，从而使回心血流明显增加。③不论是按压还是主动减压，主动脉及右房都存在压力差，这说明不论按压还是主动减压，冠脉内都有血流灌注。

早期的实验室和临床资料表明，进行 ACD - CPR，其血流动力学参数如动脉压和重要脏器的灌流情况均优于标准 CPR。其中最有前景的结果来自法国巴黎，使用 ACD - CPR 后，患者存活率由 2%（7/377）升高到 5%（17/373）。有人认为，ACD - CPR 时对胸壁施加额外的力量，会增加肋骨骨折的发生率，有个案报道叙述了在心肌梗死部位发生大块心脏损伤而导致心包填塞。总之，实验室和临床研究已证实，ACD - CPR 与标准 CPR 相比，可改善复苏血流动力学情况。前者临床应用的长期预后也优于标准 CPR。但必须注意此方法的并发症。

4. 气背心 CPR（vest CPR）　气背心 CPR 的使用较早，是利用血流的胸泵原理进行复苏。本法所用背心类似一个巨大的测血压用的袖带围绕在胸腔周围。用一个气泵，以每分钟 60 次的频率及 250mmHg 的压力使背心周期性地充气、放气，进行复苏。其机制如下：①背心式 CPR 所产生的压力明显高于传统的 CPR；而且，压力均匀围绕在胸腔周围，因而胸腔内容积稍有减少，胸腔产生的压力就会明显升高。②背心式 CPR 在按压时降低了呼吸时的气流速度，减少了按压时胸廓变形的程度，因此，压迫的力量能更多地传向胸腔。

动物实验表明，气背心可改善心脏和脑组织的灌注，而动物实验和人体研究均证实，气背心 CPR 可提高主动脉压和冠状动脉灌注压的峰值。初步结果显示，气背心 CPR 确实可提高患者 6 小时内存活率，但对 24 小时的存活率改善不明显。由于仪器的体积和重量限制，该仪器只适用于那些能够做好有关的准备（进行气背心复苏）的患者，且在医院和急诊运输中不能有任何延误。该方法的长期存活率尚需进一步研究。

气背心 CPR 可作为标准 CPR 的替代方法用于医院或救护车内，气背心 CPR 有以下优点：①动物实验和临床研究证实，该方法可改善血流动力学情况。②不会明显延长复苏开始的时间。③未发现有明显的并发症。④其对心脏骤停患者血流动力学的影响已进行了评估。⑤不会干扰除颤。必须具有足够受过良好训练的院内专业人员来正确操作，才可进行气背心 CPR。

有人还对背心式 CPR 技术进行了类似 PEEP 的改进，即在放松时仍然保持一定的正压。

目前，对背心式CPR的复苏效果仍在研究之中。

5. 机械（活塞）CPR（automatic resuscitators，自动心肺复苏器） 按压胸骨的机械装置不是人工胸外按压的替代物，而是由受过专门训练的人员使用的辅助措施，可进行最佳按压，减少复苏人员疲劳，延长复苏时间。但仅限于成人使用。所有机械胸外按压装置的缺点都是安装和启动仪器时可能会中断胸外按压。机械按压器可以手动操作也可自动操作。

机械装置的一个优点是始终保持一定的按压频率和按压幅度，从而消除了疲劳或其他因素引起的操作变动。但也存在一些问题，如可造成胸骨骨折、价格昂贵、难以搬动（因体积重量的限制）及活塞脱位等。仪器放置或操作不当，会造成通气和（或）按压不充分。此外，按压器加在胸部的重量会限制减压时胸部回弹和静脉回流，尤其在发生单根或多根肋骨骨折时更为明显。关于机械复苏器能否比标准CPR更好地改善血流动力学指标和存活率方面，尚缺乏一致性报道。在进行人工胸外按压困难时（如转运途中或人员不足），机械复苏可替代标准人工CPR。

6. 同步通气-按压CPR（SVC-CPR） SVC-CPR的机制是把整个胸腔作为心脏骤停复苏时血流产生的泵，压力梯度来自胸腔内外血管床的压力差。实验研究证实，SVC-CPR可提高按压的峰值压力，并改善颈动脉血流。SVC-CPR与标准CPR相比可提高短期存活率，而有些研究则未能得出同样结论。临床研究未能证实SVC-CPR有任何优于标准CPR之处，相反，有研究显示，标准CPR在改善血流动力学和存活率方面反而优于SVC-CPR。SVC-CPR目前尚未用于临床。

7. 阶段性胸腹加压-减压CPR（PTACD-CPR） PTACD-CPR使用手抓装置，交替进行胸部加压-腹部减压和胸部减压-腹部加压。也叫作复苏杠杆CPR（life stick CPR）。这一方法结合了IAC-CPR和ACD-CPR的原理。理论上，这种包括了胸部和腹部的加压-减压的结合性4阶段方法可以增加心脏骤停CPR时的血流量。动物和临床实验均证实，使用PTACD-CPR可改善血流动力学状况，且对CPR的开始时间无明显延迟。只要方法正确，无严重的机体损伤或其他缺陷。

8. 其他辅助CPR设备 一些新的CPR辅助机械装置作为复苏时的辅助手段，不能替代基本CPR技术，却可与各种CPR方法联合使用，如标准CPR，IAC-CPR，ACD-CPR，气背心CPR和机械CPR。必须证实这些设备可改善心脏骤停患者的CPR效果（血流动力学得以改善或效果相当），且不明显增加CPR的并发症才可建议使用。

9. 有创CPR 直接心脏按压是一种特殊的复苏方法，可能会为脑和心脏提供接近正常的血流灌注。实验研究表明，心脏骤停早期，经短期体外CPR无效后，直接心脏按压可提高患者的存活率。虽相关的临床研究较少，但有证据表明，开胸心脏按压对血流动力学会产生有利影响。但是如果时间延迟（心脏骤停25分钟以后），再使用本方法并不会改善抢救结果。有一非随机对照试验表明，开胸直接心脏按压可提高ROSC。

急诊开胸心脏按压必会导致部分患者的死亡，因此进行这一操作需要有经验的抢救队伍，并能在事后给予最佳护理。故不建议常规对心脏骤停患者行开胸抢救，尤其不能把这一方法用于对长时间复苏的最后努力。今后，有必要进行研究以评价心脏骤停救治早期开胸治疗的效果。

临床行开胸心脏按压的指标已有了改变，以前建议的指征包括非穿透性钝性创伤所致的心脏骤停，而目前认为，与钝性腹部损伤有关的心脏骤停对有创性复苏无反应，不应作为适应证。开胸的指征是胸部穿透伤引起的心脏骤停，其他应考虑开胸复苏情况还包括：①体温过低，肺栓塞或心包填塞。②胸廓畸形，体外 CPR 无效。③穿透性腹部损伤，病情恶化并发生心脏骤停。由此可见，开胸心脏按压可用于某些特殊情况，但不作为复苏后期的最后补救措施。

有人提出，急诊体外循环也可作为心脏骤停治疗的循环辅助措施，该方法是通过股动脉和股静脉连接旁路泵而不必开胸。实验研究显示，救治延迟的心脏骤停时，体外循环可改善血流动力学状况和存活率。临床研究证实，体外循环可治疗一些特殊的可逆转因素（如药物过量或中毒）造成的心脏骤停，然而迄今为止，尚未见有显著效果的报道。

（张娆娆）

第四节　心肺复苏药物的应用

在心肺复苏药物应用方面1992年版美国心脏协会（AHA）心脏复苏指南建议，减少氯化钙、碳酸氢钠、去甲肾上腺素和异丙肾上腺素的应用。心脏复苏指南 2000 仍延续这一观点。新近研究表明，上述药物极少有效，因为它们既能应用于心脏停搏时，也能用于心脏停搏前心律失常。因此，心脏停搏时，用药应考虑在其他方法之后，如急救人员应首先开展基本生命支持（BLS）、电除颤、适当的气道管理，而非先应用药物。开始 BLS 后，尽快建立静脉通道，同时考虑应用药物抢救。

一、心肺复苏时的给药途径

（一）中心静脉与周围静脉用药

心脏停搏前，如无静脉通道，应首选建立周围静脉（肘前或颈外静脉）通道，建立颈内或锁骨下静脉等中心静脉通道，往往会受胸外按压术的干扰。但外周静脉用药较中心静脉给药，其药物峰值浓度要低、起效循环时间较长。外周静脉给药到达中央循环时间需 1～2分钟，而通过中心静脉给药时间则较短。但外周静脉穿刺易操作，并发症少，且不受心肺复苏术的干扰。在复苏时，行周围静脉快速给药能立即开始，而且在 10～20 秒内快速推注20ml 液体，可使末梢血管迅速充盈。

如果在电除颤、周围静脉给药均未能使自主循环恢复，在急救人员有足够经验的前提下，尽管有中心静脉穿刺禁忌证，可能出现并发症，但权衡利弊，仍要考虑放置中心静脉导管。股静脉是最安全、最易穿刺成功的通道。对接受溶栓治疗的患者行中心静脉穿刺更可能发生并发症，行中心静脉穿刺，这类血管无法压迫，无论是否穿刺到血管，均视为相对禁忌证，如果有明显出血和血肿就作为绝对禁忌证。对要行药物再灌注治疗的患者应尽量避免做中心静脉穿刺。

（二）气管内给药

如在静脉建立之前已完成气管插管，肾上腺素、利多卡因和阿托品都可通过气管给药，其用药量应是静脉给药的 2～2.5 倍，并用 10ml 生理盐水或蒸馏水稀释。蒸馏水比生理盐水在气管内的吸收更好，但对氧分压（PO_2）的副作用大。在气管末端插入导管，停止胸外按压，迅速向气管喷药，经过几次快速喷药形成可吸收的药雾后，再重新行胸外按压。

2005 指南强调仍应首选静脉注射给药，除非气管插管成功而静脉通路又迟迟未能建立的特殊情况下，才可考虑气管内给药。故气管内使用复苏药物并未列入 ACLS 的处置标准。

（三）骨髓内途径（IO）

对于需要紧急建立通道的心脏骤停，甚至严重休克、心脏骤停前患者，由于其外周灌注不良，可能很难迅速建立有效的静脉通道，可以考虑建立骨内通道。复苏过程中，骨内置管到不塌陷骨髓静脉丛，可以快速、安全、有效的给予药物、晶体、胶体和全血（Ⅱa 类推荐）。所有年龄均适用（新生儿不常用）。通常穿刺部位是胫骨前，也可以选择股骨远端、踝部正中，或髂前上棘，较大的儿童还可以选择桡骨和尺骨远端。

二、常用的复苏药物

1. 肾上腺素　肾上腺素作为血管收缩药有 100 年历史，作为 CPR 基本用药已有 40 多年历史。主要药理作用有：增强心肌收缩力；增加冠脉及脑血流量；增加心肌自律性和使室颤易被电复律等。肾上腺素仍被认为是复苏的一线选择用药，可用于电击无效的 VF/无脉性 VT、心脏静止或 PEA。用法是 1mg 静脉推注，每 3~5 分钟重复一次，每次从周围静脉给药时应该稀释成 20ml，以保证药物能够到达心脏。因心内注射可增加发生冠脉损伤、心包填塞和气胸的危险，同时也会延误胸外按压和肺通气开始的时间，因此，仅在开胸或其他给药方法失败或困难时才考虑应用。

2. 血管加压素　血管加压素实际上是一种抗利尿激素。当给药剂量远远大于其发挥抗利尿激素效应时，它将作为一种非肾上腺素能样的周围血管收缩药发挥作用。血管加压素是通过直接刺激平滑肌 V_1 受体而发挥作用。平滑肌的收缩可产生一系列的生理效应，包括皮肤苍白、恶心、小肠痉挛、排便感和支气管痉挛，对女性还可引起子宫收缩。如果动脉给药，血管加压素因其对血管的收缩作用，对食管静脉曲张破裂出血有良好的治疗效果。此外，在腹部血管造影时，血管加压素可以促进胃肠道平滑肌收缩，减少肠道内气体的影响。对意识清楚的冠心病患者并不建议使用该药，因为该药增加周围血管阻力作用可诱发心绞痛的发作。在正常循环的模型中，血管加压素的半衰期为 10~20 分钟，这较心肺复苏时肾上腺素的半衰期要长。

复苏成功患者的内源性血管加压素水平明显高于未能建立自主循环者。这一发现说明，外源性血管加压素可能对心搏骤停患者有益。短暂心室颤动后行 CPR 时，血管加压素可增加冠脉灌注压、重要器官的血流量、室颤振幅频率和大脑氧的输送。类似结果也在心搏骤停和电机械分离较长时间后出现。而且血管加压素在自主循环恢复后不会造成心动过缓。

CPR 时血管加压素与 V_1 受体作用后可引起周围皮肤、骨骼肌、小肠和脂肪血管的强烈收缩，而对冠脉血管和肾血管床的收缩作用相对较轻，对脑血管亦有扩张作用。因该药没有 β-肾上腺素能样活性，故 CPR 时不会引起骨骼肌血管舒张，也不会导致心肌耗氧量增加。

血管加压素被认为是与肾上腺素相比对心搏骤停可能同样有效的一线药物，在长时间缺血情况下，两者联合使用的效果是单用肾上腺素或血管加压素的 3 倍。

在 2005 指南中，血管加压素一般可在第一或第二次电除颤后通过 IV/IO 途径给药一次（40U），肾上腺素每 3~5 分钟给药一次（1mg），血管加压素或许可替代第一或第二剂肾上腺素。40U 的血管加压素加 1mg 肾上腺素，疗效优于 1mg 肾上腺素（Ⅱa 级推荐）。2010 指南无变化。

3. **胺碘酮** 胺碘酮（amiodarone，可达龙）属Ⅲ类抗心律失常药物。2005 指南更加突出了胺碘酮作为治疗各种心律失常的主流地位，更适宜于严重心功能不全患者的治疗，如射血分数 <40% 或有充血性心衰征象时，胺碘酮应作为首选的抗心律失常药物。因为在相同条件下，胺碘酮作用更强，且比其他药物致心律失常的可能性更小。

2005 指南推荐：当 CPR、2 次电击除颤以及给予血管加压素后，如 VF/无脉性 VT 仍持续时，应考虑给予抗心律失常药物，优先选用胺碘酮静注，若无胺碘酮时，可使用利多卡因 75mg 静注。

胺碘酮用法：心脏骤停患者如为 VF/无脉性 VT，初始剂量为 300mg 溶入 20~30ml 生理盐水或葡萄糖液内快速推注，3~5 分钟后再推注 150mg，维持剂量为 1mg/min 持续静滴 6 小时。非心脏骤停患者，先静推负荷量 150mg（3~5mg/kg），10 分钟内注入，后按 1~1.5mg/min 持续静滴 6 小时。对反复或顽固性 VF/VT，必要时应增加剂量再快速推注 150mg。一般建议每日最大剂量不超过 2g。

胺碘酮具有负性心肌收缩力和扩血管的作用，可引起低血压和心动过缓。这常与给药的量和速度有关，预防的方法就是减慢给药速度．尤其是对心功能明显障碍或心脏明显扩大者，更要注意注射速度，监测血压。

4. **利多卡因** 仅作为无胺碘酮时的替代药物。初始剂量为 1~1.5mg/kg 静脉推注。如 VF/VT 持续，可给予额外剂量 0.5~0.75mg/kg，5~10 分钟一次，最大剂量为 3mg/kg。

5. **异丙肾上腺素** 异丙肾上腺素是纯 β 受体兴奋剂，具有正性肌力作用，加速时相效应，增加心肌耗氧，加重心肌缺血和心律失常。其适应证是心动过缓，需按起搏器者，或者尖端扭转型室速（除外先天性长 QT 间期后，可临时使用）且滴速宜慢，不能静脉推注，2010 指南推荐使用。

6. **β 受体阻滞剂** 对于一些难治性多形性 VT、尖端扭转型 VT、快速单形性 VT 或室扑（频率大于 260 次/分）及难治性 VF，可试用静脉 β 受体阻滞剂。美托洛尔每隔 5 分钟，每次 5mg 静脉注射，直至总剂量 15mg；艾司洛尔 0.5mg/kg 静脉注射（1 分钟），继以 50~300μg/min 静滴维持。

7. **硫酸镁** 仅用于尖端扭转型 VT（Ⅱb 类推荐）和伴有低镁血症的 VF/VT 以及其他心律失常两种情况。用法：对于尖端扭转型 VT，紧急情况下可用硫酸镁 1~2g 稀释后静脉注射，5~20 分钟注射完毕；或 1~2g 加入 50~100ml 液体中静滴。必须注意，硫酸镁快速给药有可能导致严重低血压和心脏骤停。

8. **儿茶酚胺类药物** 本类药物不仅能较好地稳定心脏电活动，而且具有良好的正性肌力和外周血管作用。其中肾上腺素为首选药，升压时初始剂量 1μg/min，根据血流动力学调整，剂量范围 1~10μg/min。去甲肾上腺素明显减少肾和肠系膜血流，现已较少应用，仅在严重低血压（收缩压 <70mmHg）和周围血管低阻力时才考虑使用，起始剂量为 0.5~10μg/min，逐渐调节至有效剂量。当不需要肾上腺素的变时效应时，可考虑使用多巴胺或多巴酚丁胺。多巴胺的推荐剂量：5~20μg/（kg·min），超过 10μg/（kg·min）可以导致体循环和内脏血管的收缩。多巴酚丁胺具有很强的正性肌力作用，无明显血管收缩作用，常用于严重收缩性心功能不全的治疗，剂量范围 5~20μg/（kg·min）。

9. **钙剂** 钙离子在心肌收缩和冲动传导中有重要的作用。但回顾性和前瞻性研究均表明，心搏骤停患者应用钙剂治疗是无效的。另外，有理论根据表明，补钙过多导致的高血钙可能对机体有害。只有高血钾、低血钙或钙通道阻滞剂中毒时，钙剂治疗有效，其他情况均不用钙剂治疗。如对高血钾触发的难治性 VF，可给予 10% 葡萄糖酸钙 5 ~ 20ml 静脉注射。

10. 碳酸氢钠　在心跳骤停和复苏后期，足量的肺泡通气是控制酸碱平衡的关键。高通气可以通过减少二氧化碳潴留，纠正呼吸性酸中毒。很少有研究表明，缓冲碱治疗可以改善预后。相反，有实验室和临床资料表明，碳酸氢盐：①在动物实验中不能增强除颤效果或提高存活率。②能降低血管灌注压。③可能产生细胞外碱中毒的副作用，包括血红蛋白氧饱和度曲线偏移或抑制氧的释放。④能导致高渗状态和高钠血症。⑤可产生二氧化碳和反常的细胞内酸中毒。⑥可加重中心静脉酸血症。⑦可使刚应用的儿茶酚胺失活。

心搏骤停和复苏时，由于低血流造成的组织酸中毒和酸血症是一动态发展过程。这一过程的发展取决于心搏骤停的持续时间和 CPR 时血流水平。目前关于在心跳骤停和复苏时酸碱失衡病理生理学的解释是，低血流条件下组织中产生的二氧化碳发生弥散障碍。所以在心跳骤停时，足量的肺泡通气和组织血流的恢复是控制酸碱平衡的基础，这就要求首先要进行胸外心脏按压，然后迅速恢复自主循环。目前实验室和临床研究尚无肯定的认识，血液低 pH 会影响除颤成功率、影响自主循环恢复或短期的成活率。交感神经的反应性也不会因为组织酸中毒而受影响。只有在一定的情况下，应用碳酸氢盐才有效。如患者原有代谢性酸中毒、高钾血症或三环类或苯巴比妥类药物过量。此外，对于心跳停搏时间较长的患者，应用碳酸氢盐治疗可能有益。但只有在除颤、胸外心脏按压、气管插管、机械通气和血管收缩药治疗无效时方可考虑应用该药。

应根据患者的临床状态应用碳酸氢盐。使用时，以 1mmol/kg 作为起始量，在持续 CPR 过程中每 15 分钟重复 1/2 量，最好根据血气分析结果调整补碱量，防止产生碱中毒。

11. 阿托品　阿托品（atropine）可阻断或逆转胆碱能介导的心率下降和房室结传导的降低，是治疗急性症状性心动过缓的一线药物（Ⅱa 类）。成人临床试验表明静脉用阿托品可提高心率，改善心动过缓相关的症状和体征，应考虑作为症状性窦性心动过缓/房室结水平传导阻滞或窦性停搏患者等待经皮或经静脉起搏器治疗时的临时治疗措施。

2005 指南推荐：对将要停搏的缓慢心率，阿托品 1mg 静注，每 3 ~ 5 分钟一次，总剂量不超过 3mg；对心脏静止和 PEA，亦可考虑加用阿托品（1mg，IV/IO），最多用至 3 个剂量。对于高度 AVB，立即准备行经静脉临时起搏，准备期间可考虑给予阿托品（0.5mg，IV/IO），阿托品可重复给予直至总量达 3mg，如无效给予临时起搏。准备临时起搏器间或临时起搏无效，可考虑肾上腺素（2 ~ 10μg/min）或多巴胺 [2 ~ 10μg/（kg·min）] 静滴，积极处理原发病。

但是，2010 指南指出目前没有前瞻性对照临床研究验证阿托品用于心室停搏型或缓慢心率的 PEA 型心脏骤停的效果；较低水平的临床研究提供的证据显示，PEA/心室停搏期间常规使用阿托品不太可能有治疗益处。因此，不再推荐阿托品常规用于心脏静止和 PEA。

（张　涛）

第五节　复苏后综合征

复苏后综合征（post resuscitation syndrome，PRS）又称为复苏后多器官功能障碍综合征

（post resuscitation multiple organ dysfunction syndrome，PR – MODS），是指心搏骤停（cardiac arrest，CA）自主循环恢复（return of spontaneous circulation，ROSC）后继发的多器官功能障碍综合征。它主要是由于心搏骤停经过有效心肺复苏（cardio pulmonary resuscitation，CPR）ROSC 后，因严重的缺血、缺氧、酸中毒以及各种氧自由基和炎性细胞因子的释放，很多有害物质进入细胞内，造成组织细胞损伤，出现包括脑、心、肺、肾、肝、胰腺等全身多个重要器官功能紊乱或障碍。PR – MODS 是心搏骤停患者最终复苏失败和整体预后不良的重要原因，并成为影响复苏患者存活率的独立危险因素。

一、病因与发病机制

ROSC 后，经常会发生心血管功能和血流动力学的紊乱，常见有：低血容量性休克、心源性休克和与全身炎性反应综合征（SIRS）相关的血管扩张性休克。多种致病因素均可导致复苏后综合征的发生：如无再灌注、再灌注损伤、缺血后代谢产物引起的酸中毒及凝血功能障碍。ROSC 后，是否会发生复苏后综合征的 4 期病理变化，还取决于组织器官的缺血程度和缺血时间。复苏后综合征的 4 期病理变化为：①几乎 50% 的复苏后综合征患者，其死亡多发生在发病后 24 小时内。这主要是因为在自主循环恢复后，心血管功能处于不稳定状态，12～24 小时后才可逐渐趋向稳定。同时，由于多部位缺氧造成的微循环功能障碍，使有害的酶和自由基快速释放至脑脊液和血液中，并随代谢紊乱的进一步发展，大脑和微血管异常状态将持续存在。②1～3 日后，心功能和全身情况将有所改善，但由于肠道的渗透性增加，易于发生脓毒血症。如同时多个器官均有严重的功能损害，特别是有肝脏、胰腺和肾脏的损害，则会导致多器官功能障碍综合征（MODS）的发生。③最终，严重的感染经常会发生在心搏骤停数日后，此时患者常常迅速发展为多器官衰竭（MOF）。④患者死亡。

1. 心肌顿抑与心源性休克　心肺复苏后心功能障碍是心肺复苏后患者早期（院外成功心肺复苏后存活入院）死亡的主要原因。Tang W 和 Gazmuri RJ 的研究表明鼠室颤 6～8 分钟，随后进行 CPR，ROSC 后即刻出现持续性的、进展性的心功能（收缩功能和舒张功能）恶化，与此现象相一致的是猪模型致颤 10～15 分钟后除颤，在 ROSC 后出现严重的心脏收缩和舒张功能障碍，并在 48 小时内完全恢复正常。临床研究中，Mullner M 利用超声多普勒检查技术发现心肺复苏后 24 小时内，大多数患者心脏出现收缩和舒张功能障碍，随着时间的延长而逐渐恢复正常。

目前有关 CPR 后心功能障碍的机制还不清楚，通常被认为是心肌的一种"顿抑"状态，导致左室的收缩性和顺应性下降。某些机制可能与此有关，包括再灌注期间的氧自由基损伤、电击除颤损伤、心肌细胞凋亡等（心肌细胞凋亡与心肌梗死后的缺血再灌注损伤引起的心功能障碍有关），但 CA 和 CPR 后是否会导致心肌细胞凋亡目前还存在争议。

2. 无复流现象　已经证实，CA 后存在脑微循环灌注障碍－无复流现象，这种微循环障碍在 ROSC 后仍持续存在，并在 ROSC 后脑功能恢复的病理生理过程中发挥重要的作用。缺血后微循环灌注障碍，无复流现象，最早在 1967 年由 Majno G 等在家兔脑缺血实验中详细描述，1974 年 Kloner RA 等人在犬冠状动脉结扎的实验中进一步证实了该现象。无复流现象的存在具有普遍性，除心、脑外，还可见于其他组织、器官，如：肾、骨骼肌、皮肤等。无复流现象的出现是一个过程而不是发生在再灌注瞬间的即刻事件，且随再灌注时间的延长而更加显著。许多病理因素可能与此有关，如：微血管内皮细胞损伤引起内皮细胞肿胀，微血管内出现内皮细胞栓塞；毛细血管通透性增高、间质性水肿压迫微血管；血管内纤维蛋白的形成或血小板的聚集也可能与此有关。研究表明缺血－再灌注损伤导致犬心脏微血管内白细胞快速聚集，也是其出现的重要机制之一。由此，可以看出微血管水平的损伤是无复流现象出现的原因，但其确切发病机制还不十分清楚，且因缺血－再灌注模型的不同而存在差异。

3. 氧摄取利用障碍与 PR－MODS PR－MODS 过程可描述为原发病过程→心搏骤停→心肺复苏术后→组织缺氧→潜在的氧供（DO_2）与氧耗（VO_2）失衡→组织相对低灌流→SIRS→MODS，主要强调 DO_2。CA 后机体处于严重的应激状态，交感神经高度兴奋，肾上腺髓质分泌增多，分解代谢加强，播散性的免疫因子活化，活化的多形核白细胞呼吸爆发也增加了氧耗量，加之微循环障碍，从毛细血管到血管周围的细胞之间的距离加大，导致弥散障碍，组织摄取氧的能力降低。DO_2 和 VO_2 之间的失衡使组织缺氧，线粒体的氧分压降低又引起氧化磷酸化功能降低，氧的利用能力降低，当线粒体内氧分压降低到一定程度（0.1～0.2mmHg）时，氧化磷酸化停止，细胞内 ATP 进行性减少，出现 DO_2 依赖性 VO_2，反映组织对氧的摄取能力已达极限，DO_2 越少组织的氧分压也就越低，缺氧越严重，而 DO_2 依赖性 VO_2 的出现是 PR－MODS 发生的预警。

4. 炎性反应与 PR－MODS 目前研究认为 CPR 成功后机体的反应类似炎性反应过程，ROSC 后 3 小时血液中细胞因子 IL－6、IL－8、IL－10 和可溶性肿瘤坏死因子受体水平迅速升高，但复苏后 7 天内，存活者 IL－6 水平明显低于死亡者。IL－6 与乳酸浓度密切相关，而乳酸是组织缺氧的标志，这表明缺血再灌注损伤与炎性反应关系密切。ROSC 后 2 天内血浆内毒素水平显著升高，这是由于肠壁缺血和再灌注损伤导致内毒素移位，但是血浆内毒素水平和病死率没有相关性。可溶性的组织细胞黏附分子、可溶性的血管细胞分子、P 选择素和 Y 选择素在 ROSC 后早期升高，它们与白细胞配体结合，介导其滚动并将其锚定于内皮细胞上。同时，血小板活化因子（PAF）与细胞表面受体结合，使白细胞活化。活化的中性粒细胞释放花生四烯酸产物和蛋白水解酶，特别是弹力蛋白酶直接损伤内皮细胞，这是炎症进展的标志。此外，白细胞本身的功能可能受到影响，因为在人体实验用健康志愿者的血浆置换 ROSC 后患者的血浆后，对内毒素的反应仍然低下，因此 ROSC 后患者血浆中细胞因子调节紊乱，最后患者出现免疫麻痹，加速 PR－MODS 的进展。

5. 凝血异常与 PR－MODS CA 后及随后的 CPR 过程中由于缺氧、酸中毒以及缺血/再灌注损伤等因素可造成组织和血管内皮细胞损伤，损伤的组织和血管内皮细胞可释放组织因子（TF），启动凝血系统，促凝作用增强，抗凝作用降低；血管内皮细胞产生组织型纤溶酶原激活物（tPA）减少，而纤溶酶原激活物抑制物－1（PAI－1）产生增多，使纤溶活性降低，进而促进微循环内微血栓形成。Bernd W. BE ttiger 等发现，在经历了 CPR 的非创伤患者中，血液凝固系统的活性与内源性纤溶系统的活性是不平衡的，前者要强于后者。Christophe Adrie 等发现，CPR 存活者纤溶活性/凝血活性的比值高于未存活者，提示在未存活的患者中纤溶活性不足。Gando 等发现在复苏及复苏后的一段时间内，血管内有大量纤维蛋白形成并伴有持续的纤溶抑制。Geppert 等发现，在 CPR 成功后第 2 天血浆中 PAI－1 抗原的总量和活性明显升高；复苏后出现急性肾功能衰竭患者血浆 PAI－1 抗原总量和活性较无肾功能衰竭患者升高；脑复苏结果不良者血浆总的 PAI－1 抗原浓度高于脑复苏较好者。在 CPR 过程中进行溶栓治疗，可以恢复凝血与纤溶系统的平衡，使微血管内的微血栓溶解而改善微循环，保护组织器官的功能，进而提高复苏成功率，改善复苏患者的预后。Fisher 等在猫的室颤模型中发现，溶栓疗法可以显著减少 CPR 中脑的无复流现象，增加微循环的血流再灌注。康舟军等在交流电诱发兔的室颤模型中发现，CPR 中应用并非针对 CA 病因的东菱克栓酶能提高兔的复苏成功率。这也提示，CPR 中进行溶栓除了针对病因的机制外，还存在改善微循环等病理生理机制。

二、诊断

CA 是诊断 PR – MODSD 唯一并且必备病因。机体在心跳骤停、复苏成功 24 小时后同时或连续出现 2 个或 2 个以上的脏器功能不全可诊断为复苏后综合征或复苏后多器官功能障碍综合征（PR – MODS）。PR – MODSD 是由于全身性的缺血再灌注损伤所致，但全身主要器官对缺氧的耐受性是不同的。正常体温时，心肌和肾小管细胞不可逆缺氧损害时限为 30 分钟，肝细胞为 1 ~ 2 小时，肺组织耐受缺氧时间则较长。尤须指出，脑组织的耗氧量大，故对缺氧的耐受性很差。血液循环停止 10 秒钟时大脑内可利用氧耗尽，有氧代谢的三羧酸循环停止，2 ~ 4 分钟后大脑储备的葡萄糖和糖原亦被耗尽，4 ~ 5 分钟后 ATP 耗竭，所有需能反应停止。

PR – MODS 的诊断标准可参照 MODS 的诊断标准，但 PR – MODS 的诊断标准应该包括对患者神经功能的评价。由于目前国内外尚无 MODS 统一的诊断标准，所以以确定 PR – MODS 的诊断标准需要更多大样本的临床和实验研究数据的支持。现有 MODS 诊断标准中多数缺乏前瞻性、多中心、大样本的临床验证。目前国内多采用 1991 年美国胸科医师学会（AC-CP）与危重病急救医学学会（SCCM）制订的 MODS 诊断标准。因此，探讨 PR – MODS 的早期、动态诊断标准是本综合征诊治研究的重要内容。

三、治疗

1. 治疗目标　提供心肺功能的支持，以满足组织灌注，特别是对大脑的灌注；及时将院前心搏骤停者转运至医院急诊科，再转运至设备完善的 ICU 病房；及时明确诊断心脏停搏可能的原因；完善治疗措施，如给予抗心律失常药物治疗恶性心律失常。

2. 治疗原则　在处理复苏后患者时需有整体概念，强调全身综合治疗，重要的是神经功能的恢复。

3. 主要的监护内容　包括：①一般监护，如动脉导管、连续心电监护、中心静脉压（CVP）、中心静脉血氧饱和度（$ScvO_2$）、体温、尿量、动脉血气、血清乳酸、电解质、血常规、X 线胸片。②高级血流动力学监测，如超声心动图、心排血量（无创或有创性监测）。③大脑监护，如脑电图、CT、磁共振成像（MRI）。

4. 血流动力学的早期治疗目标　目前较理想有效的证据认为，ROSC 后早期的治疗目标是平均动脉血压（MAP）60 ~ 90mmHg，CVP 8 ~ 12mmHg，$ScvO_2$ > 0.70，尿量 > 1ml/（kg·h），血清乳酸浓度正常或偏低，而血红蛋白浓度目标尚未确定。

5. 氧合与通气　由于过度供氧可致过氧化应激，损伤缺血后神经元，故 ROSC 后 1 小时内给纯氧的患者比调整吸入氧浓度（FiO_2）使氧饱和度（SaO_2）为 0.94 ~ 0.96 的患者神经系统预后更差，所以，应该用调整 FiO_2 来达到适当供氧目标。有研究显示，过度通气使脑动脉收缩而致大脑缺血具有潜在的损害，过度通气会增加胸内压，使心排血量降低。采用的肺保护策略会导致高碳酸血症，这对复苏后患者可能也有害，应根据动脉血气分析值来调整至正常的动脉血二氧化碳分压（$PaCO_2$）水平。

6. 循环支持 PR－MODS 表现为血流动力学的不稳定状态，如心律失常、低血压、低心排血量。心律失常可通过维持电解质水平、电击转复及药物治疗等纠正。低血压的有效干预措施是静脉补液改善右心室的充盈压。研究显示，PR－MODS 患者第一个 24 小时补晶体液量达（3.5 ± 1.6）L 时，可使 CVP 达 $8 \sim 12mmHg$。如补充容量仍未达到血流动力学目标，应使用血管活性药如升压药。如果补足容量和已使用血管升压药后还不能恢复组织灌注，要考虑使用机械循环辅助设备如主动脉内球囊反搏术。

7. 冠脉造影和介入治疗 研究表明，与未发生心脏骤停的急性 ST 段抬高的心肌梗死患者（STEMI）一样，有心脏骤停的 STEMI 患者也应接受相同的治疗。即进门到球囊扩张时间在 90 分钟内应适用于所有 STEMI 患者，无论是否发生过心脏骤停。有些人想当然的认为应当挑选合适的患者进行急诊介入治疗，特别是要考虑复苏的时间和相关的并发症。临床不能根据复苏后的意识状态来判断是否能从早期介入中受益，有些研究发现复苏后清醒的 STEMI 患者的长期预后与无心脏骤停的患者相似。心脏骤停后意识没有完全恢复的患者预后差一些，但仍旧能够有很大的受益，存活下来且神经功能正常者是未行介入治疗患者的两倍。

对于复苏后心电图没有明显的 ST 段抬高的患者，Spaulding 等发现心电图没有 ST 段抬高并不能除外冠状动脉完全闭塞。换句话说，复苏后的心电图对预测冠状动脉闭塞并不敏感，因此，在院外发生心脏骤停并成功复苏的患者，强烈推荐进行冠状动脉造影，而且应当在到达医院后 90 分钟内完成。昏迷不应是除外标准。心脏骤停后早期接受有创治疗的患者的远期生存率可增加 1 倍（从 30% 增加至 60%）。而且，80% 接受早期介入治疗的患者神经功能保存良好。虽然生存率加倍，但还是有 30% ～ 50% 的患者在数天或数周内死亡，死亡原因是顽固性心源性休克或中枢神经系统损伤。

8. 亚低温治疗

（1）亚低温治疗的提出：Bernard 和欧洲亚低温治疗组的研究表明心肺复苏后亚低温治疗可以改善 ROSC 后昏迷患者的神经功能和生存率，随后的研究进一步证实了亚低温治疗可以改善 OHCA 患者的神经功能和出院存活率。亚低温治疗已经被国际心肺复苏组织推荐使用，认为 ROSC 后尽早开始实施亚低温治疗，亚低温的目标核心温度为 $32 \sim 34℃$，达到目标温度后应持续 $12 \sim 24$ 小时。临床亚低温治疗包括诱导亚低温、维持亚低温和复温三个阶段，一般要求诱导亚低温要快、维持亚低温要稳定、复温要缓慢。美国学者的研究表明，在美国如果所有符合条件的 CA 患者都采取亚低温治疗，每年将额外使 2 298 例 CA 患者获得良好的神经功能恢复。

（2）CPR 后低温的保护作用来源于以下证据：心肺复苏后体温升高和神经功能预后不良相关联，心肺复苏后的高温可作为神经功能预后不良的预测因素；复苏后诱导性高温可增加神经损伤的组织学证据，而复苏后的允许性低温和常温治疗相比可减少神经损伤；临床研究也表明复苏后的亚低温治疗可以改善复苏后患者的神经功能和出院生存率，因此认为至少在 ROSC 后的某个阶段，高体温是有害的；Hichey 等在鼠窒息 CA 模型中发现 ROSC 后 24 小时而不是 48 小时诱导高温可增加脑损伤的组织学证据，AlaNozari 等的研究表明复苏后推迟低温治疗可使低温的保护效能下降，而 Abella B 等的研究证实在 CPR 期间就开始实施低温治疗较 ROSC 后开始实施低温治疗更能改善预后，这些研究表明心肺复苏后低温的保护作用具有严格的时间窗，复苏后应尽早实施低温治疗。

（3）亚低温治疗方法：目前常用的亚低温治疗的方法有体外降温法如：冰块外敷、冰毯、冰帽、冷空气降温等和体内降温如：冰盐水血管内滴注、血管内热交换降温法、体外循环降温法等。两类降温方法各有优缺点，体表降温具有简单、无创、易实施的优点，但核心温度下降速度缓慢。冰袋降温的速度为 0.9℃/h，冷空气为 0.3℃/h，冰帽为 0.6℃/h。研究表明用冷空气、冰块、冰毯等体表降温法达到核心目标温度的时间分别为 480、301、287 分钟。此外，体表降温不易控制，容易出现温度下降过低和达不到目标温度的情况。在体表降温过程中 14% 的患者达不到目标温度，70% 的患者需要加用额外的降温方法才能达到目标温度，并且降温过程中过低温的发生率较高。血管内降温是通过向大血管内置入一充满低温生理盐水的导管，导管和体外的制冷装置相连接，低温盐水在导管内循环流动，不断带走体内的热量，使血温降低。和体表降温法相比血管内降温具有降温迅速、准确的特点，能稳定维持亚低温，但达到目标温度也需 3～4 小时。静脉滴注 4℃ 盐水诱导亚低温被认为是很有吸引力的一种方法，因为其操作简单、费用低廉，随时可以进行，特别适合于 OHCA 患者转运途中。最近的研究表明静脉滴注低温盐水可快速诱导低温，但并不能成功维持亚低温，仍需要加用额外的降温方法来维持亚低温。

综上所述，当前的降温方法各有优缺点，各医院应因地制宜选用合适的降温方法，快速对 ROSC 患者实施亚低温治疗措施，探索更理想的亚低温治疗方法也势在必行。

9. AHA/ILCO 关于 PR - MODS 治疗的建议　心脏骤停后结合治疗性低温和早期介入治疗的患者预后最好，无神经功能损伤的生存率能达到 80%。现在我们应当抓紧时间推进能有效救治心脏骤停后综合征患者的治疗措施，而不仅仅是等待观望，希冀患者能够自行恢复神经系统的功能，目前迫切需要追求治疗质量，确实改善患者的远期生存率。建议要点：①有心脏骤停的 STEMI 患者也应保证进门 - 球囊扩张时间 90 分钟内接受介入治疗。②临床上尚不能根据复苏后的意识状态决定患者能否从早期介入中获益。③复苏后心电图对预测冠脉闭塞并不敏感，成功复苏的患者，强烈推荐进行冠状动脉造影。④心脏骤停后早期接受血运重建治疗患者的远期生存率提高 1 倍。⑤心脏骤停患者远期预后不佳，早期再灌注治疗可挽救患者生命，死亡不应归结于介入治疗。

（张　权）

第三章

心血管疾病辅助检查技术

第一节　心脏 X 线检查

心脏 X 线检查在临床应用中具有非常重要的指导作用，通过心脏 X 线检查在心脏循环系统中，能快速判别心脏的大小，血管的搏动，心包渗出及增厚钙化等。在肺循环系统中，初步判断肺循环高压的程度，发现肺内异常病变，如肿瘤、炎症、结核等。目前尽管心脏CT、MRI 等检查的出现，革新了心血管影像技术，能更加清晰准确地评价心脏情况及肺部的异常病变，但是胸部 X 线检查因简单、经济、有效等特点，尤其起到对许多心、肺疾病的快速筛查作用，注定了其不可替代的地位。

一、X 线检查方法

对于目前心脏方面的 X 线检查主要包括透视、平片以及心血管造影检查，然而，透视与平片是目前心脏 X 线检查最基本、最简单的方法，而心血管造影检查是近年来快速发展起来的新的影像技术，尤其在心脏方面对于冠状动脉的评价是金标准。

1. 透视　是最简单的 X 线检查方法，可以从不同角度观察心、大血管的形状、搏动及其与周围结构的关系。吞钡检查可观察食管与心、大血管的邻接关系，对确定左心房有无增大和增大的程度有重要价值。透视影像清晰度较差，时间虽短，但患者接受放射量较胸片多，目前已基本不推荐使用。

2. 平片　正常的胸部 X 线中可见充满气体的肺和邻近的软组织结构形成良好的对比，所以可以清楚地显示肺动脉、叶间隙，而心脏表现为不透光，因此可以清楚显示心脏的轮廓大小。目前常规投照体位有后前位、右前斜位、左前斜位和左侧位4种。

二、正常心脏大血管 X 线影像

（一）后前位

患者直立，前胸壁紧贴片匣，X 线由后向前投照，在后前位上可以识别的主要心脏结构：右心房位于心右缘下段较圆；心脏右下缘下方还可见小的三角形影，为下腔静脉，上段为升主动脉与上腔静脉的复合影。心左缘自上而下有 3 个比较隆凸的弧弓，依次为主动脉结，肺动脉段和左室。

（二）右前斜位

患者直位，右前胸靠片匣，身体与片匣成45°角。X线从患者左后投向右前，前缘自上而下为升主动脉，肺动脉段，肺动脉圆锥，右室或左室视投照角度大小而定。肺动脉圆锥亦称右心室圆锥，是右心室接近肺动脉瓣的部分，亦即右心室漏斗部，心脏与前胸壁之间的倒置三角形透光区称心前间隙。后缘自上而下为左房，右房及下腔静脉，心脏与脊柱之间的透明区为心后间隙，食管为心后间隙内的主要结构，紧靠左房后方。正常时此段食管可有轻微压迹，但绝无移位。食管下端及胃气泡偏居前方，为识别右前斜位的标志。

（三）左前斜位

患者直立，左前胸靠片匣，身体与片匣约成60°角，摄片时吞钡。X线从患者右后投向左前。前缘自上而下为升主动脉，右房及右室。后缘上为左房，下为左室。正常左室一般不与脊柱重叠或重叠不超过椎体的1/3，旋转角如在60°以上，则左室与脊柱阴影分开。心影上方的弓形密影是主动脉弓，向前上行为升主动脉，向后下行为降主动脉。主动脉弓的下方与心影之间的透明区称主动脉窗，其间有气管，支气管和肺动脉阴影。食管下端及胃泡偏居后部，为识别左前斜位的标志。这个体位是对鉴别有无左心室增大常采用的位置。

（四）左侧位

患者直立，左侧侧胸壁靠片匣，X线从患者右侧投向左侧。心前缘全部为右室，后缘下部为左室，上部为左房。心后缘最下段（即下腔静脉）与食管之间一透明间隙，左室增大时此间隙可消失。

三、影响心脏及大血管外形的生理因素

影响心脏及大血管外形的生理因素主要包括年龄、体型、体位、呼吸及妊娠等。随着年龄的增加，心脏的发育会逐渐成型，一般5岁以后，心脏的形态随身体的发育逐渐定型。此外，体型的高、矮、胖、瘦不同，使心脏形态的影像也有所变化。因此，如何鉴别正常与异常要具体根据患者的体型结构，基本可分为3种形态，垂位心、斜位心及横位心。体位改变、呼吸及妊娠时膈肌的运动对心脏形态同样具有影响，膈肌升高，心脏横径增大。

四、基本病变的X线表现

心脏及大血管病变经X线检查，根据心轮廓的改变，房室和大血管的增大或变小、搏动增强或减弱，以及肺循环的改变来分析疾病的状况。因此在分析X线表现时必须注意心脏、大血管的形态与肺循环的改变。

心脏增大包括心肌肥厚和心腔扩张。有些疾病的发展往往开始表现为心肌代偿性增厚，然后再出现心腔扩大。但是X线检查只能通过心胸比率确定心脏是否扩大，而不能区别是肥厚或者是扩张。

确定心脏增大最简单的方法为心胸比率法。心胸比率是心影最大横径与胸廓最大的横径之比。心脏最大横径取心影左、右缘最突出的一点与胸廓中线垂直距离之和，胸廓最大横径是在右膈顶平面取两侧胸廓肋骨内缘之间的最大距离。正常成人心影横径一般不超过胸廓横径的一半，即心胸比率≤0.5。这是一种粗略估计方法。心胸比率＝心脏横径/胸廓横径＝T_1+T_2/胸廓横径（图3-1）。

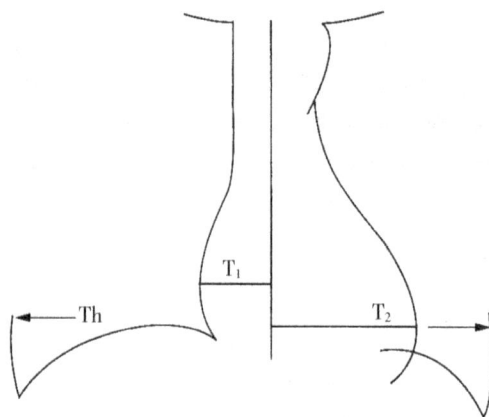

图 3-1　心胸比率

通过右膈顶测量胸廓横径，T_1 及 T_2 为左、右心缘最突点各向中线垂直线。$T_1 + T_2$ 为心脏横径

1. **左心室增大的 X 线表现**　①心尖向下、向左延伸。②相反搏动点上移。③左心室段延长、圆隆并向左扩展。④左前斜位旋转 60° 时，左心室仍与脊柱重叠，室间沟向前下移位。⑤左侧位，心后间隙变窄甚至消失，心后下缘的食管前间隙消失。左心室增大通常要考虑高血压性心脏病、瓣膜性心脏病，如主动脉瓣关闭不全或狭窄、二尖瓣关闭不全，先天性心脏病中包括室间隔缺损及动脉导管未闭，缺血性心脏病。

2. **右心室增大的 X 线表现**　①后前位：心腰平直或隆起，肺动脉段延长，心横径增大，心尖向上翘。增大显著时，心向左旋转，心腰更加突出，主动脉球则不明显。②侧位：心前缘与前胸壁的接触面增大，同时漏斗部和肺动脉段凸起，此为右心室增大的一个重要征象。

3. **左心房增大的 X 线表现**　①右前斜位：食管中段受压向后移位。②后前位：在心右缘出现增大的左心房右缘形成的弓影，心底部双心房影。③左前斜位：左主支气管受压抬高。

4. **右心房增大的 X 线表现**　①左前斜位：右心房段延长超过心前缘长度一半以上，膨隆，并与心室段成角。②后前位：心右缘下段向右扩展、膨隆，最突出点位置较高。

5. **全心增大的 X 线表现**　①后前位：心影向两侧增大，心横径显著增宽。②右前斜位和侧位：心前间隙和心后间隙均缩小，食管普遍受压后移。③左前斜位：支气管分叉角度增大，气管后移。

五、心脏及大血管疾病的 X 线表现与诊断

(一) 风湿性心脏瓣膜病

可引起多个瓣膜损害，其中以二尖瓣狭窄为常见；其次为主动脉瓣及三尖瓣病变；而肺动脉瓣病变少见。二尖瓣狭窄时的早期 X 线表现通常不明显，但随着病程的发展，表现为左心房增大，肺动脉段突出，主动脉缩小，右心室房增大，即所谓的 "梨形心"。增大的左心房可引起左主支气管向上移位，食管钡餐检查，左前斜位可见食管向后移位。二尖瓣往往可见瓣膜钙化，长期严重的二尖瓣狭窄可引起肺淤血和间质性水肿，可见叶间渗出液，Kerley C 线与 B 线相重叠。主动脉瓣轻度狭窄时，可出现左心室向心性肥大，X 线表现为心脏大小正常，左心室边缘变圆或心影延长等。随着主动脉瓣瓣口面积的减少，左心房及左心室

出现失代偿性扩大，主动脉弓及降主动脉仍为正常大小。

（二）慢性肺源性心脏病

由于长期肺实质和肺血管的原发病变或严重的胸廓畸形所引起的心脏病。原发疾病以慢性阻塞性肺病（COPD）为常见。通常合并有肺动脉高压或右心功能不全等表现，其X线表现可见右心室增大，肺动脉段突出，肋间隙增宽，肺血管纹理增加，肺透亮度增加。

（三）心包炎

心包炎的常见病因有结核性心包炎、非特异性心包炎等，尤以结核性最为常见。心包炎可分为干性和湿性两种。

1. 心包积液　可引起静脉回流受阻，心室舒张及血液充盈亦受阻，心脏收缩期排血量减少，慢性心包炎很少出现急性心包填塞症状。一般来说，心包积液在300ml以下者，心影大小和形状可无明显改变，X线难以发现。随着心包积液的增加，X线可见心影向两侧普遍增大，心缘正常弧度消失，形状呈烧瓶状；此外由于心脏舒张功能受限，右心房回流血液相对减少，因此，肺动脉血流减少导致肺纹理减少。

2. 缩窄性心包炎　由于心包脏、壁两层之间发生粘连，并形成坚实的纤维结缔组织，明显限制心脏收缩和舒张活动，导致回心血流减少。X线表现为心包钙化，心影呈三角形。当合并左房压力增高时，出现肺瘀血现象，甚至可见胸膜增厚、粘连等。

（四）心肌病

不同心肌病的X线表现不一致，如扩张性心肌病的早期表现为左心室增大，透视下心脏搏动显著减弱。当出现心功能不全时，可见肺瘀血及间质性肺水肿；肥厚性心肌病可表现为正常的心脏或呈局限性增大的左心室，如合并二尖瓣反流，可出现左心房增大；限制性心肌病表现为心肌僵硬伴左心舒张功能显著降低。X线表现上心脏大小可以正常，肺纹理增加，呈肺瘀血表现。

（五）常见先天性心脏病的X线表现

X线胸片在诊断先天性心脏病并无特异性，需结合临床表现及其他辅助检查如超声心动图、心脏MRI、心血管造影等。可根据肺血管纹理表现初步判断患者目前病情程度。

1. 主动脉缩窄　特征性X线表现为主动脉弓轮廓的异常，在主动脉结的上下方可出现双重凸出影，这一形状被描述为"三字"征。后前位上由于主动脉、左锁骨下动脉都增大而重叠，导致主动脉弓模糊不清，此外，双侧对称性肋骨切迹对主动脉缩窄也具有一定的诊断价值。

2. 房间隔缺损　房间隔缺损时，心房出现左向右分流，可以导致右心系统的血流量增加，最后引起右心房增大为先，之后出现右心室增大，肺动脉高压。严重情况下引起双向分流，甚至右向左分流。X线表现根据病程长短、缺损大小而有所不同。当缺损较小时，心脏大小可以完全正常。如缺损较大且病程较长时，患者可以出现心悸、气促等临床表现，此时X线表现可见心影增大，主要是右心房、右心室增大，其中以右心房增大为其特征性表现。当患者出现活动后发绀时，常可见肺动脉段突出明显，肺门血管扩张，常伴有"舞蹈现象"。

3. 室间隔缺损　室间隔缺损较小时，患者可无临床表现，此时X线胸片检查心影大小可完全正常。当缺损较大、病程较长时，可引起左心增大甚至全心增大。X线表现为左心室增大，继而左心房增大，肺循环瘀血等。当出现活动后发绀，X线上常可见肺动脉段突出，提示肺动脉高压。当发现心前区心脏4/6级收缩期吹风样杂音及胸片上左心室增大时，应考虑室间隔缺损，下一步行心脏彩超检查，以便明确诊断。

4. 法洛四联症　为最常见的发绀型先天性心脏病，包括肺动脉狭窄、室间隔缺损、主动脉骑跨、右心室肥大。其临床表现为心悸、乏力、发育差、喜蹲踞、不好活动。体征：早期全身发绀、杵状指、趾。胸骨左缘第2～4肋间可闻粗糙4/6级以上收缩期吹风样杂音，P_2减弱或消失。

（1）X线表现：肺血减少，心腰凹陷两肺门小，肺野血管纤细稀少。严重者，形成侧支循环，肺门结构失常，中内带网状异常血管，肋骨下缘凹陷缺损。

（2）心脏表现：心脏呈靴型，轻至中度增大。右心室大，右心房轻度增大，左心室萎缩。主动脉及上腔静脉增粗，弓部突出，右前移位，可合并右位主动脉弓，右侧降主动脉。上腔静脉推挤外移，右心衰竭时上腔静脉增宽。

（张　权）

第二节　心脏CT

心脏CT是一种用于显示心脏结构和评估心脏功能的检查方法。近年来，由于心血管影像技术及其应用的进展和心血管病治疗方法的不断涌现，心血管成像的临床应用逐年增多。同时，随着新型对比剂、分子放射性核素显像、灌注超声心动图、冠状动脉及其钙化积分定量CT及心肌结构和心肌存活MRI领域的创新，医用无创诊断设备已广泛应用于临床。

冠状动脉CT血管造影是目前评估冠状动脉狭窄及其程度的最有效的无创性方法。它的应用能使很大一部分患者避免有创性冠状动脉造影的风险，同时降低了检查费用。其阴性预测值高，因此CCTA检查无异常者，基本可除外冠心病。但CCTA仍存在局限性，如果主动脉钙化、运动伪影等因素影响较大，尤其在冠状动脉管壁钙化时，CT无法对相应部位冠状动脉管腔狭窄程度进行准确评价，其阳性预测值不理想，对于阳性患者，必要时仍需实施冠状动脉造影以明确诊断。此外，由于CCTA仍具有较大的辐射剂量，故不能在人群普查中实施；

一、患者的选择和准备

现有的CT扫描设备时间分辨率较低，基本上无法在一个心动周期内完成覆盖全心的扫描，因此要获得良好的CCTA图像，理想的条件是患者心率慢、心律齐，能配合屏气、不能过分肥胖。

检查前大部分患者需要给予β受体阻滞剂以获得理想的心率和心律。舌下含服硝酸甘油可在成像时增加冠状动脉管径。屏气练习可增加患者依从性，减少焦虑并减少运动伪影。

二、CCTA图像重建

一次CCTA检查可产生300～5 000帧横断面图像。回顾性心电门控间隔5% RR间期重建图像，选择质量好的图像重建2D和3D图像。

三、心脏 CT 检查的临床应用

1. 冠心病诊断 CCTA 与介入冠状动脉造影相比，其准确性如下：①扫描失败率≤5%。②诊断阻塞性冠状动脉病变的敏感度为98%，特异度为88%。③在冠状动脉狭窄程度平均为61%的患者中，CCTA 的阴性预测值为96%。阳性预测值为93%。

因此，CCTA 适合于：①不典型胸痛或憋气症状的患者，心电图不确定或阴性，且患者不能做或不接受心电图负荷运动试验检查。②有胸痛症状，心电图负荷运动试验或核素心肌灌注不确定诊断或结果模棱两可。③评价低风险（指1项以下冠心病危险因素）胸痛患者的冠心病可能性或发现引起症状的其他原因。④无症状的中、高度风险人群（指具有2项以上冠心病危险因素，如性别、年龄、家族史、高血压病、糖尿病、高脂血症、正在吸烟等）的冠心病筛查。⑤临床疑诊冠心病，但患者不接受经导管冠状动脉造影检查。⑥对于已知冠心病或冠状动脉粥样硬化斑块临床干预后病变进展和演变的随访观察。

冠状动脉 CTA 的禁忌证：①既往有严重的对比剂变态反应史。②不能配合扫描和屏气的患者。③怀孕期、育龄女性需要明确没有怀孕。④临床生命体征不稳定（如急性心肌梗死、失代偿性心力衰竭、严重的低血压等）。⑤严重的肾功能不全。

2. 对冠状动脉狭窄和斑块成分的评价 按照 CCTA 表现将斑块划分为钙化、非钙化和混合斑块，在冠状动脉中有斑块就会有狭窄，根据冠状动脉的狭窄程度分为轻度（<50%）、中度（50%~75%）及高度（≥75%），大于99%以上为完全闭塞，且钙化积分数值越大，表示钙化含量越多，钙化积分由 CT 峰值记分系数与钙化面积的乘积得出，CT 峰值记分系数：1=（130~199）HU，2=（200~299）HU，3=（300~399）HU，4≥400HU。钙化会产生伪影对测量及分析狭窄程度有一定影响。在判断狭窄程度要求从断面测量，即斑块的直径和邻近血管的直径的比值，软斑块及混合斑块在冠状动脉的严重程度较硬斑块高，尤其混合斑块形成的管腔狭窄较重，必须要注意狭窄远端血管充盈程度。目前在影像诊断中75%时考虑有意义（图3-2），需要冠状动脉支架治疗。

CCTA 对于病情稳定的疑诊冠心病患者的预后评估具有一定价值。研究显示，多支冠状动脉存在斑块、伴严重狭窄，或斑块位于左主干冠状动脉均为病死率的预测因素。

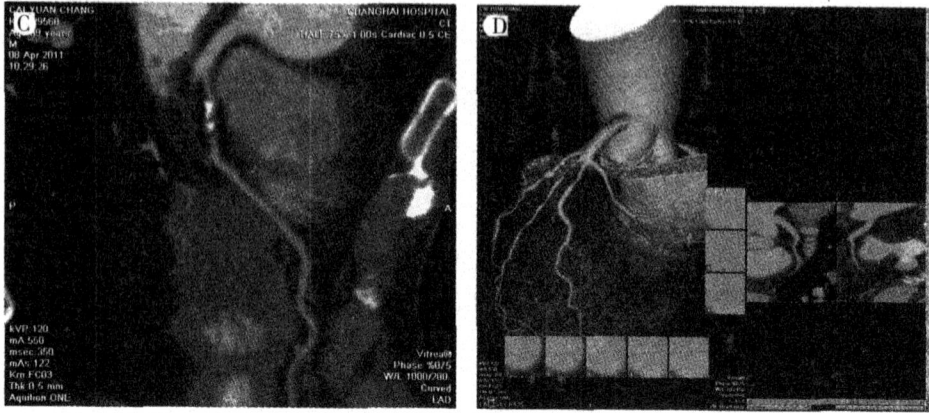

图 3 - 2　冠状动脉 CT

A. 三维重建显示前降支近端重度狭窄，第一对角支开口重度狭窄；B. 右冠状动脉近中端中重度狭窄；C. 前降支近端同时有钙化和非钙化斑块（有时称之为混合斑块），显示重度狭窄；
D. 回旋支动脉没有钙化斑块

3. 在评价急性胸痛患者中的应用　胸痛三联检查是指通过一次注射对比剂实现冠状动脉、胸主动脉和肺动脉联合成像。适用于突发胸痛患者急性冠状动脉事件、急性主动脉夹层和急性肺动脉栓塞的鉴别诊断。多层螺旋 CT 检查的优点是快捷和高效，一次采集完成肺血管、冠状动脉、心脏，以及升主动脉和降主动脉的扫描，技术成功率在 85% 以上。但是，因扫描辐射剂量较高，临床应该选择好适应证和影像学方法的优选应用。

4. 左心室功能的评价　对于心率慢的患者，应用回顾性心电门控技术，以 10% R - R 间期重建，得到 10 期相的图像顺序循环播放，动态观察心脏的收缩舒张运动。输入患者的身高、体重等信息，软件自动计算出左心室射血分数、左心室收缩末期容积、左心室舒张末期容积、每搏输出量、心输出量等指标。此外还能显示二尖瓣瓣膜钙化、二尖瓣狭窄合并主动脉瓣钙化，主动脉瓣脱垂，心包积液。但对于心率快的患者，由于时间分辨率不足，可能采集的舒张和收缩期图像不足，会影响测量准确性。

5. 非冠状动脉手术前评估冠状动脉的价值　对于瓣膜病、成人先心病，且冠心病低度风险的患者，外科术前行 CCTA 可以准确排除冠心病可能性，69% 以上的患者可避免经导管冠状动脉造影检查。

6. 心脏移植术后对冠状动脉的检查　心脏移植术后行冠状动脉检查，对于评估患者的预后很重要。与冠状动脉造影相比，CCTA 诊断移植心脏冠状动脉病变的敏感性和特异性为 70% 和 92%。

7. 冠状动脉搭桥术后评估　由于桥血管受心脏搏动影响较小，加之管径较粗，近端吻合口及桥血管的评价较为容易。在金属留置物及管壁钙化等因素的影响下，多层螺旋 CT 对桥血管远端吻合口及引流动脉的评价存在不足。

8. 冠状动脉支架术后评估　对于冠状动脉支架术后的 CT 成像具有挑战性，因为金属丝导致的硬线束伪影，或称"晕状伪影"。该伪影导致管腔被遮盖，从而无法评估。对于 ≥ 3.0mm 支架和低、中度再狭窄风险的患者行 CCTA 是可行的；对于 < 3.0mm 支架的评估受限。

9. 冠状动脉和冠状动脉畸形的评价 双源 CT 可以很好地显示右冠状动脉起源异常和走行及在心动周期内的变化为阐明心肌缺血提供线索，先天性心脏病 MSCT 诊断准确率为 83%，先天性心脏病合并冠状动脉开口与走形异常的比例较高，常见的有冠状动脉 – 肺动脉瘘、冠状动脉 – 右室瘘（图 3 – 3）等。冠状动脉解剖对先天性心脏病手术影响很大，无论是否存在冠状动脉开口与走行异常，手术前必须明确冠状动脉开口与走行情况。CT 在显示心脏大血管解剖的同时可显示冠状动脉，患者的冠状动脉开口与走行显示效果尚需进一步改善。

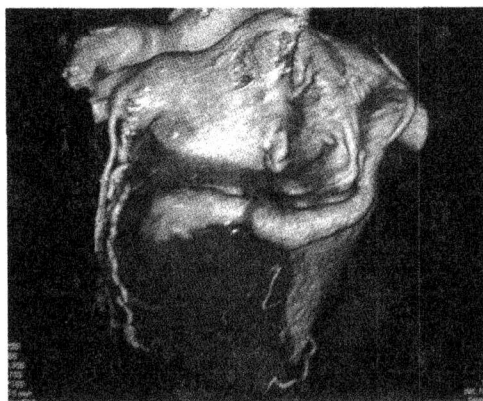

图 3 – 3 冠状动脉 – 右室瘘

10. 电生理射频消融术前诊断 在双心室起搏器植入前明确心脏冠状静脉解剖；房颤射频消融之前用于明确患者的肺静脉解剖，测量左心房大小，与周围组织关系（如食管），以及除外左心房附壁血栓。

11. 心脏和血管解剖结构的诊断 明确超声心动图的异常发现，如心包病变、心脏肿块或肿瘤、心内膜炎（赘生物和脓肿）、左心室心尖部的血栓、冠状动脉瘘以及肺动脉、肺静脉和主动脉弓部的异常等。瓣膜病不是 CT 观察的重点，但是对于主动脉瓣周围、窦管交界处病变及主动脉瓣术前、术后复杂病变的诊断，如大动脉炎累及主动脉瓣、瓣周瘘等，CT 有一定优势。

目前心脏 CTA、CCTA 临床应用中得到了广泛的推广，并且为临床工作提供了良好的诊断依据。存在的问题包括：患者的辐射损害较大；少数患者因运动伪影导致血管无法评价；血管壁较大；较长的钙化斑块及置入的金属内支架均可影响管腔狭窄程度判断，甚至使管腔被屏蔽而无法显示，评价冠状粥样硬化斑块稳定性方面存在一定局限。

（侯 磊）

第三节 心脏 MRI

一、概述

磁共振成像是利用射频电磁波对置于磁场中的含有自旋不为零的原子核的物质进行激发，发生核磁共振，用感应线圈采集磁共振信号，按一定数学方法进行处理而建立的一种数字图像。

目前 MRI 被越来越多地运用于心血管疾病的诊断，可对心血管系统解剖形态、组织学特性、功能、血流灌注、心肌活性、心脏功能、斑块负荷等进行综合评价，并为心脏手术或介入治疗效果提供无创的随访资料。

心血管 MRI 因具有下列优势特点，而在心血管疾病的诊断中具有重要意义。首先，MRI 的组织对比良好，能准确区分心脏的正常结构、肿瘤、脂肪浸润、组织变性、囊肿及积液；能够在任意方向进行容积资料采集并迅速获得三维图像；无创，无放射性；MRI 区分心脏结构和血池时，不需要造影剂，所以避免了碘对比剂的过敏和毒性反应；有较高的时间和空间分辨率；能够准确、实时地显示心血管解剖形态、功能、血流灌注，并测定心肌活性，对心血管系统功能进行全面评价；充分抑制搏动伪影，获得极高分辨率的清晰稳定图像；快速成像序列可以在一次屏气过程中完成全部图像采集，有效消除了呼吸伪影的干扰。心脏 MRI 成像需要某种形式的生理性门控技术。目前在心脏 MRI 中使用的主要技术包括 MRI 门控、多层技术、电影 MRI 和快速梯度回波成像技术。

二、心脏 MRI 的临床应用

心脏 MRI 在临床上应用主要用于显示病理解剖。近年来，多种心脏 MRI 技术的结合，能对心血管系统解剖形态、组织学特性、血流灌注、心肌活性、心脏功能等进行综合评价。准确显示解剖异常的心脏疾病，如复杂性先天性心脏病、心包疾病、胸主动脉病变。

（一）在缺血性心脏病的临床应用

心脏 MRI（CMR）的临床适应证：①静息时患者 ECG 异常，不能耐受运动平板试验。②介入治疗前明确冠状动脉的大血管及其分支情况。③介入治疗术前心脏室壁运动情况，评价其收缩功能。小剂量多巴酚丁胺负荷试验可用于测定左室室壁运动，检测隐匿性冠心病，CMR 网格标记技术可提高负荷试验的准确性，CMR 频谱技术可识别早期心肌缺血。

MRI 能够发现缺血区心肌的信号减低，延迟期成像无异常。梗死心肌室壁变薄，节段性室壁运动减弱、消失，心肌灌注首过成像显示灌注减低或缺损，延迟期成像显示梗死心肌呈明显高信号。急性梗死心肌信号强度增高，T_2WI 尤为明显。陈旧性梗死由于心肌纤维化，信号强度减弱，同样以 T_2WI 为著。

（二）在非缺血性心脏病的临床应用

1. 扩张型心肌病　电影 MRI 显示节段性或者全心室运动异常，左心室或双心室的心肌收缩功能普遍下降，收缩期室壁增厚率降低，EF 值多在 50% 以下；心肌信号改变，在 T_1WI、T_2WI 表现为较均匀等信号。黑血序列、亮血序列及增强扫描可显示附壁血栓，在 T_2WI 多成高信号。

2. 肥厚型心肌病　MRI 的表现：①左室心肌不均匀增厚，常常 >15mm，主要累及前室间隔及左室前壁中部和基底部，肥厚心肌/左室后壁厚度 ≥1.5。②病变常伴有左室心腔缩小、左室流出道狭窄、左室舒张功能减低、二尖瓣关闭不全等。③晚期左室扩张，收缩功能降低。

3. 限制性心肌病　MRI 诊断要点：①双心房扩大，上下腔静脉及门静脉扩张。②单室或双室舒张功能受限，表现为舒张早期的狭窄的喷射影，心室舒张期血流峰值/心房舒张期血流峰值 >2。③心室腔正常或略缩小，心室壁厚度正常，心室收缩功能正常或轻度减低。

心房高度扩大和心室腔不大是原发性限制性心肌病的特点，心尖部闭塞伴心内膜条带状强化可能是心内膜下心肌纤维化的重要特征。目的除了显示心室舒张受限外，主要是鉴别限制型心肌病与缩窄性心包炎。缩窄性心包炎的心包厚度在横断面上测定 >4mm。另外，由于异常舒张期室间隔运动是缩窄性心包炎常见的表现，所以应用电影 MRI 观察室间隔运动有助于两者的鉴别诊断，但 MRI 不能很好显示心包钙化。

4. 致心律失常型右室发育不良　2010 年 MRI 诊断标准主要条件：①右心室局部室壁运动消失或运动障碍或收缩不同步。②右室舒张末期容量与体表面积比值 >10。

（三）在评价心功能的临床应用

CMR 时间及空间分辨率高，在充血性心力衰竭患者的评估中发挥重要的作用，心脏多层短轴成像排除了超声测量的几何学假设，获得准确的心肌及心脏容量定量数据，准确的评估左、右心室的大小、形状和功能，识别淀粉样变性和心肌致密化不全等的特异形态。用对比成像测定血流速度，可进行舒张功能的评估。

（四）在心脏瓣膜病的临床应用

临床上，超声心动图在心脏瓣膜病的诊断上具有优势，然而在判断瓣膜反流的严重程度上的定量分析并不成功，只能大致评估，CMR 通过测定电影 MRI 的信号流空和测定两心室的每搏输出量的差异等方法，能定量分析瓣膜的反流程度。此外，能精确显示心脏瓣膜的厚度及其开放、关闭功能、受累瓣口的大小、瓣膜的狭窄及关闭不全、赘生物等，同时可通过血流速度的三维成像观察血流动力学变化，用于介入或外科手术的术前评估和术后随访研究。

（五）在心包疾病和心脏肿瘤的临床应用

MRI 能够准确显示心包的形态、厚度及心包腔积液，对缩窄性心包炎等心包病变有很高的诊断价值。CMR 快速成像技术可从形态、功能、灌注等多方面的观察心脏、心包，确定心脏肿瘤的位置、大小、心腔内外浸润范围、与周围组织的关系、周围大血管，以及肺、纵隔的情况，为心脏肿瘤的诊断提供了又一有效而直观的方法。CMR 对少数心脏肿瘤可做出定性诊断，如脂肪瘤、纤维瘤、黏液瘤等都具有特征性的信号改变，但是大多数心脏肿瘤的类型诊断难度较大，且肿瘤的良、恶性质在 MRI 信号上难以区分。

（六）在先天性心脏病的临床应用

在下列情况，需实施 CMR 检查。

（1）超声心电图无法保证为临床提供足够清楚的诊断图像。

（2）由于心室体积和射血分数是临床很重要的参数，因此当超声提供的数值模棱两可或模糊不清时，应使用 CMR 证实或修改超声测量值后才能进行临床决策。

（3）下列情况 CMR 往往比超声心动图（UCG）更加有效，可以解决大部分 UCG 所不能解决的问题：①体、肺静脉，如肺静脉畸形引流或血管阻塞等。②右室容积和射血分数，如法洛四联症术后。③右室流出道疏通术、右室肺动脉外管道术后是否通畅，有无狭窄或瘤样形成等。④肺动脉瓣反流量。⑤通过测量主动脉和肺动脉干的血流，计算分流量。⑥主动脉瘤、夹层和主动脉缩窄。⑦体肺动脉侧支和动静脉畸形。⑧冠状动脉起源异常；通过对比剂延迟强化，定性和定量的测定左右室心肌纤维化的程度和范围。

（徐　广）

第四节　MR 血管成像

MR 血管成像（MRA）是一种完全无损伤性血管造影新技术。随着计算机技术的发展，软件功能的不断完善。二维、三维"梯度回波脉冲序列"、快速自旋回波序列以及"流动补偿"技术的相继投入使用，使得 MR 技术具备了显示血管形态和血流方向、测定血流速度和流量的能力。从 1990 年开始，血管 MRA 作为一种特殊技术在美国率先应用于临床。

一、MRA 所具有的优势特点

MRA 相对于其他的心血管影像学检查具有一些潜在的优势，主要包括：①CMR 无须电离辐射或者放射性核素或者碘造影剂而可获得图像，其非侵入性的特点减少了不必要的血管内损伤。无碘对比剂及电离辐射避免了许多相关的并发症。②CMR 能在身体任何平面位置获得影像，没有体型及体位的限制。③CMR 是一种灵活的显像模式，能评估心血管解剖和功能的多种不同参数。CMR 能明确心血管解剖和结构以及组织组成特点。根据室壁运动或血流速度测量心肌功能，明确冠状动脉的开口及走形。④CMR 具有很高的立体与瞬时清晰度，可以区分正常心血管结构及异常心血管结构，测量左室或右室心肌厚度，僵硬度，或者组织灌注及心肌梗死的面积，具有高度的可重复性和灵敏性。而其缺点在于扫描时间长；涡流可引起散相位，局部信号降低；层面内血流部分被饱和，信号降低和丢失，小血管分支显示不佳。

二、MRA 的临床应用

1. 冠状动脉 MRA　冠状动脉管径细小，末梢部直径仅为 3 ~ 7mm，选择性冠状动脉造影的分辨率为 0.3mm，而冠状动脉的空间分辨率为 1.9mm × 1.9mm，所以目前冠状动脉 MRA 尚不能替代冠状动脉血管造影。冠状动脉 MRA 的主要临床应用指征：①显示冠状动脉狭窄。②评价冠状动脉畸形。③评价闭塞的冠状动脉开放状态。④评价冠状动脉搭桥移植血管的开闭状态。

冠状动脉狭窄的表现为冠状动脉狭窄所引起的血管内涡流的形成，使该区域表现为低信号，同时，血管狭窄或闭塞后末梢血流的明显减弱，将表现为血流信号的明显狭窄或突然消失。国外研究表明冠状动脉 MRA 确定冠状动脉主要分支明显狭窄具有高度的准确性，其敏感性和特异性优于放射性核素显像，当然也存在一定比例的假阴性和假阳性。

常规选择性冠状动脉造影对异常冠状动脉的显示有时并不理想，主肺动脉之间的异常冠状动脉的近侧部分往往难以显示。三维冠状动脉 MRA 能够对冠状动脉进行三维图像采集，并通过容积重建对血流和血管的解剖进行三维显示，发现 MRA 对异常冠状动脉近段的显示具有重要的意义（图 3 - 4）。

2. 颈动脉 MRA　详见图 3 - 5。MRA 最常用于颈动脉分叉部病变的检查，因为颈部血管血流量大，没有呼吸等移动伪影的干扰，图像质量好（图 3 - 6），并可获得颈动脉起始部至虹吸段的造影图。立体旋转图像多角度观察可消除血管相互重叠的影响，使病灶显示更加清楚。MRA 还可用特殊的预饱和方法除去颈动脉的影响而仅显示颈静脉，从而可以了解肿瘤侵犯、压迫静脉的情况。

3. 颅内血管 MRA　适应证：怀疑蛛网膜下隙出血或自发性脑内血肿应行脑血管造影或核 MRA，顽固性癫痫及头痛也要考虑有颅内动、静脉畸形，颅内动脉瘤的可能性而行脑血管造影或 MRA。

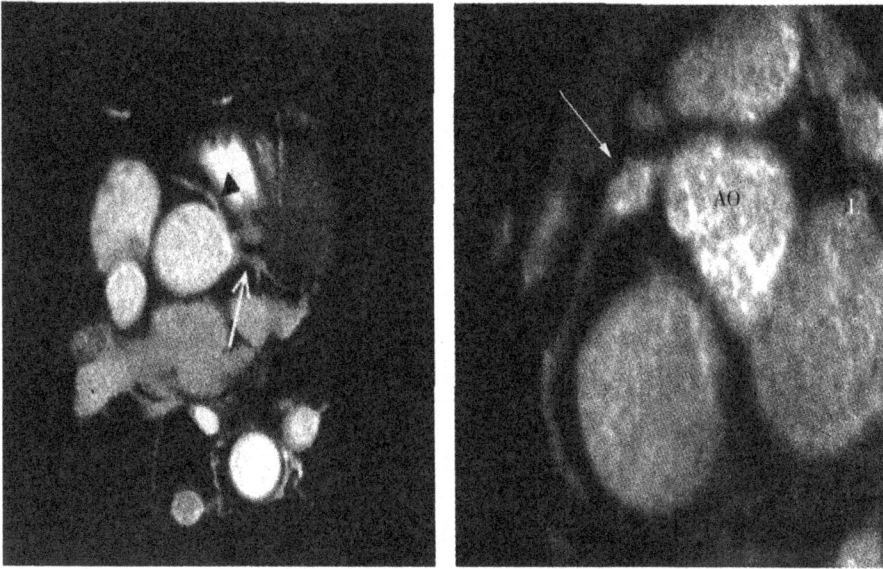

图 3-4　CMR 显示冠状动脉血管的起源及走行

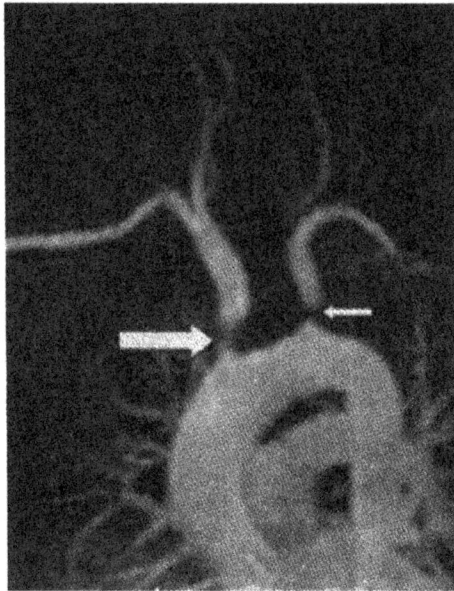

图 3-5　MRA 显示颈总动脉分叉处狭窄

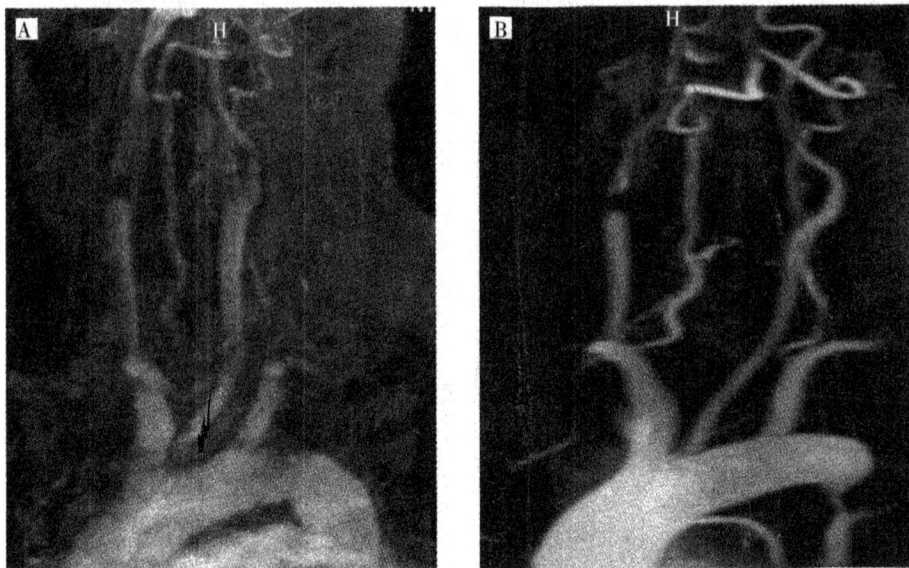

图 3 -6　呼吸对血管图像质量的影响

A. 呼吸等移动伪影的干扰，颈部血管图像质量差；B. 没有呼吸等移动伪影的干扰，颈部血管图像质量好

由于 MRA 在显示颅内动脉瘤的瘤体及载瘤动脉具有无创、安全、清晰、敏感性高的优点，目前认为 MRA 是颅内动脉瘤的首选诊断方法。但是 MRA 的不足之处在于依靠血流流空效应，对血液涡流的血管病变有夸大作用，慢血流及复杂血流显示不清，有时很难显示小动脉瘤。MRA 以无损伤性、适应证广泛而日益受到重视，开发 MRA 新技术成为当今热点。MRA 可准确做出巨大型动脉瘤的诊断和鉴别诊断。MRA 图像上表现为颅内动脉管腔局限性膨大，可呈囊状、梭形或浆果状。当瘤内有血栓形成时，可表现为动脉瘤内充盈缺损，结合原始图像及常规扫描不难诊断。三维重建可以多角度、多方位对动脉瘤及其载瘤动脉进行观察，与数字减影血管造影（DSA）二维图像相比，对动脉瘤细节的显示更有优势。对于有血栓性动脉瘤，MRA 结合原始图像及 MRI 在显示瘤腔的大小、形态、血栓情况明显优于 DSA。MRA 对动脉瘤漏诊主要原因有动脉瘤小（直径 <3mm）、不常见部位、血管重叠、载瘤动脉痉挛、动脉瘤破裂出血、瘤腔内完全充满血栓等。根据以上情况结合 MRI，可以提高 MRA 的术前确诊率。同时注意采用多薄块法减少饱和效应，薄切层和高矩阵提高分辨率，以增加小动脉瘤的检出。假阳性最常见部位是前交通动脉，其次为大脑中动脉、基底动脉和后交通动脉，采用靶区重建技术可以改善扭曲血管和重叠血管的显示，减少动脉瘤的漏诊和误诊。

4. 胸部血管 MRA　胸部的呼吸运动及心脏搏动等移动伪影使常规 MRA 检查受到影响，普通肺血管 MRA 图像质量不高（图 3 -7）。使用心电门控 MRA 电影技术结合 MR 所固有的断层图像，可动态观察并测量心脏各房室的收缩功能，观察瓣膜开放情况，直接显示心脏内肿块大小，甚至可发现梗死后心肌信号的异常改变。但由于图像质量欠佳，临床应用受到一定限制。采用超短重复时间和回波时间技术缩短成像时间，可显示肺动脉第三级分支，在诊断肺动脉栓塞上具有优势。

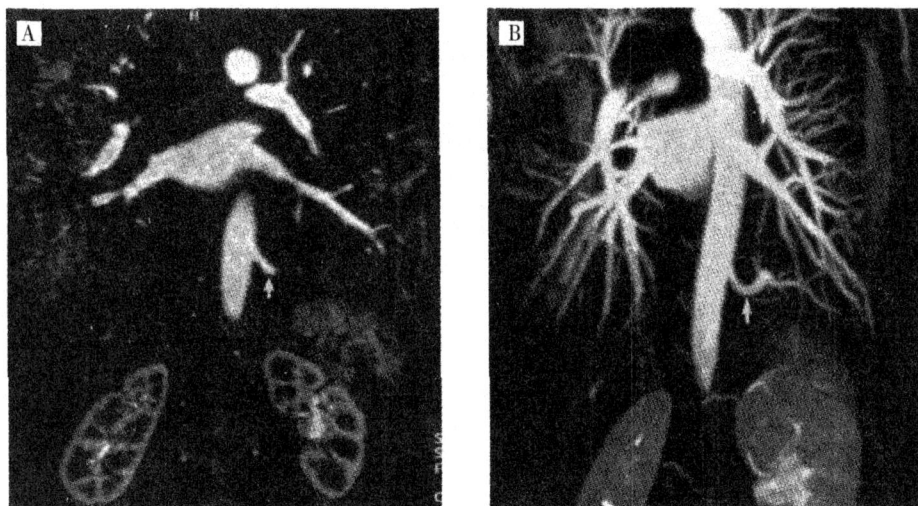

图 3 - 7 呼吸运动与心脏搏动的干扰对图像质量的影响

A. 移动伪影对图像质量的干扰；B. 没有移动伪影清楚显示图像质量

5. 腹部血管 MRA 目前腹部血管 MRA 主要对肾动脉狭窄有着重要的诊断意义。在肾动脉 MRA 的检查过程中发现能比较清楚的显示近段肾动脉狭窄，但对远段显示欠清，狭窄区伪影造成对狭窄病变的判断偏重，对需要做肾脏移植的肾衰竭患者，MRA 是唯一能较清楚显示肾血供的手段。通过"血团追踪"技术，可观察门脉血流方向、流速及脾肾静脉搭桥术后血流是否通畅。在下腔静脉及髂静脉血栓性病变的诊断上，MRA 也有一定意义。多层面和矢状面血管断层图可显示管腔内病变。

6. 四肢血管 MRA 以往 MRA 对四肢动脉系统的研究较少，一般认为膝、肘以上 MRA 尚有诊断意义，而膝、肘以下由于血管腔细小，分支多，血流慢，血管成像质量低，限制了 MRA 在这一区域的应用。

7. CMR 的安全性问题 美国 2010 年《心血管核磁共振专家共识》中指出目前 CMR 的安全性较高，但也存在一定的风险，《共识》将其来源分为三大类。

（1）MR 扫描室内金属物体飞射：在进行 MR 检查时，由于磁场一直存在，带有磁性的金属物体会被吸入磁体。有可能对室内人员造成伤害。所以 MR 室外应该设有明显标志，禁止带入金属物体。

（2）关于体内植入设备 CMR 检查的安全性问题：有几个方面的因素：CMR 扫描仪的静磁场很强大，对于铁磁性的物体可能会造成移位，完全用非磁性材料制作的植入物，N300 系列不锈钢、钛合金、镍钛合金，由于没有电子元件或磁性物质，可以在植入后立即进行 CMR 检查。对于具有弱磁性的物体，CMR 安全性还没有完全确立，如果植入后立即扫描，CMR 有可能造成这些植入物的移位，但对于固定良好的植入物，一般不会产生移位，如心脏人工瓣膜，其受到的心脏搏动及血流冲击的力量，远大于 CMR 对这种弱磁性物体的作用力。一般而言，对于具有弱磁性的植入物，如果确实需要 CMR 检查，可等待一段时间后，如植入 6 周以后再考虑 CMR 检查。对于冠状动脉支架、主动脉支架、心脏起搏器、下腔静脉滤器、心内植入物、血流动力支撑装置等 CMR 检查安全性问题，如非磁性的冠状动脉支架，进行 CMR 检查通常是安全的，但不建议在 3.0T 场强下扫描，另外，对于药物洗脱支架，其 CMR 安全性问题仍有待商榷，又如心脏起搏器和主动脉气囊反搏器，由于含有复杂的电磁元件，是 CMR 检查的禁忌证。关于体内植入物的安全性问题，由于植入物种类繁多，其发展变化也较块，对于某一具体的植入物设备，特别是遇到不熟悉的植入物时，在进行 CMR 检查前，需要从该物品的包装说明书或 CMR 安全网站或手册中查询，以确定安全性的问题。

（3）MRI 钆对比剂常用于 CMR 检查：包括灌注、延迟增强、肿瘤增强成像扫描。关于钆剂的安全性，除了变态反应外，还可以引起肾源性系统性纤维化，引起急性肾衰竭，甚至严重的肾衰竭，尚可累及胸膜、心包、肺、关节，以及斜纹肌（包括膈肌和心肌）。对于肾功能受损的患者，特别是对于老年患者、慢性肾病或慢性肾衰竭患者、肾移植患者，需慎重考虑进行 CMR 检查，对于严重肝脏疾病及肝移植相关的肝肾综合征的患者，也不建议增强 CMR 检查。

（张　权）

第五节　心电图基础

1. 心电图的临床应用　心脏机械收缩之前，先产生电激动，心房和心室的电激动可经人体组织传导至体表。心电图（electro - cardiogram，ECG）是利用心电图机从体表记录心脏每一心动周期所产生电活动变化的曲线图形。

心电图主要反映心脏激动的电学活动，心律失常是心脏激动的起源异常和（或）传导异常的结果，因此心律失常发作时的心电图记录对其诊断分析具有肯定价值，是判断心律失常的金标准。由于心肌梗死具有特征性的心电图改变和演变过程，因此心电图成为诊断心肌梗死快速、简单、可靠而实用的方法。在诊断和指导治疗遗传性心律失常（例如：先天性长 QT 间期综合征、Brugada 综合征、儿茶酚胺敏感型多形性室性心动过速等）方面，心电图发挥着重要作用。房室肥大、药物和电解质紊乱都可引起一定的心电图变化，通过心电图检查有助于诊断。此外，心电图对心包炎、心肌病、心肌炎、肺栓塞、慢性肺源性心脏病、各种先天性心脏病等也都有其特定的诊断价值。心脏电生理检查时，常需要与体表心电图进行同步描记，帮助判断电生理现象和辅助诊断。对于瓣膜活动、心音变化、心肌功能状态等，心电图虽不能提供直接判断，但作为心动周期的时相标记，是这些检查的重要辅助手段。除了循环系统疾病之外，心电图也广泛应用于各种危重患者的抢救，手术麻醉，用药观察，航天、登山运动的心电监测等。

2. 心电图的导联和导联轴　在人体不同部位放置电极，并通过导联线与心电图机电流计的正负极相连，这种记录心电图的电路连接方法称为心电图导联。由于电极位置和连接方法不同，可组成不同的导联。目前临床广泛应用的是国际通用导联体系（lead system），即常规 12 导联体系，这一导联体系早在 1905 年由 Einthoven 建立 3 个标准导联，以后 Wilson 进一步研究增加了 3 个单极肢体导联和 6 个胸导联（有时由于临床工作需要，胸导联可适当增加），一直沿用至今。

（1）肢体导联（limb leads）：包括标准导联 Ⅰ、Ⅱ、Ⅲ 及加压单极肢体导联 aVR、aVL、aVF。标准导联为双极导联，测量两个电极所在部位之间的电位差。加压单极肢体导联属于单极导联，基本上代表检测部位的局部心肌的电位变化。肢体导联电极主要放置于右臂（R）、左臂（L）、左腿（F），连接此三点即成为所谓 Einthoven 三角（图 3-8A、B）。

在每一个标准导联正负极间均可画出一条假想的直线，称为导联轴。将三个标准导联（Ⅰ、Ⅱ、Ⅲ导联）与三个加压单极肢体导联（aVR、aVL、aVF 导联）的轴线保持方向和角度不变，统一绘制在同一个坐标图的轴中心点，构成额面六轴系统（hexaxial system）（图 3-8C），又称 Bailey 六轴系统。此坐标系采用 ±180° 的角度标志。以左侧为 0°，顺钟向的角度为正，逆钟向者为负。每个导联轴从中心点被分为正负两半，相邻导联间的夹角为 30°。

肢体各导联的电极位置和正负极连接方式见图 3-9 和图 3-10。

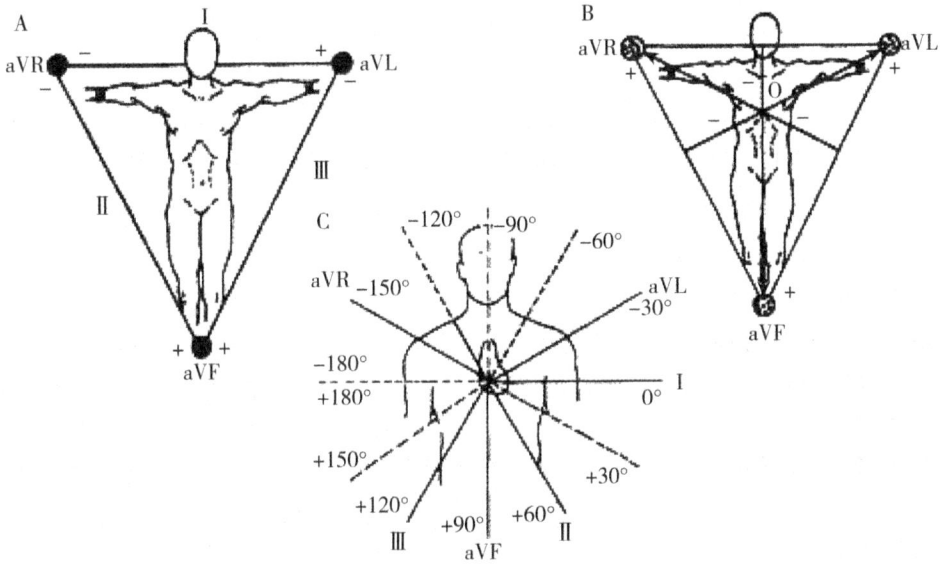

图 3-8　A. 标准导联的导联轴；B. 加压单极肢体导联的导联轴；C. 肢体导联额面六轴系统

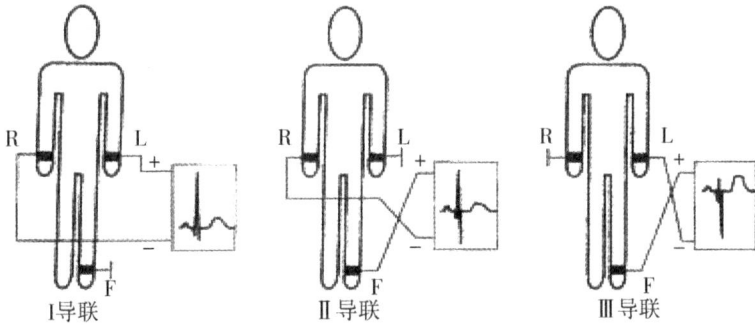

图 3-9　肢体标准导联的电极位置和正负极连接方式

Ⅰ导联. 左臂（正极），右臂（负极）；Ⅱ导联. 左腿（正极），右臂（负极）；Ⅲ导联. 左腿（正极），左臂（负极）。L：左臂；R：右臂；F：左腿

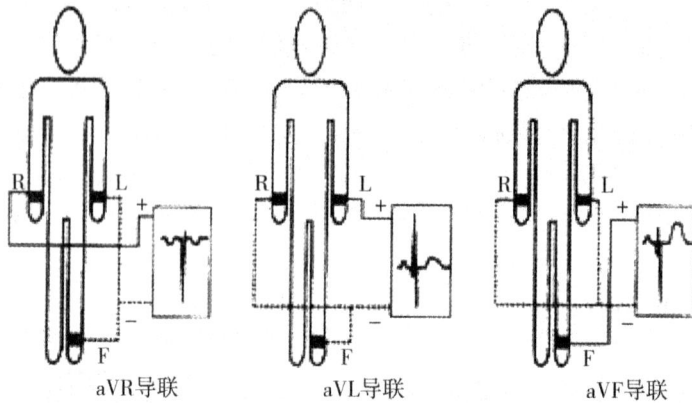

aVR导联   aVL导联   aVF导联

图 3 - 10 肢体加压单极导联的电极位置和正负极连接方式

实线表示 aVR、aVL、aVF 导联检测电极与正极连接，虚线表示其

余二肢体电极同时与负极连接构成中心电端

（2）胸导联（chest leads）：属于单极导联，包括 $V_1 \sim V_6$ 导联。正电极为安放于胸壁特定部位的探查电极，负电极为中心电端（central terminal），它是由肢体导联 3 个电极分别通过 5kΩ 电阻与负极连接构成的，这种连接方式可使中心电端电位接近零电位且较稳定（图 3 - 11）。具体胸导联电极安放的位置为：V_1 位于胸骨右缘第 4 肋间；V_2 位于胸骨左缘第 4 肋间；V_3 位于 V_2 与 V_4 两点连线的中点；V_4 位于左锁骨中线与第 5 肋间相交处；V_5 位于左腋前线与 V_4 同一水平处；V_6 位于左腋中线与 V_4 同一水平处。临床上诊断急性冠脉综合征或其他特殊临床情况（小儿心电图或诊断右心病变）时，需加做 $V_7 \sim V_9$ 导联及 $V_{3R} \sim V_{5R}$ 导联，具体探查电极位置为：V_7 位于左腋后线 V_4 水平处；V_8 位于左肩胛线 V_4 水平处；V_9 位于左脊柱旁线 V_4 水平处。$V_{3R} \sim V_{5R}$ 导联电极放置在右胸部与 $V_3 \sim V_5$ 对称处。

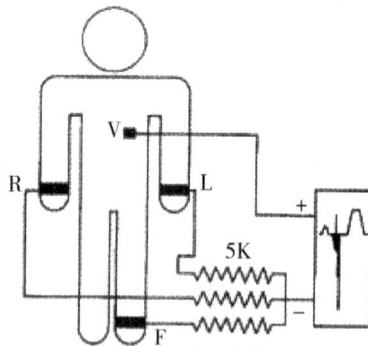

图 3 - 11 胸导联的电极位置和正负极连接方式

V 表示胸导联检测电极并与正极连接，3 个肢体导联电极分别

通过 5K 电阻与负极连接构成中心电端

（3）平均心电轴

1）心电轴概念：一般指的是额面上平均 QRS 波电轴（mean QRS axis），它是心室除极过程中全部瞬时向量的综合（平均 QRS 波向量），代表心室除极过程这一总时间内的平均电势方向和强度。通常可用任何两个肢体导联的 QRS 波群的电压或面积计算出心电轴。一般

采用心电轴与Ⅰ导联正（左）侧段之间的夹角表示平均心电轴的偏移方向。除测定 QRS 波群电轴外，P 波和 T 波电轴也可采用同样方法测定，但 P 波振幅小，不便测量，而且引起 T 波改变的因素太多，意义不够明确。

2）测定方法：估测电轴是否发生偏移的方法有目测法、振幅法及查表法。其中最简单的方法是目测法：即观察Ⅰ和Ⅲ导联 QRS 波群的主波方向，若Ⅰ和Ⅲ导联的 QRS 主波均为正向波，可推断电轴不偏；若Ⅰ导联出现较深的负向波，Ⅲ导联主波为正向波，则属于电轴右偏；若Ⅲ导联出现较深的负向波，Ⅰ导联主波为正向波，则属于电轴左偏。精确的方法为振幅法：分别测算Ⅰ和Ⅲ导联的 QRS 波群振幅的代数和，然后将这两个数值分别在Ⅰ导联及Ⅲ导联上画出垂直线，求得两垂直线的交叉点。该交叉点与电偶中心 0 点相连即为心电轴，该轴与Ⅰ导联轴正侧的夹角即为心电轴的角度。另外，也可将Ⅰ和Ⅲ导联 QRS 波群振幅代数和的数值通过查表法直接求得心电轴。

3）临床意义：正常额面 QRS 波心电轴在 0°～ +90°之间，少数正常人可有轻度左偏，但一般不超过 -30°，故心电轴在 -30°～ +90°之间为大致正常；电轴位于 -30°～ -90°范围为心电轴左偏；位于 +90°～ +180°范围为心电轴右偏；位于 -90°～ -180°范围，传统上称为电轴极度右偏，近年主张定义为"不确定电轴"（indeterminate axis），又称无人区电轴（图 3-12）。心电轴的偏移，一般受心脏在胸腔内的解剖位置（垂位心、横位心）、左右心室的质量比例、心室内传导系统的功能状态等影响。膈肌高位或横位心、左室肥厚、左前分支阻滞等可使心电轴左偏；6 个月以内的婴儿或垂位心、右室肥厚、左后分支阻滞等可使心电轴右偏；不确定电轴可以发生在正常人（正常变异），亦可见于肺源性心脏病（肺心病）、冠心病、高血压等某些病理情况。

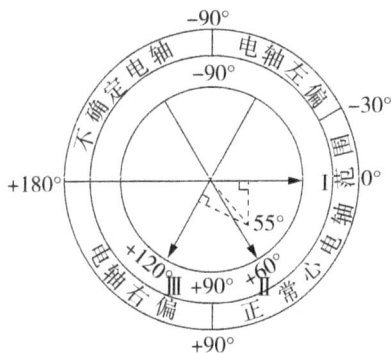

图 3-12　正常心电轴及其偏移

4）心脏循长轴转位：自心尖部朝心底部方向观察，设想心脏可循其长轴做顺钟向或逆钟向转位。正常时 V_3 或 V_4 导联 R/S = 1，为左、右心室过渡区波形。顺钟向转位（clockwise rotation）指的是 V_5、V_6 导联上出现 V_3 或 V_4 导联的波形。逆钟向转位（counterclockwise rotation）则表现 V_1、V_2 导联上出现 V_3 或 V_4 导联的波形。顺钟向转位可见于右室肥厚，而逆钟向转位可见于左室肥厚。但需要注意这种转位图形在正常人亦常可见到，提示此种图形改变有时为心电位的变化，而非由心脏在解剖上转位所致。

3. 心电图的波形特点和正常值　心电图波形示意图见图 3-13。

（1）P 波代表左右心房除极的电位变化

1）形态：一般在大部分导联上呈钝圆形，有时可出现小的切迹。心房激动起源于窦房结，以辐射状在心房内传导，因此心房除极的综合向量指向左、前、下，所以 P 波方向在 Ⅰ、Ⅱ、aVF、V$_4$～V$_6$ 导联向上，aVR 导联向下，其余导联呈双向、倒置或低平均可。

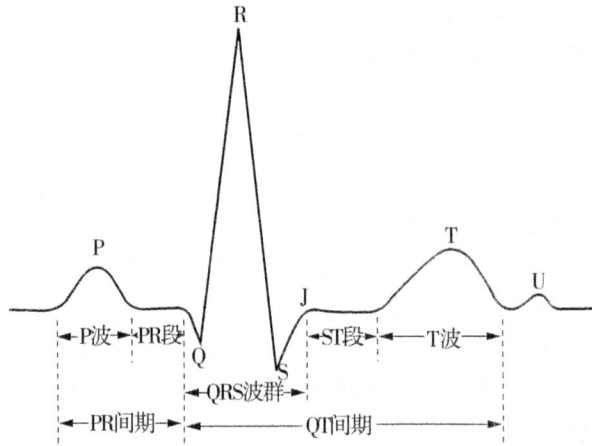

图 3-13　心电图波形的示意图

2）时间：正常人一般小于 0.12s，如 P 波有切迹，切迹的两个波峰之间不超过 0.03s。

3）振幅：肢体导联一般小于 0.25mV，胸导联一般小于 0.2mV。

（2）PR 间期：从 P 波的起点至 QRS 波群的起始部，反映心房开始除极至心室开始除极的时间。心率在正常范围内时，PR 间期为 0.12～0.20s。在幼儿及心动过速的情况下，PR 间期相应缩短。在老年人及心动过缓的情况下，PR 间期可略延长，但一般不超过 0.22s。

（3）QRS 波群：代表心室肌除极的电位变化。

1）时间：正常成年人 QRS 波时限小于 0.12s，多数在 0.06～0.10s。

2）形态和振幅：在胸导联，正常人从 V$_1$ 至 V$_6$ 导联 R 波振幅逐渐增高，S 波逐渐减小，V$_1$ 的 R/S 小于 1，V$_3$ 或 V$_4$ 的 R/S 等于 1，V$_5$ 的 R/S 大于 1。即正常人 V$_1$、V$_2$ 导联多呈 rS 型，V$_1$ 导联的 R 波一般不超过 1.0mV。V$_5$、V$_6$ 导联 QRS 波群可呈 qR、qRs、Rs 或 R 型，且 R 波一般不超过 2.5mV。在肢体导联，Ⅰ、Ⅱ 导联的 QRS 波群主波一般向上，Ⅲ导联的 QRS 波群主波方向多变。aVR 导联的 QRS 波群主波向下，可呈 QS、rS、rSr 或 Qr 型。aVL 与 aVF 导联的 QRS 波群可呈 qR、Rs 或 R 型，也可呈 rS 型。正常人 aVR 导联的 R 波一般小于 0.5mV，Ⅰ导联的 R 波小于 1.5mV，aVL 导联的 R 波小于 1.2mV，aVF 导联的 R 波小于 2.0mV。

6 个肢体导联的 QRS 波群振幅（正向波与负向波振幅的绝对值之和）一般不应都小于 0.5mV，6 个胸导联的 QRS 波群振幅（正向波与负向波振幅的绝对值之和）一般不应都小于 0.8mV，否则称为低电压。

3）R 峰时间（R peak time）：过去称为室壁激动时间或类本位曲折时间，指 QRS 波起点至 R 波顶端垂直线的时间间期。如有 R 波，则应测量至 R 波波峰；如 R 峰有切迹，应测量至切迹第二峰。正常成人 R 峰时间在 V$_1$、V$_2$ 导联不超过 0.04s，在 V$_5$、V$_6$ 导联不超过 0.05s。

4）Q 波：除Ⅲ和 aVR 导联外，正常人的 Q 波时间一般不超过 0.03s（Ⅲ导联 Q 波的宽度可达 0.04s），Q 波深度不超过同导联中 R 波的 1/4。约 75% 的正常人在左胸导联上可有 q

波，而 V_1、V_2 导联不应出现 Q 波，但偶尔可呈 QS 波。

（4）J 点：QRS 波群的终末与 ST 段起始之交接点称为 J 点。

J 点大多位于等电位线上，通常随 ST 段的偏移而发生移位。有时可因心室除极尚未完全结束，部分心肌已开始复极致使 J 点上移。还可由于心动过速等原因，导致心房复极波（Ta 波）重叠于 QRS 波群的后段，从而发生 J 点下移。

（5）ST 段：QRS 波群的终点至 T 波开始的线段，代表心室缓慢复极的过程。

正常的 ST 段多为一等电位线，有时亦可有轻微的偏移，但在任一导联，ST 段下移一般不超过 0.05mV。成人 ST 段抬高在 V_2 和 V_3 导联较明显，可达 0.2mV 或更高（一般 V_2 导联不超过 0.3mV，V_3 导联不超过 0.5mV），且男性抬高程度一般大于女性。在 $V_4 \sim V_6$ 导联及肢体导联不超过 0.1mV。对于部分正常人（尤其是年轻人）出现在 $V_2 \sim V_5$ 导联及 Ⅱ、Ⅲ、aVF 导联 J 点上抬、ST 段呈现凹面向上型抬高的心电图表现，通常称之为早期复极，大多属于正常变异，可能为局部心外膜区心肌细胞提前复极所致。

（6）T 波代表心室快速复极时的电位变化

1）形态：正常情况下，T 波的方向大多与 QRS 主波的方向一致。T 波方向在 Ⅰ、Ⅱ、$V_4 \sim V_6$ 导联向上，aVR 导联向下，Ⅲ、aVL、aVF、$V_1 \sim V_3$ 导联可以向上、双向或向下。若 V_1 导联的 T 波方向向上，则 $V_2 \sim V_6$ 导联就不应再向下。

2）振幅：除 Ⅲ、aVL、aVF、$V_1 \sim V_3$ 导联外，其他导联 T 波振幅一般不应低于同导联 R 波振幅的 1/10。T 波在胸导联有时可高达 $1.2 \sim 1.5$ mV 尚属正常。

（7）QT 间期：指 QRS 波群的起点至 T 波终点的时间间期，代表心室肌除极和复极全过程所需的时间。

QT 间期长短与心率的快慢密切相关，心率越快，QT 间期越短，反之则越长。心率在 $60 \sim 100$ 次/分时，QT 间期的正常范围为 $0.32 \sim 0.44$s。由于 QT 间期受心率的影响很大，所以常用校正的 QT 间期（QTc），通常采用 Bazett 公式计算：$QTc = QT/\sqrt{RR}$。QTc 就是 RR 间期为 1s 时的 QT 间期。传统的 QTc 的正常上限值设定为 0.44s，超过此时限即认为 QT 间期延长。一般女性的 QT 间期较男性略长：男性 QTc 间期 $\geqslant 0.45$s，女性 QTc $\geqslant 0.46$s。

QT 间期另一个特点是不同导联之间 QT 间期存在一定的差异，正常人不同导联间 QT 间期差异最大可达 50ms，以 V_2、V_3 导联 QT 间期最长。

（8）u 波：在 T 波之后 $0.02 \sim 0.04$s 出现的振幅很低小的波称为 u 波，代表心室后继电位，其产生机制目前仍未完全清楚。近年研究认为可能与心肌中层细胞（M 细胞）长动作电位、浦肯野纤维的复极化或心室肌舒张的机械作用有关。u 波方向大体与 T 波相一致。u 波在胸导联较易见到，以 $V_2 \sim V_3$ 导联较为明显。u 波明显增高常见于低血钾。u 波倒置可见于高血压和冠心病。

（路秀庚）

第六节　动态心电图

一、总论

动态心电图（dynamic electrocardiography，DCG 或 ambulatory electrocardiography，AECG）

由 1957 年美国 Norman Jefferis Holter 首先研制出能连续记录 10h 体表心电图的记录仪，于 1961 年发表论文并投入临床应用，以后将此记录心电图的仪器命名为动态心电图分析仪，为了纪念发明者，又称作 Holter 心电图分析仪。从动态心电图分析仪应用于临床开始，就成为心血管疾病诊断和随访的重要检测手段。20 世纪 70 年代末，我国心血管病专家开始从国外引进动态心电图分析仪并应用于临床，三十余年来，动态心电图检测技术发展迅速，随着动态心电图仪国产化的进展，在我国各级医院普及率极高，已在乡镇卫生院等一级医院广泛应用于临床。

动态心电图作为静态心电图的一个重要发展和补充，为心血管疾病的诊断和治疗提供了重要的有价值的信息。由于动态心电图记录时间长、获取心电信息量大的优点，临床上对心律失常的检出率高，且能对心律失常进行定性和定量分析；动态心电图还能够对一过性心肌缺血，特别是对冠心病患者无痛性心肌缺血进行定量分析；动态心电图对起搏器的功能评价做出了其他检查不可替代的贡献，对恶性心律失常患者高危因素识别和预后判断起着愈来愈重要的作用。因此，动态心电图对心血管疾病诊断和随访具有十分重要的临床价值。

（一）仪器组成

动态心电图分析仪主要由动态心电图记录器、计算机及心电分析系统三部分组成。动态心电图记录器能够记录和存储 24～72h 或更长的心电信息；计算机作为动态心电图分析软件的载体，支撑动态心电图分析系统的运行和存储心电图原始数据及报告；动态心电图分析系统负责下载心电数据，自动分析和编辑心电图事件，完成动态心电图报告，连接互联网时可远程传输动态心电图数据，实现远程医疗。

1. 心电记录器　心电记录器实际上是一台便携式心电监护记录器，新型的动态心电记录器体积小，重量轻，耗电低，能连续记录 24～72h 或更长的心电图。美国心脏协会/美国心脏病学会（AHA/ACC）公布的《AHA/ACC 动态心电图指南》将动态心电图记录器分成连续记录器和间歇记录器两类。连续记录器能够记录 24～72h 心电图，目前国内外几乎都采用这类记录器。而间歇记录器只记录心脏事件时的心电图，由患者操作或通过记录器的波形识别功能，手动或自动记录该心脏事件时的心电图片段。这类记录器由于不能连续记录心电图，自动波形识别能力差，现临床已很少应用。

心电图记录器采用的导联系统可以分成三类，4 芯或 7 芯导线双极导联 3 通道记录导联系统、10 芯导线改良 Wilsori 导联 12 通道记录导联系统和 5 芯导线 3 通道记录推算 12 导联系统，每种导联记录系统均有不同的优缺点，3 通道记录导联系统应用较为普遍，3 通道记录推算 12 导联系统可获得与常规 12 导联心电图相似的心电波形，但与常规 12 导联心电图有较大差异，在临床上应用有一定的局限性。

心电记录器的存储介质现在多采用闪卡存储技术，存储容量可以达到 1～2GB，完全能够满足存储 24h 全息的、实时的、无压缩的动态心电图数据，闪光卡存储器体积小，记录心电图波形质量好，可靠性高，是广泛应用于心电记录器的主流产品。

2. 动态心电图分析系统　当心电记录器完成心电记录后，连接心电分析系统将心电数据下载到计算机，通过反复的人机对话，对大量的心电数据完成分析和编辑工作。现代的动态心电图分析系统多数以模板识别算法为基础，能对录入的心电数据实现显示、检测、分析、编辑和检索等基本心律失常分析功能，也能够进行 ST－T 改变、心率变异性、心率震荡、QT 间期离散度、T 波交替、起搏心电图分析和动态睡眠监测等高级分析功能。在分析过程中操作人员利用分析系统的各种工具如模板、栅状图、波形重叠显示等进行人工干预，不断纠正自动分析的错误，直至得到准确的分析结果，完成报告打印（图3-14）。

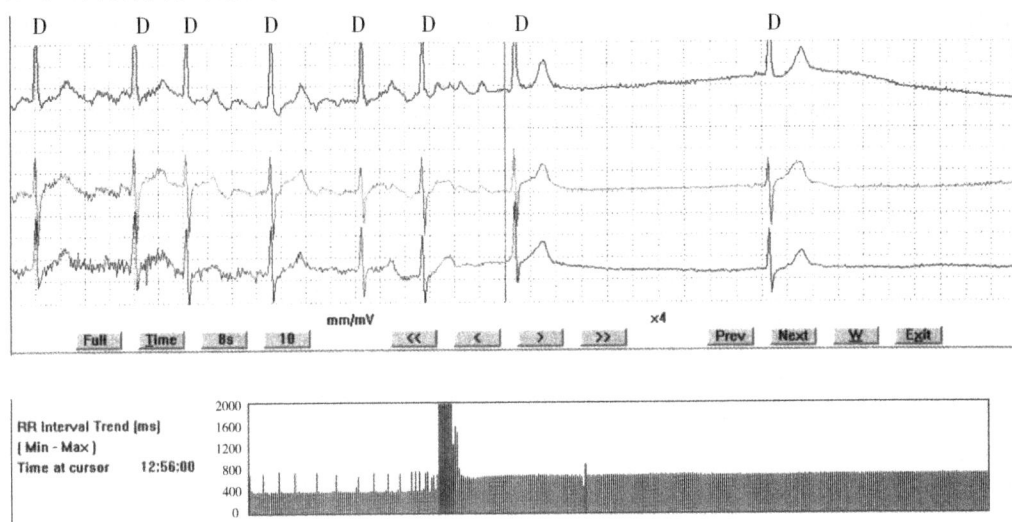

图3-14 栅状图编辑界面

（二）检查技术

1. 放置电极 患者取卧位或坐位，解开上衣，暴露胸部，确定导联电极安置部位，清洁局部污垢或剃除局部毛发。用75%酒精棉球涂擦电极安置部位局部皮肤表面，并用砂片轻磨皮面，以清洁皮肤，降低皮肤电阻。选用优质电极牢固粘在选定的导联位置上，最好贴于所选部位的胸骨或肋骨骨面上，以减少呼吸运动影响及肌电干扰，并将导联线正确地连接在电极上，妥善处理好导线的走行并牢固固定。导线连接后进行短时记录（1~2min），观察深呼吸、卧位、坐位、立位、侧位时心电记录，确定有无基线飘移和伪差，判断记录器运行有无异常，告知患者心电监护及记录期间的注意事项。

2. 干扰与伪差 患者携带心电记录器后处于日常活动中，记录的心电图必然出现大量的干扰和伪差，例如：①周围电磁环境干扰。②皮肤和汗液引起的肌电干扰。③电极松动或脱落产生的干扰。④肢体活动或体位变化造成的干扰。⑤深呼吸引起的干扰。⑥其他干扰等。干扰不但影响分析的准确性，还会使分析的速度减慢，甚至无法进行分析，部分干扰还能造成波形伪差，影响分析结果。干扰大小虽然与心电记录仪器的性能有关，但与电极的安装技术更为密切。正确的电极安装技术，能保障干扰明显减少，回放分析准确性提高，编辑分析速度加快。

3. 基础分析功能 首先由计算机自动分析产生的初步结果需要由操作人员进行核查、确认、补充，操作人员需要利用分析系统提供的模板、趋势图、直方图、叠加扫描、表格、心电图片断显示以及快速修改波形标记等各种编辑功能，完成心搏数、心率范围和心律失常分类统计，总结ST段偏移，显示分析报告，由此完成动态心电图的基础分析功能。在分析心电图时不能完全依赖计算机分析系统，对可疑或有争议的心电图还应结合病史、症状、生活日志记录等进行人工诊断，能有效避免伪差引起的误诊，及时、准确地排除伪差干扰，获得准确的临床资料，对于心律失常的诊断极其重要（图3-15）。

4. 高级分析功能 在完成基础分析功能之后，可以进一步分析心率变异性、起搏心电图、心律震荡、T 波电交替和动态睡眠监测分析等，对于识别恶性心律失常患者高危因素和判断预后提供更多的分析数据。

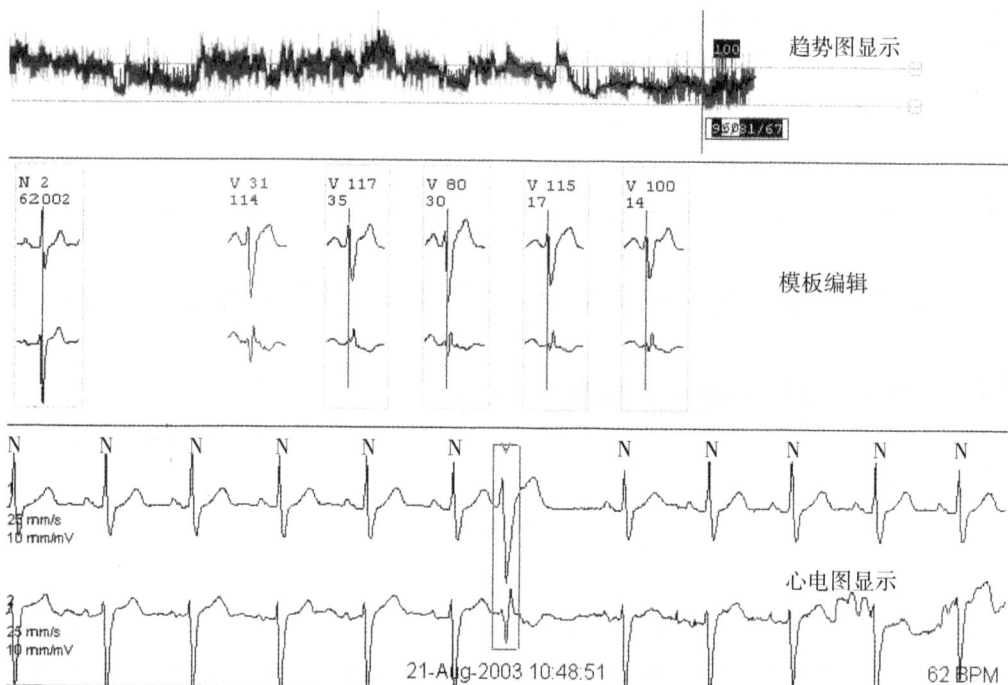

图 3-15 模板编辑界面，同时显示趋势图和心电图

5. 编辑报告 动态心电图报告应提供完整的记录资料和诊断线索，操作者需要有严谨、细心及耐心的工作态度，给临床医生提供一份记录资料详细而完整的总结报告。

动态心电图报告包括"摘要部分"和"事件心电图"。摘要部分应简述记录的总时间、最快心率、最慢心率和平均心率；总结心律失常（室上性和室性事件）的总次数，发生频度以及每小时心律失常总结表；统计最长 RR 间期和长间歇发生的时间和次数，如果有阵发性心房颤动或一过性 ST 段偏移，应总结发生的起始时间、终止时间、持续时间占总记录时间的百分比等内容。摘要部分还包括心率变异性、起搏心电图、心律震荡、T 波电交替、QTc 间期和睡眠分析等高级分析功能总结。"事件心电图报告"应提供最大心率、最小心率、最长间歇的心电图，分析 ST 段偏移和心率变化的趋势图，还包括患者日志与心脏事件发生时心电图，以及支持报告结论和有诊断价值的各种心电节律图。留存事件心电图时应注意以下几点：①留存心律失常发作前和终止时的心电图；②留存完整显示最长 RR 间期的心电图；③留存代表典型诊断的心律失常心电图；④留存 ST 段发生偏移时典型心电图，最好能反映 ST 段偏移的过程和程度；⑤留存患者日志中不适症状和心脏事件的心电图。

二、对心律失常的检测与临床应用

由于动态心电图可连续记录至少 24h 心电活动的全过程，包括休息、活动、进餐、工作、学习和睡眠等不同情况下的心电图资料，因此动态心电图可发现常规心电图不易发现的心律失常，尤其是可以确定患者的心悸、头晕、晕厥等症状是否与心律失常有关，如严重心动过缓、心脏停搏、传导阻滞、阵发性心动过速等，发现和确诊心律失常是动态心电图应用最广泛的领域，其也是客观评价心律失常病情和判断疗效的重要依据。

1. 检测心律失常有关症状的适应证　见表3-1。

表3-1　AHA/ACC 动态心电图指南

适应证分类		内容
Ⅰ类		1. 发生无法解释的晕厥、先兆晕厥或原因不明的头晕患者 2. 无法解释的反复心悸患者
Ⅱ类	Ⅱa类	无
	Ⅱb类	1. 发生不能用其他原因解释的气短、胸痛或乏力的患者 2. 怀疑一过性房颤或房扑时发生神经系统事件的患者 3. 患者出现晕厥、先兆晕厥、头晕或心悸等症状，已鉴别出其原因并非心律失常，但治疗这种病因后症状仍持续存在者
Ⅲ类		1. 患者有晕厥、先兆晕厥、头晕或心悸等症状，通过病史、体格检查或实验室检查已经确定病因 2. 患者发生脑血管意外，无心律失常发生的其他证据

2. 诊断心律失常与症状的关系　动态心电图最广泛的应用之一是确定患者的短暂症状与心律失常的关系。有些症状通常是由短暂性心律失常造成的：包括晕厥、先兆晕厥、头晕眼花、心悸和胸闷等，也有一些短暂性症状并不与心律失常相关，如呼吸困难、胸部不适、乏力、出虚汗或者神经系统症状。动态心电图记录可能有4种结果：第一是患者出现典型症状的同时存在导致此种症状的心律失常，这一发现最为有用，并对治疗有指导意义。第二是患者有症状但动态心电图没有发现心律失常，这一发现同样有用，可证明症状与心律失常无关。第三是动态心电图有心律失常存在，但患者一直没有症状，这种结果仅有不可靠的价值。第四是在动态心电图监测过程中无症状，同时也未记录到心律失常，这种结果没有价值。

动态心电图常常用来发现停搏（pause），其次是发现室上性和室性心律失常及其时间分布特点，最后是诊断各种类型的心律失常，包括快速性心律失常和缓慢性心律失常，其诊断方法及标准与常规12导联心电图相同，但检出率会更高。

3. 评估心脏起搏器及埋藏式心脏复律除颤器（ICD）的疗效　动态心电图对证实是否存在显著的缓慢性心律失常，以及评估患者症状与心律失常之间是否相关均有判断价值，因而对评估有症状患者是否需要安置起搏器有辅助作用。起搏器植入后，动态心电图可评估起搏器功能，并且可指导设定频率反应和自动模式转换等参数（图3-16）。有时动态心电图可以作为起搏器术后持续遥测评估起搏器功能的辅助手段；从而辅助决定是否需要重新设定程序或进行手术干预。但由于现代起搏器功能复杂，动态心电图需通过复杂的步骤和人工识别来完成这项工作，尤其是在起搏器植入术后的随访检查中，具有重要的临床价值。另外，动态心电图是评估ICD放电治疗是否恰当和调整仪器功能的有效辅助工具，能有效避免心动过速检出心率与日常活动所能达到的最大心率重叠，并能够评估药物辅助治疗的效果，减少仪器放电次数，延长仪器寿命。

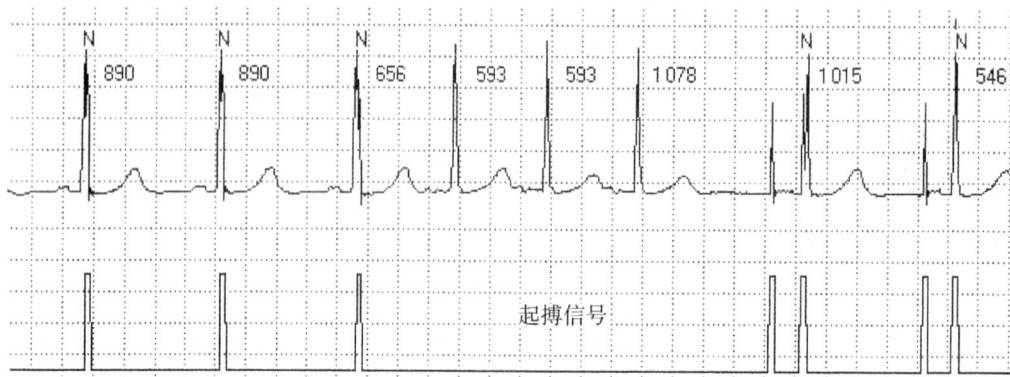

起搏器分析总结表

时间	最大心率(次/分)	最小心率(次/分)	总心搏	总起搏	%起搏比	%竞争心搏	FTO	FTS	FTC
总数	141	84	131 853	131 899	100	1	27	43	32
开始-16:00	98	88	1 723	1 722	100	0	1	0	0
16:00-17:00	100	88	5 390	5 390	100	0	0	2	1
17:00-18:00	104	88	5 394	5 394	100	1	4	0	4
18:00-19:00	91	88	5 354	5 354	100	2	0	2	0
19:00-20:00	96	88	5 361	5 361	100	0	5	0	0
20:00-21:00	98	88	5 379	5 379	100	1	0	1	7
21:00-22:00	95	87	5 383	5 383	100	1	1	0	6
22:00-23:00	93	88	536	5 356	100	2	0	0	3
23:00-00:00	99	85	5 407	5 407	100	1	2	0	0
00:00-01:00	91	87	5 354	5 354	100	2	0	8	0
01:00-02:00	91	87	5 355	5 355	100	3	4	0	0

图 3-16　起搏心电图分析及总结表，FTO 表示起搏失败，FTS 表示感知失败，FTC 表示无效起搏（夺获失败）

三、对心肌缺血的检测与临床应用

1. 检测心肌缺血相关症状的适应证　见表 3-2。

表 3-2　AHA/ACC 动态心电图指南

适应证分类		内容
Ⅰ类		无
Ⅱ类	Ⅱa 类	怀疑变异型心绞痛患者
	Ⅱb 类	1. 评估无法运动的胸痛患者
		2. 对无法运动的血管外科患者进行术前评估
		3. 已知 CAD 和不典型胸痛综合征患者
Ⅲ类		1. 不能运动的胸痛患者进行初次评估
		2. 有症状患者进行常规筛查

2. 诊断心肌缺血与症状的关系　《AHA/ACC 动态心电图指南》认为动态心电图检测心肌缺血无Ⅰ类适应证，表明不能用于无胸痛症状的未确诊冠心病患者检出心肌缺血，但是可用于有典型胸痛患者检测一过性心肌缺血和已确诊冠心病患者检测无症状心肌缺血。

动态心电图诊断心肌缺血尚无统一的判定标准，指南推荐采用"1×1×1"诊断标准，即：①以 PR 段确定等电位点，在 J 点和（或）J 点后 60~80ms 测量 ST 段呈水平型或下斜型压低≥1mm，如果基线的ST段已降低，要在已降低的基础上ST段呈水平型或下斜型再降低≥1mm；②ST段明显移位至少持续1min以上；③两次心肌缺血发作至少有1min的间隔，指南推荐的发作间隔时间为5min。Cohn提出了"心肌缺血总负荷"（total ischemia burden，TIB）是指冠心病患者24h内发作心肌缺血时的ST段下降幅度和持续时间的乘积，它是心肌缺血定量评价的唯一指标，它可以充分反映心肌缺血的程度以及临床预后，对冠心病患者的预后有重要意义（图3-17）。

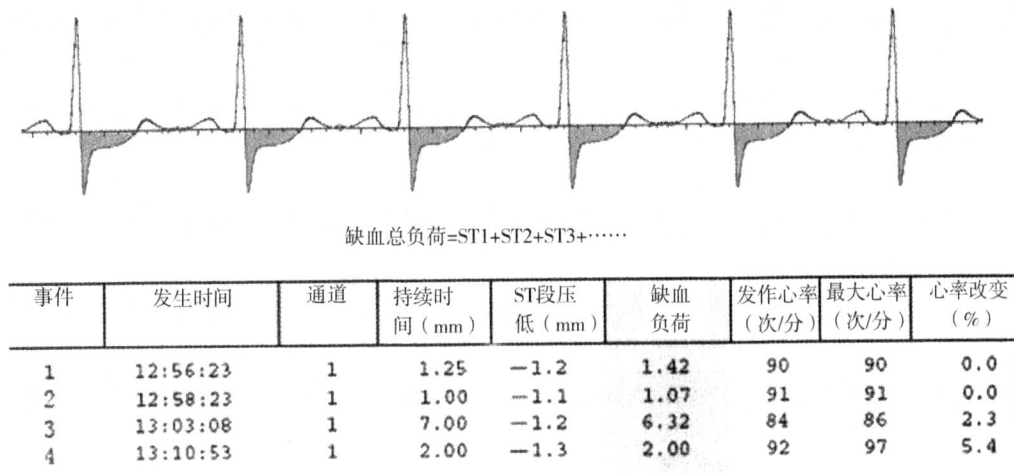

缺血总负荷=ST1+ST2+ST3+……

事件	发生时间	通道	持续时间（mm）	ST段压低（mm）	缺血负荷	发作心率（次/分）	最大心率（次/分）	心率改变（%）
1	12:56:23	1	1.25	-1.2	1.42	90	90	0.0
2	12:58:23	1	1.00	-1.1	1.07	91	91	0.0
3	13:03:08	1	7.00	-1.2	6.32	84	86	2.3
4	13:10:53	1	2.00	-1.3	2.00	92	97	5.4

图3-17 ST段分析及缺血负荷计算

由于动态心电图是记录患者日常活动状态下的心电活动情况，记录到的心电图图形会随着患者的活动而发生各种各样的变化，同时动态心电记录器的频响范围窄。因此，动态心电图检测心肌缺血具有一定的局限性，除心肌缺血引起ST段偏移以外，其他许多原因也可引起ST段的偏移，包括过度通气、高血压、左室肥厚、心肌炎、左心室功能不全、束支传导阻滞、体位改变、快速性心律失常、预激综合征、交感神经系统异常、抗精神疾病药物、抗心律失常药物、洋地黄、药物水平变化、吸烟和电解质异常等均可影响ST段的改变，干扰也对ST段改变的影响特别明显，常常会增加分析系统对ST段改变分析的误差。因此，要排除各种对ST段偏移的影响因素后，才能把ST段偏移作为反映心肌缺血的指标，同时要参考心肌缺血发作过程中心率变化及心律失常发生情况而后做出判断，因此，详细记录活动日志以及提供详细的病史对提高动态心电图诊断心肌缺血的准确性具有重要意义。

3. 识别无症状心肌缺血 无症状心肌缺血（asymptomatic myocardial ischemia）是指冠心病患者确有心肌缺血的客观证据（心电活动、左室功能、心肌血流灌注及心肌代谢等异常），但缺乏胸痛等与心肌缺血相关的主观症状，临床上称为隐匿性心肌缺血（silent myocardial ischemia，SMII）。动态心电图是识别和评估无症状心肌缺血发作的唯一工具，Cohn依据临床资料和症状表现，将无症状心肌缺血分为3种类型：Ⅰ型：完全的SMI；Ⅱ型：心肌梗死后有SMI发作；Ⅲ型：心绞痛伴有SMI。通过动态心电图对冠心病患者进行24h心电监测发现，在所有的ST段下移1mm以上的缺血发作中，无症状缺血发作与有症状缺血发作之比约（3~4）：1；在24h中，无症状心肌缺血发作的第一高峰时间是在早晨7~11点时，第二高峰时间是在下午17~21时，在凌晨2~6时缺血发作频率最低，此节律变化与心率呈正相关，此时间段与心肌梗死的发病和冠心病猝死的发生呈并行关系；在患者的日常活动中，大部分（约75%）的心肌缺血发作是在轻体力劳动和脑力活动时，而且24h可发作数次到数十次不等，只有把24h的心肌缺血总合起来，计算出心肌缺血总负荷，才会把日常生活中的有症状心肌缺血和无症状心肌缺血统一起来对心肌缺血进行定量评价。结合临床资料可对无症状心肌缺血进行危险分层。有研究表明冠心病患者无症状心肌缺血发作频繁，往往预后不佳；不稳定型心绞痛患者无症状心肌缺血发作频繁，且持续时间长者，其以后发生急性心肌梗死和心脏性猝死的危险性高；动态心电图检查提示心肌缺血总负荷≥60mm·min/24h是急性冠状动脉综合征的独立危险因素之一，提示患者常有广泛的冠状动脉血管病变，近期易发生急性冠状动脉综合征，可建议患者住院进一步治疗或留院观察。如果患者临床尚未诊断冠心病，即使动态心电图检出了 ST 段改变，但无其他检查证据支持冠心病的诊断，则不宜诊断为无症状心肌缺血发作。

4. 评价冠心病治疗效果　动态心电图检测心肌缺血在冠心病治疗评估中起着重要的作用，随机临床研究结果提示，治疗后动态心电图提示心肌缺血改善可能与冠心病患者预后改善相关。对抗心绞痛药物疗效的评价，主要依靠心绞痛发作的频率、持续时间、每天药量和运动试验测定运动能力等来评价，这种结果会受到主观因素的影响，可靠性差，应用动态心电图检测可以观察药物治疗、手术治疗（CABG）和介入治疗（PCI）前后心率的变化，ST段偏移的程度，持续时间及其与症状的关系，特别是对无症状心肌缺血发作的识别具有更重要的临床价值。

四、动态心电图应用新进展

1. 心率变异性　心率变异性（HRV）是指逐次心搏间期的微小差异，它产生于自主神经系统对心脏窦房结的调节，使得心搏间期存在几十毫秒的差异和波动。应用动态心电图检测心率变异性是一种无创且能较好地对心脏自主神经功能和临床疗效进行判断和评估的手段，在基础研究领域应用广泛。心率变异性反映自主神经系统活性，可定量评估心脏交感神经与迷走神经的张力及其平衡性，分析心率变异性可以判断心血管疾病的病情及预后，可以预测心脏性猝死和心律失常事件的发生。

心率变异性分析有时域分析和频域分析两种方法，时域分析是指通过测量连续正常心搏间期变化的变异性来反映心率变化程度、规律，从而用于判断其对心血管活动的影响，分析指标包括 SDNN、SDANN、RMSSD、PNN50 等，SDNN 是指全部窦性心搏 RR 间期的标准差，正常参考值：141ms ± 39ms；SDANN：是指 RR 间期平均值标准差，正常参考值130.9ms ± 28.3ms；RMSSD：是指相邻 RR 间期差值的均方根，正常参考值 39.0ms ± 15.0ms；PNN50 是指相邻 RR 间期之差 >50ms 的个数占总窦性心搏个数的百分比，正常参考值：16.7ms ± 12.3ms。频域分析是指将正常心搏间期变化转变为频谱，计算功率谱密度（power spectral-density，PSD），单位是 ms^2/Hz，反映 RR 间期变异。常用的频谱转换方法有自回归法（AR）和快速傅立叶法（FFT）。两种转换方法所绘制的图形不同，但其结果高度相关。FFT 法简单快速；AR 法较为精确且各频段曲线平滑，目测效果好，目前指南推荐使用 AR 法。频谱成分和频段划分为：①总功率（TP）：频段≤0.4Hz；②超低频功率（ULF）：频段≤0.003Hz；③极低频功率（VLF）：频段0.003 ~ 0.04Hz；④低频功率（LF）：频段 0.04 ~ 0.15Hz；⑤高频功率（H F）：频段 0.15 ~ 0.4Hz。标化 LF/HF 比值为 1.5（图 3 – 18）。

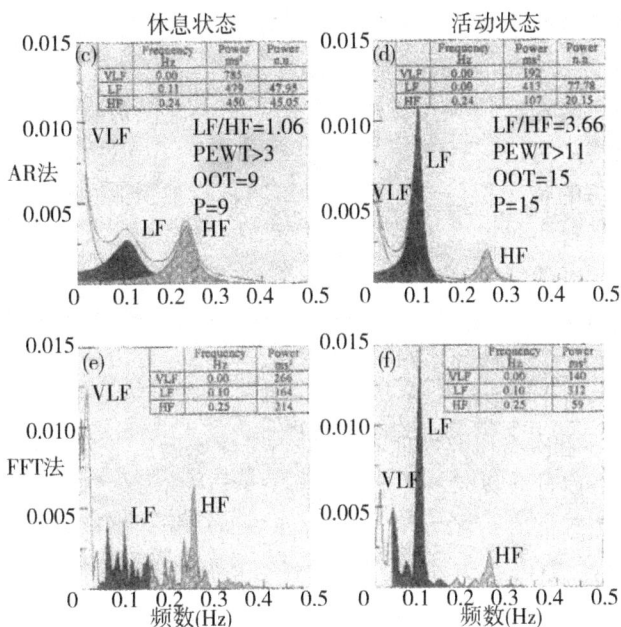

图 3-18 心率变异性分析，AR 和 FFT 频域分析法结果比较

心率变异性直接分析的是 RR 间期的变化，在频谱分析中所得到的频谱数据并不直接代表自主神经系统张力大小，而是说明自主神经系统对心率的调控作用大小。心率变异性降低表明交感神经张力增高，使室颤阈值降低，属于不利因素；心率变异性升高表明副交感神经张力增高，使室颤阈值提高，属于保护因素。致命性的心律失常与交感神经的兴奋性增加、迷走神经的兴奋性降低有关，大多数专家认为 SDNN、SDANN 时域指标小于 50ms，为心率变异性显著减低，说明心血管疾病的病死率明显增高。

2. 连续心率减速力 连续心率减速力（deceleration capacity of rate，DC）检测技术是德国慕尼黑心脏中心 Georg Schmidt 教授近年发现并提出的一种检测自主神经张力的新技术。心率减速力的检测是通过 24h 心率的整体趋向性分析和减速能力的测定，定量评估受检者迷走神经张力的高低，进而筛选和预警猝死高危患者的一种新的无创心电技术。减速力降低时提示迷走神经的兴奋性降低，其对人体的保护性作用下降，使患者猝死的危险性增加，反之，心率减速力正常时，提示迷走神经对人体的保护性较强，受检者属于猝死的低危人群。心率减速力的测定是进行猝死高危人群筛选与预警的一项最新的无创心电技术，其能定量、单独分析和测定迷走神经作用的强度。

连续心率减速力检测结果的临床意义判定如下。

（1）低危值：DC 值 >4.5ms，提示患者迷走神经使心率减速的能力强。

（2）中危值：DC 值 2.6～4.5ms，提示患者迷走神经调节心率减速力的能力下降，患者属于猝死的中危者。

（3）高危值：DC 值 ≤2.5ms，提示患者迷走神经的张力过低，对心率调节的减速力显著下降，结果对心脏的保护作用显著下降，使患者属于猝死的高危人群。

3. 窦性心率震荡 窦性心率震荡（heart rate turbulence，HRT）是指心脏在发生室性早搏后，出现短期的窦性心率波动的现象，既有短暂的心率加速，也有短暂的心率减速的过程，是自主神经对单发室性早搏后出现的快速调节反应。它反映了窦房结的双向变时功能。Georg Schmidt 教授等最初提出震荡初始（turbulence onset，TO）和震荡斜率（turbulence slope，TS）两个指标的算法，按照该算法，应用动态心电图分析心率变异的原理，自动检测心率震荡，计算出震荡初始（TO）和震荡斜率（TS），正常人群心律震荡的 TO 为 0%，TS 为 2.5%。心率震荡的临床价值与压力反射敏感性试验（baroreflex sensitivity，BRS）相似，主要用于定量分析自主神经功能，判断迷走神经紧张度，判断急性心肌梗死患者的预后，预测恶性心律失常事件的发生。

HRT 是近年来发现的一种与心脏性猝死（SCD）有密切相关的心电现象，是评价心脏自主神经功能、预测死亡危险性的指标。窦性心率震荡是指在室性早搏发生后，窦性心率出现短期的波动现象，是自主神经对单发室性早搏后出现的快速调节反应，反映了窦房结的双向变时功能。1999 年，首次有研究发现 HRT 是心肌梗死后患者死亡的独立危险因素，可用于心肌梗死患者危险分层且效果明显。震荡初始（TO）和震荡斜率（TS）两项指标对心肌梗死高危者有一定预测价值，TO 表示患者室性早搏后初始阶段窦性心律出现加速，判断标准为：TO < 0 为正常；TO > 0 为异常。TS 定量分析室性早搏后是否存在窦性心率减速现象，其判断标准为：TS > 2.5ms/RR 间期为正常；TS < 2.5ms/RR 间期为异常。TO 和 TS 均异常时其阳性预测值分别为 33% 和 31%，阴性预测值可达到 90% 左右，均高于其他检测。TS 值灵敏度、特异度又明显高于 TO 值，是更强的预测 SCD 的单变量指标（图 3 - 19）。

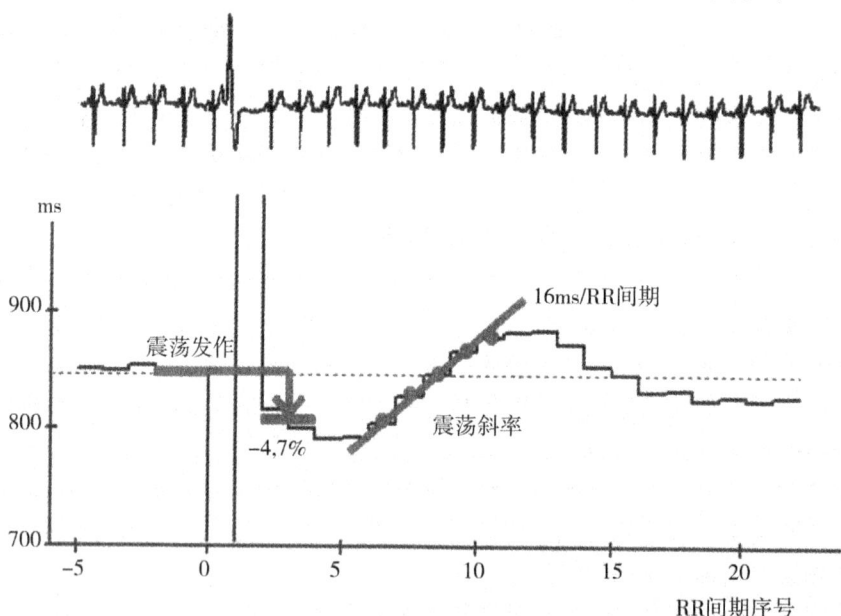

图 3 - 19　窦性心率震荡计算方法

4. 微伏级 T 波电交替　应用动态心电图分析微伏级 T 波电交替功能成为近年来无创心律失常研究的新热点，开创了动态心电图预警恶性心律失常检查的新方法。T 波电交替（TWA）是指在体表心电图上出现 T 波的幅度、形态和极向逐搏交替变化的现象，其表示心脏复极的交替性改变。这种变化与室速、室颤、心脏性猝死的发生有着极为密切的关系，可见于长 QT 间期综合征、急性心肌缺血、变异型心绞痛、猝死以及电解质紊乱，是恶性心律失常和心脏性猝死的独立预测指标。然而体表心电图可见的 TWA 十分罕见。近年来，随着先进的信号识别与处理技术的发展，动态心电图能够通过时域分析方法识别和检测微伏级 T 波电交替，即普通心电图不能发现的、需特殊的心电信号处理技术才能记录到的微伏级 T 波电交替，其临床意义不仅与体表心电图出现 T 波电交替的临床意义相同，而且许多研究提示微伏级 T 波电交替在预测心脏性和主要心律失常事件方面的价值至少等同于电生理检查，可用于恶性室性心律失常高危患者的危险分层。

2002 年哈佛大学医学院的 Verrier 教授等联合通用电气公司，在动态心电分析系统中成功地推出检测微伏级 T 波电交替的时域分析方法，该方法首先将体表心电信号经过特殊的抗基线漂移和信号滤波算法处理后，自动检测并排除干扰的心搏，再进行心电波形的移动平均修正（modified moving average，MMA），对 ST-T 波形区域进行动态的时域（time domain）定量分析，最后对该区域的干扰信号进行非线性滤波处理（图 3-20），检测出微伏级 T 波电交替。有研究表明应用时域分析法与频域分析法两种研究方法来检测由 T 波电交替信号产生的 T 波电交替，其结果具有非常好的相关性，但时域分析法更具备以下优势：①应用时域分析法可对患者日常生活中心率加快、ST 段抬高、从睡眠中觉醒以及运动时等多个时间点检测微伏级 T 波电交替，可以"动态"监测 T 波电交替的变化；②检测时不需要特殊的电极，监测心搏的数目不固定，在全部都是窦性心搏中检测，保证了检测的准确性；③检测时不需要通过运动来维持 90~110 次/分的心率水平。时域方法检测 T 波电交替的阳性参考值：T 波电交替 >7.6μV，信噪比 ≥3，持续 1min 以上为阳性。

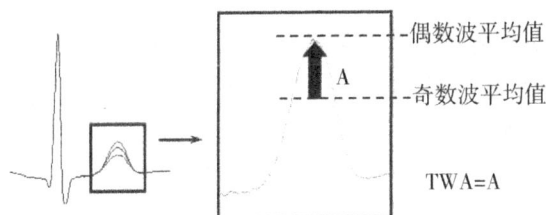

图 3-20　应用 MMA 分析法计算 T 波电交替分析结果

5. 动态睡眠呼吸监测　新一代动态心电图具有动态睡眠呼吸监测功能，成为睡眠呼吸暂停综合征（sleep apnea syndrome，SAS）的筛查和研究的新型辅助诊断方法之一，也是动态心电图分析功能在不同临床研究领域的拓展应用。睡眠呼吸暂停综合征（SAS）是指患者睡眠时出现因气道阻塞造成鼻和口腔气流暂停超过 10s 以上的无法正常通气，导致低血氧、高碳酸血症和血液 pH 值下降等一系列病理生理改变，可导致心力衰竭、心律失常、心绞痛、心肌梗死和夜间猝死等。目前的睡眠呼吸诊断中心多采用经典式多导生理记录仪（PSG）作为睡眠呼吸暂停综合征诊断的"金标准"。患者在睡眠呼吸诊断中心全夜监测睡眠的过程中，连续同步描记脑电、心电、血压、呼吸等十余项指标，分析睡眠情况以及睡眠期间的脑电表现、心血管功能、血氧含量、有无呼吸障碍等，这种睡眠检查方法需要患者留院观察，由于患者改变了居住环境和睡眠习惯，很难得到真实的睡眠记录，不易在综合性医院普及。而在动态心电分析仪中增加动态睡眠监测功能，可以让患者在家中进行睡眠、心电和呼吸记录，分析患者在睡眠中是否发生呼吸暂停，已经在临床中推广应用。动态心电图分析系统应用心电图计算呼吸曲线（ECG - derivedrespiratory signals，EDR）的技术来判断睡眠呼吸暂停现象，通过呼吸曲线的趋势图可以直观找出呼吸暂停，并将呼吸暂停 10s 以上的事件总结（图 3 - 21）。国内专家研究推荐 7h 的睡眠中反复发作呼吸暂停 10s 以上的事件超过 30 次，或者每小时呼吸暂停超过 5 次为筛查睡眠呼吸暂停综合征的诊断标准，这将有效地推动动态心电图作为睡眠呼吸暂停综合征的常用辅助诊断方法在临床广泛应用。

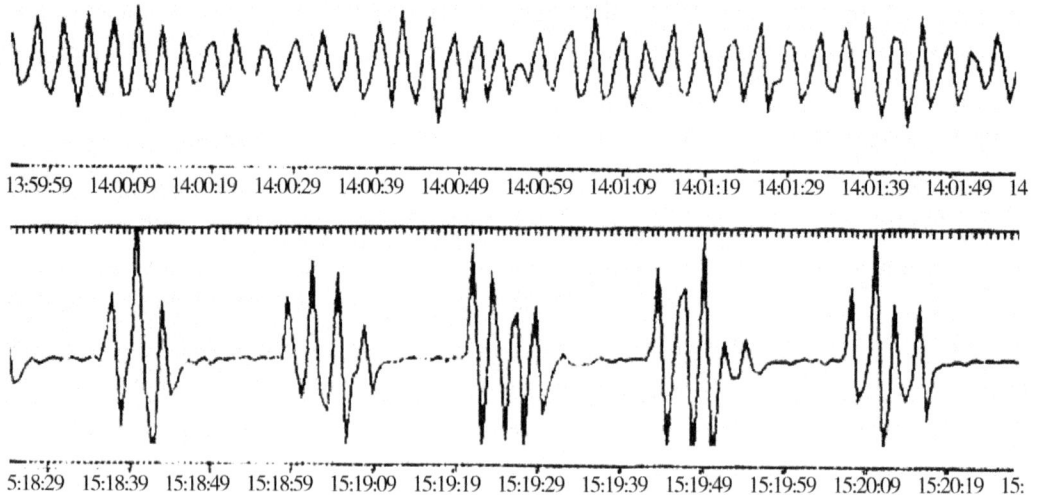

图 3 - 21　动态睡眠监测中出现睡眠呼吸暂停曲线

五、展望

心电信息技术与信息网络通讯技术高速发展并深度融合，是动态心电图检测技术向制造微小舒适记录仪和实时动态传送心电数据的方向发展，动态心电图网络已经成为实现心电图"家庭监护"的最常用的远程医疗方式之一，将来心电信息网络建设会走向社区医院及家庭，患者可以在家里得到全天候的心电监护，并在动态心电网络系统中进行可视化咨询和心脏事件的心电图自动诊断预警，并得到专业医生的信息反馈，提高心血管病的诊断与治疗质量，建立区域化心电信息管理的过程中将心电图信息统一存储将成为各级医院实施患者生命急救的基础网络。

（吕志阳）

第七节　负荷心电图

负荷心电图（loading electrocardiogram）又称心电图负荷试验，系指通过运动或其他方法增加心脏的负荷，使心肌耗氧量增加；当负荷达到一定量时，冠状动脉狭窄患者的心肌供血不能相应增加，诱发心肌缺血，并通过心电图检查结果显示出来，从而辅助冠心病心肌缺血的诊断。根据负荷试验所采用的方法将心电图负荷试验分为三类。

一、药物负荷试验

常用药物有双嘧达莫（潘生丁）、腺苷、多巴酚丁胺、异丙肾上腺素等。

二、非运动、非药物负荷试验

常用方法有心房调搏、冷加压、缺氧、饱餐试验等。

三、心电图运动试验

心电图运动试验（electrocardiogram exercise test）又称运动负荷心电图，是目前最常用的、最重要的一种心电图负荷试验。心电图运动试验是使患者通过运动以增加心脏负荷，增加心肌耗氧量，继而诱发心肌缺血，导致心电图出现缺血性 ST 段改变。目前常用的是分级运动试验，主要有踏车运动试验和平板运动试验两种。平板运动试验是当前使用最普遍的方法，有多种方案，均从低运动量的热身活动开始，逐步提高运动的速度和平板的倾斜高度，分成由不同速度和倾斜度组合的阶段，反映逐步增加的耗氧量和运动负荷。最常用的是 Bruce 方案及较低运动量的修订 Bruce 方案。分级运动试验多采用常规 12 导联进行记录，与常规心电图不同的是肢体电极要放在躯干上，以减少肌肉活动的干扰。

根据运动量的大小又将运动试验分为极量运动试验和次极量运动试验。运动强度通常用最大心率代表。最大心率随年龄增加而减少。女性低于男性。极量运动试验是指受试者竭尽全力所达到的运动量，极量运动时的目标心率为 220 - 年龄。次极量运动试验的运动量相当于极量运动的 85% ~ 90%，其目标心率为极量运动时的 85%（约相当于 190 或 195 - 年龄）。

（一）运动试验的终点

发生以下情况是终止运动的指标。

（1）达到预计的心率值。

（2）出现典型的心绞痛。不是敏感的阳性指标，因不少冠心病患者有无症状性心肌缺血。

（3）出现缺血性心电图改变，特别是同时伴有心绞痛症状时。

（4）收缩压明显改变。收缩压较运动前下降 10mmHg 或升高达 200mmHg 以上。

（5）严重的心律失常。如频发室性早搏、室性心动过速等。

（6）明显的乏力、腿软、脸色苍白、步态不稳，均提示心排血量减少、骨骼肌缺血。

（7）出现心功能不全的临床表现。

（二）运动试验阳性标准

（1）出现典型的心绞痛症状。

（2）出现异常的心电图改变。包括运动中或运动后出现 ST 段水平型或下斜型下移 ≥ 0.1mV，持续 ≥2min；ST 段在 J 点后 0.08s 下移 >0.2mV，持续到停止运动后至少 1min；ST 段抬高 >0.1mv。对于无症状的健康人群，单纯心电图阳性改变不能诊断为冠心病，只是相当于冠心病的一个危险因素。

（三）运动试验假阳性和假阴性反应

运动试验假阳性即运动试验阳性但并没有冠心病。运动试验假阳性率比较高，特别是在更年期前后的女性。常见影响因素包括自主神经功能失调、过度换气、电解质紊乱、高血压、心室肥厚、心房复极波的干扰。运动试验假阴性即运动试验为阴性但患者确有冠心病。经与冠状动脉造影对照研究，运动试验假阴性率亦不低，甚至在有严重三支冠状动脉病变时运动试验也可呈阴性，这与 12 导联心电图记录对整个心脏而言还存在盲区及相对应部位缺血所致电位变化相互抵消等因素有关。

（四）运动试验的临床应用

运动试验主要用于冠心病的协助诊断、冠心病患者病情及预后的评估、治疗措施的选择和治疗效果的评价。如上所述，运动试验既有假阳性，又有假阴性，故在临床评价其结果时必须结合患者的症状及其他检查结果，必要时应做介入检查以明确诊断。此外，显性预激和完全性左束支传导阻滞可使运动试验的结果难以评价而没有诊断价值。反映冠心病病情严重或预后差的运动试验指标如下。

1. 症状限制的运动时间　完成 Bruce 第 2 阶段前或运动量 <6.5METS 即出现症状。

2. 症状限制时的心率　未用 β 受体阻滞剂等药物，尽管运动负荷增加，心率不能相应达到 120 次/min 以上。

3. ST 段水平型或下斜型下移　出现于心率 <120 次/min 或运动量 <6.5METS 时，或 ST 段下移 >0.2mV 或持续到运动后 6min 以上或多导联 ST 段下移。

4. 收缩压反应　持续性降低 >10mmHg 或增加运动量时血压不相应上升（<130mmHg）。

5. 其他重要表现　运动诱发的 ST 段抬高或诱发心绞痛或运动引起 U 波倒置或运动诱发室性心动过速。

（五）运动试验的安全性与禁忌证

运动试验通常比较安全，关键在于严格掌握运动试验的禁忌证，否则运动试验可能会诱发心肌梗死甚至死亡。运动试验的禁忌证为：不稳定型心绞痛、严重高血压、明显的心功能不全、严重的瓣膜狭窄、梗阻性肥厚型心肌病等。

（路秀庚）

第八节　其他衍生心电图

一、心室晚电位

心室晚电位（ventricular late potential，VLP）是指出现在 QRS 终末部和 ST 段上的高频、低振幅的碎裂电活动，是由于局部心肌延迟除极所致，是碎裂电活动在体表上的反映，常与心室折返性心动过速有关，多见于冠心病和致心律失常性右心室心肌病，尤其是心肌梗死后患者，是一项可以进行危险性分级和判断预后的无创性技术。

（一）记录方法

目前临床上主要采用无创性体表记录方法，其基本技术包括：高分辨率放大器，主要用于放大心电信号；滤波技术，一般多采用 25～250Hz 带通滤波及双向滤波技术；信号平均（叠加）技术，是从体表记录微弱晚电位信号最重要的方法，常用时间信号平均方法。检测方法多采用时域法和频域法，其中时域分析开展较久，积累了一定的经验，重复性较好，目前在临床上已常规应用，而频域分析尚待总结经验。

（二）导联系统

近年多采用 Simson 倡导的 X、Y、Z 双极正交导联系统。X 轴正、负极分别置于第 4 肋间左腋中线和右腋中线；Y 轴正、负极分别位于左下肢和胸骨柄处；Z 轴正、负极分别置于 V_2 和后背之 V_2 相对应的位置。无关电极放置在右下肢。

（三）诊断参数、正常值和阳性标准

1. QRS 总时限　指滤波后综合导联心电图上 QRS 波起点至高频低振幅信号幅值下降至基础噪声 3 倍处的时间。正常值 < 120ms。

2. QRS 终末 40ms 内振幅　指滤波后综合导联心电图上 QRS 波终末 40ms 均方根电压。正常值 > 25μV。

3. VLP 时限　即 QRS 终末振幅低于 40μV 的时限，指滤波后综合导联心电图上从 QRS 波终点逆向测量至振幅为 40μV 处所经历的时间，正常值 < 39ms。

VLP 的阳性标准至今尚未统一，目前多采用 Simson 标准，即上述 3 项指标中有任何 2 项异常，即为 VLP 阳性。在 VLP 记录中可于 QRS 波后可见一低振幅的棘波，多见于致心律失常性右心室心肌病，系发育不良病变处心肌延迟除极所致，又称为 Epsilon 波，以体表心电图 $V_1 \sim V_3$ 导联最明显。

（四）主要临床意义

（1）VLP 阳性与恶性室性心律失常，尤其是心肌梗死后室性心动过速密切相关，可作为冠心病高危人群的预测指标之一，应注意随访。

（2）VLP 阳性者，提示室性心律失常为折返机制。

（3）VLP 阳性不是预测心脏性猝死的独立危险因素。

二、监测心电图

监测心电图（monitoring electrocardiogram，MECG）主要指心电监护，是利用心电监护仪器连续监测患者的心电活动参数，包括心率、心律、传导、ST - T 改变等，并对患者的瞬间心电变化及时进行分析、诊断并采取相应的医疗措施。目前使用最多的是床边心电监护，它在抢救危重心脏病患者、降低住院死亡率方面具有重要价值。近年来随着电子技术的飞速发展，又开发出遥测心电图和电话传输心电图，因此实现了床边监护、院内监护和院外监护多种监护系统。床边心电图监护一般使用模拟双极胸导联，即通过心电监测仪上的胸三极、四极或五极导联线中的两个电极显示双极心电图。常用的有普通监测导联（M Ⅰ、M Ⅱ、M Ⅲ）和一些改良监测导联，其中 M Ⅱ 导联图形近似于 V_5 导联，所得心电图波幅较大，干扰较小，是病房监测心律失常的常用导联之一。普通监测导联的连接方法见表 3 - 3。

表 3 - 3　普通监测导联的连接方法

监测导联	左手（正极）	右手（负极）	右足（地线）
M Ⅰ	左锁骨下外 1/4	右锁骨下外 1/4	右腋前线肋缘处
M Ⅱ	左胸大肌下缘或左腋前线肋缘处	右锁骨下外 1/4	右腋前线肋缘处
M Ⅲ	左胸大肌下缘或左腋前线肋缘外	左锁骨下外 1/4	右腋前线肋缘处

三、起搏心电图

配戴人工心脏起搏器患者的心电图称为起搏心电图。因此，起搏心电图由患者自主心律与起搏器心律共同组成。分析起搏器心电图必须首先确定患者自身主导节律、存在的心电图异常及心律失常。而后在分析自主心律的基础上，通过分析起搏心电图判断起搏器的功能是否正常。起搏心电图如何，主要取决于起搏器的工作模式。心脏起搏器常见的基本工作模式有 AAI、VVI、DDD、VAT。此处简要介绍上列不同起搏模式的起搏心电图特征（图3-22）。

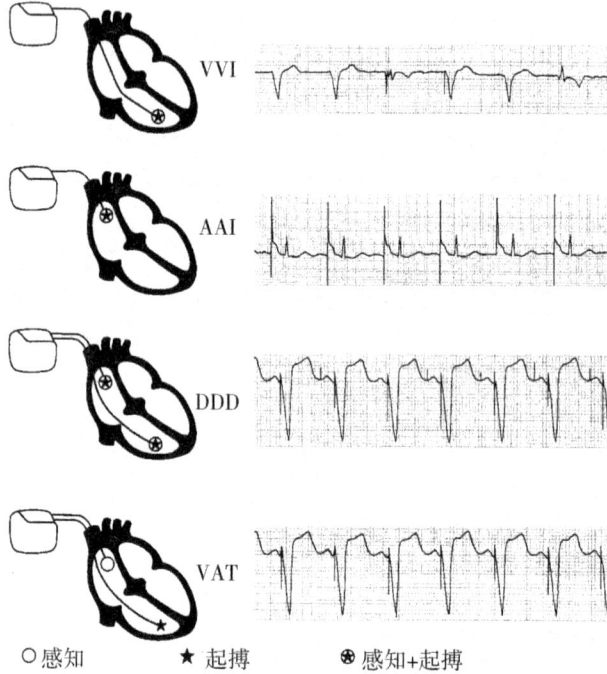

○感知　　★起搏　　⊛感知+起搏

图3-22　常见起搏器工作模式示意图

（一）心室抑制型起搏

心室抑制型起搏（ventricular inhibited pacing，VVI），其电极位于右心室，起搏和感知心室，与心房无关。每个钉样信号后面紧跟一个起搏的 QRS 波，通常呈宽大畸形，与 P 波无固定关系，起搏的 QRS 波不同于自身的 QRS 波，呈不典型左束支传导阻滞图形。右心室电极既可放在心尖部，也可放在高位室间隔。心室电极越靠近心尖部，QRS 波宽大畸形越明显；相反，心室电极越接近高位室间隔，QRS 波越接近正常。心电图上的排列顺序为钉样信号→起搏的 QRS 波，两者与自身的 P 波无固定关系。

（二）心房抑制型起搏

心房抑制型起搏（atrial inhibited pacing，AAI），其电极位于右心房，起搏和感知心房，电脉冲激动心房后经自身正常的房室结下传激动心室，因此每个钉样信号后面紧跟一个与自身 P 相似的起搏 P 波和一个自身 QRS 波。心电图上的排列顺序为钉样信号→起搏的 P 波→自身的 QRS 波。

（三）全自动双腔起搏

全自动双腔起搏（fully automatic dual chamber pacing，DDD），其右心房和右心室均起搏，有 2 个间期固定的钉样信号。心电图上的排列顺序为钉样信号→起搏的 P 波→钉样信号→起搏的 QRS 波。QRS 波的形态类似于 VVI。

（四）心房同步心室起搏

心房同步心室起搏（atrial synchronous ventricular pacing，VAT）感知心房，起搏右心室，每个钉样信号前面有一个自身的 P 波，后面紧跟一个起搏的 QRS 波，QRS 波的形态类似于 VVI。心电图上的排列顺序为自身 P 波→钉样信号→起搏的 QRS 波。

（五）双心室三腔起搏器

在右心房和右心室电极基础上，经冠状静脉窦再放一根电极到左心室心外膜下同时起搏左心室，心电图类似于 DDD，QRS 波会更窄一些甚至接近正常，使不同步的左、右心室尽量同步收缩，以纠正由于心电活动异常所导致的血流动力学异常，可改善慢性心功能不全。目前主要用于左、右心室收缩不同步的、EF < 35% ~ 40% 的慢性心力衰竭患者。

近年来随着电子元器件的不断优化升级，计算机功能及遥控技术的发展，依据不同类型患者的要求，起搏器功能设置也日益增多且智能化自动化水平也不断提高，不同类型起搏器的起搏心电图肯定也不同。同一类型起搏器工作模式不同或所设置的参数不同，其起搏心电图亦有差别。因此，在分析起搏心电图以前必须首先了解起搏器的类型、工作模式及各种不同的参数。

（路秀庚）

第九节　放射性核素检查

放射性核素检查技术（radionuclide techniques）是利用放射性核素或其标记化合物，代替同类的非放射性物质引入体内，追踪其在体内脏器及组织中的位置、数量及转变，该技术在心血管疾病应用方面主要包括：①心功能测定。②心血池显像和心肌显像。③放射性核素心血管造影。④放射免疫分析。

（一）心功能测定

临床上常用的如心排血量测定、左心室射血分数（EF）以及肺稀释曲线测定。心排出量测定是通过静脉快速注入放射性^{131}I – 人血清白蛋白，于心前区描记放射性标记物通过心脏各房室的时间 – 放射性浓度曲线。根据稀释法原理，放射性标记物通过心脏的时间 – 放射性浓度曲线的积分，与通过心脏的血流量成反比关系，从而计算出心排出量。

本检测主要用于估价心脏储备功能，了解急性循环衰竭患者的血流动力学改变，估价病情和指导治疗。

左室射血分数可采用^{99m}Tc 在体内标记红细胞或转铁蛋白，短期内不能透过血管壁，并在血液中呈均匀分布的特性，用"心脏核素听诊器"探测或用门电路控制的 γ 照相机照相，便可获得左心室内放射性涨落或心室随收缩或舒张而发生的容量变化的数据，通过电子计算机处理，即得到左心室射血分数。本参数对于冠心病的诊断及对冠心病患者心肌缺血的监测和药物、介入或手术治疗的疗效观察，对心肌梗死患者预后的评价，均有重要参考价值。

放射性核素肺稀释曲线是一种测定中心循环内有无左向右分流的检查方法。正常人当静脉快速注入^{99m}Tc 或^{111m}In "弹丸"后，在肺部所记录到的时间 – 放射性浓度曲线应是上升和下降都十分陡峭的曲线，继之出现体循环混合后的再循环峰。当中心循环存在左向右分流时，第一次通过肺的放射性物质经分流通道过早地又回到肺中，这时记录到肺的时间 – 放射性浓度曲线下降支变得延缓且出现分流峰。据对曲线的分析，计算出肺循环和体循环血量（QP/QS）比值，据此可算出左向右分流量的大小，对先天性房、室间隔缺损等疾病的病情估计颇有帮助。

（二）心血池显像

心血池显像是利用放射性核素标记物注入人体血管内，在短期内不透过血管壁，并均匀地分布于心腔和大血管内，通过扫描或 γ 照相机可在体外显示心脏大血管血池的影像。常用的心血池显像有如下几种。

1. 静态心血池显像　常用的血池显像剂有 ^{99m}Tc 标记的人血清白蛋白（^{99m}Tc – human Serum abumin，^{99m}Tc – HSA）和 ^{99m}Tc 标记的红细胞（^{99m}Tc – RBC），经静脉注射 10~15min 后，应用闪烁扫描仪或 γ 照相机进行多体位扫描或照相，可获得心脏大血管及其周邻组织器官的有关显像图。临床上主要用于下列疾病的诊断和鉴别诊断：①鉴别心包积液与扩张型心肌病引起的球形大心脏。②确定心内有无占位性病变，如左房黏液瘤。③主动脉瘤与纵隔肿瘤，腹主动脉瘤与腹腔实质性肿瘤的鉴别。④诊断心室壁瘤等。

2. 门电路心血池显像　静脉注射血池放射性核素显像剂之后，应用受检者自身心电图 R 波为触发 γ 照相机的信号，选择性地或连续快速拍摄心动周期中各时相的影像，可实时显示心脏舒缩过程的动态图像，有利于观察分析心室壁运动的情况。通过血池显像可获得心室容积曲线，可定量分析心室舒张末期（EDV）和收缩末期的容量（ESV），采用容积法可计算出心排出量、射血分数、心脏指数（CI）等心功能指标，有利于对受检者心功能的评估。心血池显像目前已能建立三维空间图像，可更真实地对心脏的解剖形态学和心功能状态做出更客观的评价。门电路心血池显像结合运动负荷试验或药物介入试验，可提高冠心病诊断的灵敏度，对某些无症状性心肌缺血的诊断也很有价值。基于心肌收缩的位相变化与激动传导的时序有恒定关系，因此应用位相动态分析可直接观察激动传导的起点和途径，对确定室上性心动过速的折返途径、预激综合征旁路定位以及左、右束支传导阻滞的定位等，可与心电生理检查相媲美，甚至更为准确。此外，对心室壁瘤室壁运动情况的评价和心脏起搏器起搏点及传导途径的监测也颇有价值。

（三）心肌显像

心肌显像是利用某些放射性核素或其标记物直接显示心肌形态的技术。目前多采用单光子断层显像（SPECT）和正电子断层显像（PET），统称为 ECT，尤以前者应用较广。因使用的显像剂不同而有两类心肌显像法：一类是能在正常心肌浓聚，反映有功能的心肌组织，该类放射性核素常用的如 ^{201}Tl 和 ^{99m}Tc 标记甲氧基异丁基异腈（^{99m}Tc – MIBI）等，若局部心肌血供减少，心肌细胞坏死或瘢痕组织形成，则该部分心肌无吸收这类放射性核素的功能，在病灶处表现为放射性"冷区"，故称为"冷区"显像。另一类放射性核素刚好相反，新鲜梗死的心肌组织能摄取放射性物质，而正常心肌不吸收，常用的如 ^{99m}Tc 焦磷酸盐（^{99m}Tc – PYP），结果在病灶处有放射性核素浓聚，呈现放射性"热区"，而正常心肌部位无放射性核素而不显影，故称为"热区"显像。心肌显像能直接显示心肌缺血、心肌梗死的部位、大小和形态，具有定量诊断的价值，是心电图、心肌肌钙蛋白和血清酶学等各项诊断心肌梗死指标的重要补充。近年来采用放射性核素 ^{111m}In 标记肌凝蛋白抗体可更准确地显示心肌梗死的范围，对心肌梗死诊断的敏感性和特异性均在 95% 以上。^{99m}Tc – MIBI 心肌灌注显像结合运动试验可早期发现冠心病，检出不典型心绞痛、无症状性心肌缺血，通过心室壁节段分析可推算出哪一支冠脉狭窄。此外，心肌显像也可用于冠脉搭桥手术后、PTCA 术后的疗效评价。

（四）放射性核素心血管造影

核素心血管造影是应用 ^{99m}Tc 进行"弹丸"式静脉注射。当放射性核素沿着循环途径首次通过心脏和大血管时，用沿着循环途径首次通过心脏和大血管时，用 γ 照相机以每秒 1～2 帧的速度连续拍照 25s，以获得放射性核素通过心脏、大血管的连续影像。通过分析这一系列图像中心脏和大血管的显影顺序、时相变化和解剖形态的改变以及放射性时间 – 浓度曲线，可观察心脏血流动力学的变化。本法主要用于确定心内有无分流及分流量大小，对心瓣膜病、大血管瘤、心内占位病变、心室壁瘤等也有一定诊断价值。近年来根据"首次通过"放射性核素心血管造影及门电路控制的心脏血池显像，与运动试验相结合，可分析心室壁的整体和局部动作及心动周期中心室容量的系列变化，对于检出冠心病患者节段性室壁运动异常和估价射血分数异常有重要价值，有利于对冠心病的心功能估价和早期诊断。

（五）放射免疫分析

放射免疫分析技术已普遍开展，通过测定血浆肾素、血管紧张素 I、II 和醛固酮的浓度，有利于鉴别各种类型的高血压病，对高血压病的发病机制的研究也有一定价值。血清肌红蛋白和心肌肌凝蛋白轻链以及心肌肌钙蛋白的测定，对于急性心肌梗死的诊断、梗死范围大小的判断优于酶学检查。此外，通过血清地高辛浓度测定，对临床合理使用洋地黄，避免毒副反应也有一定参考价值。

心血管病的诊断技术繁多，如心尖搏动图、颈动脉图、颈静脉图、心阻抗图、心音图等等，由于篇幅所限不予赘述。

（强玉娜）

第十节　心包穿刺术

一、适应证、禁忌证和方法学演进

自维也纳内科医师 Franz Schuh 首次演示了心包穿刺术以来，该技术已普遍运用，但有关它的确切指征尚存在相当大的争议。心包穿刺术的益处在于能迅速缓解心脏压塞和有机会获得在心包抽液前后准确的血流动力学参数。经皮心包穿刺术的主要危险是可戳破心脏、动脉或肺。一般认为，除非有心脏压塞或因诊断需要分析心包积液，如急性细菌性心包炎，否则无指征行心包穿刺术。

20 世纪 70 年代以前，心包穿刺通常是在床边用尖针盲目进行的，没有血流动力学或超声心动图的监测，死亡或危及生命的并发症发生率高达 20%。现代的方法是以斯坦福大学 123 例患者的经验为规范。大部分患者的心包穿刺是由心脏专科医师在 X 线透视指引和血流动力学与心电监测下，采用剑突下方法进行的。能否安全抽得积液的关键直接与心包渗液的多少有关。二维超声心动图有助于指引心包穿刺放液术，对心脏外科术后局限性心包渗出特别有帮助。

目前的心包穿刺术已远较10年前安全，由有经验的手术者完成时，其产生危及生命的危险性一般小于5%。近年来的心包穿刺经验认为，操作通常应在有血流动力学监测下进行，包括右心及心包腔内压力，这样一方面可提供术前、术后血流动力学改变的证据，另外可排除其他能引起颈静脉压力升高的重要病因，诸如渗出—缩窄改变、上腔静脉梗阻、右心衰竭。

心包穿刺术在下列患者中不能改善血流动力学甚或使病情恶化：①急性创伤性心包出血，血液流进心包腔与被抽吸出的速度相同。②少量心包渗出，估计积液量少于20ml。③超声心动图示前心包无渗液。④包裹性渗液。⑤手术后除液体外，血凝块和纤维蛋白充满了纵隔或心包腔。

二、现代方法学

目前，国外多采用导管和心包穿刺相结合的方法，它既能提供心包内压力升高的资料，又能评估穿刺后血流动力学改善的情况。该方法使用软导管做心包抽液，避免了针头在心包腔内长时间停留，减少了心脏撕裂的危险。心包穿刺术应在有X线摄影和血流动力学监测设备的心脏导管室进行，并由对各种血流动力学的测量方法和操作富有经验的心脏医师操作。术前要为患者测血型和交叉试验，术中心外科做好支援准备。

心包穿刺术前先用漂浮导管记录基础的右房、右室、肺动脉、肺毛细血管楔压以及心排血量。

(一) 患者体位和穿刺途径

心包穿刺时患者胸和头的位置向上倾斜，这样可增加渗出液向前下的淤积。最好的进针位置是经剑突下途径，因是在胸膜外，可避开冠状动脉、心包和乳内动脉。常规备皮，局部麻醉，用11号刀片在左侧剑突下0.5cm处破皮，用小的弯钳分离皮下组织。

(二) 进针

将一根20.3厘米、薄壁的18号标准尖锐针头经旋塞阀套在含1%利多卡因的手握注射器上。旋塞阀的左侧接口连于短的充满液体的管子和换能器上，用来测量心包压力。金属针体可附上一根消毒的连接导线，与心电图机的胸导联相接，连续记录心电图。心电图仪上必须有等电势的接地线装置，以便不会产生引起心室颤动的电流波。

直接向后进针穿过骨架后，将针体压向膈肌，继续向后前进针使针头对准患者头部，或对准右肩，或与左肩呈15°倾斜，同时做尝试性抽液，然后注射少量利多卡因清洗针头，并对深部组织做麻醉。进针直至感到心包膜被突破和抽到心包积液，或者直到ST段抬高和心电图上出现室性早搏，表明针头已达到心外膜。如遇后一种情况，应立即平稳地撤退针头，直至针头尚留在充满液体的心包腔内而心电图改变消失时方可尝试抽液。如果不能很流畅地抽到液体，将针头缓慢退出体外，避免横向移动，冲洗针头后重复以上操作。

如果很通畅地抽到血性液体，但不清楚针头是进入心室、心房还是心包腔时，可在荧光屏观察下注射几毫升造影剂。如果造影剂瞬即漩涡状消失，则针头在心腔内；如果造影剂缓慢地层流在下面，表明针头位置是正确的。当能通畅抽液时，将旋塞阀转到换能器与针头相同的位置，与右房压力同步显示。如果针头在心包腔内，心包腔和右房的压力及波形是相等和相同的。随后将一根0.1厘米的软头导引钢丝穿过针孔，头端滞留在心包腔内，X线透视证实后，一根软的经修改过的内径为 6F 或 7F 多侧孔和端孔导管沿钢丝插入，撤出导引钢丝，抽出几毫升液体后立即将导管连接于准备好的换能器上，同步记录心包腔、右房和体动脉压力，以证明心脏压塞的存在。

（三）抽液

从导管中抽出的液体标本送做蛋白质、淀粉酶、葡萄糖和胆固醇含量分析，红细胞压积和白细胞计数，做需氧菌、厌氧菌、结核菌和真菌的细菌学检查。当液体抽尽后应定时记录右房、体动脉和心包腔内的压力，不仅心包腔内的压力要下降到零，而且要不能再抽出液体，在存在 1~2L 渗出液时，只要放出 50~100ml 液体，心包腔内压力就可回到正常。当再没有液体抽出或引出时，应记录心排血量，体动脉压，右房、右室及肺动脉楔压，后三者需同步记录，并检查颈静脉。成功缓解心脏压塞的证据有：①心包腔内压力降至 $-0.399 \sim +0.399kPa$（$-3 \sim +3mmHg$）。②升高的右心房压下降，左、右心室之间的充盈压分离。③心排血量增加。④奇脉消失。

（四）抽吸后的处理

常将导管在心包腔内留置几个小时。导管可安全地缝于皮肤上，经旋塞阀连至封闭的引流系统。如果液体是血性或富含纤维素，导管必须经常用几毫升的液体清洗。可注入稀释的肝素至导管中以防凝血，导管通常在 24~48h 后拔去，因为有引发感染的危险。

婴儿和儿童用改良的上述方法，不致产生并发症。

心包穿刺后，大部分患者应在监护病房观察 24h，以防心脏压塞复发。在心包穿刺术后，做 1 次超声心动图确定抽液后心脏和心包的表现。

（强玉娜）

第四章

先天性心脏病

第一节　先天性心脏病概述

一、先天性心脏病的病因与流行病学

先天性心脏病（congenital heart disease）简称先心病，由于胚胎心脏在母体内发育缺陷或障碍，出生时就已存在的心脏和大血管的结构及功能的异常，是种类繁多的先天性畸形。无论何种类型的先心病，均面临着许多共同的问题，包括疾病的管理、社会心理问题、感染性心内膜炎的预防、心脏手术和非手术问题、妊娠和避孕，以及心律失常的处理等。《2008年ACC/AHA成人先天性心脏病治疗指南》强调，对于成人先心病患者，应该采取大型专科医院与区域性成人先心病医疗中心相互协作，实行疾病筛查、健康教育、治疗与随访相结合的综合管理策略。同时强调先心病患者应接受包括心理、保健等方面的综合干预措施。

（1）病因：先心病为多因素疾病，主要为遗传因素和环境因素综合作用的结果。①遗传因素：有先心病的父母其子女先心病的患病率显著升高；某些先心病有显著的男女性别间发病差异，先心病中约5%伴有染色体异常，3%伴有单基因突变；许多遗传性疾病伴有先心病。②病毒感染：妊娠3个月内母亲感染风疹病毒、巨细胞病毒、柯萨奇病毒、疱疹病毒等。③药物影响：妊娠早期应用抗惊厥药、锂盐、黄体酮、华法林和苯丙胺等。④早产：早产儿特别是体重<2.5kg者患动脉导管未闭和房间隔缺损较多。⑤高原环境：出生婴儿易患动脉导管未闭和房间隔缺损。⑥其他因素：高龄（年龄≥35岁）、营养不良、酗酒、糖尿病、苯丙酮尿症、高钙血症的孕妇，羊膜病变、胎儿受压、早期先兆流产、接触放射线等。

（2）流行病学：据国内不同省市不同的调查研究资料，出生成活婴儿的患病率高达6.87‰，学龄前儿童达3.1‰，中小学生达3.4‰，成人为1.08‰。居于高原地区的中小学生高达13.7‰。儿童尸检、儿童临床与成人临床大系列研究资料表明，儿童尸检显示常见先心病的发病排列顺序依次为室间隔缺损、房间隔缺损、主动脉缩窄、动脉导管未闭、大血管错位、肺动脉口狭窄、法洛四联症和动脉干永存，儿童临床资料依次为动脉导管未闭、法洛四联症、室间隔缺损、房间隔缺损、肺动脉口狭窄、房室共道永存、艾森曼格综合征、大血管错位和三尖瓣下移畸形，成人依次为房间隔缺损、动脉导管未闭、室间隔缺损、肺动脉口狭窄、法洛四联征、艾森曼格综合征、主动脉缩窄、主动脉窦动脉瘤和大血管错位等。不

同年龄段病种排列顺序的变化与畸形的严重程度、血流动力学异常及其并发症有关。

二、先天性心脏病的分类

常以有无左、右心之间的分流，以及分流的方向将先心病分为无分流类、左至右分流类、右至左分流类。

（1）无分流类：左、右心血液循环之间无异常沟通，无异常血液分流，无发绀。包括：①发生于右心及其循环的畸形：单纯肺动脉口狭窄、肺动脉瓣关闭不全、原发性肺动脉扩张、肺动脉缺如、左肺动脉异常起源于右肺动脉、原发性肺动脉高压、上腔静脉或下腔静脉引流入奇静脉系统等。②发生于左心及其循环的畸形：主动脉口狭窄、主动脉瓣关闭不全、二叶式主动脉瓣、主动脉缩窄、二尖瓣狭窄、二尖瓣关闭不全、三房心、主动脉弓及其分支畸形等。③其他：右位心、异位心等。

（2）左至右分流类：左、右心血液循环之间有异常沟通，动脉血从左心腔和（或）体动脉循环的不同部位分流入静脉血，无发绀。包括：①分流发生在心房水平：有房间隔缺损、部分肺动脉畸形引流等；②分流发生在心室水平：室间隔缺损分流至右心室；③分流发生在大动脉水平：有动脉导管未闭、主动脉－肺动脉间隔缺损等；④分流发生在主动脉及其分支与右心之间：有主动脉窦动脉瘤破裂入右心、冠状动脉右心房（右心室或肺动脉）瘘、冠状动静脉瘘、冠状动脉异常起源于肺动脉等；⑤分流发生在多水平处：有心内膜垫缺损、房室间隔联合缺损、室间隔缺损合并动脉导管未闭等。

（3）右至左分流类：左、右心血液循环之间有异常沟通，静脉血从右心腔和（或）肺循环的不同部位分流入动脉血，部分同时有左向右的分流，有发绀。包括：①肺血流量减少和肺动脉压降低者：法洛四联征、大血管错位伴肺动脉口狭窄、右心室双出口伴肺动脉口狭窄、主动脉干永存而肺动脉细小、三尖瓣闭锁、三尖瓣下移畸形伴房间隔缺损、肺动脉瓣闭锁、腔静脉引流至左心房、肺动静脉瘘等。②肺血流量增加者：大血管错位、右心室双出口伴室间隔缺损、主动脉干永存而肺动脉粗大、完全性肺静脉畸形引流、单心室伴低肺动脉阻力、单心房、三尖瓣闭锁伴室间隔大缺损、房间隔缺损伴腔静脉引流至左心房等。③肺动脉压增高者：有艾森曼格综合征、右心室双出口伴肺动脉阻力升高、主动脉瓣闭锁、二尖瓣闭锁、主动脉弓离断、大血管错位伴肺动脉高压、单心室伴肺动脉阻力升高、完全性肺静脉畸形引流伴肺动脉阻力增高等。

（徐　广）

第二节　房间隔缺损

房间隔缺损（atrial septal defect，ASD）是左右心房间隔缺损所致的先天性心脏病，占先天性心脏病的 5%～10%，女性多于男性，男女之比为 1：2，且部分有家族遗传倾向。ASD 也是在成年人中最常见的先天性心脏病。

一、概述

房间隔缺损是指在胚胎发育过程中，房间隔的发生、吸收和融合出现异常，导致左、右心房之间残留未闭的缺损。房间隔缺损一般分为原发孔缺损（primumatrial defect）和继发孔缺损（secundum atrial septaldefect），前者实际上属于部分心内膜垫缺损，常同时合并二尖瓣和三尖瓣发育不良；后者为单纯房间隔缺损（包括卵圆窝型、卵圆窝上型、卵圆窝后型以及单心房）；其中继发孔缺损约占75%、原发孔缺损约占15%。另外还有两种少见的特殊类型：即位于上、下腔静脉进入右心房的位置称静脉窦型缺损（5% ~ 10%）和位于冠状静脉窦称冠状静脉窦缺损（<1%）。

房间隔缺损对血流动力学的影响主要取决于分流量的多少，通常由于左心房压力高于右心房，所以形成左向右的分流。分流量的多少除缺损口大小之外，更重要的是取决于左、右心室的顺应性。如果左心室顺应性降低，其充盈压力增大从而使左心房压力增高，将导致左向右分流量增加。

左向右分流必然使肺循环血流量（Qp）超过体循环血流量（Qs），一般以 Qp/Qs < 2 ：1 者称之为小房间隔缺损，而 Qp/Qs > 2 ：1 者为大房间隔缺损。ASD 使右心容量负荷增加，持续的肺血流量增加导致肺瘀血，肺血管顺应性下降，从功能性肺动脉高压发展为器质性肺动脉高压，右心系统压力随之持续增高，使原来的左向右分流逆转为右向左分流而出现青紫。

二、诊断

（一）临床表现

房间隔缺损大小不同所引起的症状和预后差别很大，除非巨大房间隔缺损，否则早期很少出现症状，很小的缺损可以毫无症状也不影响患者的寿命，但缺损很大者如单心房患者往往很早出现症状，如不及时手术难以活到成年。

单纯房间隔缺损者在儿童期大多可无症状，随年龄增长症状逐渐明显，其中活动性呼吸困难为主要表现，继之可发生室上性心律失常，特别是心房扑动、心房颤动而使症状加重。有些患者可因右心室慢性容量负荷过重而发生右心衰竭。晚期有15%患者因重度肺动脉高压出现右向左分流而有轻至中度发绀，于劳累后加重，逐渐出现杵状指（趾），常伴有气急、乏力、头晕等不适；以后可出现右心衰竭的相关症状，并形成艾森门格综合征（Eisenmenger syndrome），称之为肺动脉高压性右向左分流综合征。该综合征在先天性心脏病手术尚未普及的年代较为多见，近年来已逐渐减少。也有反复性脑梗死发生的病例报道，其原因可能是静脉系统的小栓子，通过房间隔缺损进入左心，然后进入脑动脉致脑梗死。一般随年龄增长病情逐渐恶化，死亡原因常为心力衰竭，其次为肺部感染、肺动脉血栓形成或栓塞。

房间隔缺损的杂音很轻，不易听到，常在学龄期查体时才被发现，体格检查最典型的体征为肺动脉瓣区第二心音亢进且呈固定分裂，并可闻及Ⅱ～Ⅲ级收缩期喷射性杂音，此系肺动脉血流量增加，肺动脉瓣关闭延迟并相对狭窄所致，而非左向右分流的血流经由房间隔缺损口所产生。如出现艾森门格综合征时，体征显示胸骨左缘第3~4肋间有明显搏动，心浊音界明显增大，原有的左向右分流的杂音减弱或消失；肺动脉瓣第二心音亢进、分裂，以后可出现舒张期杂音，为肺动脉高压致肺动脉瓣关闭不全所致；胸骨下段偏左部位可闻及收缩期反流性杂音，是相对性三尖瓣关闭不全所致。

（二）实验室和器械检查

1. 心电图　典型病例所见为右心前区导联 QRS 波呈 rSr'，或 rSR'，或 R 波伴 T 波倒置，电轴右偏，有时可有 P - R 延长。后期可有右心室肥大劳损、右心房肥大的心电图表现。

2. X 线检查　可见右心房、右心室增大，肺动脉段突出及肺血管影增加。透视下可有肺门舞蹈现象。

3. 心导管检查　典型病例不需要行心导管检查。

当疑有其他合并畸形，或需测定肺血管阻力以判断手术治疗预后时，应进行右心导管检查。根据房室水平压力及血氧含量的测定并计算分流量以判断病情。当出现艾森门格综合征时，心导管检查除可见原有畸形外，还可确定双向分流或右向左分流。导管检查对本综合征有一定危险，因已无手术指征，一般不行此项检查。

4. 超声心动图　是临床明确诊断最可靠和最常用的检查项目，对大部分房间隔缺损可明确诊断，或可借助于声学造影、食管超声明确诊断。二维心脏彩超可显示房间隔缺损的位置及各个边缘，除可见肺动脉增宽，右心房、右心室增大外，剑突下心脏四腔图可显示房间隔缺损的部位和大小。彩色多普勒可显示血流的分流方向，并可测定左、右心室排血量，从而计算出 Qp/Qs 值。后期可出现肺动脉扩张及相对性肺动脉瓣及三尖瓣关闭不全的表现，提示合并艾森门格综合征。

（三）鉴别诊断

典型的心脏听诊、心电图、X 线表现可提示房间隔缺损存在，超声心动图可以确诊。ASD 应与肺静脉畸形引流、肺动脉瓣狭窄及小型室间隔缺损等鉴别。当发展致艾森门格综合征时，应与法洛四联症相鉴别。

三、治疗

治疗主要是应用介入或手术的方法封堵缺损的房间隔，从根本上纠正血流动力学紊乱，达到根治的目的。外科开胸手术修补房间隔缺损安全、有效，但手术仍有一定的并发症及遗留手术瘢痕等问题。药物治疗只用于临床出现心律失常或心力衰竭的、拒绝手术的患者或无手术适应证的患者。

若患者发生心房颤动，应在适当抗凝治疗后进行心脏复律以恢复窦性心律；若患者通过药物或介入方法无法维持窦性心律，推荐进行心室率控制及抗凝治疗。对于一些分流量小，没有任何症状以及右心室大小正常的小 ASD 患者不需要药物治疗，但通常需要评估患者的症状，尤其是有无心律失常，以及可能发生的反常栓塞事件等，每 2 ~ 3 年进行超声心动图的随访，评估右心室的大小、功能以及肺动脉的压力。大 ASD 可能导致肺动脉高压，而药物治疗肺动脉高压仅推荐用于那些不可逆的肺动脉高压以及不适合关闭 ASD 的患者。

有或无症状的右心房及右心室扩大患者，或当出现反常栓塞，或直立性低氧血症时，均应通过介入或手术闭合 ASD。

（一）非外科手术的介入治疗（房间隔缺损封闭术）

1976 年有报道应用双伞状堵塞器封闭 ASD 成功，但仍有封闭不全、操作困难等问题。此后几经改进，至 20 世纪 90 年代以后，研制出"纽扣"式补片装置，简化了操作，手术更为安全有效。

（二）药物治疗

主要是针对于合并肺动脉高压患者的辅助治疗。由于血管收缩在肺血管中膜肥厚中所起的重要作用，而血管扩张药可以降低肺血管阻力、减轻心脏负荷、增加心排血量、逆转肺血管病变，因此血管扩张药物是内科治疗先心病（CHD）合并肺动脉高压（PH）的主要方法。

1. 钙通道阻滞药 为主要作用于血管平滑肌的钙通道阻滞药，对外周血管和肺血管都具有较强的扩张作用，可使 CHD 患者肺血管阻力及肺动脉压力下降。然而，钙通道阻滞药具有负性肌力作用，多数 CHD 患儿不能长时间耐受，限制了它的临床应用。

2. 前列腺素类药物 为血管内皮花生四烯酸，包括前列地尔（PGE）和前列环素（PGI）等，此类药物可通过 G 蛋白途径，激活腺苷酸环化酶，引起血管扩张，还可降低肺血管阻力、改善右心功能，提高患者静脉血氧饱和度、运动耐量及远期生存率。同时，前列腺素类药物具有抑制炎性介质释放及抑制血管平滑肌增生作用，但由于其半衰期短（2～3s），需持续静脉微泵给药。曲前列素钠作为新型的前列环素类药物，可皮下注射或静脉内注射，已获 FDA 批准，并被美国胸科医师学会（ACCP）推荐为一线治疗药物，具有效果好、使用方便的特点，该药适用于 Ⅱ 级 PH 的患者；而伊洛前列素适用于较晚期的 Ⅲ 级 PH 者的治疗；依前列醇（前列腺环素）则适用于 Ⅳ 级 PH 者，但不推荐作为 Ⅳ 级 PH 患者的一线药物。

3. 磷酸二酯酶抑制药（PDE） 通过阻止磷酸二酯酶降解，使血管平滑肌细胞内 cAMP 的含量增加，从而减少了肌浆网钙离子的释放，使血管平滑肌舒张，PDE－3 制剂主要有氨力农、米力农。此类药物可降低肺动脉压力及肺血管阻力，增加心排血量，改善心室舒张功能，且不增加心肌氧耗量。近年有报道一种高选择性磷酸二酯酶抑制药（PDE－5）西地那非（万艾可）、伐地那非（艾力达）和他达拉非（艾希力）可以提高 PH 患者的血氧饱和度和运动耐量，具有不良反应小的特点，比较安全有效地控制 PH。

4. 腺苷 其作用机制是直接抗交感神经和作用于血管内皮细胞及平滑肌细胞的腺苷 A_2 受体而产生扩血管效应，可降低肺血管阻力指数、肺动脉收缩压及平均压，对体循环影响小。但该药外周循环中失活很快，需肺血管途径给药，因此临床使用较少。

5. 血管紧张素转化酶抑制药（ACEI） 此类药物有快速而温和的肺血管扩张作用，长期用药血流动力学指标显示肺血管阻力持续下降。当仅有 PH 而无心力衰竭，以及左向右分流型先天性心脏病发展到梗阻性 PH 阶段时，则不宜使用。

6. 内皮素受体拮抗药 内皮素是 PH 发病的重要介质。内皮素受体拮抗药波森坦（bosatan）作为代表性药物在治疗 PH 时能有效降低肺动脉压力，改善 PH 患者的生活质量，延长寿命并且安全有效，是一种很好的治疗手段。该类药物与西地那非共同被 ACCP 推荐作为治疗较早期的 Ⅲ 级 PH 的治疗药物。

7. 其他 一氧化氮（NO）吸入疗法可改善 CHD 合并 PH 患者肺血流动力学和通气/血流比值，降低 PH 危象发生。也有报道辛伐他汀能改善 PH 患者心功能，使右心室收缩压降低而无明显不良反应。

（徐 广）

第三节 室间隔缺损

室间隔缺损（ventricular septal defect，VSD）是在左、右心室之间存在一直接开口的先天性心脏病。按国内统计，在成年人先天性心脏病中，本病仅次于房间隔缺损，占第 2 位。近年来国内儿科先天性心脏病手术治疗开展较普遍，成年人室间隔缺损患者相应减少。

一、概述

室间隔解剖上由流入道、肌小梁部、流出道 3 部分构成，三者均与位于主动脉瓣下的一小片膜状间隔相连。根据室间隔缺损的边界构成，分为 3 型：Ⅰ 型为肌型缺损，指缺损周边均为肌肉组织，可位于以上 3 个部分中的任何一部分，较少见；Ⅱ 型为膜部缺损，指周边除肌肉组织外，有一部分由房室瓣或动脉瓣间延伸的纤维组织构成，亦可位于以上 3 个部分中的任何一部分，为最常见的类型，占 80% 左右；Ⅲ 型为动脉瓣下缺损，缺损周边主要由主、肺动脉瓣延伸的结缔组织构成，仅见于流出道，常合并有主动脉瓣关闭不全，在亚洲人群多见。动脉瓣下型不能自然闭合，而肌部及膜部室间隔缺损都有自然闭合的可能。如果缺损较小，不影响患儿发育，无反复肺炎和心力衰竭发生，无重度肺动脉高压，均可在医生随诊下等待至 2 岁时复查，有 30% ~40% 患者的室间隔缺损可以自愈。如未能闭合再考虑择期手术。如果在婴儿期反复肺炎、心力衰竭发作，药物又难以控制，或伴重度肺动脉高压，则需在 1 岁以内手术。

室间隔缺损必然导致心室水平的左向右分流，分流量一般均较大，其血流动力学效应为：①肺循环血流量增多。②左心室容量负荷增大。③体循环血流量增加。室间隔缺损时肺动脉压力增高，早期肺血管阻力呈功能性增高，随着时间的推移，肺动脉逐渐发生器质性狭窄或闭塞性病变，右心室和右心房压力也逐渐增高，使原来的左向右分流逆转为右向左分流从而出现青紫，并发生继发性相对性肺动脉瓣及三尖瓣关闭不全；以上改变的发生时间多在 20 岁以后，形成艾森门格综合征。

二、诊断

（一）临床表现

一般根据血流动力学变化的影响程度、症状轻重等，临床上将室间隔缺损分为大、中、小型室间隔缺损。

1. 小型室间隔缺损　在收缩期左、右心室之间存在明显压力阶差，左向右分流量不大，$Qp/Qs < 1.5$，右心室压力及肺动脉压力正常。缺损面积一般 $< 0.5 cm^2/m^2$（BSA），有人称之为 Roger 病者。此类患者通常无症状，沿胸骨左缘第 3 ~4 肋间可闻及 Ⅳ ~Ⅵ 级全收缩期杂音伴震颤，第二心音可有轻度分裂，P_2（肺动脉）成分无明显亢进。

2. 中型室间隔缺损　左、右心室之间分流量较大，Qp/Qs 为 1.5 ~2.0，但收缩期右心室压力仍低于左心室，缺损面积一般为 $0.5 ~1.0 cm^2/m^2$（BSA）。听诊在胸骨左缘第 3 ~4 肋间可闻及 Ⅳ 级全收缩期杂音伴震颤外，并可在心尖区闻及舒张中期充盈性杂音（相对性二尖瓣狭窄所致），P_2 可轻度亢进。部分患者有劳力性呼吸困难。

3. 大型室间隔缺损　左、右心室之间收缩期已不存在压力差，左向右分流量大 $Qp/Qs > 2.0$。因血流动力学影响严重，存活到成年者较少见；即使存活至成年，常已发展至继发性肺血管阻塞性病变和严重肺动脉高压，导致右向左分流而呈现青紫；患者常有呼吸困难及负荷能力下降；胸骨左缘收缩期杂音常减弱至 Ⅲ 级左右，P_2 亢进；有时可闻及因继发性肺动脉瓣关闭不全而导致的舒张早期杂音。

如出现艾森门格综合征时，体征显示心浊音界明显增大，心前区胸骨左缘 3～4 肋间有明显搏动，原有的左向右分流的杂音减弱或消失，肺动脉瓣第二心音亢进、分裂，以后可出现舒张早期杂音，胸骨下段偏左部位可闻及收缩期反流性杂音（相对性三尖瓣关闭不全所致）。

（二）实验室和器械检查

1. 心电图　为非特异性改变。小室间隔缺损心电图可以正常或在 V_1 导联上 QRS 波群呈现 rRr' 型；中等大的室间隔缺损可有左室肥厚，V_5 导联 R 波增高、q 波深而窄、T 波高尖等左心室容量负荷过重的表现，也可同时在 V_1 导联呈现右室肥厚图形；大室间隔缺损时常以右心室肥厚图形为主。

2. X 线检查　小室间隔缺损 X 线片上可无异常征象；中等大的室间隔缺损可见肺血增加，心影略向左增大；大室间隔缺损主要表现为肺动脉及主要分支明显扩张，但在肺野外 1/3 处血管影突然减少，心影大小不一，表现为左心房、左心室大，或左心房、左心室、右心室增大，或以右心室增大为主，心尖向上抬举提示右心室肥厚。

3. 超声心动图　用以确定诊断，同时可以测定缺损大小及部位，判断心室肥厚及心腔大小。运用 Doppler 技术还可测算跨隔及跨（肺动脉）瓣压差，并可推算 Qp/Qs 值，是本病最重要的检查手段。

4. 心导管检查　典型的室间隔缺损一般不需要进行心导管检查及心血管造影。如疑有多孔缺损（室间隔上不止一个缺损口）或合并有其他先天畸形时应进行导管介入检查，并进行肺动脉扩张的药物试验。

（三）诊断及鉴别诊断

典型室间隔缺损根据临床表现及超声心动图即可确诊。轻度肺动脉瓣狭窄、肥厚性心肌病等心前区亦可闻及收缩期杂音应注意鉴别；大室间隔缺损合并肺动脉高压者应与原发性肺动脉高压、法洛四联症相鉴别。

三、治疗

成年人室间隔缺损自然闭合者为数极少。存活至成年的室间隔缺损患者一般分为两种情况：一种是缺损面积较小，对血流动力学影响不大，属于较小室间隔缺损，预后较好；另一种为较大的缺损，儿童期未做手术，长大到成年已发展成严重肺动脉高压，导致右向左分流，预后极差。

（一）非手术介入治疗（室间隔缺损封闭术）

室间隔缺损非手术封闭治疗，其封闭处理原则虽与 ASD 相似，但因在心室水平操作难度更大，严重并发症较多，国内外所做病例积累相对较少，尚有待继续研究和进一步完善。我国室间隔缺损封堵术例数居世界首位，且近些年来多家报道严重并发症明显减少，介入治疗疗效肯定。

指南中强调，经导管封堵 VSD 的适应证，包括外科手术后的残余漏、有意义的左向右分流、外伤致 VSD 或者医源性的外科主动脉瓣置换术后出现的 VSD。医源性的、外科主动脉瓣置换术后出现的成年人 VSD 关闭的适应证包括：感染性心内膜炎的病史、有血流动力学意义的左向右的分流和 Qp/Qs > 1.5。经导管封堵 VSD 技术的出现为有外科手术风险的

VSD 患者提供了非常可行的治疗方法，尤其对那些已经进行过多次心脏外科干预的患者。但是到目前为止，美国 FDA 仅批准室间隔缺损封堵器用于肌部 VSD。而在美国以外的许多个心脏中心，已经有丰富的导管封堵治疗各种类型室缺的经验，并且有非常理想的效果。

（二）药物治疗

如发展至肺动脉高压，出现右向左分流，药物治疗同 ASD 合并肺动脉高压者。

四、最新进展

随着输送系统和封堵器的不断开发和应用，VSD 介入封堵的适应证越来越宽广，绝大部分 VSD 都能在导管室经介入成功封堵，且微创手术逐步取代了部分的传统开胸和体外循环手术。

由于肌部室间隔缺损定位困难、右心室肌小梁较多，并且无法经右心房将缺损完全关闭，被迫采用左、右心室切开术，从而会带来一些相应的并发症，自 Amplatzer 肌部和膜部 VSD 封堵装置问世后，在 TEE 引导下经心室封堵 VSD 开始应用于临床，适用于那些不适合在导管室进行导管封堵的患者包括：低体重、血管通路存在问题、因一些原因无法在导管室封堵或封堵失败及并发器官损害需要到手术室解决者。该技术不需体外循环，甚至可以不需 X 线透视，仅需 TEE 引导，住院时间短，患者可以在短时间内恢复日常活动，费用相对较低，临床效果理想，无更多严重并发症出现，但器械和技术还有待进一步完善和推广。

机器人系统辅助经心室 VSD 封堵，可以减少胸骨正中切开术及微创胸骨切开术的创伤，现正在进一步研究中，动物实验成功率很高。

（徐　广）

第四节　动脉导管未闭

动脉导管未闭（patent ductus arteriosus，PDA）在国外的病例统计中成年人此种畸形已罕见，因大多数儿童期已经手术治疗，国内安贞医院 1993 年统计我国成年人先天性心脏病中此症仍占 5% ~ 10%，居第 3 位，可能与我国儿童预防保健工作相对薄弱有关，多见于女性，男：女比例为 1：3。

一、概述

动脉导管是在主动脉弓降部与肺动脉之间相连的管道，在胎儿时期，胎儿循环系统依赖其存在，但一般在出生后数月内因失用而闭塞，如 1 岁后仍未闭塞，则存留一个主动脉与肺动脉之间的通道，称动脉导管未闭。因为在整个心动周期主动脉压总是明显高于肺动脉压，所以持续有血流通过未闭动脉导管从主动脉进入肺动脉，即左向右分流，使肺循环血流量增多，肺动脉及其分支扩张，从肺静脉回流至左心系统的血流量也相应增加，致使左心负荷加重，左心随之增大。

由于肺动脉压力大大低于主动脉压力，因此随动脉导管的粗细不同，便有不等量的血液从主动脉流入肺动脉，严重者婴儿期经常发生肺炎、心力衰竭，久之可引致肺动脉高压、梗阻型肺血管病，甚至出现血流自肺动脉流入主动脉，临床出现发绀，而丧失手术机会。同时由于舒张期主动脉血分流至肺动脉导致周围动脉舒张压下降、脉压增宽。未闭动脉导管的长度、直径、形态不同对血流动力学影响不同，预后亦各异。

二、诊断

（一）临床表现

成年人动脉导管未闭者因分流量大小不同，有以下几种临床表现形式。

（1）未闭动脉导管内径较小者，临床上可无主观症状，突出的体征为胸骨左缘第2肋间及左锁骨下方可闻及连续性机器样杂音，可伴有震颤，脉压可轻度增大。

（2）中等分流量者，患者有乏力、劳累后心悸、气喘、胸闷等症状，心脏听诊杂音性质同上，但更为响亮且伴有震颤，传导范围广泛，有时可在心尖部闻及由于左心室扩大所致的二尖瓣相对关闭不全和（或）狭窄引起的轻度收缩期和（或）舒张期杂音，周围血管征阳性。

（3）分流量大的未闭动脉导管，常伴有严重的继发性肺动脉高压，导致右向左分流，出现艾森门格综合征。体征显示：心浊音界明显增大，心前区胸骨左缘第3~4肋间有明显搏动；原有的左向右分流的连续性杂音中的舒张期部分减弱，甚至消失，继之收缩期杂音亦可消失；肺动脉瓣第二心音亢进、分裂；以后可出现舒张期杂音，是因肺动脉高压致肺动脉瓣关闭不全所致；胸骨下段偏左部位可闻及收缩期反流性杂音，为右心扩大导致相对性三尖瓣关闭不全所致。此时患者多有青紫及水肿等右心衰竭表现，且临床症状严重。

本病容易合并感染性心内膜炎。

（二）实验室和器械检查

1. 心电图　常见的有左心室大、左心房大的改变；有肺动脉高压时，可出现右心房大、右心室肥大。

2. X线检查　透视下所见肺门舞蹈征是本病的特征性变化。胸片上可见肺动脉凸出，肺血增多，左心房及左心室增大。严重病例晚期出现右向左分流时，心影较前减小，并出现右心室增大的表现，肺动脉高压时肺野外侧带肺血减少，呈残根样改变。

3. 超声心动图　二维超声心动图可显示未闭动脉导管，并可见左心室内径增大。彩色多普勒可测得存在于主动脉与肺动脉之间的收缩期和舒张期连续的左向右分流。也可在彩超指导下行介入手术，因PDA形态较为固定，在导管周围没有重要结构，TTE可准确测量未闭导管的大小，显示其形态，指导临床挑选相应型号的封堵器。因此，主动脉弓造影并非必须，但如果彩超显示PDA不清，或介入治疗经验不足的医师，仍建议在介入治疗中做主动脉造影以指导操作。特别是释放封堵器前，超声观察封堵器周围有无分流信号以及肺动脉内、降主动脉内血流速度变化尤为重要。

4. 心导管检查　为了解肺血管阻力、分流情况以及除外其他复杂畸形，有时需要做右心导管检查及逆行升主动脉造影。术中主动脉造影也是施行PDA封堵术的重要步骤，常规选择左侧90°造影，测量PDA的形态、大小，以选择合适的封堵器。

（三）诊断和鉴别诊断

胸骨左缘第2肋间连续性机器样杂音是其典型体征，心电图显示左室肥厚，心脏X线片显示肺血多、心影扩大、左心扩大、主动脉弓降部"漏斗征"，应考虑PDA。彩色超声心动图可明确诊断，但如存在重度肺动脉高压，往往不易探及血流而误诊；右心导管可进一步确定病情。

临床上，在成年人诊断本病时，需与属于往返性杂音而貌似"连续性杂音"的室间隔缺损合并主动脉瓣关闭不全相鉴别，以及同样存在连续性杂音的主动脉窦（Valsalva 窦瘤）破裂等疾病相鉴别；当 PDA 继发性肺动脉高压出现发绀者应与原发性肺动脉高压、法洛四联症等疾病相鉴别。

三、治疗

先天性动脉导管未闭（PDA）由于开胸手术结扎病死率低，疗效确切，自 1938 年以后成为本病的标准治疗方法。但开胸手术本身创伤大，并发症在所难免。1969 年首次报道经股动脉置入泡沫海绵塞封堵未闭动脉导管成功，开创了非手术介入治疗的先河。此后封堵器械不断改进，先天性心脏病的导管介入治疗技术取得了较快发展，可根据患者年龄、体重、PDA 大小及形状选用不同的封堵器治疗 PDA。目前非开胸手术的介入治疗已成为 PDA 的常规治疗。

因本病易并发感染性心内膜炎，故即使分流量不大亦应及早争取手术或介入治疗。

指南中强调，由于从解剖上看，成年人 PDA 通常存在明显的钙化，外科操作有一定的难度，风险比儿童 PDA 增加，故术前必须要有充分的思想准备。手术后 PDA 再通发生率非常低，主要并发症有喉返神经、膈神经及胸导管的损害。当 PDA 单独存在时，可以行经皮封堵装置进行封堵治疗。而当 PDA 合并其他心内畸形病变需要行手术矫正时，可以在心脏手术的同期关闭 PDA。然而，当行冠状动脉旁路搭桥手术时，推荐术前先采用经皮封堵装置闭合 PDA 后再行冠状动脉手术，能降低体外循环的风险。

目前，临床上常用的治疗 PDA 的方法有外科手术和经导管封堵。这两种方法。成年人由于动脉导管钙化、导管内动脉粥样硬化，甚至导管动脉瘤形成以及合并其他一些病变，比如冠状动脉粥样硬化性心脏病、肾脏病等，增加了围术期的风险。因此，成年人 PDA 选择经导管闭合更为合适，无论使用封堵器，还是弹簧圈，成功率都比较高，并发症较少。

四、最新进展

随着介入封堵手术的发展，很多特殊类型 PDA 也能通过介入封堵，免除了开胸手术。有报道，巨大型 PDA 使用 Amplatzer ASD 或 VSD 封堵器也进行了成功封堵，虽然术后即刻残余分流率较高，部分出现溶血，但相信随着封堵器械不断研发定会有所改进。

合并肺动脉高压以往是封堵的禁忌证。我国因受经济及医疗条件的限制，很多 PDA 患者一直到成人期症状非常严重时才寻求诊治，此时往往已经并发重度肺动脉高压。重度肺动脉高压的患者可能存在慢性继发性肺动脉病变，迅速封堵动脉导管时，由于左向右分流的突然消失，一方面可能引起左心回心血流量降低，造成急性心排血量下降、低血压甚至休克，另一方面将引起肺小动脉急性广泛收缩或痉挛，导致急性肺动脉高压或右心衰竭。当肺动脉高压病因以继发性肺动脉病变为主时，封堵后肺动脉压下降不明显，可能造成封堵器脱落。正确判断肺动脉病变类型是手术适应证选择的关键。朱鲜阳等提出：术前查 $Qp/Qs > 1.3$，股动脉血氧饱和度 $>90\%$；试封堵后肺动脉压下降 30mmHg 或 20% 以上，可考虑封堵治疗。

镍钛合金 PDA 封堵器具有释放前可回收的特点，对于 PDA 伴重度肺动脉高压可采用试封堵，已证实是一种安全有效的方法。即用 PDA 封堵器试堵 30～60min，此时可能出现 3 种情况：①肺动脉压降低幅度为原来压力的 20% 或下降 30mmHg 以上，主动脉压力和动脉血氧饱和度无下降或上升，主动脉压超过肺动脉压，患者无全身反应，可释放封堵器。②肺动脉压力升高，或主动脉压力下降，患者出现心悸气短、烦躁，血压下降等明显的全身反应，应立即收回封堵器。③如试验性封堵后肺动脉压无变化，患者无全身反应，血氧饱和度及心排血量无下降，也可释放，但要慎重，这种情况无法判定肺血管病变是否可逆，难以预料预后。Hokanson 等采取球囊试封堵后再用 Amplatzer 肌部 VSD 封堵器行永久封堵的方法成功治疗 1 例 35 岁 PDA 合并肺动脉高压患者，为该类患者的介入治疗提供了新的方法。

（徐　广）

第五节　法洛四联症

先天性法洛四联症（congenital tetralogy of fallot，TOF）是联合的先天性心血管畸形，包括肺动脉口狭窄、心室间隔缺损、主动脉右位（主动脉骑跨于缺损的室间隔上）、右室肥大等 4 种异常，是最常见的青紫型先天性心脏病，在成年人先天性心脏中所占比例接近 10%。TOF 形态多样，严重程度不一。最极端的表现为肺动脉瓣闭锁合并 VSD。TOF 可能与其他畸形同时出现，包括继发孔 ASD、房室间隔缺损（AVSD）（通常见于 Down 综合征）、右主动脉弓。另外，约有 3% 的 TOF 合并冠状动脉异常，大部分表现为冠状动脉的前降支起源于右冠状动脉，跨过右心室流出道。

一、概述

本症主要畸形为室间隔缺损，均为大缺损，多为膜周部，左、右心室压力相等；肺动脉口狭窄可为瓣膜型，或瓣上、瓣下型，以右室流出道漏斗部狭窄为最多见；主动脉骑跨右心室所占比例为 15%～95%；右心室肥厚为血流动力学影响的继发改变。本症常可伴发其他畸形，如同时有房间隔缺损则称之为法洛五联症。

由于室间隔大缺损（非限制性），左、右心室压力相等，相当于一个心室向体循环及肺循环排血，右心室压力增高，但由于肺动脉口狭窄，肺动脉压力不高甚至降低，右心室血流大量经骑跨的主动脉进入体循环，使动脉血氧饱和度明显降低，出现发绀并继发红细胞增多症。

二、诊断

（一）临床表现

主要是自幼出现的进行性发绀和呼吸困难，易疲乏，劳累后常取蹲踞位休息。严重缺氧时可引起晕厥，长期右心压力增高及缺氧可发生心功能不全。

患者除明显发绀外，常伴有杵状指（趾），心脏听诊肺动脉瓣第二心音减弱以致消失，胸骨左缘常可闻及收缩期喷射性杂音。

脑血管意外、感染性心内膜炎、肺部感染为本病常见并发症。

（二）实验室和器械检查

1. 血常规检查　可显示红细胞、血红蛋白及血细胞比容均显著增高。

2. 心电图　可见电轴右偏、右心室肥厚。

3. X线检查 主要为右心室肥厚表现，肺动脉段凹陷，形成木靴状外形，肺血管纹理减少。

4. 超声心动图 可显示右心室肥厚、室间隔缺损及主动脉骑跨。右心室流出道狭窄及肺动脉瓣的情况也可以显示。

5. 磁共振检查 对于各种解剖结构异常可进一步清晰显示。

6. 心导管检查 对拟行手术治疗的患者应行心导管检查，根据血流动力学改变，血氧饱和度变化及分流情况进一步确定畸形的性质和程度，以及有无其他合并畸形，为制定手术方案提供依据。

（三）诊断及鉴别诊断

根据临床表现、X线及心电图检查可提示本症，超声心动图检查基本上可确定诊断。鉴别诊断应考虑大动脉错位合并肺动脉瓣狭窄、右心室双出口及艾森门格综合征相鉴别。

三、治疗

未经缓解症状手术而存活至成年的本症患者，唯一可选择的治疗方法为手术纠正畸形，手术危险性较儿童期手术为大，但仍应争取手术治疗。

大部分存活至成年的 TOF 患者均在早年接受了外科手术，完全修补包括关闭 VSD 以及解除右心室流出道的梗阻，如果肺动脉瓣膜异常，则需要肺动脉瓣膜切开或者肺动脉瓣膜切除。随着年龄的增长，TOF 患者生长到成人后可能面临着更多的各种各样的问题需要通过手术来解决。

对于没有明显血流动力学变化的、已经手术修补的 TOF 患者，不需要规律的药物治疗。但对出现左心室和（或）右心室衰竭的患者，必须进行抗心力衰竭药物治疗。

修补术后的 TOF 患者，为了在去除残余分流或姑息性的体肺分流，或者处理冠状动脉疾病时，必须在成年人先天性心脏病中心接受经导管介入治疗。

修补术后的成年人 TOF 患者，为了去除左向右分流量超过 1.5 ：1 的 VSD 或 ASD 残余漏，如果解剖位置合适，推荐行经导管介入治疗。

四、预防

儿童期未经手术治疗者预后不佳，多于 20 岁以前死于心功能不全、脑血管意外或感染性心内膜炎等并发症。

尽管外科手术后，TOF 有很好的血流动力学改善，但在长期随访中仍有意外的心源性猝死发生，从大样本资料分析，每随访 10 年，其发生率约占 TOF 人群的 2.5%。室性心动过速，快速折返性心动过速，甚至房室传导阻滞可能是导致猝死的主要原因。因此，TOF 术后需要加强对心律失常的随访以及干预。

手术修复过的 TOF 患者，至少每年到有成年人先天性心脏病诊治经验的专家处随诊。

TOF 患者必须在成年人先天性心脏病中心接受超声心动图检查和（或）MRI 检查。建议所有的 TOF 患者接受遗传学检查。TOF 患者在妊娠之前，或如果已经诊断存在遗传综合征时，必须向遗传学家咨询相关问题。没有修复或症状缓解的 TOF 患者，必须在成年人先天性心脏病中心咨询是否可以接受修补。

（徐　广）

第五章

高血压

第一节　高血压的流行病学

一、高血压的患病率

我国分别于 1958—1959 年、1979—1980 年、1991 年和 2002 年进行过 4 次全国性的高血压抽样调查。结果表明，我国成人高血压患病粗率分别为 5.1%、7.7%、13.6%、18.8%。前 3 次调查均为高血压专项调查，调查对象为 15 岁以上人群；第 4 次是作为全国营养与健康调查的一部分开展，调查对象为 18 岁以上人群。尽管方法上略有差异，但总体表明我国人群高血压患病粗率呈增长趋势。估计全国现有高血压患者 1.6 亿，即成人中每 5 人就有 1 人患高血压。

高血压普遍存在"三高、三低、三不"现象，"三高"即高患病率、高危害性、高增长趋势；"三低"即知晓率低、治疗率低、控制率低；"三不"即患者普遍存在不长期规律服药、不坚持测量血压、不重视非药物治疗。1991 年的全国普查显示，高血压的知晓率城市为 36.3%，农村为 13.7%；治疗率城市为 17.4%，农村为 5.4%；控制率仅为 2.9%（城市为 4.2%，农村为 0.9%）。2002 年调查，我国人群高血压知晓率为 30.6%，治疗率为 24.7%，控制率为 6.1%，与 1991 年比较，知晓率、治疗率、控制率均有所提高，但明显低于美国。

二、高血压发病的危险因素

国际公认的高血压发病危险因素是超重、高盐膳食及中度以上饮酒。我国流行病学研究也证实这三大因素与高血压发病显著相关，但又各自有其特点。

（一）体重超重和肥胖或腹型肥胖

中国成人正常体重指数（BMI：kg/m^2）为 19~24，体重指数≥24 为超重，≥28 为肥胖。人群体重指数的差别对人群的血压水平和高血压患病率有显著影响。我国人群血压水平和高血压患病率北方高于南方，与人群体重指数差异相平行。基线体重指数每增加 3，4 年内发生高血压的危险女性增加 57%，男性增加 50%。

腹型肥胖：中国成人"代谢综合征"腰围切点的研究表明，我国中年人随着腰围增大，

"代谢综合征"成分聚集的 OR 值显著增高；腹部脂肪聚集和危险因素的增加有密切关系。以男性腰围≥85cm、女性腰围≥80cm 为切点，检出"代谢综合征"的假阳性率和假阴性率相对较低。

我国 24 万成人数据汇总分析表明，BMI≥124 者患高血压的危险是体重正常者的 3~4 倍，患糖尿病的危险是体重正常者的 2~3 倍，具有 2 项（包括超重）及 2 项以上危险因素者的高血压及糖尿病危险是体重正常者的 3~4 倍。BMI≥28 的肥胖者中，90% 以上患上述疾病或有危险因素聚集。男性腰围≥85cm、女性腰围≥80cm 者高血压的危险为腰围低于此界限者的 3.5 倍，其患糖尿病的危险为腰围低于此界限者的 2.5 倍，其中有 2 项（包括超重）及 2 项以上危险因素聚集者的高血压及糖尿病危险为正常体重者的 4 倍以上。

最近，国际糖尿病联盟公布的"代谢综合征"有关腹型肥胖的标准是中国人腰围男性≥90cm、女性≥80cm。有关腹型肥胖的腰围目前暂用中国肥胖工作组建议的标准，但在不同的研究中可同时参考国际糖尿病联盟的标准。有关中国腹型肥胖的腰围标准仍需进一步研究。

（二）饮酒

大量研究表明，过量饮酒使高血压发病危险升高，这可能与饮酒促使皮质激素、儿茶酚胺水平升高有关。按每周至少饮酒一次为饮酒计算，我国中年男性人群饮酒率约 30%~66%，女性为 2%~7%。男性持续饮酒者比不饮酒者 4 年内高血压发生危险增加 40%。

（三）高钠盐膳食

与高血压密切相关的是钠离子，人群平均血压水平与食盐摄入量有关。在摄盐较高的人群，减少每日摄入食盐量可使血压下降。从人的生理需要讲，每人每天食盐摄入量应该不超过 6g。研究表明：人群的人均食盐摄入量越多，高血压的发病危险就越高。我国人群食盐摄入量高于西方国家。北方人群食盐摄入量每人每天约 12~18g，南方为 7~8g。膳食中钠摄入量与血压水平呈显著相关性，北方人群血压水平高于南方。在控制了总热量后，膳食中钠与收缩压及舒张压的相关系数分别达到 0.63 及 0.58。人群平均每人每天摄入食盐每增加 2g，则收缩压和舒张压分别升高 2.0mmHg 及 1.2mmHg。故强调全人群的限盐控制血压是有效的。

三、高血压的三间分布

（一）地区分布

1. 国家间分布　世界各地的高血压患病率不尽相同，欧美等国家较亚非国家高，工业化国家较发展中国家高。高血压发病率的高低与工业化程度呈明显正相关，其发病率或死亡率存在十分明显的国家间差异。

2. 国家内分布　我国高血压的发病率不如西方国家高，但却呈升高趋势。我国各省市高血压患病率相差较大。东北、华北地区高于西南、东南地区，东部地区高于西部地区，总的来说，呈北高南低趋势。差异的原因可能与人群盐摄入量、肥胖者的比例及气候等因素有关。

3. 城乡分布　城乡差异主要是城市高血压患病率高于农村，但近年来农村的患病率在上升。2002 年调查显示，农村总体患病率已接近城市水平，城乡分别为 19.3% 和 18.6%，与1991年的16.3%和11.1%相比,城乡差距明显缩小。

（二）人群分布

1. 年龄性别分布　人群高血压患病率随着年龄的增长而增加,≥75岁者患病率高达51%。两性高血压患病率差别不大,青年期男性略高于女性,中年后女性的患病率往往高于男性。

2. 职业分布　我国不同职业高血压的患病率不同,差异显著,患病率最高的是无工作的人群,特别是家庭妇女,最低的是工人。

3. 文化分布　不同文化程度高血压的患病率不同,随着文化程度的提高,高血压的患病率明显下降,这可能与健康意识有关。

4. 民族分布　在美国,黑人高血压发病率最高,白人次之。我国高血压患病率最高的三个民族是朝鲜族、维吾尔族、蒙古族;最低的是彝族、哈尼族和黎族。患病率最高的朝鲜族比最低的彝族要高出4~5倍。

（三）时间分布

1. 血压有明显的时间和季节差异　正常人血压水平呈明显的昼夜波动,动态血压曲线呈双峰一谷,即夜间血压最低,清晨起床后血压迅速升高,在上午6~10时及下午4~8时各有一个高峰,继之缓慢下降。另外血压随季节变化而改变,通常夏季血压水平较低,冬季血压水平较高,可能与冬季气候寒冷,使血管收缩有关。

2. 高血压患病率在我国呈上升趋势　随时间的延续,我国高血压患病率逐年上升,血压变化的时间趋势并不是社会发展的必然结果,环境和生活习惯的改变是血压时间分布改变的内在原因。受社会经济医疗水平的影响,我国人均寿命在延长,生活水平在提高,一些影响高血压发病的危险因素随着生活条件和习惯的改变而变化,故高血压的患病率在我国仍然呈上升趋势。

（吕志阳）

第二节　高血压预防与控制措施

高血压防治必须采取全人群、高危人群和患者相结合的防治策略,从控制危险因素、早诊早治和患者的规范化管理三个环节入手,构筑高血压防治的全面战线。

一、防治策略

（一）全人群策略

流行病学资料表明,似乎没有任何种族的人群对高血压有"免疫力"。由于人群血压的连续性分布,高血压的发病率在相当程度上是人群整体血压水平的反映。而高血压全人群预防是减轻疾病负担的根本途径,健康促进为全人群策略提供了有效的途径和方法学保证,其目的是达到人群血压分布曲线的下移。如果人群平均血压水平降低2mmHg,冠心病的死亡率将降低4%,脑卒中的死亡率将降低6%,人群的全因死亡率将降低3%。只有进行全人群预防,高血压及其有关慢性病的发病率才有可能显著降低。这需要社会的广泛参与和持久努力,需要政策性引导和提高知识水平多方面的努力。

（二）高危人群策略

高危人群预防是指确认出高血压发病危险性高的个体，给予这些个体特殊的预防保健服务，属于预防医学范畴，目标的单位是个体。高危人群意识到发病的危险性，预防的积极性较高，更容易接受健康指导。进行高血压高危人群预防首先要进行血压及其影响因素的筛查，以确认或"标定"高危个体，然后针对不同个体的需要，给予相应的咨询和保健服务。高血压高危人群包括：血压值在正常上限，收缩压为 130～139mmHg 和（或）舒张压为 85～89mmHg；高血压家族史；存在一种或多种危险因素，如超重、高盐摄入、酒精摄入过量、缺少活动。以上三者中具任意一项的，均视为"高血压高危人群"。

（三）患者防治策略

对已发现的高血压患者进行积极的随访治疗，对高血压而言属于二级预防范畴，但对于脑卒中、冠心病等属于积极的一级预防。故对高血压患者进行系统的疾病管理是非常重要的。

二、防治措施

（一）一级预防

高血压的一级预防，即病因预防，目标是防止高血压的发生。其任务包括研究各种高血压病因和危险因素，针对各种病因和危险因素采取预防措施，并针对健康机体采取加强环境保护、适宜饮食、适宜体育锻炼，以增进身心健康。对个人，这是 0 期，是重要的"防患于未然"时期。对全人群一级预防也是必须和可行的。从客观上讲，高血压作为常见病、多发病，也是我国心血管病的主要原因。高血压一旦形成，治愈往往是不可能的，长期药物治疗的副作用是不可避免的。从预防表面正常的人群着手，可以早发现、早诊断，通过降低高血压发病率，进而减少用于诊断、治疗和控制方面的高费用。亚临床水平的高血压可能影响着大量人群的健康。许多影响血压的环境和行为因素是可以改变的，结合国内外的研究成果证实一级预防是可行的。

血压水平与心血管病发病率呈连续性相关，许多与高血压有关的疾病不仅取决于血压水平，还取决同时存在其他危险因素的数量和程度，所以危险因素的识别和干预也属于一级预防。

1. 减少食盐摄入量　食盐摄入量中位数如果降低到 70mmol/d，血压水平的期望下降值为 2.2mmHg，且在年龄较大或老年人及基线血压较高的人降压尤为明显。人均摄入钠盐低于 6g/d，对人体是无害的，而采取改良食品加工工艺和从加强公共卫生教育着手，达到人均钠盐摄入量少于 6g/d 的社会目标是合理可行的。

2. 控制体重　建议体重指数控制在 24 以下。减重对健康的利益是巨大的，如在人群中平均体重下降 5kg，高血压患者减少 10%，还可使胰岛素抵抗、糖尿病、血脂紊乱和左心室肥厚改善。减重的方法一方面是减少总热量的摄入，强调少脂肪并限制过多碳水化合物的摄入；另一方面需增加体育锻炼，如跑步、太极拳、健美操等。在减重中需积极控制其他因素，饮酒的超重者需戒酒，老年高血压则需严格限盐等。降压与减重的程度相关，即使适中的减重对预防高血压也有益。减重的速度可因人而异，但首次减重最好达到 5kg，以增强减重信心，以后再根据症状和有关指标决定进一步的减重速度和目标。

国外一些学者提出，预防高血压要从儿童期开始，主要依据是儿童血压可能存在轨迹现象。我国陈会波等学者也发现，血压偏高儿童有成为持续血压偏高者的趋势。体重指数与收缩压、舒张压均存在较为密切的相关关系，肥胖儿童有成为血压偏高者的趋势。因此减重要从青少年入手，防止超重，成年期继续努力。

3. 增加体力活动　高血压患者中，坚持运动的人比久坐的人死亡率低。根据有关体力活动和高血压关系的研究表明，经过体力活动，临界高血压患者的收缩压和舒张压分别下降6mmHg 和7mmHg；确定的高血压患者的收缩压和舒张压平均分别下降10mmHg 和8mmHg。持续低强度的运动比高强度的运动对血压下降更有好处。空闲时间的体力活动与降低血压明显相关。家务劳动和体力工作不能代替锻炼。每个参加运动的人，特别是中老年人和高血压患者在运动前最好了解一下自己的身体状况，以决定自己的运动种类、强度、频率和持续运动时间。老年人应包括有氧、伸展及增强肌力练习，具体可选择步行、慢跑、太极拳等。运动强度因人而异，按科学锻炼的要求，常用的运动强度指标，可用运动时最大心率达到180 次/min 或170 次/min 减去平时心率，如要求精确则采用最大心率的60%～85% 作为运动适宜心率，需在医师的指导下进行。运动频率一般要求每周3～5 次，每次持续20～60min 即可，可根据运动者身体状况和所选择的运动种类以及气候条件而定。

4. 减少酒精摄入　尽管有证据表明非常少量饮酒可能减少冠心病发病的危险，但是饮酒量和血压水平以及高血压患病率之间却呈线性关系，因此不提倡用少量饮酒预防冠心病，提倡高血压患者应戒酒，因饮酒可增加服用降压药物的抗性。建议男性如饮酒，每日饮酒的酒精量应少于20～30g，女性则少于10～15g。

5. 补钾和补钙　MRFIT 资料表明，钾与血压呈明显负相关，这一相关在 INTERSALT 研究中被证实，中国膳食低钾、低钙，应增加含钾多、含钙高的食物，如绿叶菜、鲜奶、豆制品等。

6. 多吃蔬菜和水果　研究表明，增加蔬菜或水果摄入，减少脂肪摄入可使收缩压和舒张压有所下降。素食者比肉食者有较低的血压，其降压的作用可能基于水果、蔬菜、食物纤维和低脂肪的综合作用。

7. 减少膳食脂肪，补充适量蛋白质　流行病学资料显示，即使不减少膳食中的钠和不减重，如能将膳食脂肪控制在总热量的25% 以下，连续40 天可使男性收缩压和舒张压下降12%，女性下降5%。

8. 减轻精神压力，保持心理平衡　长期精神压力和心情抑郁是引起高血压和其他一些慢性病的重要原因之一，对于高血压患者，这种精神状态常使他们较少采用健康的生活方式，如酗酒、吸烟等，并降低对高血压治疗的依从性。对有精神压力和心理不平衡的人，改善他们的精神面貌需要进行长期细致的工作，一方面靠政府和政策的力量改善大环境，另一方面则靠社区医生和家属进行耐心劝导，帮助这些人参与社交活动，如参加体育锻炼、绘画等，在社团活动中倾诉心中的困惑，得到同龄人的劝导和理解。

9. 戒烟　对高血压患者来说戒烟也是重要的，虽然尼古丁只使血压一过性升高，但它降低服药的依从性并能增加降压药物的剂量。

（二）二级预防

高血压的二级预防就是对高血压患者的早发现、早诊断、早治疗，即"三早"预防或临床前预防。其目标是防止初发疾病的发展。任务包括针对高血压症状出现以前的那些潜在或隐匿的因素，采取"三早"措施。尤其是对高危人群阻止或减缓疾病的发展，尽早逆转，恢复健康，打断其向高血压发展的趋势，制止高危人群或高血压患者病情的发生和发展。可见重视加强二级预防，犹如防止森林火苗成灾那样，的确具有防微杜渐的意义，尤其值得认真提倡。

三早预防的关键就是广大人群的筛选。方法主要有三种：定期的健康体检；"35 周岁以上人群就诊测量血压"等制度的建立；全人群普查。对通过各种方法筛选出的高血压患者及高血压的高危人群进行早期的治疗，包括一些积极的非药物治疗和宣传教育。

（三）三级预防

高血压的三级预防又称临床（期）预防或康复性预防。其目标是防止病情恶化，防止残疾。任务是采取多学科综合诊断和治疗，正确选择合理诊疗方案，尽力恢复功能，促进康复，延年益寿，提高生活质量。

高血压患者普遍存在"不长期规律服药、不坚持测量高血压、不重视非药物治疗"现象。对高血压人群进行系统管理是控制高血压的关键。

三、高血压社区综合防治

高血压流行是一个群体现象，群体的疾病应该用群体的方法来防治。国内外经验表明，控制高血压最有效的方法是社区防治。社区防治应采用"高危人群策略"（只对高血压患者进行检出、治疗，减少并发症的发生）和"全人群策略"（对全体人群进行预防，减少发病）相结合的方法。社区高血压防治计划的根本目的是在社区人群中实施以健康教育和健康促进为主导，以高血压防治为重点的干预措施，提高整个人群的健康水平和生活质量。其主要目标是在一般人群中预防高血压的发生；在高危人群中降低血压水平，提高高血压患者的管理率、服药率和控制率，最后减少并发症的发生。社区控制计划成功的三个关键因素是公众教育、专业人员教育和高血压患者教育。

（一）准备工作

1. 确定防治社区　建立社区防治网和分级管理系统，确定中心医院转诊目标及各级各类人员的职责。

2. 社区动员　在社区内进行官方的宣传与动员，让高血压社区人群综合防治工作家喻户晓，制作"告居民书"等。同时争取各级领导的支持和帮助，各阶层人士的理解和参与。创造良好的社会、政策支持系统。

3. 了解社区的基本情况　如社区类型、地理位置、面积、常驻单位、居民人口总数及人口构成；社区卫生服务机构、人力、设备、防治地点、居委会分布、人员构成等。

（二）制订防治工作计划，落实实施方案

包括综合防治工作内容、工作进度、预期将要达到的目标、具体落实工作计划的实际操作方法、有关单位的协调、人员的安排配置，以及与此有关的财务收支等问题。

（三）各级各类防治人员的业务培训和考核

专业人员的培训主要通过举办高血压防治最新进展学习班和研讨会，使专业人员能不断更新知识，及时掌握最新的研究进展和治疗方法。一项社区控制计划的领导人还应掌握更全面的防治技能，这包括对社区基本情况和人口、疾病以及危险因素的了解；制订防治计划；

宣传材料的设计和制作；调查统计方法；计划效果评价。对非专业人员要重点讲述防治计划的目的和意义，教给他们血压测量的标准方法。

（四）以系统管理高血压患者为中心的综合防治

高血压患者的系统管理要求对社区中经筛查检出的高血压患者，根据其血压水平进行日常分级管理、确定随访间隔时间、根据病情和脏器受累情况及时调整个体化治疗方案。这应与筛查高血压同时开始并贯彻整个防治工作始终。

患者血压增高，不仅要根据其血压水平，还要根据心血管危险因素的数量和程度决定是否应给予治疗。高血压按心血管危险绝对水平分层，分成低度危险组、中度危险组、高度危险组、很高度危险组，以便量化地估计预后并制订治疗对策。

（五）社区高血压干预方法

高危对象的健康教育，高危干预的方法培训（如高危干预挂历的使用），3g 标准盐勺的发放等。高危人群的干预是一个重点也是一个难点，高危人群的干预效果直接影响全人群的血压水平，是高血压一级干预成败的主要体现，高危对象也是对干预最敏感的人群。但是高危人群往往多是一些中青年人，工作繁忙，保健意识相对较差，目前又缺乏简便有效、容易被接受的干预方法。故此项目的开发研究应该是高血压防治的重点。

全社区人群的健康促进项目包括卫生宣传和健康教育。首先营造支持性环境，如免费测量血压、公益性广告与宣传、大众传媒的利用。寻求政策支持，如"35 周岁以上人群就诊测量血压"的规定、社区心脑血管病防治中心医生待遇的规定等。高血压一级预防技能的培训，包括社区健康教育课堂，如何正确使用盐勺和控制食盐的培训，如何科学减肥与合理膳食的讲座等社区动员、组织与发动，社区领导讲话或给居民公开信，动员社区居民的积极参与，组织健康家庭评比、患者自我教育的竞赛活动等。全社区人群的干预集中体现高血压一级预防的内容，关键是对社区居民的动员，居民的积极参与和多部门的参与、合作是干预成败的关键所在。

（六）社区人群综合防治效果的评价

1. 人群方式　高血压筛查率、管理率、控制率等是否达到预期的目标；在社区人群中随机抽样，进行综合防治后有关高血压知识的认知情况调查。通过比较人群高血压知晓率、治疗率、控制率在综合防治前后的变化情况评价；根据抽样调查表中对各类问题的应答情况在实施干预前后的变化情况评价。根据综合防治前后人群血压均值、患病率以及高血压相关疾病脑卒中、心肌梗死和心源性猝死发病率的变化评价。

2. 患者方式　高血压治疗质量、依从性、满意度以及药物疗效评价和其他有关目标的评价。

3. 医务人员方式　开展防治工作前后对社区基层防治人员有关高血压开展方面的知识和态度进行评价。

4. 经济效益评价　日常各类信息资料的搜集、整理并要有可比性。日常工作中认真填写有关表格和病历，阶段性调查应注意资料的连续性和可比性。根据各地实际情况，数据管理尽量实现计算机化。资料整理分析，写出评价报告。

（吕志阳）

第三节　正常血压的形成与调节

一、正常血压的形成

血压（blood pressure）是指血管内流动的液体对单位面积血管壁的侧压力，即压强；一般常说的血压是指从动脉测得的血压，即动脉血压，它是血液对动脉管壁的侧压力。动脉血压的形成有赖于以下几个要素：循环系统平均充盈压、心脏射血、外周阻力和大血管的弹性储存作用。

循环系统平均充盈压表示循环系统中的血液充盈程度，当心脏跳动停止时，血液循环停止，此时循环系统各处的压力达到一个相同值，即循环系统平均充盈压。它的大小取决于血液总量与循环系统容量的相对大小，任何原因引起的血容量增多或心血管容积缩小，均可导致循环系统平均充盈压升高。人的循环系统平均充盈压约 6mmHg，而人的心房压力很低，右心房压正常情况下不超过 5mmHg，因此，循环系统平均充盈压增高会导致循环回心血量增多，从而增加心排血量。

心脏射血促使血液流动并形成一定的压力波。当左心收缩时，血液泵入主动脉，血压急剧升高，当压力达到最高值时为收缩压；心室舒张，血压下降，当压力达到最低值时为舒张压。主动脉的血压波动曲线是先快后慢的上升支，这是由于心室射血时主动脉内血液迅速增多，血压瞬间上升，后由于主动脉的弹性扩张，使血压升幅减小，随着血液向远端流动逐渐达峰值，此后主动脉弹性回缩与心室舒张，构成下降支。

外周阻力主要指小动脉和微动脉对血流形成的阻力，而主动脉、大动脉在血压形成中起弹性储器作用，外周阻力的存在使得心脏射血不致瞬间输送到远端血管，而是使 2/3 的血液储存在主动脉及大动脉中，从而形成一定的侧压力，维持一定的血压。

就整体循环而言，动脉血压 = 心排出量 × 总外周血管阻力，凡是影响上述两个因素的原因均可导致高血压。

心排出量等于每搏输出量与心率的乘积。每搏输出量（stroke volume）是指一次心脏收缩时射出的血量。每搏输出量增加，主动脉内血流增多，对血管壁的侧压力加大，因此收缩压升高；由于收缩压升高，血流加速，使舒张期留在主动脉内的血液增加不明显，使得舒张压升高不明显，因此每搏输出量主要影响收缩压。而当心率在一定范围内变化时，主要影响舒张压。心率加快，心排出量增加，但由于心动周期缩短且舒张期缩短更明显，血液流向外周的时间缩短，最终留在主动脉内的血量增多，舒张压升高。由于心率快时收缩期血流速度较快，部分抵消了心排出量增加导致的收缩压升高，使得收缩压升高不如舒张压明显，脉压减小。但如果心率过快，超过 180 次/min，由于心舒张期过度缩短，回心血量不足，心排血量减小，血压反而下降。相反，心率过慢，低于 40 次/min 时，心室舒张期延长，但由于此时心室充盈已达极限，充盈时间延长，也不能增加每搏输出量，心输出量也减少，血压下降。

总外周阻力与阻力血管、血液黏滞度、大动脉弹性储器作用等有关。任何原因引起的血管外周阻力增加，都会使舒张末期留在主动脉内的血量增多，舒张压升高，而对收缩压的影响不显著，脉压减小。但老年人由于动脉硬化、大动脉弹性缓冲作用减弱，反而使收缩压明显升高、舒张压显著降低，脉压增大。

二、正常血压的调节

人体动脉血压的调节是一个非常复杂与精密的过程，它使得人体动脉血压保持相对的稳定。动脉血压的调节主要靠神经调节、体液调节，分别或综合作用于心脏（心肌收缩力、心率等）与血管（血管阻力、血容量等），以维持血压的稳定，抗高血压药物往往作用于这些调节通路上。

（一）神经调节

血压的神经调节方式包括自主神经系统调节、血管运动中枢调节及心血管反射等，其特点为调节出现快、消失快，通常只需数秒钟血压即可升至正常的两倍，反之，数十秒内血压可降至正常的一半。

1. 自主神经系统　阻力血管血管壁都含有平滑肌纤维，受自主神经系统支配，主要是交感缩血管神经纤维和舒血管神经纤维。其中，交感缩血管神经纤维在血压调节中占优势，体内大部分的血管只接受单一的交感缩血管神经纤维支配，仅有少数器官（如骨骼肌、消化道和外生殖器等）的血管同时接受交感或副交感舒血管神经纤维支配，因而舒血管神经纤维对血压调节作用较小。

交感缩血管神经纤维的节后神经元为肾上腺素能神经元，释放的神经递质为去甲肾上腺素（norepinephrine，NE），作用于躯干、四肢等血管的平滑肌，兴奋血管平滑肌细胞的 α、β 肾上腺素受体和心脏 β_1 肾上腺素受体。NE 与 α 受体结合使血管收缩，与 β 受体结合舒张血管，由于血管平滑肌细胞 α 受体占优势，因此综合效应是使血管收缩，外周血管阻力增加；而兴奋心脏 β 肾上腺素受体使心肌收缩力增强、心率加快，心排出量增加，从而使血压上升。除肾上腺素能外，交感神经节后神经元还含有神经肽 Y 等肽类物质，多数肽类物质与 NE 共存并且共同释放，神经肽 Y 已证实是比 NE 更强的缩血管物质，可以直接收缩血管、抑制某些舒血管介质的释放，从而增加外周血管阻力。当阻力血管的交感缩血管神经纤维兴奋时，血管收缩、总外周阻力增加，从而使血压升高。

舒血管神经纤维主要包含交感舒血管神经纤维和副交感舒血管神经纤维，前者只支配骨骼肌，后者支配消化腺及外生殖器，其神经递质为乙酰胆碱，由于分布范围较小对血压影响有限。

2. 血管运动中枢　血管运动中枢是位于延髓及脑桥下三分之一的网状物质，分为血管收缩区、血管舒张区和感受区，该中枢将副交感神经发出的冲动由迷走神经传到心脏，将交感神经发出的冲动传至几乎所有的动静脉，在血管活动中起至关重要的作用。血管收缩区神经元为肾上腺素能神经元，通过交感神经节前神经元引起血压升高、心率加快。血管舒张区神经元通过抑制血管收缩区的功能而发挥作用。感受区主要通过感应循环系统血压的变化来调节血管收缩区和血管舒张区的功能。

3. 心血管反射　心血管的各种活动都是通过各种反射完成的，包括压力感受器反射、化学感受器反射、心肺感受器反射和中枢缺血反应等。

（1）压力感受器反射：压力感受器主要位于颈胸部的大动脉中（如颈动脉窦和主动脉弓），适宜刺激是动脉管壁的机械牵拉。当血压升高时，牵拉血管壁，压力感受器发放冲动，传导至血管运动中枢，一方面抑制血管运动中枢，降低交感缩血管中枢的兴奋性，另一方面兴奋迷走中枢，使迷走神经兴奋性增加，通过传出神经作用于血管和心脏等效应器官，最终使心率减慢、心肌收缩力减弱、外周血管阻力减低，血压下降，从而维持血压的稳定。压力感受器还具有重调节的特点，当血压长期慢性升高时，压力感受器的阈值可上调，高血压患者压力感受器阈值常上调，从而使血压维持在较高水平。

（2）化学感受器反射：化学感受器反射通路基本与压力感受器一致，只是化学感受器对缺氧、二氧化碳潴留及 H^+ 升高敏感。当血压下降至一定水平时，感受器处的血流量减少，造成缺氧和代谢产物（CO_2、H^+ 等）的积聚，刺激化学感受器，兴奋血管运动中枢，最终使心率加快、外周阻力增加，血压上升。化学感受器反射仅在血压降至 80mmHg 以下才发挥作用，因此不是主要的血压调节机制。

（3）心肺感受器反射：又称容量反射，在维持血压稳定上起着很重要的作用。在心房、肺动脉壁处分布着一些牵拉感受器，当血容量过多时，回心血量增多，心房受牵拉，刺激心房等部位感受器，反射性地引起肾脏入球小动脉强烈扩张、肾小球滤过压升高，使尿液生成增多；同时抗利尿激素分泌减少，减少肾小管对水的重吸收，从而使尿量增多，血容量下降，维持血压稳定。

（4）中枢缺血反应：当脑血流明显减少时，血管运动中枢可对缺血直接起作用，引起交感神经兴奋性显著升高，外周血管剧烈收缩，血压迅速升高。它仅在某些应激情况下发挥调节血压的作用。

（二）体液调节

动脉血压的体液调节主要是指血液和组织液中的一些化学物质，通过作用于心脏、血管，直接或间接地调节血压。

1. 肾素 - 血管紧张素 - 醛固酮系统　肾素（renin）是一种蛋白水解酶，由肾小球入球小动脉壁上的球旁细胞分泌，肾素进入血液循环后可水解 12 肽的血管紧张素原（angiotensinogen，肝脏合成并释放）为 10 肽的血管紧张素 I（Ang I）。Ang I 仅有轻微的缩血管作用，但在肺血管表面的血管紧张素转换酶（angiotensin converting enzyme，ACE）作用下，水解成 8 肽的血管紧张素 II（Ang II）。Ang II 具有强烈的缩血管作用，并能刺激肾上腺皮质释放醛固酮（aldosterone），它通过与肾脏等靶器官上的受体结合而发挥作用。Ang II 在氨基肽酶等的作用下，脱去一个氨基酸形成一个 7 肽，该 7 肽的缩血管作用较弱，但能强烈刺激肾上腺皮质合成、释放醛固酮。另外，Ang I、Ang II 可在酶的作用下生成 Ang（1~7），从而形成一整套的肾素 - 血管紧张素 - 醛固酮系统（renin - angiotensin - aldosterone system，RAAS）。

在生理条件下，当血压下降、肾血流灌注减少、入球小动脉内压力减低，刺激球旁细胞分泌肾素，激活 RAAS，促使血管收缩、外周血管阻力增加，同时由于钠水的重吸收使血容量增加，从而升高血压，维持血压的稳定。

2. 儿茶酚胺　儿茶酚胺主要是指肾上腺素和去甲肾上腺素，血液中的肾上腺素及去甲肾上腺素由肾上腺髓质释放，仅有少部分由交感神经末梢释放。

肾上腺素对心脏的作用主要通过 β_1 受体，导致心率加快、心肌收缩力增强，心排出量增加，血压上升。而肾上腺素对血管的作用取决于血管平滑肌细胞上 α、β 受体的分布情况，在皮肤、消化道、肾脏等器官，α 受体占优势，肾上腺素使其收缩；在骨骼肌、肝脏等器官的血管平滑肌细胞 β 受体占优势，生理浓度的。肾上腺素使其扩张，大剂量因兴奋 α

受体使其收缩。去甲肾上腺素主要作用于血管平滑肌细胞 α 受体，使血管强烈收缩，血压急剧升高。

3. 血管内皮生成的血管活性物质　血管内皮细胞可合成释放多种血管活性物质，主要包括一氧化氮（NO）、内皮素（endothehn，ET）和前列腺素等，调节血管的收缩与扩张。

（1）一氧化氮：是血管内皮合成的舒血管物质，具有扩张血管作用。NO 从血管内皮释放后，扩散至邻近的血管平滑肌细胞，结合并激活鸟苷酸环化酶，产生大量的 cGMP，引起舒血管效应，从而发挥对血压的调控作用。

（2）内皮素：是由 21 个氨基酸构成的多肽，是目前已知的最强的缩血管因子，有 ET_1、ET_2、ET_3 三种异构体，其中 ET_1 的作用最强。其受体有两种，即 ETA 和 ETB，激活 ETA 引起血管、气管平滑肌收缩、心肌细胞增殖，而兴奋 ETB 引起相反的作用，包括间接舒张血管、抑制心肌细胞增殖，以及利尿等。ET_1 与血管内皮 ETB 受体结合后，首先兴奋内皮细胞引起短暂的血管扩张，血压短暂下降；继之与血管平滑肌细胞上的 ETA 受体结合，激活磷脂酶 C，水解二磷脂酰肌醇为三磷酸肌醇和二酰甘油，促进细胞内 Ca^{2+} 内流，从而导致血管平滑肌强烈收缩。除了强烈的收缩血管作用外，ET 还可增加心肌收缩力，减少尿钠排泄，促进钠水潴留，增加心排出量；促进血管平滑肌细胞增殖以及增加中枢、外周交感神经和 RAAS 的活性，从而升高血压。

（3）前列腺素（prostaglandin，PG）：是一组由花生四烯酸氧化后生成的二十碳不饱和脂肪酸，除由血管内皮合成外，广泛分布于各个器官，对多种生理功能均有作用。在血管调节方面，PG 包含有舒张血管的 PGI_2、PGE_2 及收缩血管的 TXA_2、PGF_2，PG 还可通过影响肾素分泌调控血压。

4. 激肽系统　激肽是一类具有强烈舒血管活性的多肽，主要包括缓激肽、胰激肽和甲胰缓激肽等。在组织激肽释放酶（广泛存在于肾、胰腺、胃肠道黏膜及中枢神经系统等许多组织）和血浆激肽释放酶的作用下，激活血浆激肽原 I，生成活性产物胰激肽，后者经氨基肽酶水解生成缓激肽。缓激肽和胰激肽是体内最强的血管舒张物质之一，可引起全身小动脉舒张，显著降低外周血管循环阻力，血管通透性增强，从而引起血压下降。缓激肽还具有强大的利尿排钠效应，可使肾脏血流量增多，肾小管周围毛细血管压增高，抑制肾小管再吸收，并通过刺激入球小动脉压力感受器及致密斑而产生利尿排钠作用。另一方面，缓激肽可抑制远端肾小管对钠和水重吸收及抑制抗利尿激素的作用，从而促进钠水排泄。

5. 抗利尿激素与心房利钠肽

（1）抗利尿激素（antidiuretic hormone，ADH）：是下丘脑的视上核和室旁核（前者为主）的神经元分泌的一种肽类激素。它在胞体中合成，经下丘脑垂体束被运输到神经垂体而后释放出来。主要作用是提高远曲小管和集合管上皮细胞对水的通透性，促进水的重吸收，此外也能增强内髓部集合管对尿素的通透性，并减少肾髓质的血流量，有利于维持内髓的高渗梯度，这些作用均增加远曲小管和集合管对水的重吸收，使尿液浓缩，尿量减少（抗利尿）。下丘脑通过改变抗利尿激素的分泌来控制肾的排水，以维持细胞外液渗透压的正常及血量相对恒定。抗利尿激素的分泌与释放受血浆晶体渗透压和循环血量的调节。下丘脑视上核或其周围区域有渗透压感受器，它能感受血浆晶体渗透压的变化，冲动沿下丘脑－垂体束传至神经垂体以调节抗利尿激素的释放，血浆晶体渗透压升高，抗利尿激素释放增加；反之，血浆晶体渗透压降低，抗利尿激素释放减少。腔静脉和左心房内膜下的容量感受器能感受循环血量的变化，冲动沿迷走神经传入中枢，反射性地抑制或促进下丘脑－神经垂体系统释放抗利尿激素，循环血量尤其是胸部的循环血量减少时，抗利尿激素释放增加；反之，循环血量增加时，抗利尿激素的释放减少。

（2）心房利钠肽（atrial natriuretic polypeptide，ANP）及其家族中的 C 型利钠尿肽（Ctype natriuretic peptide，CNP）、脑钠素（Brain natriuretic polypeptide，BNP）是心房、心室肌及血管内皮细胞产生和分泌的一类具有强烈利尿、利钠、扩血管及降低血压等作用的多肽激素。心钠素不仅存在于心房，在心室、血管壁、脑组织、肾脏、垂体等也广泛存在。其经心脏分泌进入血液循环后，与机体 ANP 受体特异性结合，产生特异性作用，如提高肾小球滤过率、利钠利尿、扩张血管、降低体循环血管阻力及血浆容量等，从而参与血压、血容量以及水盐平衡的调节。

心房利钠肽可对抗抗利尿激素的作用，二者均通过增加/减少钠水的排泄，调节血容量、水盐平衡及血压。

（吕志阳）

第四节　高血压的发病机制

高血压的发病机制复杂，凡是影响到心排出量及外周阻力的因素均可导致高血压的发生。目前大量的研究提示遗传、环境、神经系统、内分泌、体液因素及血流动力学等在高血压的发病中均发挥重要作用，但其机制仍未完全明了。

目前多认为原发性高血压是在一定的遗传背景下，与环境因素的共同作用产生的。高血压的产生与维持模式，目前倾向于一种"正反馈相互作用"的理论，该理论认为：具有遗传背景的个体，在一定的升压机制的作用下，导致血压升高，血压升高导致血管肥厚的发生，而血管肥厚又进一步促进血压的升高，从而形成一个正反馈，维持升高的血压。

一、高血压的遗传机制

目前已公认遗传机制是高血压发生的基础之一，对于高血压的遗传模式，目前认为有两种，即单基因遗传模式（oligogenic model）和多基因遗传模式（polygenic model），其中多基因遗传模式是主要的一种模式，单基因遗传模式仅在少数高血压患者中存在。

1. 单基因遗传模式　单基因遗传高血压是指由一个基因突变引起的高血压，一般符合孟德尔遗传规律，但表型亦受环境因素的影响。目前发现的单基因遗传性高血压有十余种，主要是一些继发性高血压，如家族性高醛固酮血症、先天性肾上腺皮质增生、盐皮质类固醇受体突变导致的妊娠加重的高血压、表征型盐皮质增多症、Liddle 综合征以及 Gordon 综合征等，这些疾病均有肾素水平低的特点；而嗜铬细胞瘤并多发性内分泌瘤、Von－Hippel－Lindau 综合征、颈动脉体副神经节瘤和遗传性神经纤维瘤病等单基因遗传性高血压的肾素水平正常或升高。其机制可概括为盐皮质激素受体过度结合、钠通道活性改变和血浆儿茶酚胺水平增高等。这类高血压一般发病早，多在青少年发病，有家族史，为重度高血压或难治性高血压，常伴有激素和生化水平的异常。

2. 多基因遗传模式　多基因遗传模式更符合血压变异的数量性状特征，目前多认为原发性高血压为多基因共同作用的产物。这些基因既具有各自独立的效应，呈显性或隐性遗传，又相互作用，并通过分子、细胞、组织、器官等不同水平的数种中间表现型的介导，最终导致血压升高。环境因素（如钠、钾、钙等的摄入，精神应激等）可通过与基因的相互作用对血压产生影响，其作用机制主要有影响基因表达、作用于基因表达的产物等。正因为有多种因素参与，使得原发性高血压既具有遗传异质性（genetic heterogeneity），又具有临床异质性（clinical heterogeneity）的特征。

识别原发性高血压的相关基因，是高血压基因研究的首要和关键问题，也是当前研究的热点。理论上讲，任何基因如果其编码的蛋白质参与了血压调节机制，该基因就可作为高血压候选基因进行研究，目前研究较多的高血压候选基因主要包括肾素－血管紧张素－醛固酮系统基因、交感神经系统基因、影响水盐代谢基因及血管内皮相关基因等。

（1）肾素－血管紧张素－醛固酮系统基因：由于 RAAS 在高血压发病中的重要作用，该系统的高血压易感性研究的最广泛、最详细，主要包括血管紧张素原基因、血管转换酶基因、肾素基因和 AT_1 受体基因等，目前研究不仅仅局限于单个的基因，对该系统多个成员的交互分析发现，这些基因的变异存在着一定的协同作用。

（2）交感神经系统相关基因：通过全基因组的连锁分析，人们发现含有交感神经系统组分编码基因的基因区域与血压水平或高血压存在连锁关系，这些组分主要有儿茶酚胺代谢和转运（如酪氨酸羟化酶）基因、肾上腺素能受体基因和受体后信号转导（G 蛋白耦联受体激酶 4 等）基因。

（3）水盐代谢相关基因：除前述一些单基因遗传高血压的突变基因是通过改变肾脏钠水吸收导致高血压外，在原发性高血压也发现一些参与肾脏钠水重吸收分子的编码基因多态性与血压水平或高血压相关，如 α－内收蛋白基因、上皮钠通道基因、WNK1 和 WNK4 等。

（4）血管内皮相关基因：遗传机制可能参与高血压血管内皮功能紊乱，研究较多的是内皮素系统基因和内皮一氧化氮合酶基因。

（5）其他：目前已发现激肽系统相关基因、胰岛素抵抗相关基因、血管肥厚相关基因等多态性与高血压有一定的相关性，但尚待进一步研究。

二、高血压的始发机制

正如前文所说，原发性高血压是在一定的遗传背景下，与环境因素共同作用，产生的一系列变化，增加心排出量和外周血管阻力，从而引起高血压。目前研究较清楚的促进高血压产生的机制涉及神经、内分泌、代谢、免疫等多种系统。

（一）肾素－血管紧张素－醛固酮系统（RAAS）

RAAS 由肾素、血管紧张素原、Ang I 、Ang II 、血管紧张素转换酶、血管紧张素代谢产物、血管紧张素 II 受体等组成，在高血压的发病中，Ang II 是中心环节。Ang II 通过和体内的受体相结合，对多种器官组织，如心脏、血管、肾脏、中枢神经系统等的生理功能产生重要影响。机体内的 Ang II 受体主要有 AT_1 受体（AT_1R）和 AT_2 受体（AT_2R）两类。AT_1R 在肾脏、肾上腺、心脏和动脉占优势，Ang II 绝大部分生物学效应均是由 AT_1R 介导，主要引起血流动力学的改变，远期则有促进细胞增殖、钠水潴留和靶器官损伤的作用。除此之外，其他血管紧张素也有一定的作用。

1. 血管紧张素 II 促进血压升高的机制　Ang II 升高血压的机制主要包括：①强烈收缩小动脉，增加外周阻力；收缩微静脉，增加回心血量和心排出量；②促进原癌基因表达，促进血管平滑肌细胞增殖，增加外周阻力；③作用于交感神经中枢，使交感缩血管活性增强；作用于交感神经末梢，释放儿茶酚胺，并能促进内皮细胞释放缩血管因子、抑制舒血管因子的生成，增强缩血管效应，增加外周阻力；④促进醛固酮的释放，增加钠水的重吸收，增加循环血量；⑤促进神经垂体释放抗利尿激素，增加血容量；⑥直接作用于肾脏，使肾血管收缩，且出球小动脉的收缩强于入球小动脉，使肾小球滤过率下降，尿液生成减少，增加血容量。

2. 血管紧张素 Ⅱ 对高血压靶器官损害的影响

（1）对血管的作用：Ang Ⅱ 可以激活血管平滑肌细胞的 AT_1 受体，引起血管收缩，同时间接作用于交感神经末梢，促进交感神经末梢释放去甲肾上腺素，增加中枢交感神经放电活动，使血压升高。Ang Ⅱ 作为一种血管生长刺激因子，能促进原癌基因（c - fos，c - mys，c - jun）的表达，增加血小板衍生生长因子等的生成，促进细胞外基质蛋白质的合成，引起血管平滑肌的增生和血管重构。在体外培养的大鼠主动脉血管平滑肌细胞实验中，Ang Ⅱ 提高细胞 DNA 和蛋白质的合成速度，促进血管平滑肌细胞肥大和增生。

（2）对心脏的作用：Ang Ⅱ 对心脏各部位组织如心肌组织、传导系统、冠状动脉等均有作用。Ang Ⅱ 作用于心脏交感神经末梢突触前膜 AT_1 受体，促进去甲肾上腺素释放，产生正性肌力作用和正性频率作用。Ang Ⅱ 还可收缩冠状动脉，并促进作用强大的内源性血管收缩因子内皮素释放。同时，Ang Ⅱ 诱导原癌基因表达，促进平滑肌细胞、成纤维细胞增生与心肌细胞肥大，引起左心室肥厚等心脏重构。

（3）对肾脏的作用：Ang Ⅱ 可直接收缩肾脏入球小动脉和出球小动脉，增加肾小球毛细血管阻力。Ang Ⅱ 还作用于肾小球血管间质细胞上的 AT_1 受体，促进转化生长因子 $TGF - \beta_1$（transforming grouth factor - β_1）表达增加，肾小球血管间质细胞增生及基质生成。$TGF - \beta_1$ 能够促进平滑肌增生，肾小球血管间质细胞对肾小球滤过率有重要影响，是肾小球损伤、肾小球硬化病变中的关键细胞。Ang Ⅱ 的这一作用也是高血压引起肾小球硬化的主要原因。

需要注意的是，除循环中存在 RAAS 外，组织中（包括血管、心脏、肾脏、脑等）也存在 RAAS，在高血压的发病中发挥着与循环 RAAS 相似甚至更重要的作用。

（二）交感神经系统

交感神经广泛分布于各种组织、器官，与血压调节相关的器官主要有心脏、血管、肾脏和肾上腺。正如前文所说，交感神经递质（主要为 NE）兴奋心脏 β_1 受体，导致心率较快、心肌收缩力加强，心排出量增加，导致血压上升；交感神经递质作用于血管可收缩动脉、促进血管重构，增加外周血管阻力，收缩静脉可增加回心血量；交感神经作用于肾脏，可通过减少肾脏血流量（收缩入球、出球小动脉）、增加肾素的释放以及增加 Na^+ 的重吸收来升高血压；交感神经作用于肾上腺髓质时，增加儿茶酚胺的释放，包括肾上腺素和去甲肾上腺素等。各器官的综合效应使心血管系统的结构功能发生变化，包括心肌收缩力增强、心率加快、回心血量增加、心排出量增加和外周血管阻力增加，从而使血压升高。

交感神经压力感受器在高血压的短期调节中有肯定的作用，但对血压的长期调节尚不肯定。在对高血压的血流动力学研究发现，早期、临界高血压以心排出量增加为特征，这类似于心理应激所引起的血压升高模型，以后逐渐转变为以外周血管阻力增加为主，心排出量恢复正常，这可能是结构与功能上适应性改变的结果。因此，现多认为原发性高血压的发病初期是神经源性的，以后可能是依靠非神经因素的自我维持。

但是高血压患者交感神经激活的发生机制尚未最终明了。目前研究发现可能与遗传、RAAS 的激活、环境的持续过度刺激有关，另外脑缺血、高盐、肾上腺素和肥胖也可能促进交感神经系统的激活。

如前文所说，遗传变异、RAAS 的激活、脑缺血反射等可导致交感神经的兴奋。而环境因素的过度刺激导致的交感神经兴奋，可能是由于压力反射的损伤造成的，使得交感神经的紧张性抑制作用减少所致。高盐由于钠平衡失控使得脑脊液［Na^+］水平增加，神经元对脑脊液［Na^+］反应增强，从而引起交感传出冲动增加和血压升高。而肥胖时可通过高胰岛素血症、阻塞性睡眠呼吸暂停综合征、血浆瘦素水平增高等一系列机制激活交感神经系统。

（三）血管内皮功能紊乱

血管内皮不仅仅是血液与血管平滑肌之间的生理屏障，而且是人体最大的内分泌、旁分泌器官，能分泌几十种血管活性物质，而且还是许多活性物质的靶器官，在调节血管舒张状态、维持凝血和纤溶系统的平衡、抑制血小板聚集、抑制炎性细胞与血管内皮细胞间的黏附以及调控血管平滑肌生长等方面有重要的生理功能。在各种心血管危险因素（如吸烟、高龄、绝经、心血管病家族史、高脂血症、肥胖和高半胱氨酸血症等）状态下，血管内皮细胞形态结构的改变和功能的失调，引起 NO 的合成减少或缺失，ET 的合成增多，导致内皮依赖性舒张反应减弱，血管痉挛性收缩，促进血压升高；血管内皮细胞还可促进血管平滑肌细胞的增殖升高血压。

高血压患者存在血管内皮功能紊乱，但血管内皮功能不全与高血压谁是因谁是果目前还无定论。由于内皮型一氧化氮合酶（eNOS）基因剔除鼠表现出高血压，高血压患者的子代虽然血压正常，但已出现了内皮依赖性舒张功能受损，提示血管内皮功能不全可能促进高血压的发生，二者之间可能互为因果。一方面血管内皮功能不全可导致高血压的发生、发展，另一方面高血压本身又加重血管内皮功能不全，形成恶性循环。

各种危险因素和（或）高血压导致血管内皮细胞功能紊乱的机制主要有：

1. 内皮 NO 水平或活性下调　各种危险因素或应激使氧自由基释放增多，NO 过度降解；自由基（ONOO－）还能使低密度脂蛋白（LDL）氧化生成氧化修饰低密度脂蛋白（ox－LDL），ox－LDL 具有强大的致内皮损伤及动脉粥样硬化形成作用，它可以干扰 L－精氨酸的储备，抑制 L－精氨酸的合成及释放，导致 NO 合成不足；另外，内皮一氧化氮合酶（eNOS）结构和功能异常也可导致 NO 的合成减少。

2. 局部 RAAS 过度激活　Ang Ⅱ 除具有直接收缩血管和增加血管阻力的作用外，还可刺激血管细胞内皮素（ET）前体的转录以及促进 ET－1 和血管收缩剂前列腺素 H_2 的释放；Ang Ⅱ 还可通过增加内皮和血管平滑肌膜限制性 NADH/NADPH 氧化酶活性，使血管氧自由基生成增多，损害内皮舒张功能。

3. 类花生四烯酸物质代谢异常　类花生四烯酸是花生四烯酸的代谢产物，在体内主要经过 3 条途径进行代谢：①通过环氧化酶途径产生前列腺素等；②通过脂氧化酶途径作用产生 5－羟基二十碳四烯酸（5－HETE）等，并最终产生白三烯；③通过细胞色素酶 P450（CYP）途径产生环氧二十碳烯酸（EET）和 20－HETE 等。目前多数研究认为 EET 是内皮源性超极化因子（EDHF），EDHF 介导的超级化扩血管效应可能是对 NO 依赖的血管内皮舒张反应的一种补充或加强，在血管舒张反应中所起作用约为 20% ~ 30%，在多数正常血管中，EDHF 并不是介导内皮依赖性舒张反应的重要原发因子。但在高血压、高脂血症等病理状态下，由于内皮功能受损，NO 合成及活性减弱，EDHF 介导的内皮舒张反应开始占据重要地位。20 - 羟基二十碳四烯酸（20 - HETE）是介导内皮素、Ang II、去甲肾上腺素等内皮收缩因子产生缩血管反应的第二信使；也可通过阻断钙离子敏感的钾通道，使细胞去极化，增加细胞内钙离子浓度，产生血管收缩反应。内皮细胞受损，20 - HETE 水平可能上调，导致血管收缩和肾脏钠盐潴留增加，促进血压升高。

（四）胰岛素抵抗

胰岛素除在糖类、脂肪和蛋白质代谢中发挥重要作用外，还可通过舒张血管、抗炎、抗凋亡和抗动脉粥样硬化等起到心血管保护效应。从胰岛素分泌到产生生物效应的一系列步骤中任何环节出现异常，均可导致胰岛素抵抗的发生。其机制主要包括受体前障碍（如存在胰岛素抗体、儿茶酚胺、皮质激素、生长激素等胰岛素拮抗物）、受体水平缺陷（如水平密度下调、受体亲和力降低）和受体后缺陷等。50% 左右的高血压患者，特别是肥胖的高血压患者，具有胰岛素抵抗和高胰岛素血症，高胰岛素血症导致高血压的机制主要如下。

1. 钠水潴留　高胰岛素血症引起肾小管对钠和水的重吸收增加导致容量和心排出量增加，肾动脉输注胰岛素，可使钠排出减少一半。多数学者认为，影响钠重吸收的部位主要在近曲小管，这一部分胰岛素受体密度也最高，且 $Na^+ - K^+ - ATP$ 酶也最活跃，但也有报道指出胰岛素抗利尿作用在远曲小管。同时胰岛素对 RAAS 及交感神经系统的影响也可增加钠的重吸收，结果使血容量增加，引起高血压。

2. 内皮细胞功能障碍　血管内皮细胞分泌的内皮素与 NO 的失衡在高血压的发生、发展中起着重要作用。胰岛素能刺激主动脉内皮细胞合成和分泌 ET，且与胰岛素浓度呈正相关，在高胰岛素血症状态下，胰岛素与内皮细胞膜下的受体结合，激活酪氨酸激酶，刺激 ET 的 mRNA 转录，使 ET 合成分泌增加。高胰岛素血症通过激活 PKC 抑制 PI-3K 激酶，eNOS 受阻，从而内皮细胞合成与分泌 NO 受影响，导致血管舒张作用丧失，引起高血压。反过来，高血压又可加重内皮损伤，使内皮分泌 ET 与 NO 间更不平衡，加重高血压发展，形成恶性循环。

3. 增高交感神经活性　提高肾素 - 血管紧张素系统的兴奋性。

4. $Na^+ - K^+ - ATP$ 酶和 $Ca^{2+} - ATP$ 酶活性降低　正常水平胰岛素活化 $Na^+ - K^+ - ATP$ 酶，减少细胞内 Na^+ 与 Ca^{2+}，但在高胰岛素血症时作用相反，并刺激 $Na^+ - H^+$ 泵活性、Ca^{2+} 与 Na^+ 的转运，同时直接作用于血管平滑肌细胞，使细胞内 Ca^{2+} 聚集，抑制血管舒张；高胰岛素血症状态下，ATP 酶活性降低，使细胞对生长因子更敏感，促进平滑肌细胞生长及内移、管壁肥厚及管腔狭窄、血管重塑，发生高血压。

5. 刺激血管平滑肌细胞增殖　促进动脉粥样硬化（AS）。

（五）其他神经内分泌异常

除上述神经、内分泌因素外，还有其他一些神经、内分泌物质的异常可导致高血压的发生、发展，如钠尿肽家族、血管加压素系统、激肽系统和内源性血管活性物质等，这些物质主要通过影响钠水代谢和缩舒血管来影响血压。

1. 钠尿肽家族　钠尿肽（natriuretic peptide）家族主要包括心房利钠肽（atrial natriuretic peptide，ANP）、脑钠肽（brain natriuretic peptide，BNP）和 C 型钠尿肽，以及新近发现的心室利钠肽等，它是一组具有利钠利尿、舒血管降压和抗细胞增殖等活性的多肽，在维持机体水盐平衡、血压稳定等功能中有重要作用。目前研究较清楚的是心房利钠肽，它除通过迅速利钠利尿和舒张血管的作用来降低血压外，还可通过增加毛细血管的通透性，使血管内水、电解质向细胞外转移，回心血量减少而使心排出量减低；另外也有调节细胞生长，对抗RAAS、内皮素和交感神经系统的作用，因此 ANP 可有效降低血压。

在高血压患者中，ANP 水平常常增高，这可能与容量负荷增加有关。虽然 ANP 水平升高可能具有一定的降压和器官保护作用，但高血压患者组织对 ANP 的结合力可能显著降低，从而抵消其水平升高引起的有益作用。

2. 血管加压素系统　血管加压素（AVP）又称抗利尿激素，加压素作用于肾远曲小管和集合管，增加钠水潴留使血容量增加，作用于血管平滑肌使血管收缩，还具有抑制肾素分泌和刺激心房利钠肽分泌的作用，因此具有抗利尿和升高血压两种生理作用，是维持体液和电解质环境恒定的重要因素。

AVP 通过受体发挥作用，根据第二信使的不同，其受体分为两型，即 V1 型（第二信使是 Ca^{2+}）和 V2 型（第二信使是 cAMP），两种受体的分布与功能并不相同，V1 型主要分布于血管壁、心脏、肾集合管和下丘脑等，分别发挥收缩血管、调节心肌收缩力、调节离子交换和调节减压反射等作用，V1 型受体激活有升高血压的作用；V2 型主要分布于肾远曲小管和膀胱，发挥抗利尿和促进排尿的作用，V2 型受体激活可降低血压。

国内外研究均发现，高血压患者 AVP 水平增高，并且伴有 AVP 受体数目和敏感性的变化，主要表现为 V1 型受体数目的上调，V1 受体活性增强和 V2 受体活性降低等，从而可能参与高血压的发生。另外 AVP 还可通过影响减压反射来调节血压，但其具体机制尚不清楚。

3. 激肽释放酶－激肽系统　激肽释放酶－激肽系统（kallikrein － kinin system，KKS）主要包括激肽释放酶、激肽原、激肽、激肽受体和激肽酶等，其中激肽是中心环节，可通过舒张血管、降低外周血管阻力和增加尿钠排泄来降低血压。通过检测高血压患者和大鼠尿液中激肽释放酶的水平发现，高血压患者尿液激肽释放酶水平低于正常，提示高血压患者体内激肽含量减少；通过基因治疗的方法导入激肽释放酶基因，发现可显著降低大鼠血压，提示激肽系统在高血压的发病中有重要地位。

4. 心血管系统内的生物活性多肽　心脏除受交感神经和副交感神经调节外，肽能神经末梢释放的生物活性多肽也参与心肌和血管运动的调节。主要包括神经肽酪氨酸（neu － ropeptide Y，NYP）、降钙素基因相关肽（calcitonin gene － related peptide，CGRP）、P 物质和 K 物质等。这些均为调节冠状动脉和心脏活动的另一类神经递质。

（1）神经肽酪氨酸（NYP）：以房室结含量最高，其次为冠状动脉周围和心肌纤维。心脏内的 NYP 神经元主要在心脏神经节内，其末梢分布于窦房结、房室结、心房和心室肌及冠状动脉系统。切除星状神经节后，心内的 NYP 含量明显减少甚至消失。在心血管系统中，NYP 神经纤维主要分布在动脉，围绕大的弹力动脉和肌性动脉并形成网络，在静脉血管分布较少。NYP 可释放于血中，血浆浓度为 1 ~ 5fmol/ml。NYP 是交感神经去甲肾上腺素的辅递质，与儿茶酚胺共存于交感神经纤维之中。刺激交感神经不仅可使儿茶酚胺释放，而且还可促使 NYP 的分泌。NYP 可增加儿茶酚胺的缩血管作用，还能通过交感神经突触前受体抑制儿茶酚胺的释放，因此 NYP 是交感神经递质释放的调节者。此外 NYP 还可降低血管对舒血管物质的反应。总之，NYP 可致血压升高。NYP 对血管的作用有赖于细胞内 Ca^{2+} 的存在。因此钙拮抗剂可明显降低 NYP 的缩血管作用。肾上腺髓质嗜铬细胞瘤患者血浆 NYP 水平明显高于正常人。

（2）降钙素基因相关肽（CGRP）：主要分布在中枢神经系统和外周神经系统中。是一种神经递质。其神经纤维广泛分布于心血管系统中。CGRP 具有强大的扩血管作用，是体内最强的舒血管活性多肽，有强烈的扩张冠状动脉的作用，其作用比硝酸甘油强 240 倍，且不依赖于血管内皮的完整性。也就是说对已发生的动脉粥样硬化的冠状动脉也有明显的扩张作用。CGRP 对心肌有正性肌力和正性频率作用，使心排出量增加。其正性频率作用可部分被普萘洛尔阻滞，但其正性肌力作用不受 β 受体阻滞剂的影响。CGRP 释放减少，是引起血压升高的一个重要因素。

（3）P 物质和 K 物质：主要分布在中枢神经系统、消化系统及心血管系统。心脏内的 P 物质主要受星状神经节和迷走神经的支配。将 P 物质注入脑室可引起血压升高，心率增快，同时血中儿茶酚胺浓度升高，该作用可被 α 受体阻滞剂减弱，提示 P 物质的中枢性升压作用是由于兴奋了交感神经系统所致。此外，P 物质还有扩张冠状动脉、增加心排出量的作用，这些作用可被 5 - 羟色胺减弱。K 物质对心血管系统的作用远大于 P 物质。

除上述神经肽外，一些内源性血管调节物质如内源性毒毛花苷、红细胞源性降压物质、肾上腺髓质素、甲状旁腺激素相关蛋白和小 G 蛋白等，也可通过多种途径调节心血管系统的功能，参与高血压的发生。

（六）免疫异常

最近研究发现，免疫异常在高血压，特别是恶性高血压的发生、发展中可能发挥重要作用。高血压免疫异常包括细胞免疫异常（如 T 细胞数目、Th_1/Th_2 比值、T 细胞功能等）及体液免疫异常（如血清 Ig 升高、自身抗体出现、细胞因子及补体异常等），目前研究较多的是抗 AT_1 受体自身抗体和抗 $α_1$ 肾上腺素受体自身抗体等抗 G 蛋白耦联受体自身抗体。

抗 AT_1 受体自身抗体和抗 $α_1$ 肾上腺素受体自身抗体首先在恶性高血压患者和妊娠期高血压疾病患者中发现，后相继在原发性高血压、难治性高血压患者中发现，这些自身抗体可与相应的受体结合并激活相应受体，与 Ang Ⅱ 和 NE 相似，可促进心肌细胞的搏动频率增加，并且该作用可分别被 AT_1 受体和 $α_1$ 肾上腺素受体阻滞剂抑制。细胞实验已证实这些自身抗体可以增加培养细胞内钙离子浓度，并可通过 MAPK 等信号转导系统促进 c - jun、c - fos 等原癌基因的表达；动物实验发现虽然这些抗体不能导致大鼠血压升高（1 年），但可导致大鼠心血管的重构，提示这些抗体与高血压靶器官损害相关。临床研究也发现，这些自身抗体与脑卒中、心脏扩大等存在一定关系。但其在高血压中的作用和地位尚待进一步研究。

（七）其他可能的机制

除上述研究较多的机制以外，还有很多其他因素参与高血压的产生，如细胞间离子转运异常、多种血管降压激素的缺乏、外周血管结构及功能异常等。另外，高血压与其他危险因素（如高钠摄入、肥胖、呼吸睡眠暂停、吸烟、大量饮酒、血液黏度等）的关系也逐步被阐明。

高钠饮食导致血压升高与钠盐的重吸收增加或排出减少有关，其机制可能与先天性或后天性肾单位减少使滤过面积减少、压力 - 尿钠排泄关系改变（相同的滤过压情况下尿钠排出减少）、肾素分泌增多等有关，从而在高钠饮食时使血容量增多，血压升高。

肥胖患者易发生高血压的机制除主要与胰岛素抵抗/高胰岛素血症有关外，还与肥胖患者体内脂肪组织大量增加，使循环血量和阻力血管增加有关。睡眠呼吸暂停综合征易发生高血压的机制可能与缺氧使交感神经兴奋和内皮素分泌增加有关。吸烟通过吸入的尼古丁促进去甲肾上腺素的释放使血压升高。大量饮酒可兴奋交感神经、抑制钠泵转运，使细胞内钙增加，从而升高血压。血液黏度增高（主要是血细胞比容较高）可增加外周血管阻力使血压升高。

三、高血压的维持机制

前述的各种机制如持续作用于机体，均可导致血压的持续升高，但动物研究发现，在血压长期升高后即使去除这些因素，血压仍可持续升高，提示还有其他的机制参与血压的维持，除前面提到的压力感受器阈值上调外，血管重构可能是主要原因。

（一）血管重构的概念与分型

血管重构（vascular remodeling，VR）早期的概念是指小血管管腔周围组织的重排而不伴有增生，反映的是小动脉疾病，病理表现主要是动脉血管内径和外径均减小、血管壁厚度与腔径的比值增加，而血管壁的横截面积却不变，但现在血管重构的概念得到很大的拓展，现在文献中血管重构常常指血管结构任何形式的病变。广义的血管重构现象包括多种形式，血管横截面积可以增大、缩小或不变，血管腔径可以缩小也可以扩大，毛细血管面积的变化也属于 VR 的研究范畴；血管重构的形成是一个动态过程，包括细胞的增殖、迁移、凋亡以及基质成分合成、降解及重新排列等。它是血管对刺激的复杂的动态反应过程，包括信号的感受、转导和调节因子的合成、释放，最后产生结构变化。

高血压血管重构主要分四型：①壁/腔比值增大型：这是由于压力增加，使血管壁肥厚所致。血管反应的特点是内膜和（或）中层面积增大，内径缩小，壁/腔比值增大。此型血管重构由于血管肥厚，使血管对缩血管活性物质的反应增强，通过全身血管阻力增加，使高血压得以持续存在。血管的功能性改变主要表现为顺应性和扩张能力下降。这种重构血管主要见于小动脉和大动脉。②壁/腔比值减小型：主要是由于持续的高血流量状态使血管扩张所致。血管反应的特点是内、外径均大幅度增加，壁/腔比值减小，整个血管的重量可能不增加。是血管壁细胞和非细胞成分主动重排的结果，多见于大动脉。③壁/腔比值不变型：主要是由于血流缓慢减少的缘故。血管反应的特点是管壁厚度和腔径均明显缩小，由于内、外径均下降，使壁/腔比值保持不变，多见于大动脉及中等大动脉。④微血管减少型：以毛细血管面积减少为主，是由于血流量长期减少所致。这些血管结构的改变使血管外周阻力增加，维持血压于高水平甚至进一步升高。

（二）血管重构的过程与机制

血管重构的过程可大致分为 4 个环节，即信号的感受、信号的转导、调节子的释放和血管结构的变化。除异常动力因素之外，血液循环中的 Ang II、血栓素、炎症因子、黏附因子、氧化低密度脂蛋白、脂蛋白（α）和高血糖等诸多因素均可为信号，被感受器（主要是内皮细胞）感受，再通过多种信号转导途径转导至其他感受器和效应器，进而释放调节因子如生长因子、血管活性物质、细胞因子和基质调节因子等，引起血管结构和功能的变化；同时，调节因子又可作为反馈信息，与感受器及信号发生作用，而调节因子之间又可相互作用。以上四环节之间形成复杂的网络调控关系，调控血管重构的发生、发展过程。在这个过程中，血管细胞成分改变（血管壁细胞增殖与凋亡的失衡）和细胞外基质的改变（生成与降解）是血管重构的基本病理变化。

引起血管重构的机制，目前研究较多的主要包括血流动力学、血管活性物质和炎症介质等因素。

1. 血流动力学异常　异常的血流动力学因素是血管重构的重要刺激因素。血压升高后异常的血流动力学改变主要包括两方面：血流速率改变引起的剪切力变化和血压升高引起的血管壁张力变化。

（1）剪切力：是指血流对血管壁腔面的牵引力，它与血流速率成正比，与血管半径的立方成反比。高血压时血流量或血流速率的变化引起剪切力的变化，并因此引起血管重构以保持剪切力的恒定，在这个过程中，内皮发挥关键作用。内皮介导剪切力变化引起血管重构的机制主要有：①剪切力的变化可激活流量敏感性钾通道，促进钙离子内流，诱发局部释放一氧化氮、转化生长因子、内皮素等多种因子，参与血管重构。②剪切力可以使内皮细胞膜运动增加，膜磷脂中游离花生四烯酸增多，在环氧合酶和前列腺素合成酶依次作用下，促成前列腺素 I_2 合成，参与血管重构。③血流机械力是内皮细胞基因表达的主要调节因素之一，可调节内皮素和前列腺素等血管张力调节因子，同时可以调节血栓形成和相关基因表达，其机制可能与血管内皮特异性的切应力反应元件（SSREs）有关，后者可与一些转录因子特异性结合，调节相应转录反应。④剪切力的变化可对细胞凋亡产生影响。

（2）血管壁张力的变化：主要与血压有关。高血压时血管壁张力增高，可通过以下途径导致血管重构：①直接诱导血管平滑肌细胞肌球蛋白基因表达增加，促使其核糖核酸和蛋白质表达增加，诱导细胞肥大和增殖。②促进血管收缩因子及基质调节因子生成，使胶原等基质的产生增多，导致管壁增厚和顺应性降低。③血压和血管壁张力变化可影响动脉细胞的凋亡，过程可能与凋亡蛋白 Bax 和 Bcl-2 等有关。④血流量及血压均对微循环的结构产生影响，血流量长期增加可导致小动脉数量增加，而血压的增加则导致小动脉及毛细血管的数目减少。

2. 血管活性物质的异常　引起血压升高的血管活性物质，以及血管壁张力改变引起的血管活性物质变化，均可通过调节细胞的生长来促进血管重构。促进细胞生长的血管活性物质主要有血管紧张素Ⅱ、肾上腺素、内皮素、加压素、成纤维细胞生长因子、血小板源性生长因子、转化生长因子、胰岛素生长因子、P物质、K物质、IL-1、IL-6等；抑制细胞生长的血管活性物质主要有一氧化氮、前列腺素、心房利钠肽、纤维连接蛋白等。这些因子通过对血管张力的短期作用和对血管结构的长期影响维持血压的稳定。此因子失衡，使血管收缩、血管壁肥厚，促进血管重构。

（吕志阳）

第五节　原发性高血压病

一、概述

（一）定义

原发性高血压或高血压病是指成年人（≥18 岁）凡在未服用降血压药物情况下和在安

静状态下，非同日血压至少测量 3 次，当体循环动脉收缩压≥140mmHg 和（或）舒张压≥90mmHg，称为血压增高。与此同时，常伴有脂肪和糖代谢紊乱以及心、脑、肾和视网膜等器官功能性或器质性改变为特征的全身性疾病。如果仅收缩压≥140mmHg，而舒张压不高者称为单纯收缩性高血压。同理，若舒张压≥90mmHg，而收缩压＜140mmHg，则称为舒张性高血压。

（二）流行病学

高血压患病率和发病率在不同国家、地区或种族之间有差别，工业化国家较发展中国家发病率高，美国黑种人约为白种人的 2 倍。高血压患病率、发病率及血压水平随年龄增长而升高，高血压在老年人中较为常见，尤其是收缩期高血压。我国自 20 世纪 50 年代以来进行了 4 次（1959 年、1979 年、1991 年、2002 年）成年人血压普查，高血压患病率分别为 5.11%，7.73%，11.88%，18.8%，总体上呈明显上升趋势。据估计，我国现有高血压患者 2 亿以上。但高血压的知晓率、治疗率及控制率均很低，2002 年的普查资料显示：知晓率为 30.2%，治疗率为 24.7%，控制率为 6.1%，较 1991 年略有提高。根据 2007 年我国卫生部心血管病防治研究中心，中国心血管病报道的一项调查报告，城市高血压知晓率、治疗率、控制率和治疗控制率分别为 41.1%，35.1%，9.7% 和 28.2%；而农村分别为 22.5%，17.4%，3.5% 和 20.4%。如此低的知晓率、治疗率、控制率和治疗控制率，促使我国高血压病致死、致残率居高不下。因此，高血压的防治任重道远。

（三）病因

本病病因未完全阐明，目前认为是在一定的遗传基础上由于多种后天因素的作用，正常血压调节机制失代偿所致，以下因素可能与发病有关。

1. 遗传　高血压的发病有较明显的家族集聚性，双亲均有高血压的正常血压子女（儿童或少年）血浆去甲肾上腺素、多巴胺浓度明显较无高血压家族史的对照组高，以后发生高血压的比例亦高。国内调查发现，与无高血压家族史者比较，双亲一方有高血压者的高血压患病率高 1.5 倍，双亲均有高血压病者则高 2～3 倍，高血压病患者的亲生子女和收养子女虽然生活环境相同，但前者更易患高血压。动物实验已筛选出遗传性高血压大鼠株（SHR），分子遗传学研究已实验成功基因转移的高血压动物，上述资料均提示遗传因素的作用。

2. 饮食

（1）盐类：与高血压最密切相关的是 Na^+，人群平均血压水平与食盐摄入量有关，在摄盐较高的人群，减少每日摄入食盐量可使血压下降。高钠促使高血压可能是通过提高交感张力，增加外周血管阻力所致。饮食中 K^+、Ca^{2+} 摄入不足、Na^+/K^+ 比例升高时易患高血压，高 K^+ 高 Ca^{2+} 饮食可能降低高血压的发病率，动物实验也有类似的发现。我国不同年龄段人群食盐摄入量均较高，居民平均每日食盐摄入量为 12.1g，远远超过 WHO 应将一般人群每日食盐限制在 6g 以下。全国居民营养与健康状况调查（2002 年）中指出，我国城乡居民平均每日每人盐摄入量为 12g，其中农村 12.4g，城市 10.9g，北方地区高于南方地区。高盐饮食是高血压的重要危险因素。高盐饮食地区人群的高血压患病率往往较高。

中国人群高血压流行特点：钠盐摄入量高，钾盐摄入不足，盐敏感性高血压居多。盐敏感的实质是个体对于盐负荷而导致血压升高的一种遗传易感体质。盐敏感被认为是由于肾小球的过滤能力减低和（或）肾小管钠再吸收的比率增加所导致。

盐敏感性：盐敏感性是高血压早期损害标志。盐敏感性（salt – sensitivity）已被美国ASH"2005高血压新定义"确立为高血压早期损害标志之一。

我国一般人群中盐敏感者占15%～42%，而高血压人群中50%～60%为盐敏感者。有高血压家族史的成年人中盐敏感者为65%，青少年中为45%。黑种人、老年人、停经女性、糖尿病、肥胖和代谢综合征患者中盐敏感者比例较高。盐敏感性高血压是高血压的一种特殊类型，常见于老年人、黑种人，有糖尿病、肾疾病史者，交感激活状态以及高盐摄入地区的高血压患者，同时也是难治性高血压的重要原因之一。

（2）脂肪酸与氨基酸：降低脂肪摄入总量，增加不饱和脂肪酸成分，降低饱和脂肪酸比例可使人群平均血压下降。动物实验发现摄入含硫氨基酸的鱼类蛋白质可预防血压升高。

（3）饮酒：长期饮酒者高血压的患病率升高，而且与饮酒量成正比。可能与饮酒促使皮质激素、儿茶酚胺水平升高有关。

3. 职业、环境和气候　流行病学资料提示，从事高度集中注意力工作、长期精神紧张、长期受环境噪声及不良视觉刺激者易患高血压病。此外，气候寒冷地区冬季较长，人的血管容易收缩而导致血压升高，这也是我国北方地区高血压发病率比南方地区高的原因之一。

4. 其他　吸烟、肥胖和糖尿病患者高血压病患病率高。

（四）临床表现

高血压是多基因遗传因素与环境因素长期相互作用的结果，无论是男性还是女性，平均血压随年龄增长而增高，尤其是收缩压。流行病学研究已经证实，高血压本身不仅会造成心血管损害，而且当高血压患者合并有其他危险因素时更易引起或加重心血管损害，这些危险因素包括糖尿病、吸烟、高脂血症等。血压在同一水平上的高血压患者，合并危险因素越多，心血管系统并发症发生率也越高，说明危险因素之间存在着对心血管系统损害的协同作用。

高血压病根据起病和病情进展的缓急及病程的长短可分为两型，缓进型（chronic type）和急进型（accelerated type）高血压，前者又称良性高血压，绝大部分患者属此型，后者又称恶性高血压，仅占高血压病患者的1%～5%。

1. 缓进型高血压病　多为中年后起病，有家族史者发病年龄可较轻。起病多数隐匿，病情发展慢，病程长。早期患者血压波动，血压时高时正常，为脆性高血压阶段，在劳累、精神紧张、情绪波动时易有血压升高，休息、去除上述因素后，血压常可降至正常。随着病情的发展，血压可逐渐升高并趋向持续性或波动幅度变小。患者的主观症状和血压升高的程度可不一致，约50%患者无明显症状，只是在体格检查或因其他疾病就医时才发现有高血压，少数患者则在发生心、脑、肾等器官的并发症时才明确高血压病的诊断。

患者可有头痛，多发在枕部，尤易发生在睡醒时，尚可有头晕、头胀、颈部板紧感、耳鸣、眼花、健忘、注意力不集中、失眠、烦闷、乏力、四肢麻木、心悸等。这些症状并非都是由高血压直接引起，部分是机体功能失调所致，无临床特异性。此外，尚可出现身体不同部位的反复出血，如眼结膜出血、鼻出血、月经过多，少数有咯血等。

（1）脑部表现：头痛、头晕和头胀是高血压病常见的神经系统症状，也可有头部沉重或颈项板紧感。高血压直接引起的头痛多发生在早晨，位于前额、枕部或颞部，可能是颅外颈动脉系统血管扩张，其脉搏振幅增高所致。这些患者舒张压多很高，经降压药物治疗后头痛可减轻。

高血压病脑血管并发症主要表现为脑血管意外，即脑卒中，可分为两大类。①缺血性脑卒中，其中有动脉粥样硬化血栓形成、腔隙梗死、栓塞、短暂性脑缺血和未定型等各种类型。②出血性脑卒中，有脑实质和蛛网膜下腔出血。

（2）心脏表现：血压长期升高增加了左心室的负担，左心室因代偿而逐渐肥厚，早期常呈向心性对称性肥厚，继之可出现心腔扩张，最终导致高血压性心脏病。近年来研究发现，高血压时心脏最先受影响的是左心室舒张期功能。左心室肥厚时舒张期顺应性下降，松弛和充盈功能受影响，若左心室舒张末压升高，左心房可有不同程度扩大，甚至可出现在临界高血压和左心室无肥厚时，与此同时，左心室的心肌间质已有胶原组织沉积和纤维组织形成，但此时患者可无明显临床症状。

出现临床症状的高血压性心脏病多发生在高血压病起病数年至 10 余年之后。在心功能代偿期，除有时感心悸外，其他心脏方面的症状可不明显。代偿功能失调时，则可出现左心衰竭症状，开始时在体力劳累、饱食和说话过多时发生气喘、心悸、咳嗽，以后呈阵发性的发作，常在夜间发生，并可有痰中带血等，严重时或血压骤然升高时可发生急性肺水肿，出现端坐呼吸，咳粉红色泡沫样痰，若不及时降压可危及生命。反复发作或持续的左心衰竭，可影响右心室功能而发展为全心衰竭，出现尿少、水肿等临床症状。在心脏未增大前，体检可无特殊发现，或仅有脉搏或心尖搏动较强有力，主动脉瓣区第二心音因主动脉舒张压升高而亢进。心脏增大后，体检可发现心界向左、向下扩大；心尖搏动强而有力，呈抬举样；心尖区和（或）主动脉瓣区可听到 Ⅱ ～ Ⅲ 级收缩期吹风样杂音。心尖区杂音是左心室扩大导致相对性二尖瓣关闭不全或二尖瓣乳头肌功能失调所致；主动脉瓣区杂音是主动脉扩张，导致相对性主动脉瓣狭窄所致。主动脉瓣区第二心音可因主动脉及瓣膜病变而呈金属音调，可有第四心音。心力衰竭时心率增快，出现发绀，心尖区可闻奔马律，肺动脉瓣区第二心音增强，肺底出现湿啰音，并可有交替脉；后期出现颈静脉怒张、肝大、下肢水肿、腹水和发绀等全心衰竭征象。

（3）肾脏表现：肾血管病变的程度和血压升高的程度及病程密切相关。实际上，无控制的高血压病患者均有肾脏的病变，但在早期可无任何临床表现。随病程的进展可先出现蛋白尿，如无合并其他情况（如心力衰竭和糖尿病等），24h 尿蛋白总量很少超过 1g，控制高血压可减少尿蛋白。血尿多为显微镜血尿，少见有透明和颗粒管型。肾功能失代偿时，肾浓缩功能受损可出现多尿、夜尿、口渴、多饮等，尿比重逐渐降低，最后固定在 1.010 左右，称等渗尿。当肾功能进一步减退时，尿量可减少，血中非蛋白氮、肌酐、尿素氮常增高，酚红排泄试验示排泄量明显减低，尿素廓清率或肌酐廓清率可明显低于正常，上述改变随肾脏病变的加重而加重，最终出现尿毒症。但是，在缓进型高血压病，患者在出现尿毒症前多数已死于心、脑血管并发症。此外，当高血压导致肾功能损害的同时，肾损害又可反过来加重血压升高，从而形成恶性循环。

2. 急进型高血压　在未经治疗的原发性高血压病患者中，约 1% 可发展成急进型高血压，发病较急骤，在发病前可有病程不一的缓进型高血压病史。男女比例约为 3∶1，多在青中年发病，近年来此型高血压已少见，可能与早期发现轻、中度高血压患者并得到及时有效的治疗有关。其表现基本上与缓进型高血压病相似，但与后者相比，临床症状如头痛等更为明显，具有病情严重、发展迅速、视网膜病变和肾功能很快衰竭等特点。血压显著升高，舒张压多持续在 130 ～ 140mmHg 或更高。各种症状明显，小动脉纤维样坏死性病变进展迅速，常于数月至 1~2 年内出现严重的脑、心、肾损害，发生脑血管意外、心力衰竭和尿毒症。并常有视物模糊或失明，视网膜可发生出血、渗出及视盘水肿。血浆肾素活性增高，以肾脏损害最为显著，常出现持续蛋白尿，24h 尿蛋白可达 3g，伴有血尿和管型尿，最后多因尿毒症而死亡，但也可死于脑血管意外或心力衰竭。

3. 高血压危重症

（1）高血压危象（hypertensive crisis）：高血压病的进程中，如果全身小动脉发生暂时性强烈痉挛，周围血管阻力明显上升，致使血压急骤上升而出现一系列临床症状，称之为高血压危象。这是高血压病的急重症，可见于缓进型高血压各期和急进型高血压，血压改变以收缩压突然明显升高为主，舒张压也可升高，常在诱发因素作用下出现，如强烈的情绪变化、精神创伤、心身过劳、寒冷刺激和内分泌失调（如经期和绝经期）等。患者出现剧烈头痛、头晕、眩晕，亦可有恶心、呕吐、胸闷、心悸、气急、视物模糊、腹痛、尿频、尿少、排尿困难等症状。有的患者可伴随自主神经紊乱症状，如发热、口干、出汗、兴奋、皮肤潮红或面色苍白、手足发抖等；严重者，尤其在伴有靶器官病变时，可出现心绞痛、肺水肿、肾衰竭、高血压脑病等。发作时尿中出现少量蛋白和红细胞；血尿素氮、肌酐、肾上腺素、去甲肾上腺素可增加，血糖也可升高、眼底检查有小动脉痉挛、可伴有出血、渗出或视盘水肿。发作一般历时短暂，控制血压后，病情可迅速好转，但易复发。在有效降压药普遍应用的人群，此危象已很少发生。

（2）高血压脑病（hypertensive encephalopathy）：急进型或严重的缓进型高血压病患者，尤其是伴有明显脑动脉硬化时，可出现脑部小动脉持久而明显的痉挛，继之发生被动性或强制性扩张，急性脑循环障碍导致脑水肿和颅内压增高而出现的一系列临床表现，称为高血压脑病。发病时常先有血压突然升高，收缩压、舒张压均可增高，以舒张压升高为主，患者出现剧烈头痛、头晕、恶心、呕吐、烦躁不安、脉搏多慢而有力，可有呼吸困难或减慢、视力障碍、黑矇、抽搐、意识模糊甚至昏迷，也可出现暂时性偏瘫、失语、偏身感觉障碍等。检查可见视盘水肿，脑脊液压力增高、蛋白含量增高。发作短暂者历时数分钟，长者可数小时甚至数天。妊娠高血压综合征、肾小球肾炎、肾血管性高血压和嗜铬细胞瘤的患者，也可能发生高血压脑病。

4. 并发症　在我国，高血压病最常见的并发症是脑血管意外，其次是高血压性心脏病、心力衰竭，再次是肾衰竭。较少见但严重的并发症为主动脉夹层血肿。其起病常突然，迅速发生剧烈胸痛，向背或腹部放射，伴有主动脉分支堵塞现象时，使两上肢血压及脉搏有明显差别，严重者堵塞一侧，从颈动脉到股动脉的脉搏均消失，或下肢暂时性瘫痪或偏瘫。当累及主动脉根部时，患者可发生主动脉关闭不全。未受堵塞的动脉血压升高。主动脉夹层血肿可破裂入心包或胸膜腔，因心脏压塞而迅速死亡。胸部 X 线检查可见主动脉明显增宽。超声心动图、CT 或磁共振断层显像检查（MRI）可直接显示主动脉夹层及范围，甚至可发现破口。主动脉造影也可确立诊断。高血压合并下肢动脉粥样硬化时，可造成下肢疼痛、间歇性跛行。

二、诊断要点

（一）确定是否高血压

1. 诊所血压　诊所偶测血压是目前诊断高血压和分级的标准方法和主要手段，要求在未服用降压药物情况下、非同日 3 次安静状态下，测血压达到诊断水平，体循环动脉收缩压≥140mmHg 及（或）舒张压≥90mmHg 者为高血压。由于测量次数少、观察误差较大和"白大衣效应"，不能可靠地反映血压的波动和活动状态下的情况。动态血压及家庭自测血压可弥补诊所偶测血压的不足，具有重要的临床价值。

2. 自测血压　对于评估血压水平及严重程度，评价降压效应，改善治疗依从性，增强治疗的主动参与，自测血压具有独特优点。且无白大衣效应，可重复性较好。目前，患者家庭自测血压在评价血压水平和指导降压治疗上已经成为诊所血压的重要补充。然而，对于精神焦虑或根据血压读数常自行改变治疗方案的患者，不建议自测血压。推荐使用符合国际标准（BHS 和 AAMI）的上臂式全自动或半自动电子血压计，正常上限参考值：135/85mmHg。应注意患者向医师报告自测血压数据时可能有主观选择性，即报告偏差，患者有意或无意选择较高或较低的血压读数向医师报告，影响医师判断病情和修改治疗。有记忆存储数据功能的电子血压计可克服报告偏差。血压读数的报告方式可采用每周或每月的平均值。家庭自测血压低于诊所血压，家庭自测血压 135/85mmHg 相当于诊所血压 140/90mmHg。对血压正常的人建议定期测量血压（20～29 岁，每 2 年 1 次；30 岁以上每年至少 1 次）。

3. 动态血压　动态血压测量应使用符合国际标准（BHS 和 AAMI）的监测仪。动态血压的正常值推荐以下国内参考标准：24h 平均值＜130/80mmHg，白昼平均值＜135/85mmHg，夜间平均值＜125/75mmHg。正常情况下，夜间血压均值比白昼血压值低 10%～15%。动态血压监测在临床上可用于诊断白大衣性高血压、隐蔽性高血压、顽固难治性高血压、发作性高血压或低血压，评估血压升高严重程度，但是目前主要仍用于临床研究，例如评估心血管调节机制、预后意义、新药或治疗方案疗效考核等，不能取代诊所血压测量。动态血压测量时应注意以下问题：测量时间间隔应设定一般为每 30min 1 次。可根据需要而设定所需的时间间隔。指导患者日常活动，避免剧烈运动。测血压时患者上臂要保持伸展和静止状态。若首次检查由于伪迹较多而使读数＜80% 的预期值，应再次测量。可根据 24h 平均血压，日间血压或夜间血压进行临床决策参考，但倾向于应用 24h 平均血压。

4. 中心动脉压　近年来提出了中心动脉压的概念，中心动脉压，是指升主动脉根部血管所承受的侧压力。中心动脉压也分为收缩压（SBP），舒张压（DBP）及脉压（PP）。主动脉的 SBP 由两部分组成：前向压力波（左心室搏动性射血产生），回传的外周动脉反射波。前向压力波形成收缩期第 1 个峰值（P1），反射波与前向压力波重合形成收缩期第 2 个峰值（即 SBP）。反射波压力又称增强压（AP），增强压的大小可用增压指数（AIx）表示，AIx = AP/PP（AP = SBP － P1）。通常情况下，AP 在舒张期回传到主动脉根部与前向压力波重合，在收缩期回传到外周动脉。

中心动脉压直接影响心、脑、肾等重要脏器的灌注压，因而可能比肱动脉血压更能够预测心脑血管病的发生。反射波是左心室后负荷的组分，是心脏后负荷的指标之一，也是收缩期高血压的发病基础。中心动脉压增高将诱发冠脉硬化，进而容易引起冠状动脉狭窄及冠状动脉事件。因此，降低中心动脉压将有助于预防心血管事件。已证明中心动脉血流动力学与高血压靶器官损害、心血管疾病独立相关。在预测、决定终点事件方面中心动脉血流动力学的意义优于外周血流动力学。ASCOT 试验的亚组研究 CAFE 中心动脉压可作为评价及优化抗高血压治疗方案的一个新的指标。

5. 白大衣高血压与隐匿性高血压　"白大衣高血压"也称"诊所高血压"。指患者去医院就诊时，在医师诊室测量血压时血压升高，但回到自己家中自测血压或24h动态血压监测时血压正常。

隐匿性高血压与之相反，系指患者在医院测量血压正常，而动态血压监测或家庭自测血压水平增高。隐匿性高血压在一般人群中患病率为8%～23%，其发生靶器官损害和心血管疾病的危险性较一般人明显增高。目前对于是否应该采用药物手段干预隐匿性高血压与诊室高血压尚存争议，但加强对这些患者的血压监测、及时发现持续性高血压仍具有重要意义。同时，对于这些患者还应加强生活方式干预，例如控制饮食、增加体力运动、控制体重、限制食盐摄入量等，努力延缓或避免持久性高血压的发生。由此可见临床上应大力提倡并推广非诊室血压监测措施（包括动态血压监测与家庭自测血压）。动态血压监测与家庭自测血压能够提供更为详尽且真实的血压参数，有助于全面了解血压波动情况，鉴别与判定一过性血压升高（诊室高血压与隐匿性高血压）的人群。

（二）判断高血压的病因，明确有无继发高血压

对怀疑继发性高血压者，通过临床病史、体格检查和常规实验室检查可对继发性高血压进行简单筛查。

1. 临床病史提示继发性高血压的指征

（1）肾脏疾病家族史（多囊肾）。

（2）肾脏疾病、尿路感染、血尿、滥用镇痛药（肾实质性疾病）。

（3）药物：口服避孕药、甘草、生胃酮（甘珀酸）、滴鼻药、可卡因、安非他明、类固醇、非甾体类抗炎药、促红细胞生长素、环胞素。

（4）阵发性出汗、头痛、焦虑、心悸（嗜铬细胞瘤）。

（5）阵发性肌无力和痉挛（醛固酮增多症）。

2. 提示继发性高血压的体征

（1）库欣（Cushing）综合征面容。

（2）神经纤维瘤性皮肤斑（嗜铬细胞瘤）。

（3）触诊有肾增大（多囊肾）。

（4）听诊有腹部杂音（肾血管性高血压）。

（5）听诊有心前区或胸部杂音（主动脉缩窄或主动脉病）。

（6）股动脉搏动消失或胸部杂音（主动脉缩窄或主动脉病）。

（7）股动脉搏动消失或延迟、股动脉压降低（主动脉缩窄或主动脉病）。

3. 继发高血压常规实验室及辅助检查 测定肾素、醛固酮、皮质激素和儿茶酚胺水平，动脉造影，肾和肾上腺超声、计算机辅助成像（CT）、头部磁共振成像（MRI）等。

三、治疗

（一）目的

治疗高血压的主要目的是最大限度地降低心血管发病和死亡的总危险。当然，血压也并非降得越低越好，近年来研究表明，在降压治疗中存在明显的降压"J"点曲线问题。"J"点曲线现象即血压下降达到特定水平时，主要心血管疾病的发生率会下降；但持续降低血压，心血管事件发生率反而会回升。但究竟血压J点值在哪里，目前没有定论。可以肯定的

是不同高血压人群其 J 点值不同，血压在 J 点值之上，降压治疗越低、越早越好。

（二）高血压的非药物治疗

非药物治疗包括提倡健康生活方式，消除不利于心理和身体健康的行为和习惯，达到减少高血压以及其他心血管病的发病危险，适用于所有高血压患者。具体内容如下。

1. 减重　建议体重指数（kg/m^2）应控制在 24 以下。减重对健康的利益是巨大的，如人群中平均体重下降 5～10kg，收缩压可下降 5～20mmHg。高血压患者体重减少 10%，则可使胰岛素抵抗、糖尿病、高脂血症和左心室肥厚改善。减重的方法一方面是减少总热量的摄入，强调少脂肪并限制过多糖类的摄入，另一方面则需增加体育锻炼，如跑步、太极拳、健美操等。在减重过程中还需积极控制其他危险因素，老年高血压则需严格限盐等。减重的速度可因人而异，但首次减重最好达到减重 5kg 以增强减重信心，减肥可提高整体健康水平，减少包括癌症在内的许多慢性病，关键是"吃饭适量，活动适度"。

2. 采用合理膳食　根据我国情况对改善膳食结构预防高血压提出以下建议：①减少钠盐，WHO 建议每人每日食盐量不超过 6g。我国膳食中约 80% 的钠来自烹调或含盐高的腌制品，因此，限盐首先要减少烹调用盐及含盐高的调料，少食各种咸菜及盐腌食品。如果北方居民减少日常用盐的一半，南方居民减少 1/3，则基本接近 WHO 建议。②减少脂肪摄入，补充适量优质蛋白质。建议改善饮食结构，减少含脂肪高的猪肉，增加含蛋白质较高而脂肪较少的禽类及鱼类。蛋白质占总热量 15% 左右，动物蛋白占总蛋白质 20%。蛋白质质量依次为：奶、蛋；鱼、虾；鸡、鸭；猪、牛、羊肉；植物蛋白，其中豆类最好。③注意补充钾和钙。④多吃蔬菜和水果，研究证明增加蔬菜或水果摄入，减少脂肪摄入可使 SBP 和 DBP 有所下降。素食者比肉食者有较低的血压，其降压的作用可能基于水果、蔬菜、食物纤维和低脂肪的综合作用。⑤限制饮酒，尽管有研究表明非常少量饮酒可能减少冠心病发病的危险，但是饮酒和血压水平及高血压患病率之间却呈线性相关，大量饮酒可诱发心脑血管事件发作。因此不提倡用少量饮酒预防冠心病，提倡高血压患者应戒酒，因饮酒可增加服用降压药物的抗性。如饮酒，建议每日饮酒量应为少量。男性饮酒量：葡萄酒 <100～150ml（相当于 2～3 两），或啤酒 <250～500ml（250～500g），或白酒 <25～50ml（0.5～1 两）；女性则减半量，孕妇不饮酒。不提倡饮高度烈性酒。WHO 对酒的新建议是酒，越少越好。

3. 增加体力活动　每个参加运动的人特别是中老年人和高血压患者在运动前最好了解一下自己的身体状况，以决定自己的运动种类、强度、频度和持续运动时间。对中老年人应包括有氧、伸展及增强肌力练习三类，具体项目可选择步行、慢跑、太极拳、门球、气功等。运动强度必须因人而异，按科学锻炼的要求，常用运动强度指标可用运动时最大心率达到 180（或 170）减去年龄，如 50 岁的人运动心率为 120～130 次/min，如果求精确则采用最大心率的 60%～85% 作为运动适宜心率，需在医师指导下进行。运动频率一般要求每周 3～5 次，每次持续 20～60min 即可，可根据运动者身体状况和所选择的运动种类以及气候条件等而定。

4. 减轻精神压力保持平衡心态　长期精神压力和心情抑郁是引起高血压和其他一些慢性病的重要原因之一，对于高血压患者，这种精神状态常使他们较少采用健康的生活方式，如酗酒、吸烟等，并降低对抗高血压治疗的依从性。对有精神压力和心理不平衡的人，应减轻精神压力和改变心态，要正确对待自己、他人和社会，积极参加社会和集体活动。

5. 戒烟　对高血压患者来说戒烟也是重要的，虽然尼古丁只使血压一过性升高，但它降低服药的依从性并增加降压药物的剂量。吸烟可造成血管内皮损伤，它是导致心血管事件的最重要独立危险因素之一，因此必须提倡全民戒烟。

（三）高血压的药物治疗

1. 降压药物治疗原则

（1）小剂量：初始治疗时通常应采用较小的有效剂量以获得可能有的疗效而使不良反应最小，如有效而不满意，可逐步增加剂量以获得最佳疗效。

（2）尽量应用长效制剂：为了有效地防止靶器官损害，要求每天24h内血压稳定于目标范围内，如此可以防止从夜间较低血压到清晨血压突然升高而致猝死、脑卒中或心脏病发作。要达到此目的，最好使用持续24h作用的药物，一天一次给药。其标志之一是降压谷峰比值应＞50%，此类药物还可增加治疗的依从性。

（3）联合用药：为使降压效果增大而不增加不良反应，用低剂量单药治疗疗效不满意的可以采用两种或多种降压药物联合治疗。事实上2级以上高血压为达到目标血压常需降压药联合治疗。两种药物的低剂量联合使用，疗效优于大剂量单一用药。

（4）个体化：根据患者具体情况和耐受性及个人意愿或长期承受能力，选择适合患者的降压药物。

在用药过程中，同时考虑：①患者其他危险因素的情况。②患者有无其他合并疾病，包括糖尿病、心脏病、脑血管病、肾脏疾病等。③患者靶器官的损害情况。④长期药物服用应简便，以利于患者坚持治疗。

2. 降压药物的选择

（1）降压药物选择的原则：目前，治疗高血压病的药物主要有6大类，即利尿药、β受体阻滞药、钙拮抗药、血管紧张素转化酶抑制药（ACEI）、血管紧张素Ⅱ受体拮抗药（ARB）及α肾上腺素能阻滞药。另外，我国也使用一些复方制剂及中药制剂。目前指南推荐的一线降压药物有5类：利尿药、β受体阻滞药、钙拮抗药、血管紧张素转化酶抑制药（ACEI）、血管紧张素Ⅱ受体拮抗药（ARB）。近年来大型荟萃分析显示：常用的5种降压药物总体降压作用无显著性差异。任何降压治疗的心血管保护作用主要源自降压本身。5大类降压药物都可以用于高血压患者的起始和维持治疗。当然每种药物都有其临床适应证和禁忌证，不同类降压药在某些方面可能有相对的优势。一些研究提示，预防脑卒中，ARB优于β阻滞药，钙拮抗药优于利尿药；预防心力衰竭，利尿药优于其他类；延缓糖尿病和非糖尿病肾病的肾功能不全，ACEI或ARB优于其他类；改善左心室肥厚，ARB优于β受体阻滞药；延缓颈动脉粥样硬化，钙拮抗药优于利尿药或β受体阻滞药。不同类降压药在某些方面的可能的相对优势仍有争议，尚需进一步的研究。因此2009年欧洲高血压指南更新中指出，应依据循证医学证据来选择降压药物，传统的一线、二线、三线用药的分类方法缺乏科学性和实用性，应避免采用。

选择哪种降压药物作为开始治疗及维持降压治疗的原则是：对每个患者应该采取在指南指导下的个体化治疗，因为需要长期甚至终身的治疗。要考虑的主要因素有：①患者存在的心血管危险因素。②有无靶器官损害、临床有无合并心血管病、肾脏疾病及糖尿病等。③有无其他伴随疾病影响某种降压药物的使用。④对患者存在的其他情况，所用药物有无相互作用。⑤降压药降低心血管危险的证据有多少。⑥患者长期治疗的经济承受能力。

（2）常用抗高血压药

1）利尿药：最常用的一线类降压药，噻嗪类利尿药不论单用或联用，都有明确的疗效。有利于肾脏排出体内的钠盐和水分，达到降低血压的目的。主要不良反应为低钾血症、胰岛素抵抗和脂代谢异常。目前较少单独使用并尽量小剂量应用，在使用利尿药的同时，应该使用补钾和保钾制剂。新型利尿药吲达帕胺在常用剂量上仅表现有轻微的利尿作用，主要表现为血管扩张作用，降压有效率在 70% 左右，且不具有传统利尿药易造成代谢异常的特点。

适应证：主要用于轻、中度高血压，尤其是老年人高血压或并发心力衰竭时、肥胖者、有肾衰竭或心力衰竭的高血压患者。痛风患者禁用，糖尿病和高脂血症患者慎用。小剂量可以避免低血钾、糖耐量降低和心律失常等不良反应。可选择使用氢氯噻嗪（HCT）12.5～25mg、吲达帕胺（indapamide）1.25～2.5mg，每天 1 次。呋塞米（furosemide）仅用于并发肾衰竭时。

2）β受体阻滞药：β受体阻滞药降压安全、有效，通过阻断交感神经系统起作用。单用一般能使收缩压下降 15～20mmHg。目前第一代的β受体阻滞药普萘洛尔已较少使用，临床常用的有美托洛尔、阿替洛尔（因临床研究获益不大，目前不建议使用）和比索洛尔。其中比索洛尔为每天 1 次的新型高度选择性的β受体阻滞药，服用方便，不良反应小，几乎不影响糖脂代谢。β受体阻滞药主要用于轻、中度高血压，尤其是静息心率较快（>80次/min）的中青年患者或合并心绞痛者。不良反应是心动过缓、房室传导阻滞、心肌收缩抑制、糖脂代谢异常。特别适用于年轻人、发生过心肌梗死、快速型心律失常、心绞痛的患者。

适应证：主要用于轻、中度高血压，尤其在静息时心率较快（>80次/min）的中青年患者或合并心绞痛时。心脏传导阻滞、哮喘、慢性阻塞性肺病与周围血管病患者禁用。胰岛素依赖型糖尿病患者慎用。可选择使用美托洛尔（metoprolol）25～50mg，每天 1～2 次；比索洛尔（bisoprolol）2.5～5mg，每天 1 次；倍他洛尔（betaxolol）5～10mg，每天 1 次。β受体阻滞药也可用于治疗心力衰竭，但用法与降压完全不同，应加注意。

3）钙拮抗药（CCB）：钙拮抗药通过血管扩张以达到降压目的。用于高血压的钙拮抗药可分为 3 类，即二氢吡啶类，以硝苯地平为代表，目前第一代的短效制剂硝苯地平已较少应用，临床多使用缓释和控释制剂或二、三代制剂，如尼群地平、非洛地平、氨氯地平等。苯噻氮䓬类，以地尔硫䓬为代表；苯烷胺类，以维拉帕米为代表。后两类钙拮抗药亦称非二氢吡啶类，多用于高血压合并冠心病和室上性心律失常的患者，不良反应主要有降低心率和抑制心肌收缩力。钙拮抗药的降压特点为：在具有良好降压效果的同时，能明显降低心、脑血管并发症的发生率和病死率，延缓动脉硬化进程，对电解质、糖脂代谢、尿酸无不良影响。第一代的短效制剂硝苯地平服用不方便、依从性差、对血压控制不稳、有反射性心率加速、交感神经激活、头痛、面红、踝部水肿等不良反应，研究显示，使用短效钙拮抗药有可能增加死于心肌梗死的危险性，但有证据显示，使用长效制剂则没有类似危险，故已较少应用短效钙拮抗药，建议尽量使用长效制剂。

长效钙拮抗药和缓释制剂能产生相对平稳和持久的降压效果，不良反应少。心脏传导阻滞和心力衰竭患者禁用非二氢吡啶类钙拮抗药。不稳定型心绞痛和急性心肌梗死时禁用速效二氢吡啶类钙拮抗药。优先选择使用长效制剂，例如非洛地平（felodipine）缓释片 5～

10mg，每天 1 次；硝苯地平（nifedipine）控释片 30mg，每天 1 次；氨氯地平（amlodipine）5～10mg，每天 1 次；拉西地平（lacidipine）4～6mg，每天 1 次；维拉帕米（verapamil）缓释片 120～240mg，每天 1 次。对于经济承受能力较低的患者，也可使用硝苯地平缓释片或尼群地平普通片 10mg，每天 2～3 次，虽然疗效可能没有长效制剂好，但降压总比不降好。慎用硝苯地平速效胶囊。常见不良反应为头痛、面红、踝部水肿等。

适应证：可用于各种程度的高血压，尤其在老年人高血压或合并稳定型心绞痛时。

CCB 是非常好的抗高血压药物，无论是用于起始治疗，还是作为联合治疗的用药之一。ALLHAT 试验证实 CCB 是很好的降压选择。ACCOMPLISH 试验显示，CCB 与 ACEI 联用优于利尿药 + ACEI。ASCOT 试验也是如此。这些大型临床试验给治疗提供了依据。特别是对于中国人群，发生脑卒中的风险很高，CCB 是非常理想的药物，中国的高血压患者应当尽量早应用 CCB。

4）血管紧张素转化酶抑制药（ACEI）：通过扩张动脉降低血压。这些药物口服大多 1h 内出现降压效应，但可能需要几天甚至几周才能达到最大降压效应。其中卡托普利作用时间最短，需每天 2～3 次服药，其他大多是新型的 ACEI，如苯那普利（贝那普利）、赖诺普利、雷米普利、福辛普利等，均可每天 1 次服药。对降低高血压患者心力衰竭发生率及病死率、延缓胰岛素依赖型糖尿病患者肾损害的进展，尤其是伴有蛋白尿时特别有效。ACEI 不影响心率和糖、脂代谢，更重要的功能是能保护和逆转靶器官的损害。

主要不良反应为干咳、高钾血症、血管神经性水肿。主要用于高血压合并糖尿病，或者并发心脏功能不全、肾脏损害有蛋白尿的患者。妊娠和肾动脉狭窄、肾衰竭（血肌酐 > 265μmol/L 或 3mg/dl）患者禁用。可以选择使用以下制剂：卡托普利（captopril）12.5～25mg，每天 2～3 次；依那普利（enalapril）10～20mg，每天 1～2 次；培哚普利（perindopril）4～8mg，每天 1 次；西拉普利（cilazapril）2.5～5mg，每天 1 次；苯那普利（benazepril）（贝那普利）10～20mg，每天 1 次；雷米普利（ramipril）2.5～5mg，每天 1 次；赖诺普利（lisinopril）20～40mg，每天 1 次。

适应证：ACEI 能安全有效地降低血压，可用于治疗各级高血压。特别适用于年轻人、心力衰竭患者、服用其他药物出现较多不良反应的患者。

5）血管紧张素 II 受体拮抗药（ARB）：ARB 是继 ACEI 之后的对高血压、动脉硬化、心肌肥厚、心力衰竭、糖尿病肾病等具有良好作用的新一类作用于肾素 - 血管紧张素系统（RAS）的抗高血压药物。作用机制与 ACEI 相似，但更加直接。与 ACEI 比较，它更充分、更具选择性地阻断 RAS，且很少有干咳、血管神经性水肿等不良反应，氯沙坦还可促进血尿酸排出。适用于 ACEI 不能耐受的患者。对糖尿病患者、心力衰竭患者、肾损害患者靶器官有良好的保护作用，可降低心脑突发事件的发生，减低心力衰竭患者的病死率。目前国内应用较多的是氯沙坦、缬沙坦，其次是伊贝沙坦和替米沙坦。例如氯沙坦（losartan）50～100mg，每日 1 次，缬沙坦（valsartan）80～160mg，每日 1 次。

适应证：与 ACEI 相同，目前主要用于 ACEI 治疗后发生干咳的患者。特别适用于使用其他降压药物有不良反应的患者，可提高患者的治疗顺应性。

（3）新型的降压药物

1）肾素抑制药（DRI）：肾素抑制剂能有效、高度选择性地作用于 RAS 系统，抑制肾素以减少血管紧张素原转化为血管紧张素 I；具有抗交感作用，因而避免了血管扩张后反射性的心动过速；能改善心力衰竭患者的血流动力学；对肾脏的保护作用强于 ACEI 和血管紧张素受体（AT1）拮抗药；预期不良反应小。肽类肾素拮抗药如雷米克林、依那克林属第一代肾素抑制药，但由于其生物利用度低，口服有首剂效应，易为蛋白酶水解等缺点，临床应用价值低。非肽类肾素拮抗药如 A - 72517、RO - 425892、阿利吉仑等为第二代肾素抑制药，能克服上述缺点，有望成为新型的抗高血压药。

2）其他新型降压药：目前报道有内皮素受体拮抗药、神经肽 Y 抑制药、心钠素及内肽酶抑制药、咪唑林受体兴奋药（如莫索尼定、雷美尼定）、5 - 羟色胺受体拮抗药（酮色林、乌拉地尔）、K^+ 通道开放剂、降钙素基因相关肽（CGRP）等。这些新药研究进展迅速，有些已应用于临床，使高血压病防治出现更为广阔的前景，但目前在国内应用这些新药的临床报道还不多。

（四）采取综合防治措施，治疗相关危险因素

1. 调脂治疗　高血压伴有血脂异常可增加心血管病发生危险。血压或非高血压者调脂治疗对预防冠状动脉事件的效果是相似的。一级预防和二级预防分别使脑卒中危险下降15% 和 30%。我国完成的 CCSPS 研究表明，调脂治疗对中国冠心病的二级预防是有益的。调脂治疗参见新的中国血脂异常防治指南。

2. 抗血小板治疗　对于有心脏事件既往史或心血管高危患者，抗血小板治疗可降低脑卒中和心肌梗死的危险。

对高血压伴缺血性血管病或心血管高危因素者血压控制后可给予小剂量阿司匹林。

3. 血糖控制　高于正常的空腹血糖值或糖化血红蛋白（HbA1c）与心血管危险增高具有相关性。UKPDS 研究提示强化血糖控制与常规血糖控制比较，虽对预防大血管事件不明显，但却明显减低微血管并发症。治疗糖尿病的理想目标是空腹血糖≤6.1mmol/L 或 HbA1c≤6.5%。

4. 微量白蛋白尿　近年来随着对微量白蛋白尿（microalbuminuria，MAU）的不断认识，其临床意义越来越受到重视。肾脏的病变，如微量白蛋白尿的出现，是肾脏血管内皮功能障碍的标志，同时也是全身其他部位（心脏、脑）血管病变的一个反映窗口。神经体液因素不断作用于心血管疾病高危患者的大、小血管，引发高血压、动脉硬化、冠心病，内皮损伤及炎症反应导致随后发生靶器官损害，产生蛋白尿、心力衰竭等。MAU 已明确作为包括糖尿病（DM）、高血压及其他慢性肾脏疾病（CKD）患者甚至普通人群心血管并发症、肾脏疾病预后及死亡的独立预测因子，K/DOQI 指南已将尿白蛋白的检测列为 CKD 高危人群的筛查指标。RAS 抑制药通过抑制异常激活的神经体液因子、保护内皮来干预危险因素，明显改善了高危患者的预后，体现在肾脏保护作用、减少微量蛋白尿、改善代谢综合征、降低新发糖尿病，以及保护心脏功能、治疗心肌梗死和心力衰竭等方面。

（五）高血压治疗中存在的问题

高血压治疗尽管取得了较快发展，但在治疗效果、治疗策略、治疗药物与方案，以及临床实践方面仍面临许多问题和挑战。

1. 血压水平对高血压患者来说是否代表一切　血压水平对于相关并发症来说，既是一种危险性标志，又是致病危险因素，然而在临床实践中发现，单纯血压水平本身并不是一个敏感和特异的判断预后的指标。心脑血管病从绝对数上更多的常发生在所谓的正常血压者

中，血压升高者仅占人群的一部分；更为重要的是血压升高通常不是孤立存在，常伴随一些其他危险因素（如血糖升高、血脂异常等），血压升高增强了其他危险因素的有害作用。不应当孤立地看待高血压。高血压是一个危险因素，而不是一种疾病。危险因素就是一种特征，血压也是一种特征。

2. 血压是否降得越低越好　中国高血压指南明确指出：血压降低阈值应以个体化治疗为原则，依据总体心血管危险水平而定，以患者可耐受，不出现心、脑、肾等脏器灌注不足表现作为降压的底线。

3. 血压是否降得越快越好　快速降压时，无力、疲惫和头晕等不良反应及缺血事件的发生率显著升高，患者的依从性和顺应性也会下降。除非高血压急症患者伴有严重的临床症状，需要在严密监测下采用静脉用药的手段，在可控的条件下把血压比较快地降下来，一般48h 内 SBP 降低不超过 20mmHg。在绝大多数情况下，平稳和缓慢降压是管理血压的最佳方式。

临床上应采取平稳和缓的高质量降压治疗策略，1～3 个月内达标。合理选择降压药物，强效而平稳地降压会给患者带来更多获益。良好地控制服药后20～24h 血压，可能带来显著临床获益。

（六）降压治疗中的常见错误概念

1. 很多人认为高血压不治疗不要紧　应该认识到高血压是当前最常见的心血管病。若不进行治疗，任其自然发展，则会明显加快动脉粥样硬化进程。研究表明，收缩压降低10mmHg，脑卒中的危险就降低 56%，冠心病的危险性下降 37%。因此，必须及时、有效地把血压控制在正常水平。

2. 没有症状就不需要治疗　血压的高度与并发症相关，而与患者自身症状不一定相关。即使没有症状，高血压对患者脏器的损害也是持续存在的。因此，必须及时治疗，且要早期治疗。

3. 很多患者认为可以随意选用降压药物　用药应根据患者病情、血压严重程度、并发症、合并症等进行个体化治疗。高血压急症应选用快速降压药；控制血压应选用长效且效果平稳的降压药，一种药物效果不满意则需就诊，增加剂量或联合用药，有并发症时应选用对相应靶器官有保护作用的药物。

4. 血压降至一定范围就停药，认为不需要再服用药物　应该认识到所有降压药都只在服用期间才有效。如果血压正常就停药，那么血压或早或晚都会恢复到服药前水平。降压药需长期服用。必须选择合适的药物，将血压控制在合适的范围内，才能减少对身体的危害。

5. 血压降得越快越好　高血压是一个长期的缓慢过程，人体对此具有一定的调节能力，可以逐渐适应。所以相当部分患者没有不适的感觉。所以除了高血压急症之外，降压治疗应缓慢进行，不能操之过急。如果超出了调节范围，重要的脏器血流量不能保证，反而会造成头晕、心悸等不适。高血压患者在确诊前有很长时间已经处于高血压状态而患者并不知晓，因此，我们一般希望比较和缓地把他们的血压降至达标，以免发生直立性低血压、血压波动大或者跌倒等其他不良反应。我们认为1～3 个月内使患者血压达标比较理想。

（吕志阳）

第六节 继发性高血压病

继发性高血压亦称症状性高血压，此种高血压存在明确的病因，高血压为其临床表现之一。继发性高血压在所有高血压患者中约占5%～10%。继发性高血压本身的临床表现和危害性，与原发性高血压甚相似。因此当原发病的其他症状不多或不太明显时，容易被误认为原发性高血压。由于继发性高血压和原发性高血压的治疗方法不尽相同，且有些继发性高血压的病因是可以去除的，因此在临床工作中，两者的鉴别关系到是否能及时正确地进行治疗，很为重要。

一、病因

引起继发性高血压的原因，可有以下各种。

（一）肾脏疾病

肾脏疾病引起的高血压，是继发性高血压中最常见的一种，称为肾性高血压。包括：①肾实质性病变，如急性和慢性肾小球肾炎、慢性肾盂肾炎、妊娠高血压疾病、先天性肾脏病变（多囊肾、马蹄肾、肾发育不全）、肾结核、肾结石、肾肿瘤、继发性肾脏病变（各种结缔组织疾病、糖尿病性肾脏病变、肾淀粉样变、放射性肾炎、创伤和泌尿道阻塞所致的肾脏病变）等。②肾血管病变，如肾动脉和肾静脉狭窄阻塞（先天性畸形、动脉粥样硬化、炎症、血栓、肾蒂扭转）。③肾周围病变，如炎症、脓肿、肿瘤、创伤、出血等。

（二）内分泌疾病

肾上腺皮质疾病，包括皮质醇增多症（库欣综合征）、原发性醛固酮增多症、伴有高血压的肾上腺性变态综合征和肾上腺髓质的嗜铬细胞瘤、肾上腺外的嗜铬细胞肿瘤都能引起继发性高血压。其他内分泌性的继发性高血压包括垂体前叶功能亢进（肢端肥大症）、甲状腺功能亢进或低下、甲状旁腺功能亢进（高血钙）、类癌和绝经期综合征等。内分泌疾病伴有高血压的并不少见。继发性高血压也可由外源性激素所致：雌激素（女性长期口服避孕药）、糖皮质激素、盐皮质激素、拟交感胺和含酪胺的食物和单胺氧化酶抑制剂等。

（三）血管病变

如主动脉缩窄、多发性大动脉炎等。主要引起上肢血压升高。

（四）其他

睡眠呼吸暂停综合征和各种药物引起的高血压等。

二、发病机制和病理

肾性高血压主要发生于肾实质病变和肾动脉病变。前一类肾脏病理解剖的共同特点是肾小球玻璃样变性、间质组织和结缔组织增生、肾小管萎缩和肾细小动脉狭窄；说明肾脏既有实质性损害也有血液供应不足这两种情况同时存在，后者为肾内血管病变所引起。后一类则病变在肾动脉，主要引起肾脏血流灌注的固定性减少。在以上病变造成肾缺血缺氧的情况下，肾脏可以分泌多种增高血压的因子，主要是肾小球旁细胞分泌大量肾素。过多的血管紧张素Ⅱ通过直接收缩血管作用、刺激醛固酮分泌导致水钠潴留和兴奋交感神经系统使血压增高。高血压反过来又可引起肾细小动脉病变，加重肾脏缺血。这样互相影响，使血压持续增高。

皮质醇增多症时的高血压，是下丘脑－垂体分泌 ACTH 样物质刺激肾上腺皮质增生或肾上腺皮质自身发生肿瘤，使调节糖类和盐类的肾上腺皮质激素分泌增多，导致水钠潴留所致。嗜铬细胞瘤通过释放过量儿茶酚胺引起患者血压阵发性或持续性增高。原发性醛固酮增多症为肾上腺皮质增生或肿瘤所致的醛固酮自主性分泌过多，可导致体内钠和水潴留，进而使有效血容量增加和高血压。

肾上腺性变态综合征的高血压，是 $C_{11\beta}$ 羟化酶失常致 11 去氧皮质醇及 11 去氧皮质酮增多的结果。也可由于 $C_{17\alpha}$ 羟化酶不足而皮质醇及性激素减少，11 去氧皮质酮、皮质酮及醛固酮分泌增多所致。

甲状旁腺功能亢进患者约 1/3 有高血压，此与该病血钙增高引起肾结石、肾钙质沉积、间质性肾炎、慢性肾盂肾炎等肾脏病变有关。血钙增高对血管也有直接的收缩作用。有些患者的高血压在血钙纠正后消失。垂体前叶功能亢进症和糖尿病中，高血压较无此种疾病的人群中多数倍。绝经期综合征的高血压可能与卵巢功能减退，雌激素对大脑皮质、自主神经中枢的调节和对垂体的抑制减弱有关。

先天性主动脉缩窄和多发性大动脉炎，可在主动脉各段造成狭窄，如狭窄发生于主动脉弓的末部至腹主动脉分叉之间，其所引起的体循环血流变化可使下肢血液供应减少而血压降低，大量血液主要进入狭窄部位以上的主动脉弓的分支，因而头部及上肢的血液供应增加而血压升高。由于狭窄部位以下的降主动脉与腹主动脉供血不足，且肾动脉的血液供应也不足，遂使肾脏缺血的因素亦参与了这类疾病高血压的形成。

睡眠呼吸暂停综合征表现为睡眠中上呼吸道反复发生的机械性阻塞，其中至少一半人血压增高，经手术或鼻持续气道正压治疗血压可下降。

许多药物可以引起或加重高血压。免疫抑制剂如环孢素和糖皮质激素可使高达 80% 的接受器官移植者血压升高。非甾体类抗炎药和 COX－2 抑制剂通过其抗肾脏前列腺素的作用使血压增高。高原病伴有的高血压，主要与高原气压及氧分压低致组织缺氧有关。

三、临床表现

继发性高血压的临床表现主要是有关原发病的症状和体征，高血压仅是其中的表现之一。但有时也可由于其他症状和体征不甚显著而使高血压成为主要表现。继发性高血压患者的血压特点可与原发性高血压甚相类似，但又各有自身的特点。如嗜铬细胞瘤患者的血压增高常为阵发性，伴有交感神经兴奋的症状，在发作间期血压可以正常；而主动脉缩窄患者的高血压可仅限于上肢。

四、诊断和鉴别诊断

对下列高血压患者应考虑继发性高血压的可能：①常规病史、体检和实验室检查提示患者有引起高血压的系统性疾病存在。②20 岁之前开始有高血压。③高血压起病突然，或高血压患者原来控制良好的血压突然恶化，难以找到其他原因。④重度或难治性高血压。⑤靶器官损害严重，与高血压不相称，宜进行深入仔细的病史询问，体格检查和必要的实验室检查。

在病史询问中，应特别注意询问各种肾脏病、泌尿道感染和血尿史、肾脏病家族史（多囊肾），有无发作性出汗、头痛与焦虑不安（嗜铬细胞瘤），肌肉无力和抽搐发作（原发性醛固酮增多症）等。体检中注意有无皮质醇增多症的外表体征、有无扪及增大的肾脏（多囊肾）、腹部杂音的听诊（肾血管性高血压），心前区或胸部杂音的听诊（主动脉缩窄或主动脉病），以及股动脉搏动减弱、延迟或胸部杂音，下肢动脉血压降低（主动脉缩窄或主动脉病），神经纤维瘤性皮肤斑（嗜铬细胞瘤）等。靶器官损害的体征包括有无颈动脉杂音，运动或感觉缺失，眼底异常，心尖搏动异常，心律失常，肺部啰音，重力性水肿和外周血管病变的体征。除常规实验室检查外，根据不同的病因选作下列实验室检查项目：血浆肾素、血管紧张素、醛固酮、皮质醇、儿茶酚胺，主动脉和肾血管造影、肾上腺 B 型超声波或 CT、核素检查等。

（一）肾实质性疾病

肾实质性高血压是最常见的继发性高血压，以慢性肾小球肾炎最为常见，其他包括结构性肾病和梗阻性肾病等。应对所有高血压患者初诊时进行尿常规检查以筛查除外肾实质性高血压。体检时双侧上腹部如触及块状物，应疑为多囊肾，并作腹部超声检查。目前超声检查在肾脏的解剖诊断方面几乎已经完全取代了静脉肾盂造影，可以提供有关肾脏大小和形态、皮质厚度、有无泌尿道梗阻和肾脏肿块的所有必要的解剖学资料。功能方面的筛选试验包括尿蛋白、红细胞、白细胞和血肌酐浓度。应当对所有高血压患者进行这些检查。如多次复查结果正常，可以排除肾实质疾病；如有异常，应进一步作详细检查。

（二）肾血管性高血压

肾血管性高血压是继发性高血压的第二位原因，系由一处或多处的肾外动脉狭窄所致。老年人肾动脉狭窄多由动脉粥样硬化所致。在我国，大动脉炎是年轻人肾动脉狭窄的重要原因之一。纤维肌性发育不良症状较少见。突然发生或加重、难治的高血压提示肾动脉狭窄的存在。肾动脉狭窄的表现包括腹部血管杂音、低血钾和肾功能进行性减退。彩色多普勒超声可以发现肾动脉狭窄，尤其是接近血管开口处的病变。并能确定有助于预测介入治疗效果的阻力指数。三维增强磁共振血管造影也有助于肾血管性高血压的诊断。螺旋 CT 诊断肾血管性高血压的敏感性也相似。肾动脉狭窄的确诊性检查是动脉内血管造影。肾静脉肾素比值需要多次侵入性导管检查，操作复杂，敏感性和特异性不高，目前不作为筛选试验推荐。

（三）嗜铬细胞瘤

嗜铬细胞瘤是一种少见的继发性高血压（占所有高血压患者的 0.2% ~ 0.4%），可为遗传性或获得性。嗜铬细胞瘤患者约 70% 有高血压，为稳定性或阵发性（伴有头痛、出汗、心悸和苍白等症状）。诊断根据血浆或尿中儿茶酚胺或其代谢产物增多。在进行旨在定位肿瘤的功能显像检查之前，应当进行药物试验以获得支持诊断的依据。敏感性最高（97% ~ 98%）的试验是血浆游离甲氧基肾上腺素的测定加上尿甲氧基肾上腺素片段（fractionated metanephrines）的测定。但由于目前血浆游离甲氧基肾上腺素的测定尚未常规用于诊断，因此尿甲氧基肾上腺素片段和尿儿茶酚胺仍然是首选的诊断试验。很高的测定值则无需进一步检查即可作出诊断；如测定值为中等升高，尽管临床高度怀疑嗜铬细胞瘤，仍有必要用胰高糖素或可乐定作激发或抑制试验；当试验结果为边缘时，许多临床医师愿意直接进入影像学检查。胰高糖素试验必须在患者已经有效地接受 α 受体阻滞剂治疗之后实施，以防注射胰高糖素后发生显著的血压下降。给予可乐定后血浆儿茶酚胺水平显著下降被视为可乐定抑制试验阴性。作出定性诊断后，还需要进行定位诊断。95%位于肾上腺附近，因为常常是体积较大的肿瘤，因此有时可通过超声检查而被发现。CT和磁共振是最敏感的检查手段（敏感性为98%~100%），但后者的特异性较低（50%）。

（四）皮质醇增多症

高血压在本病十分常见，约占80%。患者典型的体形常提示本病。可靠指标是测定24h尿氢化可的松水平，>110nmol（40ng）高度提示本病。确诊可通过2d小剂量地塞米松抑制试验（每6h给予0.5mg，共8次）或夜间（夜11时给予1mg）地塞米松抑制试验。2d试验中第二天尿氢化可的松排泄超过27nmol（10ng）或夜间地塞米松抑制试验中次日8时血浆氢化可的松水平超过140nmol（50ng）提示本病，而结果正常可排除本病。最近也有采用后半夜血清或唾液氢化可的松作为诊断的更简单指标。本症的分型可采用进一步实验室和影像学检查。

（五）原发性醛固酮增多症

血清钾水平的检测是原发性醛固酮增多症的重要筛查试验，但只有少数患者会在本症的早期有低血钾。病因方面，30%为肾上腺腺瘤（多见于女性），70%为肾上腺皮质增生，罕见的是肾上腺癌。血压可轻度增高，亦可为显著增高而难以用药物控制。对难治性高血压和不能激发的低血钾患者要考虑原发性醛固酮增多症。进一步证实可通过氟可的松抑制试验（给予激素4天不能使血浆醛固酮水平降至阈值以下）以及标准状况下测定的醛固酮和肾素。也可测定醛固酮/肾素比值。但老年人也可有醛固酮增高和肾素降低。而且慢性肾病患者醛固酮/肾素比值也可增高，系因高血钾刺激醛固酮释放所致。一项荟萃分析的结果显示，本症患者醛固酮/肾素比值增高者在不同研究中所占比例的变化很大，从5.5%到39%，因此其临床使用价值尚有争议。肾上腺显影（目前常用CT、磁共振或放射性核素胆固醇标记技术）也有一定的使用价值。

（六）主动脉缩窄

先天性主动脉缩窄或多发性大动脉炎引起的降主动脉和腹主动脉狭窄，都可引起上肢血压增高，多见于青少年。本病的特点常是上肢血压高而下肢血压不高或降低，且上肢血压高于下肢，形成反常的上下肢血压差别（正常平卧位用常规血压计测定时下肢收缩压读数较上肢高20~40mmHg）。下肢动脉搏动减弱或消失，有冷感和乏力感。在胸背和腰部可听到收缩期血管杂音，在肩胛间区、胸骨旁、腋部和中上腹部，可能有侧支循环动脉的搏动、震颤和杂音。多发性大动脉炎在引起降主动脉或腹主动脉狭窄的同时，还可以引起主动脉弓在头臂动脉分支间的狭窄或一侧上肢动脉的狭窄，这时一侧上肢血压增高，而另一侧血压则降低或测不到，应予注意。影像学检查（超声和放射学检查）可确立诊断。

（七）睡眠呼吸暂停综合征

又称阻塞性睡眠呼吸暂停综合征（OSA），特点是睡眠中上呼吸道吸气相陷闭引起呼吸气流停顿的反复发生，氧饱和度下降。对肥胖者，特别是伴有难治性高血压者应疑及本症的存在。对动态血压监测显示为"非杓型"者，应作呼吸监测。患者的体征包括白天嗜睡、注意力难以集中、睡眠不安、睡眠中呼吸发作性暂停、夜尿、易激惹和性格变化、性功能减退等。一旦怀疑本病，应作进一步检查。呼吸监测是诊断的主要工具。本症可通过兴奋交感神经、氧化应激、炎症和内皮功能障碍等机制对心血管功能和结构产生有害影响。本症可在相当一部分患者中引起血压增高，机制可能是心血管反射性调节机制的损伤和血管内皮功能障碍。

（八）药物诱发的高血压

升高血压的药物有甘草、口服避孕药、类固醇、非甾体抗炎药、可卡因、安非他明、促红细胞生成素和环孢素等。

五、治疗

继发性高血压的治疗，主要是针对其原发病。对原发病不能根治手术或术后血压仍高者，除采用其他针对病因的治疗外，对高血压可按治疗原发性高血压的方法进行降压治疗。

有关肾血管性高血压的治疗，目前认为：①顽固性高血压和肾功能进行性下降是血管重建的指征。②介入治疗已较手术血管重建更多选用。③对肌纤维发育不良者，选用单纯血管成形术成功率高、血压控制好，而对动脉粥样硬化性病变，再狭窄发生率较高，需加放置支架。④介入治疗的效果优于药物治疗，但药物治疗仍然十分重要。如果肾功能正常、血压得到控制、肾动脉狭窄不严重，或高血压病程较长，则首选药物治疗。由于动脉粥样硬化病变有进展的高度危险，仍然需要强化生活方式的改变、小剂量阿司匹林、他汀类药物和多种降压药治疗。降压药宜选用噻嗪类利尿剂和钙拮抗剂，如无双侧肾动脉狭窄，尚可加用肾素 – 血管紧张素抑制剂。主要危险是狭窄后部位血流灌注显著减少导致的肾功能急性恶化和血清肌酐增高，常见于给予肾素 – 血管紧张素抑制剂后，但血清肌酐的变化可在撤药后恢复正常。

嗜铬细胞瘤的治疗是切除肿瘤。手术前，患者必须充分准备，包括给予 α 受体阻滞剂和 β 受体阻滞剂（前者足量给药后），然后给予手术切除，常用腹腔镜指导，此前给予足量补液，以免容量不足。

对原发性醛固酮增多症，通过腹腔镜切除腺瘤，术前给予醛固酮拮抗剂（如螺内酯或依普利酮）。对肾上腺增生，给予醛固酮拮抗剂治疗。

主动脉缩窄患者在手术修复或安置支架后，高血压可仍然存在，患者可能需要继续服用降压药。

睡眠呼吸暂停综合征合并高血压的治疗，包括肥胖者减轻体重，以及使用正压呼吸装置。

（吕志阳）

第七节　难治性高血压病

一、正确理解难治性高血压的含义

难治性高血压（resistant hypertension）又称为顽固性高血压。其定义为：在改善生活方式的基础上，使用足够剂量且合理的 3 种降压药物（包括利尿剂）后，血压仍在目标水平以上，或至少需要 4 种药物才能使血压达标（一般人群 <140/90mmHg，糖尿病、冠心病和慢性肾病患者 <130/80mmHg）。难治性高血压占高血压患者的 15% ~20%，由于血压难控，

对靶器官的损伤更为严重，预后更差。收缩压持续升高是难治性高血压的主要表现形式。

难治性高血压并非是所有未控制达标的高血压。主要原因包括：①生活方式改善不良；②患者依从性差，未合理规律用药；③部分患者可能为继发性高血压，而尚未明确诊断；④新近诊断的原发性高血压患者，降压药物需要合理调整；⑤短暂的血压增高，尤其是在急性呼吸道感染、突然失眠、寒冷等应激情况下。

二、假性难治性高血压的常见原因

（1）医患相关因素：①血压测量技术问题，包括使用有测量误差的电子血压计、测压方法不当，如测量姿势不正确、上臂较粗而未使用较大袖带。②"白大衣"效应，表现为诊室血压高而诊室外血压正常（动态血压或家庭自测血压正常），发生率在普通人群和难治性高血压人群类似，可高达20%～30%，老年人似乎更常见。③假性高血压，是指间接测压法测得的血压读数明显高于经动脉真正测得的血压读数。发生机制是由于周围动脉硬化，袖带气囊不易阻断僵硬的动脉血流。尽管血压较高，但并无靶器官损害，多见于有明显动脉硬化的老年人和大动脉炎的患者。④患者依从性差，如服药怕麻烦，担心药物的不良反应；忧虑用"好药"，后将来无药可用；经济上不能承受，听信不正确的舆论等。部分为发生药物不良反应而停药。⑤生活方式改善不良，包括食盐过多、饮酒、吸烟、缺乏运动、低纤维素饮食等。摄盐过多可抵消降压药物的作用，对盐敏感性高血压更为明显。睡眠质量差造成血压升高，并且难于控制，临床上比较常见。长期大量饮酒者高血压发生率升高12%～14%，而戒酒可使24小时收缩压降低7.2mmHg，舒张压降低6.6mmHg，高血压的比例由42%降至12%。⑥肥胖与糖尿病，由于胰岛素抵抗、血管内皮功能紊乱、肾脏损害、药物敏感性低等原因，更易发生难治性高血压。有研究显示，糖尿病合并高血压病患者平均需要2.8～4.2种抗高血压药物才能有效降低血压。⑦高龄，单纯收缩性高血压比较常见，并随年龄增长而增多，更难降压。⑧精神心理因素：伴有慢性疼痛、失眠、焦虑、忧郁等。

（2）药物因素：①降压药物剂量不足或联合用药不合理；②非固醇类抗炎药可使收缩压平均增高5mmHg，可以削弱利尿剂、ACEI、ARB和β受体阻滞剂的降压作用，对大部分患者影响较小，但对老年、糖尿病、慢性肾病患者影响较大；③可卡因、安非他命及其他成瘾药物的使用；④拟交感神经药；⑤口服避孕药；⑥皮质类固醇激素类；⑦环孢素和他克莫司；⑧促红细胞生成素；⑨某些助消化药、通便药、通鼻用的交感神经兴奋剂和有激素样作用的甘草酸二铵等；⑩部分中草药如人参、麻黄、甘草、苦橙等。

（3）其他因素：急性呼吸道感染常使血压显著升高或使高血压难以控制，可持续1周。环境和季节因素也显著影响血压水平，如寒冷环境血压上升幅度较大，且相对难以控制，平时所用药物不足以控制其血压，或者难以使血压达到目标水平。

三、难治性高血压的继发原因

继发性高血压是难治性高血压的常见原因。继发性高血压主要包括高血压遗传性疾病、阻塞性睡眠-呼吸暂停综合征、肾实质疾病、肾血管性高血压、原发性醛固酮增多症、嗜铬细胞瘤、慢性类固醇治疗和库欣综合征、甲状腺和甲状旁腺疾病、主动脉缩窄、颅内肿瘤等。继发性高血压的流行病学和发生率目前尚无系统的研究资料。根据Strauch等对402例高血压住院患者的研究显示，继发性高血压占全部高血压患者的31%，其中原发性醛固酮增多症占 19%，肾血管性高血压和嗜铬细胞瘤分别占 4% 和 5%，皮质醇增多症和肾性高血压分别为 2% 和 1%。

（1）高血压遗传学：11β-羟化酶缺乏、17β-羟化酶缺乏、Liddle 综合征（肾小管上皮细胞钠离子通道基因功能增强型突变）、糖皮质激素可治性高血压、肾单位上皮细胞 11β-羟类固醇脱氢酶缺乏所致的盐皮质样激素中间体过剩等均为单基因遗传的高血压，而且血压较难控制。近来认定的 WNK 激酶（丝氨酸-苏氨酸蛋白激酶家族成员）是有多种生理功能的蛋白，包括细胞信号、细胞生成、增殖和胚胎发育，其中对离子通道有重要的调节作用。其基因突变即可导致遗传性高血压和高血钾综合征，即假性醛固酮减低症 II 型。

（2）阻塞性睡眠-呼吸暂停综合征（OSAS）：约 50% 的高血压患者合并 OSAS，男性多于女性。然而 OSAS 与高血压明显相关，在药物难以控制的高血压病患者中常见，美国将其列为继发性高血压的首位原因。OSAS 的低氧状态导致的交感神经激活及压力反射敏感性下降，引起血压调节功能障碍，可能是造成高血压难治的主要机制。不适当的睡眠姿势、急性上呼吸道感染、饮酒和吸烟可加重病情，与喉部炎症、充血和水肿有关。诊断依靠详细询问病史和夜间呼吸睡眠监测。

（3）原发性醛固酮增多症：在难治性高血压患者中的患病率 >10%，在继发性高血压中最为常见。常见原因是肾上腺腺瘤或增生，少见原因为遗传缺陷。大部分原发性醛固酮增多症并无低钾血症和尿钾增多的表现，血钾多在正常范围的低值。临床上不能以自发性低钾血症作为筛查和诊断的必要条件。肾上腺无创影像学检查对单侧肾上腺单个腺瘤的诊断价值较高，而对双侧肾上腺多个结节的准确性欠佳，需要行选择性肾上腺静脉血激素测定予以明确。

（4）肾血管性高血压：包括先天性纤维肌性发育不良、大动脉炎及肾动脉粥样硬化。前两者在年轻人（尤其是年轻女性）中多见，而后者在年龄 >50 岁的患者中多见，尤其是合并糖尿病、冠心病或周围动脉粥样硬化者。对于粥样硬化性肾动脉狭窄，介入治疗仍能获得较好的血压控制和肾脏功能的改善，但尚需大规模的临床研究加以证实。

（5）肾实质疾病：慢性肾脏疾病既是高血压难治的原因，也是难治性高血压或高血压长期未能有效控制的并发症。慢性肾脏疾病的患者绝大多数伴有高血压，通常需要抗高血压治疗且多需联合用药，需要使用 3 种以上降压药物者占 70%。

（6）库欣综合征：70%~90% 的库欣综合征患者有高血压，其中 17% 为严重高血压。其主要机制为过多的糖皮质激素非选择性地刺激盐皮质激素受体，导致水钠重吸收增多、排钾增多和碱中毒，同时肥胖、睡眠-呼吸暂停也参与高血压的形成。其最有效的降压药物是醛固酮受体拮抗剂如螺内酯，必要时联用其他降压药物。

（7）嗜铬细胞瘤：患病率低却难治。95% 的患者有高血压，其中 50% 有持续性高血压。有研究表明，患者从发病到最后确诊平均需要 3 年以上时间。通过尸检发现，约为 55% 患者被漏诊。确诊需要实验室检查（定性诊断）和影像学检查（定位诊断）。

（8）主动脉缩窄：属于先天性畸形，特点为上肢血压增高而下肢血压降低，甚至完全测不出，并且不能触及下肢的动脉搏动。发病率虽低，但应考虑到发病的可能。

四、难治性高血压的临床评估

（1）详实的病史资料：详细了解高血压的时间、严重程度、进展情况及影响因素；以往治疗用药及其疗效和不良反应，现在用药情况；询问继发性高血压的可能线索，以及睡眠情况、打鼾和睡眠呼吸暂停情况；了解有无动脉粥样硬化或冠心病；注意有无近期呼吸道感染史。

（2）评估患者的依从性：患者对于药物治疗的依从性直接关系治疗效果，一般可根据患者服药史获得。但是，对于依从性差的患者必须讲究询问技巧，如询问时不要直截了当或带有责备口气，应该从用药的不良反应、药物的价格及其承受能力、用药的方便程度着手。

（3）体格检查：要获得准确的血压信息，必须规范血压测量。测量血压时应在合适的温度和环境下安静休息 >5 分钟，在正确舒适的体位和姿势下测量。袖带应覆盖上臂长度2/3，同时气囊覆盖上臂周长的2/3以上。每一侧至少测量2次，2次之间至少间隔1分钟；当2次血压读数差 <5mmHg 时方可认为测量读数准确，取其较低的数值为血压测量值。两臂血压不等时，应采用较高一侧的血压读数。注意测量四肢血压（下肢血压只取收缩压），有助于排除主动脉缩窄以及其他大动脉疾病。仔细检查颈区、锁骨下动脉区、肾区和股动脉区有无血管杂音，有助于诊断大血管疾病、肾动脉狭窄。肾区未闻及血管杂音不能排除肾动脉狭窄；胸骨左缘上部的杂音应当考虑到主动脉缩窄的可能。患者有皮肤紫纹、面颊部发红并且呈中心性肥胖，可能是库欣综合征。

（4）诊所外血压监测：动态血压有利于排除"白大衣"效应，并能观察血压变化的规律（包括夜间高血压）以及对药物治疗的反应等。鼓励家庭血压监测，对识别"白大衣"效应、评价血压和判定预后也具有重要价值。

五、难治性高血压的实验室及影像学检查

（1）实验室检查：①尿常规，结合病史可以帮助认定或排除肾实质性疾病，如肾炎和肾功能受损；②血液生化，包括血肌酐和血浆钾、钠、镁浓度以及血糖、血脂水平；③检查清晨卧位和立位血浆血管紧张素、醛固酮、血浆肾素水平，并计算血浆醛固酮/血浆肾素活性比值，以便诊断或排除原发性醛固酮增多症；④必要时检测血浆和尿液儿茶酚胺代谢产物水平，以排除嗜铬细胞瘤；⑤当高度怀疑库欣综合征时检查血浆皮质醇水平，并做地塞米松抑制试验。⑥肾脏超声检查，能提供肾脏大小和结构信息，有助于某些病因的诊断；⑦24小时尿液（乙酸防腐）检查，用于分析尿钠钾排泄、尿醛固酮排泄和计算内生肌酐清除率（必要时）。

（2）影像学检查：多排CT血管影像学检查能提供清晰可靠、接近选择性血管造影质量的图像。对于可疑肾动脉狭窄患者，如青少年高血压、女性疑为纤维肌性发育不良、老年人及粥样硬化性肾动脉狭窄的患者应进行CT肾动脉造影。对于非可疑肾动脉狭窄患者，不应该常规进行肾动脉造影检查。其他部位的CT动脉造影也有助于明确血管狭窄或结构异常的诊断。超声和MRI检查，对于肾动脉狭窄诊断敏感性差，不能作为排除诊断的依据。

六、难治性高血压的诊断思路

对于难治性高血压患者的诊断，首先是要符合其诊断标准，其次是找出引起难治性高血压的病因，这也是诊断难治性高血压的重要环节。

（1）筛查程序：是否为假性难治性高血压→患者服用降压药物是否规律→降压药物选择和使用是否合理→有无联用拮抗降压的药物→治疗性生活方式改变有无不良或失败→是否

合并使血压增高的器质性疾病（肥胖症、糖尿病等）→有无慢性疼痛和精神心理疾病→启动继发性高血压的筛查。可简化为：识别假性高血压→分析药物原因→注意生活方式不良→重视合并的疾病（肥胖症、糖尿病等）→排除继发性高血压。

（2）确定诊断：经过明确的筛查程序后，如诊室血压 >140/90mmHg 或糖尿病和慢性肾脏病患者血压 >130/80mmHg，且患者已经使用了包括利尿剂在内的 3 种足量降压药物血压难以达标，或需要 4 种或以上的降压药物才能使血压达标，方可诊断为难治性高血压。

（3）专家诊治：已知和可疑的难治性高血压，需要就诊于相关专家门诊；对于治疗 6 个月血压仍未控制或仍不见好转者，也需要就诊高血压专家门诊，以进一步诊断和治疗。

七、难治性高血压的治疗原则及方法

（1）治疗原则：①由心血管医师诊治，最好由高血压专科诊治；②多与患者沟通，提高用药的依从性；③强化治疗性生活方式，如减轻体重、严格限盐、控制饮酒；④合理选用联合降压药物治疗方案；⑤降压失败后，在严密观察下停用现有药物，重启新的联合用药方案。原则是，专科诊治有利于寻找难治性高血压原因，有利于制订合理的治疗方案。

（2）药物选用原则：抗高血压药物剂量不足和组合不当是所谓高血压难治的最常见原因。对于血压控制不良的患者，首先停用干扰血压的药物，对其所用的≥3 种抗高血压药物，根据其血压的基本病理生理、药理学原则和临床经验进行调整或加强。基本原则为能够阻断导致血压增高的所有病因，联合药物的作用机制及协同作用，抵消不良反应。

（3）药物治疗：降压药物首先选用 ACEI 或 ARB + 钙离子拮抗剂 + 噻嗪类利尿剂、扩张血管药 + 减慢心率药 + 利尿剂的降压方案。如果效果不理想，增加原有药物的剂量尤其是利尿剂剂量。血压仍不达标时，可再加用另一种降压药物如螺内酯、β 受体阻滞剂、α 受体阻滞剂或交感神经抑制剂（可乐定）。

1）利尿剂：难治性高血压患者血浆及尿醛固酮的水平均较高，而且即使无慢性肾病，心房利钠肽及脑利钠肽的水平也较高。利尿剂是控制难治性高血压有效而稳定的药物，特别是对于盐敏感性高血压。当血压难以控制时，可适当增大剂量。通常选用噻嗪类利尿剂，当有明显肾功能不全时使用襻利尿剂如呋塞米或托拉塞米。因呋塞米是短效制剂，需要每日给药 2~3 次，否则间歇性尿钠排泄反而会激活 RAS 引起水、钠潴留。如果利尿剂加量后效果仍不佳，可联合醛固酮受体拮抗剂。2011 年应用螺内酯治疗难治性高血压的随机对照临床试验（ASPIRANT）结果表明，小剂量的醛固酮受体拮抗剂螺内酯（25mg/d）能有效降低难治性高血压患者的收缩压，特别是肾素和血钾水平较低者降压效果更好。对于肥胖或睡眠 - 呼吸暂停的难治性高血压患者也可加用醛固酮受体拮抗剂（如螺内酯 20mg/d）。有研究显示，调整利尿剂（增加一种利尿剂、增大利尿剂的剂量或根据肾功能水平更换利尿剂）可使 60% 以上的难治性高血压患者血压达标。值得提醒的是，利尿剂的降压效果在用药 2 周后较显著，而在用药 2 个月后才能达到比较理想的效果。

2）ACEI 或 ARB：抑制 RAS 系统，兼有明显的心脏和肾脏保护作用，在难治性高血压中是重要的联合治疗药物之一，尤其适用于糖尿病、肥胖症、胰岛素抵抗或睡眠 - 呼吸暂停者。但是目前国内所用剂量普遍较小，应当适当增大剂量以加强降压效果。

3）钙离子拮抗剂：常为难治性高血压患者联合用药的选择。钙离子拮抗剂的种类和品种不同，药理作用特点有较大差异，应该根据临床情况具体选择，建议选择缓释或长效制剂。硝苯地平作用强，但半衰期短，应该使用控释型或缓释片剂。尼卡地平作用强，目前尚无缓释型，仅在病情需要时使用。氨氯地平是长半衰期药物，作用温和，可安全使用。对于某些血压难控的患者，可采用二氢吡啶类与非二氢吡啶类联用，如硝苯地平联合地尔硫䓬。

4）β 受体阻滞剂：阻滞外周交感神经活性，降低中枢交感神经活性，减少肾素释放，并具有镇静和抗焦虑作用。在难治性高血压患者中，β 受体阻滞剂常作为血压难控时的联合用药，尤其对舒张压较高、脉压较小、心率较快和有焦虑或失眠的患者效果更好。兼有 α 受体阻滞作用的 β 受体阻滞剂如卡维地洛，在降压方面也有较好的效果。

5）α 受体阻滞剂或交感神经抑制剂：在难治性高血压常用联合药物不能控制时也可选用。外周 α 受体阻滞剂的耐受性良好，如果选用的 β 受体阻滞剂不兼有 α 受体阻滞作用，可加用外周 α 受体阻滞剂。中枢性 α 受体阻滞剂虽可选用，但不良反应较多，耐受性差。

6）肾素抑制剂：临床试验证实降压有效，但作为难治性高血压中的联合用药，尚缺乏确切的临床证据。有研究证实，肾素抑制剂与 ACEI 或 ARB 联用，不良事件并不减少反而增多。

（4）颈动脉压力感受器刺激术：颈动脉压力反射是调控血压的重要因素。正常生理状态下，颈动脉压力感受器感知动脉内的压力变化，通过调节交感神经张力而反射性调节血压水平，颈动脉压力升高时反射性减弱交感神经张力，颈动脉压力降低时增强交感神经活性，从而维持血压的基本稳定。

早期研究报道，颈动脉压力感受器刺激所致的血压下降伴随着血浆儿茶酚胺水平的下降，并通过肌肉交感神经活性测定及心率变异性分析，证实交感神经张力变化介导了血压的调节过程。临床随访证实，大部分接受颈动脉压力感受器刺激的患者，血压迅速并且持久地下降，最长的随访达 12 年。但由于该疗法不良反应较多，设备方面也有较多的技术问题难以解决等原因，限制了该疗法的临床应用。近年来研制出新型置入式 Rheos 脉冲发生器，体积小而且更为可靠，使此项技术重新得到重视。一项多中心临床研究纳入 55 例难治性高血压的患者，基线时服用 5 种抗高血压药物，平均血压为 179/105mmHg。采用 Rheos 脉冲发生器刺激颈动脉压力感受器，3 个月后血压下降 21/12mmHg，其中 17 名患者随访 2 年，其血压平均降低 33/22mmHg，并且验证了该装置性能良好，对颈动脉压力感受器刺激不会造成颈动脉损伤、重构和狭窄。

（5）肾交感神经消融术

1）病理基础：20 世纪 50 到 60 年代，在临床尚无药物治疗高血压的情况下，外科医师尝试切除内脏交感神经治疗严重高血压，如通过切除交感神经节，包括胸、腹、盆腔交感神经节，虽然降压效果良好，但手术创伤大，致残、致死率均较高，同时伴有长期并发症，如严重的体位性低血压及肠道、膀胱、勃起功能障碍。降压药物问世后，该治疗方法逐渐被淘汰，并一度认为交感神经系统在难治性高血压发生与维持中的作用是非常有限的。随着经皮导管消融技术的迅速发展，经导管肾脏交感神经射频消融术（renal sympathetic nerve radio-frequency ablation，RSNA）治疗难治性高血压初步开展，并显示出良好的效果。

A. 肾交感神经在调控血压方面具有重要的作用：交感神经系统释放儿茶酚胺类物质（去甲肾上腺素、肾上腺素、多巴胺），通过作用于 β_1 受体以调控心排血量及肾素释放，作用于 α_1 受体以调控全身及肾血管收缩，作用于 β_2 受体以调节肾血管舒张，同时激活 RAAS，综合作用是对血压和肾功能的调控。在正常人群中，通过短效（调节血管收缩、血管阻力及心率）和长效（调节肾素释放及肾小管水、钠吸收）两种机制维持血压的稳定。

B. 肾交感神经分为传出纤维和传入纤维：其中传出纤维过度激活产生和分泌过多的儿茶酚胺，综合效应是心率增快、心排血量增多、血管收缩和水钠潴留，引发高血压；而传入纤维过度激活，可以引起中枢神经系统兴奋，导致全身交感神经活性增强，血压进一步升高等。肾交感神经纤维进出肾脏的绝大部分经过肾动脉主干外膜，对于经导管选择性地消融肾交感神经纤维具备了解剖学的基础。通过经导管透过肾动脉的内、中膜损坏外膜的肾交感神经纤维，以达到降低交感神经冲动传出与传入的目的。

2）研究证据

A. 动物实验：一系列的动物实验表明，肾交感神经活性增强在高血压病中起到了重要作用，首先对肾病晚期动物进行交感神经活性测定表明，交感神经活性增加，而双侧肾切除后交感神经活性并无明显变化。对预先使肾脏缺血受损的动物可观察到持续数周的血压升高，给予肾交感神经切除或交感神经阻滞剂，其肾静脉去甲肾上腺素水平明显下降。在肾交感神经切除术后，长期接受血管紧张素 II 滴注的大鼠血压仍能维持正常水平。

B. 临床证据：2009 年 Krum 等最早报道 RSNA 治疗难治性高血压的研究结果。该研究在澳大利亚和欧洲 5 个中心治疗了 45 例难治性高血压患者，结果显示诊室血压在 1、3、6、9 及 12 个月较治疗前分别降低了 14/10、21/10、22/11、24/11、27/17mmHg，对其中 10 例患者测定肾脏去甲肾上腺素分泌率，结果显示减少 47%。表明 RSNA 能够在一定程度上降低肾脏局部的交感神经活性。随后，该研究组进一步扩大样本量至 153 例，并进行 2 年随访，结果显示患者在 1、3、6、12、18 和 24 个月时，诊室血压分别降低了 20/10、24/11、25/11、23/11、26/14 和 32/14mmHg，92% 的患者术后收缩压降低≥10mmHg。2010 年 Symplicity HTN－2（renal sympathetic denervation in patients with treatment－resistant hypertension）研究是一项多中心、前瞻性、随机对照的临床试验，共纳入 24 个中心的 106 例难治性高血压患者，RSNA 组在术后仍坚持多种降压药物的联合治疗，对照组仅给予多药联合治疗（药物剂量配伍经优化处理）。随访 6 个月，主要终点诊室血压在 RSNA 组从基线的 178/96mmHg 降低了 32/12mmHg，而对照组诊室血压从基线水平 178/97mmHg 升高了 1/0mmHg，两组患者在用药后 1 个月开始出现降压疗效的差异，并持续于整个研究中。24 小时动态血压监测显示也具有显著差异，但差异程度较诊室血压明显缩小。RSNA 组血压降低 11/7mmHg，对照组降低 3/1mmHg，6 个月时 RSNA 组诊室血压改善的比例明显高于对照组。另有研究表明，术后 3 个月除血压显著降低外，2 分钟血压也较基线明显降低，静息心率较术前有所下降，运动后最大心率和心率的增加与术前无明显差异。小样本的研究和个案报道显示，RSNA 对胰岛素抵抗、呼吸－睡眠暂停综合征、室性心律失常、终末期肾病等存在交感神经过度激活的疾病也有益，并且发现这种作用不依赖于血压的降低。

3）肾交感神经消融术的相关问题

A. 安全性：目前的研究表明具有良好的安全性，主要是极少数者发生与导管操作相关的并发症，如股动脉假性动脉瘤、血肿和肾动脉夹层。RSNA 射频能量传递中主要不良反应为术中、术后短暂明显的腹部疼痛，系射频能量损伤肾动脉外膜所致，使用镇静或镇痛剂，如吗啡、芬太尼、咪达唑仑等可以缓解。少部分患者射频过程中有一过性心动过缓伴血压下降，可能系疼痛诱发迷走神经反射所致，可使用阿托品治疗。目前的研究，未在随访期间发现肾动脉狭窄、动脉瘤和动脉夹层，随访 1 年估测肾小球滤过率在术前和术后无明显差异。

B. 主要问题：目前尚无规范的准入制度和操作规范，无客观的疗效评估标准，无专用经皮肾交感神经消融导管，远期疗效和安全性也有待于大规模临床试验的评估，有潜在风险，并且价格昂贵，风险和效益需要再评估等。

（董雄剑）

第八节　高血压急症

一、高血压急症和亚急症的定义

高血压急症定义为以下几个方面。①高血压危象：广义高血压危象，是指高血压急症与亚急症，狭义的高血压危象，是指高血压急症；②急进型高血压：血压持续显著升高，短期内造成心、脑、肾等靶器官功能的严重损害；③恶性高血压：与急进型高血压有相似的含义，还含有难治性的意义。目前国内外均不建议采用高血压危象、急进型高血压和恶性高血压的术语，主张应用高血压急症和亚急症的概念。

高血压急症是指原发性或继发性高血压患者，在某些诱因作用下，血压突然和显著升高（＞180/120mmHg），同时伴有进行性心、脑、肾等重要靶器官功能不全的表现。美国高血压预防、检测、评价和治疗全国联合委员会第七次报告（JNC7）对高血压急症与亚急症的定义比较简明：高血压急症是指血压急性快速和显著升高，同时伴有靶器官的急性损害；高血压亚急症是指血压显著升高，但不伴有靶器官的急性损害。

二、高血压急症和亚急症的诊断

（1）高血压急症范围：在血压升高特别是显著升高的基础上，发生高血压脑病、颅内出血（脑出血、蛛网膜下隙出血）、脑梗死、急性心力衰竭、肺水肿、急性冠状动脉综合征、主动脉夹层、子痫等。鉴别高血压急症与亚急症的标准不是血压升高的程度，而是有无新近发生的急性进行性靶器官损害。急性靶器官损害是诊断高血压急症的首要条件。

（2）血压状况：①高血压急症的发生不取决于高血压的类型，其可发生于原发性高血压患者，而继发性高血压也不少见，如妊娠高血压、急性肾小球肾炎、嗜铬细胞瘤等。②既往有无高血压病史不是高血压急症诊断的必要条件，部分高血压急症既往并无高血压病史，新近才发现血压显著升高。③血压水平的高低与急性靶器官的损害程度并非成正比。多数高血压急症的血压水平显著升高，但少数并未显著升高，如并发于妊娠期或某些急性肾小球肾炎的患者，血压未及时控制在合理范围内，会对脏器功能产生严重影响，甚至危及生命。并发急性肺水肿、主动脉夹层动脉瘤、心肌梗死者，即使血压为中度升高，也应视为高血压急症。高血压亚急症虽有血压显著升高引起的症状，如头痛、头晕、心悸、胸闷、无力、鼻出血和烦躁不安等，但无急性靶器官损害或慢性靶器官损害的急性加重。

（3）靶器官损害：确立高血压急症，血压升高是基础因素，重要靶器官的急性损害是必要条件。多数患者患有慢性靶器官的损害，应当根据临床表现、实验室及其辅助检查，评价是否出现高血压基础上急性靶器官损害，这对治疗很有价值。对于高血压伴发高血压脑病、急性脑卒中、急性冠状动脉综合征、主动脉夹层、子痫等，临床诊断并不困难。然而，对于慢性心力衰竭急性失代偿、慢性肾功能不全急性加重的患者，究竟属于高血压急症还是亚急症，需要进行鉴别。急性左心衰竭多发生于慢性心力衰竭基础上，除血压升高外，感染、快速心律失常、容量负荷过重、过度体力活动、妊娠等多种诱发因素，均可使心力衰竭由慢性转为急性，特别是其早期常表现为血压显著升高，给诊断造成困难。在诊断时应当排除高血压以外的诱发因素引起。如肾功能的急性损害加重高血压，特别是在高血压合并慢性肾功能不全时，诊断是否属于高血压急症颇为困难。对于此类患者，应当密切监测血压水平和肾功能损害的实验室指标，分析与判定两者的关系。

三、高血压急症病因与发病机制

（1）病因：在高血压急症中，原发性高血压患者占40%～70%，继发性高血压占25%～55%。高血压急症的继发性原因包括：①肾实质病变，约占继发性高血压的80%，常见于急慢性肾小球肾炎、慢性肾盂肾炎、间质性肾炎；②累及肾脏的系统性疾病，如系统性红斑狼疮、硬皮病、血管炎等；③肾血管病，如结节性多动脉炎、肾动脉粥样硬化等；④内分泌疾病，如嗜铬细胞瘤、库欣综合征、原发性醛固酮增多症；⑤药物和毒物，如可卡因、苯异丙胺、环孢素、苯环立定等；⑥主动脉狭窄；⑦子痫和先兆子痫。

（2）发病机制：不同病因其高血压的发病机制有所不同。

1）交感神经和RAS过度激活：各种应激因素（严重精神创伤、情绪过于激动等）→交感神经活性亢进→缩血管物质显著增多（儿茶酚胺类＋肾素－血管紧张素）→血压急剧升高。

2）局部或全身小动脉痉挛：脑动脉主动痉挛继之被动扩张，可导致高血压脑病；冠状动脉痉挛引起缺血、损伤甚至坏死，可发生急性冠状动脉综合征；肾动脉痉挛引起肾缺血和肾内压力增高，可出现急性肾功能不全；视网膜动脉痉挛引起视网膜内层组织变性坏死，可发生视网膜出血、渗出和视盘水肿；全身小动脉痉挛通过多种病理机制引起组织器官损伤。

3）脑动脉粥样硬化：在脑血管压力、血流改变及痉挛状态下，粥样硬化斑块不稳定，并且微血管瘤形成后易破裂，最终可导致脑卒中。

4）其他机制：神经反射异常（神经源性高血压急症）、内分泌异常、心血管受体功能异常（降压药物骤停）、细胞膜离子转移功能异常（如烧伤后高血压急症）均在不同的高血压急症中发挥重要作用；内源性生物活性肽、血浆敏感因子（如甲状旁腺高血压因子、红细胞高血压因子）、胰岛素抵抗、一氧化氮合成或释放不足、原癌基因表达增多以及遗传性升压因子等，可能起到一定作用。

四、高血压急症的临床特征与处理原则

（1）临床特征：①血压水平，常＞210～220/130～140mmHg；②眼底检查，动脉变细、出血、渗出、视盘水肿；③神经系统，头痛、视觉异常、精神错乱、意识障碍、局灶性感觉缺失；④心肺检查，心尖搏动增强、心脏扩大、心力衰竭、肺部湿性啰音、肺水肿；⑤肾脏改变，少尿、蛋白尿、肌酐清除率下降、氮质血症；⑥胃肠道症状，恶心、呕吐。

（2）尽快明确诊断：当怀疑高血压急症时，应进行详尽的病史采集、体格检查和实验室检查，评价靶器官功能是否受累及受累的程度，以尽快明确是否为高血压急症。

（3）处理的基本原则：①高血压急症的患者应进入急诊抢救室或加强监护室，持续监测血压；②尽快应用适合的降压药物；③酌情使用有效的镇静剂以消除患者的紧张心理、焦

虑与恐惧；④针对不同靶器官的损害给予相应的处理。

（4）实施分段渐进降压：是高血压急症的首要治疗措施。在起始降压阶段，降压的目标不是使血压降至正常，而是渐进地将血压调控至合理水平，最大限度地减轻心、脑、肾等靶器官的损害。在治疗前要明确用药种类、用药途径、血压目标水平和降压速度等。在临床应用时需考虑药物的药理学、药代动力学作用对心排血量、全身血管阻力和靶器官的灌注等血流动力学的影响，以及可能发生的不良反应。在严密监测血压、尿量和生命体征的情况下，应视不同的临床情况使用短效静脉降压药物。降压过程中要严密观察靶器官功能状况，如神经系统症状和体征的变化、胸痛是否加重等。由于患者已存在靶器官的损害，过快或过度降压容易导致组织灌注压降低，诱发缺血事件。在处理高血压急症的同时，要根据患者靶器官疾病进行相应处理，争取最大限度地保护靶器官，并针对既往的基础危险因素进行治疗。无论血压正常者还是高血压患者，脑血管的自动调节机制下限约比静息时的平均动脉压低 25%。初始阶段（数分钟至 1 小时）血压控制的目标为平均动脉压的降低幅度不超过治疗前水平的 25%。随后的 2 ~ 6 小时将血压降至安全范围，一般为 160/100mmHg 左右。如果可耐受这样的水平，临床情况稳定，此后 24 ~ 48 小时逐步将血压降至正常水平。在治疗的过程中，要充分考虑患者的年龄、病程、血压升高的程度、靶器官的损害和合并的临床情况，因人而异制订具体方案。

五、静脉降压药物的临床特点与用法

（1）硝普钠（sodium nitroprusside）：为动脉和静脉扩张剂，适用于大多数高血压急症。因硝普钠通过血 – 脑屏障使颅内压进一步升高，对于存在颅内高压（高血压脑病、脑出血、蛛网膜下隙出血、大面积脑梗死）的患者慎用；硝普钠在红细胞内与巯基结合后分解为氰化物和一氧化氮，而氰化物经过肝脏代谢为硫氰酸盐，并全部经肾脏排出，对于肾功能不全、严重肝功能障碍患者禁用。因硫氰酸盐可抑制甲状腺对碘的吸收，不宜用于甲状腺功能减退症的患者。用法为 0.25μg/（kg·min）静脉滴注，立即起效，作用持续 1 ~ 2 分钟；从最小剂量开始静脉滴注，根据血压水平每 5 ~ 10 分钟调整滴速，每次增加 5μg/min，增量后注意监测血压。因硫氰酸盐从体内完全排出需要 3 天以上，容易导致蓄积，因此用药一般 <48 ~ 72 小时。给药时注意避光。主要不良反应为恶心、呕吐、肌肉颤动、出汗、低血压、氰化物或硫氰酸盐中毒、高铁血红蛋白血症（罕见）。氰化物或硫氰酸盐中毒多发生在大剂量或患者存在肝、肾功能不全时，表现为乏力、恶心、精神错乱、反射亢进、震颤、定向力障碍和抽搐等。若 <3μg/（kg·min）静脉滴注，使用时间 <72 小时，一般不会发生中毒。用药后 24 小时内检测硫氰酸盐浓度 >100 ~ 120mg/L 时，应该立即停药。

（2）硝酸甘油（nitroglycerin）：为静脉和动脉扩张剂。低剂量扩张静脉，减轻心脏前负荷，降低心肌耗氧量；较高剂量扩张小动脉，降低血压并增加冠状动脉血流。适用于高血压合并急性冠状动脉综合征、急性左心衰竭的患者。用法为 5 ~ 100μg/min（0.3 ~ 6mg/h）静脉滴注，2 ~ 5 分钟起效，持续时间 5 ~ 10 分钟；从 5μg/min 开始静脉滴注，根据血压水平每 5 ~ 10 分钟调整滴速，每次增加 5 ~ 10μg/min，使用中注意严密监测血压。连续用药 2 ~ 3 天易产生耐药性。主要不良反应为头痛、恶心、呕吐、低血压、心动过速、高铁血红蛋白血症。

（3）酚妥拉明（phentolamine）：非选择性 α 受体阻滞剂。适用于儿茶酚胺过度增多的

高血压急症，目前仅用于嗜铬细胞瘤的紧急降压治疗。用法为 2.5～5mg 静脉注射，1～2 分钟起效，持续作用 10～30 分钟；继以 0.5～1mg/min（30～60mg/h）静脉滴注维持。主要不良反应为血管扩张作用引起的潮红、头痛，神经反射性引起的心动过速、心绞痛。严禁用于冠心病患者。

（4）拉贝洛尔：为 α 和 β 受体阻滞剂。静脉用药 α 和 β 受体阻滞之比为 1：7。多数在肝脏代谢，代谢产物无活性。特点是降低外周血管阻力，不影响心排血量，不降低重要脏器的血流量包括冠状动脉血流量。适用于除急性左心衰竭外的各种高血压急症。用法为 20～100mg 静脉注射或 0.5～2mg/min 静脉滴注，5～10 分钟起效，持续 3～6 小时；继以 0.5～2mg/min（30～120mg/h）静脉维持，24 小时≤300mg。主要不良反应为恶心、头皮刺激感、喉头发热、头晕、支气管痉挛、心动过缓、传导阻滞、体位性低血压。禁用于低血压、心动过缓、传导阻滞。

（5）乌拉地尔（压宁定）：$α_1$ 受体阻滞剂兼有中枢 5-羟色胺激动作用，不但阻断突触后的 $α_1$ 受体，而且阻断外周 $α_1$ 受体，还具有降低延髓心血管中枢的交感反馈作用。主要作用为周围血管扩张和降低交感神经活性。乌拉地尔是目前最为理想的急性降压药物，降压平稳，疗效显著；减轻心脏负荷，改善心肌功能；降低心肌耗氧量，不增加心率；增加心排血量，改善外周供血；具有抗心律失常作用，与 α 受体阻滞及改善心肌缺血有关。α 受体阻滞剂，首剂反应好，且无直立性低血压；不影响颅内压，不影响糖脂代谢。用法为 12.5～50mg 静脉注射，5 分钟起效，持续 2～8 小时；继以 100～400μg/min（6～24mg/h）静脉滴注维持。不良反应小，主要为低血压、头痛、眩晕。无明确禁忌证，尤其适用于肾功能不全患者。

（6）地尔硫草：为非二氢吡啶类钙离子拮抗剂。用法为 10mg 静脉注射，5 分钟起效，持续 30 分钟；继以 5～15μg/（kg·min）静脉滴注维持。主要不良反应为低血压、心动过缓、传导阻滞、心力衰竭加重。原则上用药时间 <7 天。

（7）尼卡地平：二氢吡啶类钙离子拮抗剂。主要扩张小动脉，降压疗效类似于硝普钠。因不增高颅内压，适用于伴有脑卒中的高血压急症。但易引起反射性心动过速，慎用或禁用于冠心病、急性左心衰竭患者。用法为 0.5～10μg/（kg·min）静脉滴注，5～10 分钟起效，持续 1～4 小时。主要不良反应为头痛、心动过速、恶心、呕吐、潮红、静脉炎。

（8）美托洛尔：为 $β_1$ 受体阻滞剂。特点是起效快，作用维持时间长，无需静脉滴注维持。用法为 5mg，静脉注射 3～5 分钟，必要时 5 分钟重复 1 次，总量 15mg。患者若能耐受 15mg 美托洛尔，则在末次静脉给药后 15 分钟口服美托洛尔 25～50mg，每天 4 次，直到 48 小时；然后 100mg，每天 2 次，或美托洛尔缓释片 50～100mg，可加至 200mg，每天 1 次。

（9）艾司洛尔：为 $β_1$ 受体阻滞剂。特点为高效选择性，起效迅速，作用时间相对较短。适用于主动脉夹层患者。用法为 250～500μg/kg 静脉注射，1～2 分钟起效，持续 10～20 分钟；继以 50～300μg/（kg·min）静脉滴注维持。主要不良反应为低血压、恶心、心力衰竭加重。慎用或禁用于 AVB、心力衰竭和支气管痉挛患者。

（10）依那普利拉：对血浆高肾素和高血管紧张素活性的高血压急症有效，而对低血浆肾素和低血管紧张素活性的高血压急症疗效较差。用法为 1.25～5mg 静脉注射，每 6 小时 1 次，15～30 分钟起效，持续 6～12 小时。禁用于肾衰竭、双侧肾动脉狭窄、高钾血症、妊娠等。

（11）肼屈嗪：为动脉扩张剂。直接松弛血管平滑肌，降低周围血管阻力，并抑制去甲肾上腺素的合成，抑制 α 受体，而对 β 受体无影响，使用时应与 β 受体阻滞剂合用。适用于急、慢性肾炎所致的高血压急症及子痫。禁用于低血压、冠心病、心肌梗死，也禁用于肾功能不全、溃疡病患者。用法为 10～20mg 静脉注射，每 4～6h 1 次，10～20 分钟起效，每次持续 1～4 小时。不良反应为头痛、皮肤潮红、低血压、反射性心动过速、心绞痛、胃肠症状。

（12）非诺多泮：外周多巴胺受体阻滞剂。能够扩张血管，增加肾血流，同时作用于肾近曲小管和远曲小管而促进钠排泄和肌酐清除率。降压疗效类似于硝普钠。适用于合并肾功能不全的高血压急症。用法为 0.03～1.6μg/（kg·min）静脉滴注，5 分钟内起效，持续 30 分钟。肝功能异常的患者无需调整剂量，但要注意剂量的个体化。

（13）呋塞米：襻利尿剂。20～40mg 静脉注射，必要时 3～4 小时重复。适用于急性左心衰竭。

六、高血压亚急症的处理

对于高血压亚急症患者，可在 24～48 小时将血压缓慢降至 160/100mmHg，目前尚无证据表明高血压亚急症实施紧急降压治疗可以改善预后。许多高血压亚急症患者通过口服降压药物得以控制，如服用钙离子拮抗剂、ACEI 或 ARB、β 和 α 受体阻滞剂，还可根据情况服用襻利尿剂。初始治疗可在门诊或急诊室进行，用药后观察 5～6 小时。2～3 天后门诊调整剂量，此后可应用长效制剂控制至最终的靶目标血压。

到急诊室就诊的高血压亚急症患者，在初步血压控制后，应给予口服药物治疗，并建议患者定期到高血压门诊随诊。许多患者在急诊就诊后仍维持原来未达标的治疗方案，造成高血压亚急症的反复发生，最终导致严重后果。具有高危因素的高血压亚急症可以住院治疗。另外，注意避免对某些无并发症但血压较高的患者进行过度治疗，以免增加不良反应和相应的靶器官损害。

七、高血压脑病

（1）定义：各种诱因使血压突然升高，脑血管自身调节功能严重障碍，导致脑血流灌注过多，液体经血－脑屏障渗透到血管周围脑组织，发生脑组织水肿、颅内压升高，从而引发以脑和神经功能障碍为主的临床综合征。主要表现为剧烈头痛、烦躁、恶心、呕吐、视力障碍、抽搐、意识障碍，甚至昏迷等，救治不及时极易发生死亡。

（2）病因与诱因：①高血压是基础病因，以急进型高血压和难治性高血压最为常见，其次是急慢性肾炎、肾盂肾炎、子痫、嗜铬细胞瘤；②过度劳累、情绪激动、神经紧张、气候变化、内分泌失调、降压药物停用等均为诱发因素；③部分患者无明显诱因。

（3）发生机制：高血压脑病的发生，主要取决于血压升高的程度、速度及个体耐受性，而血压升高的速度起着决定作用。在正常情况下，脑血管调节主要随着血压的水平而变化，当血压变低时脑血管扩张，血压变高时脑动脉收缩，以脑动脉血管自动调节功能保持脑血流的相对稳定。正常人平均动脉压为 60～120mmHg，脑血流量保持稳定的状态。对于正常血压者短时间内突然产生高血压，可在相对较低的血压水平下发生高血压脑病；而长期缓慢升高的高血压患者由于小动脉管壁增厚、管腔狭窄等缓慢结构重构，脑血流自动调节曲线右移，平均动脉压为 120～160mmHg 仍能保持相对稳定的脑血流量；当平均动脉压 > 160～180mmHg 时，脑动脉调节功能降低，不能继续收缩以维持血流稳定，由主动收缩变为被动扩张，脑灌注显著增多而发生颅内压升高、脑水肿，并继发点状出血和小灶性梗死。

（4）临床特点：①病程长短不一，数分钟至数天，多为 12～24 小时。②多有明确的诱发因素，伴有比较显著的血压升高（舒张压常 > 130mmHg），出现头痛、恶心、呕吐、精神异常等早期症状。③病情发展快，进行性加重，出现头痛、抽搐和意识障碍（高血压脑病三联征），或头痛、呕吐和视盘水肿（颅内高压三联征）。④伴或不伴视力模糊、偏盲或黑矇（视网膜动脉痉挛），视网膜可发生水肿、出血、渗出。⑤严重者出现呼吸衰竭、肾衰竭、心力衰竭急剧恶化、严重神经功能缺损（一过性偏瘫、失语）。⑥颅脑 CT 检查可见弥散性脑白质密度降低，脑室变小；MRI 检查对脑水肿的影像学改变更为敏感，顶枕叶水肿具有特征性；偶见小灶性缺血或出血灶。

（5）诊断与鉴别诊断：诊断条件为血压急剧升高 + 神经症状（高血压脑病三联征）或体征 + 排除脑卒中、硬脑膜下血肿、脑瘤等疾病。高血压脑病的诊断要注意从以下临床情况进行评价与判断：①头痛，头痛为早期症状，多为弥散性、持续性并短时间内进行性加剧，伴恶心呕吐，血压下降后好转；②意识障碍，意识障碍和其他神经症状发生于剧烈头痛持续数小时后；③降压治疗的反应，高血压脑病降压治疗后病情迅速恢复，否则进行性加重，对鉴别诊断尤为重要；④眼底改变，出现严重而弥散性的视网膜动脉痉挛；⑤颅脑 CT 与 MRI 检查有助于诊断。临床上一般比较容易确立诊断。

（6）治疗原则

1）迅速降低血压：实施分段降压策略是治疗高血压脑病的关键，降压目标值为平均动脉压降低 20%～25%。对于原有高血压者可使舒张压降至 110mmHg 以下，无高血压者可降至 80mmHg 以下，但需避免降压过低导致脑血流灌注不足。多数高血压脑病经有效降压后病情很快好转。静脉用药宜选用硝普钠、乌拉地尔、拉贝洛尔、尼卡地平，酚妥拉明仅适用于嗜铬细胞瘤、可乐定撤药、可卡因过量等。因颅内压升高不宜用硝酸甘油。

2）制止抽搐：首选地西泮 10～20mg 静脉注射，静脉注射速度成人 < 5mg/min，儿童 < 2mg/min，多数于 5 分钟内终止（约 80%）。地西泮静脉注射后迅速进入脑部，但 20 分钟后血液及脑中浓度急剧下降，可能再发抽搐，需要 15～20 分钟内重复给药，并在静脉注射地西泮的同时肌内注射苯巴比妥 0.2g。对于抽搐持续或反复发作（癫痫持续发作）者，应当首选地西泮静脉注射，随之给予地西泮 100mg + 5% 葡萄糖溶液或生理盐水 500ml，以 40ml/h 持续泵入，但需注意对呼吸和意识的影响。氯硝西泮也可作为首选药物，首次用量 3mg，缓慢静脉注射，此后 5～10mg/d 静脉滴注或过渡至口服。特点是起效快（数分钟），药效是地西泮的 5 倍，作用时间较地西泮长 1～2 倍，对呼吸和心脏的抑制也略强于地西泮。苯妥英钠起效缓慢，需与地西泮或氯硝西泮合用；抑制心脏作用强，注意避免静脉注射速度过快而发生低血压、心律失常；对血管有刺激作用，不要漏出血管外导致组织损伤；与葡萄糖混合易出现沉淀，应使用生理盐水或注射用水溶解后再用葡萄糖稀释。用法为成人首次剂量 500～750mg，儿童 10～15mg/kg，以生理盐水稀释，静脉注射速度 < 50mg/min。抽搐停止后每 6～8 小时口服或静脉注射 50～100mg 维持。地西泮、氯硝西泮、苯妥英钠难以控制抽搐发作时选用利多卡因，50～100mg 静脉注射，静脉注射速度 ≤ 25mg/min，继以 2～4mg/（kg·h）静脉滴注 1～3 天。水合氯醛、苯巴比妥、丙戊酸钠也可酌情使用。

3）治疗脑水肿：20%甘露醇125～250ml快速静脉滴注，每4～8小时1次；呋塞米、地塞米松酌情选用。

4）基础支持：吸氧、保持呼吸道通畅、维持水电解质平衡、预防心肾并发症等。值得注意的是，抽搐发作时维持正确的头位与保持呼吸道通畅至关重要。

（王　威）

第九节　老年高血压

欧美国家一般以>65岁为老年的界限。中华医学会老年医学会于1982年根据世界卫生组织西太平洋地区会议所定而提出的老年界限为>60岁。由于老年人的绝对人数和占人口的构成比正在不断增长；在影响老年人健康长寿和生命质量的主要疾病（如脑血管病、心力衰竭、心肌梗死等）中，高血压是一个重要的危险因素；老年高血压在发病机制、临床表现、治疗与预后等方面具有某些特殊性。因此，老年高血压的问题日益成为医学界乃至全社会关注的焦点。老年高血压是指年龄60岁以上，血压值持续或非同日3次以上升高，即收缩压（SBP）达到或超过140mmHg和（或）舒张压（DBP）达到或超过90mmHg。若收缩压达到或超过140mmHg而舒张压低于90mmHg，称为老年单纯收缩期高血压。

一、流行病学

1991年全国高血压抽样调查结果，年龄55～64岁、65～74岁与≥75岁的高血压患病率分别为29.4%、41.9%和51.2%；60岁以后各年龄组女性的高血压患病率均高于男性；60岁以上单纯收缩期高血压的患病率为7.13%，女性高于男性，南方高于北方。在大多数人群中，SBP和DBP随年龄而上升。在50～60岁以后，SBP继续上升直至70～80岁，但DBP稍有下降。老年高血压患者中，一部分患者是由老年期前的各种高血压延续而来；而另一些患者随着年龄的增加伴有血脂异常、糖尿病，在此基础上大动脉发生粥样硬化，其大动脉的顺应性减低及弹性变弱，使血管壁的纤维增生，从而使血压增高。

二、发病机制

老年高血压的发病机制和病理生理特点除了与中青年人有相同之处外，其心血管等系统的老龄化与高血压发病也有密切关系。老年高血压发病率高的原因可能为：

（一）大动脉顺应性减退

老年人动脉壁发生许多变化，包括粥样硬化与纤维性硬化。前者分布呈局灶性，例如冠状动脉、腹主动脉、股动脉、颈动脉，病变主要在内膜层，引起管腔狭窄，影响血流传输导致组织缺血或梗死；后者分布呈弥漫性，病变累及动脉壁全层，以中层为主，引起管腔扩张，影响缓冲功能。大动脉纤维性硬化导致大动脉弹性减退，管壁扩张性降低，管腔舒张顺应性下降，使压力波传导速度加快，压力反射波的叠加从舒张期提前至收缩期，最终导致心脏射血阻力增加、收缩压增高；舒张期顺应性降低、舒张压下降；脉压增大。在老年高血压患者可见收缩期压力波经常有一个突然跃升的增强阶段，而舒张期压力波形的切迹则消失，这个增强阶段就是提前到达的压力反射波叠加所致。因此，无论心排出量正常或降低，随着年龄增长，收缩压逐步升高，脉压增大。动脉内皮功能异常以及局部组织肾素，血管紧张素系统激活也是大动脉顺应性减退的原因。血压升高本身可降低大动脉顺应性，随着血压升高，动脉壁上压力负荷的主要承担部分由弹性纤维向非弹性胶原转移。影响大动脉顺应性减退的其他因素有身材较矮、糖尿病、血脂异常、高盐摄入等。近年还发现血管紧张素Ⅱ受体AT_1的基因多态性与大动脉顺应性有关。

（二）周围血管阻力升高

老年人随着年龄增长，由于小动脉壁的透明样变性和结构重塑，小动脉管壁增厚，壁/腔比值增加，管腔变小，血流阻力增大，小动脉对血管活性物质的收缩反应性也增强，收缩压也随之增高。因此，老年高血压以收缩压升高为主要特征，血流动力学特点是低心排血量和系统血管阻力明显增高，而心排血量比血压水平相同的年轻高血压患者约低25%。

（三）肾脏排钠能力减退

随着年龄增长，肾脏皮质变薄，有效的肾单位减少，肾小球滤过率降低，肾曲小管的浓缩能力减弱。尽管尿量未减少甚至夜尿反而增多，但肾脏的排钠能力却下降。钠盐摄入量增加即可导致钠水潴留，致使血压增高。因此，老年人盐敏感性高血压的发病率也有随增龄而增高的趋势。此外，肾脏血液灌注减少这种增龄性改变在老年高血压患者中更为显著。

（四）交感神经系统仅受体功能亢进

老年人灭活和清除去甲肾上腺素的能力减弱，血浆去甲肾上腺素浓度上升。同时，血管平滑肌细胞上的β受体数目随年龄增长而减少，而α受体数目不变或相对增多。这样导致α受体功能亢进，血管收缩力加强，尤其在体力活动和外界环境条件（如气温等）改变时。

（五）血小板功能增强

血小板释放功能也随年龄增长而增强，储存于血小板内的血管活性物质，如血栓素B_2（TXB_2）、血栓球蛋白（β-TG）、血小板第4因子（PF4）、5-羟色胺（5-HT）等较多的释放入血浆。已经证实，在老年高血压患者血浆中TXB_2、3-TG、PF4、5-HT等物质的浓度升高。5-HT是一个较弱的缩血管活性物质，但对有粥样硬化的血管则有较强的缩血管作用。另外，伴随血流动力学改变，血流速度缓慢以及纤维蛋白原含量增加或立体构型改变，可使血液黏滞度增大，进一步增加血管阻力。

近年来发现，老年高血压患者有动脉内皮功能改变，抗黏附性减退促使血小板聚集释放；内皮细胞合成释放一氧化氮（NO）与前列环素减少又进一步加强血小板聚集释放。

（六）压力感受器缓冲血压能力减退与失衡

随着年龄增长，位于主动脉弓和颈动脉窦的压力感受器敏感性降低，影响对体循环血压波动的缓冲能力。然而，位于心肺循环的低压压力感受器功能则仍然正常。因此，老年人对体循环血压的调节能力明显减退。

三、临床特点

（一）单纯收缩期高血压多见

老年高血压的临床特点是单纯收缩期高血压多见，即收缩压和舒张压有分离现象。根据2003年WHO/ISH的定义，单纯收缩期高血压的概念为：SBP≥140mmHg和DBP<90mmHg。由于收缩压增高、舒张压下降，因此脉压常增大（>50mmHg）。

据统计，老年单纯收缩期高血压占半数以上，而且随着年龄的增加逐渐增多。Framingham 研究对年龄在 65～89 岁的老年人进行了统计，男性单纯收缩压增高占 57.4%，单纯舒张压增高仅占 12.4%；女性单纯收缩压增高占 65.1%，单纯舒张压增高仅占 7.1%；老年人群中单纯收缩期高血压约占 60%。

我国统计资料显示，60 岁及 60 岁以上的人群中，单纯收缩期高血压患病率为 21.5%，占老年高血压总人数的 53.2%，因此，单纯收缩期高血压是老年高血压最常见的类型，也是老年高血压最重要的特征。收缩期高血压的患病率随着年龄的增长而升高，老年女性比老年男性更为常见，农村老年人单纯收缩期高血压的患病率高于城市。

老年人主动脉弹性下降是导致单纯收缩压增高的主要原因。有实验证实，年轻人要大容量心室输出才能使主动脉的压力达到 200mmHg，而老年人相当小的心排出量即可使主动脉压力超过 200mmHg。主动脉收缩压升高的主要机制是每次心脏收缩产生压力波，由主动脉将压力波传向远端动脉分支，当压力波遇到阻力后即产生反射波折回主动脉，此时主动脉的压力为压力波和反射波的叠加。正常情况下，大动脉压力波的传导速度比较慢，反射点主要在小的阻力血管，因此反射波返回主动脉的时间是在心脏的舒张期，这种状态可以保持较好的平均血压水平，以及心脏和血管之间的良好耦联。老年人增龄和高血压导致大动脉粥样硬化时，大动脉僵硬度增高，顺应性下降，使大动脉压力波的传导速度明显加速，反射点在靠近心脏的大动脉，反射波的折回时间提前至收缩期，因此主动脉血压出现收缩晚期高峰，同时导致了舒张压降低，脉压增大。因此，老年人单纯收缩期高血压发病率增加，主动脉粥样硬化、主动脉弹性下降是主要原因。

收缩期高血压及脉压的增大，增加了左心室后负荷，导致左心室肥厚，增加了心肌的氧耗量，改变冠状动脉的灌注及血流分布，降低了冠状动脉血流储备，加重了血管内皮功能紊乱及动脉壁的损害。因此单纯收缩期高血压对心血管损害很大。

（二）血压波动大

老年高血压患者对情绪、体力活动或晨间清醒时的血压生理反应较中青年患者表现出较大的波动性。老年高血压无论 SBP 或者 DBP 均比中青年患者有较大的波动，尤其 SBP，这主要是因为老年患者主动脉弓压力感受器敏感性降低，血压调节功能减退，加上大动脉弹性减退，在心排血量变化时可出现较大的血压改变。因此，老年人血压波动范围明显大于中青年人。老年人一天内血压波动常在 40/20mmHg 以上，个别可达 90/40mmHg。尤其是老年女性，24 小时收缩压的变化很大。此外，很多老年高血压患者（尤其是 80 岁以上的高龄患者）的血压特点是昼夜节律变化消失，夜间血压常升高。老年人收缩压在一年之中的变化范围也很大，大多表现为夏季较低、冬季较高。

（三）假性高血压较多见

老年人中假性高血压表现也较多。由于临床上多以水银柱式血压计或电子血压计袖带法测定血压，这种无创性方法测定的血压并不能完全代表中心动脉血压。假性高血压产生的原因在于有严重动脉硬化的患者在使用仪器间接测量血压时，气袖压力常难于压迫住僵硬的肱动脉，以致出现测量值过高，产生"假性高血压"。间接法测量血压常获得较高的读数，甚至比直接法高 30mmHg 以上。老年人动脉硬化发病率明显高于中青年人，也是老年患者中假性高血压较多，或实际中心动脉血压明显低于无创性血压测量值的原因。所以，如果发现患者有持续较高的血压，但无靶器官受累，而周围脉搏触诊缺乏弹性或上臂 X 线检查有血管钙化影，这时应高度怀疑假性高血压。由于假性高血压的血压测量值并非代表真正的中心动脉压，这些老年患者常不易耐受降压药物治疗，在服用降压药后可出现严重症状或并发症。因此，对于高龄或有明显主动脉硬化表现的老年患者，在首次应用降压药时应特别注意观察服药后的症状及表现。在评估老年人主动脉粥样硬化程度时，既往心血管等病史、X 线胸片、胸部 CT 及脉搏波速（PWV）测量等有一定的参考价值。

（四）高血压并发症的发病率高

老年高血压的发病基础之一是动脉硬化，而收缩压的增加又会加重和加速动脉硬化。老年高血压患者靶器官损害和心脑血管并发症较中青年高血压患者多而重。有时可发生高血压性肥厚型心肌病，表现为左心室严重肥厚、左心室腔径狭小、舒张功能减退、收缩功能增强。由于老年人高血压多以收缩压增高为主，大动脉顺应性明显减退，加重了左心室后负荷与心脏做功，导致左心室肥厚，加以胶原纤维增多和淀粉样变，导致心脏舒张与收缩功能受损明显，容易发生心力衰竭。有资料统计，老年高血压患者心力衰竭发生率是非老年患者的 2 倍，冠心病发病率可以高 3 倍，冠心病患者中，有高血压病史者其病死率比无高血压病史者高 2.3 ~ 5.0 倍，特别是单纯收缩期高血压发生心脑血管疾病的风险更大。多危险因子干扰试验研究（MRFIT）显示，单纯收缩期高血压患者冠心病病死率较一般高血压患者更高，发生脑卒中和冠心病的危险分别增加 4 倍和 5 倍。

（五）代谢综合征患病率高

1988 年，Reaven 首先提出胰岛素抵抗和胰岛素抵抗综合征。胰岛素抵抗是指胰岛素生理功能反应受损现象。代谢综合征是由于胰岛素抵抗所致糖脂代谢失调和高血压，并伴有纤溶酶原激活抑制物（PAI－1）升高、内皮细胞功能紊乱、动脉粥样硬化的炎性反应及微量蛋白尿等。以高血压为主要临床表现的代谢综合征，老年人发病率较高，它与心血管疾病密切相关，是老年患者的常见病和致残、致死的重要原因。

代谢综合征的老年患者多与体重超重和腹型肥胖有关。有资料显示，50 岁以上人群代谢综合征的患病率是年轻人的 2 ~ 3 倍，60 岁以上老年人中，患代谢综合征者可达 20% 以上，且患病率随年龄的增长而上升。因此，老年人是代谢综合征的高危人群。老年人糖尿病或糖耐量下降并发的代谢性高胰岛素血症是导致血压水平升高的常见原因。

（六）直立性低血压发生率高

直立性低血压在老年高血压中较多见，尤其常见于降压治疗过程中。测定患者平卧 10 分钟时和被动站立 1 分钟及 5 分钟时的血压值，发现约 1/3 患者发生直立性低血压，并伴随头晕等症状。这些患者恢复到基础立位血压所需的时间也延长，而心率则无相应的改变，仅个别人表现为立位比卧位时的血压升高。老年人直立性低血压的发生可能与老年人血压调节机制障碍有关。老年人肾素活性偏低，肾素－血管紧张素－醛固酮系统水平随年龄增高而下调；老年人由于缺血或老年退行性改变，导致自主神经反应性血管收缩调节作用消退；老年人主动脉压力感受器敏感性减弱；以及老年人窦房结功能下降，在血压降低时心率反应性增速功能消退，使体位变化时心排血量代偿作用丧失等，均可能是老年人直立性低血压发生率较高的原因。它对于选择适宜的降压药和确定降压治疗时的血压目标值具有指导意义。α 受体阻滞剂、交感神经抑制剂等降压药加重直立性低血压，尤其在合并使用利尿剂时。由于压力感受器难以迅速调整或建立新的工作阈值，老年人不能承受急剧迅速的降压，故应避免短时间内大幅度降压。临床上必须强调经常测量立位血压。

（七）盐敏感性高血压的发病率高

血压的盐敏感性系指在某些人群中，钠盐摄入量增加可明显导致血压增高。有资料提示，血压的盐敏感性与种族有明显相关性，同时盐敏感性高血压的发病率随年龄的增长而增加，在老年高血压患者特别是老年女性中更为明显，且有遗传倾向。

（八）诊所高血压发现率高

诊所高血压又称"白大衣性高血压"，即有些患者在医院诊室检查时显示高血压，而在诊室外测血压正常，24小时血压动态监测（ABPM）的平均血压也为正常（白昼血压＜135/85mmHg）。据有关资料统计，老年人诊所高血压表现者可高达40%。诊所高血压虽多不引起心脏结构和功能的改变，但对靶器官的损害仍高于正常人，特别是男性病死率增高较明显。目前认为，诊所高血压可能与动脉硬化、胰岛素抵抗、左心室舒张功能不全及血管阻力变化等因素有关，治疗需要从改变生活方式、危险因子控制等方面进行干预。对于可能考虑为诊所高血压患者，ABPM显然较诊所检测血压更为准确，因此应当推荐使用。此外，ABPM还能观察24小时血压动态变化，为临床提供正确治疗的依据。最近，国外有临床资料显示，在家自测血压的患者比诊所测血压者具有更高的准确性和治疗依从性，高血压治疗效果也更明显。因此，提倡老年患者在医师指导下在家庭自测血压，可以避免诊所高血压，识别隐蔽性高血压，从而客观反映患者长期、真实的血压水平，有较积极的临床意义。

隐蔽性高血压是指在医院诊室内测血压正常，而在诊室外测血压高于正常的现象，ABPM也高于正常（24小时平均血压≥130/80mmHg）。此情况多见于吸烟、饮酒的老年男性，以及患有糖尿病、血清肌酐值偏高、体重指数（BMI）过高的老年人。这些患者易发展为单纯收缩期高血压，以后心血管事件及脑卒中的发生率也较高，因此，必须进行积极的抗高血压治疗。对血压的观察也应采用ABPM结合定期自测血压的方法。

（九）体液成分改变常见

周围血浆肾素活性（PRA）随增龄而降低，约半数老年高血压是低肾素型。老年人血浆醛固酮水平常比中年人有显著降低，细胞外容量和血容量也显著减少。血浆儿茶酚胺常随增龄稍有增加，但β受体反应性随增龄与血压的升高反而减弱，因此老年高血压在运动时心率增快以及β受体阻滞剂治疗中心率减慢等效应均减弱。然而，在有些应激情况下，如握力、冷加压时，老年高血压患者出现异常高的升压反应。

四、诊断与鉴别诊断

对老年高血压的诊断评价主要包括以下三方面：确定是否有高血压存在，血压水平或严重程度；检查靶器官受损程度以及与心脑血管病有关的危险因素；测定某些有助于制订治疗方案的指标。

对于首次就诊的老年患者应确定其基础血压状况。在老年人中测量血压的方法与在年轻人中相同，但由于血压变异随年龄的增长而增加，因此对于血压测量应注意：①应至少测非同日血压（每次测量3遍）3次才能确诊（血压很高、靶器官损伤很重而需紧急治疗者例外）。②怀疑有体位血压改变者，除测坐位血压外，还应测卧位、立位血压，当第一次就诊发现立位低血压时应在以后降压治疗过程中加测立位血压，用以确定治疗前血压和治疗终点血压，避免产生药物性立位低血压，准确合理选用降压药物、剂量和服药方式。③对已进行降压药物治疗，或需了解昼夜血压变化的老年患者可做 24 小时动态血压监测。④高血压患者在柯氏音第Ⅰ时相与第Ⅲ时相起始间可产生静止间歇，称"听诊间歇"。在听诊间歇前先扪及桡动脉大致确定 SBP 水平，然后充气皮囊至此水平以上约 20mmHg，以避免误以第Ⅲ时相起始点为 SBP。听诊间歇在老年高血压患者中发生率较高。⑤如发现患者有较高血压读数，无靶器官受累，或诉低血压症状，但测左右臂血压仍很高的，应高度怀疑假性高血压。可采用简易的 Osler 试验辅助诊断，即袖带充气加压较患者收缩压高 20～30mmHg，如果这时仍可明显触摸到僵硬的桡动脉，表示 Osler 试验阳性。不过，现在发现 Osler 试验的个体内和个体间变异性很大，难以准确鉴别是否存在假性高血压。肯定的诊断需要做直接动脉内测压。这类患者不易耐受降压治疗，服用降压药可出现严重症状或并发症。⑥左右上臂 DBP 相差 10mmHg 以上，需考虑存在动脉粥样硬化或血栓形成、外周动脉（锁骨下动脉、上肢动脉等）闭塞或狭窄改变。

为评估患者靶器官损害及心血管疾病情况，应做常规 12 导联心电图、Holter、心脏超声以及相关实验室检查。对于老年高血压患者，还需要根据其血压值，靶器官损害程度，存在的心血管疾病危险因素（如吸烟、肥胖、血脂异常和心血管病家族史等），并存的心、脑、肾、血管疾病及糖尿病等情况进行危险性评估，以制订治疗计划和判断患者的预后。

老年高血压的诊断需要排除继发性高血压，老年人继发性高血压发病率较年轻人低，主要为肾血管性高血压，而老年人肾动脉狭窄多为动脉粥样硬化所致。有些内分泌疾病如原发性醛固酮增多症、嗜铬细胞瘤、甲状腺功能亢进等也是老年人继发性高血压的病因。不少老年患者夜尿增加，容易失水、失钾，低血钾和夜尿并非一定是原发性醛固酮增多症的表现。如为经典性高血压，但近期有明显 DBP 上升，就要考虑是否因动脉粥样硬化病变引起肾动脉狭窄，但多数不宜手术治疗。老年人中如出现严重或顽固性高血压、原来控制良好的高血压突然恶化、高血压为突然发病表现以及合并有周围血管病者，应高度怀疑继发性高血压的可能。

五、治疗

（一）治疗的益处

现有的大规模临床试验资料均已证明，在老年人中，无论是收缩压和舒张压均增高，或单纯收缩期高血压者，通过降压治疗对减少心血管疾病的发病和死亡均有益。例如 EW-PHE、SHEP、MRC、STOP 证实老年人高血压采用利尿剂和 β 受体阻滞剂降压治疗有益，可以显著减少心、脑血管病的发生率与死亡率。而且，在老年高血压患者中降压治疗获得的绝对益处甚至超过中青年患者。1995 年以后，STONE、Syst-Eur、Syst-China 临床实验相继发表，报道了二氢吡啶类钙拮抗剂长期治疗老年高血压和老年单纯收缩期高血压的结果，证实该疗法也能显著降低心、脑血管病的发生率，尤其是脑卒中。

（二）适应证

根据我国和欧美各国目前的高血压治疗指南，对于符合高血压诊断的老年人，均应进行降压治疗。

80 岁以上的高龄老年人降压治疗的益处在 HYVET 研究中有望得到证实。

(三) 治疗原则

与中青年人高血压治疗原则基本相同，但应根据老年人病理生理特点和个体差异制订治疗方案。

1. 遵循高血压总的治疗原则　即应充分注意效益－危险比，将不良反应降至最小而获得最佳降压疗效，以达到防止靶器官损害的目的。

2. 积极控制血压力　求达到血压的目标值。

3. 个体化原则　老年高血压初始治疗宜从小剂量开始，逐渐加量。2、3 级高血压也可以使用标准剂量的多药联合，直至血压得到控制。

高血压治疗的主要目的是最大限度降低心血管病死亡和病残的总危险，在治疗高血压的同时，还应干预所有可逆性危险因素和处理同时存在的各种临床情况。

(四) 治疗目标和方法

1. 治疗目标　根据 2003 年 ESC/ESH 高血压指南、2004 年 BHSⅣ指南以及 2005 年中国高血压防治指南中提出的降压治疗目标，提出老年人与中青年人相同，应将血压降至 <140/90mmHg。对糖尿病和肾病患者，收缩压应降至 130mmHg 以下，舒张压应降至 80mmHg 以下。对老年人收缩压降至 140mmHg 以下有困难者，可先控制在 150mmHg 以下，但仍然应强调严格控制血压，如能耐受，还可进一步降低。

合并有冠心病的老年人，舒张压不宜过低，以免加重心肌缺血。有脑血管疾病的老年人，在脑血管疾病稳定或好转以前，可将血压控制在 160/100mmHg 左右。在脑卒中急性期，为了维持脑梗死区域血流灌注压，对原有高血压的老年人，收缩压可维持在 220mmHg 以下，舒张压可维持在 120mmHg 以下。在收缩压 <180mmHg，舒张压 <105mmHg 时可不急于降压。

在英国有学者提出，治疗后舒张压在 95~100mmHg 或较低（<85mmHg）时，患者心肌梗死的发病率和病死率较高。而舒张压为 85~90mmHg，则冠心病死亡率较低，其解释为机体通过自动调节，在一定范围的灌注压下，维持重要器官供血。

2. 非药物治疗　非药物治疗是安全、有效的降压治疗，也是药物治疗的基础。

生活方式的优化与调整应首先考虑，包括降低超重（>标准重 10%）、适当限制盐过多摄入、减少饱和脂肪酸和胆固醇摄入、戒烟酒、足够的钾钙镁摄入。坚持适量体力活动，可进行步行等轻中强度体育活动。经上海市高血压研究所 30 多年的观察，证明长期气功锻炼不但能稳定降压疗效，且可使脑卒中发生率降低 50% 左右，特别在老年患者依从性尤好，值得推广。

TONE 试验对 60~80 岁 1 级高血压患者给予减轻体重和限钠摄入干预，随访 15~36 个月，结果发现干预组血压下降与对照组相比有显著性差异。

心理因素是影响老年高血压的重要因素，精神抑郁状态可增高血浆儿茶酚胺水平及交感神经活性，影响降压药物的疗效，因此，应对可能影响降压疗效的心理因素进行干预。

3. 药物治疗　国内外大量随机临床研究的资料已经显示，利尿剂、钙拮抗剂、血管紧张素转换酶抑制剂、血管紧张素Ⅱ受体阻滞剂、β受体阻滞剂等 WHO 推荐的一线药物对老年高血压患者均有效。由于老年高血压的病理基础是低肾素、低交感神经张力和高容量负荷，根据此特点，长效钙拮抗剂等扩血管药及利尿剂应为较好的选择。以往有些老的降压药，如萝芙木制剂（利血平等），可诱发老年患者忧郁症和消化性溃疡，并可能加重帕金森症症状；神经节阻断剂如胍乙啶等可导致或加重老年人直立性低血压，故均不宜用于老年高血压患者；仅受体阻滞剂也有引起直立性低血压的副作用，对已有或可能发生该并发症的老年人也应慎用或禁用。

老年人降压治疗时，应注意降压不宜过快、过猛，治疗应选择有更高安全性和耐受性地药物，逐步降压，尤其是在体质较弱和高龄老年患者中。许多老年高血压患者存在其他危险因素及靶器官损害等情况，这类患者治疗药物的选择要十分慎重。老年高血压患者在药物治疗期间，应注意体位血压变化情况，需同时测量立位血压，以排除直立性低血压，并评估降压治疗的体位效应。

（1）钙拮抗剂（CCB）：CCB 可作为治疗老年高血压的一线药物。CCB 治疗高血压的主要特点是对老年患者有较好降压疗效，高钠摄入时不影响降压疗效，与非甾体抗炎药物合用时不干扰降压作用，对嗜酒患者仍有显著降压作用。它能降低外周血管阻力，有抗血小板凝集、防止动脉粥样硬化的形成、保护血管内膜、改善心肌供氧的作用。

Syst – China 和 Syst – Eur 研究的观察对象均为老年单纯性收缩期高血压患者，同样使用二氢吡啶类钙拮抗剂硝苯地平为初始治疗，并与安慰剂做对照。结果显示，两个治疗组脑卒中危险性和所有心血管危险同对照组相比均有明显降低，试验提前结束。根据以上临床试验结果，2004 年，ESH/ESC 指南提出，老年收缩期高血压治疗的一线用药应选择二氢吡啶类CCB 的长效制剂。CCB 可以延缓或减轻动脉粥样硬化，使大动脉的顺应性改善，适合老年高血压和合并多种心血管危险因素的患者。

NORDIL 研究是试用非二氢吡啶类 CCB 地尔硫革，观察治疗药物对减少致死性和非致死性脑卒中、致死性和非致死性心肌梗死以及对其他心血管病死亡事件的作用。研究结果显示，地尔硫革能显著减少脑卒中的发生。由于非二氢吡啶类 CCB 除了有降低血压的作用外，还有降低心肌收缩力、降低心率及抗心肌缺血的作用，并能减少心房颤动的发生，对肾脏则有增加肾血流的作用。长期应用在逆转左心室肥厚方面可能优于二氢吡啶类 CCB。

应该注意的是，非二氢吡啶类 CCB 与 β 受体阻滞剂合用时，仍要小心。因为到目前为止，依然有学者坚持 CCB 的负性肌力作用将诱发或加重心力衰竭。

（2）利尿剂：迄今为止，利尿剂始终被列为一线抗高血压药物，多年来一直用于轻型高血压的治疗。由于随年龄增加钠水的处理能力降低，用噻嗪类药物可有助于缓解钠水潴留，但长期服用此类药物可造成多种代谢障碍，如低血钾、高血糖、高尿酸、脂代谢紊乱。故在应用时需密切注意代谢变化。

老年单纯收缩期高血压试用利尿剂的第一大型临床试验是 1991 年的 SHEP 研究，结果显示，收缩压下降了 12mmHg，脑卒中和脑卒中死亡率减少了 36%。ALLHAT 研究是观察比较利尿剂与氨氯地平和赖诺普利降压疗效的大型临床试验，结果显示，氯噻酮降低收缩压作用较其他两种降压药物更好。氯噻酮与氨氯地平或赖诺普利比较，在减少致命性冠心病或非致命性心肌梗死危险性方面效果相同。氯噻酮与赖诺普利相比，更有效减少脑卒中。与氨氯地平相比，能更有效减少充血性心力衰竭。

噻嗪类利尿剂长期使用可通过降压作用和减慢脉搏波的作用改善动脉的扩张性。吲达帕胺则兼有利尿及血管扩张作用，也可作为老年人常用的利尿剂类型。

（3）血管紧张素转换酶抑制剂（ACEI）：近年来，ACEI 类药物发展迅速。发现 ACEI 除了抑制 Ang Ⅱ 生成外，还能增加组织内缓激肽（BK）和血管紧张素（1～7）的水平。血管紧张素 Ⅱ（Ang Ⅱ）有引起血管收缩、平滑肌增殖、纤溶减弱及氧化应激作用，由此导致高血压及靶器官的损害。缓激肽和血管紧张素（1～7）的作用与 Ang Ⅱ 的作用完全相反，它们分别作用于特异性的 BK 受体与 AT（1～7）受体，引起血管扩张、血压下降及抗增殖等作用，协同拮抗 Ang Ⅱ 的不良作用，从而对心脏起到保护作用。

ANBP2 是比较 ACEI 与利尿剂对老年高血压效果的前瞻、开放性研究，对象为 65～84 岁高血压患者，随访 4.1 年。与利尿剂组相比，依那普利组首发心肌梗死的发生率降低了 32%，致死性心肌梗死与非致死性心肌梗死分别降低了 9% 和 32%。

ACEI 作为高血压治疗的一线用药，有较强的血管扩张作用，可有效降低血压，无直立性低血压及反射性心率加快的不良反应，很适用于老年患者。尤其是对于高肾素活性和糖尿病患者，以及联合治疗时血压控制效果不理想的患者，该类药物有抗重塑效应，可逆转心室肥厚，改变心室结构，在逆转左心室肥厚方面作用明显优于其他降压药物。大量临床和实验证明，ACEI 不仅能降低血压，还能降低血糖和改善糖耐量，有明确的改善胰岛素抵抗的作用，因此有明显的心、脑、肾保护作用。ACEI 增加胰岛素敏感性的主要机制是通过扩张外周血管，增加骨骼肌的血流量，提高骨骼肌对葡萄糖的摄取和利用，降低血糖和改善了糖耐量，从而改善胰岛素抵抗。因此，对高血压合并胰岛素抵抗的老年糖尿病患者是较好的降压药物。

（4）血管紧张素受体阻滞剂（ARB）：血管紧张素 Ⅱ 受体亚型有两种：AT_1 和 AT_2。血管紧张素 Ⅱ 与 AT_1 受体结合产生的作用为血管收缩、醛固酮释放、交感张力增高和氧化应激反应。血管紧张素 Ⅱ 与 AT_2 受体结合则产生血管舒张、抗增殖等作用。ARB 可在血管紧张素受体水平阻断 Ang Ⅱ 与 AT_1 受体结合的不良作用，如血管收缩、醛固酮分泌、交感张力增高等，从而起到降低血压和靶器官保护作用。同时 ARB 还能发挥 AT_2 受体的有益作用，即扩张血管、抗增殖、调控凋亡等。ARB 通过激活 AT_2 受体，增加缓激肽、一氧化氮和环磷酸鸟苷这三种有益扩血管物质的释放，同时抗细胞增生，有利于保护心血管系统。

已有很多临床和实验研究显示，ARB 可以减少血管紧张素 Ⅱ 刺激产生的许多类型胶原纤维及生长因子，有调节动脉粥样硬化作用，因此也可以作为老年单纯收缩期高血压的较好治疗药物，适于较长期应用。此外，ARB 对改善心功能、降低蛋白尿有较明显的效果，临床应用不良反应少见，绝少发生咳嗽。

（5）β 受体阻滞剂：高血压是慢性心力衰竭最常见的危险因子，高血压患者存在慢性 β 肾上腺素能刺激，神经内分泌因子促进了心脏的重塑，最终导致心功能减退。而左心室重构则是心力衰竭进展和恶化的主要机制。β 受体阻滞剂可以通过抑制交感神经活性，防止心力衰竭进展或恶化。

然而，β 受体阻滞剂可能出现不良反应，如收缩血管、增加心脏后负荷、减少肾脏血流灌注、中枢神经不良反应，如嗜睡、乏力等，而且 β 受体阻滞剂撤药时可能出现反跳，停药还必须逐步进行。β 受体阻滞剂禁用于一度以上的房室传导阻滞、病态窦房结综合征和血流动力学不稳定的心力衰竭患者。伴有肥胖、血脂异常、糖耐量异常、代谢综合征的老年高血压患者长期应用 β 受体阻滞剂会导致胰岛素抵抗及糖耐量下降、血清总胆固醇和甘油三酯升高，并可能增加新发糖尿病。

因此 β 受体阻滞剂用于治疗高血压一直存在争议。2006 年，英国成人高血压管理指南建议，除了合并心绞痛或心肌梗死外，不推荐 β 受体阻滞剂作为初始治疗高血压的一线药物，特别是 55 岁以上的高血压患者。

此外，很多基础及临床研究显示，β 受体阻滞剂对中心动脉压和血管弹性的改善效果逊于钙拮抗剂和 ACEI，因此对于没有特殊强适应指征的老年高血压患者，对于预防高血压的主要并发症——脑卒中，选用其他降压药物如长效钙拮抗剂或 ACEI 似更为合理。

然而，有资料认为，新型抗高血压药物卡维地洛具有 α 受体和 β 受体双重阻断作用，并有抗氧化、减少细胞因子不利作用，降低凋亡。其降压效果主要基于其 α 受体阻断介导的血管扩张、降低外周血管阻力，但又不影响心排血量和肾功能，因此有别于单纯 β 受体阻滞药物，不会导致传统 β 受体阻滞剂出现的代谢紊乱。因此，卡维地洛适用于老年高血压患者，以及伴有肾功能不全、外周动脉疾病、血脂异常、脑卒中后和合并糖尿病的患者，并有防治心力衰竭进展或恶化的作用。

（6）其他：有研究发现，口服硝酸酯类药物可选择性地降低收缩压，对舒张压则降低不明显。可能是硝酸酯在体内形成 NO，能直接舒张大动脉平滑肌，使大动脉的扩张性和顺应性增加，改善了大动脉弹性的结果。

近年来有临床实验显示，他汀类药物（阿托伐他汀）强化降低胆固醇治疗，能够缓解大动脉僵硬度及降低收缩压，可能与其影响内皮功能、调节肾素-血管紧张素系统、改善大动脉血管弹性有关。最近的 ASCOT - LLA 研究也表明，他汀类药物既可以减少高血压患者又可以减少非高血压患者的心血管病发病率及死亡率。

胰岛素增敏剂治疗高血压的临床研究也取得一定效果，可能为今后高血压的治疗开辟新途径。

4. 降压药的联合应用　老年高血压降压药联合应用，可选择固定复合制剂或单药的联合使用。目前固定复合制剂多为 ARB 与利尿剂的复方剂型。两种单药联合近年来有大型临床试验研究结果的报道，ASCOT - BPLA 研究显示，ACEI 与 CCB 的联合明显优于 β 受体阻滞剂和利尿剂的联合。因此，临床对老年高血压联合用药多推荐 CCB 加 ACEI 或 ARB。此外，利尿剂加 ARB 或 ACEI 也是较好选择。需要三种药物联合应用时，可在 CCB、利尿剂基础上加用 ACEI 或 ARB。当选择四种药物联合应用时，可考虑在以上三种药物联合应用中增加 β 受体阻滞剂或选择性 α 受体阻滞剂。

5. 注意事项

（1）平稳降压：老年人全身动脉硬化，急剧降压可能影响重要脏器的血流灌注，因此需要缓慢降压，在几周甚至更长时间逐渐将血压降至目标水平，为此应选用起效平稳的长效或缓释型降压药。为防止血压骤降，服药应从小剂量（成人常用剂量的半量）开始，根据血压的变化情况逐步增加剂量或联合用药。有条件应做动态血压监测，根据血压昼夜变化规律决定患者何时服药与调整剂量，使血压保持平稳下降。

（2）重视药物不良反应：在老年人，药物的代谢动力学参数发生了许多变化，例如生物利用度、分布、代谢与排泄。一般而言，老年人体内水分减少而脂肪含量相对增加，药物在体内的分布就有改变；老年人血浆白蛋白有所降低，药物与白蛋白结合减少，具有活性的游离药物浓度增加；老年人肝脏血流量减少，肝细胞药物代谢酶的合成能力降低，影响药物灭活；随着年龄增长，肾血流量相应降低，肾小球滤过功能也减弱，使老年人肾脏排泄药物的能力降低。上述改变导致同剂量的药物在老年人中往往血药浓度偏高，不良反应发生率可高于年轻人 2～3 倍。

（3）注意降压药物不良作用及有选择地使用降压药：对合并慢性阻塞性肺疾病及二度以上心脏传导阻滞的老年患者，应避免使用非选择性 β 受体阻滞剂。对合并痛风、明显低钠或低钾血症者需慎用利尿剂。老年糖尿病患者不要首选利尿剂。ACEI 或 ARB 不宜应用于有血管神经性水肿病史者。此外，对合并前列腺肥大致排尿困难而无直立性低血压的老年高血压患者，可选择利尿剂或与其他药物联合应用。

（4）降压药物的停药问题：当血压达到了目标值并控制稳定后，应当坚持按时服药，不能随意停药，也不宜任意改变服药时间和剂量，以免血压发生大的波动。因为血压波动过大可导致靶器官的损害，对于已有动脉硬化的老年患者危害更大。如服药后血压下降幅度过大，或产生低血压的相关症状，则应逐渐减少药物的种类和剂量，直至完全停药。

老年患者在应用国内外高血压指南推荐的降压药物时，只要血压控制理想，没有明显不良反应，则不论已用药物时间多长，可不必更换其他降压药物，因为这些药物长期应用均有保护靶器官的作用。但如使用降压药物后出现了不应产生的有关症状，并且与血压下降程度无关时，应考虑药物副作用、患者可能为假性高血压或已有某些靶器官严重损害的可能，应及时停药并寻找原因，作出适当的处理。

六、预后

老年高血压的主要并发症是脑卒中与心力衰竭，合并冠心病心肌梗死、猝死事件也较多。年龄本身就是病残和死亡的主要原因，血压升高更使患者处于相对较高的危险状态。美国 Framingham 地区对 5 000 多人长期随访了 26 年，发现在 65～74 岁年龄组，高血压患者比同年龄的正常血压者发生心脑血管病危险性增加 8 倍，单纯 SBP 升高的患者发生心脑血管病危险性也比正常血压者增加 2～5 倍。Logistic 多因素分析揭示，收缩压与年龄都是危险性的独立变量。因此，现在认为收缩压升高不是伴随大动脉硬化的一种无害因素，在老年人中收缩压甚至比舒张压更密切地与预后有关。

影响预后的因素，除了血压外，还包括左心室肥厚程度、心脏功能、血小板功能、血流流变状况等。

（张　涛）

第六章

冠心病

第一节 总论

一、概述

冠状动脉疾病（coronary artery disease，CAD），简称冠心病，是一种最常见的心脏病，是因冠状动脉痉挛，狭窄或闭塞，引起心肌供氧与耗氧间不平衡，从而导致心肌缺血性损害，也称为缺血性心脏病（ischemic heart disease，IHD）。引起冠状动脉狭窄的原因绝大部分为冠状动脉粥样硬化所致（占95%以上），因此习惯上把冠状动脉病视为冠状动脉粥样硬化性心脏病。冠心病目前是我国居民致残、致死的主要原因之一。本病多见于40岁以上的男性和绝经期后的女性。近年来，我国冠心病发病有增多趋势。

二、冠心病的发病机制及危险因素

（一）发病机制

冠心病的发病机制也即动脉粥样硬化的发病机制，目前尚不十分清楚，比较公认的几个学说：内皮损伤－反应学说；脂质浸润学说；免疫反应学说；血栓形成学说等。

目前观点看，动脉粥样硬化是一种慢性炎症性疾病。内皮损伤或血清胆固醇水平过高导致大量以低密度脂蛋白（low－density lipoprotein－cholesterol，LDL）为主的脂质颗粒沉积于动脉内皮下；这些沉积的脂质颗粒随后被修饰标记并吸引血液中的单核细胞、淋巴细胞等迁移至内皮下；迁移至内皮下的单核细胞转化为巨噬细胞并大量吞噬修饰的脂质颗粒，但超过高密度脂蛋白（high－density lipoprotein－cholesterol，HDL）等把胆固醇向内膜外转运能力，则巨噬细胞形成的泡沫细胞破裂、死亡；大量死亡的泡沫细胞聚集形成脂池并吸收动脉中层的平滑肌细胞迁移至内膜，随后平滑肌细胞由收缩型衍变为合成型并产生大量胶原和弹力纤维等包裹脂池形成典型粥样硬化病变。

（二）危险因素

尽管动脉粥样硬化发生机制并不十分清楚，但流行病学研究显示，有些因素与动脉粥样硬化的发生发展有明显相关性，称为危险因素。

1. 高血压病　收缩压或舒张压升高与冠心病发病危险性之间有明显的相关性，而且收缩压升高比舒张压升高的危险性更大。9 项前瞻性研究，包括 42 万人的回顾性分析表明，平均随访 10 年后，在舒张压最高的 20% 人中冠心病事件的发生率是舒张压最低的 20% 人群的 5 ~ 6 倍。舒张压每增高 1kPa（7.5mmHg），估计患冠心病的危险性增加 29%。且血压越高，持续时间越长，患冠心病的危险性就越大。降压药物使高血压病患者的血压降低 0.8kPa（6mmHg），冠心病事件减少 14%。我国冠心病患者中 50% ~ 70% 患有高血压病，而全国的成人高血压病患者达 2 亿，患病率达 18.8%。

高血压病引起动脉粥样硬化的可能原因：①由于对动脉壁的侧压作用，动脉伸长等导致动脉壁机械损伤，使胆固醇和 LDL 易侵入动脉壁；②由于血管张力增加，使动脉内膜伸张及弹力纤维破裂，引起内膜损伤，并刺激平滑肌细胞增生，壁内黏多糖、胶原及弹力素增多；③由于引起毛细血管破裂，使动脉壁局部血栓形成；④使平滑肌细胞内溶酶体增多，减少动脉壁上胆固醇清除。

2. 吸烟　在 Framingham 心脏研究中，不论男女，每天吸 10 支烟，可使心血管病病死率增加 31%。原来每天吸烟 1 包的高血压病患者，戒烟可减少心血管疾病危险 35% ~ 40%。吸烟增加冠心病危险的机制：①吸烟降低 HDL 胆固醇水平，男性减低 12%，女性降低 7%。吸烟改变 LCAT 活性，对 HDL 的代谢和结构产生不良影响。吸烟可使 apoA - Ⅰ 和 apoA - Ⅱ 相互交联，使 HDL 的功能改变，失去保护心脏的作用，这可能是吸烟增加患冠心病危险的主要机制。②对冠状动脉血流量有不利影响。吸烟可明显增加血管痉挛的危险，对血管内皮细胞功能、纤维蛋白原浓度和血小板凝集性也产生不利影响。③可使碳氧血红蛋白显著增高，载氧血红蛋白减少，氧离曲线左移，从而使动脉组织缺氧，平滑肌细胞对 LDL 的摄取增加而降解减少。④可使组织释放儿茶酚胺增多，前列环素释放减少，致血小板聚集和活力增强，从而促进动脉粥样硬化的发生和发展。

3. 血脂异常

（1）血脂：是血浆中的胆固醇、三酰甘油（triacylglycerol，TG）和类脂如磷脂等的总称。血脂异常指循环血液中脂质或脂蛋白的组成成分浓度异常，可由遗传基因和（或）环境条件引起。冠心病是多因素疾病，其中，总胆固醇（total cholesterol，TC）作为危险因素积累了最多的循证证据。研究显示，LDL 每降低 1mmol/L，冠心病死亡风险降低 20%，其他心源性死亡风险降低 11%，全因死亡风险降低 10%。在 Framingham 研究中，HDL 在 0.9mmol/L 以下者，与 HDL 胆固醇在 1.6mmol/L 以上者相比，冠心病的发病率增高 8 倍。据估计，HDL 胆固醇每增高 0.026mmol/L，男性的冠心病危险性减少 2%，女性减少 3%。可见 HDL 具有保护心脏的作用。血浆三酰甘油和冠心病的关系尚未明确，但流行病学资料提示，TG 在判断冠心病危险性时起重要作用。在前瞻性研究中，单变数分析显示 TG 浓度和冠心病发生率直接相关，但在多变数分析时这个相关性减弱。在控制 HDL 的分析中，TG 和冠心病发生率的相关性可以消失。TG 增高和冠心病的相关性减弱的部分原因是富含 TG 的脂蛋白和 HDL 在代谢中有相互关系。现有证据显示，载脂蛋白 B（apoB）是心血管疾病（CVD）危险因素之一，比 LDL - C 更能反映降脂治疗是否恰当，而且实验室检测中 apoB 比 LDL - C 出现错误的概率更小，尤其对于有高三酰甘油血症的患者。因此，目前 apoB 已经作为评估冠心病危险因素的重要指标。

（2）临床应用：临床上检测血脂的项目为 TC、TG、HDL - C、LDL - C、ApoA Ⅰ、apoB、Lp（a）、sLDL，其中前 4 项为基本临床实用检测项目。各血脂项目测定值的计量单位为 mmol/L，有些国家用 mg/dl。TC、HDL - C、LDL - C 的换算系数为 mg/dl ×0. 025 9 = mmol/L；TG 的换算系数为 mg/dl ×0. 011 3 = mmol/L。

从实用角度出发，血脂异常可进行简易的临床分型（表 6 - 1）。

（3）治疗目标：血脂治疗的主要目标是降低 LDL - C，次要目标为降低 apoB。

2011 欧洲心脏病学会（ESC）/欧洲动脉粥样硬化学会（EAS）指南依据年龄、血压（SBP）、血脂水平（TC）、是否吸烟、性别对患者进行心血管总风险的分层（SCORE 积分系统，图 6 - 1），针对不同危险程度的患者制定治疗的具体目标值（表 6 - 2）。

表 6 - 1　血脂异常的临床分型

分型	TC	TG	HDL - C	相当于 WHO 表型
高胆固醇血症	增高			Ⅱa
高三酰甘油血症		增高		Ⅳ、Ⅰ
混合型高脂血症	增高	增高		Ⅱb、Ⅲ、Ⅳ、Ⅴ
低高密度脂蛋白血症			降低	

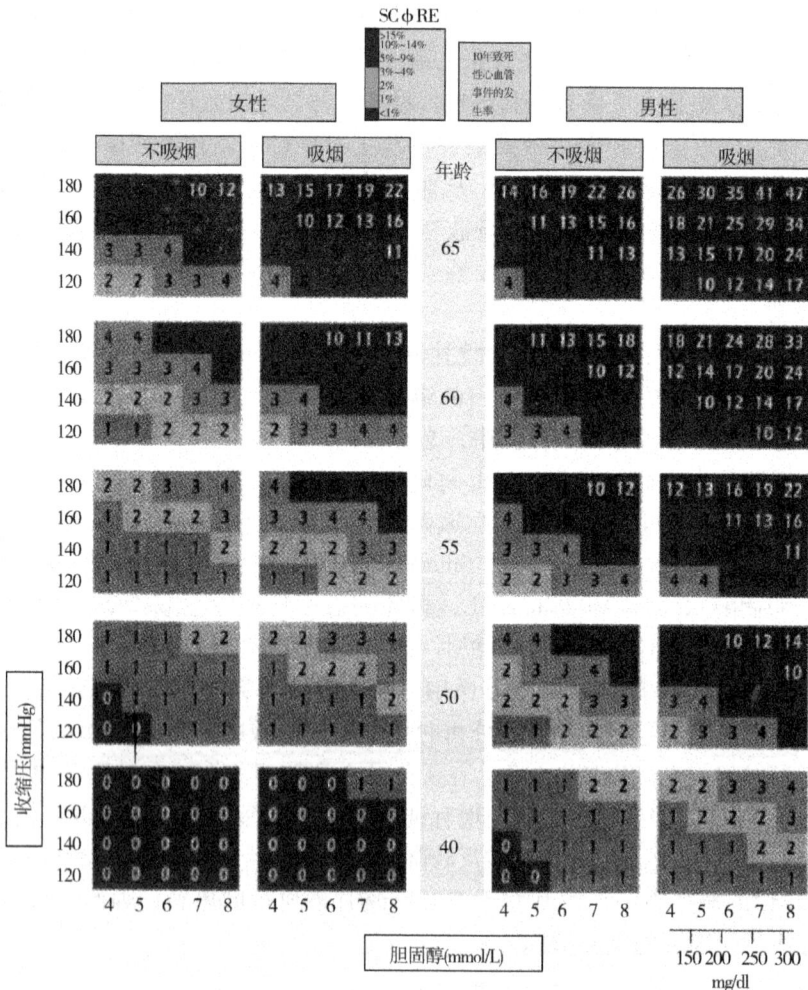

图 6 - 1　SCORE 积分

表6-2　2011 ESC/EAS 指南对冠心病危险人群的分类及治疗目标值

危险程度	患者类型	LDL-C 目标值
极高危	CVD、T2DM、T1DM 合并靶器官损害、中重度 CKD、SCORE 评分 >10%	<1.8mmol/L（70mg/dl）和/或 LDL-C 下降 >50%
高危	单个危险因素显著升高、5%≤SCORE<10%	<2.5mmol/L（100mg/dl）
中危	1%≤SCORE<5%	<3.0mmol/L（115mg/dl）
低危	SCORE 评分≤1%	未推荐

（4）药物治疗

1）他汀类：治疗血脂异常的基石。"他汀"的化学名为 3-羟基-3甲基戊二酰辅酶 A 还原酶抑制剂。这类药物为一大类其英文词尾均为"statin"因此得名为他汀类药物（表6-3）。

表6-3　常用他汀类药物降低 LDL-C 水平30%~40%所需剂量（标准剂量）*

药物	剂量（mg/d）	LDL-C 降低（%）
阿托伐他汀	10#	39
洛伐他汀	40	31
普伐他汀	40	34
辛伐他汀	20~40	35~41
氟伐他汀	40~80	25~35
瑞舒伐他汀	5~10	39~45

注：*估计 LDL-C 降低数据来自各药说明书；#从标准剂量起剂量每增加1倍，LDL-C 水平降低约6%。

他汀类主要不良反应为肝脏转氨酶如丙氨酸氨基转移酶（ALT）和天冬氨酸氨基转移酶（AST）升高，且呈剂量依赖性。另外，可引起肌病，包括肌痛、肌炎和横纹肌溶解。因此，在启用他汀类药物时，要检测 ALT、AST 和 CK，治疗期间定期监测复查。

2）贝特类：临床上常用的贝特类药物：非诺贝特（片剂0.1g，3次/天；微粒化胶囊0.2g，1次/天）；苯扎贝特0.2g，3次/天；吉非贝齐0.6g，2次/天。其适应证为高三酰甘油血症或以 TG 升高为主的混合型高脂血症和低高密度脂蛋白血症。

当血清 TG 水平 >5.65mmol/L 时，治疗目标主要为预防急性胰腺炎，首选贝特类药物。当患者为混合型高脂血症时，可以他汀和贝特类合用，但需严密监测 AST、ALT 和 CK。但注意吉非贝齐通过抑制 CYP450 酶升高他汀浓度，还可能抑制他汀的葡糖醛酸化，从而导致副作用而发生危险增加。因此，临床上吉非贝齐与他汀类不要联合应用，可选择非诺贝特与他汀类药物联合应用。

3）其他：烟酸类、胆酸螯合剂、胆固醇吸收抑制剂等药物治疗，尚有外科手术治疗（部分小肠切除和肝移植）、透析疗法及基因治疗等。

4. 糖尿病　糖尿病使中年男性患冠心病的危险性增加1倍，中年女性增加3倍。胰岛素依赖性糖尿病（IDDM）患者有1/3死于冠心病。而非胰岛素依赖性糖尿病（NIDDM）患者有一半死于冠心病。若糖尿病患者同时伴有高血压，其冠心病的发生率为单纯高血压病者的2倍。另有报道，糖耐量不正常的男性发生冠心病的危险性较糖耐量正常者多50%；女性则增加 2 倍。

糖尿病使患冠心病危险增高的机制：①糖尿病常与其他冠心病危险因素如高血压和肥胖同时存在。②糖尿病患者典型的血脂异常表现是血浆 HDL 胆固醇降低，TG 升高；常伴有小颗粒致密 LDL。③糖尿病患者的脂蛋白可经糖基化而改变结构，影响受体识别和结合。LDL 糖基化后在循环中积聚，使巨噬细胞中积聚的胆固醇酯增多，HDL 糖基化后可促进胆固醇酯在动脉壁中积聚。④伴有动脉粥样硬化的糖尿病患者血小板凝集性增高和纤溶酶原激活抑制剂（PAI－1）增多，导致高凝状态。⑤胰岛素促进平滑肌细胞增殖，增加动脉壁内胆固醇的积聚。近年，已把糖尿病作为冠心病的等危症。

5. 缺少体力活动　定期体育活动可减少患冠心病事件的危险。与积极活动的职业相比，久坐职业的人员冠心病相对危险是 1.9。在 MRFIT 研究的 10 年随访中，从事中等体育活动的人冠心病病死率比活动少的人减少 27%。增加体育活动减少冠心病事件的机制，有增高 HDL 胆固醇、减轻胰岛素抵抗、减轻体重和降低血压。

6. 肥胖　在男性和女性中，肥胖都是心血管疾病的独立危险因素。年龄 < 50 岁的最胖的 1/3 人群，比最瘦的 1/3 人群的心血管病发生率在男性和女性分别增加 1 倍和 1.5 倍。

7. 其他因素

（1）血栓因子：各种致血栓因子可预测冠心病事件。纤维蛋白原、凝血因子Ⅶ和 PAI－1 浓度增高，纤维蛋白溶解活性降低可导致高凝状态；溶解血块的能力和清除纤维蛋白片断的能力降低，在粥样硬化形成中起作用。

（2）高半胱氨酸血症：也是冠心病的一个独立危险因素。确切机制不明，可能与血管内皮损伤和抗凝活性减退有关。

（3）饮酒：在冠心病危险中的地位难以确定，中等量适度饮酒伴冠心病危险减少。这可能与饮酒增加 HDL 胆固醇浓度和增加纤溶活性有关。在中国居民膳食指南中建议每天红酒不超过 50ml，白酒不超过 20ml。

（4）A 型性格：A 型性格者患心绞痛或心肌梗死的危险性是 B 型性格者的 2 倍，但也有不同的意见，可能与不同的研究用于判断性格分型的方法不同有关。

（5）抗氧化物：血液中抗氧化物浓度低可使 LDL 和 Lp（a）易于氧化，脂蛋白氧化被认为是巨噬细胞上的清除受体识别脂蛋白的先决条件，抗氧化物浓度降低就增加了动脉粥样硬化的危险性。

8. 不可调整的危险因素

（1）家族史：是较强的独立危险因素。在控制其他危险因素后，冠心病患者的亲属患冠心病的危险性是对照组亲属的 2.0 ~ 3.9 倍。阳性家族史伴随冠心病危险增加可能是基因对其他易患因素（如肥胖、高血压病、血脂异常和糖尿病）介导而起作用的。冠心病家族史是指患者的一级亲属男性在 55 岁以前、女性在 65 岁以前患冠心病。

（2）年龄：临床绝大多数冠心病发生于 40 岁以上的人，随着年龄增长患冠心病的危险性增高。致死性心肌梗死患者中约 4/5 是 65 岁以上的老年人。

（3）性别：男性冠心病病死率为女性的 2 倍，60% 冠心病事件发生在男性中。男性发生有症状性冠心病比女性早 10 年，但绝经后女性的冠心病发生率迅速增加，与男性接近。女性可调节危险因素与男性相同，但糖尿病对女性产生较大的危险。HDL 胆固醇减低和 TG 增高对女性的危险也较大。

三、病理和病理生理

（一）动脉粥样硬化的病理

动脉粥样硬化斑块是慢性进展病变，其形成需要 10～15 年的时间（图 6-2）。形成过程动脉粥样硬化病变常位于血管分支开口的内侧，或血管固定于周围组织的部位，如左冠状动脉的前降支近端，主动脉弓的弯曲部等。因为这些部位血流呈高度湍流，承受的机械应力较大，易致内皮细胞损伤。动脉粥样硬化病变可有下列 4 种情况。

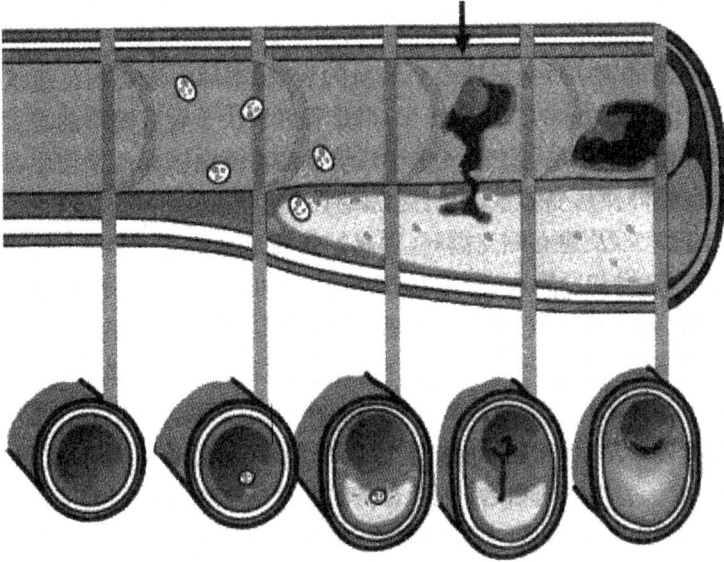

图 6-2　动脉粥样硬化的进展过程
斑块不稳定、破裂、血栓形成、临床各种心血管事件发生如 ACS

1. 脂质条纹　为早期病变，常在儿童和青年人中发现，局限于动脉内膜，形成数毫米大小的黄色脂点或长达数厘米的黄色脂肪条纹。其特征是内含大量泡沫细胞，是可逆的。

2. 弥漫性内膜增厚　该病变是由大量内膜平滑肌细胞，围以数量不等的结缔组织组成，尚有细胞外脂质广泛地与平滑肌、巨噬细胞、T 淋巴细胞和结缔组织混合。

3. 纤维斑块　为进行性动脉粥样硬化最具特征性的病变。外观白色，隆起并向动脉腔内突出，可引起管腔狭窄。内含大量脂质、泡沫细胞、淋巴细胞、增殖的平滑肌细胞及基质成分（如胶原、弹力蛋白、糖蛋白等）。这些细胞和细胞外基质共同形成纤维帽，覆盖着深部的粥样的黄色物质，这些物质由大量脂质和坏死崩解的细胞碎片混合而成。脂质主要是胆固醇和胆固醇酯。

4. 复合病变　是由纤维斑块出血、钙化、细胞坏死而形成。钙化是复合性病变的特征。斑块较大时表面可出现裂隙或溃疡，可继发血栓形成，如血栓形成发生在冠状动脉内，则导致急性冠状动脉综合征。

（二）冠心病的病理生理

冠状动脉有左、右两支，分别开口于左、右冠状窦。左冠状动脉有 1～3cm 的总干，然后再分为前降支及回旋支。前降支供血给左心室前壁中下部、心室间隔的前2/3及二尖瓣前外乳头肌和左心房；回旋支供血给左心房、左心室前壁上部及外侧壁、心脏膈面的左半部或全部和二尖瓣后内乳头肌。右冠状动脉供血给右心室、室间隔的后1/3和心脏膈面的右侧或全部。此三支冠状动脉之间有许多细小分支互相吻合。

粥样硬化病变可累及冠状动脉的一支、二支或三支。其中以左前降支受累最为多见，病变也最重，其次是右冠状动脉、左回旋支和左冠状动脉主干。病变在血管近端较远端重，主支病变较分支重。病变可局限在冠状动脉某一段造成明显的管腔狭窄甚至急性闭塞，亦可成节段性分布造成一支或几支冠状动脉多处狭窄，常造成慢性冠状动脉供血不全。

正常情况下，冠状动脉通过神经和体液机制调节，使心肌的需血和冠状动脉的供血保持动态平衡。当管腔轻度狭窄时（<50%），心肌的血供未受影响，患者无症状，运动负荷试验也不显示心肌缺血的表现，故虽有冠状动脉粥样硬化，还不能认为已有冠心病。当管腔狭窄加重时（>50%），心肌供血障碍，出现心肌缺血的表现，则称为冠心病。冠状动脉供血不足范围的大小，取决于病变动脉的大小和多少；严重程度取决于管腔狭窄的程度及病变发展的速度。病变发展缓慢者细小动脉吻合支由于代偿性的血流增多而逐渐增粗，促进侧支循环，改善心肌供血。此时即使病变较重，心肌损伤却不一定严重。病变发展较快者，管腔迅速堵塞，冠状动脉分支间来不及建立侧支循环，而迅速出现心肌损伤、坏死。长期冠状动脉供血不足引起心肌萎缩、变性和纤维增生，可致心肌硬化，心脏扩大。此外，粥样斑块的出血或破裂，粥样硬化冠状动脉（亦可无粥样硬化病变）发生痉挛或病变动脉内血栓形成，均可使动脉腔迅速发生严重的狭窄或堵塞，引起心肌急性缺血或坏死。现在认为粥样斑块有两种，即稳定斑块与易碎斑块。稳定斑块的脂质核心较小而纤维帽较厚，不易发生破裂，在临床上多表现为稳定性心绞痛；易碎斑块的脂质核心较大而纤维帽较薄，容易发生破裂，随之在破裂处形成血栓，如果血栓未完全堵塞血管，临床上表现为不稳定性心绞痛或非ST段抬高性心肌梗死，如完全堵塞血管，就引起ST段抬高性心肌梗死。

四、临床分型

1. 隐匿型或无症状性冠心病　无症状，但有客观心肌缺血的证据（包括心电图、运动负荷试验等）。心肌无组织形态改变。

2. 心绞痛　有发作性胸骨后疼痛，为短时间心肌供血不足引起。心肌多无组织形态改变。临床分为3种。

（1）劳力性心绞痛（angina pectoris of effort）：由体力劳动或其他增加心肌耗氧量的因素（如运动、情绪激动等）所诱发的短暂胸痛发作，休息或舌下含服硝酸甘油后疼痛可迅速消失。①如心绞痛性质稳定在1个月以上无明显改变，诱发疼痛的劳力和情绪激动程度相同，且疼痛程度和频度相仿者，称为稳定型劳力性心绞痛（stable angina pectoris）；②如心绞痛病程在1个月以内者称为初发型劳力性心绞痛（initial onset angina pectoris）；③如在原来稳定型心绞痛的基础上，在3个月内疼痛发作次数增加、疼痛程度加剧、发作时限延长（可能超过10min），用硝酸甘油不能使疼痛立即或完全消除，在较轻的体力活动或情绪激动即能引起发作者，称为恶化型劳力性心绞痛（worsening angina pectoris），亦称进行性心绞痛（progressive angina pectoris）。

（2）自发性心绞痛：指胸痛发作与心肌耗氧量的增加无明显关系，在安静状态下发生心绞痛。这种心绞痛一般持续时间较长，程度较重，且不易为硝酸甘油所缓解。包括：①卧位型心绞痛（angina decubitus），指在休息时或熟睡时发生的疼痛。此疼痛持续时间较长，程度较重，患者常烦躁不安，起床走动。硝酸甘油的疗效不明显。发生机制尚有争论，可能与夜梦、夜间血压降低或发生未被发觉的左心室衰竭，以致狭窄的冠状动脉远端心肌灌注不足；或平卧时静脉回流增加，心脏工作量增加，耗氧增加有关。②变异型心绞痛（Prinzmetal's variant angina pectoris），特点是休息时胸痛，劳力不诱发心绞痛；有定时发作倾向，常在下半夜、清晨或其他固定时间发作；发作时心电图某些导联 ST 段抬高，伴非缺血区导联 ST 段压低，发作缓解后 ST 段恢复正常；发作时间超过 15min。其原因主要由冠状动脉大分支痉挛引起，痉挛可发生在冠状动脉狭窄的基础上，也可发生在冠状动脉造影正常的血管。可能与 α 受体受到刺激有关。心电图 ST 段抬高系由受累区域全层心肌急性缺血所致。③中间综合征（intermediate syndrome），指心肌缺血引起的心绞痛历时较长，从 30 ~ 60min，甚至更长时间。发作常在休息或睡眠中发生，但心电图和心肌酶检查无心肌坏死。常是心肌梗死的前奏。④梗死后心绞痛（postinfarction angina），指在急性心肌梗死后 24h 至 1 个月内发生的心绞痛。

（3）混合性心绞痛（mixed type angina pectoris）：指劳力性和自发性心绞痛混合出现，由冠状动脉病变导致冠状动脉血流储备固定地减少，同时又发生短暂性的再减少所致。

3. 心肌梗死　症状严重，为冠状动脉闭塞致心肌急性缺血性坏死所引起。

4. 缺血性心肌病　长期心肌缺血所导致的心肌逐渐纤维化，过去称为心肌纤维化或心肌硬化。表现为心脏增大，心力衰竭和（或）心律失常。

5. 猝死　突发心脏骤停而死亡，多为心脏局部发生电生理紊乱或起搏、传导功能障碍引起严重心律失常所致。

目前临床上根据病理、临床表现及治疗的不同常分为：稳定型心绞痛和急性冠状动脉综合征（acute coronary syndrome）。急性冠状动脉综合征包括：①不稳定型心绞痛；②急性非 ST 段抬高型心肌梗死；③急性 ST 段抬高型心肌梗死。不稳定型心绞痛包括初发劳力性心绞痛、恶化劳力性心绞痛、自发性心绞痛、混合性心绞痛。

（吕志阳）

第二节　不稳定型心绞痛

一、定义

临床上将原来的初发型心绞痛、恶化型心绞痛和各型自发性心绞痛广义地统称为不稳定型心绞痛（UAP）。其特点是疼痛发作频率增加、程度加重、持续时间延长、发作诱因改变，甚至休息时亦出现持续时间较长的心绞痛。含化硝酸甘油效果差，或无效。本型心绞痛介于稳定型心绞痛和急性心肌梗死之间，易发展为心肌梗死，但无心肌梗死的心电图及血清酶学改变。

不稳定型心绞痛是介于稳定型心绞痛和急性心肌梗死之间的一组临床心绞痛综合征。有学者认为除了稳定的劳力性心绞痛为稳定型心绞痛外，其他所有的心绞痛均属于不稳定型心绞痛，包括初发劳力型心绞痛、恶化劳力型心绞痛、卧位型心绞痛、夜间发作的心绞痛、变异型心绞痛、梗死前心绞痛、梗死后心绞痛和混合型心绞痛。如果劳力性和自发性心绞痛同时发生在一个患者身上，则称为混合型心绞痛。

不稳定型心绞痛具有独特的病理生理机制及临床预后，如果得不到恰当及时的治疗，可能发展为急性心肌梗死。

二、病因及发病机制

目前认为有五种因素与产生不稳定型心绞痛有关，它们相互关联。

（一）冠脉粥样硬化斑块上有非阻塞性血栓

为最常见的发病原因，冠脉内粥样硬化斑块破裂诱发血小板聚集及血栓形成，血栓形成和自溶过程的动态不平衡过程，导致冠脉发生不稳定的不完全性阻塞。

（二）动力性冠脉阻塞

在冠脉器质性狭窄基础上，病变局部的冠脉发生异常收缩、痉挛导致冠脉功能性狭窄，进一步加重心肌缺血，产生不稳定型心绞痛。这种局限性痉挛与内皮细胞功能紊乱、血管收缩反应过度有关，常发生在冠脉粥样硬化的斑块部位。

（三）冠状动脉严重狭窄

冠脉以斑块导致的固定性狭窄为主，不伴有痉挛或血栓形成，见于某些冠脉斑块逐渐增大、管腔狭窄进行性加重的患者，或 PCI 术后再狭窄的患者。

（四）冠状动脉炎症

近年来研究认为斑块发生破裂与其局部的炎症反应有十分密切的关系。在炎症反应中感染因素可能也起一定作用，其感染物可能是巨细胞病毒和肺炎衣原体。这些患者炎症递质标志物水平检测常有明显增高。

（五）全身疾病加重的不稳定型心绞痛

在原有冠脉粥样硬化性狭窄基础上，由于外源性诱发因素影响冠脉血管导致心肌氧的供求失衡，心绞痛恶化加重。常见原因有：①心肌需氧增加，如发热、心动过速、甲亢等。②冠脉血流减少，如低血压、休克。③心肌氧释放减少，如贫血、低氧血症。

三、临床表现

（一）症状

临床上不稳定型心绞痛可表现为新近发生（1 个月内）的劳力型心绞痛，或原有稳定型心绞痛的主要特征近期内发生了变化，如心前区疼痛发作更频繁、程度更严重、时间也延长，轻微活动甚至在休息也发作。少数不稳定型心绞痛患者可无胸部不适表现，仅表现为颌、耳、颈、臂或上胸部发作性疼痛不适，或表现为发作性呼吸困难，其他还可表现为发作性恶心、呕吐、出汗和不能解释的疲乏症状。

（二）体格检查

一般无特异性体征。心肌缺血发作时可发现反常的左室心尖搏动，听诊有心率增快和第一心音减弱，可闻及第三心音、第四心音或二尖瓣反流性杂音。当心绞痛发作时间较长，或心肌缺血较严重时，可发生左室功能不全的表现，如双肺底细小水泡音、甚至急性肺水肿或伴低血压。也可发生各种心律失常。

体检的主要目的是努力寻找诱发不稳定型心绞痛的原因，如难以控制的高血压、低血压、心律失常、梗阻性肥厚型心肌病、贫血、发热、甲状腺功能亢进、肺部疾病等，并确定心绞痛对患者血流动力学的影响，如对生命体征、心功能、乳头肌功能或二尖瓣功能等的影响，这些体征的存在高度提示预后不良。

体检对胸痛患者的鉴别诊断至关重要，有几种疾病状态如得不到及时准确诊断，即可能出现严重后果。如背痛、胸痛、脉搏不整，心脏听诊发现主动脉瓣关闭不全的杂音，提示主动脉夹层破裂，心包摩擦音提示急性心包炎，而奇脉提示心脏压塞，气胸表现为气管移位、急性呼吸困难、胸膜疼痛和呼吸音改变等。

（三）临床类型

1. 静息心绞痛　心绞痛发生在休息时，发作时间较长，含服硝酸甘油效果欠佳，病程1个月以内。

2. 初发劳力型心绞痛　新近发生的严重心绞痛（发病时间在1个月以内），CCS（加拿大心脏病学会的劳力型心绞痛分级标准，表6-4）分级，Ⅲ级以上的心绞痛为初发性心绞痛，尤其注意近48h内有无静息心绞痛发作及其发作频率变化。

表6-4　加拿大心脏病学会的劳力型心绞痛分级标准

分级	特点
Ⅰ级	一般日常活动例如走路、登楼不引起心绞痛，心绞痛发生在剧烈、速度快或长时间的体力活动或运动后
Ⅱ级	日常活动轻度受限，心绞痛发生在快步行走、登楼、餐后行走、冷空气中行走、逆风行走或情绪波动后活动
Ⅲ级	日常活动明显受限，心绞痛发生在路一般速度行走时
Ⅳ级	轻微活动即可诱发心绞痛患者不能做任何体力活动，但休息时无心绞痛发作

3. 恶化劳力型心绞痛　既往诊断的心绞痛，最近发作次数频繁、持续时间延长或痛阈降低（CCS分级增加Ⅰ级以上或CCS分级Ⅲ级以上）。

4. 心肌梗死后心绞痛　急性心肌梗死后24h以后至1个月内发生的心绞痛。

5. 变异型心绞痛　休息或一般活动时发生的心绞痛，发作时ECG显示暂时性ST段抬高。

四、辅助检查

（一）心电图

不稳定型心绞痛患者中，常有伴随症状而出现的短暂的ST段偏移伴或不伴有T波倒置，但不是所有不稳定型心绞痛患者都发生这种ECG改变。ECG变化随着胸痛的缓解而常完全或部分恢复。症状缓解后，ST段抬高或降低或T波倒置不能完全恢复，是预后不良的标志。伴随症状产生的ST段、T波改变持续超过12h者可能提示非ST段抬高心肌梗死。此外临床表现拟诊为不稳定型心绞痛的患者，胸导联T波呈明显对称性倒置（≥0.2mV），高度提示急性心肌缺血，可能系前降支严重狭窄所致。胸痛患者ECG正常也不能排除不稳定型心绞痛可能。若发作时倒置的T波呈伪性改变（假正常化），发作后T波恢复原倒置状态；或以前心电图正常者近期内出现心前区多导联T波深倒，在排除非Q波性心肌梗死后结合临床也应考虑不稳定型心绞痛的诊断。

不稳定型心绞痛患者中有75%~88%的一过性ST段改变不伴有相关症状，为无痛性心肌缺血。动态心电图检查不仅有助于检出上述心肌缺血的动态变化，还可用于不稳定型心绞痛患者常规抗心绞痛药物治疗的评估以及是否需要进行冠状动脉造影和血管重建术的参考指标。

（二）心脏生化标记物

心脏肌钙蛋白：肌钙蛋白复合物包括3个亚单位，即肌钙蛋白T（TnT）、肌钙蛋白I（TnI）和肌钙蛋白C（TnC），目前只有TnT和TnI应用于临床。约有35%不稳定型心绞痛患者显示血清TnT水平增高，但其增高的幅度与持续的时间与AMI有差别。AMI患者TnT > 3.0ng/ml者占88%，非Q波心肌梗死中仅占17%，不稳定型心绞痛中无TnT > 3.0ng/ml者。因此，TnT升高的幅度和持续时间可作为不稳定型心绞痛与AMI的鉴别诊断之参考。

不稳定型心绞痛患者TnT和TnI升高者较正常者预后差。临床怀疑不稳定型心绞痛者TnT定性试验为阳性结果者表明有心肌损伤（相当于TnT > 0.05μg/L），但如为阴性结果并不能排除不稳定型心绞痛的可能性。

（三）冠状动脉造影

目前仍是诊断冠心病的金标准。在长期稳定型心绞痛的基础上出现的不稳定型心绞痛常提示为多支冠脉病变，而新发的静息心绞痛可能为单支冠脉病变。冠脉造影结果正常提示可能是冠脉痉挛、冠脉内血栓自发性溶解、微循环系统异常等原因引起，或冠脉造影病变漏诊。

不稳定型心绞痛有以下情况时应视为冠脉造影强适应证：①近期内心绞痛反复发作，胸痛持续时间较长，药物治疗效果不满意者可考虑及时行冠状动脉造影，以决定是否急诊介入性治疗或急诊冠状动脉旁路移植术（CABG）。②原有劳力性心绞痛近期内突然出现休息时频繁发作者。③近期活动耐量明显减低，特别是低于Bruce Ⅱ级或4METs者。④梗死后心绞痛。⑤原有陈旧性心肌梗死，近期出现由非梗死区缺血所致的劳力性心绞痛。⑥严重心律失常、LVEF < 40%或充血性心力衰竭。

（四）螺旋CT血管造影（CTA）

近年来，多层螺旋CT尤其是64排螺旋CT冠状动脉成像（CTA）在冠心病诊断中正在推广应用。CTA能够清晰显示冠脉主干及其分支狭窄、钙化、开口起源异常及桥血管病变。有资料显示，CTA诊断冠状动脉病变的灵敏度96.33%、特异度98.16%，阳性预测值97.22%，阴性预测值97.56%。其中对左主干、左前降支病变及大于75%的病变灵敏度最高，分别达到100%和94.4%。CTA对冠状动脉狭窄病变、桥血管、开口畸形、支架管腔、斑块形态均显影良好，对钙化病变诊断率优于冠状动脉造影，阴性者不能排除冠心病，阳性者应进一步行冠状动脉造影检查。另外，CTA也可以作为冠心病高危人群无创性筛选检查及冠脉支架术后随访手段。

（五）其他

其他非创伤性检查包括运动平板试验、运动放射性核素心肌灌注扫描、药物负荷试验、超声心动图等，也有助于诊断。通过非创伤性检查可以帮助决定冠状动脉造影单支临界性病变是否需要做介入性治疗，明确缺血相关血管，为血运重建治疗提供依据。同时可以提供有否存活心肌的证据，也可作为经皮腔内冠状动脉成形术（PTCA）后判断有否再狭窄的重要对比资料。但不稳定型心绞痛急性期应避免做任何形式的负荷试验，这些检查宜放在病情稳定后进行。

五、诊断

（一）诊断依据

对同时具备下述情形者，应诊断不稳定型心绞痛。

（1）临床新出现或恶化的心肌缺血症状表现（心绞痛、急性左心衰竭）或心电图心肌缺血图形。

（2）无或仅有轻度的心肌酶（肌酸激酶同工酶）或 TnT、TnI 增高（未超过 2 倍正常值），且心电图无 ST 段持续抬高。应根据心绞痛发作的性质、特点、发作时体征和发作时心电图改变以及冠心病危险因素等，结合临床综合判断，以提高诊断的准确性。心绞痛发作时心电图 ST 段抬高或压低的动态变化或左束支阻滞等具有诊断价值。

（二）危险分层

不稳定型心绞痛的诊断确立后，应进一步进行危险分层，以便于对其进行预后评估和干预措施的选择。

1. 中华医学会心血管分会关于不稳定型心绞痛的危险度分层　根据心绞痛发作情况，发作时 ST 段下移程度以及发作时患者的一些特殊体征变化，将不稳定型心绞痛患者分为高、中、低危险组（表 6 - 5）。

表 6 - 5　不稳定型心绞痛临床危险度分层

组别	心绞痛类型	发作时 ST 降低幅（mm）	持续时间（min）	肌钙蛋白 T 或 I
低危险组	初发、恶化劳力型，无静息时发作	≤1	<20	正常
中危险组	1 个月内出现的静息心绞痛，但 48h 内无发作者（多数由劳力型心绞痛进展而来）或梗死后心绞痛	>1	<20	正常或轻度升高
高危险组	48h 内反复发作静息心绞痛或梗死后心绞痛	>1	>20	升高

注：①陈旧性心肌梗死患者其危险度分层上调一级，若心绞痛是由非梗死区缺血所致时，应视为高危险组。②左心室射血分数（LVEF）<40%，应视为高危险组。③若心绞痛发作时并发左心功能不全、二尖瓣反流、严重心律失常或低血压［SBP≤12.0kPa（90mmHg）］，应视为高危险组。④当横向指标不一致时，按危险度高的指标归类。例如：心绞痛类型为低危险组，但心绞痛发作时 ST 段压低 >1mm，应归入中危险组。

2. 美国 ACC/AHA 关于不稳定型心绞痛/非 ST 段抬高心肌梗死危险分层　见表 6 - 6。

表 6 - 6　ACC/AHA 关于不稳定型心绞痛/非 ST 段抬高心肌梗死的危险分层

危险分层	高危（至少有下列特征之一）	中危（无高危特点但有以下特征之一）	低危（无高中危特点但有下列特点之一）
①病史	近 48h 内加重的缺血性胸痛发作	既往 MI、外围血管或脑血管病，或 CABG，曾用过阿司匹林	近 2 周内发生的 CCS 分级Ⅲ级或以上伴有高、中度冠脉病变可能者

危险分层	高危（至少有下列特征之一）	中危（无高危特点但有以下特征之一）	低危（无高中危特点但有下列特点之一）
②胸痛性质	静息心绞痛＞20min	静息心绞痛＞20min，现已缓解，有高、中度冠脉病变可能性，静息心绞痛＜20min，经休息或含服硝酸甘油缓解	无自发性心绞痛＞20min持续发作
③临床体征或发现	第三心音、新的或加重的奔马律，左室功能不全（EF＜40%），二尖瓣反流，严重心律失常或低血压［SBP≤12.0kPa（90mmHg）］或存在与缺血有关的肺水肿，年龄＞75岁	年龄＞75岁	
④ECG变化	休息时胸痛发作伴ST段变化＞0.1mV；新出现Q波，束支传导阻滞；持续性室性心动过速	T波倒置＞0.2mV，病理性Q波	胸痛期间ECG正常或无变化
⑤肌钙蛋白监测	明显增高（TnT或TnI＞0.1μg/ml）	轻度升高（即TnT＞0.01，但＜0.1μg/ml）	正常

六、鉴别诊断

在确定患者为心绞痛发作后，还应对其是否稳定做出判断。

与稳定型心绞痛相比，不稳定型心绞痛症状特点是短期内疼痛发作频率增加、无规律，程度加重、持续时间延长、发作诱因改变或不明显，甚至休息时亦出现持续时间较长的心绞痛，含化硝酸甘油效果差，或无效，或出现了新的症状如呼吸困难、头晕甚至晕厥等。不稳定型心绞痛的常见临床类型包括初发劳力型心绞痛、恶化劳力型心绞痛、卧位型心绞痛、夜间发作的心绞痛、变异型心绞痛、梗死前心绞痛、梗死后心绞痛和混合型心绞痛。

临床上，常将不稳定型心绞痛和非ST段抬高心肌梗死（NSTEMI）以及ST段抬高心肌梗死（STEMI）统称为急性冠脉综合征。

不稳定型心绞痛和非ST段抬高心肌梗死（NSTEMI）是在病因和临床表现上相似、但严重程度不同而又密切相关的两种临床综合征，其主要区别在于缺血是否严重到导致足够量的心肌损害，以至于能检测到心肌损害的标记物肌钙蛋白（TnI、TnT）或肌酸激酶同工酶（CK－MB）水平升高。如果反映心肌坏死的标记物在正常范围内或仅轻微增高（未超过2倍正常值），就诊断为不稳定型心绞痛，而当心肌坏死标记物超过正常值2倍时，则诊断为NSTEMI。

不稳定型心绞痛和ST段抬高心肌梗死（STEMI）的区别，在于后者在胸痛发作的同时出现典型的ST段抬高并具有相应的动态改变过程和心肌酶学改变。

七、治疗

不稳定型心绞痛的治疗目标是控制心肌缺血发作和预防急性心肌梗死。治疗措施包括内科药物治疗、冠状动脉介入治疗（PCI）和外科冠状动脉旁路移植手术（CABG）。

（一）一般治疗

对于符合不稳定型心绞痛诊断的患者应及时收住院治疗（最好收入监护病房），急性期卧床休息1~3d，吸氧，持续心电监测。对于低危险组患者留观期间未再发生心绞痛，心电图也无缺血改变，无左心衰竭的临床证据，留观12~24h期间未发现有CK-MB升高，TnT或TnI正常者，可在留观24~48h后出院。对于中危或高危组的患者特别是TnT或TnI升高者，住院时间相对延长，内科治疗亦应强化。

（二）药物治疗

1. 控制心绞痛发作

（1）硝酸酯类：硝酸甘油主要通过扩张静脉，减轻心脏前负荷来缓解心绞痛发作。心绞痛发作时应舌下含化硝酸甘油，初次含硝酸甘油的患者以先含0.5mg为宜。对于已有含服经验的患者，心绞痛发作时若含0.5mg无效，可在3~5min追加1次，若连续含硝酸甘油1.5~2.0mg仍不能控制疼痛症状，需应用强镇痛药以缓解疼痛，并随即采用硝酸甘油或硝酸异山梨酯静脉滴注，硝酸甘油的剂量以5μg/min开始，以后每5~10min增加5μg/min，直至症状缓解或收缩压降低1.3kPa（10mmHg），最高剂量一般不超过80~100μg/min，一旦患者出现头痛或血压降低［SBP<12.0kPa（90mmHg）］应迅速减少静脉滴注的剂量。维持静脉滴注的剂量以10~30μg/min为宜。对于中危和高危险组的患者，硝酸甘油持续静脉滴注24~48h即可，以免产生耐药性而降低疗效。

常用口服硝酸酯类药物：心绞痛缓解后可改为硝酸酯类口服药物。常用药物有硝酸异山梨酯（消心痛）和5-单硝酸异山梨酯。硝酸异山梨酯作用的持续时间为4~5h，故以每日3~4次口服为妥，对劳力性心绞痛患者应集中在白天给药。5-单硝酸异山梨酯可采用每日2次给药。若白天和夜间或清晨均有心绞痛发作者，硝酸异山梨酯可每6h给药1次，但宜短期治疗以避免耐药性。对于频繁发作的不稳定型心绞痛患者口服硝酸异山梨酯短效药物的疗效常优于服用5-单硝类的长效药物。硝酸异山梨酯的使用剂量可以从10mg/次开始，当症状控制不满意时可逐渐加大剂量，一般不超过40mg/次，只要患者心绞痛发作时口含硝酸甘油有效，即是增加硝酸异山梨酯剂量的指征，若患者反复口含硝酸甘油不能缓解症状，常提示患者有极为严重的冠状动脉阻塞病变，此时即使加大硝酸异山梨酯剂量也不一定能取得良好效果。

（2）β受体阻滞药：通过减慢心率、降低血压和抑制心肌收缩力而降低心肌耗氧量，从而缓解心绞痛症状，对改善近、远期预后有益。

对不稳定型心绞痛患者控制心绞痛症状以及改善其近、远期预后均有好处，除有禁忌证外，主张常规服用。首选具有心脏选择性的药物，如阿替洛尔、美托洛尔和比索洛尔等。除少数症状严重者可采用静脉推注β受体阻滞药外，一般主张直接口服给药。剂量应个体化，根据症状、心率及血压情况调整剂量。阿替洛尔常用剂量为12.5~25mg，每日2次，美托洛尔常用剂量为25~50mg，每日2~3次，比索洛尔常用剂量为5~10mg每日1次，不伴有劳力性心绞痛的变异性心绞痛不主张使用。

（3）钙拮抗药：通过扩张外周血管和解除冠状动脉痉挛而缓解心绞痛，也能改善心室舒张功能和心室顺应性。非二氢吡啶类有减慢心率和减慢房室传导作用。常用药物有两类：①二氢吡啶类钙拮抗药：硝苯地平对缓解冠状动脉痉挛有独到的效果，故为变异性心绞痛的首选用药，一般剂量为 10~20mg，每 6h 1 次，若仍不能有效控制变异性心绞痛的发作还可与地尔硫草合用，以产生更强的解除冠状动脉痉挛的作用，当病情稳定后可改为缓释和控释制剂。对合并高血压病者，应与 β 受体阻滞药合用。②非二氢吡啶类钙拮抗药：地尔硫草有减慢心率、降低心肌收缩力的作用，故较硝苯地平更常用于控制心绞痛发作。一般使用剂量为 30~60mg，每日 3~4 次。该药可与硝酸酯类合用，亦可与 β 受体阻滞药合用，但与后者合用时需密切注意心率和心功能变化。

如心绞痛反复发作，静脉滴注硝酸甘油不能控制时，可试用地尔硫草短期静脉滴注，使用方法为 5~15μg/（kg·min），可持续静滴 24~48h，在静滴过程中需密切观察心率、血压的变化，如静息心率低于 50 次/min，应减少剂量或停用。

钙通道阻滞药用于控制下列患者的进行性缺血或复发性缺血症状：①已经使用足量硝酸酯类和 β 受体阻滞药的患者。②不能耐受硝酸酯类和 β 受体阻滞药的患者。③变异性心绞痛的患者。因此，对于严重不稳定型心绞痛患者常需联合应用硝酸酯类、β 受体阻滞药和钙拮抗药。

2. 抗血小板治疗　阿司匹林为首选药物。急性期剂量应在 150~300mg/d，可达到快速抑制血小板聚集的作用，3d 后可改为小剂量即 50~150mg/d 维持治疗，对于存在阿司匹林禁忌证的患者，可采用氯吡格雷替代治疗，使用时应注意经常检查血象，一旦出现明显白细胞或血小板降低应立即停药。

（1）阿司匹林：阿司匹林对不稳定型心绞痛治疗目的是通过抑制血小板的环氧化酶快速阻断血小板中血栓素 A_2 的形成。因小剂量阿司匹林（50~75mg）需数天才能发挥作用。故目前主张：①尽早使用，一般应在急诊室服用第一次。②为尽快达到治疗性血药浓度，第一次应采用咀嚼法，促进药物在口腔颊部黏膜吸收。③剂量 300mg，每日 1 次，5d 后改为 100mg，每日 1 次，很可能需终身服用。

（2）氯吡格雷：为第二代抗血小板聚集的药物，通过选择性地与血小板表面腺苷酸环化酶偶联的 ADP 受体结合而不可逆地抑制血小板的聚集，且不影响阿司匹林阻滞的环氧化酶通道，与阿司匹林合用可明显增加抗凝效果，对阿司匹林过敏者可单独使用。噻氯匹定的最严重副作用是中性粒细胞减少，见于连续治疗 2 周以上的患者，易出现血小板减少和出血时间延长，亦可引起血栓性血小板减少性紫癜，而氯吡格雷则不明显，目前在临床上已基本取代噻氯匹定。目前对于不稳定型心绞痛患者和接受介入治疗的患者多主张强化血小板治疗，即二联抗血小板治疗，在常规服用阿司匹林的基础上立即给予氯吡格雷治疗至少 1 个月，亦可延长至 9 个月。

（3）血小板糖蛋白Ⅱb/Ⅲa 受体抑制药：为第三代血小板抑制药，主要通过占据血小板表面的糖蛋白Ⅱb/Ⅲa 受体，抑制纤维蛋白原结合而防止血小板聚集。但其口服制剂疗效及安全性令人失望。静脉制剂主要有阿昔单抗和非抗体复合物替罗非班、lamifiban、xemilofiban、eptifiban、lafradafiban 等，其在注射停止后数小时作用消失。目前临床常用药物有盐酸替罗非班注射液，是一种非肽类的血小板糖蛋白Ⅱb/Ⅲa 受体的可逆性拮抗药，能有效地阻止纤维蛋白原与血小板表面的糖蛋白Ⅱb/Ⅲa受体结合，从而阻断血小板的交联和聚集。盐酸替罗非班对血小板功能的抑制的时间与药物的血浆浓度相平行，停药后血小板功能迅速恢复到基线水平。在不稳定型心绞痛患者盐酸替罗非班静脉输注可分两步，在肝素和阿司匹林应用条件下，可先给以负荷量0.4μg/（kg·min）（30min），而后以0.1μg/（kg·min）维持静脉点滴48h。对于高度血栓倾向的冠脉血管成形术患者盐酸替罗非班两步输注方案为负荷量10μg/kg于5min内静脉推注，然后以0.15μg/（kg·min）维持16～24h。

3. 抗凝血酶治疗　目前临床使用的抗凝药物有普通肝素、低分子肝素和水蛭素，其他人工合成或口服的抗凝药正在研究或临床观察中。

（1）普通肝素：是常用的抗凝药，通过激活抗凝血酶而发挥抗栓作用，静脉滴注肝素会迅速产生抗凝作用，但个体差异较大，故临床需化验部分凝血活酶时间（APTT）。一般将APTT延长至60～90s作为治疗窗口。多数学者认为，在ST段不抬高的急性冠状动脉综合征，治疗时间为3～5d，具体用法为75U/kg体重，静脉滴注维持，使APTT在正常的1.5～2倍。

（2）低分子肝素：低分子肝素是由普通肝素裂解制成的小分子复合物，分子量在2 500～7 000，具有以下特点：抗凝血酶作用弱于肝素，但保持了抗因子Ⅹa的作用，因而抗因子Ⅹa和凝血酶的作用更加均衡；抗凝效果可以预测，不需要检测APTT；与血浆和组织蛋白的亲和力弱，生物利用度高；皮下注射，给药方便；促进更多的组织因子途径抑制物生成，更好地抑制因子Ⅶ和组织因子复合物，从而增加抗凝效果等。许多研究均表明低分子肝素在不稳定型心绞痛和非ST段抬高心肌梗死的治疗中起作用至少等同或优于经静脉应用普通肝素。低分子肝素因生产厂家不同而规格各异，一般推荐量按不同厂家产品以千克体重计算皮下注射，连用一周或更长。

（3）水蛭素：是从药用水蛭唾液中分离出来的第一个直接抗凝血酶制药，通过重组技术合成的是重组水蛭素。重组水蛭素理论上优点有：无需通过AT－Ⅲ激活凝血酶；不被血浆蛋白中和；能抑制凝血块黏附的凝血酶；对某一剂量有相对稳定的APTT，但主要经肾脏排泄，在肾功能不全者可导致不可预料的蓄积。多数试验证实水蛭素能有效降低死亡与非致死性心肌梗死的发生率，但出血危险有所增加。

（4）抗血栓治疗的联合应用：①阿司匹林＋ADP受体拮抗药：阿司匹林与ADP受体拮抗药的抗血小板作用机制不同，一般认为，联合应用可以提高疗效。CURE试验表明，与单用阿司匹林相比，氯吡格雷联合使用阿司匹林可使死亡和非致死性心肌梗死降低20%，减少冠状动脉重建需要和心绞痛复发。②阿司匹林加肝素：RISC试验结果表明，男性非ST段抬高心肌梗死患者使用阿司匹林明显降低死亡或心肌梗死的危险，单独使用肝素没有受益，阿司匹林加普通肝素联合治疗的最初5d事件发生率最低。目前资料显示，普通肝素或低分子肝素与阿司匹林联合使用疗效优于单用阿司匹林；阿司匹林加低分子肝素等同于甚至可能优于阿司匹林加普通肝素。③肝素加血小板GPⅡb/Ⅲa抑制药：PUR－SUTT试验结果显示，与单独应用血小板GPⅡb/Ⅲa抑制药相比，未联合使用肝素的患者事件发生率较高。目前多主张联合应用肝素与血小板GPⅡb/Ⅲa抑制药。由于两者连用可延长APTT，肝素剂量应小于推荐剂量。④阿司匹林加肝素加血小板GPⅡb/Ⅲa抑制药：目前，合并急性缺血的非ST段抬高心肌梗死的高危患者，主张三联抗血栓治疗，是目前最有效的抗血栓治疗方案。持续性或伴有其他高危特征的胸痛患者及准备做早期介入治疗的患者，应给予该方案。

4. 调脂治疗　血脂增高的干预治疗除调整饮食、控制体重、体育锻炼、控制精神紧张、戒烟、控制糖尿病等非药物干预手段外，调脂药物治疗是最重要的环节。近代治疗急性冠脉综合征的最大进展之一就是 3 - 羟基 - 3 甲基戊二酰辅酶 A（HMGCoA）还原酶抑制药（他汀类）药物的开发和应用，该类药物除降低总胆固醇（TC）、低密度脂蛋白胆固醇（LDL - C）、三酰甘油（TG）和升高高密度脂蛋白胆固醇（HDL - C）外，还有缩小斑块内脂质核、加固斑块纤维帽、改善内皮细胞功能、减少斑块炎性细胞数目、防止斑块破裂等作用，从而减少冠脉事件，另外还能通过改善内皮功能减弱凝血倾向，防止血栓形成，防止脂蛋白氧化，起到了抗动脉粥样硬化和抗血栓作用。随着长期的大样本的实验结果出现，已经显示他汀类强化降脂治疗和 PTCA 加常规治疗可同样安全有效地减少缺血事件。所有他汀类药物均有相同的不良反应，即胃肠道功能紊乱、肌痛及肝损害，儿童、孕妇及哺乳期妇女不宜应用。常见他汀类降调脂药见表 6 - 7。

表 6 - 7　临床常见他汀类药物剂量

药物	常用剂量（mg）	用法
阿托伐他汀（立普妥）	10 ~ 80	每天 1 次，口服
辛伐他汀（舒将之）	10 ~ 80	每天 1 次，口服
洛伐他汀（美将之）	20 ~ 80	每天 1 次，口服
普伐他汀（普拉固）	20 ~ 40	每天 1 次，口服
氟伐他汀（来适可）	40 ~ 80	每天 1 次，口服

5. 溶血栓治疗　国际多中心大样本的临床试验（TIMI ⅢB）业已证明采用 AMI 的溶栓方法治疗不稳定型心绞痛反而有增加 AMI 发生率的倾向，故已不主张采用。至于小剂量尿激酶与充分抗血小板和抗凝血酶治疗相结合是否对不稳定型心绞痛有益，仍有待临床进一步研究。

6. 不稳定型心绞痛出院后的治疗　不稳定心绞痛患者出院后仍需定期门诊随诊。低危险组的患者 1 ~ 2 个月随访 1 次，中、高危险组的患者无论是否行介入性治疗都应 1 个月随访 1 次，如果病情无变化，随访半年即可。

UA 患者出院后仍需继续服阿司匹林、β 受体阻滞药。阿司匹林宜采用小剂量，每日 50 ~ 150mg 即可，β 受体阻滞药宜逐渐增量至最大可耐受剂量。在冠心病的二级预防中阿司匹林和降胆固醇治疗是最重要的。降低胆固醇的治疗应参照国内降血脂治疗的建议，即血清胆固醇 > 4.68mmol/L（180mg/dl）或低密度脂蛋白胆固醇 > 2.60mmol/L（100mg/dl）均应服他汀类降胆固醇药物，并达到有效治疗的目标。血浆三酰甘油 > 2.26mmol/L（200mg/dl）的冠心病患者一般也需要服降低三酰甘油的药物。其他二级预防的措施包括向患者宣教戒烟、治疗高血压和糖尿病、控制危险因素、改变不良的生活方式、合理安排膳食、适度增加活动量、减少体重等。

八、影响不稳定型心绞痛预后的因素

（1）左心室功能：为最强的独立危险因素，左心室功能越差，预后也越差，因为这些患者的心脏很难耐受进一步的缺血或梗死。

（2）冠状动脉病变的部位和范围：左主干病变和右冠开口病变最具危险性，三支冠脉病变的危险性大于双支或单支者，前降支病变危险大于右冠或回旋支病变，近段病变危险性大于远端病变。

（3）年龄：是一个独立的危险因素，主要与老年人的心脏储备功能下降和其他重要器官功能降低有关。

（4）合并其他器质性疾病或危险因素：不稳定型心绞痛患者如合并肾衰竭、慢性阻塞性肺疾患、糖尿病、高血压、高血脂、脑血管病以及恶性肿瘤等，均可影响不稳定型心绞痛患者的预后。其中肾状态还明显与 PCI 术预后有关。

（董雄剑）

第三节　急性心肌梗死

心肌梗死指由于长时间缺血导致心肌细胞死亡，临床上多表现为剧烈而持久的胸骨后疼痛，伴有血清心肌损伤标志物增高及进行性心电图变化，属于急性冠状动脉综合征（acute coronary syndrome，ACS）的严重类型。基本病因是冠状动脉粥样硬化及其血栓形成，造成一支或多支血管管腔狭窄、闭塞，持久的急性缺血达 20 ~ 30min 以上，即可发生心肌梗死。根据心电图 ST 段的改变，可分为 ST 段抬高型心肌梗死（STEMI）和非 ST 段抬高型心肌梗死（NSTEMI），本节主要讨论 STEMI。

一、临床表现

与梗死的范围、部位、侧支循环情况密切有关。

1. 症状

（1）先兆：患者多无明确先兆，部分患者在发病前数日有乏力，胸部不适，活动时心悸、气急、烦躁、心绞痛等前驱症状，其中以新发生心绞痛（初发型心绞痛）或原有心绞痛加重（恶化型心绞痛）最为突出。

（2）疼痛

1）最主要、最先出现的症状。多发生于清晨，疼痛部位和性质与心绞痛相同，但程度更重，持续时间较长，可达数小时或更长，休息和含用硝酸甘油片多不能缓解。诱因多不明显，且常发生于安静时。

2）部分患者疼痛位于上腹部，被误认为胃穿孔、急性胰腺炎等急腹症；部分患者疼痛放射至下颌、颈部、背部上方，被误认为骨关节痛。

3）少数患者无疼痛，一开始即表现为休克或急性心力衰竭。

（3）全身症状：除疼痛外，患者常出现烦躁不安、出汗、恐惧、胸闷或有濒死感。少部分患者在疼痛发生后 24 ~ 48h 出现发热、心动过速、白细胞增高和红细胞沉降率增快等，体温一般≤38℃，持续约一周。

（4）胃肠道症状：疼痛剧烈时常伴有频繁的恶心、呕吐和上腹胀痛，下壁心肌梗死时更为常见，与迷走神经受坏死心肌刺激和心排血量降低，组织灌注不足等有关。肠胀气亦不少见，重症者可发生呃逆。

（5）心律失常：见于75% ~ 95%的患者，多发生在起病1~2天，以24h内最多见。可出现各种心律失常，如室性心律失常（期前收缩、室速、室颤）、传导阻滞（房室传导阻滞和束支传导阻滞）。

（6）低血压和休克：疼痛期常见血压下降，未必是休克。休克多在起病后数小时至数日内发生，见于约20%的患者，主要是心源性，表现为疼痛缓解而收缩压仍低于80mmHg，有烦躁不安、面色苍白、皮肤湿冷、脉细而快、大汗淋漓、尿量减少（＜20ml/h）、反应迟钝，甚至晕厥。

（7）心力衰竭：主要是急性左心衰竭，可在起病最初几天内发生，或在疼痛、休克好转阶段出现，发生率为32%～48%。出现呼吸困难、咳嗽、发绀、烦躁等症状，严重者可发生肺水肿。右心室梗死者可一开始即出现右心衰竭表现，有颈静脉怒张、肝大、水肿等右心衰竭表现伴血压下降。

2. 体征

（1）心脏体征：①心脏浊音界可正常也可轻度至中度增大；②心率多增快，少数也可减慢、不齐；③心尖区第一心音减弱，可出现第四心音（心房性）奔马律，少数有第三心音（心室性）奔马律；④10%～20%患者在起病第2～3天出现心包摩擦音，为反应性纤维性心包炎所致，常提示透壁性心肌梗死；⑤心尖区可出现粗糙的收缩期杂音或伴收缩中晚期喀喇音，为二尖瓣乳头肌功能失调或断裂所致。

（2）血压：除极早期血压可增高外，几乎所有患者都有血压降低。起病前有高血压者，血压可降至正常，且可能不再恢复到起病前的水平。

（3）其他：可有与心律失常、休克或心力衰竭相关的其他体征。

二、辅助检查

1. 心电图

（1）特征性改变：STEMI 心电图表现特点为。①ST 段抬高：多呈弓背向上型；②宽而深的 Q 波（病理性 Q 波），在面向透壁心肌坏死区的导联上出现；③T 波倒置，在面向损伤区周围心肌缺血区的导联上出现，在背向心肌梗死（MI）区的导联则出现相反的改变，即 R 波增高、ST 段压低和 T 波直立并增高。

（2）动态性演变：高大两肢不对称的 T 波（数小时）→ST 段明显抬高，可与直立 T 波形成单相曲线→R 波减低，Q 波出现（数小时至数天）→抬高 ST 段回落、T 波平坦或倒置。

（3）定位和定范围：STEMI 的定位和定范围可根据出现特征性改变的导联数来判断。

2. 超声心动图　二维和 M 型超声心动图也有助于了解心室壁的运动和左心室功能，诊断室壁瘤和乳头肌功能失调、室间隔穿孔、心脏破裂等。

3. 实验室检查

（1）起病24～48h 后白细胞可增至（10～20）×10^9/L，中性粒细胞增多，嗜酸性粒细胞减少或消失；红细胞沉降率（ESR）增快；C 反应蛋白（CRP）增高均可持续1～3 周。起病数小时至2 日内血中游离脂肪酸增高。

（2）血心肌坏死标志物动态变化：目前推荐使用的心肌损伤标志物包括肌钙蛋白 I 或 T（cTnI/cTnT）、肌红蛋白（Mb）和肌酸磷酸激酶同工酶（CK－MB），其升高水平和时间特点见表6－8。

表 6 - 8　STEMI 时心肌损伤标志物变化

升高时间	血清心肌损伤标志物			
	肌红蛋白（MB）	肌钙蛋白		CK - MB
		cTnT	cTnI	
开始升高时间（b）	1 ~ 2	2 ~ 4	2 ~ 4	6
峰值时间（h）	4 ~ 8	10 ~ 24	10 ~ 24	18 ~ 24
持续时间（d）	0.5 ~ 1.0	5 ~ 14	5 ~ 10	2 ~ 4

注：cTnT：心脏肌钙蛋白 T；cTnI：心脏肌钙蛋白 I；CK - MB：肌酸激酶同工酶。

肌红蛋白（Mb）对早期诊断的初筛有较高价值，但确诊有赖于 cTnI/cTnT 或 CK - MB。Mb 和 CK - MB 对再梗死的诊断价值较大。梗死时间较长者，cTnI/cTnT 检测是唯一的有价值检查。

三、诊断和鉴别诊断

1. 诊断标准　根据 "心肌梗死全球统一定义"，存在下列任何一项时，可以诊断心肌梗死。

（1）心肌标志物（最好是肌钙蛋白）增高 ≥ 正常上限 2 倍或增高后降低，并有以下至少一项心肌缺血的证据：①心肌缺血临床症状；②心电图出现新的心肌缺血变化，即新的 ST 段改变或左束支传导阻滞；③心电图出现病理性 Q 波；④影像学证据显示新的心肌活力丧失或区域性室壁运动异常。

（2）突发、未预料的心脏性死亡，涉及心脏停搏，常伴有提示心肌缺血的症状、推测为新的 ST 段抬高或左束支传导阻滞、冠状动脉造影或尸体检验显示有新鲜血栓的证据，死亡发生在可取得血标本之前，或心脏生物标志物在血中升高之前。

（3）在基线肌钙蛋白正常，接受经皮冠状动脉介入术（PCI）的患者肌钙蛋白超过正常上限的 3 倍，定为 PCI 相关的心肌梗死。

（4）基线肌钙蛋白值正常，行冠状动脉旁路移植术（CABG）患者，肌钙蛋白升高超过正常上限的 5 倍并发生新的病理性 Q 波或新的左束支传导阻滞，或有冠状动脉造影或其他心肌活力丧失的影像学证据，定义为与 CABG 相关的心肌梗死。

（5）有 AMI 的病理学发现。

2. 鉴别诊断　临床发作胸痛，结合心电图和心肌损伤标志物，鉴别诊断并不困难。不要为了鉴别而耽搁急诊再灌注治疗的时间。

四、并发症

1. 乳头肌功能失调或断裂　二尖瓣乳头肌因缺血、坏死出现收缩功能障碍，二尖瓣关闭不全，心尖区出现收缩中晚期喀喇音和吹风样收缩期杂音，第一心音减弱，多伴心力衰竭。严重者，可迅速发生肺水肿，在数日内死亡。

2. 心脏破裂　少见，多在起病 1 周内出现。心室游离壁破裂则造成心包积血、急性心脏压塞而猝死。室间隔破裂造成穿孔可在胸骨左缘第 3 ~ 4 肋间出现收缩期杂音，可引起心力衰竭和休克，死亡率高。

3. 心室壁瘤 或称室壁瘤，主要见于左心室，发生率为 5% ~ 20% 。体格检查可见左侧心界扩大，心脏搏动范围较广，可有收缩期杂音。瘤内发生附壁血栓时，心音减弱。心电图 ST 段持续抬高。X 线透视、摄影、超声心动图、放射性核素心脏血池显像以及左心室造影可见局部心缘突出，搏动减弱或有反常搏动。

其他并发症，如栓塞、心肌梗死后综合征等发生率较低，临床意义不大。

五、治疗

对于 STEMI 患者，治疗原则是尽快恢复心肌的血液灌注，以挽救濒死的心肌，防止梗死扩大，保护心功能。

1. 监护和一般治疗

（1）休息：急性期须住院、卧床休息。

（2）心电、血压监护。

（3）吸氧：对有呼吸困难和血氧饱和度降低者，最初几日间断或持续通过鼻导管面罩吸氧。

（4）护理：建立静脉通道，保持给药途径畅通。急性期 12h 卧床休息，若无并发症，24h 内应鼓励患者在床上进行肢体活动，若无低血压，第 3 天就可在病房内走动；梗死后第 4 ~ 5 天，逐步增加活动直至每天 3 次步行 100 ~ 150m。

（5）解除疼痛：除舌下含服或静脉点滴硝酸甘油外，可以使用吗啡等镇痛药缓解疼痛。

2. 抗栓治疗

（1）抗血小板治疗：抗血小板治疗已成为急性 STEMI 常规治疗。

1）阿司匹林：首次 300mg 嚼服，以后 100mg/d 口服。

2）氯吡格雷：负荷量：急诊 PCI 前首次 300 ~ 600mg 顿服，静脉溶栓前 150mg（≤75 岁）或 75mg（>75 岁）；常规应用剂量：75mg/d 口服。也可用替格瑞洛、普拉格雷替代。

3）替罗非班：属于静脉注射用 GP Ⅱ b/ Ⅲ a 受体拮抗剂。主要用于①高危；②拟转运进行经皮冠状动脉介入治疗（PCI）；③出血风险低（Crusade 评分 < 30）；④造影显示大量血栓；⑤PCI 术中出现慢血流或无复流。

起始推注剂量为 10μg/kg，在 3min 内推注完毕，而后以 0.15μg/（kg·min）的速率维持滴注，持续 36 ~ 48h。

（2）抗凝治疗：凝血酶是使纤维蛋白原转变为纤维蛋白最终形成血栓的关键环节，因此抑制凝血酶至关重要。所有 STEMI 患者急性期均进行抗凝治疗。非介入治疗患者，抗凝治疗要达到 8 天或至出院前；行急诊介入治疗的患者，抗凝治疗可在介入术后停用或根据患者情况适当延长抗凝时间。

1）普通肝素：①溶栓治疗：可先静脉注射肝素 60U/kg（最大量 4 000U），继以 12U/（kg·h）（最大 1 000U/kg），使 APTT 值维持在对照值 1.5 ~ 2.0 倍（为 50 ~ 70s），至少应用 48h。尿激酶和链激酶均为非选择性溶栓剂，可在溶栓后 6h 开始测定 APTT 或活化凝血时间（ACT），待其恢复到对照时间 2 倍以内时开始给予皮下肝素治疗。②直接 PCI：与 GP Ⅱ b/ Ⅲ a 受体拮抗剂合用者，肝素剂量应为 50 ~ 70U/kg，使 ACT > 200s；未使用 GP Ⅱ b/ Ⅲ a 受体拮抗剂者，肝素剂量应为 60 ~ 100U/kg，使 ACT 达到 250 ~ 350s。③对于因就诊晚、已失去溶栓治疗机会、临床未显示有自发再通情况，静脉滴注肝素治疗是否有利并无充分证据。

使用肝素期间应监测血小板计数，及时发现肝素诱导的血小板减少症。

2）低分子量肝素：使用方便，不需监测凝血时间，有条件尽量替代普通肝素。

3）磺达肝癸钠：是间接 Xa 因子抑制剂，接受溶栓或未行再灌注治疗的患者，磺达肝癸钠有利于降低死亡和再梗死。而不增加出血并发症。无严重肾功能不全的患者，初始静脉注射 2.5mg，以后每天皮下注射 2.5mg，最长 8 天。在用于直接 PCI 时，应与普通肝素联合应用，以减少导管内血栓的风险。

4）比伐卢定：在直接 PCI 时，可以使用比伐卢定。先静脉推注 0.75mg/min，再静脉滴注 1.75mg/（kg·min），不需监测 ACT，操作结束时停止使用。不需要同时使用替罗非班，降低出血发生率。

3. 再灌注疗法 起病 3～6h，最多在 12h 内，使闭塞的冠状动脉再通，心肌得到再灌注，濒临坏死的心肌可能得以存活或使坏死范围缩小，减轻梗死后心肌重塑，改善预后，是一种积极的治疗措施。

（1）介入治疗（PCI）

1）直接 PCI：直接 PCI 适应证包括：①症状发作＜12h 的 STEMI 或伴有新出现的左束支传导阻滞。②在发病 36h 内发生心源性休克，或休克发生 18h 以内者。③如果患者在发病 12～24h 内具备以下 1 个或多个条件时可行直接 PCI 治疗：a. 严重心力衰竭；b. 血流动力学或心电不稳定；c. 持续缺血的证据。

2）转运 PCI：高危 STEMI 患者就诊于无直接 PCI 条件的医院，尤其是有溶栓禁忌证或虽无溶栓禁忌证但已发病＞3h 的患者，可在抗栓（抗血小板，如口服阿司匹林、氯吡格雷或肝素抗凝）治疗同时，尽快转运患者至有条件实施急诊 PCI 的医院进行治疗。

3）溶栓后紧急 PCI：接受溶栓治疗的患者无论临床判断是否再通，都应进行冠状动脉造影检查及可能的 PCI 治疗：①溶栓未再通者：尽早实施冠状动脉造影。②溶栓再通者：溶栓后 3～24h 内行冠状动脉造影检查。

（2）溶栓治疗：无条件施行介入治疗或因转送患者到可施行介入治疗的单位超过 3h，如无禁忌证应在接诊患者后 30min 内对患者实施静脉溶栓治疗。

1）适应证：①发病 12h 以内 STEMI 患者，无溶栓禁忌证，不具备急诊 PCI 治疗条件，转诊行 PCI 的时间＞3h。②对发病 12～24h 仍有进行性缺血性疼痛和至少 2 个胸导联或肢体导联 ST 段抬高＞0.1mV 的患者，若无急诊 PCI 条件，在经过选择的患者也可进行溶栓治疗。③对再梗死患者，如果不能立即（症状发作后 60min 内）进行冠状动脉造影和 PCI，可给予溶栓治疗。

2）禁忌证：①既往任何时间脑出血病史；②脑血管结构异常（如动静脉畸形）；③颅内恶性肿瘤（原发或转移）；④6 个月内缺血性卒中或短暂性脑缺血史（不包括 3h 内的缺血性卒中）；⑤可疑主动脉夹层；⑥活动性出血或者出血体质（不包括月经来潮）；⑦3 个月内的严重头部闭合性创伤或面部创伤；⑧慢性、严重、没有得到良好控制的高血压或目前血压严重控制不良（收缩压≥180mmHg 或者舒张压≥110mmHg）；⑨痴呆或已知的其他颅内病变；⑩创伤（3 周内）或者持续＞10min 的心肺复苏，或者 3 周内进行过大手术；⑪近期（4 周内）内脏出血；⑫近期（2 周内）不能压迫止血部位的大血管穿刺；⑬感染性心内膜炎；⑭5 天至 2 年内曾应用过链激酶，或者既往有此类药物过敏史（不能重复使用链激酶）；

⑮妊娠；⑯活动性消化性溃疡；⑰目前正在应用口服抗凝治疗［国际标准化比值（INR）水平越高，出血风险越大］。

3）溶栓药物的选择：以纤维蛋白溶酶原激活剂激活血栓中纤维蛋白溶酶原，使之转变为纤维蛋白溶酶而溶解冠状动脉内的血栓。国内常用：①尿激酶（UK）：30min 内静脉滴注（150~200）万单位；②链激酶（SK）或重组链激酶（rSK）：以 150 万单位静脉滴注，在 60min 内滴完，用链激酶时，应注意寒战、发热等过敏反应；③重组组织型纤维蛋白溶酶原激活剂（rt-PA）：100mg 在 90min 内静脉给予，先静脉注入 15mg，继而 30min 内静脉滴注 50mg，其后 60min 内再滴注 35mg。用 rt-PA 前先用肝素 5 000U 静脉注射，用药后继续以肝素每小时 700~1 000U 持续静脉滴注共 48h，以后改为皮下注射 7 500U 每 12h 一次，连用 3~5 天（也可用低分子量肝素）。

4）溶栓成功的判断：可以根据冠状动脉造影直接判断，或根据：①心电图抬高最为明显的导联的 ST 段于 2h 内回降 >50%；②胸痛 2h 内基本消失；③2h 内出现再灌注性心律失常；④血清 CK-MB 酶峰值提前出现（14h 内）等间接判断溶栓是否成功。

六、二级预防、康复治疗与随访

STEMI 患者出院后，应继续进行科学合理的二级预防，以降低心肌梗死复发、心力衰竭以及心脏性死亡等主要不良心血管事件的危险性，并改善患者生活质量。

1. 加强宣教，促使患者改善生活方式

（1）戒烟。

（2）适当运动，病情稳定的患者建议每天进行 30~60min 的有氧运动，以不觉劳累为原则。有心功能不全者，活动量宜小。

（3）控制体重。

（4）清淡饮食，可少量饮酒。

（5）保持乐观心情。

2. 坚持药物治疗

（1）抗血小板药物：若无禁忌证，所有 STEMI 患者出院后均应长期服用阿司匹林（75~150mg/d）治疗。因存在禁忌证而不能应用阿司匹林者，可用氯吡格雷（75mg/d）替代。如接受了 PCI 治疗，则同时服用阿司匹林＋氯吡格雷至少一年，以后阿司匹林长期服用。

（2）ACEI 和 ARB 类药物：若无禁忌证，所有伴有心力衰竭（LVEF <45%）、高血压、糖尿病或慢性肾病的 STEMI 患者均应长期服用 ACEI。具有适应证但不能耐受 ACEI 治疗者，可应用 ARB 类药物。

（3）β 受体阻滞剂：若无禁忌证，所有 STEMI 患者均应长期服用 β 受体阻滞剂治疗，并根据患者耐受情况确定个体化的治疗剂量。

（4）醛固酮受体拮抗剂（螺内酯）：无明显肾功能能损害和高血钾的心肌梗死后患者，经过有效剂量的 ACEI 与 β 受体阻滞剂治疗后其 LVEF <40% 者，可考虑应用螺内酯治疗，但须密切观察高钾血症等不良反应。

3. 控制心血管危险因素

（1）控制血压：STEMI 患者出院后应继续进行有效的血压管理。对于一般患者，应将

其血压控制于 <140/90mmHg，合并慢性肾病者应将血压控制于 <130/80mmHg。

（2）调脂治疗（同稳定型心绞痛调脂治疗）。

（3）血糖管理：对所有 STEMI 患者均应常规筛查其有无糖尿病。对于确诊糖尿病的患者，应将其糖化血红蛋白（HbA1c）控制在 7% 以下；若患者一般健康状况较差、糖尿病病史较长、年龄较大时，宜将 HbA1c 控制于 7% ~8%。

（董雄剑）

第四节　缺血性心肌病

缺血性心肌病（ischemic cardiomyopathy，ICM）是冠心病的一种特殊类型或晚期阶段，是指由冠状动脉粥样硬化引起长期心肌缺血，导致心肌弥漫性纤维化，形成与原发性扩张型心肌病类似的临床综合征，出现收缩或舒张功能失常，或两者兼有，但不能用冠状动脉病变程度和缺血来解释。1970 年 Burch 等首先将其命名为缺血性心肌病。

一、发病机制

冠状动脉粥样硬化性心脏病、先天性冠状动脉异常、冠状动脉微血管病变（继发糖尿病时）和冠状动脉栓塞导致心肌缺血造成心肌细胞坏死、心肌顿抑或心肌冬眠，继而心肌瘢痕形成，剩余的存活心肌必须超负荷工作，最终导致心室扩张和肥厚，从而产生收缩性或舒张性心力衰竭。交感神经和肾素－血管紧张素－醛固酮系统的激活是缺血性心肌病心力衰竭的重要发病机制。近年来发现，血管内皮细胞功能不全、心肌细胞凋亡、脂肪酸 β 氧化及葡萄糖氧化的异常和线粒体膜电位的变化在缺血性心肌病心力衰竭的发生、发展过程中起着重要的作用。

二、临床表现与辅助检查

根据 ICM 的临床表现不同，将其分为限制型 ICM 和扩张型 ICM。限制型 ICM 属于本病的早期阶段，患者心肌虽有广泛纤维化，但心肌收缩功能尚好，心脏扩大尚不明显，临床上心绞痛已近消失，常以急性左心衰竭发作为突出表现。扩张型 ICM 为病程的晚期阶段，患者心脏已明显增大，临床上以慢性充血性心力衰竭为主要表现。一般认为，扩张型 ICM 是由限制型 ICM 逐渐发展而来的。充血性心力衰竭的症状呈进行性进展，由劳力性呼吸困难发展至夜间阵发性呼吸困难及端坐呼吸，常有倦怠和乏力，周围性水肿和腹水出现较晚。部分患者开始以心绞痛为主要临床表现，以后逐渐减轻甚至消失，而以心力衰竭为主要临床表现。体征为充血性心力衰竭的表现。预后不良，存活率低。

X 线表现：全心或左心增大，肺血流重新分布，严重病例可见间质性或肺泡性肺水肿和胸膜渗出征象。

心电图：可为窦性心动过速、心房颤动、室性期前收缩、ST－T 异常及既往心肌梗死的 Q 波。

超声心动图：左室明显扩大，左室常呈不对称的几何形状改变；心肌厚薄不均，密度增高；室壁运动呈明显节段性运动障碍为主，可表现僵硬、扭曲甚至矛盾运动；房室瓣开放，心肌缺血引起乳头肌功能不全，二尖瓣关闭不全，左室增大，二尖瓣开放幅度减小。常伴有瓣膜、瓣环、腱索、乳头肌钙化，主动脉壁及心内膜钙化；左心功能以舒张功能减低为主，收缩功能异常通常晚于舒张功能异常，收缩功能障碍表现为舒张末期及收缩末期容积增多，心室射血分数明显降低。

核素心肌显像：可有心肌梗死和可逆性心肌缺血；左室收缩功能损害以局部为主，造成室壁各段之间收缩不协调甚至反向运动，射血分数下降。

冠状动脉造影：可见多支冠状动脉弥漫性严重狭窄或闭塞。

三、诊断

1. 肯定条件　①有明确的冠心病证据，如心绞痛病史，心肌梗死 6 个月以上，冠状动脉造影结果阳性等；②心脏明显扩大；③心力衰竭反复发作。

2. 否定条件　①需要除外冠心病并发症引起的情况，如室壁瘤、室间隔穿孔、乳头肌功能不全及心律失常等；②需要除外其他心脏病或其他原因引起的心脏扩大和心力衰竭，如扩张型心肌病、风湿性心脏病、高血压性心脏病、酒精性心肌病、克山病、长期贫血、甲状腺功能亢进及心脏结节病等。

四、鉴别诊断

临床上需与 ICM 进行鉴别的心肌病变主要有扩张型心肌病、酒精性心肌病及克山病。

1. 扩张型心肌病　是一种原因不明的心肌病，其临床特征与 ICM 非常相似，鉴别诊断也相当困难，特别是 50 岁以上的患者，若伴有心绞痛则极易误诊为 ICM。由于扩张型心肌病与 ICM 的治疗原则不同，故对二者进行正确的鉴别具有重要的临床意义。

（1）年龄及病史：扩张型心肌病发病年龄较轻，常有心肌炎病史；而 ICM 发病年龄较大，多数有心绞痛或心肌梗死病史，常伴有高血压、高脂血症及糖尿病等。

（2）心电图检查：扩张型心肌病常伴有完全性左束支传导阻滞，心电图 ST - T 改变也多为非特异性而无定位诊断价值。

（3）胸部 X 线检查：扩张型心肌病患者心影呈普大型，心胸比多在 0.6 以上，透视下见心脏搏动明显减弱，晚期常有胸腔积液、心包积液征象。ICM 患者虽有心影明显增大，但多数呈主动脉型心脏，并伴有升主动脉增宽及主动脉结钙化等。

（4）心脏形态学对比：扩张型心肌病因心肌广泛受累，常表现为 4 个心腔呈普遍性显著扩大；而 ICM 常以左心房及左心室扩大为主，并常伴有主动脉瓣及瓣环增厚、钙化。

（5）室壁厚度及运动状态比较：扩张型心肌病患者室壁厚度弥漫性变薄，室壁运动弥漫性减弱；而 ICM 患者心肌缺血部位与病变冠状动脉分布走行密切相关，缺血严重部位则出现室壁变薄及运动减弱，故常见室壁厚度局限性变薄、室壁运动呈节段性减弱或消失。

（6）血流动力学变化：扩张型心肌病患者因心脏呈普遍性显著扩大，常继发各瓣膜及瓣膜支架结构改变而引起多个瓣口明显反流；而 ICM 患者因以左心房及左心室扩大为主，常伴二尖瓣口反流。

（7）扩张型心肌病患者因心肌病变弥漫广泛，左心室扩大明显及心肌收缩无力，故心脏收缩功能明显降低；而 ICM 患者虽左心室射血分数及短轴缩短率均有降低，但其程度则较扩张型心肌病轻。

（8）周围动脉超声探查：扩张型心肌病仅少数患者的颈动脉与股动脉斑块呈阳性；而

ICM 患者颈动脉与股动脉斑块则多数阳性。

（9）放射性核素检查：一般认为，ICM 比扩张型心肌病患者的心肌损伤更重，纤维化程度更高。因此行^{99m}Tc - 甲氧基异丁基异腈（MIBI）心肌灌注显像检查，扩张型心肌病多显示为不呈节段性分布的、散在的稀疏区，范围小、程度轻，表现为较多小片样缺损或花斑样改变；而 ICM 患者多呈按冠状动脉分布的节段性灌注异常，心肌血流灌注受损程度重、范围大；当灌注缺损范围大于左心室壁的 40% 时，则对 ICM 的诊断有较高价值。

（10）冠状动脉造影：扩张型心肌病患者冠状动脉造影往往正常。

2. 酒精性心肌病　是由于长期大量饮酒所致的心肌病变，主要表现为心脏扩大、心力衰竭及心律失常等，临床上与扩张型 ICM 有许多相似之处。以下特点有助于二者的鉴别。

（1）有长期、大量饮酒史。

（2）多为 30~50 岁男性，且多伴有酒精性肝硬化。

（3）停止饮酒 3~6 个月后，病情可逐渐逆转或停止恶化，增大的心脏可见缩小。

3. 克山病　是一种原因不明的地方性心肌病，其临床表现与辅助检查所见均与扩张型 ICM 有许多相似之处，但其有明显的地区性，绝大多数患者为农业人口中的生育期妇女及断奶后的学龄前儿童。而 ICM 则以老年人多见。

五、治疗原则及进展

1. 药物治疗　在控制冠心病的易患因素的基础上，给予硝酸酯类药物、β 受体阻滞剂缓解心绞痛，改善心肌缺血症状。以心力衰竭为主要表现，应予利尿剂、血管紧张素转化酶抑制药或血管紧张素受体拮抗剂、醛固酮受体拮抗剂，必要时予正性肌力药（洋地黄）以控制心力衰竭，病情较稳定者应尽早给予 β 受体阻滞剂，从小剂量开始。

心力衰竭常合并高凝状态，易发生静脉血栓和肺栓塞，临床上主要应用华法林抗凝治疗。对合并心房颤动高危患者，ACTIVEA 研究显示氯吡格雷和阿司匹林联合应用可有效预防心房颤动的血管事件，可作为华法林安全的替代治疗。

优化能量代谢的药物曲美他嗪通过促进缺血心肌对葡萄糖的利用，减少对脂肪酸的利用来提高细胞产能的效率，从而保护冬眠心肌，促进心功能的恢复。

2. 经皮冠状动脉介入术（PCI）　冠状动脉造影发现 2 支血管病变尤其伴左前降支近端严重狭窄和左室功能损害，药物不能稳定病情，频繁的心绞痛发作，新发的或恶化的二尖瓣反流，均应行 PCI 治疗。PCI 较单纯药物治疗能更好地改善心功能，提高生活质量。

3. 冠状动脉旁路移植术（CABG）　冠状动脉造影发现左主干病变或三支弥漫性病变，尤其伴 2 型糖尿病者，应首选 CABG。

4. 心脏再同步化治疗（cardiac resynchronization therapy，CRT）　心脏再同步化治疗通过改善心脏不协调运动，增加左室充盈时间，减少室间隔矛盾运动，减少二尖瓣反流，从而改善心力衰竭患者的心功能，增加运动耐量，甚至逆转左室重构。患者有中到重度心力衰竭症状（NYHA Ⅲ~Ⅳ级），窦性心律的心脏失同步化（完全性左束支传导阻滞，QRS 间期≥120ms），严重的左室收缩功能不全（LVEF≤35%），尤其是合并三度房室传导阻滞者，在经过合理的药物治疗后没有改善，可考虑 CRT，如果要合并恶性室性心律失常可同时行 CRT - D 治疗。CRT 虽能改善心功能，但不能改善由冠状动脉缺血导致的心肌冬眠和心室重塑。有 30% 的患者对 CRT 无应答。

5. 干细胞治疗　近年来大量研究表明，具有分化和增殖能力的干细胞移植通过直接分化为心肌细胞、血管内皮细胞，改善心肌间质成分、旁分泌功能等机制，可以修复缺血性心肌病坏死心肌组织，促进血管新生，改善心脏功能。动物实验证实以上效果后随即开展了一期和二期的临床试验，但至今干细胞治疗仍未应用于临床。FOCUS－CCTRN临床试验并未得到理想的预期效果。目前，干细胞种类、数量、增殖能力、移植途径、干细胞移植后的归巢、干细胞和基因的联合治疗等问题在干细胞治疗大规模应用于临床之前尚需进一步研究。

6. 心脏移植　完善的内科治疗及常规心脏手术均无法治愈的各种终末期心力衰竭；其他重要脏器无不可逆性病变或影响长期生存的因素；肺动脉压不高的病例即可施行心脏移植。但是供体来源和移植后排斥反应是心脏移植面临的重大问题。

总之，ICM是冠心病终末期的一种类型，预后较差，现有的任何单一治疗手段都不能取得最令人满意的效果。临床首先应充分评价存活心肌的范围及数量，选择最佳的治疗策略，通常是几种治疗方法联合应用，才能最大程度改善预后。

（董雄剑）

第五节　慢性稳定性心绞痛

一、概述

慢性稳定型心绞痛是指心绞痛反复发作的临床表现持续在2个月以上，且心绞痛发作性质（如诱因、持续时间、缓解方式等）基本稳定，系因某种因素引起冠状动脉供血不足，发生急剧的暂时的心肌缺血、缺氧，引起阵发性、持续时间短暂、休息或应用硝酸酯制剂后可缓解的以心前区疼痛为主要临床表现的综合征。本病多见于40岁以上的男性，劳累、情绪因素、高血压、吸烟、寒冷、饱餐等为常见诱因。

二、诊断要点

（一）冠心病危险因素

年龄因素（男性＞45岁、女性＞55岁），高血压、血脂异常、糖尿病、吸烟、冠心病家族史，其他如超重、活动减少、心理社会因素等。

（二）典型的心绞痛症状

劳累后胸骨后压榨样闷痛，休息或舌下含服硝酸甘油可以缓解。患者多有典型的胸痛病史，该病可根据典型的病史即可做出明确诊断，因此认真采集病史对诊断和处理心绞痛是必需的。慢性稳定型心绞痛典型发作时的诱因、部位、性质、持续时间及缓解方式如下。

1. 诱因　劳力性心绞痛发作常由体力活动引起，寒冷、精神紧张、饱餐等也可诱发。

2. 部位　大多数心绞痛位于胸骨后中、上1/3段，可波及心前区，向左肩、左上肢尺侧、下颌放射，也可向上腹部放射。少数患者以放射部位为主要不适部位。

3. 性质　心绞痛是一种钝痛，为压迫、憋闷、堵塞、紧缩等不适感，重者可伴出汗、濒死感。

4. 持续时间　较短暂，一般3～5min，不超过15min。可在数天或数星期发作1次，也可一日内多次发作。

5. 缓解方式 体力活动时发生的心绞痛如停止活动，休息数分钟即可缓解。舌下含服硝酸甘油后 1～3min 也可使心绞痛缓解。服硝酸甘油 5～10min 后症状不缓解，提示可能为非心绞痛或有严重心肌缺血。

（三）常规检查提示心肌缺血

1. 静息心电图 对于慢性稳定型心绞痛患者必须行静息心电图检查。尽管心电图对缺血性心脏病诊断的敏感性低，约 50% 以上的慢性稳定型心绞痛患者心电图结果正常，但心电图仍可以提供有价值的诊断性信息，比如可见 ST－T 改变、病理 Q 波、传导阻滞及各种心律失常。特别是心绞痛发作时的 ST－T 动态改变：心绞痛时 ST 段水平形或下斜形压低，部分心绞痛发作时仅表现为 T 波倒置，而发作结束后 ST－T 改变明显减轻或恢复，即可做出明确诊断。值得注意的是部分患者原有 T 波倒置，心绞痛发作时 T 波可变为直立（为正常化）。

2. 运动心电图 单用运动试验诊断冠心病敏感性较低（约 75%）。在低发缺血性心脏病的人群中，假阳性率很高，尤其是无症状者。在年轻人和女性患者中假阳性率的发生率更高。运动试验有 2 个主要用途：①缺血性心脏病的诊断和预后的判断。如果使用得当，运动试验是可靠的、操作方便的危险分层方法。②对鉴别高危患者和即将行介入手术的患者特别有用。但在临床上应注意其适应证，以免出现危险。

3. 负荷心肌灌注显像 负荷心肌灌注显像是较运动试验更准确的诊断缺血性心脏病的方法，可显示缺血心肌的范围和部位，其敏感性和特异性较运动试验高。但对运动试验已经诊断明确的高危者，负荷心肌灌注显像并不能提供更多的信息。对怀疑运动试验假阳性或假阴性而静息心电图异常的患者有诊断价值。对考虑行冠状动脉介入治疗的多支血管病变患者，负荷心肌灌注显像有助于确定哪支血管为罪犯血管。对左心室功能障碍的患者，负荷心肌灌注显像可鉴别冬眠心肌，从而通过冠状动脉介入治疗获益。负荷心肌灌注显像的缺血范围与预后成正比。

4. 静息和负荷超声心动图 静息和运动时的左心室功能障碍预示患者预后不良。和负荷心肌灌注显像一样，负荷超声心动图是确诊缺血性心脏病特异性和敏感性较高的方法。负荷超声心动图有助于判断冬眠心肌所致的心功能障碍，而冬眠心肌功能可通过冠状动脉介入术得到改善。

（四）多层螺旋 CT

近年来应用多层螺旋 CT 增强扫描无创地显示冠状动脉的解剖已逐渐成熟（后简称冠脉 CT），目前常用的 64～256 层 CT 其对冠心病的诊断价值已得到国内外医学界的普遍认可。虽然冠状动脉导管造影（后简称冠脉造影）目前仍是诊断冠心病的金标准，但在下列方面有其明显不足。

（1）因临床症状和心电图改变而进行的冠脉造影阳性率不足 50%（冠状动脉无明显狭窄或闭塞），有些医院甚至不足 20%。

（2）不少患者心存畏惧，不愿住院接受有创的造影，且费用较高。虽然部分患者能够一次完成诊断和治疗的过程，但大多数患者却落得个"院白住，'罪'白受，钱白花"的结果。

（3）冠状动脉造影不能显示危险的类脂斑块，不能提出预警。这种斑块容易破裂，造成猝死（发病后1h甚至几分钟内死亡），几乎无抢救机会。患者生前从无相关症状，出现的第1个"症状"就是猝死。

冠脉CT目前虽还不能完全代替冠脉造影。但冠脉CT能可靠地显示冠状动脉壁上的类脂斑块，及时应用调脂药可有效地将其消除，从而大大减少或防止心脏性猝死的危险。冠脉CT还能无创地对冠状动脉支架或搭桥手术后的患者进行复查，相当准确地了解有无再狭窄或闭塞。

冠状动脉重度钙化时判断狭窄程度、对于心律失常患者如何获得好的图像以及辐射剂量较大是目前冠脉CT的最大不足。有资料显示，对120例患者的统计，冠状动脉正常或仅有1~2处病变的70例患者，冠脉CT对狭窄位置和程度诊断符合率可达99.2%，仅0.8%的患者对狭窄程度的诊断不够准确。但对多发病变（冠状动脉明显狭窄达5处以上），诊断的准确率仅88.4%，11.6%的病变对狭窄程度的诊断不够准确或严重的钙化导致难以诊断。此类患者多有重度的冠脉钙化，临床上也有典型的症状或心肌梗死的病史。

冠脉CT的技术还在迅速发展，机型几乎年年出新。最新机型使检查过程简化，适应证增宽（无须控制心率），屏气扫描时间缩短至1~4s，射线剂量和对比剂用量均远低于冠脉造影，在不断提高图像质量。

（五）冠状动脉造影术

冠状动脉造影是目前诊断冠心病的最可靠方法。适应证为：①临床及无创性检查不能明确诊断者。②临床及无创性检查提示有严重冠心病，进行冠状动脉造影，以选择做血运重建术，改善预后。③心绞痛内科治疗无效者。④需考虑做介入性手术者。尤其近年来多数患者采用经桡动脉途径，避免了患者术后必须卧床的需要，大大减轻了患者的痛苦。

（六）鉴别诊断

慢性稳定型心绞痛要与以下疾病相鉴别。①急性冠脉综合征。②其他疾病引起的心绞痛，如严重的主动脉瓣狭窄或关闭不全、风湿性冠状动脉炎、梅毒性主动脉炎、肥厚型心肌病、心肌桥病变等均可引起心绞痛。③肋间神经痛和肋软骨炎。④心脏神经症。⑤不典型疼痛还需与反流性食管炎等食管疾病、膈疝、消化性溃疡、肠道疾病、颈椎病等相鉴别。

三、治疗

（一）治疗目标与措施

稳定型心绞痛治疗主要有2个目标：①预防心肌梗死的发生和延长寿命。②缓解心绞痛症状及减少发作频率以改善生活质量。第一个目标是最终目标。如果有数种策略可供选择，且都能够达到缓解心绞痛的效果，那么能否有效预防死亡将是其选择的主要依据。

对慢性稳定型心绞痛的治疗措施选择包括减少心血管病危险因素的生活方式改变，药物治疗以及血运重建3个方面。临床医师应根据患者个体情况的差异和伴随疾病的不同，而选择不同的治疗方案。

（二）改变生活方式

生活方式的改变是慢性稳定型心绞痛治疗的重要手段，因为它可以改善症状和预后，并且相对较经济，应该鼓励每个患者持之以恒。

1. 戒烟　吸烟是导致冠心病的主要危险因素，有研究表明，戒烟可使冠心病病死率下降 36%，其作用甚至超过单独应用他汀、阿司匹林的作用。因此，应积极劝诫吸烟患者进行戒烟治疗。

2. 饮食干预　以蔬菜、水果、鱼和家禽作为主食。饮食干预是调脂治疗的有效补充手段，单独低脂饮食就可使血清中的胆固醇成分平均降低 5%。改变饮食习惯（如摄入地中海饮食或鱼油中的高 $\omega-3$ 不饱和脂肪酸）能增加其预防心绞痛的作用。

3. 控制体重　肥胖与心血管事件密切相关。目前还没有干预试验显示体重减轻可以减轻心绞痛的程度，但体重的减轻可以减少心绞痛发作频率，且可能改善预后。现今随着肥胖程度的增加（尤其是腹型肥胖），可出现以肥胖、胰岛素抵抗、脂质紊乱、高血压为特征的代谢综合征，后者可导致心血管事件的增加。目前有新的治疗方法可减少肥胖和代谢综合征，大麻素（cannabinoid）1 型受体拮抗药联合低热量饮食，可显著减轻体重和减少心血管事件危险因素，但其对冠心病肥胖患者的作用尚待确立。

4. 糖尿病　对所有糖尿病患者必须严格控制血糖，因其可减少长期并发症（包括冠心病）。一级预防试验及心肌梗死后的二级预防试验表明，强化降糖治疗可减少致残率和死亡率，且心肌梗死时血糖控制不佳提示预后不佳。

5. 适度运动　鼓励患者进行可以耐受的体力活动，因为运动可以增加运动耐量，减少症状的发生，运动还可以减轻体重，提高高密度脂蛋白浓度，降低血压、血脂，还有助于促进冠状动脉侧支循环的形成，可以改善冠心病患者的预后。值得注意的是，每个患者应该根据自身的具体病情制订符合自身的运动方式和运动量，最好咨询心脏科医生。

（三）药物治疗

以下将根据作用机制不同分述稳定型心绞痛内科治疗的药物。

1. 抗血小板治疗

（1）阿司匹林：乙酰水杨酸（aspirin，阿司匹林）可以抑制血小板在动脉粥样硬化斑块上的聚集，防止血栓形成，同时通过抑制血栓素 A_2（TXA_2）的形成，抑制 TXA_2 所致的血管痉挛。因此阿司匹林虽不能直接改善心肌氧的供需关系，但能预防冠状动脉内微血栓或血栓形成，有助于预防心脏事件的发生。稳定型心绞痛患者可采用小剂量 75~150mg/d。不良反应主要有胃肠道反应等。颅内出血少见，在上述剂量情况下发生率 <0.1%/年。在长期应用阿司匹林过程中，应该选择最小的有效剂量，达到治疗目的和胃肠道不良反应方面的平衡。

（2）ADP 受体拮抗药：噻氯匹定（ticlopidine）250mg，1~2 次/d，或氯吡格雷（clopidogrel）首次剂量 300mg，然后 75mg/d，通过 ADP 受体抑制血小板内钙离子活性，并抑制血小板之间纤维蛋白原的形成。本类药物与阿司匹林作用机制不同，合用时可明显增强疗效，但合用不作为常规治疗，而趋向于短期使用，如预防支架后急性或亚急性血栓形成，或用于有高凝倾向，近期有频繁休息时心绞痛或反复出现心内膜下梗死者。氯吡格雷是一种可供选择的对胃黏膜没有直接作用的抗血小板药物，可用于不能耐受阿司匹林或对阿司匹林过敏的患者。

（3）肝素或低分子肝素：抗凝治疗主要为抗凝血酶治疗，肝素为最有效的药物之一。近年来，大规模的临床试验表明低分子肝素对降低心绞痛尤其是不稳定型心绞痛患者的急性心肌梗死发生率方面优于静脉普通肝素，故已作为不稳定型心绞痛的常规用药，而不推荐作为抗血小板药物用于稳定型心绞痛患者。

2. 抗心绞痛药物

（1）β受体阻滞药：β受体阻滞药通过阻断拟交感胺类的作用，一方面减弱心肌收缩力和降低血压而起到明显降低心肌耗氧量的作用；另一方面减慢心率，增加心脏舒张期时间，增加心肌供血时间，并且能防止心脏猝死。既能缓解症状又能改善预后。因此，β受体阻滞药是稳定型心绞痛的首选药物。β受体阻滞药应该从小剂量开始应用，逐渐增加剂量，使安静时心率维持在55～60次/min，严重心绞痛可降至50次/min。

普萘洛尔（propanolol，普萘洛尔）是最早用于临床的β受体阻滞药，用法3～4次/d，每次10mg，对治疗高血压、心绞痛、急性心肌梗死已有30多年的历史，疗效十分肯定。但由于普萘洛尔是非选择性β受体阻滞药，在治疗心绞痛等方面现已逐步被β$_1$受体选择性阻滞药所取代。目前临床上的常用的制剂有美托洛尔（metoprolol，倍他乐克）12.5～50mg，2次/d；阿替洛尔（atenolol）12.5～25mg，2次/d；醋丁洛尔（acebutolol，醋丁酰心胺）200～400mg/d，分2～3次服；比索洛尔（bisoprolol，康可）2.5～10mg，1次/d；噻利洛尔（celiprolol，噻利心安）200～400mg，1次/d等。

β受体阻滞药的禁忌证：心率<50次/min、动脉收缩压<90mmHg、中重度心力衰竭、二到三度房室传导阻滞、严重慢性阻塞性肺部疾病或哮喘、末梢循环灌注不良、严重抑郁者等。

本药可与硝酸酯类药物合用，但需注意：①本药与硝酸酯类制剂有协同作用，因而起始剂量要偏小，以免引起直立性低血压等不良反应。②停用本药时应逐渐减量，如突然停药有诱发心肌梗死的危险。③剂量应逐渐增加到发挥最大疗效，但应注意个体差异。

我国慢性稳定型心绞痛诊断治疗指南指出，β受体阻滞药是慢性稳定型心绞痛患者改善心肌缺血的最主要药物，应逐步增加到最大耐受剂量。当不能耐受β受体阻滞药或疗效不满意时可换用钙拮抗药、长效硝酸酯类或尼可地尔。当单用β受体阻滞药疗效不满意时也可加用长效二氢吡啶类钙拮抗药或长效硝酸酯类，对于严重心绞痛患者必要时可考虑β受体阻滞药、长效二氢吡啶类钙拮抗药及长效硝酸酯类三药合用（需严密观察血压）。

（2）硝酸酯类制剂：硝酸酯类（nitrates）药物能扩张冠状动脉，增加冠状循环的血流量，还通过对周围血管的扩张作用，减轻心脏前后负荷和心肌的需氧，从而缓解心绞痛。

硝酸酯类常见的不良反应是头晕、头痛、脸面潮红、心率加快、血压下降，患者一般可以耐受，尤其是多次给药后。第一次用药时，患者宜平卧片刻，必要时吸氧。轻度的反应可作为药物起效的指标，不影响继续用药。若出现心动过速或血压降低过多，则不利于心肌灌注，甚至使病情恶化，应减量或停药。

静脉点滴长时间用药可能产生耐受性，需增加剂量，或间隔使用，一般在停用10h以上即可复效。其他途径给药如含服等则不会产生耐受性。

临床上常用的硝酸酯类制剂有如下。

1）硝酸甘油（nitroglycerin，NTG）：是最常用的药物，一般以舌下含服给药。心绞痛发作时，立即舌下含化0.3～0.6mg，1～2min见效，持续15～30min。对约92%的患者有效，其中76%的患者在3min内见效。需要注意的是，诊断为稳定型心绞痛者，如果服用的硝酸甘油在10min以上才起作用，这种心绞痛的缓解可能不是硝酸甘油的作用，或者是硝酸甘油失效。

2）硝酸异山梨酯（isosorbide dinitrate，消心痛）：为长效制剂，3次/d，每次5~20mg，服药后30min起作用，持续3~5h；缓释制剂药效可维持12h，可用20mg，2次/d。单硝酸异山梨酯（isosorbide 5-mononitrate），多为长效制剂，20~50mg，每天1~2次。患青光眼、颅内压增高、低血压者不宜使用本类药物。

3）长效硝酸甘油制剂：服用长效片剂，硝酸甘油持续而缓慢释放，口服30min后起作用，持续8~12h，可每8h服1次，每次2.5mg。用2%硝酸甘油油膏或皮肤贴片（含5~10mg）涂或贴在胸前或上臂皮肤而缓慢吸收，适用于预防夜间心绞痛发作。最近还有置于上唇内侧与牙龈之间的缓释制剂。

（3）钙离子拮抗药：钙离子拮抗药（calcium channel blockers，CCB或称钙拮抗药 calcium antagonist），通过抑制钙离子进入细胞内，以及抑制心肌细胞兴奋-收缩耦联中钙离子的作用，抑制心肌收缩，减少心肌氧耗；扩张冠状动脉，解除冠状动脉痉挛，改善心肌供血；扩张周围血管，降低动脉压，减轻心脏负荷；还降低血液黏滞度，抗血小板聚集，改善心肌微循环。又因其阻滞钙离子的内流而有效防治心肌缺血再灌注损伤，保护心肌。钙离子拮抗药对冠状动脉痉挛引起的变异型心绞痛有很好的疗效，因为它直接抑制冠状动脉平滑肌收缩并使其扩张。

钙离子拮抗药与其他扩血管药物相似，有服药后面潮红、头痛、头胀等不良反应。一般1周左右即可适应，不影响治疗。少数患者发生轻度踝关节水肿或皮疹。部分病例可加重心力衰竭或引起传导阻滞，临床上应予以注意。维拉帕米和地尔硫䓬与β受体阻滞药合用时有过度抑制心脏的危险。因此，临床上不主张非二氢吡啶类钙拮抗药与β受体阻滞药联用。停用本类药物时也应逐渐减量停服，以免发生冠状动脉痉挛。

钙离子拮抗药主要分为二氢吡啶类与非二氢吡啶类。非二氢吡啶类包括地尔硫䓬与维拉帕米，它们在化学结构上并无相同之处。

二氢吡啶类举例如下。

1）硝苯地平（nifedipine，硝苯吡啶，心痛定）：有较强的扩血管作用，使外周阻力下降，心排血量增加，反射性引起交感神经兴奋，心率加快，而对心脏传导系统无明显影响，故也无抗心律失常作用。硝苯地平一般用法：10~20mg，3次/d。舌下含服3~5min后发挥作用，每次持续4~8h，故为短效制剂。循证医学的证据表明，短效二氢吡啶类钙拮抗药对冠心病的远期预后有不利的影响，故在防治心绞痛的药物治疗中需避免应用。现有缓释制剂20~40mg，1~2次/d，能平稳维持血药浓度。

2）其他常用于治疗心绞痛的二氢吡啶类钙拮抗药有：尼群地平（nitrendipine）口服每次10mg，1~3次/d；尼卡地平（nicardipine）口服每次10~30mg，3~4次/d，属短效制剂，现有缓释片口服每次30mg，2次/d；氨氯地平（amlodipine）口服每次5mg，每日1次，治疗2周疗效不理想可增至每日10mg。需要长期用药的患者，推荐使用控释、缓释或长效制剂。

非二氢吡啶类举例如下。

1）地尔硫䓬（diltilazem，硫氮䓬酮，合心爽）：对冠状动脉和周围血管有扩张作用，抑制冠状动脉痉挛，增加缺血心肌的血流量，有改善心肌缺血和降低血压的作用。用法为口服每次30~60mg，3次/d。现有缓释胶囊，每粒90mg/d。尤其适用于变异型心绞痛。

2）维拉帕米（verapamil，维拉帕米）：有扩张外周血管及冠状动脉的作用，此外还有抑制窦房结和房室结兴奋性及传导功能，减慢心率，降低血压，从而降低心肌耗氧。口服每次 40mg，3 次/d。现有缓释片，每次 240mg，每日 1 次。

（4）钾通道激活药：主要通过作用于血管平滑肌细胞和心肌细胞的钾通道，发挥血管扩张、改善心肌供血和增强缺血预适应、保护心肌的作用。尼可地尔是目前临床上唯一使用的此类药物，具有硝酸酯类和钾通道开放的双重作用。但目前尚无证据表明钾通道激活剂优于其他抗心绞痛药物，能明显改善冠心病预后。目前主要用于顽固性心绞痛的综合治疗手段之一。尼可地尔用法：每次口服5~10mg，3 次/d。

（5）改善心肌能量代谢：在心肌缺血缺氧状态下，应用曲美他嗪（万爽力）抑制心肌内脂肪酸氧化途径，促使有限的氧供更多地通过葡萄糖氧化产生更多的能量，达到更早地阻止或减少缺血缺氧的病理生理改变，从而缓解临床症状，改善预后。

3. 他汀类药物　近代药物治疗稳定型心绞痛的最大进展之一是他汀类药物的开发和应用。该类药物抑制胆固醇合成，增加低密度脂蛋白胆固醇（LDL－C）受体的肝脏表达，导致循环 LDL－C 清除增加。研究表明他汀类药物可降低 LDL 胆固醇水平 20%~60%。应用他汀类药物后，冠状动脉造影变化所显示的管腔狭窄程度和动脉粥样硬化斑块消退程度相对较少，而患者的临床冠心病事件的危险性降低却十分显著。对此的进一步解释是他汀类药物除了降低LDL－C、胆固醇、三酰甘油水平和提高高密度脂蛋白胆固醇（HDL－C）水平外，还可能有其他的有益作用，包括稳定甚至缩小粥样斑块、抗血小板、调整内皮功能、改善冠状动脉内膜反应、抑制粥样硬化处炎症、抗血栓和降低血黏稠度等非调脂效应。

他汀类药物的治疗结果说明，对已确诊为冠心病的患者，经积极调脂后，明显减慢疾病进展并减少以后心血管事件发生。慢性冠心病中许多是稳定型心绞痛患者，他汀类药物对减少心血管事件发生超过对冠状动脉造影显示的冠状动脉病变的改善。慢性稳定型心绞痛患者 LDL－C 水平应控制在 2.6mmol/L 以下。

4. 血管紧张素转化酶抑制药（ACEI）　2007 年中国《慢性稳定型心绞痛诊断与治疗指南》明确了 ACEI 在稳定型心绞痛患者中的治疗地位，将合并糖尿病、心力衰竭、左心室收缩功能不全或高血压的稳定型心绞痛患者应用 ACEI 作为 I 类推荐（证据水平 A），将有明确冠状动脉疾病的所有患者使用 ACEI 作为 II a 类推荐证据水平，并指出："所有冠心病患者均能从 ACEI 治疗中获益。"

（四）血运重建术

目前的两种疗效肯定的血运重建术用于治疗由冠状动脉粥样硬化所致的慢性稳定型心绞痛：经皮冠脉介入治疗（percutaneous coronary intervention，PCI）和外科冠状动脉搭桥术（coronary artery bypass grafting，CABG）。对于稳定型心绞痛患者，冠状动脉病变越重，越宜尽早进行介入治疗或外科治疗，能最大程度恢复改善心肌血供和改善预后而优于药物治疗。

根据现有循证医学证据，中国慢性稳定型心绞痛诊断治疗指南指出，严重左主干或等同病变、3 支主要血管近端严重狭窄、包括前降支（LAD）近端高度狭窄的 1~2 支血管病变，且伴有可逆性心肌缺血及左心室功能受损而伴有存活心肌的严重冠心病患者，行血运重建可改善预后（减少死亡及 MI）。糖尿病合并 3 支血管严重狭窄，无 LAD 近端严重狭窄的单、双支病变心性猝死或持续性室性心动过速复苏存活者，日常活动中频繁发作缺血事件者，血运重建有可能改善预后。对其他类型的病变只是为减轻症状或心肌缺血。因此，对这些患者血运重建应该用于药物治疗不能控制症状者，若其潜在获益大于手术风险，可根据病变特点选择 CABG 或经皮冠状动脉介入治疗（PCI）。

（五）慢性难治性心绞痛

药物和血运重建治疗，能有效改善大部分患者缺血性心脏病的病情。然而，仍有一部分患者尽管尝试了不同的治疗方法，仍遭受心绞痛的严重困扰。难治性的慢性稳定型心绞痛患者被认为是严重的冠心病引起的心肌缺血所致，在排除引发胸痛的非心脏性因素后，可以考虑其他治疗。慢性难治性心绞痛需要一种有效的最佳治疗方案，前提是各种药物都使用到个体所能耐受的最大剂量。其他可予考虑的治疗方法包括：①增强型体外反搏（EECP）。②神经调节技术（经皮电神经刺激和脊髓刺激）。③胸部硬脊膜外麻醉。④经内镜胸部交感神经阻断术。⑤星形神经节阻断术。⑥心肌激光打孔术。⑦基因治疗。⑧心脏移植。⑨调节新陈代谢的药物。

四、预防

对慢性稳定型心绞痛一方面要应用药物防止心绞痛再次发作，另一方面还应从阻止或逆转动脉粥样硬化病情进展，预防心肌梗死等方面综合考虑以改善预后。

（董雄剑）

第六节　隐匿性冠心病

一、概述

（一）定义

隐匿性冠心病（latent coronary heart disease）又称无症状性心肌缺血或无痛性心肌缺血，是指有心肌缺血的客观证据（冠状动脉病变、心肌血流灌注及代谢、左心室功能、心电活动等异常），但缺乏胸痛或与心肌缺血相关的主观症状。由于心肌缺血可造成心肌可逆性或永久性损伤，可引起心绞痛、心律失常或猝死。因此，隐匿性冠心病作为冠心病的一个独立类型，越来越引起人们的重视。

（二）分型

本病有三种临床类型。

（1）患者有由冠状动脉狭窄引起心肌缺血的客观证据，但从无心肌缺血的症状。

（2）患者曾患心肌梗死，现有心肌缺血但无心绞痛症状。

（3）患者有心肌缺血发作但有时有症状，有些则无症状，此类患者临床最多见。心肌缺血而无症状的发生机制尚不清楚。

（三）临床特点

与其他类型的冠心病一样，隐匿性冠心病的演变过程包括：冠状动脉狭窄或闭塞→局部心肌缺血→心脏舒张收缩功能异常→血流动力学异常→心电图改变→出现临床症状或无症状，并且在高危人群（如糖尿病、肾衰竭、高血压、高血脂、吸烟、肥胖、高龄、冠心病家族史等，特别是糖尿病患者）中的发生率明显增加。隐匿性冠心病与其他类型冠心病的主要不同之处在于其并无临床症状。其发作特点如下：①常发生在轻体力活动或脑力活动时，并且在心率不快的情况下发生。②发作持续时间比典型心绞痛长，几十分钟甚至 1h。③有昼夜节律性变化，多发生在上午 6 ~ 11 时。隐匿性冠心病在冠心病患者中非常普遍，由于缺乏有症状性心肌缺血的疼痛保护机制，所以比后者更具有潜在危险性，因此其早期诊断和治疗具有重要的临床意义。

二、诊断要点

诊断主要根据静息、动态或负荷试验的心电图检查，放射性核素心肌显像发现患者有心肌缺血改变，而又无其他原因可以解释，常伴有动脉粥样硬化的危险因素。进行选择性冠状动脉造影检查或再加做血管内超声显像可确立诊断。

鉴别诊断时主要考虑引起 ST 段和 T 波改变的其他疾病，如各种器质性心脏病、电解质失调、内分泌疾病和药物作用等。

近年来的基础与临床研究证明，有心肌缺血，不管有无症状，同样预后不良。因此，检出和防治心肌缺血与检出严重血管病变并进行血运重建同样重要。当前简便易行的方法是，对 30 ~ 40 岁以上的人口，每年定期做一次常规心电图检查，对疑似者可进一步做心电图负荷试验、24h 动态心电图、心脏彩超或放射性核素检查，必要时可考虑多层螺旋 CT 检查或进行冠状动脉造影术。

三、治疗

隐匿型冠心病在治疗原则上应与有症状的冠心病患者相同对待（详见冠心病其他各节）。因此首先必须采用各种防治动脉粥样硬化的措施。其次，减少无症状性心肌缺血的发作，可用的药物有硝酸酯类、钙离子拮抗药和 β 受体阻滞药。该类药物的疗效已被最近的一系列临床试验所证实。硝酸酯类药物疗效确切，而 β 受体阻滞药似乎优于钙离子拮抗药，但钙离子拮抗药可用于心率较慢的患者，因为在这种情况下冠状动脉的血管收缩可能是最主要的原因。联合用药效果更好。需要注意的是，对于上述第 3 型的隐匿型冠心病患者，治疗目标是减少总的心肌缺血，而非仅仅控制心绞痛症状。药物治疗仍持续有心肌缺血发作者，应进行冠状动脉造影以明确病变的严重程度，并考虑进行血管再通术治疗。

（张　涛）

第七章

心律失常

第一节　心律失常总论

一、心律失常的发生机制

心脏电活动的形成源于特殊心肌细胞的内在节律性。自律性是指心肌细胞能够在没有外来刺激的情况下按一定节律重复去极化达到阈值，从而自发地产生动作电位的能力。心房和心室的工作细胞在正常状态下不具有自律性，特殊传导系统的细胞（特殊传导系统包括窦房结、房室结区、希氏束、束支及浦肯野纤维网系统）却具有自律性，故被称作起搏细胞（图 7-1）。在病理状态下，特殊传导系统之外的心肌细胞可获得自律性。

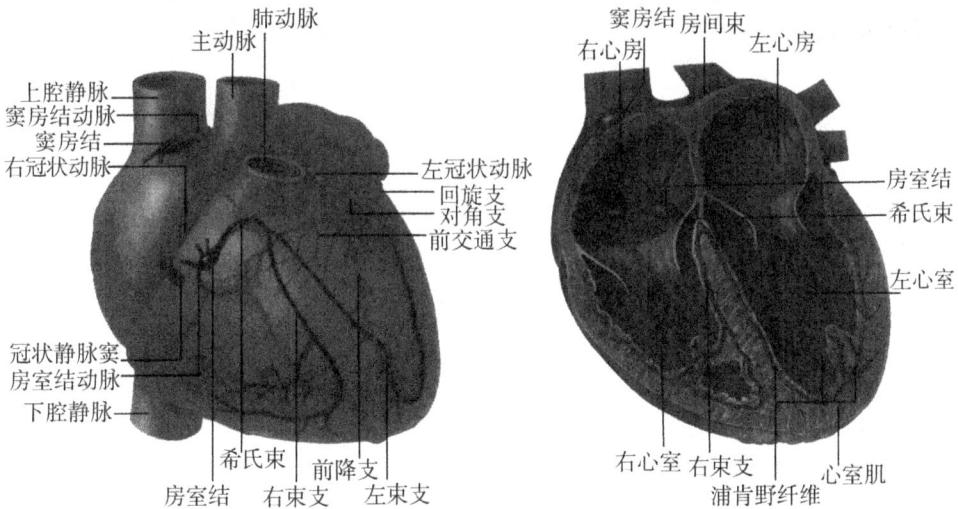

图 7-1　心脏传导系统示意图

特殊传导系统中自律细胞的自律性是不同的。正常情况下，窦房结细胞的自动节律性最高（约 100 次/分），浦肯野纤维网的自律性最低（约 25 次/分），而房室结（约 50 次/分）和希氏束（约 40 次/分）的自律性依次介于二者之间。整个心脏总是依照在当时情况下自律性最高的部位所发出的节律性兴奋来进行活动。正常情况下，窦房结是主导整个心脏兴奋和搏动的正常部位，故称为正常起搏点；特殊传导系统中的其他细胞并不表现出它们自身的自律性，只是起着传导兴奋的作用，故称为潜在起搏点。某些病理情况下，窦房结的兴奋因传导阻滞而不能控制其他自律组织的活动，或窦房结以外的自律组织的自律性增高，心房或心室就受当时情况下自律性最高的部位发出的兴奋节律支配而搏动，这些异常的起搏部位就称为异位起搏点。

（一）激动形成的异常

窦房结或其他组织（包括特殊传导系统和心肌组织）的异常激动形成会导致心律失常。可导致心律失常的主要异常激动包括自律性异常（包括窦房结、特殊传导系统中的潜在起搏细胞、心房或心室肌细胞的异常自律性）和触发活动。

1. 窦房结自律性异常

（1）窦房结自律性增高：正常情况下，窦房结的自律性高低主要受自主神经系统的调控。交感神经刺激作用于起搏细胞的 β_1 肾上腺素能受体，使起搏离子流通道的开放增加，起搏离子内流增多，4 期除极的斜率增大。因此，窦房结 4 期除极达到阈值的时间较正常缩短，自律性因而增高。另外，交感神经的刺激增加电压敏感性 Ca^{2+} 通道的开放概率（起搏细胞中，Ca^{2+} 组成了 0 期去极化电流），从而使阈电位水平负向移动（降低），舒张期除极到达阈电位的时间因而提前。总之，交感神经的活动通过使阈电位阈值负值加大、起搏离子流增加而提高窦房结的自律性（图 7-2）。

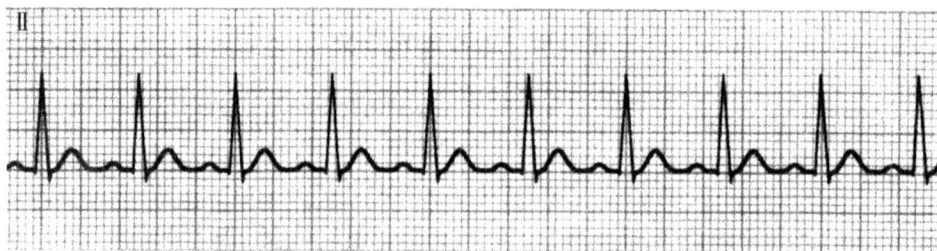

图 7-2 窦性心动过速

（2）窦房结自律性降低：生理情况下，交感神经刺激减弱和副交感神经活性增强可降低窦房结的自律性。胆碱能刺激经迷走神经作用于窦房结，减少起搏细胞离子通道的开放概率。这样，起搏离子流及 4 期除极的斜率都会下降，细胞自发激动的频率减低。此外，由于 Ca^{2+} 通道开放概率减低，阈电位向正向移动（升高）。而且，胆碱能神经的刺激增加了静息状态下 K^+ 通道开放概率，使带正电荷的 K^+ 外流，细胞的最大舒张电位负值增加。起搏离子流的减少、细胞最大舒张电位负值增加及阈电位负值降低共同作用的最终结果是细胞自发激活速率降低，心率减慢（图 7-3）。

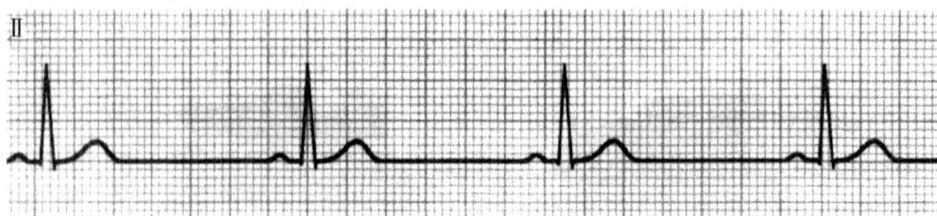

图 7-3 窦性心动过缓

2. 逸搏心律　当窦房结受到抑制使激动发放的频率降低时，特殊传导通路中的潜在起搏点通常会发出激动。由于窦房结的频率降低而使潜在起搏点引发的一次激动称作逸搏；连续的逸搏，称为逸搏心律。逸搏心律具有保护性作用，当窦房结的激动发放受损时，可确保心率不会过低。心脏的不同部位对副交感（迷走）神经刺激的敏感性不同。窦房结和房室结的敏感性最强，心房组织次之，心室传导系统最不敏感。因此，轻度副交感神经的刺激会降低窦房结的频率，起搏点转移至心房的其他部位；而强烈的副交感神经的刺激将抑制窦房结和心房组织的兴奋性，可导致房室结的传导阻滞，并出现室性逸搏心律（图 7 - 4）。

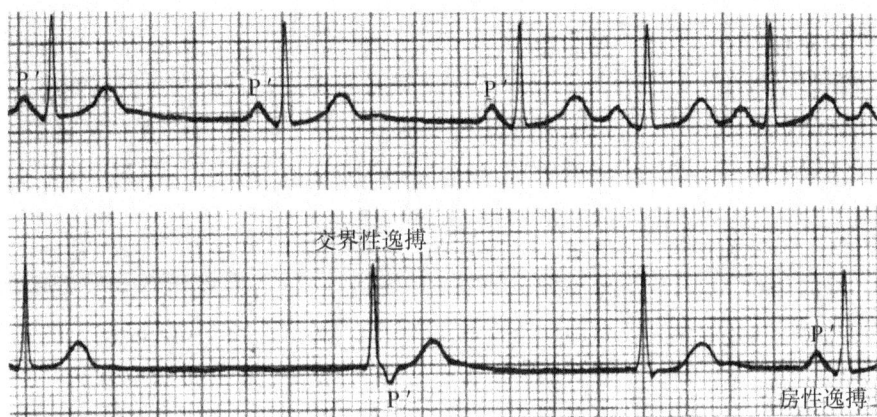

图 7 - 4　窦性心动过速、交界性逸搏、房性逸搏心律

3. 潜在起搏点自律性增高　潜在起搏点控制激动形成的另一种方式是其自发的除极速率快于窦房结，这种情况称为异位搏动或过早搏动（异位搏动与逸搏的区别在于前者先于正常节律出现，而后者则延迟出现并中止窦性心率缓慢所造成的停搏）。连续发生的异位搏动称作异位节律。多种不同的情况都会产生异位节律，例如，高浓度的儿茶酚胺会提高潜在起搏细胞的自律性，如其除极化的速率超过窦房结，就会发生异位节律；低氧血症、缺血、电解质紊乱和某些药物中毒（如洋地黄）的作用也会导致异位搏动的出现（图 7 - 5）。

4. 异常自律性　多种病理因素会导致特殊传导系统之外、通常不具有自律性的心肌细胞获得自律性并自发除极，其表现与来自特殊传导系统的潜在起搏细胞所发出的激动相类似。如果这些细胞的去极化速率超过窦房结，它们将暂时取代窦房结，成为异常的节律起源点。这种异位节律起源点也像窦房结一样具有频率自适应性，因此，频率不等、心动过速开始时频率逐渐加快而终止时频率逐渐减慢、可被其他比其频率更快的节律所夺获是自律性心律失常的重要特征（图 7 - 6）。

由于普通心肌细胞没有或仅有少量激活的起搏细胞离子通道，所以通常没有起搏离子流。各种病理因素是如何使这些细胞自发除极的原因尚不十分清楚，明确的是，当心肌细胞受到损伤，它们的细胞膜通透性将增加，这样，它们就不能维持正常的电离子浓度梯度，细胞膜的静息电位负值变小（即细胞部分去极化）；当细胞膜的负值小于 60mV，非起搏细胞就可产生逐渐的 4 期除极化。这种缓慢的自发除极大概与慢钙电流和通常参与复极的某亚组 K^+ 离子通道的关闭有关。

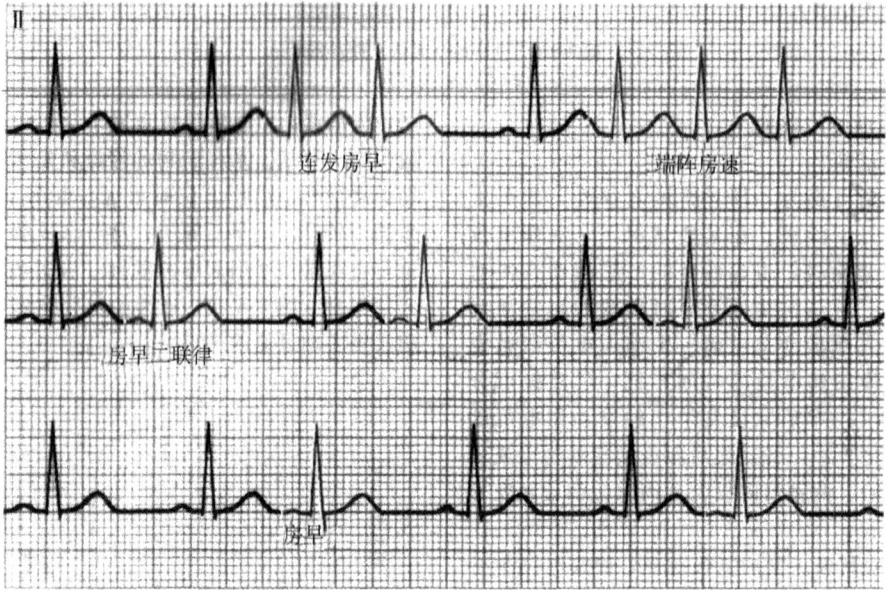

图 7 - 5　房性期前收缩（房早）及房性心动过速（房速）

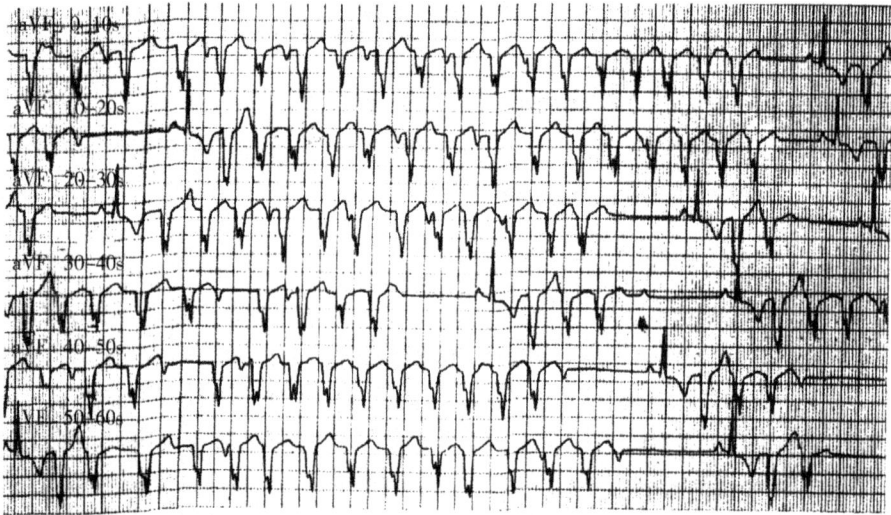

图 7 - 6　自律性（无休止性）室速

5. 触发活动　触发活动可视为一种异常的自律性，其产生的根本原因是后除极。在某些情况下，动作电位能够触发异常除极，引起额外的心脏搏动或快速性心律失常。这与自律性升高时出现的自发活动不同，这种自律活动是由前一个动作电位所激发的。根据激发动作电位的时间不同，后除极可分为两种类型：①早后除极发生于触发动作电位的复极期（图 7 - 7）；②延迟后除极紧随复极完成之后（图 7 - 8）。两种后除极到达阈电位都会触发异常的动作电位。

早后除极打断正常的复极过程，使膜电位向正电位方向移动。早后除极可发于动作电位的平台期或快速复极期。某些药物的治疗和先天性长 QT 间期综合征时，动作电位时程（心电图上 QT 间期）延长，较易发生早后除极。早后除极触发的动作电位可自我维持并引起连续除极，从而表现为快速性心律失常（图7-9），连续的早后除极可能是尖端扭转型心动过速的机制。

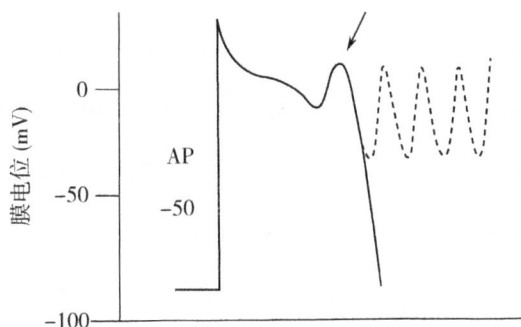

图7-7 触发活动 早后除极发生于触发动作电位（AP）完全复极之前。反复的后除极（虚线）引起连续、快速的触发动作电位，导致心动过速

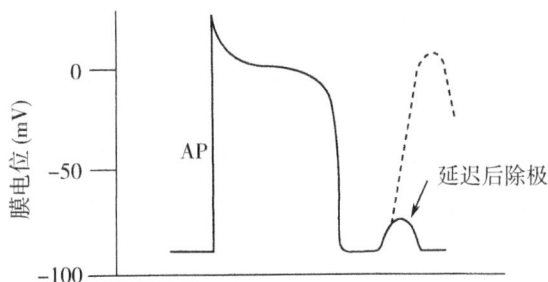

图7-8 触发活动 延迟后除极发生于触发动作电位（AP）完全复极之后。如果延迟后除极到达阈电位，触发可扩布的动作电位

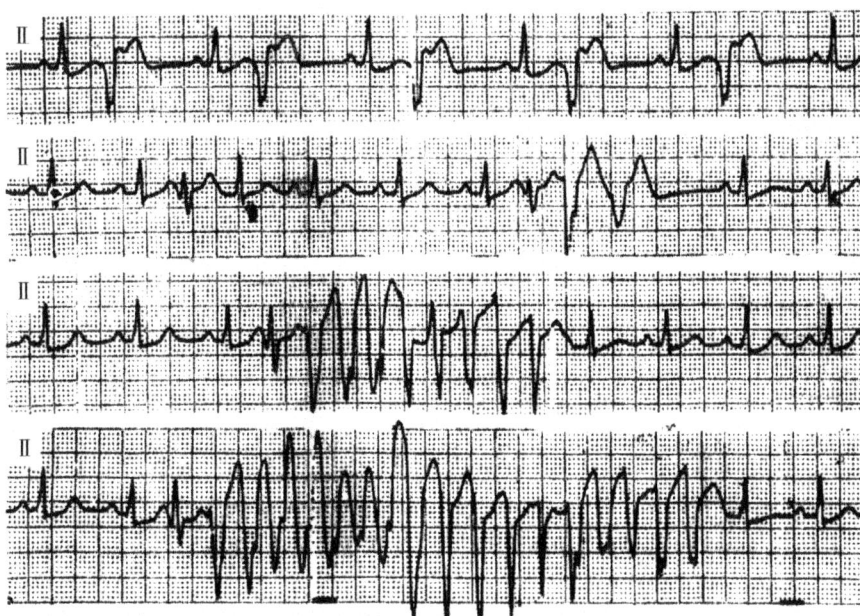

图7-9 早后除极所致室性期前收缩（早搏）及其诱发的室性心动过速

延迟后除极紧随复极完成之后发生，最常见于细胞内高钙的情况，如洋地黄中毒或明显的儿茶酚胺刺激。与早后除极一样，延迟后除极达到阈电位就会产生动作电位。这种动作电位也可自我维持并导致快速性心律失常，例如，洋地黄中毒引起的多种心律失常就是延迟后除极所致（图7-10）。

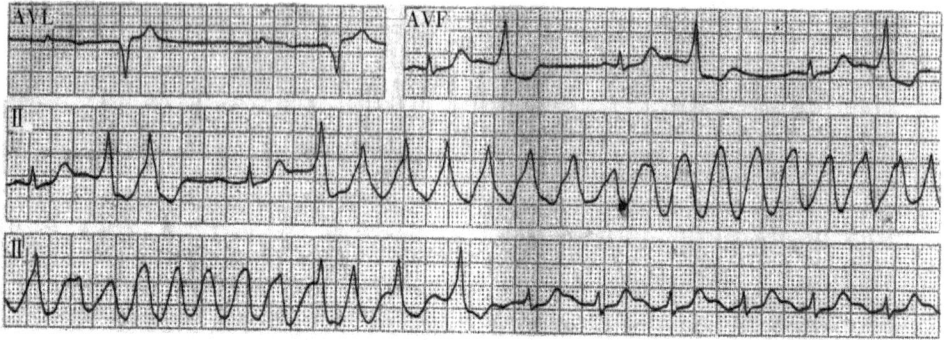

图7-10 延迟后除极所致室性早搏及其诱发的室性心动过速

（二）激动传导异常

1. 传导障碍 传导障碍主要表现为传导速度减慢和传导阻滞。

发生传导障碍的主要机制有以下几种。

（1）组织处于不应期：不应期是心肌电生理特性中十分重要的概念。冲动在心肌细胞中发生连续性传导的前提条件是各部位组织在冲动抵达之前，脱离不应期而恢复到应激状态，否则冲动的传导将发生延迟（适逢组织处于相对不应期）或阻滞（适逢组织处于有效不应期）。不应期越短，越容易发生心律失常，反之，亦然；不应期越不均一，容易发生心律失常；相对不应期越长，越容易发生心律失常；有效不应期越长，越不易发生心律失常。抗心律失常药物的作用机制：延长不应期，使不应期均一化，缩短相对不应期，延长有效不应期。如图7-11所示：在R_3、R_5的T波上可见一提前出现的房性P波，因其落入前次心动周期的绝对不应期未能下传，R_5的T波上的房性P波未下传之后接之而来的房性P波也不能下传，从而可证明后面的P波落在前一房性早搏隐匿性传导所形成的绝对不应期内，这种情况不能误认为房室传导阻滞。

（2）递减传导：当冲动在传导过程中遇到心肌细胞舒张期膜电位尚未充分复极时，由于"静止期"电位值较低，0相除极速度及振幅都相应减少，引起的激动也较弱，其在冲动的传导中所引起的组织反应性也将依次减弱，即传导能力不断降低，致发生传导障碍。不均匀传导是指十分邻近的传导纤维之间传导速度明显不同，此时，激动传导的总效力下降，也可造成传导阻滞的发生。

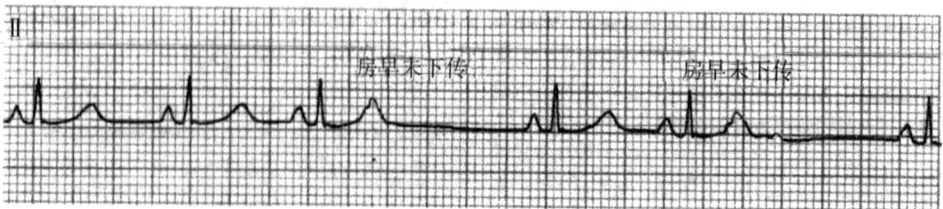

图7-11 房早未下传，交界区隐匿性传导

2. 传导途径异常　　正常情况下，心房和心室之间仅能通过房室结 - 希氏束 - 浦肯野纤维（房室结 - 希氏束系统）进行房室或室房传导。多种原因可出现额外的传导径路，比如功能性电传导差异所致的房室结双径路（图 7 - 12）、先天原因所致的房室旁路（图 7 - 13）、瘢痕所致的多条径路等，激动在各个径路的传导及其在各径路之间的折返都可造成心律失常。

旁路可将激动绕经房室结直接传导至心室。由于旁路提前激动了心室，心电图上显示缩短的 PR 间期和 delta 波。

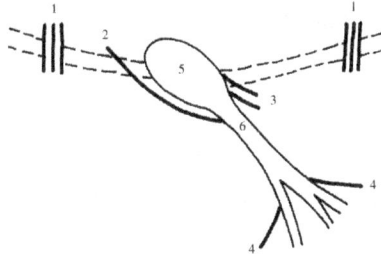

图 7 - 12　房室旁路示意图

1. Kent 束；2. 房 - 希氏束；3. 结室纤维；4. 分支室纤维；5. 房室结；6. 希氏束

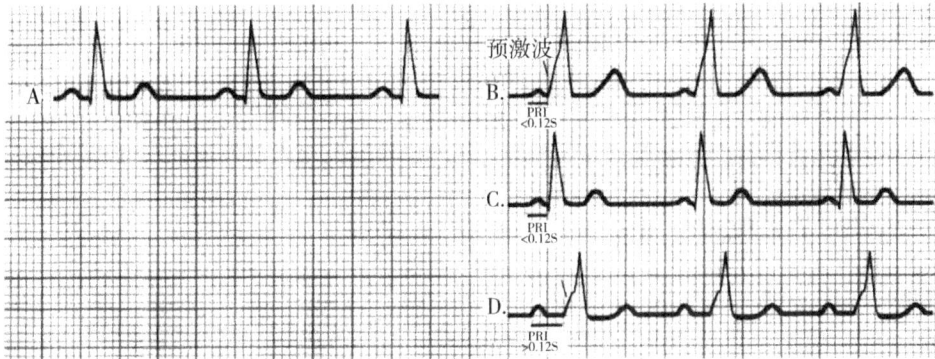

图 7 - 13　预激综合征

A. 房室正常传导；B. 经 Kent 束传导的预激综合征；C. 经 James 束传导的预激综合征；

D. 经 Mahaim 束传导的预激综合征。PRI：PR 间期

3. 折返及折返性心律失常　　冲动在传导过程中，途经解剖性或功能性分离的两条或两条以上径路时，一定条件下，冲动可循环往复，即形成折返性激动。折返激动是心律失常的重要发生机制，尤其是在快速性异位搏动或异位性心律失常的发生中占有非常重要的地位。临床常见的各种阵发性心动过速、心房扑动或颤动、心室扑动或颤动，其发生机制及维持机制往往都是折返激动。折返激动的形成需如下条件。

（1）折返径路：存在解剖或功能上相互分离的径路是折返激动形成的必要条件。如图 7 - 14a 所示：冲动由 A 点向 B 点传播时，有左（α）和右（β）两条径路可循，其 Q 和 β 两条径路既可顺向传导，亦可逆向传导。如果两者的传导性能相同，则由 A 点传导的冲动同时沿两条径路传导到 B 点，如此便不会形成折返激动。上述解剖性或功能性折返径路可以存在于心脏不同部位：①窦房结和其周围的心房组织之间；②房室结或其周围组织内；

③希氏束内纵向分离；④希氏束和束支之间；⑤浦肯野纤维网及其末梢与心肌连接处；⑥房室结－希氏束系与旁路之间或旁路与旁路之间。

（2）单向阻滞：一般情况下，心脏传导组织具有前向和逆向的双向传导。但在某些生理或病理情况下，心脏某部分传导组织只允许激动沿一个方向传导，而沿另一个方向传导时则不能通过，这种情况称为单向传导或单向阻滞。生理性、先天性单向阻滞在临床上比较常见。折返环的两条径路中若一条发生单向阻滞，则为对侧顺向传导的冲动经此径路逆向传导提供了条件（图7－14b）。

（3）缓慢传导：如冲动在对侧径路中发生延缓，延缓的时间足以使发生单向阻滞部位的组织恢复应激性，则可以形成折返激动（图7－14c）。

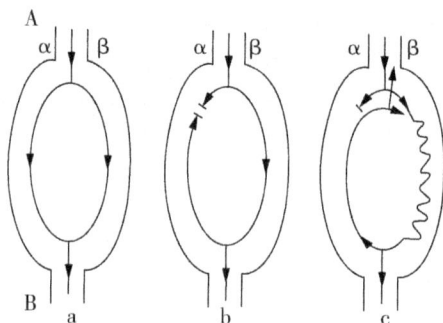

图7－14　a. α和β两条径路传导能力相同，同时传导至B处；b. Q径路发生阻滞，A处激动经β径路传导至B处；c. α径路发生阻滞，β径路发生传导延缓，逆向经α径路传导，形成折返

（4）折返激动：循折返环运行一周所需的时间（折返周期）长于折返环路任一部位组织的不应期，只有这样，折返激动在其环行传导中才能始终不遇上处于不应状态的组织，折返激动才可持续存在，阵发性室上性心动过速即是此种机制所致心动过速之典型（图7－15）。

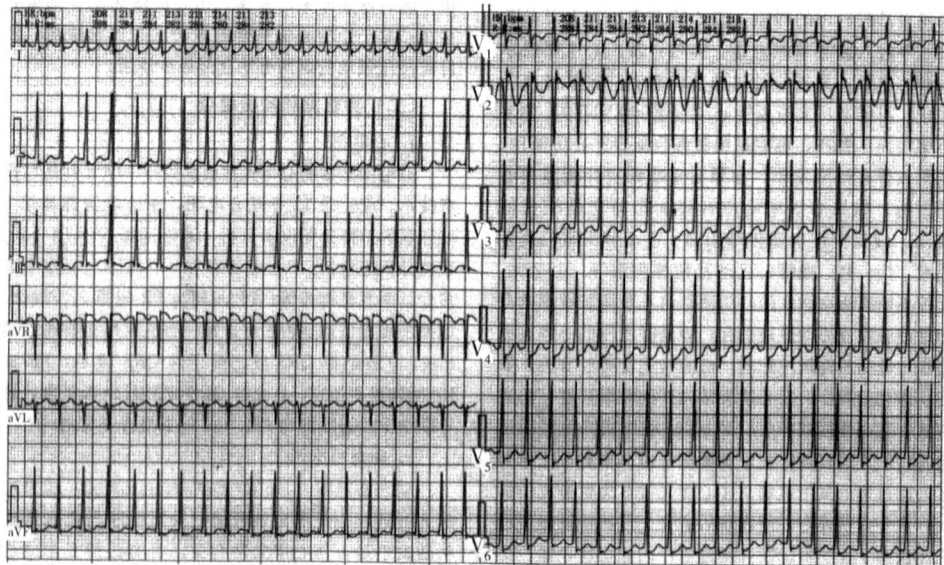

图7－15　阵发性室上性心动过速

二、心律失常的分类

心律失常的分类方法较多，根据其发生机制，分为激动形成异常和激动传导异常两大类。

（一）激动形成异常

1. 窦性心律失常　①窦性心动过速；②窦性心动过缓；③窦性心律不齐；④窦性停搏；⑤病态窦房结综合征。

2. 异位心律

（1）被动性异位心律：①逸搏（房性、房室交界区性、室性）；②逸搏心律（房性、房室交界区性、室性）。

（2）主动性异位心律：①期前收缩（房性、房室交界区性、室性）；②阵发性心动过速（房性、房室交界区性、房室折返性、室性）；③心房扑动、心房颤动；④心室扑动、心室颤动。

（二）激动传导异常

1. 生理性传导异常　生理性传导异常干扰、干扰性房室分离、差异性传导。

2. 病理性阻滞

（1）窦房传导阻滞：一度、二度、三度窦房传导阻滞，二度窦房传导阻滞还可以分为Ⅰ型和Ⅱ型。

（2）房内传导阻滞。

（3）房室传导阻滞：一度房室传导阻滞；二度房室传导阻滞：分为Ⅰ型、Ⅱ型；三度房室传导阻滞。

（4）束支传导阻滞：右束支传导阻滞；左束支传导阻滞；左前分支阻滞；左后分支阻滞。

3. 传导途径的异常　预激综合征。

三、心律失常的诊断

（一）临床表现

1. 病史　心律失常的诊断应从详尽采集病史入手。让患者客观描述发生心悸等症状时的感受。病史通常能提供对诊断有用的线索：①心律失常的存在及其类型。年轻人曾有晕厥发作，体检正常，心电图提示预激综合征，如果心动过速快而整齐，突然发作与终止，可能系房室折返性心动过速（AVRT）；如果心率快而不整齐，可能是预激综合征合并心房颤动；老年人曾有晕厥发作，如果心室率快应怀疑室性心动过速；如果心室率慢应怀疑病态窦房结综合征（SSS）或完全性房室传导阻滞。②心律失常的诱发因素：烟、酒、咖啡、运动及精神刺激等。由运动、受惊或情绪激动诱发的心肌通常由儿茶酚胺敏感的自律性或触发性心动过速引起；静息时发作的心悸或患者因心悸而从睡眠中惊醒，可能与迷走神经有关，如心房颤动的发作。③心律失常发作的频繁程度、起止方式。若心悸能被屏气、Valsalva动作或其他刺激迷走神经的方式有效终止，则提示房室结很有可能参与了心动过速的发生机制。④心律失常对患者造成的影响，产生症状或存在潜在预后意义。这些特征能帮助临床医师了解明确诊断和实施治疗的迫切性，如一个每日均有发作，且发作时伴有近似晕厥或严重呼吸困难的患者和一个偶尔发作且仅伴有轻度心悸症状的患者相比，前者理应得到更迅速的临床评估。

2. 体格检查　在患者发作有症状的心律失常时对其进行体格检查通常是有启迪作用的。很明显，检查心率、心律和血压是至关重要的。检查颈动脉的压力和波型可以发现心房扑动时颈静脉的快速搏动或因完全性房室传导阻滞或室速而导致的房室分离。此类患者的右心房收缩发生在三尖瓣关闭时，可产生大炮 a 波（canonwave）。第一心音强度不等有相同的提示意义。

按压颈动脉窦的反应对诊断心律失常提供了重要的信息。颈动脉窦按摩通过提高迷走神经张力，减慢窦房结冲动发放频率和延长房室结传导时间与不应期，可对某些心律失常的及时终止和诊断提供帮助。其操作方法是：患者取平卧位，尽量伸展颈部，头部转向对侧，轻轻推开胸锁乳突肌，在下颌角处触及颈动脉搏动，先以手指轻触并观察患者反应。如无心率变化，继续以轻柔的按摩手法逐渐增加压力，持续约 5s。严禁双侧同时施行。老年患者颈动脉窦按摩偶尔会引起脑梗死。因此，事前应在颈部听诊，如听到颈动脉嗡鸣音应禁止施行。窦性心动过速对颈动脉窦按摩的反应是心率逐渐减慢，停止按摩后恢复至原来水平。房室结参与的折返性心动过速的反应是可能心动过速突然终止。心房颤动与扑动的反应是心室率减慢，后者房率与室率可呈（2～4）：1 比例变化，随后恢复原来心室率，但心房颤动与扑动依然存在。鉴于诊治心律失常的方法已有长足进展，故目前按压颈动脉窦的方法已经极少使用。

（二）实验室和器械检查

1. 心电图　心电图是诊断心律失常最重要的一项无创伤性检查技术。应记录 12 导联心电图，并记录清楚显示 P 波导联的节律条图以备分析，通常选择 V_1 或 Ⅱ 导联。系统分析应包括：P 波是否存在，心房率与心室率各多少，两者是否相等；PP 间期与 PR 间期是否规律，如果不规律关系是否固定；每一心室波是否有相关的 P 波，P 波是在 QRS 波之前还是 QRS 波后，PR 或 RP 间期是否恒定；P 波与 QRS 波形态是否正常，各导联中 P、QRS 波与 PR、QT 间期是否正常等。

2. 动态心电图　动态心电图（Holter ECG monitoring）检查通过 24h 连续心电图记录可能记录到心悸与晕厥等症状的发生是否与心律失常有关，明确心律失常或心肌缺血发作与日常活动的关系以及昼夜分布特征，协助评价药物疗效、起搏器或埋藏式心脏复律除颤器的疗效以及是否出现功能障碍。

不同的 Holter 记录可为各种特殊的检查服务。多次重复记录的 24h 心电图对于明确是否有房性期前收缩触发的心房颤动，进而是否需要进行电生理检查或导管消融术很有必要。12 导联动态心电图对于需要在行射频消融术前明确室性心动过速的形态或诊断心房颤动消融灶导致的形态一致的房性期前收缩方面是很有用的。目前绝大多数的 Holter 系统尚可提供有关心率变异性的数据。

3. 事件记录　若患者心律失常间歇发作且不频繁，有时难以用动态心电图检查发现。此时，可应用事件记录器（event recorder），记录发生心律失常及其前后的心电图，通过直接回放或经电话（包括手机）或互联网将实时记录的心电图传输至医院。尚有一种记录装置可埋植于患者皮下一段时间，装置可自行启动、检测和记录心律失常，可用于发作不频繁、原因未明而可能系心律失常所致的晕厥病例。

4. 运动试验　患者在运动时出现心悸症状，可进行运动试验协助诊断。运动能诱发各种类型的室上性和室性快速性心律失常，偶尔也可诱发缓慢性心律失常。但应注意，正常人进行运动试验，亦可发生室性期前收缩。临床症状与运动诱发出心律失常时产生的症状（如晕厥、持续性心悸）一致的患者应考虑进行负荷试验。负荷试验可以揭露更复杂的心律失常，诱发室上性心律失常，测定心律失常和活动的关系，帮助选择抗心律失常治疗和揭示致心律失常反应，并可能识别一些心律失常机制。

5. 食管心电图　食管心电图（图7-16）是一种有用的非创伤性诊断心律失常的方法。解剖上左心房后壁毗邻食管，因此，插入食管电极导管并置于心房水平时，能记录到清晰的心房电位，并能进行心房快速起搏或程序电刺激。

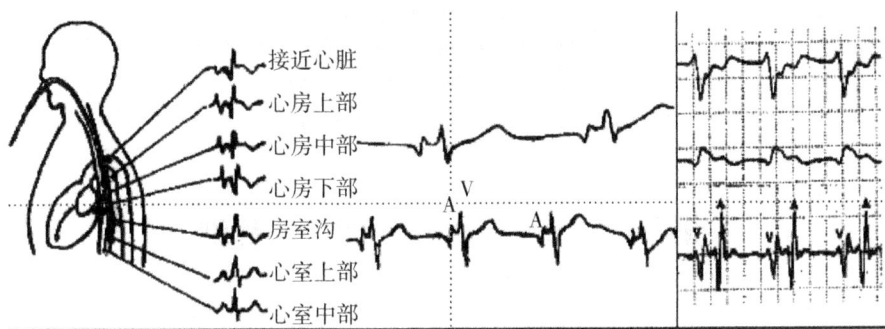

图7-16　食管心电图

食管心电图结合电刺激技术可对常见室上性心动过速发生机制的判断提供帮助，如确定是否存在房室结双径路。房室结折返性心动过速能被心房电刺激诱发和终止。食管心电图能清晰地识别心房与心室电活动，便于确定房室分离，有助于鉴别室上性心动过速伴室内差异性传导与室性心动过速。食管快速心房起搏能使预激图形明显化，有助于不典型的预激综合征患者确诊。应用电刺激诱发与终止心动过速，可协助评价抗心律失常药物疗效。食管心房刺激技术亦用于评价窦房结功能。此外，快速心房起搏，可终止药物治疗无效的某些类型室上性折返性心动过速。

需要指出的是，食管心电图由于记录部位的局限，对于激动的起源部位尚不能做出准确的判断，仍应结合常规体表心电图才能更好地发挥其特点。此外，食管心电图描记后，根据心动过速的发生原因还可以立即给予有效的治疗。因此，应该进一步确立和拓宽食管心电图在临床上的地位与作用。

6. 心脏电生理检查　心脏电生理检查时通常把电极导管放置在右房侧壁上部和下部、右室心尖部、冠状静脉窦和希氏束区域（图7-17），辅以8~12通道以上多导生理仪同步记录各部位电活动，包括右心房、右心室、希氏束、冠状窦（反映左心房、室的电活动）。与此同时，应用程序电刺激和快速心房或心室起搏，测定心脏不同组织的电生理功能。

（1）电极导管的放置和记录

1）右心房：通常采用下肢静脉穿刺的方式，将记录电极经下腔静脉系统放置在右心房内。右心房后侧壁高部与上腔静脉交界处（称为高位右房，HRA）是最常用的记录和刺激部位。

2）右心室：与右心房电极类似，右心室电极也多采用下腔静脉途径。右室心尖部（RVA）是最易辨认的，在此处进行记录和刺激的重复性最高。

3）左心房：左心房电活动的记录和起搏较难。因冠状静脉窦围绕二尖瓣走行，故通常采用将电极导管放置在冠状静脉窦（CS）内的方式间接记录或起搏左心房。采用自颈静脉穿刺的途径较易将电极导管成功送入位于右心房内后方的冠状静脉窦口。

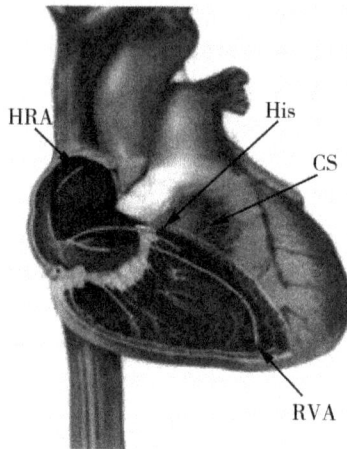

图 7 - 17　心脏电生理检查
HRA：高位右房；His：希氏束；CS：冠状静脉窦；RVA：右室心尖部

4）希氏束：位于房间隔的右房侧下部，冠状静脉窦的左上方，卵圆窝的左下方，靠近三尖瓣口的头侧。将电极导管经下肢静脉穿刺后送入右心房，在三尖瓣口贴近间隔处可以记录到希氏束电图。希氏束电图由一组波群组成，其中心房电位波以 A 代表，希氏束电位波以 H 代表，心室电位波由 V 代表。

（2）常用的程序刺激方式及作用：程序刺激是心电生理检查事先设定的刺激方式。应用不同方式、不同频率的心腔内刺激，以体表心电图与心腔内心电图对其进行同步记录，观察心脏对这些刺激的反应。常用的刺激部位为右房上部的窦房结区域（HRA）及右室心尖部（RVA）。常用的刺激方式包括频率逐渐递增的连续刺激和联律间期逐渐缩短的期前刺激。

连续刺激是以周长相等的刺激（S_1）连续进行（S_1S_1），持续 10 ~ 60s 不等。休息 1min 后，再以较短的周长（即较快的频率）再次进行 S_1S_1 刺激，如此继续进行，每次增加刺激频率 10 次/分，逐步增加到 170 ~ 200 次/分，或出现房室传导阻滞时为止。

期前刺激是指在自身心律或基础起搏心律中引入单个或多个期前收缩（期前）刺激。常见的方式为 S_1S_2 刺激，即释放出一个期前刺激。先由 S_1S_1 刺激 8 ~ 10 次，称为基础刺激或基础起搏，在最后一个 S_1 之后发放一个期前的 S_2 刺激，使心脏在定律搏动的基础上发生一次期前搏动。逐步更改 S_2 的联律间期，便可达到扫描刺激的目的。如果在感知心脏自身的 8 ~ 10 个 P 波或 QRS 波后发放一个期前刺激，形成在自身心律的基础上出现一次期前搏动，则称为 S_2 刺激。

心脏电生理检查主要用于明确心律失常的起源处及其发生机制，并根据检查的结果指导进一步的射频消融治疗，是导管射频消融术中的一个必要环节。此外，心脏电生理检查还可应用于评估患者将来发生心律失常事件的可能性，评估埋藏式心脏复律除颤器对快速性心律失常的自动识别和终止功能，以及通过起搏的方式终止持久的室上性心动过速和心房扑动等。

（郭秋荣）

第二节　心律失常的遗传基础

一、概述

心肌细胞的基本功能包括机械活动（心肌收缩）和电学活动（动作电位，AP）。只有这两种活动都正常时才能完成心脏的兴奋收缩耦联，保证心脏正常搏动。电活动发生异常后就会引起心律失常。代表心肌细胞电学活动性质的动作电位分为 5 个时相（期），每个时相的形成由不同的离子流负载：0 相期主要由钠离子电流（I_{Na}）的内流引起细胞的去极化；1 相期是钾离子（Ito）的快速外流；2 相期则主要由钾离子外流（I_{Kr}、I_{Kur} 等）和钙离子内流（I_{Ca}）之间的平衡来实现，亦称平台期；3 相期是由钾离子的快速外流（I_{Ks}、I_{Kr}、I_{K1} 等）形成；4 相期的形成主要由钾离子外流（I_{K1}）承担。负载各种离子流的主要离子通道编码基因及其对应 AP 时相的关系见图 7 – 18。

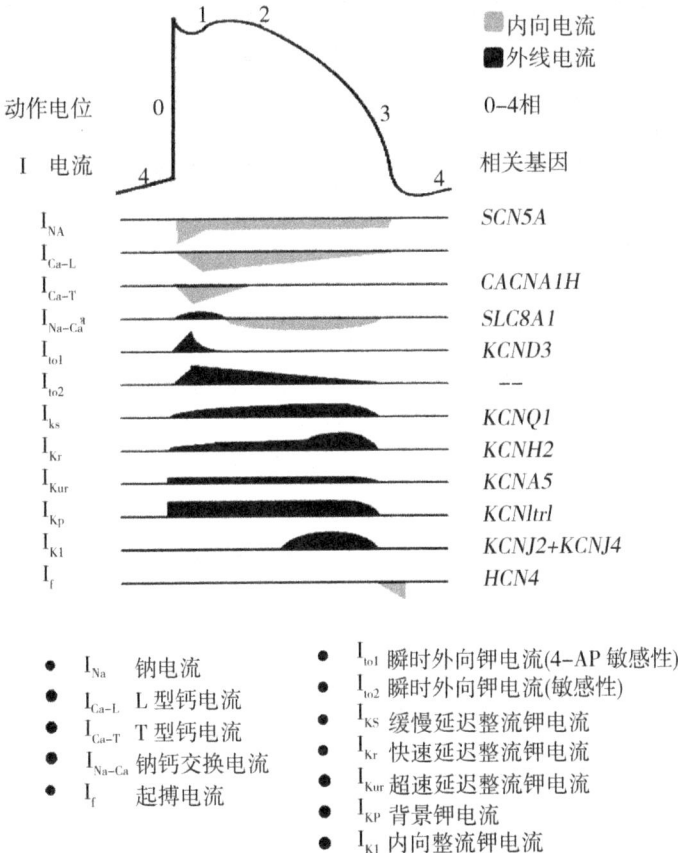

图 7 – 18　心室肌细胞跨膜动作电位的除极 0 相和复极 1、2、3、4 相
对应的离子流及其调控基因；负向为内向电流；正向为外向电流

形成离子流的物质基础是位于心肌细胞膜上的离子通道蛋白，而由这些离子通道及其相关蛋白等结构或功能异常引起的心律失常称为离子通道病（ion channelopathy），亦称原发性心电疾病（primary electrical disease）。在 2013 年版最新的关于遗传性原发心律失常综合征诊断与治疗的专家共识（以下简称专家共识）中，这类疾病被称作遗传性原发心律失常综合征，主要指无器质性心脏病的一类以心电紊乱为主要特征的疾病，包括长 QT 综合征（LQTS）、短 QT 综合征（SQTS）、Brugada 综合征（BrS）、儿茶酚胺敏感型室速（CPVT）、早期复极（ER）、进行性心脏传导疾病（PCCD）、特发性室颤（IVF）、不明原因猝死综合征（SUDS）和婴儿猝死综合征（SUDI）、家族性特发性房颤（AF）等。

最初发现的致病基因多由编码心肌细胞上各主要离子通道亚单位的基因突变引起，如常见的 LQTS 主要亚型 LQT 1～3 就分别由编码钾离子通道的基因 KCNQ1、KCNH2 以及编码钠通道的基因 SCN5A 引起，故称"离子通道病"；但后来随着研究的进一步深入，发现还有一些非离子通道的编码基因突变也可以引起这类疾病，如引起 LQT4 的基因是锚定蛋白 B，编码核孔蛋白的 NUP155 基因突变可以引起房颤等，但离子通道病这个名词概念还是被继续沿用了下来。

二、子通道病多数是单基因遗传病

该类疾病绝大多数为单基因遗传，以常染色体显性遗传最为常见，可表现为多种恶性快速性心律失常（如多形性室速、尖端扭转型室速、室颤等）或缓慢性心律失常（如病态窦房结综合征、房室传导阻滞等）。多数离子通道病有遗传异质性（genetic heterogeneity），即由不同的遗传缺陷造成同样表型的现象。

另外，同一个基因上的不同突变又可引起不同的疾病表型，比如 SCN5A 上的不同突变可引起像 LQT3、Brugada 综合征（BrS）、房室传导阻滞和单纯室速/室颤等不同表型的结果，表明基因发生不同突变后引起心律失常表型的机制是很复杂的。这种现象还不止发生在 SCN5A，已知的还有 KCNQ（可引起 LQT1、房颤、SQTS2）、KCNH2（可引起 LQT2、SQTS1、CPVT）、KCNJ2（引起 LQT7、SQTS3）等。

按照致病基因的种类及其功能，目前引起各种离子通道病的基因可分为以下几种：①离子通道基因：如钾离子通道基因（KCNQ、KCNH2、KCNE1、KCNE2、KCNJ2）、钠离子通道基因（SCN5A）、钙离子通道基因（RyR2、CAQS2、Cav1.2）、起搏电流（If）通道基因（HCN4）、编码 KATP 通道 Kir6.1 亚单位的基因 KCNJ8 等。②胞浆通道相互作用蛋白基因：如编码与 Kv 通道亚单位相互作用蛋白 [Kv - channel - interacting protein（KChIP2）]，作为 Kv 通道的 β 亚单位起作用；编码与 KCNQ1 相互作用的 yotiao 蛋白的 AKAP9 基因；编码α-1 互生蛋白的 SNTA1 基因和 nNOS、PMCA4b、SCN5A 相互作用。③细胞骨架蛋白基因（锚蛋白 B）。④缝隙连接蛋白基因（CX40 及 CX43）。⑤编码核孔蛋白的基因 NUP155。⑥钙调蛋白基因。⑦编码心房利钠肽的基因 NPPA。

三、各种离子通道病的遗传学基础

（一）长 QT 综合征（long QT syndrome，LQTS）

指具有心电图上 QT 间期延长，T 波异常，易产生室性心律失常，尤其是尖端扭转型室速（TdP）、晕厥和猝死的一组综合征。已发现的致病基因见表 7 - 1。

表 7 - 1 长 QT 综合征的分子遗传学

突变基因	染色体上座位	表型及综合征	编码蛋白和亚基	影响的离子流、功能及异常		占目前所有检出突变的百分数
KCNQ1	11p15.5	LQTS1，SIDS	Kv7.1，α	$I_{Ks} \downarrow K_V LQT1$		34%
KCNH2	7q35	LQTS2，SIDS	$K_V 11.1$，α	$I_{Kr} \downarrow HERG$		40%
SCN5A	3p21	LQTS3，SIDS	Nav1.5，α	$I_{Na} \uparrow$		11%
ANK2	4q25	LQTS4，ABS	锚定蛋白 - B	$I_{Na,K} \downarrow$	$I_{NCX} \downarrow$	3%
KCNE1	21q22.1	LQTS5	Mink，β	$I_{Ks} \downarrow$		5%
KCNE2	21q22.1	LQTS6，SIDS	MiRP1，β	$I_{Kr} \downarrow$		1.6%
KCNJ2	17q23	LQTS7，ATS	Kir2.1，α	$I_{K1} \downarrow$		4%
CACNA1C	12p13.3	LQTS8，TS	Cav1.2，α	$I_{Ca-L} \zeta$		罕见
CAV3	3p25	LQTS9，SIDS	小凹蛋白 - 3	I_{Na}		
SCN4B	11q23	LQTS10	Nav1.5，β4	$I_{Na} \uparrow$		罕见
AKAP9	7q21 - q22	LQTS11	激酶 A 锚定蛋白 α - 互	$I_{Ks} \downarrow$		罕见
SNTA1	20q11.2	LQTS12	生蛋白（syntrophin）	$I_{Na} \uparrow$		罕见
KCNE3	11q13.4 11q23	LQT13	IsK，β3	$I_{Ks} \downarrow$		罕见
KCNJ5	12p12	LQT14 + AF	Kir3.4	IKAch ↓		罕见
ALG10B(KCRJ)	14q31	LQT15diLQT	葡萄糖基转移酶	$I_{Kr} \downarrow$ 修饰		未知
CALM1	2p21	LQT16	钙调蛋白（calmodulin）	C 末端钙结合环的钙		罕见
CALM2	7q21.3	LQT17		结合力 ↓		罕见
ACN9		LQT18(diLQT)	葡萄糖合成蛋白			未知
KCNQ1	11p15.5	JLNS1	Kv7.1，α	$I_{Ks} \downarrow K_V LQT1$		罕见
KCNE1	21q22.1	JLNS2	Mink，β	$I_{Ks} \downarrow$		罕见

注：I_{Ks}：缓慢激活延迟整流钾电流；I_{Kr}：快速激活延迟整流钾电流；I_{Na}：钠电流；I_{ca-L}：L 型钙电流；diLQT：药物引起的 LQTS。

已知这种疾病的原因是患者从出生就携带了某些基因水平的变异，导致心脏心肌细胞里一些细微的改变，虽然超声心动图显示心脏结构正常，但心脏的功能异常可在心电图上表现出来。目前已经发现了 18 个 LQTS 致病基因，其中 KCNQ1（LQT1）、KCNH2（LQT2）及 SCN5A（LQT3）为最常见的致病基因，约占遗传性 LQTS 患者的 80%。对患者进行基因检测时，发现已知 18 个基因突变的阳性检出率约为 80% ~ 85%。也就是说，目前的技术水平还不能保证给所有的 LQTS 患者检测出他们的致病基因，只有其中的 80% ~ 85% 可以通过专门的检测机构获得确切的致病基因信息。

由于 LQTS 的遗传方式多为常染色体显性遗传，所以在一个患者身上发现突变后，其突变遗传给后代的概率大约是 50%。理论上讲，通过孕期的早期基因筛查还是可以检测出胎儿是否携带有其亲代的基因突变的，然后孕妇可以根据情况选择是否需要终止妊娠。只是限于各种原因，目前真正能够实施该项检测的机构还很少。

LQTS 中还有一种比较罕见的亚型同时伴有耳聋，称为 JLN 综合征，是以两位最先发现该病的医生的名字命名的。这种有耳聋表型的 LQTS 患病率更低，约为百万分之一。致病基因为 KCNQ1 和 KCNE1。其遗传方式为常染色体隐性遗传，即父母双方各带一个或者相同或者不同的突变，然后同时把突变传给了子代。这种情况下子代的患病率理论值为 25%。由于患者携带两个突变的累加效应，通常这种亚型的患者临床症状更严重，发生致命性心脏事件的概率也更高。

药物引起的长 QT 综合征 （drug – induced LQT，diLQT）是临床上最常见的获得性 LQTS。通常与抗心律失常药、抗组胺药和抗精神病药有关。这些药物被证明通过延长 QT 间期，导致 TdP。占所有处方量的 2% ~3%。大多数导致 QT 间期延长的药物阻滞心肌细胞延迟整流钾电流快速成分 （IKr），类似 HERG 基因突变所导致的 LQT2。1% ~8% 的患者接受 QT 间期延长药物会表现出 QT 间期延长或发展为 TdP。因为 QT 间期延长易感者容易出现快速室性心律失常如 TdP 和室颤 （VF），所以该种心律失常的病死率可以高达 10% ~17%。因此药物相关的长 QT 综合征是过去几十年里已上市药物撤出市场的最常见原因。尽管这种不良反应在人群中相对少见 （小于十万分之一），QT 间期延长也不总是诱发 TdP。其他因素如心力衰竭、心室肥厚、女性、低钾血症、隐性长 QT 间期 （存在基因突变而 QT 间期仍在正常范围）、猝死家族史等影响心脏的复极稳定性，也与药物诱发的 TdP 有关。现在已经发现了两个真正与 diLQTS 有关的基因：ALG10B 和 ACN9 （表 7 – 1）。

在临床实践中，避免药物致 QT 间期延长应该注意如下几点：不使用超过推荐剂量；对已存在危险因素的患者减少使用剂量；避免已知延长 QT 间期的药物联合使用；药物诱发 TdP 的幸存患者和猝死者家族成员进行可能的基因筛查，了解是否存在隐性 LQTS 等。

目前对 LQTS 进行基因检测的专家共识推荐建议如下。

（1）以下情况推荐进行 LQT1 ~3 （KCNQ1、KC – NH2、SCN5A）的基因检测：基于病史、家族史及心电图 （ECG）表型［静息 12 导联 ECG 和 （或）运动或儿茶酚胺应激试验］心脏病专家高度怀疑 LQTS 的患者；无症状的特发性 QT 间期延长者 （其中青春前期 QTc > 480ms 或成人 QTc >500ms，排除继发性 QT 间期延长因素，如电解质异常，药物因素，心肌肥厚，束支传导阻滞等）（Ⅰ 类推荐）。

（2）以下情况可以考虑进行 LQT1 ~3 基因检测：无症状特发性 QT 间期延长者，其中青春前期 QTc >460ms，成人 QTc >480ms （Ⅱb 类推荐）。

（3）已在先证者发现 LQTS 致病基因突变者，推荐其家族成员及相关亲属进行该特定突变的检测 （Ⅰ 类推荐）。

（4）对药物诱发 TdP 的先证者应考虑行基因检测 （Ⅱb 类推荐）。

（5）如果 LQT1 ~3 突变检测阴性，但有 QTc 间期延长，应该考虑基因再评价，包括重复基因检测或进行其他更多致病基因检测 （Ⅱb 类推荐）。

（二）短 QT 间期综合征 （short QT syndrome，SQTS）

SQTS 是以短 QT 间期、发作性心室颤动 （室颤）和 （或）室性心动过速及心脏性猝死为特征，心脏结构正常的一组心电紊乱综合征。已发现的致病基因有：KCNH2 （SQT1）、KCNQ1 （SQT2）、KCNJ2 （SQT3）、CACNAJC （SQT4）、CACNB2b （SQT5）。

最新的 SQTS 的诊断标准如下：①若有 QTc ≤330ms，则诊断 SQTS。②若有 QTC < 360ms，且存在下述一个或多个情况，可以诊断 SQTS：有致病突变、SQTS 家族史、年龄 ≤ 40 岁发生猝死的家族史，无器质性心脏病室速或室颤 （VT/VF）的幸存者。

对 SQTS 进行基因检测的专家共识建议如下。

（1）基于病史，家族史以及 ECG 表型，临床高度怀疑 SQTS 的患者，可以考虑检测 KCNH2、KCNQ1 及 KCNJ2 基因（Ⅱb 类推荐）。

（2）推荐家族成员及其他相关亲属进行特定突变位点检测（Ⅰ类推荐）。

（三）Brugada 综合征（Brugada syndrome，BrS）

符合下列情况之一者可以诊断 BrS：①位于第 2 肋间、第 3 肋间或第 4 肋间的右胸 V_1、V_2 导联，至少有一个导联记录到自发或由Ⅰ类抗心律失常药物诱发的 1 型 ST 段抬高 ≥ 2mm；②位于第 2 肋间、第 3 肋间或第 4 肋间的右胸 V_1、V_2 导联，至少有一个导联记录到 2 型或 3 型 ST 段抬高，并且Ⅰ类抗心律失常药物激发试验可诱发Ⅰ型 ST 段 ECG 形态。

BrS 的主要特征为心脏结构及功能正常，右胸导联 ST 段抬高，伴或不伴右束支传导阻滞及因室颤所致的心脏性猝死。BrS 呈常染色体显性遗传，但有 2/3 的患者呈散在发病。到目前为止已经发现 7 个 BrS 的致病基因，分别是编码心脏钠离子通道 α、β 亚单位的 SCN5A 和 SCN1b，钠通道调节因子 GPDIL，编码钙通道的 α、β 亚单位的 CACNA1C 和 CACNB2b，编码 I_{to} 通道的 β 亚单位的 KCNE3，编码 I_{kr} 通道的 KCNH2 基因。我国目前共有 10 个 SCN5A 突变位点报道。

对 BrS 进行基因筛查的专家共识建议如下。

（1）推荐家族成员及其他相关亲属进行特定突变检测（Ⅰ类推荐）。

（2）基于病史、家族史以及 ECG 表现［静息 12 导 ECG 和（或）药物激发试验］，临床怀疑 BrS 的患者进行 SCN5A 基因检测（Ⅱa 类推荐）。

（3）不推荐孤立的 2 型或 3 型 Brugada ECG 表现个体进行基因检测（Ⅲ类推荐）。

（四）儿茶酚胺敏感型多形性室速（catecholaminergic polymorphic ventricular tachycardia，CPVT）

CPVT 是一种少见但严重的遗传性心律失常，常表现为无器质性心脏病个体在交感兴奋状态下发生双向室速（bVT）或多形性室速（pVT），可发展为室颤，引起患者晕厥，甚至猝死。在静息状态时可无明显临床症状。CPVT 发病年龄平均为 8 岁，一部分人首次晕厥发作可以到成年出现。大约 30% CPVT 患者 10 岁前发病，60% 患者 40 岁以前至少有 1 次晕厥事件发作。

目前已发现的与 CPVT 相关的基因有 3 个：兰尼丁受体（ryanodine receptor 2，RYR2）、集钙蛋白（calsequestrin 2，CASQ2）和钙调蛋白（calmodulin，CALM1）。在已知 2 个 CPVT 致病基因中，约 65% 先证者存在 RYR2 突变，3% ~ 5% 为 CASQ2 突变。65% 诊断为 CPVT 患者基因筛查为阳性。由于 RYR2 基因非常大，目前大部分的文献报道仅提供覆盖关键区域外显子检测。基因检测阳性和阴性先证者的治疗无差别，但对家族成员的处理具有重要价值。鉴于猝死可能是 CPVT 的首发症状，对 CPVT 先证者的其他所有家庭成员早期进行 CPVT 相关基因检测，有助于对他们在出现症状前进行诊断、合理的遗传咨询以及开始 β 受体阻滞剂治疗。另外，因为 CPVT 发病年龄小而且与部分 SIDS 发生有关，所以对先证者有 CPVT 突变的其他家族成员，出生时应进行特定突变位点基因检测，以便对基因检测阳性的个体尽早给予 β 受体阻滞剂治疗。

目前对 CPVT 进行基因筛查的专家共识建议如下。

（1）CPVT1（RYR2）和 CPVT2（GASQ2）的基因检测推荐：基于病史、家族史，以及运动或儿茶酚胺应激诱发的 ECG 阳性表型，具有 CPVT 临床证据的患者，都推荐进行上述基因检测（Ⅰ类推荐）。

（2）家族成员及其他相关亲属行特定突变检测（Ⅰ类推荐）。

（五）心房颤动（AF）

心房颤动是一种房性心动过速，心电图表现 P 波消失，代之为小 f 波，频率约 350~600 次/分。AF 多见于老年人或伴有基础性疾病者，但也有少数特发性房颤有家族性，已发现的致病基因有 9 个：KCNQ1、KCNE2、KCNJ2、KCNH2、SCN5A、KCNA5、NPPA、NUP155、GJA5，但还没有一个致病基因代表了 ≥5% 的 AF，因此目前不推荐对 AF 患者进行基因检测，也不推荐行 SNP 基因分型。推荐家族性 AF 到专门的研究中心诊治。

（六）进行性心脏传导疾病（progressive cardiac conduction disease，PCCD）

PCCD 又称 Lenegre 病，为传导系统的退行性纤维化或硬化的改变呈进行性加重，常从束支阻滞逐渐发展为高度或三度房室传导阻滞，传导阻滞严重时患者发生晕厥或猝死的概率较高。PCCD 呈常染色体显性遗传，隐性遗传及散发病例少见。已发现的致病基因有 SCN5A、TRPM4、SCN1B。目前报道的与 PCCD 相关的 SCN5A 突变有 30 个，其中仅与 PCCD 相关的突变有 11 个，与 Brugada 综合征重叠的突变有 19 个，而 SCN1B 上有两个突变与 PCCD 有关。PCCD 患者分层基因检测应该包括 SCN5A、SCB 和 TRPM4 基因。

对 PCCD 进行基因筛查的专家共识建议如下。

（1）在先证者发现 PCCD 致病基因突变后，推荐在家族成员及其他相关亲属中检测该突变（Ⅰ类推荐）。

（2）对于孤立性 PCCD 或伴有先天性心脏病的 PCCD，尤其存在 PCCD 阳性家族史时，基因检测可以考虑作为诊断性评价的一部分（Ⅱb 类推荐）。

其他还有一些与遗传相关的心律失常，如早期复极综合征、特发性室颤、不明原因猝死综合征等，关于这些疾病虽然也有一些基因学证据发现，但只能解释极少数该类患者的病因，因此在此文中暂不详述，待以后本书再版时视本学科的进展情况再加以补充阐述。

（郭秋荣）

第三节　期前收缩

期前收缩是指起源于窦房结以外的异位起搏点而与基本心律中其他搏动相比在时间上过早发生的搏动，又称过早搏动，简称早搏。几乎 100% 的心脏病患者和 90% 以上的正常人均可发生，是临床上最常见的心律失常。

一、病因

（1）生活习惯：过多的茶、烟、咖啡或腹内胀气、便秘、过度疲劳、紧张或忧虑等精神刺激或情绪波动常常是发生期前收缩的诱因。

（2）神经反射：特别是通过胃肠道的感受器所激发的神经反射更为常见。当运动或饱餐使心率加快，随后在休息时心率又逐渐减慢时容易出现。亦有人在卧床，准备入睡之际发生。

（3）药物：如麻黄碱、肾上腺素、异丙肾上腺素亦可诱发期前收缩。器质性心脏病患者，特别是心脏功能代偿失调发生了心功能衰竭时，期前收缩往往增多。服用强心药如洋地黄制剂后，心力衰竭得到控制，期前收缩减少或消失。若在继续服用洋地黄制剂过程中，反而引起更多的室性期前收缩，甚至发生二联律，这往往是洋地黄中毒或过量的结果。

（4）手术或操作：心脏手术过程中特别是当手术进行到直接机械性刺激心脏传导系统时，期前收缩几乎是不可避免的。此外，在左、右心脏导管检查术、冠状动脉造影术中，当导管尖端与心室壁，特别是与心室间隔接触时，或注射造影剂时，都往往引起各式各样的心律失常，其中期前收缩便是最常见的一种。此外，胆道疾病、经气管插管的过程中亦容易发生期前收缩。

（5）各种器质性心脏病：尤其是慢性肺部疾病、风湿性心脏病、冠心病、高血压心脏病等，房性期前收缩更加常见。一组多中心临床研究提供的 1 372 例 65 岁以上老年人大样本资料，经 24h 动态心电图检测，发现房性期前收缩检出率为 97.2%，而超过连续 3 次以上的室上性心动过速几乎占一半。90% 以上的冠心病、扩张型心肌病患者可出现室性期前收缩。二尖瓣脱垂患者常见频发和复杂的室性期前收缩，如果伴有二尖瓣关闭不全造成的血流动力学损害、心源性晕厥病史、频发的室性期前收缩则提示可能有猝死的危险。而且，无论何种原因所致的心力衰竭，均常发生室性心律失常，频发室性期前收缩的发生率可达 80% 以上，40% 可伴短阵室速，常成为心力衰竭患者发生猝死的主要原因。

二、产生机制

（1）折返激动：折返激动是指心脏内某一部位在一次激动完成之后并未终结，仍沿一定传导途径返回到发生兴奋冲动的原发部位，再次兴奋同一心肌组织并引起二次激动的现象。在折返激动中，如果折返一次即为折返性早搏。由折返激动形成的早搏其激动来自基本心律的起搏点而并非来自异位起搏点，折返激动是临床上最常见的早搏发生原理。环行折返或局灶性微折返如折返途径相同则过早搏动形态一致；如折返中传导速度一致，则过早搏动与前一搏动的配对时间固定。

（2）并行心律：心脏内有时可同时有两个起搏点并存，一个为窦房结，另一个为异位起搏点，但其周围存在着完全性传入阻滞，因而不受基本心律起搏点的侵入，使两个起搏点能按自身的频率自动除极互相竞争而激动心房或心室。因异位起搏点的周围同时还有传出阻滞，故异位起搏点的激动不能任何时候都可以向四周传播，只有恰遇周围心肌已脱离不应期，才能以零星早搏的形式出现，若异位起搏点周围的传出阻滞消失，可形成并行心律性心动过速。并行心律是异位起搏点兴奋性增高的一种特殊形式，是产生早搏的一个重要原因。

（3）异位起搏点的兴奋性增高：①在某些条件下，如窦性冲动到达异位起搏点处时由于魏登斯基现象，使该处阈电位降低及舒张期除极坡度改变而引起过早搏动；②病变心房、心室或浦肯野纤维细胞膜对不同离子通透性改变，使快反应纤维转变为慢反应纤维，舒张期自动除极因而加速，自律性增强，而产生过早搏动。

三、分类

根据异位搏动发生部位的不同，可将期前收缩分为窦性、房性、房室交界性和室性期前收缩，其中以室性期前收缩最为常见，房性次之，交界性比较少见，窦性极为罕见。

描述期前收缩心电图特征时常用到下列术语。

（1）联律间期（couplinginterval）：指异位搏动与其前窦性搏动之间的时距，折返途径与激动的传导速度等可影响联律间期长短。房性期前收缩的联律间期应从异位 P 波起点测量至其前窦性 P 波起点，而室性期前收缩的联律间期应从异位搏动的 QRS 波起点测量至其前窦性 QRS 波起点。

（2）代偿间歇（compensatory pause）：当期前收缩出现后，往往代替了一个正常搏动，其后就有一个较正常窦性心律的心动周期为长的间歇，叫作代偿间歇。由于房性异位激动，常易逆传侵入窦房结，使其提前释放激动，引起窦房结节律重整，因此房性期前收缩大多为不完全性代偿间歇。而交界性和室性期前收缩，距窦房结较远不易侵入窦房结，故往往表现为完全性代偿间歇。在个别情况下，若一个室性期前收缩发生在舒张期的末尾，可能只激动了心室的一部分，另一部分仍由窦房结下传的激动所激发，这便形成了室性融合波。

（3）插入性期前收缩：指插入在两个相邻正常窦性搏动之间的期前收缩。

（4）单源性期前收缩：指期前收缩来自同一异位起搏点或有固定的折返径路，其形态、联律间期相同。

（5）多源性期前收缩：指在同一导联中出现 2 种或 2 种以上形态及联律间期互不相同的异位搏动。如联律间期固定，而形态各异，则称为多形性期前收缩，其临床意义与多源性期前收缩相似。

（6）频发性期前收缩：依据出现的频度可人为地分为偶发和频发性期前收缩。目前一般将≤10 次／小时（≤5 次／分）称为偶发期前收缩，≥30 次／小时（5 次／分）称为频发期前收缩。常见的二联律（bigeminy）与三联律（trigeminy）就是一种有规律的频发性期前收缩。前者指期前收缩与窦性心搏交替出现；后者指每 2 个窦性心搏后出现 1 次期前收缩。

四、临床表现

由于患者的敏感性不同，可无明显不适或仅感心悸、心前区不适或心脏停搏感。高血压、冠心病、心肌病、风湿性心脏病病史的询问有助于了解早搏原因指导治疗，询问近期内有无感冒、发热、腹泻病史有助于判断是否患急性病毒性心肌炎，洋地黄类药物、抗心律失常药物及利尿剂的应用有时会诱发早搏的发生。

五、体检发现

除原有基础心脏病的阳性体征外，心脏听诊时可发现在规则的心律中出现提早的心跳，其后有一较长的间歇（代偿间歇），提早出现的第一心音增强，第二心音减弱，可伴有该次脉搏的减弱或消失。

六、心电图检查

1. 房性期前收缩（premature atrial complex）　心电图表现：①期前出现的异位 P′波，其形态与窦性 P 波不同；②PR 间期 >0.12s；③大多为不完全性代偿间歇，即期前收缩前后两个窦性 P 波的间距小于正常 PP 间距的两倍（图 7 - 19 某些房性期前收缩的 P′R 间期可以延长；如异位）。P′波后无 QRS - T 波，则称为未下传的房性期前收缩；有时 P′波下传心室引起 QRS 波群增宽变形，多呈右束支传导阻滞图形，称房性期前收缩伴室内差异性传导。

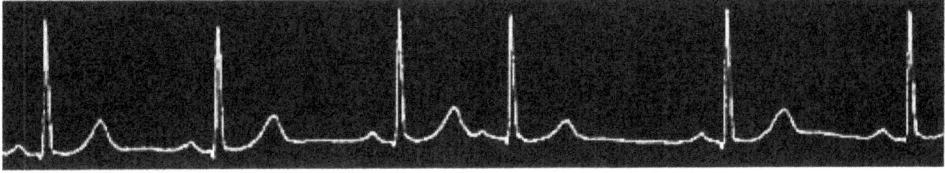

图 7 – 19 房性期前收缩

2. 房室交界性期前收缩（premature junctional complex） 心电图表现：①期前出现的 QRS – T 波，其前无窦性 P 波，QRS – T 波形态与窦性下传者基本相同；②出现逆行 P′波（P 波在 Ⅱ、Ⅲ、aⅦ导联倒置，aⅥR 导联直立），可发生于 QRS 波群之前（P′R 间期 < 0.12s）或 QRS 波群之后（RP′间期 < 0.20s），或者与 QRS 波相重叠；③大多为完全性代偿间歇（图 7 – 20）。

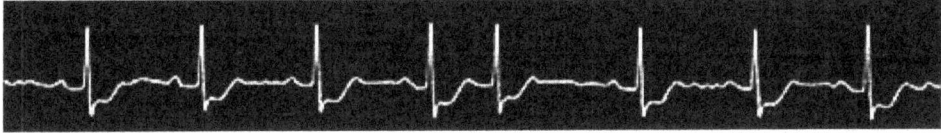

图 7 – 20 房室交界性期前收缩

3. 室性期前收缩（premature ventricular complex） 心电图表现：①期前出现的 QRS – T 波前无 P 波或无相关的 P 波；②期前出现的 QRS 波形态宽大畸形，时限通常 > 0.12s，T 波方向多与 QRS 波的主波方向相反；③往往为完全性代偿间歇，即期前收缩前后的两个窦性 P 波间距等于正常 PP 间距的两倍（图 7 – 21）。

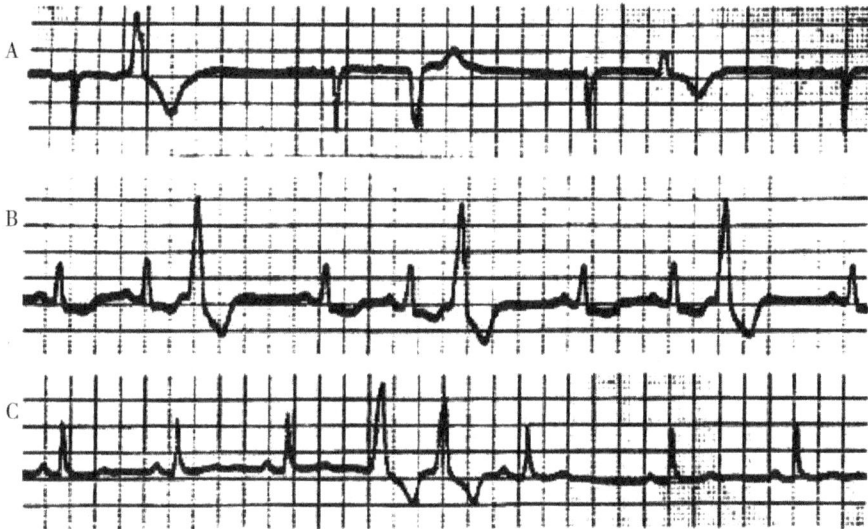

图 7 – 21 室性期前收缩
A. 多源性室性早搏；B. 三联律；C. 成对的室性早搏

室性期前收缩（室早）显著变形增宽，QRS 波 >160ms，常强烈提示存在器质性心脏病。室性期前收缩的配对间期多数固定，配对间期多变的室性期前收缩可能为室性并行心律。过早出现的室性期前收缩，靠近前一心动周期 T 波的顶峰上，称为 R on T 现象，易诱发室颤或室速，特别当心肌缺血、电解质紊乱及其他导致室颤阈值下降的情况时，R on T 现象具有较大危险性（表 7 - 2）。

表 7 - 2　室性前期收缩的 Lown 分级

分级	心电图特点
0	无室性期前收缩
1	偶发，单一形态室性期前的收缩 <30 次/小时
2	频发，单一形态室性期前收缩 ≥30 次/小时
3	频发的多形性室性期前收缩
4A	连续的，成对的室性期前收缩
4B	连续的事 ≥3 次的室性期前收缩
5	R on T 现象

七、诊断

根据体表心电图或动态心电图形态，房性期前收缩和室性期前收缩的诊断不难确定。临床上还需要对期前收缩进行危险分层，区分生理学和病理性期前收缩，尤其是对室性期前收缩要判断其对预后的影响。

房性期前收缩可见于正常健康人和无心脏病患者，但正常健康人频发性房性期前收缩极为少见。房性期前收缩多见于器质性心脏病患者。当二尖瓣病变、甲状腺功能亢进、冠心病和心肌病中发生频发性房性期前收缩时，特别是多源性早搏时，常是要发生心房颤动的先兆。以下房性期前收缩可能与器质性心脏病有关，常提示为病理性期前收缩：①频发持续存在的房性期前收缩；②成对的房性期前收缩；③多形性或多源性房性期前收缩；④房性期前收缩二联律或三联律；⑤运动之后房性期前收缩增多；⑥洋地黄应用过程中出现房性期前收缩。

八、治疗

早搏分为功能性和病理性两类，功能性早搏一般不需要特殊治疗，病理性早搏则需要及时进行处理，否则可能引起严重后果，甚至危及生命。了解和掌握功能性和病理性早搏的鉴别知识，及时进行判断，这对于疾病的预防和治疗具有重要意义。

1. 功能性早搏　在中青年人中并不少见，大多数查不出病理性诱因，往往是在精神紧张、过度劳累、吸烟、酗酒、喝浓茶、饮咖啡后引起的，一般出现在安静或临睡前，运动后早搏消失，功能性早搏一般不影响身体健康，经过一段时间，这种早搏大多会不治而愈，故无需治疗，但平时应注意劳逸结合，避免过度紧张和疲劳，思想乐观，生活有规律，不暴饮暴食、过量饮酒，每天进行适当的体育锻炼。

2. 病理性早搏　患心肌炎、冠状动脉粥样硬化性心脏病、风湿性心脏病、甲亢性心脏病、二尖瓣脱垂及洋地黄中毒时，也常出现早搏，这属于病理性早搏。常见于下列情况：发生于老年人或儿童；运动后早搏次数增加；原来已确诊为心脏病者；心电图检查除发现早搏外，往往还有其他异常心电图改变。对于病理性早搏，应高度重视，需用药治疗，如果出现严重的和频繁发作的早搏，最好住院进行观察和治疗。

3. 功能性和器质性室性期前收缩的鉴别

（1）QRS 波群时间：若心肌本身无病变，则不论心室异位起搏点在心室何处，QRS 波群时间均不会超过 0.16s。更宽大的 QRS 波群常提示心肌严重受累，这样的室性期前收缩是器质性的。

（2）QRS 波群形态：异位起搏点位于右室前壁（或室间隔前缘）和心底部的室早，多属于功能性的。

（3）QRS 波群形态结合 ST – T 改变：这是由 Schamroch，提出的鉴别方法（表7 – 3）。

表 7 – 3 Schamroch 功能性和器质性室早的比较法

心电图特点	功能性室早	器质性室早
QRS 波振幅	≥20mm	<10mm
QRS 波时间	<0.14s	>0.14s
粗钝切迹	无	常见
ST 段等电位线	ST 段起始部无等电位线	有
T 波	不对称，与 QRS 波反向	对称、高尖、与 QRS 波同向

（4）运动负荷试验：一般认为休息时有室早，运动时消失者多属于功能性；运动时出现且为频发，则器质性的可能性大。

4. 房性早搏 应积极治疗病因，必要时可选用下列药物治疗：①β 受体阻滞剂，如普萘洛尔（心得安）；②维拉帕米（异搏定）；③洋地黄类，适用于伴心力衰竭而非洋地黄所致的房性早搏，常用地高辛 0.25mg，1 次/日；④奎尼丁；⑤苯妥英钠 0.1g，3 次/日；⑥胺碘酮。前两类药物对低血压和心力衰竭患者忌用。

5. 房室交界性早搏的治疗 与房性早搏相同，如无效，可试用治疗室性早搏的药物。

6. 室性早搏的治疗 室性期前收缩的临床意义可参考以下情况判断并予以重视：①有器质性心脏病基础，如冠状动脉疾病（冠心病）、急性心肌梗死、心肌病、瓣膜疾病等；②心脏功能状态，如有心脏扩大、左心室射血分数低于 40% 或充血性心力衰竭；③临床症状，如眩晕、黑矇或晕厥先兆等；④心电图表现，如室性期前收缩呈多源、成对、连续≥3 个出现，或在急性心肌梗死或 QT 间期延长基础上发生的 R on T 现象。治疗室性早搏的主要目的是预防室性心动过速，心室颤动和心脏性猝死。

室早的治疗对策如下：①无器质性心脏病的患者，室早并不增加其死亡率，对无症状的孤立的室早，无论其形态和频率如何，无需药物治疗。②无器质性心脏病的患者，但室性期前收缩频发引起明显心悸症状，影响工作和生活者，可酌情选用美西律、普罗帕酮，心率偏快、血压偏高者可用 β 受体阻滞剂。③有器质性心脏病，伴轻度心功能不全（左心室射血分数 40% ~ 50%），原则上只处理心脏病，不必针对室性期前收缩用药，对于室性期前收缩引起明显症状者可选用普罗帕酮、美西律、莫雷西嗪、胺碘酮等。④急性心肌梗死早期出现的室性期前收缩可静脉使用利多卡因、胺碘酮。⑤室性期前收缩伴发心力衰竭、低钾血症、洋地黄中毒、感染、肺源性心脏病等情况时，应首先治疗上述病因。

7. 室性早搏的经导管射频消融治疗 导管消融术的出现极大地改变了心律失常临床治疗模式,使得心律失常的治疗从姑息性的控制转向微创性的根治术。经过十余年的发展,已经成为绝大多数快速性心律失常的一线治疗。

对于有明显临床症状、药物治疗无效或患者不能耐受、无伴发严重器质性心脏病的频发室性期前收缩患者,可考虑经导管射频消融。根据患者室性期前收缩发生时的体表心电图可以初步诊断室性期前收缩的起源部位在左心室或右心室,经激动标测结合起搏标测,可确定消融部位。目前还可以结合三维电解剖标测手段(Carto、Ensite3000),提高消融治疗成功率。

射频消融的适应证选择可参考下列条件:①心电图及动态心电图均证实为频发单形性室性早搏,室早稳定,而且频发,24h 动态心电图显示同一形态的室性早搏通常超过 1 万次以上,或占全天心律的 8% 以上;②有显著的临床症状,心理治疗加药物治疗无效或药物有效但患者不能耐受长期药物治疗或者不愿意接受药物治疗者;③因频发室早伴心悸、乏力症状和(或)精神恐惧,明显影响生活和工作者;④因频发室早影响到学习或就业安排,有强烈根治愿望。

射频消融的禁忌证:①偶发室性期前收缩;②多源性室性期前收缩;③器质性心脏病所致室性期前收缩。

室性期前收缩导管射频消融特点:①室性期前收缩多起源于右室流出道;②多采用起搏标测;③无早搏时不宜进行标测和消融;④消融成功率高,并发症少。

九、室性早搏的并发症

本病会诱发室性心动过速、心室颤动,在严重的情况下还会导致心脏性猝死。

1. 室性心动过速 室性心动过速是指起源于希氏束分叉处以下的 3～5 个以上宽大畸形 QRS 波组成的心动过速,与阵发性室上性心动过速相似,但症状比较严重,小儿烦躁不安,苍白,呼吸急促,年长儿可诉心悸,心前区疼痛,严重病例可有晕厥、休克、充血性心力衰竭者等,发作短暂者血流动力学的改变较轻,发作持续 24h 以上者则可发生显著的血流动力学改变,体检发现心率增快,常在 150 次/分以上,节律整齐,心音可强弱不等。

2. 心室颤动(VF) 是由于许多相互交叉的折返电活动波引起,其心电图表现为混乱的记录曲线,VF 常可以致死,除非用直流电除颤(用胸部重击或抗心律失常药物除颤难以奏效)。

3. 心脏性猝死 指平素健康或病情已基本恢复或稳定者,突然发生意想不到的非人为死亡,大多数发生在急性发病后即刻至 1h 内,最长不超过 6h 者,主要由于原发性心室颤动、心室停搏或电机械分离,导致心脏突然停止有效收缩功能。

(郭秋荣)

第四节 心房颤动

一、病因及发病机制

凡能够引起窦房结损伤、缺血、心肌病变或心房压增高、心房扩大的各种疾病均可发生心房颤动（atrial fibrillation，AF），是人类最常见的心律失常类型之一。青年人最常见的病因是风湿性心脏病，尤其是二尖瓣狭窄；老年人则常见于老年退行性心脏瓣膜病；还可见于心肌病、心肌炎、缩窄性心包炎、甲亢、先天性心脏病、预激综合征、冠心病等，亦可见于洋地黄中毒患者。部分阵发性心房颤动可见于正常人或无明确原因，反复发作，又称之为孤立性心房颤动或特发性房颤。在使用洋地黄过程中，若心房颤动伴室内差异性传导，提示洋地黄用量不足；若心房颤动出现室性早搏，心室率慢而节律齐，常提示中毒。其发生是由于心房内存在多个折返环，多发的环行激动使心房失去有效的收缩，而表现为心房颤动。其他机制，如心房内多个起搏点自律性增高尚未得到证实。房颤开始时，常表现为阵发性、反复发作，持续时间延长而转变为持续性或永久性房颤。

二、临床要点

1. 症状与体征　心率慢者可无症状，或自觉心跳不规则；心室率快者可有心悸、疲乏、虚弱、头晕、无力、恶心、面色苍白等症状；严重二尖瓣狭窄者可诱发急性肺水肿。体征可有：①动脉脉搏和心搏完全不规则。②心脉率不一致而表现为脉短绌，心率越快则脉短绌越明显。③听诊心音强弱不等。

2. 心电图表现

（1）各导联 P 波消失，代之以形态、振幅、间期完全不一的基线波动（f 波），频率为 350～600 次/min，心室律绝对不齐，即 RR 间期绝对不等，一般在 120～180 次/min，不超过 200 次/min，QRS 波群一般呈室上性。f 波在心电图上可能相当显著，类似不纯性扑动，也可能非常细小，甚至看不到。一般来说，f 波愈粗大，频率愈低；愈纤细，频率愈高。

（2）心房颤动伴室内差异性传导：心房颤动时，下传的心室搏动其 QRS 波群可以正常或宽大，宽大的 QRS 波群可由于同时存在束支传导阻滞、预激综合征或时相性室内差异性传导引起：心房颤动，由于室率多快速而不规则，常有 Ashman 现象，故比心房扑动更易产生室内差异性传导，而形成宽大畸形的 QRS 波群。QRS 波群多呈右束支传导阻滞图形（占 90%），其起始向量多与正常心搏一致，偶可呈左束支传导阻滞图形。前一个心动周期愈长，"联律间期"愈短，则 QRS 波群增宽愈显著，同时无代偿间歇。

（3）心房颤动伴房室传导阻滞

1）心房颤动伴 II 度房室传导阻滞：出现不同程度的房室交界性或室性逸搏，发生在比较固定的长间歇后。RR 间期虽长短不一，但不规则中有规律，如渐短突长或渐长突长的类文氏现象。心房颤动时 f 波频率为 350～600 次/min。生理性干扰、隐匿性传导是机体的保护性反应，也可造成长 RR 间期，不能单凭 RR 间期长短决定 AVB 的存在。

2）心房颤动伴 III 度房室传导阻滞：心房颤动时，心电图示 RR 间期相等即说明合并 III 度 AVB。根据起搏点部位，QRS 时间、频率不一，心室律可表现为非阵发性或阵发性结性心动过速，也可表现为阵发性或非阵发性室性心动过速。室性逸搏心律使 QRS 宽大畸形。

（4）预激综合征伴心房颤动：①心房颤动常为阵发性。②心室率较快，常大于 200 次/min，节律完全不规则。③QRS 波群时间取决于下传途径，由异常路径下传时，QRS 宽大畸形，可有典型预激综合征图形，较为常见。由正常径路下传时，QRS 波群正常，此时如伴有室内差异性传导，可使 QRS 波宽大畸形，易被误认为房颤沿旁路下传；也可在心电图上呈现"手风琴"现象，QRS 波群宽大与正常相间出现。

三、诊断关键

1. 诊断　主要依据临床和心电图表现。

2. 病情危重指标　心房颤动发生后可为持续性，但也有阵发性者，而后反复发作呈持续型房颤。心房颤动时，由于心房失去有效收缩，使心室舒张期充盈不良，故心输出量减少25% ~ 30%，可诱发或加重心力衰竭，尤其当心室率过快时更易发生。心房颤动发生后可能导致心房内血栓形成，尤其是二尖瓣狭窄的患者，当左房极度增大或心室率很快时心房内更易形成血栓，血栓脱落造成动脉栓塞的发生率达41% 左右。孤立性房颤一般预后良好，但需预防发生栓塞。预激综合征伴心房颤动由于心室率极快，可引起严重血流动力学异常，甚至心室颤动和猝死。

3. 鉴别诊断

（1）心房颤动合并室内差异性传导与心房颤动合并室性心动过速：①前者心室节律绝对不齐，心室率极快时可基本规则；后者多基本规则（RR 间期相差 0.01 ~ 0.04s）。②前者QRS 波多呈三相型，呈右束支阻滞图形，偶可呈左束支阻滞图形，QRS 波群时间 < 0.14s，易变性大；后者多呈单相性 QRS 波群，QRS 波群时间可 > 0.16s，易变性小（除非是多源性室速）。③前者宽大畸形的 QRS 波群的配对间期多不固定；后者则固定，并且与室性早搏的配对时间相等。④前者无代偿间期，后者有类代偿间歇。⑤前者无室性融合波，后者可有室性融合波及心室夺获。

（2）心房颤动合并预激综合征与心房颤动合并室性心动过速：①前者心室率多超过 180 次/min；后者常小于 180 次/min。②前者心室节律不规则，R - R 间期相差可超过 0.03 ~ 0.10s；后者心室节律可稍有不均匀或完全均齐。③前者 QRS 波群形态宽大畸形，起始部分可见预激波；后者 QRS 波群很少呈右束支阻滞图形，无预激波。④前者无心室夺获，后者可有心室夺获。⑤前者发作前后心电图可见到预激综合征图形，而后者可能有室性早搏。

（3）心房颤动合并室内差异性传导与心房颤动合并室性早搏：①合并室内差异性传导多发生在心室率较快时，而合并室性早搏多发生在心室率较慢时。②合并室内差异性传导时，QRS 波群多呈右束支传导阻滞图形，起始向量与基本心率相同；合并室性早搏时，QRS波群常出现 QR、QR 或 RS 形，波形模糊、有切迹，常在 QRS 波群起始部分已很明显。③合并室内差异性传导时，宽大畸形的 QRS 波群多紧随在长 RR 间期后发生（即 Ashman 现象或称长 - 短周期），而后者无此规律。④心房颤动合并室内差异性传导无固定的配对间期，而合并室性早搏多有固定的配对间期。⑤合并室内差异传导时，QRS 波群畸形程度可有很大差别，QRS 波群时间可大于 0.12s，也可小于 0.12s；而合并室性早搏时，QRS 波群如果有多种形态，都是典型的室性早搏波形，QRS 波群时间均大于 0.12s。⑥心房颤动合并室内差异性传导时其后多无类代偿间歇，而合并室性早搏其后多有类代偿间歇。

四、治疗关键

治疗分为以下几个方面。

1. 转复房颤　目前主张同步直流电转复，转复后用胺碘酮或奎尼丁维持窦性心律，胺碘酮维持率高且死亡率较低，被推荐为首选药物。也可用奎尼丁或胺碘酮行药物转复。转复的禁忌证为房颤持续时间过长（超过 6 个月），心房较大或合并严重心肌损害的器质性心脏病。

2. 控制心室率 是治疗的主要目的之一，可减轻症状，增加心排血量。适用于不适宜行房颤转复者或转复前心室率较快者，常用药物有洋地黄类，无严重心肌功能不全者也可使用 β 受体阻滞剂或维拉帕米。

3. 抗凝治疗 β 受体阻滞剂和钙拮抗剂是房颤时控制心室率的一线药物。

（郭秋荣）

第五节 室上性心动过速

室上性心动过速（室上速，SVT）是最常见的一种心动过速，其电生理机制也是认识得最清楚的。根据电生理分类，SVT 由房室结折返、房室折返和房性心动过速组成。本文主要针对狭义上的室上速，即房室结折返和房室折返性心动过速的电生理机制及射频消融进行简单介绍。

一、房室结折返性心动过速（AVNRT）

AVNRT 的电生理基础是房室结双径路。房室结双径路被认为是房室结传导功能性纵向分离的电生理现象，可能与房室结的复杂结构形成了非均一性的各向异性有关。

1. 房室结双径路的诊断 典型的房室结双径路表现为：在高位右房的 S_1S_2 刺激中，当 S_1S_2 缩短 10~20ms，而出现 A_2H_2 突然延长 50ms 以上，即出现房室传导的跳跃现象。若跳跃值仅 50ms，诊断应慎重。此时若同时伴有心房回波或诱发 SVT，且能除外隐匿性旁路和房内折返；或连续两个跳跃值都是 50ms，则可诊断。

当高位右房的 S_1S_2 刺激无跳跃现象，应加做以下检查。当出现下述表现时，亦可诊断。

（1）心房其他部位（如冠状窦）S_1S_2 刺激出现跳跃现象。

（2）RVA 的 S_1S_2 刺激出现 V_2A_2 的跳跃现象。快慢型 AVNRT 患者常有此现象。

（3）给 S_2S_3 刺激，或刺激迷走神经，或给予阿托品、异丙肾上腺素、腺苷三磷酸等药物后，出现跳跃现象，或诱发出 AVNRT。

此外，若观察到以下现象，也是诊断房室结双径路的证据。

1）窦性心律或相似频率心房起搏时，发现长短两种 PR 或 AH 间期，二者相差在 50ms以上。

2）心房或心室期前刺激，偶尔观察到双重反应（1：2 传导），前者表现为 1 个 A_2 后面有两个 V_2；后者为 1 个 V_2 后有两个 A_2。

3）心房或心室快速起搏，房室结正传或逆传出现 3：2 以上的文氏传导时，观察到AH 或 VA 间期出现跳跃式延长，跳跃值在 50ms 以上。

2. AVNRT 的类型与电生理特性 虽然房室结双径路是 AVNRT 的电生理基础，但要形成AVNRT，还需要快径路与慢径路在不应期与传导速度上严格地匹配。这就是为什么临床上没有 SVT 的病例，电生理检查中，25% 可以出现房室结双径路现象的原因。根据快慢径路在 AVNRT 中传导方向的不同，可以分为两型：慢快型和快慢型。

（1）慢快型：又称常见型、占 AVNRT 的 95%。它的电生理特点是正传发生在慢径路，而逆传发生在快径路。由于快速的逆传，使心房的激动发生在心室激动的同时，或稍后，或

· 215 ·

稍前。因此，心电图上逆行 P 波大多数重叠在 QRS 波中（占 48%）或紧随其后（占 46%），少数构成 QRS 波的起始部（占 2%）。在心内电生理记录可以发现，逆传心房激动呈中心型，最早激动出现在房室交界区［即记录希氏束电图（HBE）的部位］；HBE 的 AH > HA 间期，VA < 70ms，甚至为负值。

（2）快慢型：又称少见型，仅占 AVNRT 的 5%。它的电生理特点是正传发生在快径路，逆传发生在慢径路，因而逆 P′波远离 QRS 波，而形成长的 RP′间期。心内电生理检查，逆传心房激动也是中心型，但最早激动点是冠状静脉窦（CS）口；HBE 的 AH < HA 间期。此时，需与房性心动过速、慢传导的隐匿性房室旁路参与的房室折返性心动过速（即 PJRT）相鉴别。

3. AVNRT 诊断要点

（1）常见型 AVNRT

1）房性、室性期前刺激，或用引起房室结正向文氏周期的频率进行心房起搏，可诱发和终止。

2）心房程序刺激，房室结正向传导出现跳跃现象。

3）发作依赖于临界长度的 AH 间期，即慢径路一定程度的正向缓慢传导。

4）逆向性心房激动最早点在房室连接区，HBE 的 VA 间期为 -40 ~ +70ms。

5）逆行 P′波重叠在 QRS 波中，或紧随其后，少数构成 QRS 波的起始波。

6）心房、希氏束与心室不是折返所必需。兴奋迷走神经可减慢，然后终止 SVT。

（2）少见型 AVNRT

1）房性、室性期前刺激，或用引起房室结逆向文氏周期的频率进行心室起搏，可诱发和终止。

2）心室程序刺激，房室结逆向传导出现跳跃现象。

3）发作依赖于临界长度的 HA 间期，即慢径路一定程度的逆向缓慢传导。

4）逆向性心房激动最早点在 CS 口。

5）逆行 P′波的 RP′间期长于 P′R 间期。

6）心房、希氏束和心室不是折返所必需，兴奋迷走神经可减慢并终止 SVT，且均阻滞于逆向传导的慢径路。

4. AVNRT 的心电图表现

（1）慢快型 AVNRT 的心电图有以下表现

1）P 波埋于 QRS 波中。各导联无 P′波，但由于 P′波的记录与辨认有时非常困难，因而仅凭心电图判断有无 P′波常常难以做到。

2）SVT 时的心电图与窦性心律时比较。常常可以发现 QRS 波群在 Ⅱ、Ⅲ、aVF 导联多 1 个 S 波假 S 现象，在 V_2 导联多 1 个 r′波（假 r′现象），这两种现象虽然出现率不太高，但诊断的可靠性相当高。

3）若各导联有 P′波，RP′间期 < 80ms，与 AVRT 的区别在于后者的 RP′间期 > 80ms。当 RP′间期在 80ms 左右时，诊断应谨慎，因二者在此范围中有重叠。

（2）快慢型 AVNRT 的心电图表现与房速（AT）和 PJRT 一样，仅凭心电图无法区分。

此外，由于 AVNRT 多见于女性，女：男约为 7：3，因而仅凭心电图诊断男性患者为 AVNRT 应谨慎。

5. AVNRT 的鉴别诊断　AVNRT 需要与间隔部位起源的房速（AT）或间隔部旁路参与的房室折返性心动过速（AVRT）以及加速性结性心律失常相鉴别。

（1）心动过速时心房与心室激动的时间关系：V－A 间期<65ms 可排除 AVRT，但不能区别开 AV7NRT 和 AT。

（2）室房传导特征：心室程序刺激无递减传导特性，强烈提示有房室旁路，但如有明确递减传导特性，不能排除慢旁路的存在。

（3）希氏束旁刺激：刺激方法是以较高电压（脉宽）刺激希氏束旁同时夺获心室肌和希氏束或右束支（HB－RB），然后逐渐降低电压，使起搏只夺获心室肌，不夺获 HB－RB，观察心房激动顺序，刺激信号至 A 波（SA）以及 H－A 间期变化。如 S－A 间期和心房激动顺序均不变，提示房室旁路逆传；如 S－A 间期延长，H－A 间期不变，而且心房激动顺序也不变，提示无房室旁路，激动经房室结逆传；如心房激动顺序不同提示既有旁路也有房室结逆传。

（4）心动过速时希氏束不应期内心室期前刺激（RS2 刺激）：希氏束不应期内心室期前刺激影响心房激动（使心房激动提前或推后）或终止心动过速时未夺获心房，均提示房室之间除房室结之外还有其他连接，即房室旁路，但刺激部位远离旁路时会有假阴性。

（5）心室超速起搏可以拖带心动过速，并有 QRS 融合波者提示 AVRT。

以上几个方面的检查有助于 AVNRT 与 AVRT 的鉴别，在排除 AVRT 之后，间隔部起源心动过速的鉴别主要集中在房速与 AVNRT 之间。如心室超速起搏不夺获心房常提示为房速，若能夺获心房，但停止心室起搏后心房激动呈 A－A－V 关系也提示心动过速为房速。非间隔起源房速易于鉴别，心房激动顺序呈偏心性，区别于不同类型的 AVNRT。

6. 典型 AVNRT 的消融　慢径消融治疗 AVNRT 的成功率高，房室传导阻滞发生率低，已成为 AVNRT 的首选治疗方法。不同类型 AVNRT 均可通过慢径消融取得成功，消融可以通过解剖定位或慢径电位指导完成，而目前最常用的方法是将两种方法结合，通过解剖法首先进行初步定位，之后结合心内电图标测，寻找关键的靶点。

解剖定位指导的消融方法：首先将标测消融导管送至心室，慢慢向下并回撤导管至 CS 开口水平，之后回撤并顺时针旋转使消融导管顶端位于 CS 开口和三尖瓣环之间，并稳定贴靠，局部心内电图呈小 A，大 V 波，A/V 在 0.25∶1～0.7∶1 之间，A 波通常碎裂、多幅。

慢径电位指导的消融方法：心内电图指导下的慢径消融是指将标测导管置于 CS 开口和三尖瓣环之间，标测所谓的慢径电位区域作为消融靶点。Jackman 和 Haissaguerre 分别介绍了两种不同形态的慢径电位。Jackrnan 等描述的慢径电位是一种尖锐快波，窦性心律时位于小 A 波终末部，通常只能在 CS 日周围<5mm 的直径范围内记录到。Haissaguerre 等描述的慢径电位是一种缓慢、低频、低幅波，在 CS 口前面的后间隔或中间隔区域可以记录到。

消融终点：①房室结前传跳跃现象消失，并且不能诱发 AVNRT；②房室结前传跳跃现象未消失，跳跃后心房回波存在或消失，但在静滴异丙肾上腺素条件下不能诱发心动过速；③消融后新出现的持续性一度或一度以上房室传导阻滞。

消融成功标准：①房室结前传跳跃现象消失，并且不能诱发 AVNRT；②房室结前传跳跃现象未消失，跳跃后心房回波存在或消失，但在静滴异丙肾上腺素条件下不能诱发心动过速；③消融后无一度以上房室传导阻滞。

二、房室折返性心动过速（AVRT）

AVRT 的电生理机制是由于房室间存在附加旁路，导致电兴奋在心房、心脏传导系统、心室和房室旁路所组成的大折返环中做环形运动；因此，AVRT 的解剖学基础是房室旁路。房室旁路的产生是由于胚胎发育时，二尖瓣环和三尖瓣环这两个纤维环未能完全闭合，在未闭合处便出现心房肌与心室肌相连，即房室旁路。左前间隔处是主动脉瓣环与二尖瓣环间的纤维连续（亦称心室膜）、二尖瓣环在此处不会发生不闭合。因而，除此处之外，二尖瓣环与三尖瓣环的任何部位都能出现房室旁路。

1. **房室旁路的电生理特性**　如前所述，房室旁路的组织学本质是普通心肌，因而它的电生理特性与心房肌和心室肌基本相同，而与心脏传导系统不同。其与房室结传导特性的区别在于，前者表现为全或无传导，而后者是递减传导（亦称温氏传导），即房室旁路的传导时间不随期前刺激的提前而延长，而房室结呈现明显延长。这是鉴别是否存在房室旁路的最根本的电生理依据。

房室旁路的传导方向，可以是双向，也可以是单向。单向中，大多数为仅有逆向传导，少数为仅有正向传导，这可能是由于旁路的心室端电动势大于心房端的缘故。旁路的传导可以持续存在，也可以间断存在。当旁路有双向传导时，患者表现为典型的预激综合征：窦性心律时的心电图有 δ 波（心室预激），且有 SVT 发作。当旁路仅有正向传导时，患者表现为仅有心室预激，而无 SVT（此时临床不应诊断预激综合征，应诊断为心室预激）。当旁路仅有逆向传导时，患者无心室预激，而仅有 SVT（此时临床最好采用隐匿性房室旁路的诊断而不用隐匿性预激综合征的诊断，因为患者没有心室预激）。当旁路存在时，是否发生 SVT，还取决于旁路的不应期、传导速度与房室结是否匹配。一般来说，正传不应期旁路长于房室结，而逆传不应期旁路则短于或等于房室结。这正是 AVRT 中大多数为顺向型，极个别是逆向型的原因。

在间歇性预激中，患者表现为一段时间心电图有 δ 波，一段时间 δ 波消失。这有两种可能：①旁路的正向传导呈间歇性；②旁路的正传实际上始终存在，但由于旁路位于左侧，当房室结传导较快时，δ 波过小而误认为 δ 波消失；当房室结传导较慢时，δ 波加大而显现。另外，δ 波也可表现为与心跳按一定比例出现，多数为 2：1。这是由于旁路的正传不应期过长所致。

所谓隐匿性预激也有两种情况，一种是隐匿性旁路，一种是左侧显性旁路，但由于房室结正传始终较快，δ 波太小而误认为是隐匿性预激，后者在刺激迷走神经或注射腺苷三磷酸后就表现为显性预激。

根据近年电生理的研究，无一人能证实 James 束（即房结束）的存在。心电图中 PR 间期 <0.12s 而无 SVT 者，实际上都是房室结传导过快。所谓 L-G-L 综合征（PR 间期 < 0.12s，且有 SVT 发作），实际上是房室结传导过快伴 AVNRT 或 AVRT。因此，James 束实际上可能并不存在，只是根据心电图无 δ 波的短 PR 间期的一种推论而已。

另一种特殊旁路 Mahaim 束，以往根据心电图有 δ 波，但 PR 间期 >0.12s 推论它应该是结室束或束室束。但近年电生理研究和射频消融术已证实，结室束或束室束是极少见的，它大多数是连接于右房与右束支远端之间的房束旁路，但它的传导特性不是全或无的，而具有一定程度的递减传导。它一般只有正传而无逆传，因而多引起逆向型房室折返性心动过速。

从电生理特性和组织学考虑，Mahaim 束实际上是异常存在的发育不健全的副房室传导系统。

还有一种特殊的慢传导的隐匿性旁路，其逆传十分缓慢，当冲动经旁路、心房抵达房室结时，房室结不应期已过，又可使冲动下传。因而，这种患者的 SVT 十分容易发作且不易终止，故称为无休止的房室交界区折返性心动过速（PJRT）。虽然发作时心电图类似于房速或 AVNRT，但实质上仍是 AVRT。据近年来电生理研究和射频消融术的结果，PJRT 的旁路大多数位于冠状静脉窦口附近，与房室结双径路的慢径路位置相同，因而还需与快慢型 AVNRT 鉴别。少数也可位于其他部位，如前间隔或游离壁。

总之，就大多数的房室旁路而言，其全或无传导特性明显地有别于房室结的显著递减性传导特性。但对于少数特殊旁路或少数房室结传导能力过强者，这种传导特性的区别变得很不明显，对于这些个别患者在进行心电生理检查和射频消融术时，应特别注意仔细鉴别，以免误判。

2. AVRT 的类型

（1）顺向型 AVRT（O – AVRT）：此型 AVRT 是以房室传导系统为前传支，房室旁路为逆传支的房室间大折返。其发生的条件为：房室旁路的前传不应期长于房室结，而逆传不应期短于房室结，而且房室传导系统（主要是房室结）的前传速度较慢。由于大多数旁路的不应期都有上述特点，而房室结的前传速度与不应期又能受自主神经影响而满足上述条件，因此，95% 的 AVRT 都是向型的，由于隐性旁路只能逆传，因而它参与的 AVRT 必然都是顺向型的。

（2）逆向型 AVRT（A – AVRT）：A – AVRT 是少见的房室折返性心动过速，发生于房室旁路有前向传导功能的患者。电生理检查中经心房和心室刺激均能诱发和终止这种房室折返性心动过速。心动过速的前传支为显性房室旁路，由此引起心室激动顺序异常而显示宽大畸形的 QRS 波，结合心腔内各部位电图的特点易与 O – AVRT 合并功能性束支传导阻滞和室性心动过速鉴别。目前电生理研究和射频消融结果均证实 A – AVRT 患者常存在多条房室旁路，而且心动过速的前传支和逆传支由不同部位的房室旁路构成。

（3）持续性交界性心动过速（PJRT）：PJRT 实际上是一种特殊的房室折返性心动过速，具有递减传导性能的房室旁路参与室房传导是心动过速的电生理基础。PJRT 的 P 波或 A 波远离 QRS 波或 V 波，而位于下一个心室激动波之前，与部分房性心动过速和少见型房室结折返性心动过速有某些相似之处，消融前进行鉴别诊断甚为重要。①鉴别室房传导途径：心室多频率或不同 S_1S_2 间期刺激时其室房之间没有 H 波，这一特点说明室房传导不是沿 AVN – HPS 途径传导。因此观察 H 波清楚的 HBE 导联在心室刺激时无逆传 H 波，提示存在房室旁路室房传导。②比较心房顺序：心室刺激或心动过速的心房激动顺序异常无疑可确定心动过速的性质。房室慢旁路仅少数位于左、右游离壁，多数位于间隔区（尤其是冠状静脉窦口附近）。因此应在冠状静脉窦口附近详细标测，寻找到最早心房激动部位有助于诊断。③心动过速与 H 波同步刺激心室是否改变心房激动周期（AA 间期）：房性心动过速或房室结折返性心动过速，与 H 波同步刺激心室因恰逢希氏束不应期而不能逆传至心房，故 AA 间期不受影响。如为房室折返性心动过速，则于希氏束不应期刺激心室仍能逆传至心房，并使 AA 间期改变。由于 PJRT 系房室慢旁路逆向传导，因此心室刺激可使 AA 间期缩短或延长。

（4）多旁路参与的 AVRT：多条房室旁路并不少见，约占预激综合征患者的 10%。电生理检查中，出现下述情况提示存在多条旁路：①前传的δ波在窦性心律、房颤或不同心房部位起搏时，出现改变；②逆向心房激动有两个以上最早兴奋点；③顺向型AVRT伴间歇性前传融合波；④前传预激的位置与顺向型AVRT时逆传心房的最早激动位置不符合；⑤逆向型AVRT的前传支为间隔旁路（因为典型的逆向型AVRT的前传支都是游离壁旁路）和（或）逆向型AVRT的周长明显短于同一患者的顺向型AVRT的周长。

在多旁路参与的AVRT中，各条旁路所起的作用可能是不同的：可以是两种顺向型AVRT，以其中一条为主，另一条为辅，也可是仅一种顺向型AVRT，另一条旁路只是旁观者，当主旁路被阻断后，次旁路才参与形成AVRT。以上情况是最常见的多旁路情况。有时两条旁路可以是一条作为前传支，另一条作为逆传支，形成不典型的逆向型AVRT。

遇到多旁路患者应进行详尽的电生理检查。若进行射频消融术，应首先阻断引起AVRT或δ波明显的旁路；然后，在情况变得比较简单后，再确定另一条旁路的位置并消融。

3. 左侧房室旁路消融术　左侧旁路包括左游离壁（简称左壁）、左后间隔和极少数左中间隔旁路。左壁旁路，特别是左侧壁旁路最常见，而且操作也较其他部位的旁路简单。

大多数左侧旁路消融术采取左室途径，即经股动脉左室二尖瓣环消融，又称为逆主动脉途径。

（1）股动脉置鞘：常选取右侧股动脉穿刺置入鞘管，鞘管内径应比大头导管外径大1F。股动脉置入鞘管后应注意抗凝，常规注射肝素3 000～5 000IU，手术延长1h应补充肝素1 000IU。

（2）导管跨瓣：大头导管经鞘管进入动脉逆行至主动脉弓处应操纵尾端手柄，使导管尖端弯曲成弧，继续推送导管至主动脉瓣上，顺时针轻旋并推进导管，多数病例中能较容易地跨过主动脉瓣进入左室。

（3）二尖瓣环标测：导管进入左室后，应在右前斜位透视，使导管尖端位于二尖瓣环下并接触瓣环。局部电图记录到清楚的A波和高大的V波，提示大头导管尖端从心室侧接触瓣环。进一步操作可在右前斜或左前斜透视下标测二尖瓣环的不同部位。

（4）有效消融靶点：放电消融10s内可阻断房室旁路，延长放电30s以上可完全阻断房室旁路的部位为有效消融靶点。

靶电图的识别：靶电图是指大头电极在放电成功部位（即"靶点"）双极记录到的心内电图。从二尖瓣环不同部位的横截面得知，在游离壁部位心房肌紧靠房室环而且与其他组织相比，所占比例较大，而在左后间隔部位，心房肌距房室环较远，所占比例也较少。因此，游离壁部位的靶电图，A波较大，其与V波振幅之比应为1∶4～1∶2；而左后间隔部位的靶电图，A波较小，A∶V约为1∶6～1∶4，甚至刚能见到A波就能成功。对于显性旁路，除了A波达到上述标准外，A波还应与V波相连，二者间无等电位线。此外，记录到旁路电位，V波起始点早于体表心电图的QRS波起始点，亦是可供参考的靶电图标准。隐匿性旁路与显性旁路逆传功能的标测，可采用窦－室－窦标测法。前后窦性心律的靶电图，其A波大小应达到上述标准；中间心室起搏的靶电图，V波应与其后的A波相连，二者间无等电位线。

（5）放电消融旁路：当靶电图符合上述标准后，即可试消融10s。显性旁路在窦性心律下放电，同时注意体表心电图δ波是否消失。由于左侧旁路绝大多数为A型预激，因而最好选择V1导联进行观察。δ波消失时，原有的以R波为主的图形立即变成以S波为主的图形，变化十分明显，容易发现。也可以观察冠状静脉窦内电图，当 δ 波消失时，原来相连的 A 波与 V 波立即分开，二者之间出现距离，这种变化也十分明显，容易发现。隐匿性旁路一般采用在心室起搏下放电，起搏周长多用 400ms，频率过快可能引起大头电极移位。试放电中注意观察冠状静脉窦内电图，VA 逆传但不能保持 1∶1，或虽然是 1∶1，但 V 波与 A 波间距离突然加大都表明放电成功。试消融成功后，继续加强消融 60s 以上。

（6）穿间隔左房途径：利用房间隔穿刺术，可建立股静脉至左房途径达到于二尖瓣心房侧消融左游离壁房室旁路的目的。完成心腔内置管和消融前电生理评价后，进行房间隔穿刺术，大头导管再经鞘管进入左房进行消融。

（7）并发症：左侧旁路消融术的并发症发生率为 0.86% ~ 4%。可分为三大类型：①血管穿刺所致并发症，股动脉损伤最常见；②瓣膜损伤和心脏穿孔；③与射频消融直接有关的并发症。

4. 右壁旁路消融术

（1）由于房室环在透视下无标志，只能依据靶电图来判定大头电极是否在瓣环的心房侧。靶电图的标准为：A 波与 V 波紧密相连，二者振幅之比为 1∶3 ~ 2∶3。显性预激的靶电图在实际观察中，最大的困难是不易确定哪个成分是 A 波，哪个成分是 V 波。正确的方法是同步记录冠状静脉窦内电图，将靶电图与之对照，凡在冠状静脉窦内电图 A 波之前的为靶电图 A 波成分，与 A 波同时发生的为靶电图 V 波成分。

（2）由于大头电极在显性旁路附近记录到的电图区别不大，只有相互比较才能看出。因此，在经验不足时，最好用两根大头导管在旁路附近做交替标测：固定二者之中记录的 V 波较早的导管，移动 V 波较晚的导管，直到找不到 V 波更早的位置。隐匿性旁路应采用前述的窦－室－窦标测法。一旦确定旁路位置，最好在荧光屏上做标记，并保持电极头与患者体位不变。操纵大头导管的方法一般是先将大头电极送至房室环的心室侧，并保持在标记的旁路处，观察着记录的心内电图缓慢后撤，待 A 波振幅够大时停止后撤，然后利用轻微旋转大头导管来控制大头电极位于瓣环房侧，顺钟向旋转可使大头电极略向心室方向移动，逆钟向旋转则向心房方向移动。

（3）由于大头电极在房室环心房侧都难以紧贴心内膜，故输出功率应增大，一般选用 30 ~ 35W，甚至可增至 50W。若在放电过程中出现 δ 波时隐时现的情况，说明大头电极不稳定，此时术者应用手指稳住导管，同时加大输出功率，延长放电时间。最好能更换新的加硬导管，提高稳定度，使 δ 波在放电的 10s 内消失，且无时隐时现的情况。

5. 旁路阻断的验证方法与标准

（1）前传阻断：体表心电图 δ 波消失和心内电图的 A 波与 V 波之间距离明显加大。

（2）逆传阻断：相同频率的心室起搏，消融前 1∶1 逆传在消融后再不能保持，或虽然保持 1∶1 逆传，但 V 波与逆传 A 波间的距离明显加大。判断有困难时，加做心室程序刺激，室房逆传由消融前的全或无传导变为消融后的递减传导。

显性旁路必须同时达到上述（1）（2）两条，隐匿性旁路只需达到第（2）条即可。

（郭秋荣）

第六节　室性心动过速

室性心动过速（室速，ventricular tachycardia）是指起源于希氏束以下水平的左、右心室或心脏的特殊传导系统的快速性心律失常，是急诊科和心内科医师经常面临的临床问题。室速包括多种机制和类型，其中一些类型对患者无特殊损害，而另一些则可能直接威胁患者生命。

室速常发生于各种器质性心脏病患者。最常见为冠心病，特别是曾有心肌梗死的患者。其次是心肌病、心力衰竭、心瓣膜疾病等，其他病因包括代谢障碍、电解质紊乱、长 QT 间期综合征等，偶可发生在无器质性心脏病者。

一、临床表现

室速的临床症状取决于发作时的心室率、持续时间、基础心脏病变和心功能状况等。非持续性室速的患者可无明显症状。持续性室速常伴有明显血流动力学障碍与心肌缺血。临床症状包括低血压、气促、晕厥等。

二、分型

1. 根据心动过速时 QRS 波形态分类

（1）单形室速：室速的 QRS 波形态一致。

（2）多形性室速：有多个不同 QRS 波形态的室速。

2. 根据室速持续时间分类

（1）持续性室速：发作时间超过 30s，需药物或电复律终止。

（2）非持续性室速：能够在 30s 内自行终止的室速。

（3）室速风暴：24h 发作至少 3 次以上的持续性室速，需要电复律才能终止。

3. 根据室速的机制分类

（1）瘢痕折返性室速：起源于心肌的瘢痕区的室速，并具有折返性室速的电生理特征。

（2）大折返性室速：折返环的范围较广，为数厘米。

（3）局灶性室速：有最早起源点，且由此激动点向四周传播。其机制包括自律性机制、触发机制和小折返机制。

（4）特发性室速：指发生在无明显器质性心脏病患者中的室速。

三、发病率

无明显基础心脏疾病人群的非持续性室速患病率较低，约为 1%～3%，且无显著性别差异。在冠心病患者中，非持续性室速的发作取决于疾病的不同时期。经冠状动脉造影证实心肌缺血的慢性冠心病患者约 5% 发生非持续性室速。其他结构性心脏病也可导致室速发病率明显增加，肥厚型心肌病为 20%～28%，左心室肥厚患者为 2%～12%，非缺血性扩张型心肌病患者可高达 80%。

四、心电图特征

室速的心电图特征为：①3 个或 3 个以上的室性期前收缩连续出现；②QRS 波群形态畸形，时限超过 0.12s；ST - T 波方向与 QRS 波群主波方向相反；③心室率通常为 100 ~ 250 次/分；心律规则，但亦可略不规则；④心房独立活动与 QRS 波群无固定关系，形成室房分离，偶尔个别或所有心室激动逆传夺获心房；⑤通常发作突然开始；⑥心室夺获与室性融合波：室速发作时少数室上性激动可下传心室，产生心室夺获，表现为在 P 波之后，提前发生一次正常的 QRS 波群。室性融合波的 QRS 波群形态介于窦性与异位心室搏动之间，其意义为部分夺获心室。心室夺获与室性融合波的存在对确立室性心动过速诊断提供重要依据。

需要注意的是，非持续性的宽 QRS 波心动过速也可能是室上性心动过速伴差异性传导。Brugada 四步法是临床常用的判断宽 QRS 波心动过速性质的流程，具有较高的敏感性和特异性：①若所有胸前导联均无 RS 波形，诊断为室速，否则进入第 2 步；②若任一胸前导联 RS 波谷时限 >100ms，诊断为室速，否则进入第 3 步；③存在房室分离诊断为室速，否则进入第 4 步；④QRS 波呈右束支传导阻滞型（V$_1$、V$_2$ 导联呈 R、QR、RS 型，V$_6$ 导联呈 QR、QS 或 R/S <1），QRS 波呈左束支传导阻滞型（V$_1$、V$_2$ 导联的 R 波 >30ms 或 RS 时限 >60ms，V$_6$ 导联呈 QR、QS 型），诊断为室速。

Vereckei 等提出的新的宽 QRS 波心动过速 4 步法鉴别流程让人耳目一新，该法使宽 QRS 波心动过速的鉴别诊断进一步简化，尤其适合急诊应用。aVR 单导联鉴别宽 QRS 波心动过速的 4 步新流程内容包括：①QRS 波起始为 R 波时诊断室速，否则进入第 2 步；②QRS 波起始 r 波或 q 波的时限 >40ms 为室速，否则进入第 3 步；③QRS 波呈 QS 形态时，起始部分有顿挫为室速，否则进入第 4 步；④QRS 波的 V$_i$/Vt 值 ≤1 为室速，V$_i$/Vt 值 >1 为室上速。

五、发生机制

室速发生的机制包括局灶性室速和瘢痕相关性折返。局灶性室速有一个最早发生室性激动的起源点，激动从该部位向各处传导。自律性、触发活动或微折返为其发生基础。瘢痕相关性折返是指具有折返特征的、起源于某个通过心电特征或心肌影像学确认的心肌瘢痕区的心律失常。瘢痕相关性折返是由瘢痕区域的折返所造成的。室速的机制决定着标测和确定消融靶点策略选择。对于特发性室速来说，局灶性起源或折返通路的关键位置通常只处于很小的范围内，散在的损伤即可消除室速；对于瘢痕相关性室速来说，消融切断室速的关键峡部。

六、治疗

1. 非持续性短暂室速 无器质性心脏病患者发生非持续性短暂室速，如无症状或血流动力学影响，处理的原则与室性期前收缩相同；有器质性心脏病的非持续性室速应考虑治疗。主要针对病因治疗，抗心律失常药物亦可以选用。

2. 持续性室速 无论有无器质性心脏病，均应给予治疗。

（1）若患者无显著的血流动力学障碍，终止室速发作首选利多卡因，其次胺碘酮、普鲁卡因胺、普罗帕酮（心律平）、苯妥英钠、嗅苄胺等，均应静脉使用。首先给予静脉注射负荷量：①利多卡因 50 ~ 100mg；②胺碘酮 150 ~ 300mg；③普罗帕酮 70mg，选择其中之一，继而静脉持续滴注维持。

（2）若患者有显著的血流动力学障碍如低血压、休克、心绞痛、充血性心力衰竭或脑血流灌注不足的症状，终止室速发作首选直流电复律。

3. 室性心动过速的导管消融治疗　近十几年来，导管消融被证实是特发性室速和室性早搏唯一有效的根治方法，且随着三维标测系统的发展和灌注消融导管等技术的出现，在多中心临床试验中也显示出导管消融明显减少或消除结构性心脏病室速的反复发作。对导管消融的综合建议见表7-4。

导管消融治疗旨在破坏室速产生或维持的病理性基质、关键折返环。对心动过速起源进行定位的技术主要依据为大多数室速为心内膜下起源，对室速进行定位的方法包括，通过分析室速发作时心电图的形态，心内膜激动顺序标测，心内膜起搏标测，瘢痕区标测，以及孤立电位标测。

表7-4　室性心动过速导管消融的适应证

结构性心脏病患者（包括既往心肌梗死、扩张型心肌病、AVRC/D）

1. 推荐室速导管消融

（1）有症状的持续单形性室速，包括 ICD 终止的室速，若使用抗心律失常药物治疗后以及抗心律失常药物不耐受或不接受者

（2）非短暂可逆原因所致的室速或室速风暴时

（3）频发可引起心室功能障碍的室性早搏或室速的患者

（4）束支折返性或束支间折返性室速

（5）抗心律失常治疗效果欠佳的反复发作的持续多形性室速和室颤，存在可标测消融的疑似触发灶

2. 考虑导管消融

（1）患者至少发作一次室速，使用过至少一种 I 类或 III 类抗心律失常药物

（2）既往心肌梗死患者，反复发作室速，左室射血分数 <30%，预期寿命超过 1 年，适合选择胺碘酮以外治疗

（3）既往心肌梗死而残存左室射血分数尚可（>35%）的血流动力学能耐受的室速者，即使抗心律失常药物治疗失败

无结构性心脏病患者

3. 推荐特发性室速患者导管消融

（1）造成严重症状的单形性室速

（2）抗心律失常药物疗效欠佳、不耐受或不接受药物治疗的单形性室速患者

（3）抗心律失常治疗效果欠佳的反复发作的持续多形性室速和室颤（电风暴），存在可标测消融的疑似触发灶室速导管

4. 消融的禁忌证

（1）存在活动的心室内血栓（可考虑行心外膜消融）

（2）非导致及加重心室功能不全的无症状室早和（或）单形性室速

（3）由短暂可逆原因所致的室速，如急性缺血、高钾血症或药物引起的尖端扭转型室速

根据室速发作时标准 12 导联心电图的 QRS 波形态，能够分辨或识别室速的起源。根据心梗的部位、室速的束支传导阻滞形态、QRS 波额面电轴、胸前导联的演变形式等，能够显著缩小分析室速起源的范围。室速消融的步骤为：第一步，选择血管途径，右室起源的室速经静脉途径，左室起源室速经动脉逆行途径或穿刺房间隔途径。第二步诱发室速，第三步进行标测和消融，第四部进行检验，判断心律失常是否能再被诱发。

4. 埋藏式心脏复律除颤器（ICD）治疗　目前植入 ICD 已成为治疗室性快速性心律失常最有效的方法之一，能够成功地预防心脏性猝死，降低心血管疾病死亡率（表7-5）。

表7-5 室性心动过速植入 ICD 的适应证

1. 推荐室速 ICD 治疗
(1) 非可逆性原因引起的室颤或血流动力学不稳定的持续性室速所致的心搏骤停
(2) 伴有器质性心脏病的自发的持续性室性心动过速，无论血流动力学是否稳定
(3) 原因不明的晕厥，在心电生理检查时能诱发有血流动力学显著改变的持续性室速或室颤
(4) 心肌梗死所致非持续室速，左室 EF < 4 004 且心电生理检查能诱发出室颤或持续性室速
2. 室速考虑 ICD 治疗
(1) 心室功能正常或接近正常的持续性室速
(2) 服用 β 受体阻滞剂期间发生晕厥和（或）室速的长 QT 间期综合征
(3) 儿茶酚胺敏感型室速，服用 β 受体阻滞剂后仍出现晕厥和（或）室速
3. 不推荐 ICD 治疗的室速
(1) 合并 WPW 综合征的房性心律失常、右室或左室流出道室速、特发性室速，或无器质性心脏病的分支相关性室速，经手术或导管消融可治愈者
(2) 没有器质性心脏病，由完全可逆病因导致的室性快速性心律失常（如电解质紊乱、药物或创伤）

七、特殊类型的室性心动过速

（一）加速性心室自主节律

亦称缓慢性室速，其发生机制与自律性增加有关。心电图通常表现为连续发生 3~10 个起源于心室的 QRS 波群，心率常为 60~110 次/分。心动过速的开始与终止呈渐进性，跟随于一个室性期前收缩之后，或当心室起搏点加速至超过窦性频率时发生。由于心室与窦房结两个起搏点轮流控制心室节律，融合波常出现于心律失常的开始与终止时，心室夺获亦很常见。

本型室速常发生于心脏病患者，特别是急性心肌梗死再灌注期间、心脏手术、心肌病、风湿热与洋地黄中毒。发作短暂或间歇。患者一般无症状，亦不影响预后。通常无需抗心律失常治疗。

（二）尖端扭转型室速

尖端扭转型室速（torsades de pointes）是多形性室性心动过速的一个特殊类型，因发作时 QRS 波群的振幅与波峰呈周期性改变，宛如围绕等电位线连续扭转而得名，频率 200~250 次/分。其他特征包括：QT 间期通常超过 0.5s，U 波显著。当室性期前收缩发生在舒张晚期、落在前面 T 波的终末部可诱发此类室速。此外，在长-短周期序列之后亦易引发尖端扭转型室速。尖端扭转型室速亦可进展为心室颤动和猝死。临床上，无 QT 间期延长的多形性室速亦有类似尖端扭转的形态变化，但并非真的尖端扭转，两者的治疗原则完全不同。

本型室速的病因可为先天性、电解质紊乱（如低钾血症、低镁血症）、抗心律失常药物（如 I A 类或 III 类）、吩噻嗪和三环类抗抑郁药、颅内病变、心动过缓（特别是三度房室传导阻滞）等。

应努力寻找和去除导致 QT 间期延长的病因和停用有关药物。I A 类或 III 类抗心律失常药物可使 QT 间期更加延长，故不宜应用。亦可使用临时心房或心室起搏。起搏前可先试用异丙肾上腺素或阿托品。利多卡因、美西律或苯妥英钠等常无效。先天性长 QT 间期综合征治疗应选用 β 受体阻滞剂。对于基础心室率明显缓慢者，可起搏治疗，联合应用 β 受体阻

滞剂。药物治疗无效者，可考虑左颈胸交感神经切断术，或植入 ICD 治疗。

（郭秋荣）

第七节　病态窦房结综合征

病态窦房结综合征（sick sinus syndrome，SSS）简称病窦，又称窦房结功能障碍（sinus node dysfunction），是因窦房结及其周围组织病变，或者由于各种外在因素导致窦房结冲动形成或传导障碍而产生的多种心律失常临床症候群。临床中多见于老年患者，其表现形式多样。可急性产生，或缓慢形成；病程迁延或间歇出现。

一、病因

病窦的病因较为复杂，包括如下几种。

（1）心脏疾患：冠心病、心肌炎、心包炎、心肌病、先天性心脏病、传导系统退行性病变等。

（2）内分泌或系统性疾病：淀粉样变性、血色病、硬皮病、系统性红斑狼疮、甲状腺功能减退等。

（3）药物或电解质紊乱：β 受体阻滞剂、钙通道阻滞剂、抗心律失常药物及交感神经阻滞剂（可乐定、甲基多巴）、高血钾及高钙血症等。

（4）自主神经系统紊乱：迷走神经张力增高、血管迷走性晕厥及颈动脉高敏综合征等。

（5）其他：外伤、手术及导管消融等。

二、临床表现

可见于任何年龄，老年人多见。起病隐匿，发展缓慢，病程可长达数年甚至数十年。早期多无症状，当心率缓慢影响了主要脏器如心脏、脑部供血时，则可引发明显的临床症状。

脑部供血不足时可以出现头晕、记忆力减退、一过性黑矇、近似晕厥或晕厥。严重者可出现抽搐乃至猝死。心脏方面多表现为心悸，部分患者可出现心力衰竭或心绞痛。骨骼肌供血不足时则可出现四肢乏力、肌肉酸痛等症状，常因不突出而被忽略。

三、心电图表现

可有多种心电图表现，其中以严重而持久的窦性心动过缓最为常见，同时多伴发快速性心律失常，特别是心房颤动。部分患者也可并发房室传导阻滞或室内阻滞。

（1）窦性心动过缓：心率常小于 50 次/分，运动时心率亦不能相应提高，多低于 90 次/分（图 7 - 22）。

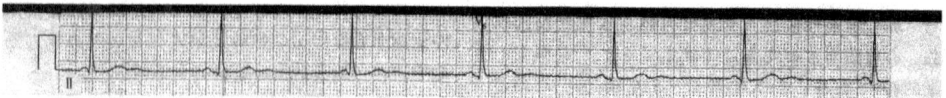

图 7 - 22　显著窦性心动过缓伴交界性逸搏

（2）窦性停搏：心电图上表现为 P 波脱落和较长时间的窦性静止，其长间歇与基础窦性心动周期不成倍数关系，多伴交界性或室性逸搏（图 7 - 23）。

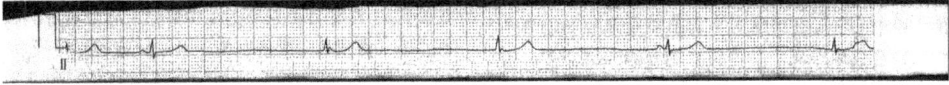

图 7 - 23　窦性停搏；缓慢的交界性自主心律，部分伴窦性夺获；不完全性干扰性房室分离

（3）窦房传导阻滞：理论上可分为三度，但一度和三度窦房传导阻滞体表心电图上不能诊断，故临床上仅见于二度窦房传导阻滞，可分为：莫氏 I 型和莫氏 II 型。其中莫氏 I 型的特点为：PP 间期逐渐缩短，直至一次 P 波脱落；P 波脱落前的 PP 间期最短；长的 PP 间期短于最短 PP 间期的 2 倍；P 波脱落后的 PP 间期长于脱落前的 PP 间期。莫氏 II 型的特点为：PP 间期不变，可见一个长的 PP 间期；长的 PP 间期与基础 PP 间期之间存在倍数关系（图 7 - 24）。

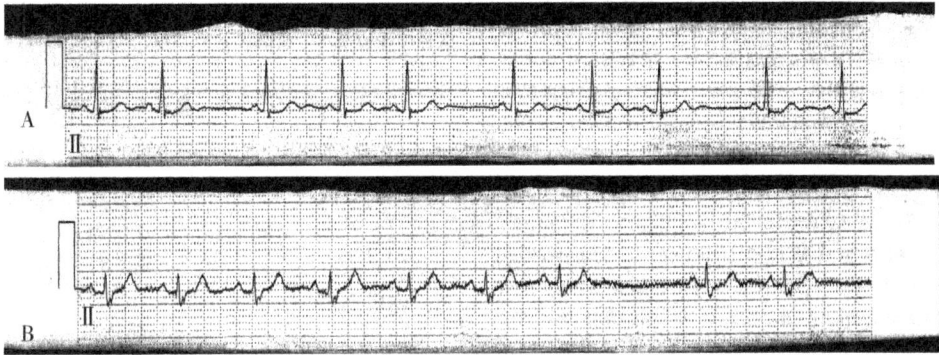

图 7 - 24　窦房传导阻滞
A. 二度 I 型窦房传导阻滞；B. 二度 II 型窦房传导阻滞

（4）心动过缓 - 心动过速综合征（bradycardia - tachycardia syndrome）简称慢 - 快综合征：在窦性心动过缓的基础上，可伴有阵发性心房颤动、心房扑动或室上性心动过速。在心动过速终止时，伴有一个较长的间歇。此类患者中，晕厥常见。心电图特点为：在窦性心动过缓的基础上，间歇出现阵发性房颤、房扑或室上性心动过速；心动过速终止时，窦性心律恢复缓慢状态，可出现窦性停搏、房性或交界性逸搏甚至室性逸搏心律（图 7 - 25）。严重者可反复发作晕厥或发生猝死。此型应与心动过速 - 心动过缓综合征（简称快 - 慢综合征）相鉴别。在后者，基础窦房结功能正常，在心动过速（阵发性房颤、房扑或室上速）终止时，可出现较长的间歇；患者甚至出现一过性黑矇或晕厥。

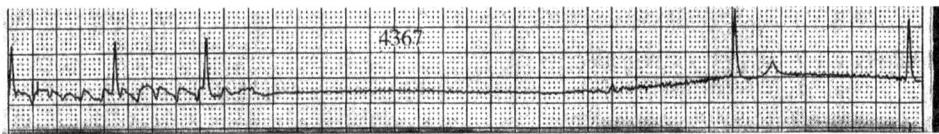

图 7 - 25　房颤后伴长 RR 间期 4 367ms，伴交界性逸搏

（5）合并其他部位阻滞：在缓慢的窦性心律基础上，可伴发心脏其他部位的阻滞，如房室结、束支或室内阻滞。合并房室传导阻滞时，部分学者将其称为"双结病变"。心电图特点为：在缓慢窦性心律基础上（符合病窦标准），合并出现下列情况：如 PR 间期 0.24s；无诱因出现二度或二度以上房室传导阻滞；完全性右束支、左束支或室内传导阻滞等。

四、实验室检查

病窦综合征的患者往往起病隐匿，发展缓慢。早期多无相关的临床症状而容易被漏诊，也有部分患者因症状间歇发作，难以捕捉而给临床诊断带来困难，因此需要通过各种实验室手段来检测窦房结的功能，以帮助临床诊断及鉴别诊断。

（一）体表心电图

常规的体表心电图检查，对于临床十分必要。它可提供非常有用的临床线索及诊断价值，但因心电图记录时间短暂，若患者间歇发作，则容易漏诊或忽略一过性心律失常。

（二）动态心电图

动态心电图是评判窦房结功能是否正常的有效检测方法。它比常规体表心电图记录的时间更长，可持续记录 24h、48h 甚至 72h，因而可捕捉到间歇出现的缓慢性窦性心律失常如窦性停搏或窦房传导阻滞等，并证实这些心律失常与临床症状之间的关系，也可提供其他一些心电图信息，如 ST-T 改变。

（三）心电监测系统

对于临床症状不突出或间歇发作的患者，即便应用了动态心电图，有时亦难以捕捉到一过性心律失常，因而有必要使用记录时间较长或实时的心电监测系统包括电话监测心电图和植入式 Holter 检查。这些情况下，该系统可能更为有效。

（四）运动负荷试验

在评判窦房结功能状态时，除了强调检测其自律性高低的同时，还应注意其在运动状态下心率的变化能力即心率的变异性是否正常。运动负荷试验检查的目的就是根据运动后的心率增加能否达到预计心率，通常采用根据年龄计算最大心率的 Burce 方案。运动后的最大心率大于 120 次/分，则可排除病窦；若运动后的最大心率小于 90 次/分，则提示窦房结功能低下。

（五）药物试验

包括阿托品和异丙肾上腺素试验。通常情况下，静脉注射阿托品 2mg（或 0.04mg/kg，不超过 3mg）后，分别记录注射后 1min、2min、3min、4min、5min、10min、15min、20min、30min 时刻的心电图，计算最小和最大的心率。若最大心率低于 90 次/分，则认为窦房结功能低下。如试验中或试验后出现了窦性停搏、窦房传导阻滞或交界性逸搏，则可明确病窦的诊断。由于该方法较为简单且容易实施，故在基层医院应用较为广泛。但需注意的是，该方法诊断病窦的特异性不高，因而存在一定的假阳性率，分析时应谨慎。

临床上，部分学者提出也可静脉应用异丙肾上腺素检测窦房结功能。具体方法是：每分钟静脉滴注异丙肾上腺素 1~4μg，观察心率变化。如出现频发或多源室性早搏、室性心动过速或异丙肾上腺素剂量已达 4μg/min，而最大心率仍未达到 100 次/分时，则可考虑窦房结功能低下。

（六）固有心率测定

有学者提出应用心得安和阿托品同时阻断交感神经和迷走神经后，就可使窦房结自身的内在特性显露。具体方法为：给予受试者经静脉滴注 0.2mg/kg 的普萘洛尔（心得安），滴注速度为 1mg/min，10min 后再在 2min 内静脉推注 0.04mg/kg 的阿托品，观察 30min 内的心率。窦房结固有心率与年龄相关。也可用校正的回归方程大致推算受试者窦房结固有心率的正常值。预计固有心率（IHRp）= 118.1 - （0.57×年龄），其 95% 的可信区间为计算值的 14%（小于 45 岁）或 18%（大于 45 岁）。若低于此值则提示窦房结功能低下。

（七）心脏电生理检查

心脏电生理检查包括食管和心内电生理检查。可测定窦房结恢复时间（sinus nodal recovery time，SNRT）和窦房传导时间（sinoatrial conduction time，SACT）。其原理为窦房结细胞的自律性具有超速抑制的作用，超速抑制的刺激频率越快，对窦房结的抑制越明显。故当心房的超速刺激终止后，最先恢复的应是窦性节律。从最后一个心房刺激信号开始至第一个恢复的窦性 P 波之间的距离，被称为窦房结恢复时间。它反映了窦房结细胞的自律性高低。试验的方法为：停用可能影响检查结果的心血管活性药物如拟交感胺类药物、氨茶碱和阿托品类制剂以及抗心律失常类药物至少 5 个半衰期以上。在受试者清醒空腹状态下，插入食管或心内电极导管，待心率稳定后，用快于自身心率 20 次/分的频率开始刺激，逐渐增加刺激的频率。每次刺激至少持续 30s，两次刺激间隔至少 1min，终止刺激后观察窦性节律的恢复情况。正常成人的 SNRT < 1 500ms，若大于此值则提示窦房结功能低下。为排除自身心率的影响，也可采用校正的窦房结恢复时间（CSNRT）即用测量的 SNRT 减去基础窦性周期，CSNRT 正常值应小于 550ms。

窦房传导时间的计算方法较为复杂，临床上有 Strass 和 Narula 两种方法。Strass 法具体方法为：应用 RS2 刺激即每感知 8 个自身窦性 P 波后，发放一个房性早搏刺激。在 Ⅱ 区反应内记录和测量窦性基础周长（A1A1）、早搏联律间期（A1A2）和回复周期（A2A3），Ⅱ 反应 = 不完全代偿间期（A1A1 + A2A3 < 2A1A1）。Natula 法是取一个平均的窦性周长（记录 10 次基础窦性周长取其平均值），然后用略快于基础窦性频率 5 ~ 10 次/分的频率连续刺激心房（连续发放 8 ~ 10 个刺激脉冲），停止刺激后测量。SNRT 的正常值通常小于 120ms。

（八）直立倾斜试验

对疑似血管迷走性晕厥特别是心脏抑制型的患者，也可考虑行直立倾斜试验。

五、诊断

由于病窦是一多种心律失常组合的临床症候群，因而必须结合患者的临床症状、心电图及电生理检查结果综合考虑。若能证实临床症状如头晕、一过性黑矇及晕厥与缓慢性窦性心律失常密切相关，则可确定病窦的诊断。

六、治疗

（一）病因治疗

部分患者病因明确，如服用抗心律失常药物、电解质紊乱及甲状腺功能减退等，这些均可通过纠正其病因而使窦房结功能恢复。

（二）对症治疗

对于症状轻微或无症状的患者，可随访观察而无需特殊处理。对于部分症状不明显且不愿接受起搏器治疗的患者，也可给予提高心率的药物如抗胆碱能制剂阿托品、山莨菪碱和 β 受体激动剂异丙肾上腺素、沙丁胺醇（舒喘灵）和氨茶碱等。

（三）起搏治疗

对于临床症状明显的病窦患者，起搏治疗具有十分重要的作用。需要强调的是，起搏治疗的主要目的在于缓解因心动过缓引发的相关临床症状和提高患者的生活质量。起搏器植入的适应证应有严格的指征，对于临床症状明显且其病因不可逆转或需要服用某些抗心律失常药物控制快速性心律失常的病窦患者均可考虑植入心脏永久起搏器治疗。起搏器植入治疗时，应优先选择生理性起搏模式的起搏器如 AAIR、AAI、DDD 或 DDDR 型起搏器。已有研究证实，心室起搏可增加病窦患者发生房颤的概率。此外，心室起搏特别是心尖部起搏由于心室激动顺序的异常和血流动力学的异常均可影响患者的心脏功能，而引发心脏的病理生理改变，因此临床中应尽量避免或减少心室起搏。

（郭秋荣）

第八节　房室传导阻滞

房室传导阻滞是指窦房结发出冲动，在从心房传到心室的过程中，由于生理性或病理性的原因，在房室交界处受到部分或完全、暂时性或永久性的阻滞。房室传导阻滞可发生在心房内、房室结、希氏束以及左或右束支等不同的部位。根据阻滞程度不同，可分为一度、二度和三度房室传导阻滞。三种类型的房室传导阻滞其临床表现、预后和治疗有所不同。

一度房室传导阻滞为房室间传导时间延长，但心房冲动全部能传到心室；二度房室传导阻滞为部分心房冲动不能传至心室；三度房室传导阻滞则全部心房冲动均不能传至心室，故又称为完全性房室传导阻滞。

一、病因

本病常作为其他疾病的并发症出现，如急性下壁心肌梗死、甲状腺功能亢进、预激综合征等都可以引起本病。

（1）以各种原因的心肌炎症最常见，如风湿性、病毒性心肌炎和其他感染。

（2）迷走神经兴奋，常表现为短暂性房室传导阻滞。

（3）药物不良反应可能导致心率减慢，如地高辛、胺碘酮、心律平等，多数房室传导阻滞在停药后消失。

（4）各种器质性心脏病，如冠状动脉粥样硬化性心脏病、风湿性心脏病及心肌病。

（5）高钾血症、尿毒症等。

（6）特发性传导系统纤维化、退行性变（即老化）等。

（7）外伤、心脏外科手术或介入手术及导管消融时误伤或波及房室传导组织时可引起房室传导阻滞。

二、分型

按阻滞部位常分为房室束分支以上与房室束分支以下阻滞两类，其病因、临床表现、发病规律和治疗各不相同。还可按病程分为急性和慢性房室传导阻滞；慢性还可分为间断发作与持续发作型。也可按病因分为先天性与后天性房室传导阻滞；或按阻滞程度分为不全性与完全性房室传导阻滞。从临床角度看，按阻滞部位和阻滞程度分型不但有利于估计阻滞的病因、病变范围和发展规律，还能指导治疗，因而比较切合临床实际。

三、临床表现

不同程度的房室传导阻滞，其临床表现各不相同。

①一度房室传导阻滞症状不明显，听诊发现第一心音减弱、低钝；②二度房室传导阻滞临床症状与心室率快慢有关，心室脱落较少时，患者可无症状或偶有心悸，如心室脱落频繁可有头晕、胸闷、心悸、乏力及活动后气急，严重时可发生晕厥，听诊有心音脱落；③三度房室传导阻滞的症状取决于心室率及原有心功能，常有心悸、心跳缓慢感、乏力、气急、眩晕，心室率过慢、心室起搏点不稳定或心室停搏时，可有短暂的意识丧失，心室停搏超过15s时可出现晕厥、抽搐和青紫，即阿-斯综合征发作。迅速恢复心室自主心律时，发作可立即中止，神志也立即恢复，否则可导致死亡。听诊心率每分钟 30～40 次、节律规则，第一心音强弱不等，脉压增大。

房室束分支以上阻滞，大多表现为一度或二度Ⅰ型房室传导阻滞，病程一般短暂，少数持续。阻滞的发展与恢复有逐步演变过程，突然转变的少见。发展成三度时，心室起搏点多在房室束分支以上（QRS 波形态不变），这些起搏点频率较高，35～50 次/分（先天性房室传导阻滞时可达 60 次/分），且较稳定可靠，因而患者症状较轻，阿-斯综合征发作少见，死亡率低，预后良好。

房室束分支以下阻滞（三分支阻滞），大多先表现为单支或二束支传导阻滞，而房室传导正常。发展为不完全性三分支阻滞时，少数人仅有交替出现的左或右束支传导阻滞而仍然保持正常房室传导，多数有一度、二度Ⅱ型、高度或三度房室传导阻滞，下传的心搏仍保持束支传导阻滞的特征。早期房室传导阻滞可间断发生，但阻滞程度的改变大多突然。转为三度房室传导阻滞时，心室起搏点在阻滞部位以下（QRS 波群畸形），频率慢（28～40 次/分），且不稳定，容易发生心室停顿，因而症状较重，阿-斯综合征发作常见，死亡率高，预后差。

四、体表心电图表现

房室传导阻滞可发生在窦性心律或房性、交界性、室性异位心律时。冲动自心房向心室方向传导阻滞（前向传导或下传阻滞）时，心电图表现为 PR 间期延长，或部分甚至全部 P 波后无 QRS 波群。冲动自心室向心房传导阻滞（后向传导或逆传阻滞）时，则表现为 RP 间期延长或部分 QRS 波群后无逆传 P 波。以下主要介绍前向阻滞的表现，后向阻滞的相应表现可以类推。

（一）一度房室传导阻滞

每个 P 波后均有 QRS 波群，但 PR 间期在成人超过 0.20s，老年人超过 0.21s，儿童超过 0.18s。诊断一度逆传阻滞的 RP 间期长度目前尚无统一标准。

应选择标准导联中 P 波起始清楚、QRS 波群以 Q 波起始的导联测量 PR 间期，以最长的PR 间期与正常值比较。PR 间期明显延长时，P 波可隐伏在前一个心搏的 T 波内，引起 T 波增高、畸形或切迹，或延长超过 PP 间距，而形成一个 P 波越过另一个 P 波传导。后者多见于快速房性异位心律。显著窦性心律不齐伴一度房室传导阻滞时，PR 间期可随其前的 RP 间期的长或短而相应地缩短或延长。

（二）二度房室传导阻滞

间断出现 P 波后无 QRS 波群（亦称心室脱漏）。QRS 波群形态正常或呈束支传导阻滞型畸形和增宽。P 波与 QRS 波群可呈规则的比例（如 5∶4、3∶1 等）或不规则比例。二度房室传导阻滞的心电图表现可分两型。莫氏Ⅰ型（又称文氏现象）PR 间期不固定，心室脱漏后第一个 PR 间期最短，以后逐次延长，但较前延长的程度逐次减少，最后形成心室脱漏。脱漏后第一个 PR 间期缩短，如此周而复始。RR 间距逐次缩短，直至心室脱漏时形成较长的 RR 间距。P 波与 QRS 波群比例大多不规则。不典型的文氏现象并不少见，可表现为：心室脱漏前一个 PR 间期较前明显延长，导致脱漏前一个 RR 间期延长；由于隐匿传导而使脱漏后第一个 PR 间期不缩短；或在文氏周期中出现交界性逸搏或反复搏动，从而打乱典型的文氏现象。莫氏Ⅱ型 PR 间期固定，可正常或延长，QRS 波群呈周期性脱落，房室传导比例可为 2∶1、3∶1、3∶2 等。

（三）高度房室传导阻滞

二度Ⅱ型房室传导阻滞中，房室呈 3∶1 以上比例传导，称为高度房室传导阻滞。

（四）近乎完全性房室传导阻滞

绝大多数 P 波后无 QRS 波群，心室基本由房室交界处或心室自主心律控制，QRS 波群形态正常或呈束支传导阻滞型畸形增宽。与完全性房室传导阻滞的不同点在于，少数 P 波后有 QRS 波群，形成一个较交界处或心室自主节律提早的心搏，称为心室夺获。心室夺获的 QRS 波群形态与交界性自主心律相同，而与心室自主心律不同。

（五）三度或完全性房室传导阻滞

全部 P 波不能下传心室，P 波与 QRS 波群无固定关系，PP 和 RR 间距基本规则。心室由交界处或心室自主心律控制，前者频率 35～50 次/分，后者 35 次/分左右或以下。心室自主心律的 QRS 波群形态与心室起搏点部位有关。在左束支起搏，QRS 波群呈右束支传导阻滞型；在右束支起搏，QRS 波群呈左束支传导阻滞型。在心室起搏点不稳定时，QRS 波群形态和 RR 间距多变。心室起搏点自律功能暂停则引起心室停搏，心电图上表现为一系列 P 波。

完全性房室传导阻滞时偶有短暂超常传导表现。心电图表现为一次交界性或室性逸搏后出现一次或数次 P 波下传至心室的现象，称为魏登斯基现象，其发生机制为逸搏作为对房室传导阻滞部位的刺激，可使该处心肌细胞阈电位降低，应激性增高，传导功能短暂改善。

由三分支阻滞引起的房室传导阻滞的心电图表现有以下类型：①完全性三分支阻滞：完全性房室传导阻滞，心室起搏点在房室束分支以下或心室停顿；②不完全性三分支阻滞：一度或二度房室传导阻滞合并二分支传导阻滞；一度或二度房室传导阻滞合并单分支阻滞；交替出现的左束支传导阻滞和右束支传导阻滞，合并一度或二度房室传导阻滞。

五、心内电图表现

（一）一度房室传导阻滞

以 A－H 间期延长（房室结内阻滞）最为常见，H－V 间期延长且 V 波形态异常（三分支阻滞）较少见。其他尚可表现为 P－A 间期延长、H 波延长、H 波分裂和 H－V 间期延长但 V 波形态正常。

（二）二度房室传导阻滞

①Ⅰ型大多数表现为 A－H 间期逐次延长，直至 A 波后无 H 波，且 H－V 间期正常（房室结内阻滞）；极少表现为 H－V 间期逐次延长，直至 H 波后无 V 波，而 A－H 间期正常（三分支阻滞）；②Ⅱ型以部分 H 波后无 V 波而 A－H 间期固定（三分支阻滞）最为多见；表现为部分 A 波后无 H 波而 H－V 间期固定的情况（房室结内阻滞）少见。

（三）三度房室传导阻滞

可表现为 A 波后无 H 波而 H－V 关系固定，A 波与 H 波间无固定关系（房室结内阻滞）或 A－H 关系固定、H 波后无固定的 V 波，V 波畸形。

六、诊断

根据典型心电图改变并结合临床表现，不难做出诊断。为估计预后并确定治疗，尚需区分生理性与病理性房室传导阻滞、房室束分支以上阻滞和三分支阻滞，以及阻滞的程度。

个别或少数心搏的 PR 间期延长，或个别心室脱漏，多由生理性传导阻滞引起，如过早发生的房性、交界性早搏，心室夺获，反复心搏等。室性早搏隐匿传导引起的 PR 间期延长（冲动逆传至房室结内一定深度后中断，未传到心房，因而不见逆传 P 波；但房室结组织则因传导冲动而处于不应期，以致下一次冲动传导迟缓）也属生理性传导阻滞。此外室上性心动过速的心房率超过 180 次/分时伴有的一度房室传导阻滞，以及心房颤动由于隐匿传导引起的心室律不规则，均为生理性传导阻滞的表现。生理性传导阻滞的另一种表现为干扰性房室分离，应与完全性房室传导阻滞引起的房室分离仔细鉴别。前者心房率与心室率接近而心室率大多略高于心房率；后者心室率慢于心房率。

三分支阻滞的诊断应结合病史、临床表现和心电图分析，有条件时辅以希氏束电图。不完全性三分支阻滞的心电图表现中，除交替出现左束支和右束支传导阻滞可以肯定诊断外，其他几种都可能是房室束分支以上和以下多处阻滞的组合。

一度房室传导阻滞或二度 2：1 房室传导阻滞时，如全部或未下传的 P 波埋在前一个心搏的 T 波中，可分别被误诊为交界性心律或窦性心动过缓。二度房室传导阻滞形成的长间歇中可出现 1～2 次或一系列交界性逸搏，打乱房室传导规律，甚至呈类似三度房室传导阻滞的心电图表现，仔细分析可发现 P 波一次未下传，与 QRS 波群干扰分离的现象。

七、治疗原则

房室束分支以上阻滞形成的一至二度房室传导阻滞，并不影响血流动力学状态者，主要针对病因治疗。房室束分支以下阻滞者，不论是否引起房室传导阻滞，均必须结合临床表现和阻滞的发展情况，慎重考虑起搏治疗的适应证。

（一）病因治疗

如解除迷走神经过高张力、停用有关药物、纠正电解质紊乱等。各种急性心肌炎、心脏直视手术损伤或急性心肌梗死引起的房室传导阻滞，可试用肾上腺皮质激素治疗，氢化可的松 100～200mg 加入 500ml 液体中静脉滴注，但心肌梗死急性期应慎用。

（二）增快心率和促进传导

1. 药物治疗

（1）拟交感神经药物：常用异丙肾上腺素，能选择性兴奋心脏正位起搏点（窦房结），并能增强心室节律点的自律性及加速房室传导。对心室率在 40 次/分以下或症状显著者可以选用。每 4h 舌下含 5～10mg，或麻黄碱口服，0.03g，3～4 次/天。预防或治疗房室传导阻滞引起的阿-斯综合征发作，宜用 0.5～2mg 溶于 5% 葡萄糖溶液 250～500ml 中静脉滴注，控制滴速使心室率维持在 60～70 次/分，过量不仅可明显增快心房率而使房室传导阻滞加重，而且还能导致严重室性异位心律。

（2）阿托品：每 4h 口服 0.3mg，适用于房室束分支以上的阻滞，尤其是迷走神经张力过高所致的阻滞，必要时肌内或静脉注射，每 4～6h 0.5～1.0mg。

（3）碱性药物：碳酸氢钠或乳酸钠有改善心肌细胞应激性、促进传导系统心肌细胞对拟交感神经药物反应的作用，5% 碳酸氢钠或 11.2% 乳酸钠 100～200ml 静脉滴注，尤其适用于高钾血症或伴酸中毒时。

2. 阿-斯综合征的治疗

（1）心脏按压、吸氧。

（2）0.1% 肾上腺素 0.3～1ml，肌内注射，必要时亦可静脉注射。2h 后可重复一次。亦可与阿托品合用。

（3）心室颤动者改用异丙肾上腺素 1～2mg 溶于 10% 葡萄糖溶液 200ml 中静脉滴注。必要时用药物或电击除颤。

（4）静脉滴注乳酸钠或碳酸氢钠 100～200ml。

（5）对反复发作者，合用地塞米松 10mg，静脉滴注，或以 1.5mg，每日 3～4 次口服，可控制发作。但房室传导阻滞仍可继续存在。其发作可能为：①增强交感神经兴奋，加速房室传导；②降低中枢神经对缺氧的敏感性，控制其发作；③加速心室自身节律。

对节律点极不稳定，反复发作阿-斯综合征者，节律点频率不足以维持满意的心排血量，肾、脑血流量减少者，可考虑采用人工心脏起搏器。

3. 人工心脏起搏治疗　心室率缓慢并影响血流动力学状态的二至三度房室传导阻滞，尤其是阻滞部位在房室束分支以下，并发生在急性心肌炎、急性心肌梗死或心脏手术损伤时，均有用临时起搏治疗的指征。安装永久起搏器前，或高度至三度房室传导阻滞患者施行麻醉或外科手术时，临时起搏可保证麻醉或手术诱发心室停搏时患者的安全，并可预防心室颤动的发生。

植入永久性心脏起搏器的适应证如下。

（1）伴有临床症状的任何水平的高度或完全性房室传导阻滞。

（2）束支-分支水平阻滞，间歇发生二度 Ⅱ 型房室传导阻滞，且有症状者。

（3）房室传导阻滞，心室率经常低于 50 次/分，有明显临床症状，或是间歇发生心室率低于 40 次/分，或由动态心电图显示有长达 3s 的 RR 间期（房颤患者长间歇可放宽至 5s），虽无症状，也应考虑植入永久起搏器。

4. 禁止使用抑制心肌的药物　如普萘洛尔（心得安）、奎尼丁及普鲁卡因胺等。

（郭秋荣）

第八章

急性心力衰竭

第一节 概述

一、定义

急性心力衰竭（acute heart failure，AHF）临床上以急性左心衰竭最为常见，急性右心衰竭则较少见。急性左心衰竭是指急性发作和（或）慢性心力衰竭加重的左心功能异常，心肌收缩力和（或）舒张功能明显降低、心脏负荷加重，造成急性心排血量骤降、肺循环压力突然升高、周围循环阻力增加，引起肺循环充血而出现急性肺瘀血、肺水肿并可伴组织器官灌注不足，严重者可导致心源性休克的临床综合征。急性右心衰竭是指某些原因使右心室心肌收缩力和（或）舒张功能急剧下降或右心室的前后负荷突然加重，从而引起右心排血量急剧减低的临床综合征。急性心力衰竭可以突然起病或在原有慢性心力衰竭（CHF）基础上急性加重，大多数表现为收缩性心力衰竭，也可以表现为舒张性心力衰竭；发病前患者多数合并有器质性心血管疾病。对于在 CHF 基础上发生的急性心力衰竭，经治疗后病情稳定，不应再称为急性心力衰竭。

一直以来没有公认的急性左心衰竭诊治指南，直到 2005 年 ESC 才公布了第一个指南，并于 2008 年进行了更新。2010 年中华医学会心血管病学分会编撰了我国的"急性心力衰竭的诊断和治疗指南"，以提高对这一心脏病急重症临床处理的水平，以下内容所涉及的诊疗建议主要来自 2010 年中国急性心力衰竭的诊断和治疗指南以及最近的相关文献资料。

二、急性心力衰竭的流行病学

美国在过去 10 年中，因急性心力衰竭而急诊就医者达 1 000 万例次。急性心力衰竭患者中有 15% ~20% 为首诊，大部分则为原有的慢性心力衰竭急性加重。所有引起 CHF 的疾病都可导致急性心力衰竭。近来，随 CHF 患者数量逐渐增加，慢性心功能失代偿和急性心力衰竭发作，业已成为心力衰竭患者住院的主因，每年心力衰竭的总发病率为 0.23% ~ 0.27%。急性心力衰竭预后很差，住院病死率为 3%，60d 病死率为 9.6%，3 年和 5 年病死率分别高达 30% 和 60%。急性心肌梗死所致的急性心力衰竭病死率更高。急性肺水肿患者的院内病死率为 12%，1 年病死率达 30%。

我国对 42 家医院在 1980 年、1990 年、2000 年 3 个时段住院病历所做的回顾性分析表明，因心力衰竭住院占住院心血管病患者的 16.3% ~ 17.9%，60 岁以上超过 60%。心力衰竭主要病因为冠心病、高血压病和风湿性心瓣膜病，多为慢性心力衰竭急性加重。近年来冠心病和高血压已成为引发心力衰竭的最主要原因，而风湿性心脏病有逐年下降趋势。

三、急性左心衰竭的病因及病理生理机制

1. 病因

（1）慢性心力衰竭急性加重。

（2）急性心肌坏死和（或）损伤：①急性冠状动脉综合征，如急性心肌梗死或不稳定型心绞痛、急性心肌梗死伴机械性并发症、右心室梗死；②急性重症心肌炎；③围生期心肌病；④药物所致的心肌损伤与坏死，如抗肿瘤药物和毒物等。

（3）急性血流动力学障碍：①急性瓣膜大量反流和（或）原有瓣膜反流加重，如感染性心内膜炎所致的二尖瓣和（或）主动脉瓣穿孔、二尖瓣腱索和（或）乳头肌断裂、瓣膜撕裂（如外伤性主动脉瓣撕裂）以及人工瓣膜的急性损害等；②高血压危象；③重度主动脉瓣或二尖瓣狭窄；④主动脉夹层；⑤心脏压塞；⑥急性舒张性左心衰竭，多见于老年控制不良的高血压病患者。

2. 病理生理机制

（1）急性心肌损伤和坏死：缺血性心脏病合并急性心力衰竭主要有下列 3 种情况。①急性心肌梗死：主要见于大面积的心肌梗死；有时急性心肌梗死也可首先表现为急性左心衰竭症状，尤其是老年患者和糖尿病患者；②急性心肌缺血：缺血面积大、缺血严重也可诱发急性心力衰竭，此种状况可见于梗死范围不大的老年患者，虽然梗死面积较小，但缺血面积大；③原有慢性心功能不全，如陈旧性心肌梗死或无梗死史的慢性缺血性心脏病患者，在缺血发作或其他诱因下可出现急性心力衰竭。此外，一些以急性左心衰竭为主要表现的患者可能没有明显的胸痛症状，但当存在相应危险因素的情况下可能是缺血性心脏病所致。

心肌缺血及其所产生的心肌损伤使部分心肌处在心肌顿抑和心肌冬眠状态，并导致心功能不全。当冠状动脉血流及氧合恢复，冬眠心肌功能迅速改善，而顿抑心肌心功能不全仍继续维持一段时间，但对正性肌力药物有反应。严重和长时间的心肌缺血必将造成心肌不可逆的损害。

急性心肌梗死或急性重症心肌炎等可造成心肌坏死，使心脏的收缩单位减少。高血压急症或严重心律失常等均可使心脏负荷增加。这些改变可产生血流动力学紊乱，还可激活肾素 - 血管紧张素 - 醛固酮系统（RAAS）和交感神经系统，促进心力衰竭患者病情加剧和恶化。上述病理生理过程可因基础病变恶化而不断进展，或在多种诱因的激发下迅速发生而导致急性心力衰竭。

（2）血流动力学障碍：急性心力衰竭主要的血流动力学紊乱有①心排血量（CO）下降，血压绝对或相对下降以及外周组织器官灌注不足，导致出现脏器功能障碍和末梢循环障碍，发生心源性休克；②左心室舒张末压和肺毛细血管楔压（PCWP）升高，可发生低氧血症、代谢性酸中毒和急性肺水肿；③右心室充盈压升高，使体循环静脉压升高、体循环和主要脏器瘀血、水钠潴留和水肿等。

（3）神经内分泌激活：交感神经系统和 RAAS 的过度兴奋是机体在急性心力衰竭时的一种保护性代偿机制，当长期的过度兴奋就会产生不良影响，使多种内源性神经内分泌与细

胞因子激活，加重心肌损伤、心功能下降和血流动力学紊乱，这又反过来刺激交感神经系统和 RAAS 的兴奋，形成恶性循环。

（4）心肾综合征：心力衰竭和肾衰竭常并存、并互为因果，临床上将此种状态称之为心肾综合征（cardio – renal syndrome，CRS）。2004 年 8 月国际心脏 – 肺 – 血液组织着手研究心血管和肾之间的关系，并提出 CRS 的定义，即充血性心力衰竭并发肾功能恶化且使心力衰竭治疗受限的情况，其阐述了急性失代偿性心力衰竭情况下肾功能的损伤和不良的预后。无论首发疾病是心血管疾病还是肾脏的器质性疾病，心血管事件的发生率和病死率与肾衰竭之间的关系都是稳定存在的。在 2007 年的世界肾脏学会议上，Ronco 等重点提出了心肾交互关系和 CRS 的新定义，即心肾功能在病理生理上的紊乱，其中一个器官的急性和（或）慢性病变导致的另一器官的急性和（或）慢性病变。这个定义将原定义的范围扩大，更加突出了心肾之间的双向关系。Ronco 又根据 CRS 不同的临床表现、病理生理学和诊疗等，将 CRS 分为 5 种类型。

1 型 CRS – 急性心肾综合征：表现为心功能急性恶化导致的急性肾损伤（acute kidney injury，AKI）。在美国，每年有超过 100 万的患者因为急性心力衰竭或急性失代偿性心力衰竭入院。这些患者中，大多数都有肾功能不全的病史，易发生 AKI。心源性休克患者 AKI 的发生率超过了 70%。肾功能受损为急性心力衰竭患者（包括 ST 段抬高心肌梗死）1 年死亡率的独立危险因素之一。心力衰竭时心排血量明显下降，肾动脉充盈不佳和静脉压的升高易诱发 AKI。尽管细胞外液容积扩大了，但多数情况下有效循环量减少，特别当利尿药使用时肾血流灌注不足更加明显。血管紧张素Ⅱ（AngⅡ）刺激内皮素 – 1（ET – 1）在肾中的表达，ET – 1 是强效的促炎症和促纤维化的缩血管物质，在继发于心力衰竭的 AKI 中，与 AKI 的缺血性级联反应可能存在某种关联。另外，心力衰竭患者往往需要进行冠状动脉造影或者介入手术治疗，这可能会造成造影剂肾病或者增加肾血流动力学的负担，增加了 AKI 的危险性。

在 1 型 CRS 中，AKI 的早期诊断还存在着挑战。在 AKI 导致急性心功能不全的 3 型 CRS 中，同样的问题也存在。传统的生物标记（如肌酐）只能在肾损伤已经发生的情况下测得，不利于提前对肾脏进行保护。中性粒细胞明胶酶相关脂质运载蛋白（neutrophil ge – latinase – associated lipocalin，NGAL）是一种关于 AKI 的早期标记物，可以在患者的血液及尿液中检测到。不论是成年人或是儿童、心脏外科或是 ICU 病房、尿液或血清中的 NGAL 均可作为 AKI 的早期预警标志。在慢性肾脏疾病（CKD）患者中，半胱氨酸蛋白酶抑制药 C（cystatin C，cys C）的预警作用要高于肌酐，因为它的血清水平不受年龄、性别、人种的影响。实验表明 NGAL 的效用要优于 cys C，两者的联合使用能够从结构和功能上反映出肾的损害。肾脏损伤分子 – 1（KIM – 1）在诊断缺血性 AKI 方面有很高的特异性，可作为 AKI 早期诊断的重要标志。除此之外，如白细胞介素 – 6（IL – 6）及 IL – 8 等生物标记分子对 AKI 及 CKD 进程的诊断也有帮助。

2 型 CRS – 慢性心肾综合征：是 CHF 引起的慢性进展性肾病。约 25% 的 CHF 患者有肾功能不全。即使是轻微的肾小球滤过率（GFR）下降，也会明显的增加死亡率，同时它也已经作为严重血管疾病的一个标志。相关的预警因素包括年龄、高血压、糖尿病、急性冠状动脉综合征等。急性和慢性心力衰竭导致肾功能不全的机制是不同的，CHF 的常见病因和危险因素，如高血压、糖尿病、动脉粥样硬化也是发生肾功能不全的危险因素。因此，在 CHF 的发生过程中，其致病因素同样可引起肾结构和功能变化，最终导致 CRS。而心力衰竭患者的血液进行再分配时，首先是肾的血流量明显减少，长期慢性的肾血流量的减少可出现肌酐升高并有肾功能不全的相关症状。CHF 中血流动力学及神经体液异常引起肾血管收缩，导致肾缺血，促红细胞生成素减少，引起贫血。贫血可引起心率加快、每搏量增加、液体潴留、心肌肥厚、心肌细胞凋亡等，加重 CHF。

3 型 CRS - 急性肾心综合征：是原发、急速的肾功能恶化导致急性心功能不全。3 型 CRS 发病少于 1 型 CRS，正因为如此，它并没有被系统的研究过。AKI 在医院及 ICU 病房中的发病率逐渐上升。当 RIFLE（risk，injury，failure，lost，end - stage kidney disease）标准使用后，将近 9% 的住院患者都被诊断为 AKI。在 ICU 病房的资料库中，超过 35% 的患者都患有 AKI。AKI 可以通过多种途径来影响心功能。体液过量可导致肺水肿的发生，高钾血症可引起室性心律失常，而且可能会导致心搏骤停。未经处理的尿毒症可通过心肌抑制因子的积聚来影响心肌收缩功能和导致心包炎。酸中毒可以使肺血管收缩，导致右心衰竭，同时还有负性肌力作用及引起电解质紊乱，增加心律失常的发生危险。3 型 CRS 中双侧或单侧肾动脉狭窄是一种特殊的类型。这类患者容易发生急性或失代偿性心力衰竭，因为过度激活的 RAAS 导致了血压上升、水钠潴留，外周血管的收缩和不断上升的心肌需氧量同时也导致了急性心力衰竭。敏感而特异的生物学标记物有助于 3 型 CRS 的诊断和治疗，如 B 型钠尿肽/N 末端 B 型钠尿肽原（BNP/NT - proBNP）。

4 型 CRS - 慢性肾心综合征：是 CKD（如慢性肾小球疾病）导致心脏功能减退、心肌肥厚和（或）不良心血管事件危险性增加的情况。目前，CKD 根据肾损伤的严重程度和 GFR 可分为 5 个阶段。根据这个标准，目前估计患 CKD 的患者至少占美国成年人人口数量的 11%。事实上 CKD 中，个人的血清肌酐水平并不能作为反映肾功能不全的代表指标。CKD 患者有着极高的心血管发病危险，超过 50% 的 CKD 5 期患者最终死于心血管疾病。心肌梗死伴 CKD 5 期患者的 2 年死亡率估计超过 50%。作为对照，心肌梗死后普通患者的 10 年死亡率仅为 25%。CKD 患者的心血管死亡危险是没有 CKD 的患者的 10 ~ 20 倍。血浆中的诸多生物学标记物均可以反映 4 型 CRS，如肌钙蛋白、C 反应蛋白、血红蛋白、脑钠尿肽。

5 型 CRS - 继发性心肾综合征：为全身性疾病（如脓毒血症）同时导致心肾功能不全。这些疾病包括脓毒症、糖尿病、系统性红斑狼疮、肉状瘤病和淀粉样变。严重的脓毒症所引起的心、肾病变最为常见，它可以引起 AKI 从而导致心功能下降，这其中的机制还不甚清楚，但是与肿瘤坏死因子（TNF）及一些生物介质有关。心功能的下降可以引起肾功能的下降导致 1 型 CRS，而 AKI 的进一步发展又能够影响心脏功能导致 3 型 CRS 的发生，形成一个恶性循环，最终对 2 个脏器官产生损伤。

四、急性右心衰竭的病因和病理生理机制

急性右心衰竭主要见于急性右心室心肌梗死、急性大块肺栓塞和右侧心瓣膜病。右心室梗死很少单独出现，常合并于左心室下壁梗死。患者往往有不同程度的右心室功能障碍，其中 10% ~ 15% 可出现明显的血流动力学障碍。此类患者血管闭塞部位多在右冠状动脉开口或近段右心室侧支发出之前。右心室梗死所致的右心室舒缩活动障碍使右心室充盈压和右心房压升高；右心室排血量减少导致左心室舒张末容量下降、PCWP 降低。急性大块肺栓塞使肺血流受阻，出现持续性严重肺动脉高压，使右心室后负荷增加和扩张，导致右心衰竭；右心排血量降低导致体循环和心功能改变，出现血压下降、心动过速、冠状动脉灌注不足。对

呼吸系统的影响主要是气体交换障碍；各种血管活性药物的释出，使广泛的肺小动脉收缩，增加了缺氧程度，又反射性促进肺动脉压升高，形成恶性循环。右侧心瓣膜病所致急性右心衰竭不常见，且多为慢性右心衰竭，只有急性加重时才表现为急性右心衰竭。

五、急性心力衰竭的分类

国际上尚无统一的急性心力衰竭临床分类。根据急性心力衰竭的病因、诱因、血流动力学与临床特征做出的分类便于理解，也有利于诊断和治疗。

（1）急性左心衰竭：①慢性心力衰竭急性失代偿；②急性冠状动脉综合征；③高血压急症；④急性心瓣膜功能障碍；⑤急性重症心肌炎和围生期心肌病；⑥严重心律失常。

（2）急性右心衰竭。

（3）非心源性急性心力衰竭：①高心排血量综合征；②严重肾脏疾病；③严重肺动脉高压；④大块肺栓塞等。

在急性心力衰竭中最为常见的两大类是：原来并无心力衰竭的患者急性突发的心力衰竭和慢性心力衰竭（CHF）的急性失代偿。前者主要病理生理改变是急性左心衰竭，可有不同程度的肺部瘀血，严重者出现肺水肿，甚至心源性休克；后者则更为复杂，原有的基础心脏病往往累及左心，先有左心衰竭，随病情迁延进展，导致肺循环压力增加和肺动脉压增高，使右心负荷增加、右心室扩大，最终发生右心衰竭。此时患者的左心衰竭症状减轻，而右心衰竭症状（主要为水肿，尤其是下肢水肿）加重，即有全心衰竭的表现。此种 CHF 患者经优化的内科治疗，病情可以稳定，气急和水肿均可以缓解和消失。但在各种诱因（如不依从治疗、感染、伴快速心室率的心律失常、药物等）的影响下病情也可以急剧加重，这就称之为 CHF 的急性失代偿。显然，此类患者的临床表现和前一种类型即无心力衰竭基础的急性心力衰竭不同，可同时有左心衰竭和右心衰竭的表现，并呈现各种程度的复合性表现。而临床上多以右心衰竭加重，水肿顽固难治为基本特征。这两种常见类型的急性心力衰竭的基本治疗相仿，又有所不同。主要在于：后者更应加大利尿药的应用，以消除液体潴留，只有这样才能够缓解病情和症状，使各种治疗药物，包括基础应用的药物更好地发挥作用，并减少药物的不良反应。对于顽固难治性水肿在联合应用不同种类利尿药且用至较大剂量的基础上，必要时可以加用小剂量多巴胺，以改善肾血流，增强利尿作用；甚至可以采用非药物的血液过滤方法，以达到减轻容量负荷的目的。我国的指南根据急性心力衰竭种类的多样性、临床状况的复杂性以及由此带来的治疗的个体化原则，提出了急性心力衰竭的临床分类。在急性左心衰竭中又依病情区分，将 CHF 急性失代偿与其他急性左心力衰竭区分开来，其目的在于既简化分类，又有所区别，便于临床上选择适当的治疗举措，因人而异地进行处理。

（张娆娆）

第二节　急性心力衰竭的诊断

一、急性左心衰竭的诊断

（一）急性左心衰竭的临床表现

1. 基础心血管疾病的病史和表现　大多数患者有各种心脏病的病史，存在引起急性心力衰竭的各种病因。老年人中的主要病因为冠心病、高血压和老年性退行性心瓣膜病，而在年轻人中多由风湿性心瓣膜病、扩张型心肌病、急性重症心肌炎等所致。

2. **诱发因素** 常见的诱因有：①CHF 药物治疗缺乏依从性；②心脏容量超负荷；③严重感染，尤其肺炎和败血症；④严重颅脑损害或剧烈的精神心理紧张与波动；⑤大手术后；⑥肾功能减退；⑦急性心律失常如室性心动过速、心室颤动、心房颤动或心房扑动伴快速心室率、室上性心动过速以及严重的心动过缓等；⑧支气管哮喘发作；⑨肺栓塞；⑩高心排血量综合征如甲状腺功能亢进危象、严重贫血等；⑪应用负性肌力药物如维拉帕米、地尔硫䓬、β 受体阻滞药等；⑫应用非甾体类抗炎药（NSAIDs）；⑬心肌缺血（通常无症状）；⑭老年急性舒张功能减退；⑮吸毒；⑯酗酒；⑰嗜铬细胞瘤。这些诱因使心功能原来尚可代偿的患者骤发心力衰竭，或者使已有心力衰竭的患者病情加重。

3. **早期表现** 原来心功能正常的患者出现原因不明的疲乏或运动耐力明显减低以及心率增加 15～20 次/min，可能是左心功能降低的最早期征兆。继续发展可出现劳力性呼吸困难、夜间阵发性呼吸困难、睡觉需用枕头抬高头部等；检查可发现左心室增大、闻及舒张早期或中期奔马律、P_2 亢进、两肺尤其肺底部有细湿啰音，还可有干性啰音和哮鸣音，提示已有左心功能障碍。

4. **急性肺水肿** 起病急骤，病情可迅速发展至危重状态。以肺间质肺水肿为主时，患者频繁咳嗽但无泡沫样痰、端坐呼吸、面色灰白、大汗淋漓、烦躁不安，常有口唇及肢端发绀、脉率快。部分患者可见颈静脉怒张，呼气时间延长，双肺可闻及哮鸣音，有时伴有细湿啰音。到肺泡性肺水肿期时，常咳白色或粉红色泡沫样痰、极度呼吸困难、发绀、颈静脉怒张。双肺满布大、小水泡音伴哮鸣音，有时不需要听诊器即可闻及。心率加快可伴心律失常。心尖区可闻及奔马律及收缩期杂音，有时因双肺啰音可掩盖心音或原有心脏杂音。可有交替脉。

5. **心源性休克** 主要表现为：①持续低血压，收缩压 <90mmHg，或原有高血压的患者收缩压降低≥60mmHg，且持续 30min 以上。②组织低灌注状态，可有皮肤湿冷、苍白和发绀，出现紫色条纹；心动过速 >110 次/min；尿量显著减少（<20ml/h），甚至无尿；意识障碍，常有烦躁不安、激动焦虑、恐惧和濒死感；收缩压 <70mmHg，可出现抑制症状如神志恍惚、表情淡漠、反应迟钝，逐渐发展至意识模糊甚至昏迷。③血流动力学障碍，PCWP ≥18mmHg，心脏排血指数（CI）≤36.7ml/（s·m²）[≤2.2L/（min·m²）]。④低氧血症和代谢性酸中毒。

（二）实验室和器械检查

1. **心电图** 能提供许多重要信息，包括心率、心脏节律、传导，以及某些病因依据如心肌缺血性改变、ST 段抬高或非 ST 段抬高心肌梗死以及陈旧性心肌梗死的病理性 Q 波等。还可检测出心肌肥厚、心房或心室扩大、束支传导阻滞、心律失常的类型及其严重程度如各种房性或室性心律失常（心房颤动、心房扑动伴快速性心室率、室性心动过速）、Q-T 间期延长等。

2. **胸部 X 线检查** 可显示肺瘀血的程度和肺水肿，如出现肺门血管影模糊、蝶形肺门，甚至弥漫性肺内大片阴影等。还可根据心影增大及其形态改变，评估基础的或伴发的心脏和（或）肺部疾病以及气胸等。

3. **超声心动图** 可用以了解心脏的结构和功能、心瓣膜状况、是否存在心包病变、急性心肌梗死的机械并发症以及室壁运动失调；可测定左心室射血分数（LVEF），监测急性心力衰竭时的心脏收缩/舒张功能相关的数据。超声多普勒成像可间接测量肺动脉压、左右心室充盈压等。此法为无创性，应用方便，有助于快速诊断和评价急性心力衰竭，还可用来监测患者病情的动态变化，对于急性心力衰竭是不可或缺的监测方法。一般采用经胸超声心动图，如患者疑为感染性心内膜炎，尤为人工瓣膜心内膜炎，在心力衰竭病情稳定后还可采用经食管超声心动图，能够更清晰地显示赘生物和瓣膜周围的脓肿等。

4. 动脉血气分析　急性左心衰竭常伴低氧血症，肺瘀血明显者可影响肺泡氧气交换。应监测动脉氧分压（PaO_2）、二氧化碳分压（$PaCO_2$）和氧饱和度（SaO_2），以评价氧含量（氧合）和肺通气功能。还应监测酸碱平衡状况，本病患者常有酸中毒，与组织灌注不足、二氧化碳潴留有关，且可能与预后相关，及时处理纠正很重要。无创测定血氧饱和度可用作长时间、持续和动态监测，由于使用简便，一定程度上可以代替动脉血气分析而得到广泛应用，但不能提供 $PaCO_2$ 和酸碱平衡的信息。

5. 常规实验室检查　包括血常规和血生化检查，如电解质（钠、钾、氯等）、肝功能、血糖、清蛋白及高敏 C 反应蛋白（hs-CRP）。研究表明，hs-CRP 对评价急性心力衰竭患者的严重程度和预后有一定的价值。

6. 心力衰竭标志物　B 型钠尿肽（BNP）和 N 末端 B 型钠尿肽原（NT-proBNP）的浓度增高已成为公认诊断心力衰竭的客观指标，也是心力衰竭临床诊断上近几年的一个重要进展。其临床意义如下。①心力衰竭的诊断和鉴别诊断：如 BNP < 100ng/L 或 NT-proBNP < 400ng/L，心力衰竭可能性很小，其阴性预测值为90%；如 BNP > 400ng/L 或 NT-proBNP > 1 500ng/L，心力衰竭可能性很大，其阳性预测值为90%。急诊就医的明显气急患者，如 BNP/NT-proBNP 水平正常或偏低，几乎可以除外急性心力衰竭的可能性。②心力衰竭的危险分层：有心力衰竭临床表现、BNP/NT-proBNP 水平又显著增高者属高危人群。③评估心力衰竭的预后：临床过程中这一标志物持续走高，提示预后不良。不过，与慢性心力衰竭不同，某些特殊情况下，急性左心衰竭的患者 BNP 和 NT-proBNP 可以不增高或增高不明显，例如，急性二尖瓣反流、闪电式急性肺水肿以及左心室射血分数正常的急性左心衰竭等，在与肺源性呼吸困难鉴别时应予以关注。

7. 心肌坏死标志物　旨在评价是否存在心肌损伤或坏死及其严重程度。①心肌肌钙蛋白 T 或 I（cTnT 或 cTnI）：其检测心肌受损的特异性和敏感性均较高。急性心肌梗死时可显著升高 3~5 倍或以上；CHF 可出现低水平升高；重症有症状心力衰竭存在心肌细胞坏死、肌原纤维不断崩解，血清中 cTn 水平可持续升高。②肌酸磷酸激酶同工酶（CK-MB）：一般在发病后 3~8h 升高，9~30h 达高峰，48~72h 恢复正常；其动态升高可列为急性心肌梗死的确诊指标之一，高峰出现时间与预后有关，出现早者预后较好。③肌红蛋白：其分子质量小，心肌损伤后即释出，故在急性心肌梗死后 0.5~2h 便明显升高，5~12h 达高峰，18~30h 恢复，作为早期诊断的指标优于 CK-MB，但特异性较差。伴急性或慢性肾损伤者肌红蛋白可持续升高，此时血肌酐水平也会明显增高。

（三）急性左心衰竭严重程度分级

主要有 Killip 法（表 8-1）、Forrester 法（表 8-2）和临床程度分级（表 8-3）3 种。Killip 法主要用于急性心肌梗死患者，根据临床和血流动力学状态来分级。Forrester 法可用于急性心肌梗死或其他原因所致的急性心力衰竭，其分级的依据为血流动力学指标如 PCWP

和 CI 以及外周组织低灌注状态，故适用于心脏监护室、重症监护室和有血流动力学监测条件的病房、手术室内。临床程度分级根据 Forrester 法修改而来，其个别可以与 Forrester 法一一对应，由此可以推测患者的血流动力学状态；由于分级的标准主要根据末梢循环的望诊观察和肺部听诊，无须特殊的检测条件，适合用于一般的门诊和住院患者。这 3 种分级法均以 I 级病情最轻，逐渐加重，IV 级为最重。以 Forrester 法和临床程度分级为例，由 I 级至 IV 级病死率分别为 2.2%，10.1%，22.4% 和 55.5%。

根据静息下有无肺充血和低灌注的临床表现，国内学者将血流动力学异常表现分为 4 种基本类型：没有低灌注和肺充血为 A（warm and dry）型；灌注正常且存在肺瘀血为 B（warm and wet）型；低灌注而没有肺瘀血的为 L（cold and dry）型；既有低灌注，又有肺淤血的为 C（cold and wet）型。其中 67% 为 B 型，28% 为 C 型，L 型仅占 5%。C 型病情最重，1 年因心力衰竭死亡和需心脏移植率是 B 型的 2 倍。虽然临床上简单把血流动力学分为这 4 种类型，有助于指导治疗和判断预后，但相当一部分患者是介于各分型之间的。

表 8-1　急性心肌梗死的 Killip 分级

分级	症状与体征
I 级	无心力衰竭
II 级	有心力衰竭，两肺中下部有湿啰音，占肺野下 1/2，可闻及奔马律，X 线胸片有肺瘀血
III 级	严重心力衰竭，有肺水肿，细湿啰音遍布两肺（超过肺野下 1/2）
IV 级	心源性休克，低血压（收缩压 <90mmHg）、发绀、出汗、少尿

表 8-2　急性左心衰竭的 Forrester 分级

分级	PCWP（mmHg）	CI [ml/（s·m²）]	组织灌注状态
I 级	≤18	>36.7	无肺淤血，无组织灌注不良
II 级	>18	>36.7	有肺淤血
III 级	<18	≤36.7	有肺淤血，有组织灌注不良
IV 级	>18	≤36.7	有肺淤血，有组织灌注不良

表 8-3　急性左心衰竭的临床程度分级

分级	皮肤	肺部啰音
I 级	干、暖	无
II 级	湿、暖	有
III 级	干、冷	无/有
IV 级	湿、冷	有

（四）急性左心衰竭的监测方法

1. 无创性监测（I 类建议，证据水平：B）　每个急性心力衰竭患者均需应用床边监护仪持续测量体温、心率、呼吸频率、血压、心电图和血氧饱和度等。

2. 血流动力学监测

（1）适应证：适用于血流动力学状态不稳定、病情严重且效果不理想的患者，如伴肺水肿和（或）心源性休克患者。

（2）方法：①床边漂浮导管（Ⅰ类建议，证据水平：B）：可用来测定主要的血流动力学指标如右心房压力（反映中心静脉压）、肺动脉压力（PAP）、PCWP，应用热稀释法可测定 CO。可以持续监测上述各种指标的动态变化，酌情选择适当的药物，评估治疗的效果；②外周动脉插管（Ⅱa 类建议，证据水平：B）：可持续监测动脉血压，还可抽取动脉血样标本检查；③肺动脉插管（Ⅱa 类建议，证据水平：B）：不常规应用。对于病情复杂、合并心脏或肺部疾病者、其他检查难以确定时，可用来鉴别心源性或非心源性（例如肺源性）病因；对于病情极其严重，例如心源性休克的患者，可提供更多的血流动力学信息。

（3）注意：①在二尖瓣狭窄、主动脉瓣反流、肺动脉闭塞病变以及左心室顺应性不良等情况下，PCWP 往往不能准确反映左心室舒张末压。对于伴严重三尖瓣反流的患者，热稀释法测定 CO 也不可靠。②插入导管的各种并发症如感染、血栓形成或栓塞以及血管损伤等随导管留置时间延长而发生率明显增高。

（五）急性左心衰竭的诊断步骤

根据国外临床研究和指南的推荐，结合我国的国情包括传统的用药习惯，指南推荐的急性心力衰竭诊断和流程，较为简明实用，不仅适合基层医疗单位，也适用于三级甲等大医院的临床专科和心脏专科医院（图 8-1）。

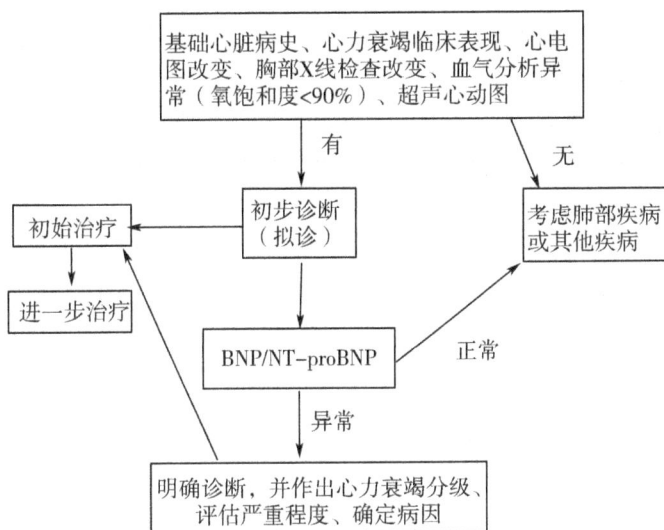

图 8-1　急性左心衰竭的诊断流程

指南在诊断方面提出了"初步诊断"和"进一步确诊"的具体方法。初步诊断应根据病史、症状和体征，进行基本检查，包括血氧饱和度测定、心电图、胸部 X 线检查，有条件的可做超声心动图检查。这些常规检查原则上不应遗漏，但也酌情安排，例如基层单位血氧饱和度可采用无创的指端检测，有条件的则应做动脉血气分析。进一步确诊主要依据 BNP 和 NT - proBNP 测定的水平。就目前的证据而言，因急性气急而疑为心力衰竭入院，BNP/NT - proBNP 水平显著增高的患者，不仅阴性排除率极高，且阳性的诊断率也很高。将这一测定方法列为确诊指标具有充分证据，但在具体实施应用的过程中可能存在下列问题：①此法目前在我国尚未普及，不仅基层医院，甚至很多大医院仍未使用，也未列为急诊科、

CCU 和 ICU 的常规检查；②价格较贵，影响推广；③我国自己的研究资料较少，其用于诊断和鉴别诊断的阈值水平基本为引用国外的研究资料。因此，一方面我们需加强在该领域的研究和推广工作；另一方面，在诊断急性心力衰竭时需更加强基本的临床证据和综合分析能力。通常情况下，综合考量病史、基础疾病、典型的心力衰竭症状和体征以及基本的实验室检查等方面的资料，临床上可以做出急性心力衰竭的诊断，BNP/NT – proBNP 的测定则起到锦上添花的作用。

（六）急性左心衰竭的鉴别诊断

急性左心衰竭应与可引起明显呼吸困难的疾病，如支气管哮喘和哮喘持续状态、急性大块肺栓塞、肺炎、严重的慢性阻塞性肺部疾病（COPD）尤其伴感染等相鉴别，还应与其他原因所致的非心源性肺水肿（如急性呼吸窘迫综合征）以及非心源性休克等疾病相鉴别。

二、急性右心衰竭的诊断

（一）急性右心衰竭的诊断需根据病因

1. 右心室梗死伴急性右心衰竭　如心肌梗死时出现 V_1 及 V_2 导联 ST 段压低，应考虑右心室梗死，当然也有可能为后壁梗死，而非室间隔和心内膜下心肌缺血。下壁 ST 段抬高心肌梗死伴血流动力学障碍应观察心电图 V_4R 导联，并做经胸壁超声心动图检查，后者发现右心室扩大伴活动减弱可以确诊右心室梗死。右心室梗死伴急性右心衰竭典型者可出现低血压、颈静脉显著充盈和肺部呼吸音清晰的三联症。

2. 急性大块肺栓塞伴急性右心衰竭　典型表现为突发呼吸困难、剧烈胸痛、有濒死感，还有咳嗽、咳血痰、明显发绀、皮肤湿冷、休克和晕厥，伴颈静脉怒张、肝大、肺梗死区呼吸音减弱、肺动脉瓣区杂音。如有导致本病的基础病因及诱因，出现不明原因的发作性呼吸困难、发绀、休克，无心肺疾病史而突发的明显右心负荷过重和心力衰竭都应考虑肺栓塞。

3. 右侧心瓣膜病伴急性右心衰竭　主要为右心衰竭的临床表现，有颈静脉充盈、下肢水肿、肝瘀血等。

（二）急性右心衰竭的鉴别诊断

急性右心衰竭临床上应注意与急性心肌梗死、肺不张、急性呼吸窘迫综合征、主动脉夹层、心脏压塞、心包缩窄等疾病相鉴别。

（张娆娆）

第三节　急性心力衰竭的临床评估和治疗目标

一、临床评估

对患者均应根据上述各种检查方法以及病情变化做出临床评估，包括：①基础心血管疾病；②急性心力衰竭发作的诱因；③病情严重程度和分级，并估计预后；④治疗的效果。此种评估应多次和动态进行，以调整治疗方案。

二、治疗目标

（1）控制基础病因和矫治引起心力衰竭的诱因：应用静脉和（或）口服降血压药物以

控制高血压；选择有效抗生素控制感染；积极治疗各种影响血流动力学的快速性或缓慢性心律失常；应用硝酸酯类药物改善心肌缺血。糖尿病伴血糖升高者应有效控制血糖水平，又要防止出现低血糖。对血红蛋白低于60g/L的严重贫血者，可输注浓缩红细胞悬液或全血。

（2）缓解各种严重症状：①低氧血症和呼吸困难：采用不同方式吸氧，包括鼻导管吸氧、面罩吸氧以及无创或气管内插管的呼吸机辅助通气治疗；②胸痛和焦虑：应用吗啡；③呼吸道痉挛：应用支气管解痉药物；④瘀血症状：利尿药有助于减轻肺瘀血和肺水肿，亦可缓解呼吸困难。

（3）稳定血流动力学状态，维持收缩压≥90mmHg：纠正和防止低血压可应用各种正性肌力药物。血压过高者的降压治疗可选择血管扩张药物。

（4）纠正水、电解质紊乱和维持酸碱平衡：静脉应用襻利尿药应注意补钾和保钾治疗；血容量不足、外周循环障碍、少尿或伴肾功能减退患者要防止高钾血症。低钠血症者应适当进食咸菜等补充钠盐，严重低钠血症（＜110mmol/L）者应根据计算所得的缺钠量，静脉给予高张钠盐如3%~6%氯化钠溶液，先补充缺钠量的1/3~1/2，后酌情继续补充。出现酸碱平衡失调时，应及时予以纠正。

（5）保护重要脏器如肺、肾、肝和大脑，防止功能损害。

（6）降低死亡危险，改善近期和远期预后。提示预后改善的指标包括静脉持续应用血管扩张药的时间缩短、住院时间的缩短、再次入院率的下降以及需再次入院治疗的间期延长。

（张娆娆）

第四节　急性左心衰竭的治疗

一、急性左心衰竭的处理流程

急性左心衰竭确诊后即按图8-2的流程处理。初始治疗后症状未获明显改善或病情严重者应做进一步治疗。急性左心衰竭治疗中血管活性药物的合理选择十分重要，应根据患者的病情，为此，指南建议采用两个重要的指标，即收缩压和有无肺瘀血。血管活性药物可按表8-4所列方法选择应用，其应用方法参见"急性左心衰竭的药物治疗"。

表8-4　急性左心衰竭的血管活性药物的选择应用

收缩压（mmHg）	肺瘀血	推荐的治疗方法
＞100	有	利尿药（呋塞米）＋血管扩张药（硝酸酯类、硝普钠、重组人脑钠尿肽、乌拉地尔）、左西孟旦
90~100	有	血管扩张药和（或）正性肌力药物（多巴胺、多巴酚丁胺、磷酸二酯酶抑制药、左西孟旦）
＜90	有	此情况为心源性休克。①在血流动力学监测（主要采用床边漂浮导管法）下进行治疗；②适当补充血容量；③应用正性肌力药物如多巴胺，必要时加用去甲肾上腺素；④如效果仍不佳，应考虑肺动脉插管监测血流动力学和使用主动脉内球囊反搏和心室机械辅助装置；PCWP高者可在严密监测下考虑多巴胺基础上加用少量硝普钠、乌拉地尔

```
                   ┌─────────────────────────────────────────┐
                   │ 一般处理：体位、四肢轮流绑扎等              │
       ┌────────┐  │ 吸氧（鼻导管或面罩）                       │
       │ 初始治疗 │──│ 药物：呋塞米或其他襻利尿药、吗啡、          │
       └────────┘  │    毛花苷C及氨茶碱或其他支气管解痉药         │
                   └─────────────────────────────────────────┘
                                        │
                                        ▼
                   ┌─────────────────────────────────────────┐
                   │ 根据收缩压、肺淤血状态和血流动力学监测，选择  │
                   │ 血管活性药物包括血管扩张药、正性肌力药物和    │
                   │ 缩血管药物                                 │
                   └─────────────────────────────────────────┘
                                        │
                                        ▼
                   ┌─────────────────────────────────────────┐
       ┌────────┐  │ 根据病情需要采用非药物治疗方法              │
       │进一步治疗│──│   主动脉内球囊反搏、无创性或气管内插管呼吸机 │
       └────────┘  │   辅助通气和血液净化等                      │
                   └─────────────────────────────────────────┘
                                        │
                                        ▼
                   ┌─────────────────────────────────────────┐
                   │ 动态评估心力衰竭程度、治疗效果、及时调整治疗方案│
                   └─────────────────────────────────────────┘
```

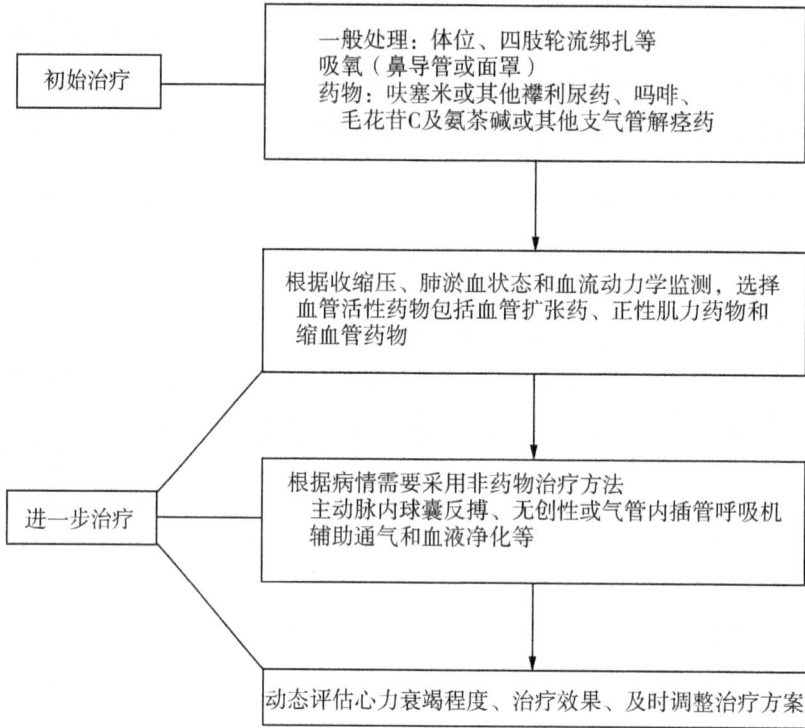

图 8-2　急性左心衰竭的处理流程

二、急性左心衰竭的一般处理

1. 体位　静息时明显呼吸困难者应半卧位或端坐位，双腿下垂以减少回心血量，降低心脏前负荷。

2. 四肢交换加压　四肢轮流绑扎止血带或血压计袖带，通常在同一时间只绑扎三肢，每隔 15~20min 轮流放松一肢。血压计袖带的充气压力应较舒张压低 10mmHg，使动脉血流仍可顺利通过，而静脉血回流受阻。此法可降低前负荷，减轻肺瘀血和肺水肿。必须指出，通过四肢交替绑扎止血带或血压计袖带，以减少静脉回流，减轻心脏前负荷的方法，仅适用前负荷增加所致左心衰竭和二尖瓣狭窄所致左心房衰竭患者，并不适用于所有左心衰竭肺瘀血或肺水肿患者，对于高血压合并急性左心衰竭、主动脉夹层并发急性左心衰竭等应属禁忌，因为四肢交替绑扎在降低前负荷同时也增加外周血管阻力，使后负荷进一步增加反而加重血压升高，对后者甚至是致命的。此外，心源性休克患者也不宜采用此法。

3. 吸氧　适用于低氧血症和呼吸困难明显（尤其指端血氧饱和度 <90%）的患者。应尽早采用，使患者 $SaO_2 \geqslant 95\%$（伴 COPD 者 $SaO_2 > 90\%$）。可采用不同的方式。①鼻导管吸氧：低氧流量（1~2L/min）开始，如仅为低氧血症，动脉血气分析未见 CO_2 潴留，可采用高流量给氧 6~8L/min。乙醇吸氧可使肺泡内的泡沫表面张力减低而破裂，改善肺泡的通气。方法是在氧气通过的湿化瓶中加 50%~70% 乙醇或有机硅消泡剂，用于肺水肿患者。②面罩吸氧：适用于伴呼吸性碱中毒患者。必要时还可采用无创性或气管内插管呼吸机辅助通气治疗。

4. 做好救治的准备工作 至少开放 2 根静脉通道，并保持通畅。必要时可采用深静脉穿刺置管，以随时满足用药的需要。血管活性药物一般应用微量泵泵入，以维持稳定的速度和正确的剂量。固定和维护好漂浮导管、深静脉置管、心电监护的电极和导联线、鼻导管或面罩、导尿管以及指端无创血氧仪测定电极等。保持室内适宜的温度、湿度、灯光柔和，环境幽静。

5. 饮食 进易消化食物，避免一次大量进食，不要饱餐。在总量控制下，可少量多餐（6 ~ 8 次/d）。应用襻利尿药情况下不要过分限制钠盐摄入量，以避免低钠血症，导致低血压。利尿药应用时间较长的患者要补充多种维生素和微量元素。

6. 出入量管理 肺瘀血、体循环淤血及水肿明显者应严格限制饮水量和静脉输液速度，对无明显低血容量因素（大出血、严重脱水、大汗淋漓等）者的每日摄入液体量一般宜在 1 500ml 以内，不要超过 2 000ml。保持每天水出入量负平衡约 500ml/d，以减少水钠潴留和缓解症状。3 ~ 5d 后，如瘀血、水肿明显消退，应减少水负平衡，逐渐过渡到出入水量平衡。在水负平衡下应注意防止发生低血容量、低血钾和低血钠等。

三、急性左心衰竭的药物治疗

急性心力衰竭的治疗研究较少，不足以提供充分的临床证据以确定治疗策略、药物的选择、应用方法（剂量和疗程）等，建议主要仍依赖临床经验和专家意见。

1. 镇静药 主要应用吗啡（Ⅱa 类建议，证据水平：C）：用法为 2.5 ~ 5.0mg 静脉缓慢注射，亦可皮下或肌内注射。伴 CO_2 潴留者则不宜应用，可产生呼吸抑制而加重 CO_2 潴留；也不宜应用大剂量，可促使内源性组胺释放，使外周血管扩张导致血压下降。应密切观察疗效和呼吸抑制的不良反应。伴明显和持续低血压、休克、意识障碍、COPD 等患者禁忌使用。老年患者慎用或减量。亦可应用哌替啶 50 ~ 100mg 肌内注射。

2. 支气管解痉药（Ⅱa 类建议，证据水平：C） 一般使用氨茶碱 0.125 ~ 0.25g 以葡萄糖注射液稀释后静脉推注（10min），4 ~ 6h 后可重复 1 次；或以 0.25 ~ 0.5mg/（kg·h）静脉滴注。亦可应用二羟丙茶碱 0.25 ~ 0.5g 静脉滴注，速度为 25 ~ 50mg/h。此类药物不宜用于冠心病，如急性心肌梗死或不稳定型心绞痛所致的急性心力衰竭患者（Ⅱb 类建议，证据水平：C），不可用于伴心动过速或心律失常的患者。

3. 利尿药（Ⅰ类建议，证据水平：B）

（1）应用指征和作用机制：适用于急性心力衰竭伴肺循环和（或）体循环明显淤血以及容量负荷过重的患者。作用于肾小管亨利襻的利尿药如呋塞米、托拉塞米、布美他尼、依那尼酸静脉应用可以在短时间里迅速降低容量负荷，应列为首选。噻嗪类利尿药、保钾利尿药等仅作为襻利尿药的辅助或替代药物，或在需要时作为联合用药。临床上利尿药应用十分普遍，但并无大样本随机对照试验进行评估。

（2）药物种类和用法：应采用静脉利尿药，首选呋塞米，先静脉注射 20 ~ 40mg，继以静脉滴注 5 ~ 40mg/h，其总剂量在起初 6h 不超过 80mg，起初 24h 不超过 200mg。亦可应用托拉塞米 10 ~ 20mg 或依那尼酸 25 ~ 50mg 或布美他尼 0.5 ~ 1mg 静脉注射。利尿药效果不佳、加大剂量仍未见良好反应以及容量负荷过重的急性心力衰竭患者，应加用噻嗪类和（或）醛固酮拮抗药：氢氯噻嗪 25 ~ 50mg，2 次/d，或螺内酯 20 ~ 40mg/d。临床研究表明，利尿药低剂量联合应用，其疗效优于单一利尿药的大剂量，且不良反应也更少。

静脉给予利尿药的方法最常采用，但并无评价合理用法的前瞻性研究。一些观察性研究提示，虽然大剂量疗效显著，但可能增加不良反应，如肾功能恶化、心力衰竭加重，甚至死亡的危险，而小剂量则疗效欠佳。Cochrane 系统性评价现有材料，建议在持续静脉滴注和间歇性静脉注射这两种给药方法中优先考虑前者，认为这样更为有效。在 2010 年美国 ACC 大会上公布了 DOSE 研究（diuretic optimization strategies evaluation in acute heart failure）的结果，该研究试图评价两种呋塞米使用策略在急性心力衰竭患者中的安全性和有效性：①给药方法（每 12h 静脉推注和持续静脉滴注）；②给药剂量（口服 1 倍的低强化剂量和 2.5 倍的高强化剂量）。研究采用 2×2 析因设计。患者被随机分入呋塞米每 12 小时静脉推注组和持续静脉滴注组，或呋塞米 1 倍低强化剂量组和 2.5 倍高强化剂量组。随机分组 48h 后，视具体情况，患者可改为口服利尿药或维持原策略不变或增加利尿药剂量 50%。研究中，64% 的患者使用了 ACEI，83% 的患者使用了 β 受体阻滞药，28% 的患者使用了醛固酮拮抗药。DOSE 研究的结果显示，无论是每 12h 静脉推注还是持续静脉滴注，无论是低强化剂量还是高强化剂量，不同的呋塞米治疗策略在患者总体症状的改善、肾功能变化等方面均无显著不同，而且持续静脉滴注并不能改善次要终点事件，如尿量增加、体重减轻、治疗失败等。与低强化剂量相比，高强化剂量呋塞米治疗可显著增加尿量、减轻体重和改善症状；但高强化剂量不良反应（暂时性肾功能改变）有所增加，虽然 60d 临床事件未见显著增多，但仍需加强监测，且应用时间不宜太久。该研究的主要缺陷是研究设计允许随机分组 48h 后根据情况改换药物。这可能使研究结果偏向无效。对 48h 结果的评价可能有助于解决这一问题。另外，这些结果也适用于那些不需要正性肌力药物或静脉血管扩张药、已经使用了中到大量利尿药的 CHF 患者。

治疗顽固性心力衰竭中遇到最难的临床问题之一是患者存在顽固性水肿，大多数顽固性心力衰竭患者以顽固性右心衰竭为主，长期使用利尿药加之组织低灌注，对大剂量或联合使用利尿药均反应较差，患者进入神经内分泌激素激活的恶性循环中，最终导致死亡。出现顽固性水肿的主要原因是利尿药抵抗。对于此类患者的处理，首先要区别患者是真性低钠血症还是假性低钠血症（稀释性低钠血症），因为治疗是截然不同的。①稀释性低钠血症性水肿：大剂量利尿药应用，患者只限盐的摄入，没有限制饮水量，造成水潴留明显，血液稀释使血钠水平相对降低。患者应严格限制入量 <2 000ml/d，限盐 <2g/d。严重低蛋白血症患者（<2g/dl）在应用利尿药的同时，给予清蛋白可增加利尿作用。②真性低钠血症性水肿：顽固性心力衰竭尤其是顽固性右心衰竭为主的患者，胃肠道和肝瘀血，钠的摄入量减少，加之长期限盐和大剂量利尿药使用，造成患者血钠水平真正减低。在诊断明确后立即给予静脉补充高渗盐水，根据血清钠水平决定补钠的浓度和量。临床医师往往担心补盐后心力衰竭加重，却忽略了低钠血症会使患者临床恶化而死亡，或补充等渗盐水，根本无法提高血钠水平。

近年来，新型利水药问世，这为心力衰竭处理多了一种选择。利水药与利尿药不同，利尿药排水同时也排钾或钠、氯，可引起电解质紊乱，而利水药仅排水而保留电解质或对电解质影响很少，特别适用于心力衰竭合并低钠血症的水肿患者，既能减轻体重和水肿、减轻心脏前负荷，又能使低钠血症患者血钠正常化和改善血清渗透压。代表药物有精氨酸加压素（AVP）V_2 受体拮抗药，如托伐普坦（tolvaptan）和考尼伐坦（conivaptan）。最近托伐普坦的 EVEREST 试验结果证实，在急性心力衰竭常规治疗基础上加用托伐普坦在住院期间可显著减轻体重、改善患者气促和水肿，心力衰竭症状明显好转，对血压、电解质和肾功能无不良影响，但随访9.9个月对心力衰竭死亡率未见降低。本类药物尚需积累更多循证医学资料才能做出客观评价。

选择性腺苷 A$_1$ 受体拮抗药 rolofylline，通过扩张肾入球动脉及增加球囊内压，以及减少近侧肾小管 Na$^+$ 和水重吸收而产生利尿作用，初步临床试用证明，对急性失代偿性心力衰竭伴水肿和肾损害患者有利尿和降低血肌酐水平作用，在 PROTECT 试验中证实，静脉注射 300mg/d 能改善急性心力衰竭伴肾功能不全患者的心力衰竭症状，且使血清肌酐水平下降。

（3）注意事项：①伴低血压（收缩压 <90mmHg）、严重低钾血症或酸中毒患者不宜应用，且对利尿药反应甚差；②大剂量和较长时间的使用可发生低血容量和低钾血症、低钠血症，且增加其他药物如 ACEI 及 ARB 或血管扩张药引起低血压的可能性；③使用过程中应监测尿量，并根据尿量和症状的改善状况调整剂量。

4. 血管扩张药物

（1）应用指征：此类药可应用于急性心力衰竭早期阶段。收缩压水平是评估此类药是否适宜的重要指标。收缩压 >110mmHg 的急性心力衰竭患者通常可以安全使用；收缩压在 90~110mmHg 的患者应谨慎使用；而收缩压 <90mmHg 的患者则禁忌使用。

（2）主要作用机制：可降低左、右心室充盈压和全身血管阻力，也使收缩压降低，从而减轻心脏负荷，缓解呼吸困难。如舒张压在 60mmHg 以上，通常冠状动脉血流可维持正常。对于急性心力衰竭，包括合并急性冠状动脉综合征的患者，此类药在缓解肺瘀血和肺水肿的同时不会影响心排血量，也不会增加心肌耗氧量。

（3）药物种类和用法：主要有硝酸酯类、硝普钠、重组人脑钠尿肽（recombinant human brain natriuretic peptide、rhBNP）、乌拉地尔、酚妥拉明，但钙拮抗药不推荐用于急性心力衰竭的治疗。

1）硝酸酯类药物（Ⅰ类建议，证据水平：B）：急性心力衰竭时此类药在不减少每搏量和不增加心肌氧耗情况下能减轻肺瘀血，特别适用于急性冠状动脉综合征伴心力衰竭的患者。低剂量时，它仅扩张静脉，但随着剂量的增加，它也能引起动脉包括冠状动脉的扩张。在使用合适剂量时，硝酸盐能平衡循环中静脉和动脉的扩张，由此可以降低左心室前负荷和后负荷，而不影响周围组织灌注。临床研究已证实，硝酸酯类静脉制剂与呋塞米合用治疗急性心力衰竭有效；证实应用血流动力学可耐受的最大剂量并联合小剂量呋塞米的疗效优于单纯大剂量的利尿药。

静脉使用硝酸酯类药物应十分小心滴定剂量，严密监测血压，防止血压过度下降。硝酸甘油静脉滴注起始剂量 5~10μg/min，每 5~10min 递增 5~10μg/min，最大剂量 100~200μg/min；亦可每 10~15min 喷雾 1 次（400μg），或舌下含服每次 0.3~0.6mg。硝酸异山梨酯静脉滴注剂量 5~10mg/h，亦可舌下含服每次 2.5mg。硝酸酯类的缺点主要是很快发生耐受性，特别是静脉使用过高剂量时，一般只连续使用 16~24h。临床上可通过与其他血管扩张药交替使用或间歇使用硝酸酯类可延长耐受性的发生。

2）硝普钠（Ⅰ类建议，证据水平：C）：适用于严重心力衰竭、原有后负荷增加以及伴心源性休克患者。临时应用宜从小剂量 10μg/min 开始，可酌情逐渐增加剂量至 50~250μg/min，静脉滴注，疗程不要超过 72h。由于其强效降压作用，应用过程中要密切监测血压、根据血压调整合适的维持剂量。停药应逐渐减量，并加用口服血管扩张药，以避免反跳现象。长期使用时其代谢产物（硫代氰化物和氰化物）会产生毒性反应，在严重肝肾衰竭的患者应避免使用。本药应避光静脉滴注，单瓶连续静脉滴注时间一般不宜超过 8h。主要用于严重高血压伴有重度肺瘀血和肺水肿；急性二尖瓣反流伴急性左心衰竭；对主动脉夹层伴高血压心力衰竭患者也有很好疗效。必须指出，硝普钠不适用于急性冠状动脉综合征患者，有报道因本药可增加冠状动脉窃血，使病变冠状动脉血流进一步减少而加重心肌缺血、坏死，甚至增加死亡率。

3）重组人脑 B 型钠尿肽（rhBNP）（Ⅱa 类建议，证据水平：B）：该药近几年刚应用于临床，属内源性激素物质，与人体内产生的 BNP 完全相同。国内制剂商品名为新活素，国外同类药名为萘西立肽（nesiritide）。其主要药理作用是扩张静脉和动脉（包括冠状动脉），从而减低前、后负荷，在无直接正性肌力作用情况下增加 CO，故将其归类为血管扩张药。实际该药并非单纯的血管扩张药，而是一种兼具多重作用的治疗药物，可以促进钠的排泄，有一定的利尿作用；还可抑制 RAAS 和交感神经系统，阻滞急性心力衰竭演变中的恶性循环。该药临床试验的结果尚不一致。晚近的两项研究（VMAC 和 PROACTION）表明，该药的应用可以带来临床和血流动力学的改善，推荐应用于急性失代偿心力衰竭。国内一项 Ⅱ 期临床研究提示，rhBNP 较硝酸甘油静脉制剂能够显著降低 PCWP，缓解患者的呼吸困难。应用方法：先给予负荷剂量 1.5μg/kg，缓慢静脉推注，继以 0.007 5～0.015 0μg/（kg·min）静脉滴注；也可不用负荷剂量而直接静脉滴注。疗程一般 3d，不超过 7d。

4）乌拉地尔（Ⅱa 类建议，证据水平：C）：该药具有外周和中枢双重扩血管作用，可有效降低血管阻力，降低后负荷，增加心排血量，但不影响心率，从而减少心肌耗氧量。适用于高血压性心脏病、缺血性心肌病（包括急性心肌梗死）和扩张型心肌病引起的急性左心衰竭；可用于 CO 降低、PCWP＞18mmHg 的患者。通常静脉滴注 100～400μg/min，可逐渐增加剂量，并根据血压和临床状况予以调整。伴严重高血压者可缓慢静脉注射12.5～25.0mg。

5）ACEI：该药在急性心力衰竭中的应用仍有诸多争议。急性心力衰竭的急性期、病情尚未稳定的患者不宜应用（Ⅱb 类建议，证据水平：C）。急性心肌梗死后的急性心力衰竭可以试用（Ⅱa 类建议，证据水平：C），但须避免静脉应用，口服起始剂量宜小。在急性期病情稳定后48h 后逐渐加量（Ⅰ类建议，证据水平：A），疗程至少 6 周，不能耐受 ACEI 者可以使用 ARB。

（4）注意事项：下列情况下禁用血管扩张药物：①收缩压＜90mmHg，或持续低血压并伴症状尤其有肾功能不全的患者，以避免重要脏器灌注减少。②严重阻塞性心瓣膜疾病患者，例如主动脉瓣狭窄有可能出现显著的低血压；二尖瓣狭窄患者也不宜应用，有可能造成 CO 明显降低。③梗阻性肥厚型心肌病。

5. 正性肌力药物

（1）应用指征和作用机制：此类药物适用于低心排血量综合征，如伴症状性低血压或 CO 降低伴有循环瘀血的患者，可缓解组织低灌注所致的症状，保证重要脏器的血流供应。血压较低和对血管扩张药物及利尿药不耐受或反应不佳的患者尤其有效。

正性肌力药物有潜在的危害性，应谨慎使用。对于 CHF 急性失代偿患者，其症状、临床过程和预后很大程度上取决于血流动力学。所以，改善血流动力学参数成为治疗的一个目的，此时正性肌力药物可能有效，甚至挽救生命。但它改善血流动力学参数所获得的益处，部分被它增加心律失常的危险性给抵消了，而且在某些病例由于过度能量消耗引起心肌缺血和心力衰竭的慢性进展。但危险一获益比并非在所有的正性肌力药物都相同，那些通过兴奋肾上腺素能 β_1 受体的药物，可以增加心肌细胞内 Ca^{2+} 的浓度，危险性更大。

根据 2009 年 ACC/AHA 心力衰竭诊法指南，急性心力衰竭患者在什么情况下使用正性肌力药？主要指下列两种情况：①急性心力衰竭患者存在低血压、低灌注同时有心室充盈压升高的情况，明确的治疗方案尚在考虑之中时，应该静脉给予正性肌力药或血管加压药以维持体循环灌注，保持终末器官功能（Ⅰ类，C级）；②严重收缩性心力衰竭患者，低血压、低灌注伴或不伴有充血症状时，经静脉给予正性肌力药多巴胺、多巴酚丁胺和米力农可以用于维持体循环灌注，保持终末器官功能（Ⅱb类，C级）。对血压正常，没有低灌注征象的急性心力衰竭患者，禁用正性肌力药物。

（2）药物种类和用法

1）洋地黄类（Ⅱa类建议，证据水平：C）：洋地黄通过抑制心力衰竭心肌细胞膜 $Na^+ - K^+ - ATP$ 酶，使细胞内 Na^+ 水平升高，促进 $Na^+ - Ca^{2+}$ 交换，细胞内 Ca^{2+} 水平升高，从而发挥正性肌力作用。此外，洋地黄尚能减慢心率，减少肾小管对钠的重吸收具有轻度利尿和减少肾脏肾素分泌的作用。主要用于心肌收缩功能降低的心力衰竭患者，对于高血压所致左心衰竭和急性冠状动脉综合征，尤其是急性心肌梗死前24h内不宜使用。必须指出，心力衰竭存在快速心房颤动使用毛花苷 C（西地兰）主要目的是减慢心房颤动心室率，并非其正性肌力作用。此类药物能轻度增加 CO 和降低左心室充盈压；对急性左心衰竭患者的治疗有一定帮助。一般应用毛花苷 C 0.2～0.4mg 缓慢静脉注射，2～4h 后可以再用 0.2mg，伴快速心室率的心房颤动患者可酌情适当增加剂量。洋地黄类对急性心肌梗死伴心力衰竭患者的预后有不利的作用。而且，急性心肌梗死后接受洋地黄类治疗的患者其肌酸激酶的升高更显著。此外，在这些患者中，地高辛与致命性心律失常事件的发生有关。因此，在伴随急性左心衰竭的急性心肌梗死患者，不推荐将洋地黄类作为正性肌力药物使用。应当避免毛花苷 C 与呋塞米同时静脉推注，两药混在同一个注射器里，已有猝死的报道。值得注意的是，以右心衰竭为主的患者，调整洋地黄剂量和剂型对改善临床帮助不大，这些患者只能寄希望于通过调整利尿药或扩血管药物及严格限水、限盐来缓解症状。左心衰竭为主的患者中，也要分清左心衰竭是收缩性、舒张性还是两者兼有，收缩性心力衰竭（SHF）对洋地黄反应较好，舒张性心力衰竭（DHF）不仅效果差，甚至有害。

2）多巴胺（dopamine，DA）（Ⅱa类建议，证据水平：C）：小剂量［<2μg/（kg·min）］静脉注射时仅作用于外周 DA 受体，能增加肾血流量、GFR 及利尿和促进钠的排泄，并增强对利尿药的反应。更大剂量［>2μg/（kg·min）］时，DA 直接或间接刺激 β 受体，增加心肌收缩力和心排血量。当剂量 >5μg/（kg·min）时，它作用于 α 受体，增加外周血管阻力。此时，虽然它对低血压患者很有效，但它对急性左心衰竭患者可能有害，因为它增加了左心室后负荷、肺动脉压和肺阻力。DA 可以作为正性肌力药［>2μg/（kg·min）］用于急性左心衰竭伴低血压的患者。伴低血压和尿量减少的失代偿性心力衰竭患者，低剂量静脉滴注［≤2～3μg/（kg·min）］可以增加肾血流量，增加尿量。但如果无反应，应当停止使用。

3）多巴酚丁胺（dobutamine）（Ⅱa类建议，证据水平：C）：通过刺激肾上腺素能 β_1 受体和 β_2 受体产生剂量依赖性的正性变时、正性变力作用，并反射性的降低交感神经活性和血管阻力。小剂量时，多巴酚丁胺能产生轻度的血管扩张反应，通过降低后负荷而增加每搏量。大剂量时，它可以引起血管收缩。心率增加通常呈剂量依赖性，但增加的程度弱于其他儿茶酚胺类药物。但在心房颤动患者，由于加快房室结传导可导致心率显著加快。体循环血压通常轻度升高，但也可能不变或降低。

心力衰竭患者静脉滴注多巴酚丁胺后，观察到尿量增多，这可能是它提高心排血量而增加肾血流量的结果。该药短期应用可以缓解症状，但并无临床证据表明对降低病死率有益。它的起始剂量为 $2 \sim 3\mu g/$（kg·min）静脉滴注，无须负荷量。根据症状、尿量和血压监测来调整静脉滴注速度。它的血流动力学作用和剂量成正比，最大剂量可增加到 $20\mu g/$（kg·min）。静脉滴注停止后药物作用很快消失，因此它是一个使用很方便的正性肌力药。单从血流动力学角度看，多巴酚丁胺与磷酸二酯酶抑制药（phosphodiesterase inhibitor，PDEI）的正性肌力作用可以叠加。长时间的持续静脉滴注多巴酚丁胺（ $>24 \sim 48h$ ）会出现耐药现象，故应采用缓慢减量的方法［如每隔1d减量 $2\mu g/$（kg·min）］并优化口服血管扩张药治疗。静脉滴注多巴酚丁胺常可增加室性和房性心律失常的发生率，并呈剂量依赖性，可能比使用 PDEI 时更明显，而且在使用利尿药时对血钾浓度的要求更严。心动过速时使用多巴酚丁胺要慎重，冠心病患者静脉滴注多巴酚丁胺可以诱发胸痛。正在应用 β 受体阻滞药的患者不推荐应用多巴酚丁胺和多巴胺。

4）PDEI（Ⅱb类建议，证据水平：C）：在急性左心衰竭时，它们能产生明显的正性肌力作用、松弛作用及外周血管扩张效应，由此增加心排血量和每搏量，同时伴降低 PAP，PCWP 及体循环和肺血管阻力。其血流动力学作用介于单纯的血管扩张药（如硝普钠）和主要表现为正性肌力的药物（如多巴酚丁胺）之间。因为它们的作用部位远离 β 受体，所以在使用 β 受体阻滞药的同时，PDEI 仍能够保留其效应。Ⅲ型 PDEI 用于有外周低灌注表现，无论其瘀血情况是否对最佳剂量的利尿药和血管扩张药有反应及收缩压正常的患者。米力农，首剂 $25 \sim 50\mu g/kg$ 静脉注射（ $>10min$ ），继以 $0.25 \sim 0.50\mu g/$（kg·min）静脉滴注。氨力农首剂 $0.5 \sim 0.75mg/kg$ 静脉注射（ $>10min$ ），继以 $5 \sim 10\mu g/$（kg·min）静脉滴注。过强的外周血管扩张效应可引起低血压，常发生于低充盈压的患者，采用持续静脉滴注而不给予负荷剂量的方法可以避免。相对于氨力农，米力农很少引起血小板减少的不良反应。

5）左西孟旦（levosimendan）（Ⅱa类建议，证据水平：B）：这是一种钙增敏药，通过结合于心肌细胞上的肌钙蛋白 C 促进心肌收缩，还通过介导 ATP 敏感的钾通道而发挥血管舒张作用和轻度抑制磷酸二酯酶的效应。其正性肌力作用独立于 β 肾上腺素能刺激，可用于正接受 β 受体阻滞药治疗的患者。临床研究表明，急性心力衰竭患者应用本药静脉滴注可明显增加 CO 和每搏量，降低 PCWP、全身血管阻力和肺血管阻力；冠心病患者不会增加病死率。用法：首剂 $12 \sim 24\mu g/kg$ 静脉注射（ $>10min$ ），继以 $0.1\mu g/$（kg·min）静脉滴注，可酌情减半或加倍。对于收缩压 $<100mmHg$ 的患者，不需要负荷剂量，可直接用维持剂量，以防止发生低血压。

6）肾上腺素：通常用于多巴酚丁胺无效而且血压很低时，以 $0.05 \sim 0.5\mu g/$（kg·min）静脉滴注。去甲肾上腺素用于增加体循环血管阻力，更适合用于感染性休克。

7）Istaroxime：新型正性肌力药，属 $Na^+ - K^+ - ATP$ 酶抑制药，通过刺激钙离子经由胞质膜 $Na^+ - Ca^{2+}$ 交换器流入，从而增加心肌收缩力。与洋地黄相比安全性更好，初步临床试用证实可改善心脏舒缩功能，致心律失常作用少。一般用法为 $0.5 \sim 1.5mg/$（kg·min）静脉滴注。

（3）注意事项：急性心力衰竭患者使用此类药物需全面权衡：①是否用药不能仅依赖一二次血压测量的数值，必须综合评价临床状况，如是否伴组织低灌注的表现；②血压降低伴低 CO 或低灌注时应尽早使用，而当器官灌注恢复和（或）循环瘀血减轻时则应尽快停用；③药物的剂量和静脉滴注速度应根据患者的临床反应做调整，强调个体化的治疗；④此类药可即刻改善急性心力衰竭患者的血流动力学和临床状态，但也有可能促进和诱发一些不良的病理生理反应，甚至导致心肌损伤和靶器官损害，必须警惕；⑤血压正常又无器官和组织灌注不足的急性心力衰竭患者不宜使用；⑥要注意静脉正性肌力药物停用后口服药物调整的复杂性。患者出院之前，由于静脉药物作用延长了病理生理的效应，造成出院后减少了利尿药的剂量和对口服血管扩张药的不耐受，患者出院不久病情加重而再次住院。这种情况在伴有肾功能不全又用了半衰期较长的米力农患者中更常见。正因如此，建议接受米力农治疗的患者，在停用该药至少 48h 后再出院。使用这些正性肌力药物可能会产生依赖性，此时应对患者再重新评估，确保充盈压已经降到理想水平。

（张娆娆）

第五节　急性右心衰竭的治疗

一、右心室梗死伴急性右心衰竭

（1）扩容治疗：如存在心源性休克，在检测中心静脉压的基础上首要治疗是大量补液，可应用羟乙基淀粉、右旋糖酐 –40 或生理盐水 20ml/min 静脉滴注，直至 PCWP 上升至 15～18mmHg，血压回升和低灌注症状改善。24h 的输液量为 3 500～5 000ml。于充分扩容而血压仍低者，可给予多巴酚丁胺或多巴胺。如在补液过程中出现左心衰竭，应立即停止补液。此时若动脉血压不低，可小心给予血管扩张药。

（2）禁用利尿药、吗啡和硝酸甘油等血管扩张药，以避免进一步降低右心室充盈压。

（3）如右心室梗死同时合并广泛左心室梗死，则不宜盲目扩容，防止造成急性肺水肿。如存在严重左心室功能障碍和 PCWP 升高，不宜使用硝普钠，应考虑主动脉内球囊反搏术（intra – aortic balloon counterpulsation，IABP）治疗。

二、急性大块肺栓塞所致急性右心衰竭

（1）镇痛：吗啡或哌替啶。

（2）吸氧：鼻导管或面罩给氧 6～8L/min。

（3）溶栓治疗：常用尿激酶或重组人组织型纤溶酶原激活药（rt – PA）。停药后应继续肝素治疗。用药期间监测凝血酶原时间，使之延长至正常对照的 1.5～2.0 倍。持续滴注 5～7d，停药后改用华法林口服数月。

（4）经内科治疗无效的危重患者（如休克），若经肺动脉造影证实为肺总动脉或其较大分支内栓塞，可做介入治疗，必要时可在体外循环下紧急早期切开肺动脉摘除栓子。

三、右侧心瓣膜病所致急性右心衰竭

右心衰竭的治疗主要是使用利尿药，以减轻水肿；但要防止过度利尿造成心排血量减少。此外，对基础心脏病如肺动脉高压、肺动脉狭窄以及合并肺动脉瓣或三尖瓣关闭不全、感染性心内膜炎等，按相应的指南予以治疗。肺源性心脏病合并的心力衰竭属右心衰竭，其急性加重可视为一种特殊类型的急性右心衰竭，亦应按该病的相应指南治疗。

（张娆娆）

第六节 急性心力衰竭的其他治疗方法

一、急性心力衰竭的非药物治疗

1. 主动脉内球囊反搏术（IABP） 临床研究表明，这是一种有效改善心肌灌注同时又降低心肌耗氧量和增加 CO 的治疗手段。

（1）IABP 的适应证（Ⅰ类建议，证据水平：B）：①急性心肌梗死或严重心肌缺血并发休克，且不能由药物治疗纠正；②伴血流动力学障碍的严重冠心病（如急性心肌梗死伴机械并发症）；③心肌缺血伴顽固性肺水肿。

（2）IABP 的禁忌证：①存在严重的外周血管疾病；②主动脉瘤；③主动脉瓣关闭不全；④活动性出血或其他抗凝禁忌证；⑤严重血小板缺乏。

（3）IABP 的撤除：急性心力衰竭患者的血流动力学稳定后可撤除 IABP，撤除的参考指征为：①CI > 2.5L/（min·m²）；②尿量 > 1ml/（kg·h）；③血管活性药物用量逐渐减少，而同时血压恢复较好；④呼吸稳定，动脉血气分析各项指标正常；⑤降低反搏频率时血流动力学参数仍然稳定。可暂停反搏 12～24h，经密切观察，若上述参数仍然稳定，则可撤除 IABP。

2. 机械通气 急性心力衰竭患者行机械通气的指征：①出现心搏呼吸骤停而进行心肺复苏时；②合并Ⅰ型或Ⅱ型呼吸衰竭。机械通气的方式有下列两种。

（1）无创呼吸机辅助通气：这是一种无须气管内插管、经口/鼻面罩给患者供氧、由患者自主呼吸触发的机械通气治疗。分为持续气道正压通气（continuous positive airway pressure，CPAP）和双相间歇气道正压通气（biphasic positive airway pressure，BiPAP）两种模式。

1）作用机制：通过气道正压通气可改善患者的通气状况，减轻肺水肿，纠正缺氧和 CO_2 潴留，从而缓解Ⅰ型或Ⅱ型呼吸衰竭。

2）适用对象：Ⅰ型或Ⅱ型呼吸衰竭患者经常规吸氧和药物治疗仍不能纠正时应及早应用。主要用于呼吸频率 ≤25 次/min，能配合呼吸机通气的早期呼吸衰竭患者。在下列情况下应用受限：不能耐受和合作的患者、有严重认知障碍和焦虑的患者、呼吸急促（频率 > 25 次/min）、呼吸微弱和呼吸道分泌物多的患者。

（2）气管内插管和人工机械通气：应用指征为心肺复苏时、严重呼吸衰竭经常规治疗不能改善者，尤其是出现明显呼吸性和代谢性酸中毒并影响到意识状态的患者。

3. 血液净化治疗（Ⅱa 类建议，证据水平：B）

（1）机制：此法不仅可维持水、电解质和酸碱平衡，稳定内环境，还可清除尿毒症毒

素（肌酐、尿素、尿酸等）、细胞因子、炎症介质以及心脏抑制因子等。治疗中的物质交换可通过血液滤过（超滤）、血液透析、连续血液净化和血液灌流等来完成。

（2）适应证：本法对急性心力衰竭有益，但并非常规应用的手段。出现下列情况之一可以考虑采用：①高容量负荷如肺水肿或严重的外周组织水肿，且对襻利尿药和噻嗪类利尿药抵抗；②低钠血症（血钠<110mmol/L）且有相应的临床症状如神志障碍、肌张力减退、腱反射减弱或消失、呕吐以及肺水肿等，在上述两种情况应用单纯血液滤过即可；③肾功能进行性减退，血肌酐>500μmol/L或符合急性血液透析指征的其他情况。

（3）不良反应和处理：建立体外循环的血液净化均存在与体外循环相关的不良反应，如生物不相容、出血、凝血、血管通路相关并发症、感染、机器相关并发症等。应避免出现新的内环境紊乱，连续血液净化治疗时应注意热量及蛋白质的丢失。

4. 心室机械辅助装置（Ⅱa类建议，证据水平：B） 急性心力衰竭经常规药物治疗无明显改善时，有条件的可应用此种技术。此类装置有：体外模式人工肺氧合器（extracorporeal membrane oxygenation，ECMO）、心室辅助泵（如可置入式电动左心辅助泵、全人工心脏）。根据急性心力衰竭的不同类型，可选择应用心室辅助装置，在积极纠治基础心脏病的前提下，短期辅助心脏功能，可作为心脏移植或心肺移植的过渡。ECMO可以部分或全部代替心肺功能。临床研究表明，短期循环呼吸支持（如应用ECMO）可以明显改善预后。

5. 外科手术

（1）冠心病

1）不稳定型心绞痛或心肌梗死并发心源性休克：经冠状动脉造影证实为严重左主干或多支血管病变，并在确认冠状动脉支架术和溶栓治疗无效的情况下，可进行冠状动脉旁路移植术（CABG），能够明显改善心力衰竭。经积极的抗急性心力衰竭药物治疗，并在机械通气、IABP等辅助下，甚至在体外循环支持下应立即急诊手术。

2）心肌梗死后机械合并症

A. 心室游离壁破裂：心肌梗死后游离壁破裂的发生率为0.8%~6.2%，可导致心脏压塞和电机械分离，猝死在数分钟内即出现；亚急性破裂并发心源性休克则为手术提供了机会，确诊后经心包穿刺减压、补液和应用药物维持下，宜立即手术。

B. 室间隔穿孔：心肌梗死后本病发生率为1%~2%，多在1~5d。最常见前壁心肌梗死，多见于老年、女性，院内病死率81%（SHOCK研究）。直接的诊断依据主要依靠超声心动图、心导管及左心室造影检查，可证实穿孔部位、分流量以及是否合并二尖瓣关闭不全。在药物和非药物积极治疗下行冠状动脉造影。确诊后若经药物治疗可使病情稳定，尽量争取4周后手术治疗；若药物治疗（包括IABP）不能使病情稳定，应早期手术修补，同期进行CABG。对不合并休克的患者，血管扩张药如硝酸甘油或硝普钠可使病情有所改善；对合并心源性休克的患者，IABP对造影和手术准备可提供最有效的血流动力学支持。急诊手术对大的室间隔穿孔合并心源性休克的患者是使之存活的唯一方法，但手术死亡率很高。对血流动力学稳定的患者（除非症状不显著的小缺损）也多主张早期手术治疗，因破裂缺损可能扩大。但最佳手术时机目前并未达成共识。在急性期，因坏死心肌松脆，手术有技术困难。近年来，经皮室间隔缺损封堵术用于部分经选择的患者，但尚有待进一步积累经验，以确定其应用价值。

C. 重度二尖瓣关闭不全：本病在急性心肌梗死伴心源性休克患者中约占10%，多出现在 2 ~ 7d。完全性乳头肌断裂者多在 24h 内死亡，而乳头肌功能不全者较为多见，且预后较好。超声心动图可确诊并测反流量和左心室功能。应在 IABP 支持下行冠状动脉造影。出现肺水肿者应立即做瓣膜修补术或瓣膜置换术，并同期行冠状动脉旁路移植术。

（2）心瓣膜疾病：除缺血性乳头肌功能不全外，因黏液性腱索断裂、心内膜炎、创伤等所致的急性二尖瓣关闭不全以及因感染性心内膜炎、主动脉夹层、胸部闭合伤等所致的急性主动脉瓣关闭不全均应尽早手术干预。此外，主动脉瓣或二尖瓣的严重狭窄以及联合心瓣膜病的心功能失代偿期也需要尽早手术。人工瓣膜血栓形成或瓣膜失功能所致的急性心力衰竭病死率极高，超声心动图（必要时应用经食管超声心动图）可明确诊断，均应手术，尤其左心系统的血栓应立即手术。

（3）急性主动脉夹层：本病（尤其 I 型）因高血压危象和主动脉瓣反流可出现急性心力衰竭。超声心动图一旦明确主动脉瓣反流，应立即手术。

（4）其他疾病：主动脉窦瘤破裂、心脏内肿瘤（如左心房黏液瘤）以及心脏内巨大血栓形成（在左心房或肺动脉）等均会造成瓣膜反流或流出道梗阻，可引起急性心力衰竭，需要立即手术。心脏外科手术中，心肌保护不良、心脏阻断时间延长或反复多次阻断、心脏畸形矫正不彻底、心脏移植供心缺血时间过长以及术后心脏压塞等均可造成严重低心排综合征，需要给予积极的药物和非药物（包括 IABP 和 ECMO）治疗，甚至再次手术。各种心导管检查和介入治疗并发症亦可导致急性心力衰竭，其所致的急性心肌梗死、冠状动脉损伤、二尖瓣球囊扩张术后重度反流、封堵器脱落梗阻、心脏破损出血以及心脏压塞均需要紧急手术。

二、急性心力衰竭诱因的处理

急性心力衰竭往往存在不同的诱发因素，临床上对于积极寻找并及时处理这些诱发因素非常重要，因为在临床实践中，相当一部分患者不能很好解决病因的问题，只有及时抗心力衰竭治疗并积极纠正可逆因素，才能挽救患者的生命。详见慢性心力衰竭。

（侯　磊）

第九章

慢性心力衰竭

第一节　概述

一、定义

心力衰竭（以下简称心衰）是一种复杂的临床综合征，是任何原因引起心脏结构和功能异常导致心脏泵血不能满足组织代谢需要，或心脏仅在心室充盈压升高的情况下才能泵血正常的病理生理状态。主要表现是呼吸困难、无力和液体潴留。心衰是一种进行性的病变，一旦发生，即使没有新的心肌损害，临床亦处于稳定阶段，仍可自身不断发展。慢性心力衰竭（chronic heart failure，CHF）是最常见的形式，是各种心脏病的终末阶段。心衰是一个逐渐发生发展的过程，基本机制是心室重构。在初始的心肌损伤以后，肾素－血管紧张素－醛固酮系统（RAAS）和交感神经系统兴奋性增高，多种内源性的神经内分泌和细胞因子激活，其长期、慢性激活促进心肌重构，加重心肌损伤和心功能恶化，又进一步激活神经内分泌和细胞因子等，形成恶性循环。因此，治疗心衰的关键就是阻断神经内分泌的过度激活，阻断心肌重构。自20世纪90年代以来慢性心衰（CHF）的治疗已有了非常值得注意的转变：从短期血流动力学和（或）药理学措施转为长期的、修复性的策略，目的是改变衰竭心脏的生物学性质。心衰的治疗目标不仅仅是改善症状、提高生活质量，更重要的是针对心肌重构的机制，防止和延缓心肌重构的发展，从而降低心衰的病死率和住院率。

二、CHF的病因和诱因

1. 病因　CHF的最基本病理生理改变为心肌细胞的减少和心肌细胞的功能障碍。CHF的病因大致上可分为原发性心肌损害及高血压、瓣膜病先天性心血管病及伴有全身血容量或循环血量增多的疾病等导致的心脏容量和（或）压力负荷过重。欧洲资料显示冠心病是原发性心肌损害的最常见原因，占心衰患者的70%，瓣膜病约占心衰患者的10%，另外10%CHF则是由心肌病所引起，致心力衰竭原发心肌损害的常见原因。见表9-1。

表 9 – 1　致心衰原发性心肌损害的常见原因

冠心病多种表现	
高血压	通常表现为左心室肥厚和 LVEF 正常
心肌病	家族性和（或）遗传性或非家族性和（或）遗传性（包括获得性，如心肌炎），扩张型心肌病（DCM），肥厚型心肌病（HCM），限制型心肌病（RCM），致心律失常型右心室心肌病（ARVD/C），未分类心肌病
药物	β 受体阻滞药、钙拮抗药、抗心律失常药物、细胞毒性药物
毒素	乙醇（酒精）、药物、可卡因、微量元素（汞、钴、砷）
内分泌	糖尿病、甲状腺功能亢进症、甲状腺功能减退症、库欣综合征、肾上腺皮质功能不全、生长激素过度增多、嗜铬细胞瘤
营养	缺乏维生素 B_1、硒、肉碱，肥胖、恶病质
浸润	肉状瘤病、淀粉样变性、血色病、结缔组织病
其他	南美锥虫病、人类免疫缺陷病毒感染、围生期心肌病、终末期肾衰竭

2. 诱因　常见的心衰诱因如下。

（1）感染：为常见的诱因，呼吸道感染占首位，特别是肺部感染。感染性心内膜炎作为心力衰竭的诱因也不少见，常因其发病隐匿而易漏诊。

（2）药物：慢性稳定型心衰患者突然失代偿，常见于心衰治疗强度的减弱，如药物减量、漏服、未服等；或服用引起心脏抑制的药物，包括 β 受体阻滞药、钙拮抗药、抗心律失常药、非甾体类抗炎药（NSAIDs）、抗抑郁药、麻醉药、抗肿瘤药等。雌激素、皮质激素等可引起水钠潴留而加重心衰。

（3）心律失常：特别是快速性心律失常，如伴有快速心室率的心房颤动、心房扑动等。

（4）心肌缺血：心绞痛或无症状性心肌缺血可诱发心力衰竭，缺血性二尖瓣反流也可诱发心衰甚至急性肺水肿。

（5）体力、饮食、体液、环境和情绪变化：如过度体力活动、情绪激动、气候变化、饮食过度、摄盐过多、输液或输血过多、过快等。

（6）高动力循环状态：如贫血、甲状腺功能亢进症、妊娠和分娩等。

（7）肺栓塞。

（8）原有心脏病加重或并发其他疾病：如冠心病患者出现心肌梗死、风湿性心瓣膜病患者出现风湿活动或伴有感染性心内膜炎等。

（9）其他：酗酒、出血、电解质紊乱、酸碱平衡失调等。

三、CHF 的发生机制

心力衰竭是一种不断发展的疾病，一旦发生心力衰竭即使心脏没有新的损害，在各种病理生理变化的影响下，心功能不全将不断恶化。当基础心脏病损及心功能时，机体会产生多种的代偿机制，这些机制可使心功能在一定的时间内维持在相对正常的水平，当代偿失效时即出现 CHF 表现。目前已明确，导致心衰发生发展的基本机制是心肌重构。心肌重构是由于一系列复杂的分子和细胞机制造成心肌结构、功能和表型的变化。在初始的心肌损伤以后，肾素 – 血管紧张素 – 醛固酮系统（RAAS）和交感神经系统兴奋性增高，多种内源性的神经内分泌和细胞因子激活；其长期、慢性激活促进心肌重构，加重心肌损伤和心功能恶化，又进一步激活神经内分泌和细胞因子等，形成恶性循环。

1. 短期代偿机制

（1）Frank - Starling 机制：即心室舒张末期容积增加、心脏前负荷增加，使回心血量增多，从而增加心排血量及提高心脏做功量。

（2）神经内分泌和细胞因子的激活：如交感神经系统和 RAAS 激活以维持动脉血压和重要脏器的灌注。

（3）心室重构或不伴心室腔的扩大：前 2 个代偿机制在严重的心肌损伤发生后数分钟或数小时即开始，而心肌的肥厚和重构发展较慢，需要数周到数月，在长期代偿血流动力学负荷过程中起着重要的作用。然而这些代偿机制的作用有限。

2. 慢性心室重构　心室重构的方式有两种，压力超负荷引起的心室向心性肥厚和容量超负荷导致的心室离心性肥厚及心室腔扩大。心室重构是由于一系列复杂的分子和细胞机制所导致的心肌结构、功能和表型的变化。其特征为：①伴有胚胎基因再表达的病理性心肌细胞肥大，导致心肌细胞收缩力降低，寿命缩短；②心肌细胞凋亡，这是心衰从代偿走向失代偿的转折点；③心肌细胞外基质过度纤维化或降解增加。临床上可见心肌肌重和心室容量的增加，以及心室形状的改变，横径增加呈球状。心力衰竭一旦发展为慢性，神经内分泌 - 细胞因子系统长期激活促进心室重构，加重心肌损伤和心功能恶化，又进一步激活神经内分泌 - 细胞因子系统，形成恶性循环。因此，心衰发生发展的基本机制是心室重构。

3. 神经内分泌激素系统的变化　神经内分泌系统激活不仅对血流动力学有恶化作用，而且有独立于血流动力学的心肌毒性作用，从而促进心衰的恶化和进展。

（1）交感神经 - 肾上腺素系统激活：心排血量的降低或低血压通过动脉压力感受器引起的减压反射激活交感神经 - 肾上腺素系统。即使在仅有左心室功能下降而尚无临床症状的心衰患者，其血浆去甲肾上腺素的浓度已经明显增加。肾交感神经激活所致的肾灌注压下降，刺激肾素释放，激活 RAS。心衰时心肌 β 肾上腺素能受体（β 受体）系统的特征性变化是选择性的 β_1 受体下调，β_2 受体脱耦联，剩下的 β_1 受体，β_2 受体与下游的信号传导成分（如 Gs 蛋白）均有不同程度的脱耦联以及介导负性肌力作用的 β_3 受体上调。尽管上述改变对心功能会产生不利的影响（负性变力、负性变时、负性变传导效应），但实际上在一定程度上使心肌细胞免受长期交感神经过度激活的刺激，防止心肌细胞凋亡，是一种保护性代偿机制。但在心力衰竭晚期则严重制约心功能的恢复。

（2）RAAS 激活：肾灌注降低及肾小球旁器中 β_1 受体的刺激可能是 RAAS 激活的主要机制。由肾小球旁器分泌的肾素作用于由肝产生的血管紧张素原而生成血管紧张素 I（Ang I），Ang I 在血管紧张素转化酶（ACE）的作用下生成 Ang II。Ang II 的产生还可以通过糜酶（chymase）途径。心、肾、血管均具有 RAAS 的各种成分。Ang II 及相应增加的醛固酮（ALD）使心肌、血管平滑肌、血管内皮细胞等发生一系列的变化，称之为细胞和组织的重构。心脏局部 RAAS 在心脏重构的发生发展过程中起着重要作用，且不受全身 RAAS 的影响。

（3）其他一些重要的体液细胞因子的改变

1）血管升压素（抗利尿激素）：是由下丘脑视上核和视旁核合成，由下丘脑垂体转运到垂体后叶贮存后，再释放入血的一种有很强的血管加压和抗利尿作用的激素。CHF 患者外周血中血管升压素水平升高主要是由血浆渗透压和 Ang II 升高所致，且与肺毛细血管楔压呈正相关，与 LVEF 呈负相关。

2）内皮素（ET）：主要在血管内皮和心内膜合成和释放。ET 具有强烈的缩血管及促进血管平滑肌细胞、心肌细胞肥大的作用。去甲肾上腺素、Ang II 及血管升压素等均可促使 ET 的分泌、释放，而一氧化氮（NO）和前列腺素可抑制之。

3）血管内皮舒张因子（EDRF）：是一种由内皮细胞释放的血管活性物质，可介导内皮依赖性的血管舒张反应，其化学结构很可能是 NO。心力衰竭时由于内皮受损、外周血管血流减慢、对血管内皮表面造成的剪切力减弱，去甲肾上腺素、Ang II 等缩血管物质对一氧化氮合成酶（NOS）活性的抑制等原因，NO 的生物合成减少、降解增加，导致 NO 介导的扩血管功能障碍。

4）缓激肽（BK）：是由激肽原在激肽释放酶的作用下产生的一类局部激素，具有直接扩张血管，使血管内皮释放 NO 及前列腺素等增加，以及抗心肌肥厚、保护心肌细胞、抗心律失常等作用。ACE 具有使缓激肽失活的作用。

5）利钠肽家族：是一个结构相似但起源不同、由心脏或内皮细胞产生的肽类激素家族，主要包括心房钠尿肽（ANP）和 B 型钠尿肽（BNP），具有强大的利钠、利尿、舒张血管、对抗 RAS 和抗利尿激素作用。ANP 由心房合成、储存和分泌，心房含量是心室的 100 倍。心力衰竭时心房压力增大、容量增加促使 ANP 从心房颗粒的储备中迅速大量释放。外周血 ANP 浓度与心衰的严重程度呈正相关。

BNP 主要由心室心肌细胞合成、分泌。由于在心房、心室的储备少，当受到刺激时绝大部分通过暴发式合成来实现，因此 BNP 的调控发生在基因水平。BNP 的分泌与心室的容量负荷和压力负荷密切相关，当心室负荷与室壁张力增高时，BNP 的分泌就会增加。BNP 作为心衰的血浆标志物，用于心衰的诊断、鉴别诊断、预后评估、危险分层及指导治疗。氮末端 – 前体 B 型钠尿肽（NT – proBNP）是 B 型钠尿肽前体（proBNP）的裂解产物，其产生和 BNP 的分泌密切相关。与 BNP 相比，NT – proBNP 半衰期更长、更稳定，其浓度可反映短暂时间内新合成的而不是储存的 BNP 释放，因此更能反映 BNP 通路的激活。

6）炎症细胞因子：肿瘤坏死因子 – α（TNF – α）能诱发心力衰竭，在体外能减弱细胞内 Ca^{2+} 浓度。白细胞介素 – 1（IL – 1）能激活其他多种细胞因子的释放，提高靶细胞对 TNF – α 的敏感性。IL – 21 具有负性肌力作用，并且能促进心室重构。IL – 26 家族中的 IL – 26 或 cardiotrophin 21（CT 21）信号传导通路在心肌细胞成熟与心肌肥厚的发生、心衰的发展过程中起着重要作用。

4. 细胞凋亡 研究证实，心肌细胞凋亡是心肌受损以及心功能减退的重要因素。进行性左心室功能恶化是 CHF 的一个特征，心肌细胞的进行性收缩功能不全和（或）通过凋亡途径的心肌细胞持续丢失可能是其发生机制之一。

5. 心肌冬眠和顿抑 心脏对缺血有各种不同的反应方式，如心肌冬眠、心肌顿抑和缺血预适应等。随着冠状动脉狭窄进行性加重，运动时心肌血流无法正常增加，心脏对血流下降的反应是尽可能减少对外界环境所需的代谢。从代谢上讲心肌收缩付出的代价最大，最有效的反应就是降低心肌收缩力。当心肌功能异常是由于此适应性机制引起时，冠状动脉血供重建可以改善心功能、缓解心力衰竭症状。

（张　权）

第二节　慢性心力衰竭的诊断

慢性心力衰竭的诊断需要依赖病史、体格检查和适当的实验室和器械检查才能做出。诊断收缩性心力衰竭的必需条件是患者应该具有下列特征：心力衰竭表现［呼吸困难、乏力和（或）液体潴留］，静息时心功能异常的客观证据［左心室增大、左心室收缩末期容量增加及左心室射血分数（LVEF≤40%）］，对心力衰竭治疗的临床反应。但对心力衰竭治疗的反应不能作为单独的诊断依据。心力衰竭没有一个可以单独用于诊断的特异性试验。

心力衰竭是一个逐渐发生发展的过程，所有 CHF 患者推荐按照美国心脏协会（AHA）和美国心脏病学院（ACC）的 CHF 分期法进行 ABCD 分期。因不同阶段分期的 CHF 患者有不同的防治策略。

一、病史和临床表现

1. 病史　完整的病史采集应包括：发生心脏病的危险因素；心脏病的发生发展史；心功能状态，如运动耐量及容量负荷等情况；疾病加重的诱因；有无并发症及其他系统疾病；药物使用史及饮食中钠盐摄取，酒精、毒品摄入；家族史等。

危险因素包括高血压、糖尿病、血脂紊乱、吸烟、饮酒、违禁药物、冠状动脉、瓣膜性或周围血管性疾病、风湿热、纵隔 X 线照射、呼吸睡眠暂停综合征、甲状腺疾病、嗜铬细胞瘤、结缔组织病及心脏毒性物质（麻黄属植物、抗肿瘤药物如蒽环类、高剂量环磷酰胺）摄入等。家族史包括动脉粥样硬化家族倾向（心肌梗死史、卒中、外周动脉疾病）、不明原因的猝死、心肌病（难以解释的心衰）、传导系统疾病、骨骼肌疾病等。

2. 临床表现　呼吸困难、疲倦、液体潴留是心衰的特征性症状。呼吸困难依据程度轻重依次表现为劳力性气促、高枕卧位、夜间阵发性呼吸困难、静息时气促和急性肺水肿。体液潴留可表现为下垂性水肿、浆膜腔积液。但是鉴别上述症状，特别是在老年人、肥胖者和妇女中尤为困难。不同观察者对心衰患者有无症状的判断的一致性较低，至少在心肌梗死后数天内如此。

外周水肿、静脉压升高和肝大是体循环静脉系统淤血的特征性体征，外周水肿和肝大并不特异，而颈静脉压力测定通常较为困难，而且很多患者即使是证实有心衰、甚至是严重的心衰也确实不存在颈静脉压的升高。通常认为严重心衰患者常出现第三心音（S_3），但它不是心衰的特异性指标，且在不同检查者之间的一致性低于 50%。肺部捻发音对心衰的诊断并不特异，而且观察者内部的差异也很大。当出现多种心衰体征如心尖冲动移位、水肿、静脉压升高以及肯定的 S_3，同时存在适当的症状并结合病史，可有一定把握做出心衰的临床诊断。通过这种方式所得到的诊断相对特异，但敏感性较低（表 9-2～表 9-4）。

表9-2 心力衰竭常见的临床表现

主要临床特点	症状	体征
外周水肿和（或）充血	呼吸困难	外周水肿
	疲倦、乏力	颈静脉压升高
	食欲减退	肺淤血、肝大、腹水、液体潴留（充血）、恶病质
肺水肿	静息时严重的呼吸困难	肺部湿啰音、胸腔积液、心动过速、气促
心源性休克	意识障碍	外周灌注不足
（低心排血量综合征）	乏力	收缩压＜90mmHg
	末梢循环差	少尿或无尿
高血压	呼吸困难	通常血压升高、左心室肥厚、射血分数正常
（高血压性心力衰竭）		
右心衰竭	呼吸困难	右心室功能障碍
	乏力	颈静脉压增高、外周性水肿、肝大、肠瘀血

表9-3 心衰患者的病史及临床症状特点

症状	呼吸困难（端坐呼吸、阵发性夜间呼吸困难）、疲劳（乏力、虚脱）、心绞痛、心悸、晕厥	
心血管事件	冠心病	
	心肌梗死	溶栓
	介入	PCI
	其他外科手术	CABG
	卒中或外周血管疾病	
	瓣膜病或瓣膜功能障碍	
风险预测	家族史、吸烟、高脂血症、高血压、糖尿病	

表9-4 心力衰竭患者主要体征表现

表现	反应性、营养状况、体重
脉搏	心率、心律、脉搏特征
血压	收缩压、舒张压、脉压
液体潴留肺	颈静脉压力、外周水肿（踝关节、骶骨）、肝大、腹水
	呼吸频率、啰音、胸腔积液
心脏	心尖移位、奔马律、第三心音、瓣膜功能异常或先天性心脏所致的心脏杂音

二、实验室和器械检查

1. 超声心动图 是检测静息状态下心功能异常检测的首选方法，更是诊断心衰必要的检查手段。在心脏收缩功能不全的患者，评价心室功能最重要的测定指标是左心室射血分数（LVEF，正常值＞45%～50%）。这个临界点界定是比较主观的。LVEF与心肌收缩力并不等同，因为它很大程度上受容积、前负荷、后负荷、心率以及瓣膜功能的影响。每搏量可以通过心室扩大或增加容积来维持正常。推荐采用二维超声心动图的改良Simpson法测量左心室容量及 LVEF，与造影或尸检比较其相关性较好。超声心动图能够全面、动态地显示心脏的结构（包括心脏瓣膜、心肌、心包）有无异常；定量测定心房和心室大小、容积，室壁厚度，LVEF；区别收缩性和舒张性心功能异常，提供无创性血流动力学资料；评价治疗效果及提供预后信息。表9-5和表9-6列出了心衰时心脏超声和多普勒最常见的异常表现。

表9-5　心力衰竭患者的心脏超声表现

测量指标	异常表现	临床意义
左心室射血分数	降低（<45%~50%）	收缩功能障碍
左心室功能，整体和局部	运动能力丧失、运动能力降低、运动障碍	心肌梗死、心肌缺血、心肌病、心肌炎
左心室舒张末期内径	增加（>55~60mm）	容量负荷过重，疑似心衰
左心室收缩末期内径	增加（>45mm）	容量负荷过重，疑似心衰
左心室短轴缩短分数	降低（<25%）	收缩功能障碍
左心房内径	增加（>40mm）	左心房充盈压升高、二尖瓣功能障碍、心房颤动
左心室厚度	肥厚（>11~12mm）	高血压、主动脉瓣狭窄、肥厚型心肌病
瓣膜结构与功能	瓣膜狭窄或关闭不全（尤其是主动脉瓣狭窄和二尖瓣功能不全）	可能是心衰的原因或并发因素，评估狭窄和反流程度，评估对血流动力学影响，考虑外科治疗
二尖瓣舒张期漂浮位置	舒张早期或舒张晚期充盈异常	提示舒张功能障碍及其机制
三尖瓣反流峰速	加快（>3m/s）	右心室收它们压长高，怀疑肺动脉高压
心包	渗出、心脏压塞、增厚	考虑心脏压塞、尿毒症、恶性肿瘤、全身性疾病、急性或慢性心包炎、缩窄性心包炎
主动脉血流流速时间积分	减少（<15cm）	低心排血量
下腔静脉	扩张、反流	右心房压力增高、右心室功能障碍、肝瘀血

表9-6　多普勒心脏超声指标与心室充盈

多普勒指标	表现	影响
E/A 比值	限制性（>2，减速时间缩短<115~150ms），松弛迟缓（<1）	充盈压升高，容量负荷过重
E/Ea	正常（>1）	不排除假性正常化
	增加（>15）	充盈压升高
	减低（<18）	充盈压降低
	中间状态（8~15）	不确定
二尖瓣血流 A 峰持续时间	>30ms	充盈压正常
	<30ms	充盈压升高
肺动脉 S 波	>D 波	充盈压降低
Vp	<45cm/s	松弛迟缓
E/Vp	>2.5	充盈压升高
	<2	充盈压降低
Valsalva 动作	假性正常转变异常充盈	收缩或舒张功能障碍时，表现出高充盈压

经食管超声心动图检查（TEE）被建议用于以下的患者：经胸超声窗不足者（肥胖、肺气肿患者）、复杂瓣膜病变者（尤其是主动脉瓣、二尖瓣和机械瓣）、怀疑心内膜炎者、先天性心脏病患者、需要排除心房颤动左心房附壁血栓者。

负荷超声（多巴酚丁胺或运动试验）常被用于检查由心肌缺血引起的心室功能障碍，评估运动显著低下或者消失的心肌的活力。它也可用于明确心肌顿抑、心肌冬眠以及与心衰症状相关的瓣膜异常。在心衰患者中，由于存在左心室扩大或束支传导阻滞，使得负荷超声的敏感性、特异性较低。

左心室舒张功能的评估：通过评价心室充盈方式评估心室舒张功能，对发现心衰患者舒张或充盈异常非常重要。这可能是心脏的主要功能异常，是确诊心衰所必需的第三元素。这在左心室射血分数正常但有症状的患者中尤其重要。以下是窦性心律患者传统的3种异常充盈方式。

（1）心肌松弛"受损"的图像表现为：M型超声和（或）多普勒超声显示二尖瓣E峰峰值下降，心房A峰速度代偿性升高，因此E/A比值下降可被视为舒张功能障碍的早期表现；这在高血压或正常老年人中都很常见，它与正常或低的左心室充盈压相关。

（2）左心房压升高的患者（左心室顺应性下降、容量负荷过重、二尖瓣关闭不全），可能表现为"限制性充盈"，它表现为E峰增高、E峰减速时间缩短以及E/A比值显著升高。

（3）介于"松弛受损"与"充盈受限"之间的，E/A比值和E峰减速时间可能正常，即所谓的"假性正常化"。这种情况可以通过分析其他多普勒变量（如肺静脉血流或二尖瓣瓣叶运动组织成像）与正常充盈相鉴别。

2. BNP和NT-proBNP 目前用于临床检测的BNP包括B型钠尿肽（BNP）与N末端B型钠尿肽原（NT-proBNP）两种。虽然两者有相同的来源，但其生物学效应和临床意义并不完全相同。BNP的清除主要通过与BNP清除受体结合，而NT-proBNP则主要由肾小球滤过，因此其血浓度受肾功能影响大于BNP。BNP半衰期短（22min）、体外稳定性差；而NT-proBNP半衰期较长（120min）、体外稳定性强、在心衰患者中的浓度较BNP高，与BNP相比更有利于心衰的诊断。在使用生物工程合成的BNP进行治疗时，测定NT-proBNP不受其干扰。

影响正常人群循环血液中NT-proBNP水平的生理因素包括年龄、性别、肥胖和肾功能。随着年龄的增长，NT-proBNP有升高的趋势，部分由于增龄所伴随的GFR下降，也可能是由于与年龄有关的心脏舒张功能减退。健康女性的NT-proBNP水平明显高于健康男性，其机制尚不清楚。NT-proBNP水平在肥胖人群中比非肥胖人群中低，其机制尚有争议，但其差别程度尚不足以影响正常参照范围的界定。随着肾功能的减退，血中NT-proBNP水平逐渐升高。这些生理学的影响因素在NT-proBNP用于心衰的临床诊断、预后判断以及借以指导治疗时必须加以考虑。

一些研究探讨了应用NT-proBNP水平评价来门诊就诊的有症状、提示心衰的患者的价值，得到比较一致的结论是，NT-proBNP作为排除心衰的指标，对门诊患者有较高的阴性预测值，其排除心衰诊断的价值明显超过诊断心衰。各项研究得到的排除心衰的最佳范围在100~160ng/L，可以达到其92%~100%的阴性预测值。NT-proBNP在非收缩性心衰患者中评价心衰的价值有待于进一步评价。随着年龄的增长，B型钠尿肽的水平也增高，而这种增高的水平可见于没有任何心脏病的老年人中。使用125ng/L作为NT-proBNP单一截点的研究显示，其对有症状、提示为心衰的患者具有很好的阴性预测值。但是对 50 岁以下者，取 50ng/L 可能更好；对 50～75 岁者，75～100ng/L 可能优于 125ng/L；由于 80 岁老年人 NT-proBNP 平均值约为 150ng/L，而老年人中提示心衰的症状甚为常见，因此采用 125ng/L 作为截点来排除心衰很可能导致对大量老年人采取进一步的心脏病学检查。美国 FDA 批准 ≥75 岁者 NT-proBNP 截点为 450ng/L，可能不如 250～300ng/L 有效。更确切地年龄分层截点仍有待验证。女性的 NT-proBNP 水平高于男性。然而，由于差别较小，相同的截点都可用于男性和女性。CHF 的"诊断"截点难以确定，是由于与急性心衰不同，CHF 患者的 NT-proBNP 水平总体低于急性心衰，而门诊有类似症状而需要与之鉴别的患者中，包括各种可以伴有 NT-proBNP 不同程度增高的非心衰疾病。因此难以在两者之间确定明确的分界点（截点）。此时应结合病史、临床表现和其他检查手段（如超声心电图）的结果进行分析。2008 年 ESC 指南推荐在临床检查、心电图、X 线胸片和超声心动图检查的基础上检测 BNP 或 NT-proBNP，其中 NT-proBNP < 400pg/ml 者排除 CHF，NT-proBNP > 2 000pg/ml 者 CHF 可能性大，NT-proBNP 介于 400～2 000 者诊断不能确定。此处并未交代截点的确定依据。2007 年中国指南未明确提出 CHF 患者的"排除"和"诊断"截点，仅提到"肾功能不全、肾小球滤过率 < 60ml/min 时，NT-proBNP 1 200ng/L 诊断心衰的敏感性和特异性分别为 85% 和 88%"。对于初诊和随访时建议的临床评价项目，亦未提及 NT-proBNP。

Val-HeFT 研究结果发现，患者基线的 NT-proBNP 每增加 500ng/L，病死率增高 3.8%，心衰住院率增加 3%。在多因素分析中，NT-proBNP 是预后独立的预测因子。CO-PERNICUS 研究亚组对 1 011 例严重心衰（LVEF < 0.25）患者的观察发现，NT-proBNP 是患者 1 年全因死亡或全因死亡和（或）心衰住院的强力预测因素。目前，NT-proBNP 对慢性稳定型心衰患者预后判断截点尚未完全确定，但 NT-proBNP > 1 000ng/L 时，心衰的病残率和病死率都显著上升。虽然 CHF 进展过程中任何时间单次测定的 NT-proBNP 是对患者进行危险分层的有用工具。但如同在急性心衰的情况一样，重复测定可以比单次测定提供更多的预后信息这一点已经被认可。重复测定 NT-proBNP 水平可用于监测心衰的进展，可能有助于临床疗效的评价。建议在每次患者门诊或临床稳定状态发生变化时进行一次检测。在 CHF 患者中，NT-proBNP 的预后判断价值通常优于其他用于 CHF 的循环生物标记物（内皮素、肾上腺髓质素、肿瘤坏死因子 α、C 反应蛋白、去甲肾上腺素和促红细胞生成素）。将 NT-proBNP 与心肌损伤标记物（如肌钙蛋白）及影像技术相结合，常能获得较 NT-proBNP 更多的独立信息。

NT-proBNP 是各种阶段心衰患者（包括正在接受门诊治疗的患者）十分有用的独立预后指标，其预后价值超过其他生物标记物。系列测定比单次检测对预后评价的价值更大。在临床状况稳定的患者，同一个体的 NT-proBNP 水平可以在连续监测中有所变化，导致这种变动的因素包括心肌缺血、肾功能不全和神经激素激活（临床上未发现的心脏充盈压增高）。研究发现，在病情稳定的心衰患者中，NT-proBNP 水平的长期个体内变化约是 30%，当变化超过 30% 时就提示存在有超越自身波动的异常变化。NT-proBNP 水平会因为有效的心衰治疗而降低（包括 ACEI、ARB、利尿药、螺内酯、运动疗法和 CRT），从而提出对个体心衰患者，在给予临床试验中已被证实有效的心衰治疗时，进一步设定治疗要达到的 NT-proBNP 靶目标，有可能进一步减少死亡或住院等心血管事件，此即所谓"B 型钠尿肽指导下的心衰治疗"。这一设想必须得到临床验证才能证明有效，因为现行心衰指南的治疗推荐来自于多个随机对照试验的结论，应当适用于大多数心衰患者，无论其 NT - proBNP 水平是否在截点之上。而且，对心衰治疗药物（包括 ACEI、ARB 和 β 受体阻滞药，但不包括利尿药）剂量的确定是根据患者的耐受性，而不是心功能的改善或循环系统的容积状态。

TIME - CHF 研究（Trial of Intensified versus Standard Medical Therapy in Elderly Patients With Congestive Heart Failure）旨在评估以 NT - proBNP 结合临床症状指导治疗与仅根据临床症状指导治疗对心衰患者预后是否有不同影响。共纳入 499 例有症状的心衰患者（NYHA ≥ Ⅱ级），既往 1 年中曾因心衰住院，且基线时 NT - proBNP 水平 ≥ 正常值上限 2 倍 ［ ≥ 400pg/ml（ <75 岁）或 ≥800pg/ml（≥75 岁者）］，无论有无 LVEF 降低。患者被随机分入 BNP 指导治疗组和症状指导治疗组（实际入组患者各 219 例）。按照年龄将每一组再分为 60 ~ 74 岁和 ≥75 岁 2 个亚组，平均年龄分别为 69 岁、82 岁。治疗靶目标是症状NYHA ≤ Ⅱ级（症状指导治疗组）；BNP 水平 ≤ 正常值上限 2 倍且症状 NYHA ≤ Ⅱ级（BNP 指导治疗组）。主要终点为 18 个月时所有原因无住院患者的生存率和生活质量 ［由明尼苏达心力衰竭生活质量问卷、简易 12 项表（SF - 12）评分及杜克活动度状态指数评估］。结果显示，BNP 指导治疗组 ACEI、ARB 和 β 受体阻滞药的服用率显著高于症状指导治疗组（ >90% vs55%）。两组患者呼吸困难症状均有所改善且 BNP 水平显著降低，组间无显著差异。无住院生存率（P =0.46）或总生存率（P =0.06）在两组无显著差异；生活质量的改善在两组也类似。但随访期间 BNP 指导治疗组患者因病情变化就诊率低于症状指导治疗组（28% vs38%）。在年龄 <75 岁的患者中，NT - proBNP 指导治疗可改善病死率和心衰住院率，而对于 ≥75 岁的患者，并未从 NT - proBNP 指导的治疗策略中获益，且更多严重不良事件（低血压和肾衰竭）。该研究提示，以 NT - proBNP 测定为基础的强化治疗可考虑用于 60 ~ 74 岁心衰患者，但对于 ≥75 岁的心衰患者要慎重。BATTLESCARRED 研究入选了 364 例出院的心衰（LVEF 低或不低）患者，随机分入以下 3 组：普通治疗组、强化临床治疗组和 NT - proBNP 指导治疗组。治疗 12 个月后，强化临床治疗组或 NT - proBNP 指导治疗组全因死亡较普通治疗组减少 50%（P 均 =0.028）。NT - proBNP 指导治疗组与强化治疗组病死率相同。但是，治疗 2 年或 3 年后，两个强化治疗组的病死率便不再低于普通治疗组。如同在 TIME - CHF 中所见，BATTLESCARRED 研究中似乎也存在患者年龄和 NT - proBNP 指导治疗得益之间的显著的相互作用。对各治疗组中 75 岁以下的患者进行比较，NT - proBNP 指导治疗组治疗 1 年、2 年、3 年的病死率均低于普通治疗组。而对于 ≥75 岁的患者，两种强化策略均无显著增加获益。此外，NT - proBNP 指导治疗组中 75 岁以下者的 3 年病死率显著低于强化临床治疗组（P =0.048）。虽然 NT - proBNP 指导治疗组倾向于更少发生不良事件，但是这一治疗策略与临床强化治疗相比并无明显的益处。BATTLESCARRED 研究者建议，对于稳定型心衰患者以 3 个月为间隔测定 NT - proBNP 水平已足够，如果出现临床症状和（或）NT - proBNP 水平大于阈值或增高幅度超过 30%，提示失代偿状态的开始，应调整治疗，并以 1 ~ 2 周为间隔重复测定 NT - proBNP。PRIMA 研究（Can Treatment Guided by NT - proBNP Improve the Morbidity/Mortality Associated With Heart Failure）纳入了 345 例住院伴有 NT - proBNP 增高（≥1 700ng/L）的心衰患者。与其他研究不同，PRIMA 研究未排除肾功能不全的患者。在治疗心衰后 NT - proBNP 水平下降 ≥10%（ >850ng/L）时，患者被随机分为 NT - proBNP 指导治疗组或临床指导治疗组，其余患者未被随机化分组，仅在随访期间予以 NT - proBNP 监测。在 NT - proBNP 指导治疗组，以每例患者在急性心衰治疗后最初 2

周内达到的 NT – proBNP 最低值为个体化治疗目标，若患者 NT – proBNP 高于该值，则给予更强化的药物治疗。在随访期间（中位数 23 个月），两组患者生存天数和未住院天数无显著差别（685 天 vs664 天，P = 0.49）。两组间病死率亦无显著差别（26.5% vs33.3%，P = 0.20）。与临床指导治疗组相比，NT – proBNP 指导治疗组调整更为频繁的唯一药物是利尿药。NT – proBNP 指导治疗组中 80% 的患者达到了事先设定的个体化 NT – proBNP 水平靶目标，远高于 TIME – CHF 采用的统一目标达标率。PRIMA 研究是首项以个体化 NT – proBNP 设定目标值为指导的研究，但研究结果无法证实这一策略可降低心衰病死率及患病率。因此，在患者出现症状及体征前，临床上需要其他客观措施来判定并早期监测患者心衰恶化情况。总的来说，目前以 NT – proBNP 指导 CHF 治疗的策略尚不成熟。

3. 心电图　对每一个怀疑心衰的患者均须做心电图。提供既往心肌梗死、左心室肥厚、广泛心肌损害及心律失常信息。有心律失常时应做 24h 动态心电图记录。怀疑心衰的患者心电图通常是有改变的（表 9 – 7）。不正常的心电图对心衰预测价值很小，但如果心电图完全正常，发生心衰尤其是收缩功能不全则几乎不可能（<10%）。

表 9 – 7　心力衰竭患者的异常心电图表现

异常表现	原因	临床意义
窦性心动过速	失代偿性心衰、贫血、发热、甲状腺功能亢进症	临床评估，实验室检查
窦性心动过缓	β 受体阻滞药、地高辛、抗心律失常药物、病态窦房结综合征	评价药物疗效，实验室检查
房性心动过速、心房扑动、心房颤动	甲状腺功能亢进症、感染、二尖瓣病变、失代偿心衰、心肌梗死	减慢房室传导、药物复律、电复律、射频消融、抗凝
室性心律失常	心肌缺血、心肌梗死、心肌病、心肌炎、低钾血症、低镁血症，洋地黄过量	实验室检查、运动试验、心肌灌注试验、冠状动脉造影、电生理检查、ICD 置入
心肌缺血/梗死	冠心病	心脏超声、肌钙蛋白、冠状动脉造影、血供重建
Q 波	心肌梗死、肥厚型心肌病、左束支传导阻滞、预激综合征	心脏超声、冠状动脉造影
左心室肥厚	高血压、主动脉瓣膜病变、肥厚型心肌病	心脏超声、多普勒
房室传导阻滞	心肌梗死、药物中毒、心肌炎、结节病、Lyme 病	评价药物疗效、起搏器、全身性疾病
低电压	肥胖、肺气肿、心包积液、淀粉样变	心脏超声、胸部 X 线检查
QRS >120ms 或完全性左束支传导阻滞	电 – 机械失调	心脏超声 CRT – P、CRT – D

4. 胸部 X 线检查　X 线的预测价值只有结合临床表现和心电图异常才能体现出来，重要的是可以除外肺部疾病引起的呼吸困难。急性心衰和舒张性心衰的患者可以没有心脏扩大，在 CHF 患者中心胸比 >0.5 和肺静脉淤血的存在是心功能异常合并 LVEF 下降和（或）左心室充盈压升高的有用征象。X 线片上的肺淤血与血流动力学状态间的相关性取决于血流

动力学紊乱的时间和严重程度。如果不存在肺瘀血，只有发现典型症状或体征时对心衰预测才有意义。胸腔积液也很常见。肺间质和肺泡水肿也是严重左心室功能异常可靠而重要的征象（表9-8）。

表9-8　心力衰竭患者的异常 X 线胸片表现

异常表现	原因	临床意义
心脏扩大	左心室、右心室、心房扩大，心包积液	心脏超声、多普勒
心室肥厚	高血压、主动脉缩窄、肥厚型心肌病	心脏超声、多普勒
正常肺影像	不太可能是肺淤血	重新考虑诊断（如果未治疗），不太可能是严重的肺疾病
肺静脉瘀血	左心室充盈压升高	证实左心衰竭
肺间质水肿	左心室充盈压升高	证实左心衰竭
胸腔积液	左心室充盈压升高，如果双侧，心衰可能性大，肺感染，创伤或肿瘤渗出	渗出多者应考虑非心源性，并考虑诊断及治疗重点
Kerley B 线	淋巴回流压力增高	二尖瓣狭窄或慢性心衰
肺野透亮度增加	肺气肿或肺栓塞	螺旋CT、肺功能、超声
肺感染	肺瘀血继发肺炎	控制感染及心衰
肺浸润	全身性疾病	诊断性试验

5. **血液学及生化检查**　心衰患者应该进行血常规、尿常规、电解质、血糖、肌酐、肾小球滤过率（glomerular filtration rate，GFR）、肝功能检查，其他需考虑的检查包括 CRP、甲状腺刺激激素（TSH）、尿酸等。在心衰急性加重期检查心肌生化指标除外心肌梗死非常重要。虽然轻、中度心衰患者中轻度贫血、低钠、高钾、肾功能减退很常见，尤其是在联合使用利尿药与 ACEI/ARB/醛固酮拮抗药时。但在未经治疗的轻中度心衰患者中显著的血液或电解质异常并不常见。对接受药物治疗的患者，在起始阶段、调整剂量阶段和随访阶段进行适当的实验室监测是必不可少的。

6. **神经内分泌因子的检测**　不建议将除钠尿肽以外的其他神经内分泌因子（如肾上腺皮质激素、肾素、醛固酮、内皮素、血管升压素等）活性的检测用于对具体患者的诊断和预后评估。

7. **放射性核素心室造影**　是一种相对精确的判断 LVEF 的方法。通常以心肌灌注为背景，显示心肌存活或缺血的情况。它在评估容量或更多收缩或舒张功能细节上的价值有限。

8. **心脏磁共振显像（CMR）**　是一种多方位、高精、可重复、无创的成像技术，它可以用于评价左右心室容积、总体功能、局部室壁运动、心肌厚度、密度、心肌重量和肿瘤、心脏瓣膜、先天性心脏病和心包疾病。它已成为评估容积、重量及室壁运动准确而又可重复的金标准。其限制性在于费用、可行性、心律失常者、装置植入者以及患者的耐受性。

9. **肺功能试验**　在心衰诊断中价值有限，主要用于排除肺源性呼吸困难，流行病学研究提示慢性气道阻塞性疾病与缺血性心脏病间存在着强烈的相关性，而后者正是心衰的一个主要原因。常规的呼吸功能检查可以评价气道阻塞性疾病的严重程度，但肺淤血的存在可能会影响试验结果。CHF 代偿期血气表现正常，若出现动脉氧分压降低应该考虑其他的诊断。

10. **运动试验**　运动试验对于心衰的诊断价值有限，没有接受治疗的心衰患者，若运动试验正常可排除心衰的诊断。运动试验在 CHF 的主要用途是评估亚极量运动耐量和对治疗的反应。6min 步行试验是一种简便、易行、安全有效的方法，要求患者在走廊里尽可能的行走，测定 6min 内的步行距离。根据美国的卡维地洛研究设定的标准：6min 步行距离 < 150m 为重度心衰、150～450m 为中重度心衰、>450m 为轻度心衰，可作为参考。该试验不但能评价患者的心脏储备功能及药物疗效，而且可预测患者的预后。但有时行走距离的变化与病情的变化并不平行。

11. 动态心电图（holter） 对于有症状提示心律失常（心悸或晕厥）、监测心房颤动心室率是一种很有价值的检查。它可以发现并定量来源于心房或心室的心律失常的性质、频率和持续时间，并能发现可能诱发或加重心衰症状的无症状心肌缺血。症状性、非持续性室性心动过速在心衰中常见，且预后差。

12. 侵入性检查 包括冠状动脉造影、血流动力学监测和心内膜活检，均不作为常规检查，仅在明确某些特异性诊断、影响治疗决策时才进行。以下情况可考虑行冠状动脉造影：有劳力性心绞痛病史者、怀疑由心肌缺血引起左心室功能障碍者、心搏骤停后及有冠心病高危因素者。对于严重心衰（心源性休克或急性肺水肿）和充分药物治疗仍无效者，行冠状动脉造影检查可能更为迫切。冠状动脉造影和左心室造影还可应用于病因不明的难治性心衰患者及有严重二尖瓣反流或主动脉病变证据的患者，后者可能可以通过手术纠正。通过肺动脉导管（PAC）监测血流动力学用于心源性休克或非心源性休克的住院患者，或者用于监测对治疗缺乏反应的重度心衰患者。然而，PAC 的应用并没有改善预后。

2008 年 AHA/ACC/ESC 有关心内膜心肌活检（EMB）的联合声明指出：①无法解释原因的新发（<2 周）心衰，伴有血流动力学障碍、左心室大小正常或扩张者应接受 EMB（Ⅰ级推荐，证据水平 B）；②无法解释原因的新发（2 周至 3 个月）心衰，伴左心室扩张，新发室性心律失常、莫氏二度Ⅱ型或三度房室传导阻滞或常规治疗 1～2 周反应较差者应接受 EMB（Ⅰ级推荐，证据水平 B）；③无法解释原因的心衰（>3 个月），伴左心室扩张，新发室性心律失常、莫氏二度Ⅱ型或三度房室传导阻滞或常规治疗 1～2 周反应较差者接受 EMB 是合理的（Ⅱa 级推荐，证据水平 C）；④与扩张型心肌病（DCM）相关且无法解释原因的心衰（无论时间长短），伴有嗜酸性粒细胞增多、怀疑与变态反应相关的患者接受 EMB 是合理的（Ⅱa 级推荐，证据水平 C）；⑤怀疑为蒽环类抗生素诱导的心肌病患者，出现无法解释原因的心衰时接受 EMB 是合理的（Ⅱa 级推荐，证据水平 C）；⑥心衰伴无法解释原因的限制型心肌病患者，接受 EMB 是合理的（Ⅱa 级推荐，证据水平 C）；⑦除外典型的心脏黏液瘤患者，疑为心脏肿瘤的患者 EMB 是合理的（Ⅱa 级推荐，证据水平 C）；⑧EMB 可考虑用于无法解释原因的新发（2 周至 3 个月）心衰，伴左心室扩张，不伴新发室性心律失常和莫氏二度Ⅱ型或三度房室传导阻滞，常规治疗 1～2 周有效的患者（Ⅱb 级推荐，证据水平 B）；⑨EMB 可考虑用于无法解释原因的心衰（>3 个月），伴左心室扩张，但不伴新发室性心律失常和莫氏二度Ⅱ型或三度房室传导阻滞，常规治疗 1～2 周有效的患者（Ⅱb 级推荐，证据水平 C）；⑩EMB 可考虑用于心衰伴无法解释原因的肥厚型心肌病（HCM）患者（Ⅱb 级推荐，证据水平 C）；⑪EMB 可考虑用于疑似致心律失常性右心室心肌病（ARVD/C）的患者（Ⅱb 级推荐，证据水平 C）；⑫EMB 可考虑用于无法解释原因的室性心律失常患者（Ⅱb 级推荐，证据水平 C）；⑬EMB 不应用于无法解释原因的心房颤动患者（Ⅲ级推荐，证据水平 C）。

三、心力衰竭的诊断流程

2008 年 ESC 指南推荐心衰或左心室功能障碍的诊断流程见图 9 - 1。仅仅依靠这些，心衰的诊断是不充分的。应该明确心衰的病因，因为虽然大多数心衰患者的常规治疗是类似的，但一些病因需要特殊治疗，而且部分基础病因是可以纠正的。

一些诊断性检查常规用来确诊或排除心衰（表 9 - 9）。这些检查通常对 LVEF 降低的心衰患者最敏感，而对于射血分数正常的心力衰竭（HFPEF）患者的诊断价值常常较弱。以上这些诊断性检查的推荐很大程度上反映的是专家观点，缺乏足够的证据。除非另有声明，否则列为 C 级证据。

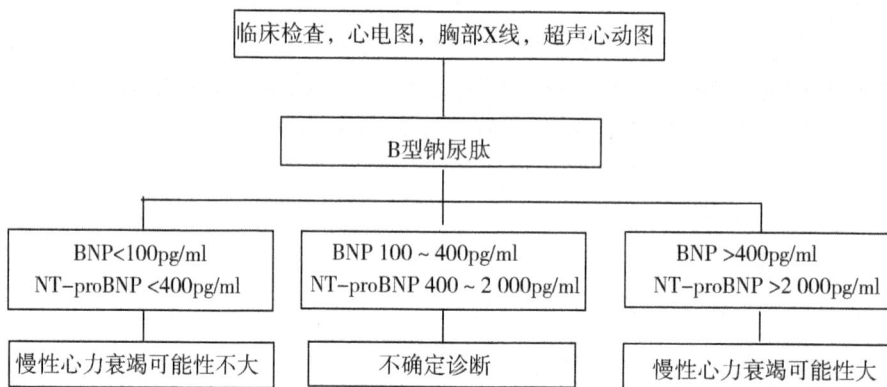

```
        ┌─────────────────────────────────────────┐
        │ 临床检查，心电图，胸部X线，超声心动图 │
        └─────────────────────────────────────────┘
                          │
                ┌──────────────────┐
                │   B型钠尿肽      │
                └──────────────────┘
          ┌───────────────┼───────────────┐
```

BNP<100pg/ml NT-proBNP <400pg/ml	BNP 100 ~ 400pg/ml NT-proBNP 400 ~ 2 000pg/ml	BNP >400pg/ml NT-proBNP >2 000pg/ml
慢性心力衰竭可能性不大	不确定诊断	慢性心力衰竭可能性大

图 9 - 1　未治疗的症状提示心力衰竭患者诊断流程

表 9 - 9　支持心力衰竭的诊断评估

评估	心力衰竭诊断	
	阳性：支持	正常或阴性：不支持
相关症状	+ +	+ +
相关体征	+ +	+
超声提示心功能不全	+ + +	+ + +
症状或体征对治疗的反应性	+ + +	+ +
心电图		
正常		+ +
异常	+ +	+
心律失常	+ + +	+
实验室指标		
BNP/NT - proBNP 升高	+ + +	+
BNP/ NT - proBNP 降低或正常	+	+ + +
贫血	+	+
肾功能不全	+	+
肌钙蛋白轻度升高	+	+

续 表

评估	心力衰竭诊断	
	阳性：支持	正常或阴性：不支持
X线胸片		
肺淤血	＋＋＋	＋
活动耐量下降	＋＋＋	＋＋
肺功能试验异常	＋	＋
静息状态下血流动力学异常	＋＋＋	＋＋

注：＋，一般重要；＋＋，中度重要；＋＋＋，非常重要。

2005 年 ACC/AHA 成年人慢性心力衰竭诊断治疗指南（以下简称 2005 年 ACC/AHA 指南）对有心衰表现患者的最初和系列临床评估的建议如下。

1. 有心衰表现患者的最初临床评估建议

（1）Ⅰ类

1）对有心衰表现的患者应进行详尽的病史询问及全面的体格检查，以明确可能导致或加速心衰进展的心源性和非心源性疾病或行为（证据水平：C）。

2）应获得有关有心衰表现患者目前和过去的乙醇、非法药品、标准或"替代"性治疗及化疗药物使用情况的详细资料（证据水平：C）。

3）对有心衰表现的患者，最初评估应包括患者在日常生活中进行常规活动和喜爱运动的能力评估（证据水平：C）。

4）对有心衰表现的患者，最初体检项目应包括患者的容量状况评估、直立性血压变化、体重和身高的测量及体重指数的计算（证据水平：C）。

5）对有心衰表现的患者，最初实验室检测项目应包括全血细胞计数、尿液分析、血清电解质（包括钙和镁）、血尿素氮、血清肌酐、空腹血糖（糖化血红蛋白）、血脂谱、肝功能及促甲状腺激素（证据水平：C）。

6）对所有有心衰表现的患者应进行 12 导联心电图和胸部 X 线片［后前位（PA）＋侧位］检查（证据水平：C）。

7）对有心衰表现的患者应进行二维多普勒超声心动图检查以评估患者的 LVEF、左心室大小、室壁厚度和瓣膜功能。可通过放射性核素心室造影检查评估 LVEF 和心室容积（证据水平：C）。

8）对有心衰表现且存在心绞痛或心肌显著缺血的患者应进行冠状动脉造影，除非患者不适合接受任何血供重建治疗（证据水平：B）。

（2）Ⅱa类

1）对于此前未曾接受冠状动脉解剖状况检查，以及无冠状动脉血供重建治疗禁忌证的有心衰表现且存在胸痛（心源性或非心源性）的患者，宜行冠状动脉造影（证据水平：C）。

2）对于已知有冠心病或疑似冠心病但无心绞痛的有心衰表现患者，宜行冠状动脉造影，除非患者不适合接受任何血供重建治疗（证据水平：C）。

3）对于有冠心病但无心绞痛的有心衰表现患者，宜行无创性影像学检查以明确心肌缺血和心肌活力的状况，除非患者不适合接受任何血供重建治疗（证据水平：B）。

4）宜行测定/不测定气体交换和（或）血氧饱和度的极量运动试验，这有助于在心衰病因不明确时判定心衰是否为运动受限的原因（证据水平：C）。

5）进行测定气体交换的极量运动试验可识别那些需要接受心脏移植或其他先进治疗的有心衰表现的高危患者（证据水平：B）。

6）对部分有心衰表现的患者宜行血色病、睡眠呼吸障碍或人类免疫缺陷病毒的筛查（证据水平：C）。

7）若临床怀疑风湿性疾病、淀粉样变性或嗜铬细胞瘤，宜行相应的诊断性检查（证据水平：C）。

8）若疑似为某种可能影响治疗的特异性病因，可行心内膜活检（证据水平：C）。

9）对于心衰临床诊断尚不确定的急诊患者，可测定 BNP 水平（证据水平：A）。

（3）Ⅱb 类

1）对于存在左心室功能不全的心衰患者，可考虑行无创性影像学检查以明确有无冠心病（证据水平：C）。

2）对于有心肌梗死病史，且正准备行电生理检查以记录可诱导性室性心动过速的有心衰表现患者，可考虑进行动态心电图检查（证据水平：C）。

（4）Ⅲ 类

1）对心衰患者不应常规进行心内膜活检（证据水平：C）。

2）对有心衰表现的患者，不推荐常规进行信号平均心电图检查（证据水平：C）。

3）对有心衰表现的患者，不推荐常规测定神经内分泌激素（如去甲肾上腺素或内皮素）的循环水平（证据水平：C）。

2. 有心衰表现患者的系列临床评估建议

（1）Ⅰ 类

1）每次随访时应评估心衰患者在日常生活中进行常规活动和喜爱运动的能力（证据水平：C）。

2）每次随访时应检查心衰患者的容量状况和体重（证据水平：C）。

3）每次随访时应获取有关心衰患者当前乙醇、烟、非法药品、"替代性治疗" 和化疗药物的使用以及膳食和钠摄入情况的详细信息（证据水平：C）。

（2）Ⅱa 类：对于临床状况发生变化、经历了临床事件或已恢复或者接受了可能显著影响心功能的治疗的心衰患者，可重复检查 LVEF 及心脏重构的严重程度（证据水平：C）。

（3）Ⅱb 类：连续测定 BNP 以指导心衰治疗的价值尚未明确（证据水平：C）。

2009 年 ACC/AHA 指南更新，对此部分仅做了轻微修改，扩展了 BNP 和 NT – proBNP 测定在心衰患者整体评估中的应用。Ⅱa 类建议中增加了 "检测 BNP 和 NT – proBNP 有助于危险分层（证据水平：A）"，增加了 B 型钠尿肽对舒张性心衰和收缩性心衰患者在总体临床评估中的 "警示" 作用。

四、心衰的分级

目前心衰的病情分级系统包括 ACC/AHA 心衰 ABCD 分期标准和纽约心脏协会（NYHA）心功能Ⅰ、Ⅱ、Ⅲ、Ⅳ分级标准。2005 年 ESC 指南中应用 NYHA 分级指导 CHF 的治疗方案。2008 年指南中同时列出了两个标准，原因在于 ACC/AHA 标准将心脏结构异常与症状结合，与现行指南中对结构和功能异常的重视相匹配。但是指南也指出，由于目前在临床工作和大多数随机对照试验（RCT）使用的都是 NYHA 分级，所以目前仍推荐使用该标准进行病情分级。同时指南中也删除了根据 NYHA 分级来调整药物剂量、制定治疗策略。在与急性心肌梗死相关的心衰中，病情严重程度的评估仍沿用 Killip 分级或 Forrester 分级来进行。

NYHA 心功能分级：Ⅰ级：患者有心脏病，但体力活动不受限制。一般体力活动不引起过度疲劳、心悸、气喘或心绞痛。Ⅱ级：患者有心脏病，以致体力活动轻度受限制。休息时无症状，一般体力活动引起过度疲劳、心悸、气喘或心绞痛。Ⅲ级：患者有心脏病，以致体力活动明显受限制。休息时无症状，但小于一般体力活动即可引起过度疲劳、心悸、气喘或心绞痛。Ⅳ级：患者有心脏病，休息时也有心功能不全或心绞痛症状，进行任何体力活动均使不适增加。反映左心室收缩功能的 LVEF 与心功能分级症状并非完全一致。

美国心脏协会（AHA）和美国心脏病学院（ACC）的 CHF 分期法如下：A 期（心衰易患阶段，属前心衰阶段）：存在发生心脏病和心衰的高危因素，主要指高血压、冠心病、糖尿病等，也包括肥胖症、代谢综合征等，但没有明显的心脏结构、功能异常和心衰的症状、体征。B 期（无症状性心衰阶段）：已发展成结构性心脏病，如左心室肥大、无症状瓣膜病、陈旧性心肌梗死等，但无心衰的症状和体征，相当于 NYHA 心功能 Ⅰ 级。C 期（有症状性心衰阶段）：有器质性心脏病，近期或既往出现过心衰的症状和体征，相当于 NYHA 心功能 Ⅱ、Ⅲ级和部分Ⅳ级。D 期（顽固性或终末期心衰阶段）：患者有进行性结构性心脏病，虽经积极内科治疗，休息时仍有明显症状，相当于 NYHA 心功能Ⅳ级。新的分期法涵盖了整个心衰发生发展的全过程，更好地反映了心衰的长期发展变化，明确了心衰的诊断和治疗应该从心脏病易患期或心衰易患期开始，早期干预心衰的危险因素和心脏重构的始动过程。而 NYHA 分级常常反映的是短期变化。两者有一定相关性，但是并非完全相符，因此建议同时应用于临床。Killip 分级：用于评估急性心肌梗死患者的心功能状态。Ⅰ级：尚无明显心力衰竭，无肺部啰音和第三心音。Ⅱ级：有左心衰竭，肺部有啰音，但啰音的范围 < 1/2 肺野。Ⅲ级：有急性肺水肿，全肺大小干、湿啰音，肺部啰音的范围 > 1/2 肺野（肺水肿）。Ⅳ级：有心源性休克等不同程度或阶段的血流动力学变化。

Forrester 分级：这一分级法用于急性心肌梗死患者，根据临床表现和血流动力学改变分为 4 组。临床表现主要以外周组织低灌注的程度（脉搏细弱、心动过速、神志谵妄、少尿）和肺瘀血的程度（啰音与 X 线胸片改变），血流动力学改变以心脏指数下降和肺毛细血管楔压升高（ > 18mmHg）为主。这一分类需要有创性监测，不利于广泛推广，但对预后判断和指导治疗有重要价值。

五、疾病进展的评估

综合评价疾病进展包括以下方面：①症状恶化（NYHA 心功能分级加重）；②因心衰加重需要增加药物剂量或增加新药治疗；③因心衰或其他原因需住院治疗；④死亡。其中，住院事件在临床和经济效益方面最有意义。死亡率是临床预后的主要指标，大型临床试验设计均以存活率来评价治疗效果，已对临床实践产生重要影响。猝死是心衰死亡的常见原因。

六、心衰患者预后的评估

心衰患者的预后受多重因素的影响，原发病因、年龄、发病频次、个体化进展及预后的变异（猝死或心衰进展恶化死亡）都必须考虑在内。心衰患者的个体化治疗对预后的影响通常很难预测。2008 年 ESC 指南推荐心衰预后独立的预测因素有：①人口统计学特征：高龄、缺血性病因、猝死复苏、依从性差、肾功能不全、糖尿病、贫血、COPD、抑郁；②临床特征：低血压、NYHA Ⅲ～Ⅳ级、心衰住院史、心动过速、肺部啰音、主动脉瓣狭窄、低体重指数（BMI）、睡眠相关呼吸障碍；③电生理学特征：心动过速、Q 波、宽 QRS 波群、左心室肥厚、复杂的室性心律失常、HRV 低下、心房颤动、T 波电交替；④功能或活动耐量检查：活动减少、VO_2 峰值降低、6min 步行距离缩短、VE/VCO_2 斜率升高、周期性呼吸；⑤实验室检查：BNP/NT - proBNP 显著升高、低钠血症、肌钙蛋白升高、生物标记物升高及神经内分泌激活、肌酐/尿素氮升高、高胆红素血症、尿酸升高；⑥影像学指标：LVEF 降低、左心室容积增加、心脏指数降低、左心室充盈压升高、限制性二尖瓣充盈模式及肺动脉高压、右心室功能受损。其中高龄、缺血性病因、猝死复苏、低血压、NYHA Ⅲ～Ⅳ级、心衰住院史、宽 QRS 波群、复杂的室性心律失常、VO_2 峰值降低、低钠血症、肌钙蛋白升高、生物标记物升高及神经内分泌激活、LVEF 降低为强的预测因子。

2007 年中国指南参照 2005 年 ACC/AHA 指南，将 LVEF 下降、NYHA 分级恶化、低钠血症的程度、运动峰耗氧量减少、血细胞比容容积降低、心电图 12 导联 QRS 增宽、慢性低血压、静息心动过速、肾功能不全（血肌酐升高、估计 GFR 降低）、不能耐受常规治疗，以及难治性容量超负荷作为关键性预后参数。

（张　权）

第三节　慢性心力衰竭的药物治疗

2008 年 ESC 指南制定了新的 CHF 治疗方案（图 9 - 2），放弃了 2005 年版本中使用的依据 NYHA 心功能分级进行药物剂量调整的方案，而改为全新的依据症状、体征和辅助检查（特别是心电图和超声心动图）来指导治疗的方案。所使用的治疗手段也不仅仅局限于药物，而是将 ICD、CRT 以及左心室辅助装置和心脏移植等也列入治疗方案中。同时还特别提出在 CHF 的治疗中非常重要的一点是对常见的心血管合并症和非心血管合并症进行检测和治疗。指南中 CHF 的药物治疗仍然是重点，与以往版本的不同之处是明确列出了用药的适应证、禁忌证、用法、用量以及可能的不良反应，使得临床医师在操作中更加容易执行。但指南指出其使用的资料大多来自入组 LVEF < 35% ～ 40% 患者的随机临床试验（RCT），对于 LVEF 在 40% ～ 50% 的大量患者，资料尚有不足。以下建议如无特殊说明均来自 2008 年 ESC 指南。

一、利尿药

当心衰患者临床出现充血的症状或体征时推荐使用利尿药（Ⅰ类建议，证据水平：B）。

（1）利尿药的分类：根据肾小管对 Na^+、Cl^-、水的转运特点，将其分为近区小管、髓襻升支髓质部分、皮质稀释段、远曲小管和集合管。利尿药的作用强度主要取决于其作用部位，可分为以下几种。

1）襻利尿药：为最强有力的利尿药，作用于髓襻升支肾小管上皮细胞，抑制髓襻升支髓质部对 Na^+、Cl^- 的重吸收，对升支的皮质部也有作用。襻利尿药增加尿钠排泄可达钠滤过负荷的 20%～25%，且能加强自由水的清除，除肾功能严重受损（内生肌酐清除率＜5ml/min）者外，一般均能保持其利尿效果。相反，噻嗪类利尿药增加钠排泄的分数仅为钠滤过负荷的 5%～10%，使自由水的排泄较少，当肾功能受到中度损害（内生肌酐清除率＜30ml/min）时遂丧失其利尿效果。因此，襻利尿药是多数心衰患者的首选药物。包括呋塞米（速尿、furosemide、lasix）、利尿酸（依他尼酸、ethacrynic）、布美他尼（丁尿胺、丁苯氧酸、bumetanide）、托拉塞米（胺吡磺异丙脲、torasemide）等。

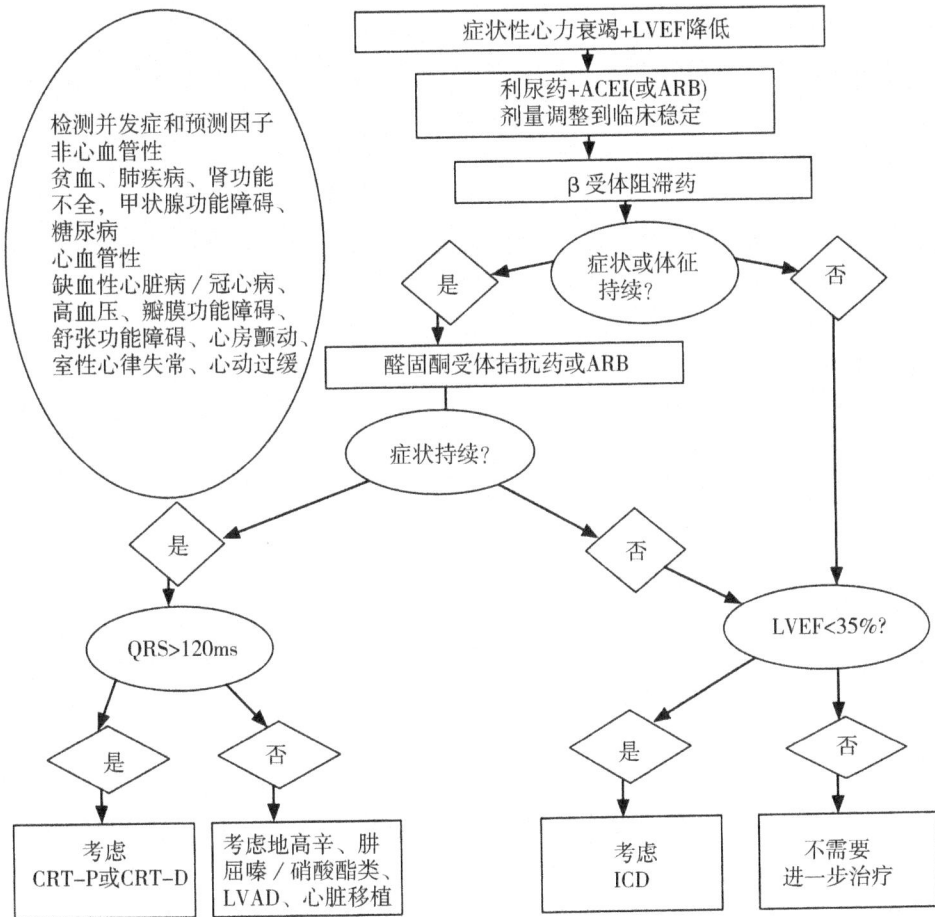

图 9-2　症状性心力衰竭及 LVEF 降低患者的治疗流程

2）噻嗪类利尿药：抑制肾小管髓襻升支皮质段和远曲小管近端对 Na^+、Cl^- 的重吸收而发挥利尿作用。它对髓襻升支的髓质部分无作用，因此不影响逆流倍增系统，利尿作用比较温和，属中效利尿药。包括氢氯噻嗪（双氢氯噻嗪、双氢克尿塞、hydrochlorothiazide、HCTZ）、美托拉宗（甲苯喹唑酮、metolazone）、吲哒帕胺（indapamide）等。

3）保钾利尿药：在远曲小管干扰 Na^+ 的重吸收。在正常情况下，远曲小管对 Na^+ 的重吸收仅占滤液的一小部分，所以此类药物单独使用时利尿作用较弱。远曲小管 Na^+ 的重吸收与 K^+ 和 H^+ 的排泌有关，因此此类药物有保钾的作用。包括螺内酯（安体舒通、spironolactone、antisterone）、氨苯蝶啶（三氨蝶啶、triamterene）、阿米洛利（氨氯吡咪、amiloride）等。

（2）利尿药的临床应用：利尿药对心衰患者死亡率的影响目前尚不清楚，虽然没有大规模的随机对照的临床试验评估这一作用，但是大多数心衰的干预实验均同时服用利尿药，这些试验证实：对有体液潴留的患者，利尿药可以改善患者的症状、心功能和运动耐量，减少心衰患者的再住院率。利尿药还可以通过降低心室充盈压和室壁张力，间接延缓心室重构的进展。

所有有体液潴留证据和大多数有体液潴留史的心衰患者均应使用利尿药，医师应该明确：①在心衰的治疗中，利尿药比其他药物可以更快地改善症状。它们可以在数小时或数天内减轻肺和周围水肿，而地高辛、ACEI 或 β 受体阻滞药的效果可能需要数周或数月才能显示出来。②利尿药是唯一可以满意控制心衰患者体液潴留的药物。即使是地高辛和低剂量的 ACEI 能够增加尿钠的排泄，但极少有心衰和体液潴留史的患者能够在不用利尿药的情况下保持钠平衡。尽管如此，长期、合理的使用 ACEI 和 β 受体阻滞药，能有效地减少利尿药的用量。③利尿药能激活心衰症状轻微患者的 RAAS，不可以单独用于治疗 C 期心衰患者，单独使用利尿药并不能保持心衰患者的长期临床稳定。如能耐受，利尿药应始终与 ACEI／ARB 和 β 受体阻滞药联合使用。④合理使用利尿药是其他药物能否成功使用的关键因素之一。利尿药用量不足可导致体液潴留，从而降低对 ACEI／ARB 的反应，并且增加 β 受体阻滞药的风险；相反，过度利尿引起容量不足和低钠血症时，联合 ACEI／ARB 治疗可能会增加出现低血压和肾功能障碍的风险。因此，合理使用利尿药应看作是任何有效治疗心衰措施的基础。药物剂量要根据患者自身情况来定，而且需要临床监测。每天监测体重、立卧位生命体征、液体出入量是日常治疗的必要组成部分。⑤由于襻利尿药的半衰期相对较短，所以一旦肾小管内的利尿药浓度开始下降就会出现钠的重吸收。因此，严格限钠及采用利尿药每日多次给药将增强利尿效果。⑥当应用保钾利尿药，包括醛固酮拮抗药，联合 ACEI／ARB 时，可能会发生严重的高钾血症；应避免应用非醛固酮拮抗药的保钾利尿药；联合应用醛固酮拮抗药和 ACEI／ARB 时，必须严格监测血电解质。必须牢记，在利尿过程中，监测电解质和肾功能极其重要，在静脉使用利尿药或调整心衰药物期间，应每天测定电解质和肾功能。

轻度心衰、肾功能正常的患者可选用噻嗪类利尿药。有明显体液潴留伴有肾功能受损（肾小球滤过率 <30ml/min 或血肌酐 >2.0～2.5mg/dl）时，宜选用襻利尿药，呋塞米的剂量与效应呈线性关系，用量可不受限制。严重心衰患者常需增加襻利尿药的剂量，这可能是由于肾灌注降低、肾功能恶化或呋塞米的胃肠吸收减少所致。此时，应用托拉塞米代替呋塞米可能是一个解决办法。

利尿药使用通常从小剂量开始，逐渐增加剂量或给药频率（如一日 2 次给药）直到尿量增加和体重减轻（平均每天减轻 0.5～1.0kg）。利尿治疗的同时要限盐（3～4g/d）。一旦体液潴留得到解决（肺部啰音消失、水肿消退、体重稳定），应以最低有效剂量维持"干体重"以防止容量负荷过重反复，但需根据病情（如根据每日的体重）及时调整剂量。在患者体液潴留消失后就停用利尿药的治疗方法是不对的。如果在未达到治疗目的之前，发生低血压或氮质血症，可以减慢利尿的速度，但是在体液潴留消退前不应停止利尿治疗，即使出现轻或中度的血压下降或肾功能减退，只要患者没有症状就应该继续利尿治疗。过分的顾虑低血压和氮质血症可能导致利尿药的应用不足和水肿的反复。

保钾利尿药（包括相对高剂量的螺内酯），只能用于使用 RAS 阻滞药或 RAS 阻滞药与低剂量螺内酯合用后，仍存在因利尿所致的持续性低钾血症时。应用所有保钾利尿药时应经常监测血肌酐和血钾。

2008 年 ESC 指南推荐的 CHF 利尿药用量见表 9 – 10。2005 年 ACC/AHA 指南推荐的 CHF 口服和静脉利尿药用法见表 9 – 11 和表 9 – 12。

表 9 – 10 利尿药治疗心力衰竭的剂量

利尿药	每日起始剂量（mg）		每日常用剂量（mg）	
襻利尿药*				
呋塞米	20 ~ 40		40 ~ 240	
布美他尼	0.5 ~ 1.0		1 ~ 5	
托拉塞米	5 ~ 1.0		10 ~ 20	
噻嗪类利尿药**				
氢氯噻嗪	25		12.5 ~ 100	
美托拉宗	2.5		2.5 ~ 10	
吲达帕胺↑	2.5		2.5 ~ 5	
保钾利尿药***				
	+ ACEI/ARB	– ACEI/ARB	+ ACEI/ARB	– ACEI/ARB
螺内酯/依普利酮	12.5 ~ 25	50	50	100 ~ 200
阿米洛利	2.5	5	20	40
氨苯蝶啶	25	50	100	200

注：*剂量需要根据容量状况、体重调整；过量可能会导致肾功能受损和耳毒性。**肾小球滤过率估测值（eGFR）<30ml/min 时不使用噻嗪类利尿药，除非与襻利尿药合用。***和其他保钾利尿药比较，醛固酮拮抗药一般优先选用。↑吲达帕胺为磺胺类利尿药。

表 9 – 11 在 CHF 中治疗体液潴留推荐的口服利尿药

药物	起始每日剂量	每日最大剂量	作用持续时间
襻利尿药			
布美他尼	0.5 ~ 1.0mg，1 次/d 或 2 次/d	10mg	4 ~ 6h
呋塞米	20 ~ 40mg，1 次/d 或 2 次/d	600mg	6 ~ 8h
托拉塞米	10 ~ 20mg，1 次/d	200mg	12 ~ 16h
噻嗪类利尿药			
氯塞嗪	250 ~ 500mg，1 次/d 或 2 次/d	1 000mg	6 ~ 12h
氯塞酮	12.5 ~ 25mg，1 次/d	100mg	24 ~ 72h
氢氯噻嗪	25mg，1 次/d 或 2 次/d	200mg	6 ~ 12h
吲达帕胺	2.5mg，1 次/d	5mg	36h
美托拉宗	2.5mg，1 次/d	20mg	12 ~ 24h

药物	起始每日剂量	每日最大剂量	作用持续时间
保钾利尿药			
阿米洛利	5mg，1 次/d	20mg	24h
螺内酯	12.5～25mg，1 次/d	50mg	2～3d
氨苯蝶啶	50～70mg，2 次/d	200mg	7～9h
远端肾单位阻滞药			
美托拉宗	2.5～10mg，1 次/d，加襻利尿药		
氢氯噻嗪	25～100mg，1 次/d 或 2 次/d，加襻利尿药		
氯噻嗪	500～1 000mg，1 次/d，加襻利尿药		

表 9-12　用于严重心力衰竭治疗的静脉利尿药

药物	起始剂量	最大单次剂量
襻利尿药		
布美他尼	1.0mg	4～8mg
呋塞米	40mg	160～200mg
托拉塞米	10mg	100～200mg
噻嗪类利尿药		
氯噻嗪	500mg	1 000mg
远端肾单位阻断药		
氯噻嗪	500～1 000mg 静脉，1 次/d 或 2 次/d，加襻利尿药 1 次；每天多剂量	
美托拉宗	2.5～5mg 口服，1 次/d 或 2 次/d，联合使用襻利尿药	
静脉输注		
布美他尼	1.0mg 静脉负荷，随后 0.5～2.0mg/h 输注	
呋塞米	40mg 静脉负荷，随后 10～40mg/h 输注	
托拉塞米	20mg 静脉负荷，随后 5～20mg/h 输注	

（3）利尿药的主要不良反应及对策

1）电解质紊乱：低钾、低镁易诱发严重的心律失常，尤其在应用洋地黄时。两种利尿药联合使用时，这种电解质失衡更容易发生。短期内补钾可纠正低钾血症，严重时还需要补充镁离子。大部分接受襻利尿药治疗的患者同时也接受 ACEI/ARB 治疗或与醛固酮拮抗药联合使用，可防止电解质的丢失。如果联合使用上述药物，则不需要长期口服补钾治疗。低钠血症时应注意区别是缺钠性低钠血症还是稀释性低钠血症。前者需补充钠盐；停噻嗪类利尿药，若可能，改用襻利尿药；襻利尿药适当减量，若可能，停用。后者需限制入水和排出过多的水分。

2）神经内分泌激活：利尿药的使用可激活神经内分泌系统，尤其是 RAAS，一般与利尿药用量过大有关，联合使用神经内分泌拮抗药（ACEI/ARB、β 受体阻滞药）可以避免这一不良反应的发生。

3）低血压、氮质血症：过度利尿可使血压下降、损害肾功能，但低血压、氮质血症也可能是心衰恶化的结果。如果没有体液潴留的体征，低血压、氮质血症可能与容量不足有关，减少利尿药的用量可以纠正。如果有持续性体液潴留，应继续使用利尿药，并与血管扩张药或正性肌力药合用，以改善血流灌注。

4）利尿药抵抗：心衰患者出现利尿药抵抗的主要原因包括心衰加重，肾小球滤过率降低；有效血容量减少，在肾小球滤过率降低的同时也会刺激近端肾小管加强钠的重吸收；长时间服用襻利尿药后远端肾曲小管出现适应性变化及钠重吸收部位的重新分布（即从利尿药作用部位转移）；长期使用襻利尿药后，因为到达远端肾小管的 NaCl 浓度大幅增加，会刺激远曲小管细胞的增生和肥大，以适应钠盐吸收的增加、减低利尿药的效果等。

出现利尿药抵抗现象后，一般可以采用以下方法加以克服：第一，限盐、限制液体入量、停用 NSAIDs。第二，静脉使用利尿药（包括持续静脉滴注）。出现利尿药抵抗，应改口服利尿药至静脉途径，采用剂量加倍的方法，直至其排钠及利尿作用达到平台期；或更换另一种利尿药。呋塞米的最大剂量可达 1g/d，可在给予 20~40mg 静脉注射后（静脉一次最大剂量在肾小球滤过率正常的心衰患者为 80~120mg，中度肾功能不全者 160mg，重度肾功能不全者 200mg），10~40mg/h 静脉泵入维持。第三，联合使用两种或以上作用不同部位的利尿药，如美托拉宗或噻嗪类利尿药与襻利尿药合用。噻嗪类利尿药作用于远曲小管，会增加钠盐的排出，并可以防止远曲小管细胞的肥大增生。应该指出，两种利尿药合用的作用是协同的，而不是简单的相加。噻嗪类利尿药与襻利尿药合用治疗顽固性水肿、利尿药抵抗时，应小心避免出现脱水、低血容量、低钠血症或低钾血症。第四，与增加肾血流的药物合用（如多巴胺或多巴酚丁胺）。

若初始的静脉利尿药治疗对充血性症状无效，2009 年 ACC/AHA 指南更新建议以下几种选择可供考虑。首先，应尽量明确充血性症状的确持续存在，而其他的血流动力学异常或疾病进程不明显。这对于有进行性肾功能不全的患者尤为重要。若对患者的液体状况存在相当大的疑问，心衰专家认为此时宜行正规的心室充盈压和心排血量血流动力学评估，一般采用右心导管术检测。若确实存在容量超负荷，则应开始增加襻利尿药的用量以确保有足够的药物浓度到达肾脏。如果还不够，可加用一种利尿药（一般为噻嗪类利尿药或者螺内酯）以提高疗效。此外可考虑持续静脉输注襻利尿药。通过利尿药向肾单位的连续输送，避免了在利尿药血药浓度较低时发生再吸收反弹，实际上也降低了耳毒性的风险。若上述所有的利尿药治疗策略均无效，则可行超滤或肾脏替代治疗。超滤治疗将水和小至中等重量的溶质移出半渗膜，从而降低了容量负荷。由于电解质浓度与血浆中相似，因此排钠效果强于利尿药。在考虑使用任何机械性措施以改善利尿效果前，应咨询肾脏科专家。

二、血管紧张素转化酶抑制药（ACEI）

被誉为慢性收缩性心衰药物治疗的"基石"。所谓 CHF 标准治疗或常规治疗就是：ACEI 单用或合用利尿药；NYHA Ⅱ、Ⅲ 级患者加用 β 受体阻滞药，地高辛可用亦可不用。

除非有禁忌证或不能耐受，所有有心衰症状和 LVEF ≤ 40% 的患者都应该使用 ACEI；ACEI 可以改善心室功能及患者的健康状况，降低心衰恶化的住院率，并提高存活率；住院患者在出院前就应该使用 ACEI（Ⅰ 类建议，证据水平：A）。

（1）分类

1）根据 ACEI 在化学结构上与 ACE 分子中 Zn^{2+} 结合的基团（配体）不同可以分为以下

几种。

瑞基类：卡托普利（captopril）。

羧基类：依那普利（enalapril）、贝那普利（benazepril）、培哚普利（perindopril）、喹那普利（quinapril）、赖诺普利（lisinopril）、西拉普利（cilazapril）、雷米普利（ramipril）、咪达普利（imidapril）、群多普利（trandolapril）。

磷酸基类：福辛普利（fosinopril）。

2）根据 ACEI 在体内的生物转化过程分类：大多数 ACEI 都是前体药物，需要在肝脏中酯解为活性型，据此 ACEI 可以分为以下几种。

第一，药物进入体内后不需要经过生物转化即有生物活性，如赖诺普利。

第二，药物进入体内时无生物活性，必须经过激活或在肝脏经过生物转化才具有活性，包括依那普利等大多数 ACEI。此类药物或以重酸形式由肾脏排泄或被组织所吸收而抑制局部 ACE 活性，具有高度亲脂性者可被肝细胞摄取从胆道排泄。

第三，药物进入体内后在肝代谢成为有活性的初级代谢产物，如卡托普利。此类药物本身即具有活性，口服后进一步代谢为二硫化物，母药及代谢产物均有药理活性，均从肾排泄。

（2）药动学特点：ACEI 的药动学特点见表 9 – 13。

表 9 – 13　各种 ACEI 的药动学比较

	卡托普利	依那普利	贝那普利	培哚普利	喹那普利	赖诺普利	群多普利	雷米普利	福辛普利
生物利用度（%）	70	40	28	65～70	10～12	30	40～50	60	36
蛋白结合率（%）	30	50	95	30	97	10	80	56	95
开始作用时间（h）	0.5	2～4	1.0	1.0	<1.0	1～2	1.0	1～2	1.0
血浆峰值时间（h）	1.0	4.0	1.5	4.0	2.0	7.0	6.0	3.0	3.0
血浆半衰期（h）	1～2	11.0	21.0	9.0	3.0	12.6	16～24	12	12
作用持续时间（h）	6～12	12～24	24	24	24	24	24～36	24	24
脂溶性	+	++	+	+	++	++	0	+	+++
T/P（%）	25	40～64	10～40	35	10～40	40～70	84	50～63	64
排泄途径	肾	肾	肝、肾、肠道	肾	肾	肾	肾、肠道	肾、肠道	肝、肾、肠道

（3）作用机制：①抑制 RAAS。②作用于激肽酶Ⅱ，抑制缓激肽（BK）的降解，提高 BK 的水平。同时，提高 BK 介导的前列腺素的产生。长期应用 ACEI 时，尽管循环中的 Ang Ⅱ 水平不能持续抑制，但 ACEI 仍能发挥长期的有益作用。③增加循环和组织中 Ang1 – 7 浓度，目前已证实血管紧张素 – （1～7）［Ang – （1～7）］具有扩张血管降低血压和改善血管内皮功能。

（4）循证医学证据：Garg 等对 32 项临床试验做了荟萃分析，其中 AECI 组 3 870 例，安慰剂组 3 235 例。结果表明，ACEI 使总死亡率降低 23%，死亡或因心衰恶化住院率降低 35%。左心室功能不全的无症状患者应用 ACEI 后较少发展为症状性心衰和因心衰恶化而入院（SOLVD 预防研究、SAVE 和 TRACE 研究）。对于症状性心衰患者，5 项大型随机对照临床试验（共 12 763 例）的荟萃分析表明，ACEI 显著降低死亡率，因心衰住院和再梗死率，且此种有益作用独立于年龄、性别、左心室功能状况，以及基线状态使用利尿药、阿司匹林或 β 受体阻滞药。最严重的心衰患者受益也最大。SOLVD 研究（Studies of Left Ventricular Dysfunction）的随访结果显示，心衰患者在 ACEI 治疗期间（3~4 年）所得到的降低死亡率的效益，在长达 12 年的随访期间继续存在，其中无症状左心室功能异常患者的死亡率还有进一步降低。在 ATLAS 研究（Assessment of Treatment with Lisinopril and Survival）中，3 164 例中重度心衰患者随机分为低剂量或高剂量赖诺普利组。相对于低剂量组，高剂量赖诺普利使死亡或心衰住院的相对风险降低了 15%。

由于优势的临床试验证据支持它们的有效性，ACEI 的使用应该优先于 ARB 或直接作用的血管扩张药（如肼屈嗪与硝酸异山梨醇酯合用）。

（5）临床指南建议

1）2005 年 ACC/AHA 指南：对于当前或以前有心衰症状和 LVEF 降低（<35%~40%）的患者，除非有禁忌证，建议使用 ACEI（Ⅰ类建议，证据水平：A）。2009 年 ACC/AHA 指南更新没有变化。

2）2005 年 ESC 指南：ACEI 作为一线治疗建议用于所有 LVEF 降低（<40%~45%）、有或无症状的患者（Ⅰ类建议，证据水平：A）。ACEI 在无体液潴留时作为初始治疗，有体液潴留的患者需合并使用利尿药（Ⅰ类建议，证据水平：B）；急性心肌梗死后有心衰症状或体征的患者，即使为暂时性心衰也应开始使用 ACEI（Ⅰ类建议，证据水平：A）；ACEI 应尽可能滴定至大型临床试验证明有效的剂量（Ⅰ类建议，证据水平：A），而不是仅基于症状的改善（Ⅰ类建议，证据水平：C），2008 年 ESC 指南并没有重大的变化。

3）2007 年中国慢性心力衰竭诊断治疗指南（以下简称 2007 年中国指南）也有类似的建议（表 9-14）。

4）2008ESC 心衰指南见表 9-15。

表 9-14　2007 年中国心衰指南建议治疗 CHF 的 RAAS 阻滞药剂量

药物	起始剂量	目标剂量
ACEI		
卡托普利	6.25mg, 3 次/d	50mg, 3 次/d
依那普利	2.5mg, 2 次/d	10~20mg, 2 次/d
福辛普利	5~10mg, 1 次/d	40mg, 1 次/d
赖诺普利	2.5~5mg, 1 次/d	20~40mg, 1 次/d
培哚普利	2mg, 1 次/d	4~8mg, 1 次/d
喹那普利	5mg, 2 次/d	20mg, 2 次/d
雷米普利	1.25~2.5mg, 1 次/d	10mg, 1 次/d
西拉普利	0.5mg, 1 次/d	1~2.5mg, 1 次/d

药物		起始剂量	目标剂量
ARB	贝那普利	2.5mg, 1 次/d	5～10mg, 2 次/d
	坎地沙坦	4～8mg, 1 次/d	32mg, 1 次/d
	氯沙坦	25～50mg, 1 次/d	50～100mg, 1 次/d
	缬沙坦	20～40mg, 1 次/d	160mg, 2 次/d
	厄贝沙坦	150mg, 1 次/d	300mg, 1 次/d
	替米沙坦	40mg, 1 次/d	80mg, 1 次/d
	奥美沙坦	10～20mg, 1 次/d	20～40mg, 1 次/d
醛固酮拮抗药			
	螺内酯	10mg, 1 次/d	20mg, 1 次/d
	伊普利酮（我国暂缺）	25mg, 1 次/d	50mg, 1 次/d

表 9 – 15　2008 年 ESC 心衰指南建议治疗 CHF 的常用药物剂量

药物		起始剂量	目标剂量
ACEI			
	卡托普利	6.25mg, 3 次/d	50～100mg, 3 次/d
	依那普利	2.5mg, 2 次/d	10～20mg, 2 次/d
	赖诺普利	2.5～5mg, 1 次/d	20～35mg, 1 次/d
	雷米普利	2.5mg, 1 次/d	5mg, 2 次/d
	群多普利	0.5mg, 1 次/d	4mg, 1 次/d
ARB			
	坎地沙坦	48mg, 1 次/d	32mg, 1 次/d
	缬沙坦	40mg, 2 次/d	160mg, 2 次/d
醛固酮拮抗药			
	螺内酯	25mg, 1 次/d	25～50mg, 1 次/d
	伊普利酮	25mg, 1 次/d	50mg, 1 次/d
β 受体阻滞药			
	比索洛尔	1.25mg, 1 次/d	10mg, 1 次/d
	琥珀酸美托洛尔	12.5/25mg, 1 次/d	200mg, 1 次/d
	卡维地洛	3.125mg, 1 次/d	25～50mg, 1 次/d
	奈必洛尔	1.25mg, 1 次/d	10mg, 1 次/d

（6）临床应用：ACEI 使用前应了解患者的下列情况：血压，肾功能，血清钾、钠水平，是否正在服用利尿药，有无血容量不足的表现，既往不良反应的发生情况等。

1）尽管在心衰患者中应用 ACEI 对于存活的益处的证据多是来源于依那普利，但目前的资料显示不同的 ACEI 在抑制症状和提高存活率方面没有差别。即使一些证据显示不同的 ACEI 对于组织 ACE 的抑制作用存在差别，但是没有试验显示对组织 ACE 抑制作用较强的

ACEI 在临床方面优于其他 ACEI。然而，在选择 ACEI 时，应推荐使用经过大规模临床试验证实可以降低病死率和死亡率的药物。

2）由于 ACEI 对生存的益处，应该早期应用。对有体液潴留的患者，应在利尿药的基础上使用。ACEI 长期治疗期间，应避免体液潴留或血容量不足。

3）ACEI 起始采用小剂量，如果可以耐受随后每隔 2 ~ 4 周将剂量翻倍（无症状性左心室功能异常、轻度心衰、高血压、住院或受到密切监测的患者可较快的上调剂量，如每 3 ~ 7 天）。如果肾功能显著恶化或者高血钾就不要上调剂量。在增加剂量后 1 ~ 4 周再次检测肾功能和血钾，特别是存在低血压、低钠血症、糖尿病、氮质血症或接受补钾治疗的患者。达维持剂量后 1 个月、3 个月、6 个月后重新检测肾功能和血清电解质水平，以后每 6 个月复查 1 次。必要时查血常规。如果使用中出现不良反应或改变其他治疗对其带来影响时，都应调整 ACEI 的治疗计划。如果不良反应持续存在或调整其他治疗后尚未稳定，则应暂缓剂量的滴定。绝大多数心衰患者（85% ~ 90%）能够耐受短期和长期的 ACEI 治疗。根据临床试验的结果，高剂量虽可进一步降低心衰住院率，但对症状与死亡率的益处，则与低、中等剂量相似。如能耐受，ACEI 应被滴定到大规模临床试验中应用的靶剂量。如不能耐受，也可应用中等剂量，或患者能够耐受的最大剂量，并长期坚持使用。

4）尽管使用 ACEI 的最初 48h 内某些患者的症状可以得到改善，但其临床疗效通常需要数周、数月或更长的时间才能表现出来。即使症状没有改善，也应该长期坚持 ACEI 治疗，以降低病死率或住院率。突然撤药可能导致临床状况的恶化，除非发生严重的不良反应（如血管性水肿）。

5）血流动力学或临床状况不稳定的患者，如合并低血容量、低钠血症的患者，应用 ACEI 可能引起低血压或降低利尿药的作用，以及削弱对静脉血管扩张药的反应。因此，在这样的患者中（特别是对利尿药反应不佳），应暂停或间断使用 ACEI 治疗直至患者临床状态稳定。

6）ACEI 与 β 受体阻滞药联合应用具有协同效应，不应该因为没有达到 ACEI 的靶剂量而延迟 β 受体阻滞药的使用。

7）下列情况禁用 ACEI：使用后出现严重的不良反应（如血管性水肿）、无尿性肾衰竭、妊娠和哺乳期、心源性休克等。对 SBP < 90mmHg（美国指南 SBP < 80mmHg）、血肌酐 > 220μmol/L（2.5mg/dl）、双侧肾动脉狭窄、血钾 > 5.5mmol/L 的患者，不用或慎用 ACEI。瓣膜狭窄性心脏病、肥厚型梗阻性心肌病也不宜使用 ACEI。

8）其他：在短期血流动力学的研究中，阿司匹林可削弱 ACEI 对心衰患者的血流动力学作用，而其他的抗血小板药物（如氯吡格雷）没有此作用。在几个多中心临床研究中，ACEI 与阿司匹林联合使用降低了 ACEI 对存活率和心血管死亡的益处。但目前支持阿司匹林与 ACEI 有拮抗作用的资料尚不充分，一项涉及 20 000 多例患者的汇总分析中，并未发现阿司匹林有这种不利的作用。多数医生认为在有应用阿司匹林的指征时，阿司匹林与 ACEI 合用是合理的。

（7）主要不良反应及对策

1）低血压：首剂低血压常发生在老年、血容量不足、近期尿量明显增多或低钠血症（< 130mmol/L）时。SBP < 100mmHg 时，应在密切监护下开始 ACEI 的治疗。治疗过程中患者发生无症状性低血压是可以接受的，只有出现了体位性症状、肾功能恶化、视物模糊或晕

厥的低血压才应被重视。要告知患者低血压常常随着时间而改善。为避免首剂低血压的发生，对老年或血压偏低的患者，应首剂小剂量、服药前后平卧观察数小时。如果有症状的低血压在首剂时出现，此时最好的做法是只要没有明显的体液潴留，减少利尿药的用量，同时减少对钠盐摄入的限制来降低 RAAS 的活性。大部分早期有症状性低血压患者，采取适当的措施后，应设法小剂量加用 ACEI，因为研究资料表明，一旦能够使用 ACEI，肯定可以使患者获益。

2）肾功能减退、蛋白尿：肾脏灌注减少时肾小球滤过率明显依赖于 Ang Ⅱ 介导的出球小动脉收缩，特别是重度心衰 NYHAⅣ级、低钠血症者，易于发生肾功能恶化。心衰患者肾功能受损发生率高（29% ~63%），且病死率相应增加 1.5 ~2.3 倍。为避免或减轻用药后血肌酐升高，所用 ACEI 应该从小剂量开始，逐渐滴定到靶剂量。建议定期检测肾功能：①用药前、每一剂量治疗后 1 ~4 周及达维持剂量后 1 个月、3 个月、6 个月。②增加 ACEI 的剂量或其他可能影响肾功能的治疗时，如醛固酮拮抗药或 ARB；③对既往或目前有肾功能不全或电解质失衡的患者应增加检测频率。处理：①用药后血肌酐升高 <基础状态的 50% 或绝对值 <265μmol/L（3mg/dl）时可继续服用；血肌酐绝对值≥310μmol/L（3.5mg/dl）时，应立即停用 ACEI 并密切监测血生化；介于两者之间时 ACEI 应剂量减半并密切观察。大多数患者停药后肌酐水平趋于稳定或降低到治疗前水平。②减少同时使用的利尿药后也有助于肾功能的改善。但是如果患者有明显的体液潴留，利尿药不能减量时，医师和患者都需要 “容忍” 轻到中度的氮质血症，以维持 ACEI 的治疗。③停用肾毒性药物，如 NSAIDS、钾盐和保钾利尿药。④肾功能异常患者以选择经肝肾双通道排泄的 ACEI 为好，如福辛普利、贝那普利等。

ACEI 使用的早期可以出现一过性蛋白尿，一般不影响治疗，随着用药时间的延长，蛋白尿的排泄可以减少或消失。事实上，ACEI 对存在高血压肾损害或糖尿病肾病的患者，可以显著减少尿微量清蛋白的排泄量。

3）高钾血症：为用药后抑制醛固酮的释放所致。肾功能异常、补钾、合用保钾利尿药，尤其合并糖尿病时更容易发生。如果血钾 >5.5mmol/L，ACEI 应剂量减半并密切监测血生化；如果 >6.0mmol/L，应立即停用 ACEI 并密切观察。服用 ACEI 的患者，同时口服补钾应非常慎重，应减少补钾的剂量，并密切观察血钾的变化，在调整 ACEI 剂量时尤应如此。目前对重度心衰患者，推荐联合使用 ACEI 和小剂量螺内酯，故应密切注意血钾变化，必要时减少 ACEI 剂量。

4）与缓激肽增强有关的不良反应：①咳嗽：判断咳嗽是否是 ACEI 引起时，必须首先排除其他病因，如肺瘀血所致。如果症状严重以至于影响患者的正常生活，则需要停用 ACEI，换用 ARB 治疗。②血管性水肿：不到 1% 使用 ACEI 的患者发生血管性水肿，多见于首次用药或治疗最初的 24h 内。一旦出现应立即停药，并终身避免使用 ACEI。有血管性水肿史的患者不应尝试换用另一种 ACEI。

三、β 受体阻滞药（Ⅰ 类，A 级）

（1）分类及药理学特点：β 受体阻滞药可广义分为①非选择性阻断 β₁ 和 β₂ 受体，如普萘洛尔（propranolol）；②选择性 β₁ 受体阻滞药，如阿替洛尔（atenolol）、美托洛尔（metoprolol）和比索洛尔（bisoprolol）；③具有内源拟交感活性（ISA）的 β 受体阻滞药，如塞利洛尔（celiprolol）、吲哚洛尔（pindolol）、扎莫特洛（xamoterol），这类药物对心脏的保护作用较差；④非选择性阻滞 β₁、β₂、α₁ 受体，如卡维地洛（carvedilol）和拉贝洛尔（labetalol），由于同时阻滞 α₁ 受体，对外周血管具有扩张作用。布新洛尔（bucindolol）和奈必洛尔（nebivolol）扩张外周血管的机制与肾上腺素能受体的阻滞无关。根据药动学特征，β 受体阻滞药分为脂溶性（如美托洛尔、普萘洛尔等）、水溶性（如阿替洛尔等）和平衡性清除药物（如比索洛尔）。常用 β 受体阻滞药的药动学见表 9－16。

表 9－16　常用 β 受体阻滞药的药动学比较

	比索洛尔	美托洛尔酒石酸盐	奈必洛尔	卡维地洛
生物利用度（%）	80	50～60	10～96	10～47
蛋白结合率（%）	近 30	12	98	95
首关效应（%）	20	50	无	明显
血浆峰值时间（h）	2～4	1.5～2	0.5～2	1～3
血浆半衰期（h）	9～12	快代谢型者的半衰期为 3～4h；慢代谢型者的半衰期可达 7.55h	原型药物的平均半衰期为 10h，慢代谢型者的半衰期可延长 5 倍；快代谢型者的半衰期为 24h	6
排泄途径	50% 在肝代谢，经肾排出	在肝内代谢，经肾排出，尿内以代谢物为主，<5% 为原型物	48% 经肠道排出，38% 经肾排出	代谢产物先经胆汁再通过粪便排出，<2% 以原型随尿液排出

（2）作用机制：β 受体阻滞药通过降低交感神经活性，防止心肌 β₁ 受体暴露于过多的儿茶酚胺之下，从而使心肌 β₁ 受体密度恢复正常，改善心肌收缩力。现有的资料已经充分说明慢性肾上腺素能系统激活介导心肌重构，而 β₁ 受体信号转变的致病性明显大于 β₂、α₁ 受体，这就是应用 β 受体阻滞药治疗 CHF 的根本基础。不同于 ACEI 和血管扩张药，β 受体阻滞药对血流动力学的影响，主要是减慢心率和降低收缩压，通过降低心率－血压乘积，改善心肌耗氧量，从而对衰竭心肌起到有益作用。β 受体阻滞药还可以降低其他缩血管神经内分泌激素系统（RAAS、血管升压素、ET）的不良刺激。β 受体阻滞药同时发挥抗缺血、抗心律失常效应。卡维地洛尚有很强的抗氧化作用。

（3）循证医学证据：迄今已有 20 个以上安慰剂对照随机试验（包括 MERIT－HF、琥珀酸美托洛尔 CR/XL；CIBIS Ⅱ、比索洛尔；COPERNICUS、卡维地洛），逾 2 万例 CHF 患者应用 β 受体阻滞药。入选者均有收缩功能障碍（LVEF < 35%～45%），NYHA 分级主要为 Ⅱ、Ⅲ级，也包括病情稳定的Ⅳ级和心肌梗死后心衰患者。结果一致显示，长期治疗能改善临床情况和左心室功能，降低死亡率和住院率。β 受体阻滞药是在治疗心衰的药物中提高 LVEF 程度最大的一种药物，比 ACEI 更有效。β 受体阻滞药可以使 LVEF 绝对数增加 5%～10%，而 ACEI 只能增加 2% 左右。此外，β 受体阻滞药治疗心衰的独特之处就是能显著降低猝死率 41%～44%。根据 MERIT－HF 亚组分析，在 NYHA Ⅱ、Ⅲ、Ⅳ级患者中猝死分别占心衰死因的 64%、59% 和 33%；在不同年龄、性别、心功能分级、LVEF，以及不论是缺血性或非缺血性病因、糖尿病或非糖尿病患者，都观察到 β 受体阻滞药一致的临床益处。

黑种人患者可能属例外，因为在 BEST 研究中这一种族组未能从 β 受体阻滞药治疗中获益。这些试验都是在应用 ACEI 和利尿药的基础上加用 β 受体阻滞药。根据荟萃分析，39 个应用 ACEI 的临床试验（8 308 例心衰、1 361 例死亡），死亡危险性下降 24%，而 β 受体阻滞药并用 ACEI 则可使死亡危险性下降 36%，提示同时抑制两种神经内分泌系统可产生相加的有益效应。

COMET 研究（Carvedilol Or Metoprolol European Trial）旨在直接比较 β 受体阻滞药对轻至重度心衰患者死亡率和并发症的影响。卡维地洛目标剂量 25mg，2 次/d，酒石酸美托洛尔普通片目标剂量 50mg，2 次/d。结果表明，与美托洛尔相比，卡维地洛组的心血管死亡危险、猝死和卒中引起的死亡危险、循环衰竭引起的死亡危险均明显下降，且临床获益随着随访时间的延长而日益显著。副作用发生率和撤药率在两组无差别。虽然有专家认为，COMET 实际上是高剂量和低剂量 β 受体阻滞药的比较。在整个试验过程中，美托洛尔普通片的平均剂量为 85mg/d，低于 MERIT - HF（159mg/d）和最早的 MDC 研究（108mg/d）中的平均剂量，结果 COMET 中美托洛尔组的年死亡率为 11%，高于 MERIT - HF（7.2%）和 CIBIS Ⅱ（8.8%），而卡维地洛与这两个试验的年死亡率非常接近，为 8.3%。但是基于此试验的结果，酒石酸美托洛尔普通片不再被欧美推荐用于 CHF 的治疗。

SENIORS 研究（Study of the Effects of Nebivolol Intervention on Outcomes and Rehospitalisation in Seniors with Heart Failure）入选 2 135 例、≥70 岁的老年心衰患者，随机分为奈必洛尔组和安慰剂组。奈必洛尔在 4 ~ 16 周将剂量逐渐调到目标剂量 10mg，每天 1 次。所有患者坚持服用最大耐受量直至观察期（30 个月）结束。结果显示，奈必洛尔可达到的平均维持量为 7.7mg，67% 的患者达到了靶剂量；与安慰剂相比，奈必洛尔使主要终点（各种原因所导致的死亡和由于心血管事件引起的入院治疗）显著下降了 14%，但 LVEF > 35% 的患者全因死亡率与安慰剂组相比无显著差异。

（4）临床指南建议

1）2005 年、2009 年美国指南均建议：所有病情稳定、LVEF 降低的现有或曾有心衰症状的患者应使用以下一种可降低病死率的 β 受体阻滞药（即比索洛尔、卡维地洛或琥珀酸美托洛尔缓释片），除非有禁忌证（Ⅰ类建议，证据水平：A）。推荐的 β 受体阻滞药起始量、目标剂量与欧洲指南基本相同，仅是建议卡维地洛在体重超过 85kg 的患者为 50mg，2 次/d。

2）2005 年 ESC 指南建议：所有已接受包括利尿药和 ACEI 在内的标准治疗，由缺血性或非缺血性心肌病所致的稳定、轻度、中度和严重心衰及 LVEF 降低的患者（NYHA Ⅱ ~ Ⅳ 级），均建议使用 β 受体阻滞药，除非有禁忌证（Ⅰ类建议，证据水平：A）；急性心肌梗死后有左心室收缩功能不全，伴或不伴症状性心衰的患者建议长期使用 β 受体阻滞药治疗以降低病死率（Ⅰ类建议，证据水平：B）；对于心衰患者，只建议使用比索洛尔、卡维地洛、琥珀酸美托洛尔、和奈必洛尔（Ⅰ类建议，证据水平：A）。β 受体阻滞药在大规模对照研究中应用的剂量和滴定方式见表 9 - 17。2008 年 ESC 指南建议并没有重大的变化（Ⅰ类建议，证据水平：A）：除非有禁忌证或者不能耐受，所有症状性心衰和 LVEF ≤ 40% 的患者都应该使用 β 受体阻滞药。如果可能，住院的患者应该在出院前谨慎地开始使用 β 受体阻滞药。

3）2007 年中国心衰指南也有类似建议：同时根据我国的国情、研究和临床经验，仍建议酒石酸美托洛尔普通片可以用来治疗心衰。

表9-17 β受体阻滞药在大规模对照研究中应用的剂量和滴定方式

滴定时期	药物	初始剂量（mg）	增加剂量（mg/d）	靶剂量（mg/d）
比索洛尔	1.25	2.5、3.75、5、7.5、10	10	数周至数月
琥珀酸美托洛尔	12.5/25	25、50、100、200	200	数周至数月
卡维地洛	3.125	6.25、12.5、25、50	50	数周至数月
奈必洛尔	1.25	2.5、5、10	10	数周至数月

（5）临床应用：适应证：①LVEF≤40%。②轻到重度症状（NYHA Ⅱ～Ⅳ级）；心肌梗死后无症状性左心室收缩功能障碍亦是β受体阻滞药的适应证。③使用最佳剂量的ACEI和（或）ARB（和醛固酮拮抗药，如果有指征）。④患者病情稳定（如近期没有利尿药剂量的改变）；近期心衰失代偿的患者经其他治疗症状改善、且不依赖静脉的正性肌力药物，在出院前可以开始使用β受体阻滞药，但应该在医院至少观察24h。必须强调的是，β受体阻滞药上调剂量应该在严密监护下由专科医师指导应用；β受体阻滞药不能用于"抢救"急性心衰患者，包括难治性心衰需静脉用药者。

症状改善常在2～3个月后才出现，即使症状较轻或对其他治疗反应良好或用药后没有明显的症状改善，β受体阻滞药的治疗也应该坚持，不能因其他药物治疗而延迟β受体阻滞药的使用。β受体阻滞药治疗心衰具有双重时效，有可能在初期引起病情加重，但长期使用将终身获益。突然撤药将引起病情恶化，减量或停药应在专科医生指导下进行。一般在利尿药和ACEI或ARB的基础上加用β受体阻滞药。

β受体阻滞药治疗心衰无类效应，仅在比索洛尔、琥珀酸美托洛尔（国内也建议酒石酸美托洛尔）、卡维地洛、奈必洛尔中选择一种。但这几种药物的相对疗效尚完全不清楚。

β受体阻滞药的起始剂量要非常小，如果能够耐受，可间隔2～4周（在有些患者可能需要间隔时间更久）逐渐增加剂量，直到达到靶剂量或靶心率（清晨静息下55～60次/min）。同ACEI一样，β受体阻滞药剂量的调整不是根据患者对治疗的反应。不能耐受的情况包括：头晕、症状性低血压、心动过缓（＜55次/min）、肺水肿、心衰恶化的症状和体征（疲乏加重、运动耐量下降、体重增加、气短等）。如果患者对前一较低剂量不能耐受，首先检查基础治疗是否合理；如果基础治疗无误，则应考虑β受体阻滞药是否增量过快，如果增量过快，应将剂量减少到前一剂量，延迟加量计划并严密观察；如果没有上述问题，应该缓慢的减少β受体阻滞药的用量。即使需要较长的滴定过程，也要尽可能地使用β受体阻滞药。

MERIT-HF中低剂量美托洛尔（平均剂量76mg/d）与高剂量（平均剂量192mg/d）同样能达到目标心率（67次/min），并降低死亡率、猝死率和住院率，也就是说，即使应用低剂量（即最大耐受量）的β受体阻滞药也比不用好。国人β受体阻滞药应用靶剂量的临床资料还不多，而且β受体阻滞药的个体差异很大，因此治疗宜个体化，以达到最大耐受量，而不应过分强调每个患者必须达到靶剂量。

与ACEI合用问题：①患者在应用β受体阻滞药前，ACEI并不需要用至高剂量，因为在β受体阻滞药的临床试验中大多数患者并未用高剂量ACEI。应用低或中等剂量ACEI加β受体阻滞药的患者较之增加ACEI剂量者，对改善症状和降低死亡的危险性更为有益。②关于ACEI与β受体阻滞药的应用顺序，CIBIS Ⅲ研究结果显示，先应用比索洛尔或依那普利的疗效或安全性均相似。事实上，ACEI 与 β 受体阻滞药孰先孰后并不重要，关键是二药合用，才能发挥最大的益处。因而，在应用低或中等剂量 ACEI 的基础上，及早加用 β 受体阻滞药，易于使临床状况稳定，又能早期发挥 β 受体阻滞药降低猝死的作用和二药的协同作用。二药合用以后，还可以根据临床情况的变化，分别调整各自的剂量。

（6）不良反应及对策：β 受体阻滞药应用的禁忌证包括支气管痉挛性疾病、SBP < 85mmHg、不稳定性胰岛素依赖型糖尿病、症状性心动过缓（<50 次/min）、二度及以上的房室传导阻滞（除非已安装起搏器）。使用 β 受体阻滞药时可能出现如下不良反应，应当引起注意。

1）体液潴留和心衰恶化：起始治疗前应确认患者已达到干体重状态。如有液体潴留，常在 β 受体阻滞药起始治疗 3~5d 体重增加，如不处理，1~2 周后常致心衰恶化。故患者应每日称体重，如在 3d 内增加 >2kg，应立即加大利尿药用量。如在用药期间心衰有轻或中度加重，首先应加大利尿药和 ACEI 用量，以达到临床稳定。如病情恶化，β 受体阻滞药宜暂时减量或停用，但应避免突然撤药，以免引起反跳和病情显著恶化。减量过程应缓慢，每 2~4 天减一次量，2 周内减完。必要时可短期静脉应用正性肌力药。磷酸二酯酶抑制药较 β 受体激动药更合适，因后者的作用可被 β 受体阻滞药所拮抗。一旦病情稳定，应继续使用或重新滴定 β 受体阻滞药以降低临床恶化的危险。

2）低血压：β 受体阻滞药（特别是同时阻断 α_1 受体的卡维地洛）会造成低血压，一般在首次应用或增加剂量的 24~48h 出现，通常无症状，重复使用该剂量时常可自动消失。排除此现象外，可错开 β 受体阻滞药和 ACEI 的给药时间以减少低血压的危险。如这样无效，则需要暂时减少血管扩张药（ACEI、钙拮抗药、硝酸酯）或利尿药的剂量，但要警惕减少利尿治疗会增加继发体液潴留的危险。若低血压伴有临床低灌注的证据时，β 受体阻滞药应减量或停用。

3）心动过缓和传导阻滞：和 β 受体阻滞药剂量大小相关，低剂量不易发生，但在增量过程中危险性亦逐渐增加。如心率 <55 次/min，或伴有眩晕等症状，或出现二、三度房室传导阻滞，应减量或停用。同时也应该考虑是否有药物间相互作用的可能性（如联合洋地黄类药物），是否可以停用其他引起心动过缓或心脏阻滞的药物。对某些必须使用 β 受体阻滞药，但小剂量就造成心动过缓和传导阻滞的患者，可考虑在同时置入起搏器或进行 CRT 的条件下使用。

4）乏力：β 受体阻滞药治疗可以引起乏力和虚弱的感觉，多数情况下不需要治疗，数周后症状可自行消失。如症状严重，可以减少 β 受体阻滞药的剂量（或伴随的利尿药剂量）；但如果乏力同时伴有外周低灌注，则应当停药，过一段时间后再开始治疗或尝试换用另一种有效的 β 受体阻滞药。

5）β 受体阻滞药可能会掩盖糖尿病患者的部分低血糖征象，如震颤、心动过速等，但其他的低血糖表现如出汗仍然存在。因此，不必限制 β 受体阻滞药的使用，推荐使用选择性的 β_1 受体阻滞药，与此同时应监测血糖水平。

四、血管紧张素 Ⅱ 受体阻滞药 （ARB）

（1）分类

1）根据药物对血管紧张素 Ⅱ AT_1 受体的拮抗方式不同，ARB 可分为竞争性、非竞争性及混合性 3 类。氯沙坦（losartan）、伊普沙坦（eprosartan）呈竞争形式，这类药物使 AngⅡ 的浓度 – 收缩反应曲线右移；坎地沙坦（candesartan）呈非竞争形式，对 AngⅡ 反应曲线无右移现象；缬沙坦（valsartan）的拮抗方式呈混合性；伊贝沙坦（irbesartan）、替米沙坦（telmisartan）呈竞争性或混合性拮抗。

2）根据化学结构的不同，ARB 可分为：联苯四唑类（氯沙坦、坎地沙坦、伊贝沙坦）、非联苯四唑类（伊普沙坦、替米沙坦）、非杂环类（缬沙坦）。

（2）药动学特点：ARB 的药动学特点见表 9 – 18。

表 9 – 18 ARB 的药动学比较

	氯沙坦	伊普沙坦	坎地沙坦	缬沙坦	伊贝沙坦	替米沙坦
前体药物	是	不是	是	不是	不是	不是
生物利用度（%）	30	13 ~ 15	34 ~ 56	25	60 ~ 80	30 ~ 60
蛋白结合率（%）	98.7	98.0	99.5	95.0	90.0	>98.0
T_{max}（h）	0.25 ~ 2	1 ~ 2	3 ~ 4	2 ~ 4	1.5 ~ 2	0.5 ~ 2
半衰期（h）	2	5 ~ 7	9 ~ 12	6	11 ~ 15	24
持续时间（h）	≤24	≤24	≤24	24	≤30	35
主要清除途径						
胆汁（%）	65	90	40	79	80	98
肾（%）	35	10	60	20	20	2

（3）作用机制：长期使用 ACEI 会引起 AngⅡ 逃逸现象，与 ACEI 不同，ARB 可阻断经 ACE 和非 ACE 依赖的途径局部产生的 AngⅡ 与 AT_1 受体的结合，在受体水平阻断 AngⅡ 的作用。应用 ARB 后血清 AngⅡ 水平上升，与 AT_2 受体结合增强，可发挥有利的作用（血管舒张、抗增殖、抗凋亡）。ARB 对缓激肽（BK）的代谢无影响，不能通过提高血清 BK 浓度发挥对心衰有利的作用，但也不会产生与之相关的咳嗽等不良反应。

（4）循证医学证据：应用 ARB 治疗 CHF 希望疗效至少等同于 ACEI，而不良反应更少。ELITE Ⅱ 研究和针对心肌梗死后心衰的 OPTIMAL 研究均未能证明氯沙坦与卡托普利作用相当。Val – HeFT 研究（The Valsartan Heart Failure Trial）考虑到 ELITE Ⅱ 中氯沙坦 50mg，1/d 可能剂量太小，采用了缬沙坦 160mg，2 次/d。结果显示：与安慰剂组相比，缬沙坦显著降低联合终点事件（病死率和发病率）的发生率和心衰恶化住院率；同时改善了患者的 NY-HA 分级、生活质量、心衰症状及神经内分泌系统状况，增加了 LVEF；但并未降低总死亡率。VALIANT 研究（Valsartan in Acute Myocardial Infarction）首次证实了对于心肌梗死合并心衰、左心室收缩功能障碍或两者兼有的患者，缬沙坦在降低总死亡、心血管死亡、致命心肌梗死或心衰风险方面不次于常规剂量的卡托普利（50mg，3 次/d）。ARB 的降压作用主要依赖于阻断占 15% 的循环 RAAS，保护靶器官的作用主要依赖于阻断占 80% 的组织内 RAAS。因此，需要更大剂量的 ARB。VALIANT 研究证实了缬沙坦（160mg，2 次/d）阻断组织内 RAAS 的有效剂量，从而在临床上再次提示我们选择正确的治疗剂量与选择正确的药物同样重要。CHARM 替代用药研究（CHARM – Alternative）结果显示，对于 LVEF≤40%、不能耐受 ACEI 的患者，坎地沙坦使主要终点心血管病死亡或心衰恶化住院率降低 23%。

（5）临床指南建议：虽然 2005 年欧美指南提高了 ARB 在 CHF 治疗中的地位，但 2009

年 ACC/AHA 指南更新还是建议 ARB 用于现有或曾有心衰症状、LVEF 降低且不能耐受 ACEI 的患者（Ⅰ类建议，证据水平：A）；对于 LVEF 降低的轻、中度心衰患者（尤其是因其他指征已经服用 ARB 的患者），宜将 ARB 作为一线治疗替代 ACEI（Ⅱa 类建议，证据水平：B）。ARB 的应用地位仍排在 ACEI 之后是因为现有的研究中均证实 ACEI 疗效优于或相当于 ARB，从未证实 ARB 优于 ACEI；而且，ACEI 使心衰患者获益的临床试验大多以安慰剂为对照的，而 ARB 的心衰试验入选对象几乎全是不能耐受或因其他原因不能使用 ACEI 的患者。不过，我们也应看到如下事实：一是心衰患者应用 ACEI 的不良反应率较高（10% ~ 30%），此种状况主要见于亚裔患者，而在欧美白种人中则较低，耐受性更好；二是在欧美国家 ARB 的价格显著高于 ACEI，而在我国，两者之间的差别并不明显；三是近几年 ARB 在亚裔心血管高危人群中使患者明显获益包括降低心衰发生率的报道增多（JIKEI HEART 研究等），还证实可降低新发心房颤动，以及心房颤动患者心衰发生率（ACTIVEI 研究）；四是 ACEI 治疗心衰有益的临床试验大多应用卡托普利、依那普利这些问世较早的药物（SOLVD、CONSENSUS、SAVE 等），而这些药物实际临床应用的效果和患者耐受性不如预期的那么理想。因此，我们在肯定 ACEI 治疗心衰的基石地位同时，也应承认，ARB 这一类问世较 ACEI 迟 10 多年的药物，经近期许多研究和实践表明，其对心衰治疗的疗效大体上与 ACEI 相当；临床医师可根据患者的具体情况和个人的经验在这两类药物中进行选择。

2008 年 ESC 指南建议：ARB 应该在所有经过 ACEI 和 β 受体阻滞药治疗仍有症状的心衰和 LVEF≤40% 的患者中应用，除非有禁忌证或者不耐受，但同时使用醛固酮拮抗药者除外。ARB 可以改善心室功能和患者状态，降低心衰恶化再住院率（Ⅰ类建议，证据水平：A）；降低因心血管原因导致死亡的风险（Ⅱa 建议，证据水平：B）；在不能耐受 ACEI 的患者中，ARB 可以替代 ACEI；降低心血管死亡及心衰恶化住院率（Ⅰ类建议，证据水平：B）。新版欧洲指南删除了对于降低患病率和病死率没有证据支持的药物的推荐，如氯沙坦、厄贝沙坦和替米沙坦。仅推荐为缬沙坦和坎地沙坦用于心衰的治疗。

2007 年中国心衰指南建议，对于"不能耐受 ACEI 的 LVEF 低下的患者"及"轻、中度心衰且 LVEF 低下，特别因其他指征已用 ARB 的患者"，可使用 ARB 作为一线治疗。对于常规治疗后心衰症状持续存在、且 LVEF 低下的患者，可考虑加用 ARB，但证据级别为Ⅱa 或Ⅱb 类推荐、B 级。

（6）临床应用：ARB 的用法及注意事项与 ACEI 大致相同。不良反应除干咳外，其余和 ACEI 类似。2009 年 ACC/AHA 指南更新建议：对于已接受常规治疗而症状仍持续存在的 LVEF 降低的患者，可考虑加用 ARB（Ⅱb 证据类建议，证据水平：B）。2008 年 ESC 指南中也有类似的推荐。这实际上建议，在应用利尿药、ACEI 和 β 受体阻滞药后仍有症状的患者，加用的第 4 种药物为 ARB。这一推荐是否适合中国患者尚无定论。首先要肯定，在心血管领域 ACEI 和 ARB 合用是可以的，但主要适用于心衰、伴肾衰竭、糖尿病或代谢综合征患者，不适用于高血压；其次两者合用对心衰患者能否获益，其临床证据并不一致（VAL - IANT、Val - HeFT、CHARM 研究），而晚近的 ON - TARGET 研究表明两药合用对于高危的心血管患者并未获益，反而增加了不良反应（低血压、晕厥、肾功能不全和高血钾）的发生率，临床上应慎用。因此，国内专家认为，加用的第 4 种药物对于 NYHA Ⅱ 级患者可以是地高辛（DIG 研究）；对于 NYHA Ⅲ ~ Ⅳ 级患者可以是醛固酮拮抗药（RALES、EPHE-

SUS 研究），但应在严密监测并确定肾功能正常和血钾水平正常下应用。正如 2009 年 ACC/AHA 指南更新建议，对于现有或曾有心衰症状且 LVEF 降低的患者，并不推荐常规联用 ACEI、ARB 和醛固酮拮抗药（Ⅲ类建议，证据水平：C）。

五、醛固酮拮抗药

主要包括螺内酯和依普利酮（eplerenone）。

（1）作用机制：无论是循环中的醛固酮还是经局部途径自分泌和旁分泌产生的醛固酮均对心血管系统有直接损害，包括促进心肌细胞凋亡和坏死、心肌和血管纤维化、交感神经激活、电解质紊乱、压力感受器功能减弱、炎症反应等。ACEI 或 ARB 短期治疗可以抑制醛固酮水平，但长期治疗存在"醛固酮逃逸现象"，有必要联用醛固酮拮抗药。

（2）循证医学证据：RALES 研究（Randomized Aldactone Evaluation Study）入选 NYHAⅢ或Ⅳ级的重度心衰患者 1 663 例，在使用 ACEI 的基础上加用小剂量螺内酯（起始剂量 12.5mg/d，最大剂量 25mg/d），随访 2 年，死亡相对危险下降 30%，因心衰住院率下降 35%，该研究被提前终止。EPHESUS 研究（Eplerenone Post-AMI Heart failure Efficacy and Survival Study Ongoing trial）针对 LVEF≤40%、有临床心衰或糖尿病证据，以及心肌梗死 14d 以内的患者，结果显示，依普利酮组全因死亡率相对危险降低 15%、心源性猝死降低 21%、心血管死亡率和因心衰住院率降低 13%。亚组分析结果提示心肌梗死后 3~7d 早期应用依普利酮为宜。

（3）指南建议

1）ACC/AHA 指南建议：有中、重度心衰症状，血肌酐男性＜220μmol/L（2.5mg/dl）、女性＜177μmol/L（2.0mg/dl）且血钾＜5mmol/L 的患者，须在小心检测肾功能和血钾的情况下使用醛固酮拮抗药。在不能监测血钾和肾功能的情况下使用醛固酮拮抗药风险大于益处（Ⅰ类建议，证据水平：B）。鉴于在心肌梗死后早期 LVEF 较低的患者和近期失代偿且症状较重的患者中使用醛固酮拮抗药的有益证据，具有轻、中度心衰症状的患者在应用襻利尿药的基础上可以使用醛固酮拮抗药，但目前的证据尚不充分，因为尚缺乏在不使用襻利尿药时应用醛固酮拮抗药的安全性和有效性的证据，故不推荐在不使用其他利尿药的情况下对 CHF 患者使用醛固酮拮抗药治疗。

2）2005 年 ESC 指南建议：重度心衰（NYHAⅢ~Ⅳ级）患者，除了 ACEI、β 受体阻滞药和利尿药外，建议使用醛固酮拮抗药（Ⅰ类建议，证据水平：B）；心肌梗死后有左心室收缩功能障碍和心衰迹象或糖尿病的心衰患者，建议除 ACEI、β 受体阻滞药外使用醛固酮拮抗药（Ⅰ类建议，证据水平：B）。2008 年 ESC 指南也有类似建议：LVEF≤35% 及重度心衰（NYHAⅢ~Ⅳ级）患者，在没有高钾血症和明显肾功能障碍的情况下，应使用小剂量醛固酮拮抗药（Ⅰ类建议，证据水平：B）。在现有治疗方案（包括 ACEI）的基础上加用醛固酮拮抗药，可以减少心衰恶化住院率、增加生存率。住院患者符合以上条件，在出院前应该加用小剂量醛固酮拮抗药。

3）2007 年中国指南也有类似的建议。

（4）临床实际应用

1）本药应用的主要危险是高钾血症和肾功能异常，伴有这两种状况的应列为禁忌证，有发生这两种状况潜在危险的应慎用。因此，应用醛固酮拮抗药应谨慎选择患者、权衡其降低心衰死亡与住院的益处和致命性高钾血症的危险。

2）从小剂量开始，螺内酯 10mg/d（中国），如果无不良反应出现，则加量至 20mg/d（中国），有时也可隔日给予。必须同时使用襻利尿药。

3）停止补钾，并劝告患者避免食用高钾食物。先前需要大剂量补钾，特别是曾经发生过低钾性心律失常者，需要减小剂量。另一方面，由于体液潴留而需快速利尿的患者需要补充钾制剂，一旦达到体液平衡就可停止使用。同时使用大剂量的 ACEI（卡托普利 >75mg/d，依那普利或赖诺普利 >10mg/d）可增加高钾血症的危险，ACEI 应相应减量。应避免使用 NSAIDs 和 COX－2 抑制药，以免引起肾功能恶化和高钾。

4）如血肌酐浓度 >2.5mg/dl 醛固酮拮抗药剂量应减半，并密切监测血生化；如血肌酐 >310μmol/L（3.5mg/dl）应立即停用醛固酮拮抗药。或肌酐清除率 <50ml/min 时醛固酮拮抗药减量使用，<30ml/min 时应停用，介于两者之间时谨慎使用。对于近期有肾功能不全病史，尤其是正在使用胰岛素治疗的糖尿病患者，不使用醛固酮拮抗药。

5）为减少心衰患者发生致命性高钾血症的危险，患者的血肌酐浓度应在 2.0mg/dl（女性）至 2.5mg/dl（男性）以下，且近期无恶化；血钾 <5.0mmol/L 且近期无严重高钾血症。在老年或肌肉量较少的患者，血肌酐水平并不能准确反映肾小球滤过率，后者或肌酐清除率应 >30ml/min。

6）必须密切监测血钾和肾功能。4~8 周后可以考虑上调剂量，如出现肾功能恶化或血钾升高，就不能调整剂量。调整剂量后第 1 周和第 4 周仍要复查肾功能和电解质。在达到维持剂量后的 1 个月、2 个月、3 个月、6 个月时及 6 个月后要复查肾功能和血钾。当 ACEI 或 ARB 加量时，应重新按上述方法开始监测。避免和 ACEI、ARB 联用。若血钾 >5.5mmol/L 醛固酮拮抗药剂量应减半，并密切监测血生化；若 >6.0mmol/L 应立即停用醛固酮拮抗药、密切监测血生化、必要时处理高钾血症。若发生肾功能恶化，应重新评价治疗方案并考虑停止使用醛固酮拮抗药。

7）一旦出现腹泻或其他原因引起的脱水，应及时处理，并紧急评估是否需要停用醛固酮拮抗药。

8）若出现男性乳房发育、乳房疼痛、女性月经紊乱等应停用螺内酯或换用伊普利酮。

六、地高辛

（1）作用机制：洋地黄通过抑制衰竭心肌细胞膜 Na^+-K^+-ATP 酶，使细胞内 Na^+ 水平升高，促进 Na^+-Ca^{2+} 交换，提高细胞内 Ca^{2+} 水平，从而发挥正性肌力作用。然而，洋地黄的有益作用可能部分是与非心肌组织 Na^+-K^+-ATP 酶的抑制有关。副交感传入神经的 Na^+-K^+-ATP 酶受抑，提高了位于左心室、左心房与右心房入口处、主动脉弓和颈动脉窦的压力感受器的敏感性，抑制性传入冲动的数量增加，进而使中枢神经系统下达的交感兴奋性减弱。此外，肾的 Na^+-K^+-ATP 酶受抑，可减少肾小管对钠的重吸收，增加钠向远曲小管的转移，导致肾分泌肾素减少。这些研究结果引出了一个假说，即洋地黄并非只是正性肌力药物，而是通过降低神经内分泌系统的活性起到一定的治疗心衰作用。

（2）循证医学证据：DIG 研究（Digitalis Investigation Group）结果显示，地高辛对总死亡率的影响为中性，但有降低因心衰恶化而死亡的趋势（因其他原因使死亡率轻度增加，该作用被抵消了）。心衰患者的死亡率直接与地高辛血清浓度相关，室性心律失常增加患者的猝死率。地高辛是正性肌力药中唯一的长期治疗不增加死亡率的药物，用于心衰的主要益处与指征是减轻症状与改善临床状况，降低因心衰住院的危险。

（3）临床指南建议

1）ACC/AHA 指南建议：对于现有或曾有心衰症状且 LVEF 降低的患者，地高辛可降低心衰住院率（Ⅱa 类建议，证据水平：B）。

2）2008 年 ESC 指南建议：对于症状性心衰且合并房颤的患者，地高辛可用来控制心室率；若房颤患者 LVEF < 40%，地高辛联合 β 受体阻滞药或单独使用地高辛来控制心室率（Ⅱ类建议，证据水平：B）。对于心衰症状明显、LVEF < 40% 的窦性心律患者，地高辛（联合 ACEI）可改善心功能和患者症状，降低心衰恶化住院率，但是对远期存活率无明显益处（Ⅱ类建议，证据水平：B）。

3）2007 年中国指南建议：将地高辛用于 CHF 患者定为Ⅱa 类建议、A 级推荐。并指出与传统观念相反，地高辛是安全的，耐受性良好。不良反应主要见于大剂量时，但治疗心衰并不需要大剂量。

（4）临床应用

1）经常规治疗（包括利尿药、ACEI/ARB、β 受体阻滞药）后心衰改善不明显或仍持续有心衰症状的收缩性心衰患者，加用地高辛。也可以先用醛固酮拮抗药，如患者反应不佳或不能耐受，再加用地高辛。如患者已在应用地高辛，则不必停用，但必须立即加用神经内分泌抑制药 ACEI/ARB 和 β 受体阻滞药治疗。

2）心衰合并快速心室率的慢性心房颤动患者，应使用地高辛，但地高辛减慢静息而非活动状态下的房室传导，因此对控制活动时的心室率不如 β 受体阻滞药，两者合用对控制心室率效果更佳。鉴于 β 受体阻滞药能提高生存率，并且单独应用可以有效地控制心室率，就控制心室率而言，应将地高辛作为辅助用药。

3）由于地高辛对心衰死亡率的下降没有作用，故不主张早期应用。

4）急性心衰并非地高辛的应用指征，除非并有快速心室率的心房颤动。急性心衰应使用其他合适的治疗措施（常为静脉给药），地高辛仅可作为长期治疗措施的开始阶段而发挥部分作用。

5）地高辛的起始和维持剂量一般为 0.125 ~ 0.25mg，1 次/d，连续口服相同剂量经 5 个半衰期（约 7d）后血清浓度可达稳态。年龄 > 70 岁、肾功能不全、或低体重者应以低剂量（0.125mg，1 次/d 或 0.062 5mg，1 次/d）起始。不需要在起始治疗时使用负荷剂量。

6）用药后症状改善，活动耐量增加，静息心率控制在 60 ~ 70 次/min、较用药前下降 10 次/min 以上，活动后心率不超过 90 ~ 100 次/min，提示治疗有效。少数患者口服地高辛后可能需要数周甚至数月时间疗效才充分显现，若治疗 1 ~ 2 个月后症状改善仍不明显，应重新评估继续使用地高辛的风险获益比。

7）肾功能正常的患者长期应用地高辛时应早期检测地高辛血药浓度。肾功能受损患者的血药浓度达到稳态需要更长的时间。没有证据显示常规地高辛浓度监测可以改善临床结果。建议血清地高辛的治疗浓度为 0.6 ~ 1.2ng/ml。

8）地高辛禁用于：严重心动过缓、病态窦房结综合征、二度及以上的房室传导阻滞（除非已安装了永久起搏器），预激综合征合并心房颤动或心房扑动，肥厚型梗阻性心肌病，单纯的重度二尖瓣狭窄伴窦性心律者。慎用于：急性心肌梗死（24h 内禁用）后，尤其仍存在缺血症状时；肺心病及心肌炎（对地高辛的敏感性增加）；合并其他易诱发洋地黄中毒的情况；与其他对窦房结或房室结有抑制作用或可以升高地高辛浓度的药物联合使用（如奎尼丁、维拉帕米、胺碘酮、克拉霉素、红霉素等）；妊娠期或哺乳期；颈动脉窦综合征；高排血量性心衰。

（5）洋地黄中毒及处理：主要见于大剂量地高辛时，自从改用维持量疗法后，发生率已大大降低。

1）诱因：低钾血症或高钾血症（血钾浓度应尽量维持在 4 ~ 5mmol/L）、低镁血症、高钙血症、酸中毒、心肌缺血或缺氧、肾功能不全、严重心肌病变、甲状腺功能减退症、老年人等。

2）临床表现：心脏外表现包括①胃肠道症状：食欲减退（最早出现）、恶心、呕吐、腹痛、腹泻少见。②神经系统症状：视觉障碍（视物模糊较黄视、绿视更常见）、定向力障碍和意识障碍。③心脏表现包括：在治疗过程中，若按常规估测，已应达到洋地黄存量，但心衰的临床症状无改善或有加重，应考虑到洋地黄不足或过量。明显中毒时血清地高辛浓度常 >2ng/ml（但血清浓度较低时也可发生中毒，尤其在低钾血症、低镁血症或甲状腺功能减退时）。或用小剂量毛花苷 C（西地兰）负荷试验，如毛花苷 C 0.2mg 静脉注射后症状无好转或加重、心率加快、原有心律失常加重或出现新的心律失常，提示洋地黄中毒。心律失常：各种类型的心律失常均有可能发生，最常见的是室性期前收缩（单源多发性室性期前收缩最常见，其次为成对的室性期前收缩，目前认为是地高辛特异性 F_{ab} 抗体片段的毒性导致了室性心律失常），心房颤动伴房室传导阻滞，心房颤动伴加速性交接区心律等。最严重的是双向性室性心动过速、心室扑动、心室颤动。

3）处理：立即停药。寻找并纠正诱因。心律失常的处理：快速性心律失常给予补充钾盐（血钾升高、心动过缓及传导阻滞者禁用），必要时加用镁盐；室性心律失常可用苯妥英钠 100mg 静脉注射，继以 100mg，3 次/d 维持；也可用利多卡因 50 ~ 100mg 静脉注射，继以 1 ~ 4mg/min 静脉滴注维持；除心室扑动、心室颤动外电复律属禁忌，因可导致心室颤动；如为室性心动过速，上述处理效果不佳，且有血流动力学障碍时，可考虑同步直流电复律。缓慢性心律失常可用阿托品 0.5 ~ 1mg 静脉注射，出现血流动力学障碍时，可置入临时起搏器。常规治疗无效者，可使用地高辛特异性抗体。透析治疗并不能迅速有效地清除体内过量的地高辛。

七、肼屈嗪和硝酸异山梨酯

肼屈嗪和硝酸异山梨酯（H - ISDN）是新版欧洲指南中唯一保留推荐的扩血管药物。

（1）作用机制及药动学：肼屈嗪是一个直接动脉扩张药，其作用不依赖于任何受体拮抗机制。血流动力学效应为降低全身血管阻力，激活交感神经反射，通过神经递质作用来增加心率和心排血量。长期服用能刺激肾素释放，提高血浆肾素活性，也可增加水钠潴留和体重。肼屈嗪也是有效的抗氧化药，能防止氧化应激诱导的 NO 降解，因此有助于预防硝酸酯耐药。肼屈嗪从胃肠道吸收后，在肝进行不同程度的乙酰化作用，这一过程取决于患者的遗传素质。对于慢乙酰化者，肼达嗪的生物利用度相对较低，为 16%，快乙酰化者为 35%，因此慢乙酰化者需要服用更大剂量才能获得与快乙酰化者相同的降压疗效。血药峰浓度及作用高峰约在给药 1h 后。半衰期为 1 ~ 2h，但作用可长达 6 ~ 12h。慢乙酰化者血药浓度约为快乙酰化者的 2 倍，因而药物的治疗作用或毒性可增加。

（2）循证医学证据：V – HeFT Ⅰ研究（Vasodilator – Heart Failure Trial Ⅰ）将 642 例心衰患者随机分入 H – ISDN 组（肼屈嗪 300mg/d + 硝酸异山梨酯 160mg/d）、哌唑嗪组和安慰剂组。允许使用地高辛和利尿药，但不能使用长效硝酸酯类、钙拮抗药、β 受体阻滞药或除了利尿药以外的降血压药。经平均 2.3 年的随访，安慰剂组和哌唑嗪组的死亡率没有明显差别。与安慰剂相比，H – ISDN 能降低总死亡率，治疗 2 年时患者死亡危险降低 34%（34.3% vs25.6%，P = 0.028），治疗 3 年时死亡危险降低 36%（46.9% vs36.2%，P = 0.05）。与其他治疗组相比，H – ISDN 治疗 8 周和 1 年后的 LVEF 明显增加。V – HeFT Ⅱ研究入选 804 例 NYHA Ⅱ级和Ⅲ级患者（403 例服用依那普利，401 例服用 H – ISDN），合并使用地高辛和利尿药，但所有患者都未给予 β 受体阻滞药。平均随访 2.5 年，依那普利组由于猝死发生率降低，其死亡率较 H – ISDN 组明显降低（P = 0.016）。两组治疗后的 LVEF 均明显增加，但治疗 13 周后，H – ISDN 组增加的幅度更大。H – ISDN 组头痛的发生率明显增加，依那普利组则常见症状性低血压和咳嗽。

不同人群中，心衰的患病率存在差异，同时，心衰的病因学、死亡率和病残率也存在显著的不同。一般而言，与白种人相比，美国的黑种人心衰患者中，心衰继发于心肌梗死或缺血性心肌病者较少，而继发于高血压或心肌病者较多；在 45 ~ 64 岁，美国黑种人的心衰死亡率比白种人高出 25 倍，而 45 ~ 54 岁的黑种人中，心衰的发病率比白种人高 50%。已有资料证实，与白种人相比，黑种人体内肾素 – 血管紧张素活性和血浆去甲肾上腺素水平较低，但是，氧化应激反应较显著，其所致内皮来源的 NO 生成障碍较明显。V – HeFT Ⅰ、Ⅱ研究和 SOLVD 研究数据的回顾性分析提示，心衰患者中的黑种人和白种人对药物治疗的反应不同，H – ISDN 在心衰黑种人患者中的疗效可能远较在白种人患者中的显著。在 V – HeFT Ⅰ研究，接受 H – ISDN 的黑种人患者死亡率显著降低（P = 0.04），而白种人患者的病死率与安慰剂组相同。与此相对应的是，在 V – HeFT Ⅱ研究中，依那普利组白种人心衰患者的死亡率低于 H – ISDN，而黑种人患者的死亡率在依那普利组和 H – ISDN 组之间无显著差别。因此，推测由于白种人和黑种人心衰的病因、临床特征以及神经体液因素的变化均存在较大的差异，治疗反应亦可能存在不同，ACEI 对白种人效果较好，而 H – ISDN 可能对黑种人益处更大。A – HeFT 研究（Combination of Isosorbide Dinitrate and Hydralazlne in Blacks with Heart Failure）入选了 1 050 例黑种人心衰患者，平均年龄 57 岁，男性约占 60%，病因中冠心病 23%、高血压 40%、扩张型心肌病 25%；NYHA Ⅲ级者占 95%。平均 LVEF 为 24% 患者随机接受 H – ISDN 或安慰剂，两组基线用药情况分别为利尿药 88% 和 91.5%，ACEI 69.4% 和 69.5%，ARB 17.2% 和 16.5%，卡维地洛 55.2% 和 55.8%，其他 β 受体阻滞药 74.1% 和 73.5%，醛固酮拮抗药 40.2% 和 37.6%，地高辛 58.5% 和 60.7%。H – ISDN 组的目标剂量分别为肼屈嗪 225mg/d、硝酸异山梨酯 120mg/d，有 68% 的患者达到目标剂量。该研究由于安慰剂组死亡率显著高于 H – ISDN 组而提前终止。平均随访 10 个月（0 ~ 18 个月），结果显示，H – ISDN 组总死亡率为 6.2%，而安慰剂组为 10.2%（P = 0.01）。生存分析证实，在随机分组后 180d 两组间死亡率开始分离，随着治疗的延长，死亡率的差异逐渐增大。除此以外，H – ISDN 组因心衰首次住院减少 33%（16.4% vs24.4%，P = 0.001），生活质量（Minnesota 心力衰竭生活问卷评分）显著改善（P = 0.02）。A – HeFT 研究结果直接证实，在接受了现今最全面的抗心衰标准治疗（包括 ACEI/ARB、卡维地洛或其

他 β 受体阻滞药、醛固酮拮抗药）的基础上，心衰患者能够从 H - ISDN 的治疗中获得更多的预后改善，同时也进一步证实了既往回顾性分析提示的黑种人能从 H - ISDN 的治疗获益。

（3）临床指南建议

1）2005 年 ESC 指南建议：H - ISDN 可用于不能耐受 ACEI 或 ARB 的患者（Ⅰ类建议，证据水平：B）。2008 年 ESC 指南建议：LVEF ≤40% 的症状性心衰患者如不耐受 ACEI 和 ARB，H - ISDN 可作为替代药物治疗。在联合 ACEI、β 受体阻滞药、ARB 或醛固酮拮抗药仍不能控制症状的心衰患者可考虑加用 H - ISDN。联合使用 H - ISDN 可能会降低死亡的风险（Ⅱa 类建议，证据水平：B），降低心衰恶化住院率（Ⅱa 类建议，证据水平：B），改善心室功能和活动耐量（Ⅱa 类建议，证据水平：A）。

2）2009 年 ACC/AHA 指南：更新了 H - ISDN 的使用建议，对于接受 ACEI、β 受体阻滞药和利尿药最佳治疗情况下中、重度症状的美国黑种人心衰患者，建议联用 H - ISDN 以改善预后（Ⅰa 类建议，证据水平：B）。对于已经服用 ACEI 和 β 受体阻滞药而心衰症状持续存在的 LVEF 降低患者，宜加用 H - ISDN（Ⅱa 类建议，证据水平：B）。对于因药物不耐受、发生低血压或肾功能不全而无法使用 ACEI 或 ARB 治疗的现有或曾有心衰症状且 LVEF 降低的患者，可采用 H - ISDN（Ⅱb 类建议，证据水平：C）。

（4）临床应用

1）在 ACEI 和（或）β 受体阻滞药标准治疗基础上加用 H - ISDN 的显著获益可能与 NO 的生物利用度增高有关。因此，建议将这种联合治疗用于在最佳药物治疗情况下仍有心衰症状的美国黑种人患者。这种治疗对其他心衰患者（如中国患者）是否有益尚待研究。不应将 H - ISDN 用于治疗此前未曾使用 ACEI/ARB 的心衰患者，也不应将其作为能耐受 ACEI/ARB 患者的替代治疗。

2）起始剂量：肼屈嗪 37.5mg、ISDN 20mg，3 次/d。2 ~4 周后可以考虑调整剂量。如出现症状性低血压，暂停调整剂量。如能耐受，目标剂量为：肼屈嗪 75mg、ISDN 40mg，3 次/d；或最大耐受剂量。

3）禁忌证为：症状性低血压、狼疮样综合征、严重肾功能不全（必要时减量）等。

（5）不良反应及对策

1）症状性低血压（如头晕）：往往随时间可逐渐改善；也可减量其他降血压药物（ACEI、ARB、β 受体阻滞药、醛固酮拮抗药除外）；无症状性低血压往往不需要干预。

2）肼屈嗪的不良反应可分为两类：第一，与血流动力学变化相关的；第二，与其独特的生化特性相关的。肼屈嗪的扩血管作用和显著的交感神经反射性激活会引起头痛、头晕、心悸、类似心绞痛的胸部不适或因心肌供血不足而出现真正的心绞痛症状和直立性低血压。相反，肼屈嗪药物本身可引起狼疮样综合征、类似血清病反应、溶血性贫血以及肾小球肾炎综合征，上述疾病更有可能发生在慢乙酰化患者。狼疮样综合征表现为关节或肌肉疼痛、关节肿胀、心包炎或胸膜炎、皮疹或发热，血抗核抗体阳性。一旦确诊应立即停药，大多数患者预后良好，停药后症状消失，很少遗留后遗症。

八、钙拮抗药（Ⅲ类，C 级）

（1）作用机制：钙拮抗药（CCB）是一类特殊的血管扩张药，具有扩张全身和冠状动脉循环阻力型动脉血管的作用。这些作用在理论上应可改善心脏做功和缓解心肌缺血，但对照的临床试验未能证实这些可能的有益作用。

（2）循证医学证据：临床上应用CCB未能改善收缩性心衰患者的症状或提高其运动耐量。很多CCB短期治疗可导致肺水肿和心源性休克，长期应用则使心衰患者心功能恶化和死亡的危险性增加。这些不良反应被归因于可能是药物抑制心脏收缩和激活内源性神经内分泌系统的作用，但其真正的机制及临床意义仍不明确。使用缓释剂型或长效药物，或血管选择性药物虽可减少心衰的恶化作用，但两者仍未能预防CCB相关的心血管并发症。现有的临床试验仅证实氨氯地平和非洛地平长期治疗心衰具有较好的安全性（PRAISE Ⅰ、Ⅱ和V-HeFT Ⅲ），有令人信服的证据表明氨氯地平对生存率无不利影响，但不能提高生存率（Ⅲ类，C级）。

（3）指南建议：2008年ESC指南则删除了对钙拮抗药在CHF治疗中的推荐。2007年中国指南建议：①由于缺乏CCB治疗心衰有效的证据，此类药物不宜应用。②心衰患者并发高血压或心绞痛而需要应用CCB时，可选择氨氯地平或非洛地平。③具有负性肌力作用的CCB如维拉帕米和地尔硫䓬，对MI后伴LVEF下降、无症状的心衰患者可能有害，不宜应用。

（4）临床应用：这类药物不宜用于治疗慢性收缩性心衰，这也包括氨氯地平和非洛地平，因为现有的临床试验仅证实这两种药物长期治疗心衰具有较好的安全性，对生存率无不利影响，但不能提高生存率（Ⅲ类，C级）。心衰患者即使并发高血压或心绞痛，也应避免使用大多数的CCB包括维拉帕米、地尔硫䓬，以及短效二氢吡啶类药物，特别是维拉帕米和地尔硫䓬还具有负性肌力作用，应避免与β受体阻滞药合用。如需要应用CCB，可选择有较好安全性的氨氯地平和非洛地平。具有负性肌力作用的CCB对MI后伴LVEF下降、无症状的心衰患者，可能有害，不宜应用（Ⅲ类，C级）。

九、非洋地黄类正性肌力药物的静脉应用（Ⅲ类，A级）

（1）作用机制：这类药物系指环腺苷酸（cAMP）依赖性正性肌力药，包括β肾上腺素能激动药如多巴胺、多巴酚丁胺，以及磷酸二酯酶抑制药如米力农。多巴胺是去甲肾上腺素的前体，其作用随应用剂量的大小而表现不同，较小剂量［$2\sim5\mu g/(kg\cdot min)$］表现为心肌收缩力增强，血管扩张，特别是肾小动脉扩张，心率加快不明显。大剂量［$5\sim10\mu g/(kg\cdot min)$］则出现不利于心衰治疗的负性作用。多巴酚丁胺是多巴胺的衍生物，可通过兴奋$β_1$受体增强心肌收缩力，扩血管作用不如多巴胺明显，对加快心率的反应也比多巴胺小。起始用药剂量与多巴胺相同。磷酸二酯酶抑制药的作用机制是抑制磷酸二酯酶活性促进Ca^{2+}通道蛋白磷酸化，Ca^{2+}通道激活使Ca^{2+}内流增加，心肌收缩力增强。

（2）循证医学证据：长期口服米力农的PROMISE试验和口服Ibopamlne的PRIME Ⅱ试验均因治疗组死亡率显著增加而提前终止。应用米力农长期间歇静脉滴注（每次$48\sim72h$）的OPTIME-CHF试验，共入选951例NYHA心功能Ⅲ或Ⅳ级、平均LVEF23%的患者。结果治疗组较对照组，住院死亡率和60d死亡率均有增加趋势，持续性低血压需治疗者和新的心律失常均显著增多，因而得出结论：CHF发作加剧时不支持长期间歇静脉滴注米力农。

（3）指南建议：2007年中国指南建议由于缺乏有效的证据并考虑到药物的毒性，对CHF患者即使在进行性加重阶段，也不主张长期间歇静脉滴注正性肌力药。2008年欧洲心衰指南未对非洋地黄类的正性肌力药物进行建议。

（4）临床应用：对阶段 D 难治性终末期心衰患者，可作为姑息疗法应用。对心脏移植前终末期心衰、心脏手术后心肌抑制所致的急性心衰，可短期应用 3 ~ 5d。应用方法：多巴酚丁胺剂量为 100 ~ 250μg/min；多巴胺剂量：250 ~ 500μg/min；米力农负荷量为 2.5 ~ 3mg，继以 20 ~ 40μg/min，均静脉给予。

十、抗凝和抗血小板药物

（1）作用机制及循证医学证据：心衰时由于扩张且低动力的心腔内血液淤滞、局部室壁运动异常，以及促凝因子活性的提高等，可能有较高血栓栓塞事件发生的危险，然而，临床研究并未得到证实，几项回顾性的分析也未得到一致意见。近期完成的一项随机对照研究，对心衰伴低 LVEF 者，分别应用阿司匹林、华法林或氯吡格雷，因入选例数过少，未能得出对心衰是否有益的肯定性结论，也没有证实哪一种治疗更优。

心衰患者存在的高凝状态以及血小板的高度激活是抗栓治疗的病理生理基础，但实际上心衰时血栓栓塞事件的发生率很低，每年在 1% ~ 3%，临床试验也没有一致的显示出抗栓治疗的益处。

（2）指南建议与临床应用：2007 年中国指南对 CHF 患者抗栓治疗的应用建议如下。①心衰伴有明确动脉粥样硬化疾病如冠心病或心肌梗死后、糖尿病和脑卒中而有二级预防适应证的患者必须应用阿司匹林（Ⅰ类建议，证据水平：C）。其剂量应在 75 ~ 150mg/d，剂量低，出现胃肠道症状和出血的风险较小（Ⅰ类建议，证据水平：B）。②心衰伴心房颤动的患者应长期应用华法林抗凝治疗，并调整剂量使 INR 在 2 ~ 3（Ⅰ类建议，证据水平：A）。③有抗凝治疗并发症高风险但又必须抗凝的心衰患者，推荐抗血小板治疗（Ⅱb 类建议，证据水平：C）。④窦性心律患者不推荐常规抗凝治疗，但明确有心室内血栓，或者超声心动图显示左心室收缩功能明显降低、心室内血栓不能除外时，可考虑抗凝治疗（Ⅱa 类建议，证据水平：C）。⑤不推荐常规应用抗血小板和抗凝联合治疗，除非为急性冠状动脉综合征患者（Ⅲ类建议，证据水平：A）。⑥单纯性扩张型心肌病患者不需要阿司匹林治疗。⑦大剂量阿司匹林和 NSAIDs 都能使病情不稳定的心衰患者加重。

2008 年 ESC 指南对 CHF 抗凝治疗的建议如下：①在没有抗凝禁忌证的情况下，心衰合并永久性、持续性或阵发性心房颤动的患者应用华法林（或其他口服抗凝血药物）；适当剂量的抗凝药物可预防血栓性并发症，包括卒中。（Ⅰ类建议，证据水平：A）②抗凝治疗也用于影像学发现心室内血栓或是有全身栓塞症状的患者（Ⅰ类建议，证据水平：C）。对 CHF 抗血小板治疗认为：抗血小板药物预防心房颤动患者发生血栓栓塞并发症的效果较华法林差；对两项小型的比较心衰患者应用华法林和阿司匹林的汇合分析发现，阿司匹林组患者的心衰住院风险明显高于华法林组；没有证据显示抗血小板药物能减少心衰患者发生动脉粥样硬化的风险。

十一、他汀类药物

（1）作用机制与循证医学证据：与炎症假说相关的治疗策略是对确诊的心衰患者使用他汀类药物的依据，一些非随机研究和小型前瞻性研究提示他汀类药物能改善心衰患者的预后。但 UNIVERSE 研究显示，与安慰剂对比，瑞舒伐他汀对左心室大小、LVEF 及神经内分泌激素并没有作用。2007 年公布的 CO - RONA 研究（Controlled Rosuvastatin Multinational

Trial in Heart Failure）显示，对于年龄≥60岁、LVEF≤40%、由缺血性病因所致的慢性症状性收缩性心衰患者，与安慰剂比较，在降低主要终点（心血管死亡、非致死性卒中和非致死性心肌梗死）方面，瑞舒伐他汀未显示显著获益。但在次要终点中，瑞舒伐他汀组因任何原因（包括心血管原因和心衰）住院的患者数显著少于安慰剂组（P<0.001）。

（2）指南建议与临床应用：基于此项研究前述循证医学证据，2008年ESC指南建议：对于由冠心病引起的症状性CHF和收缩功能障碍的老年患者，他汀类药物可能会降低心血管疾病的住院率（Ⅱb类建议，证据水平：B）。但他汀类药物在治疗非缺血性病因的心衰患者中的意义仍未知。2007年中国指南未对他汀类药物在心衰中的应用进行建议。

2008年公布的GISSI-HF研究（Effect of Rosuvastatin in Patients with Chronic Heart Failure）入选了4 574例CHF患者，NYHAⅡ~Ⅳ级，但是对患者的病因和LVEF不做特殊的限定。经平均3.9年的随访。瑞舒伐他汀与安慰剂两组之间包括死亡和需要住院在内的首要终点事件没有明显的差别。因此，他汀类药物在CHF中常规应用还为时尚早。就血脂控制而言，对于心衰患者不能任意扩大他汀的应用，特别是血脂水平没有明显异常者。应该将心衰患者的血脂控制目标与一般意义的血脂控制区分开来，审慎考虑他汀类药物对心衰患者的利弊。

十二、神经内分泌抑制药的联合应用

2007中国慢性心衰指南对治疗心衰的神经内分泌抑制药的联合应用做出以下建议。

（1）ACEI和β受体阻滞药的联合应用：临床试验已证实两者有协同作用，可进一步降低CHF患者的死亡率，已是心衰治疗的经典常规，应尽早合用。

（2）ACEI与醛固酮受体拮抗药合用：醛固酮受体拮抗药的临床试验均是与以ACEI为基础的标准治疗作对照，证实ACEI加醛固酮受体拮抗药可进一步降低CHF患者的死亡率（Ⅰ类，B级）。

（3）ACEI加用ARB：现有临床试验的结论并不一致。在Val-HeFT试验中缬沙坦和ACEI合用不能降低死亡率。在CHARM合用试验中坎地沙坦与ACEI合用使主要终点心血管病死亡或心衰恶化住院率降低15%（P=0.011），显示有效。在VALIANT试验中缬沙坦与卡托普利合用的效益并不优于单用其中一种药物，而不良反应却增加。因此，ARB是否能与ACEI合用以治疗心衰，目前仍有争论，ESC指南和ACC/AHA指南分别将其列为Ⅱa类和Ⅱb类推荐，B级证据。根据VALIANT试验，AMI后并发心衰的患者，不宜联合使用这两类药物。

（4）ACEI、ARB与醛固酮受体拮抗药三药合用：虽然在CHARIV合用试验中有17%的患者使用螺内酯，但专家一致认为ACEI、ARB和醛固酮受体拮抗药合用的安全性证据尚不足，且肯定会进一步增加肾功能异常和高钾血症的危险，故不能推荐（Ⅲ类，C级）。由于RAAS抑制药不能三药合用，因而ACEI只能与ARB或醛固酮受体拮抗药合用，必须两者取其一。ACEI与醛固酮受体拮抗药合用的循证医学证据，都是有利的，为Ⅰ类推荐。而ACEI与ARB合用，为Ⅱ类推荐。因此，ACEI与醛固酮拮抗药合用，优于ACEI与ARB合用。

（5）ACEI、ARB与β受体阻滞药三药合用：ELITE-2和Val-HeFT试验曾经发现，在已经使用ACEI和β受体阻滞药的患者中，加用ARB反而增加死亡率。但是随后的OPTIMAL、VALIANT和CHARM试验均未能重复上述发现。因此，不论是ARB与β受体阻滞药

合用，或 ARB + ACEI 与 β 受体阻滞药合用，目前并无证据表明，对心衰或 MI 后患者不利。

（张　权）

第四节　慢性心力衰竭的其他治疗方法

一、CHF 的病因治疗

1. 基本病因的治疗　相当一部分慢性心力衰竭患者的病因都有针对病因的治疗方法，从而从根本上解决疾病问题使心力衰竭得到治愈。比如高血压患者可以通过积极的药物治疗控制好血压；冠心病患者可通过药物、介入及外科手术改善心肌供血；慢性心脏瓣膜疾病可通过介入、外科瓣膜整形或换瓣手术解决瓣膜病变；先天性心脏病可通过介入封堵或外科手术矫正先天畸形等。对于部分病因未明的疾病如原发性心肌病等则办法不多。病因治疗的最大困难在于发现和治疗过晚，很多患者常满足于短期治疗缓解症状，拖延时间直至发展为严重的心力衰竭不能耐受手术，从而失去了病因治疗的机会。

2. 发病诱因的治疗　慢性心力衰竭患者绝大多数都有不同的诱发因素，应该积极寻找并去除诱因，对于心力衰竭的控制极为重要。如果一味只是进行抗心衰治疗而忽视诱因的处理，其结果会导致心衰治疗效果不佳，还容易出现抗心衰药物的毒性反应。对于目前仍无法病因治疗的慢性心力衰患者，诱因的去除显得更为重要。慢性心力衰竭最常见的诱因为感染，特别是呼吸道感染，应积极选用适当有效地抗生素治疗，对于老年慢性心力衰竭尤为重要，因为如果抗生素选择不当，比如无效或效果不佳，可使患者病情急转直下，导致多脏器损害，失去使用有效抗生素的机会。抗生素使用中还要注意患者肾功能以及二重感染的问题。心律失常特别是心房颤动也是诱发心力衰竭的常见原因，对心室率很快的心房颤动，如不能及时复律应尽快控制心室率。对于发热持续 1 周以上的患者应警惕感染性心内膜炎或风湿活动可能，补液速度过快过多导致的心力衰竭在外科术后补液治疗中较为常见，应注意避免。其他潜在的甲状腺功能亢进、贫血等也可能是心力衰竭加重的原因，应注意检查并予以纠正。

二、CHF 的非药物治疗——装置和外科手术

1. 起搏器

（1）心脏再同步化治疗（cardiac resynchronization therapy，CRT）：NYHA Ⅲ、Ⅳ级伴低 LVEF 的心衰患者，其中约 1/3 有 QRS 时间延长 >120ms，即存在心室收缩不同步。左右心室同步起搏（即 CRT）可恢复正常的左右心室和心室内的同步激动，从而增加心排血量、减轻二尖瓣反流。CRT 改善伴心室失同步的心衰患者左心室功能的机制目前不完全清楚，可能与纠正心脏电 - 机械活动的不同步、改善神经内分泌紊乱和逆转左心室重构有关。

荟萃分析表明，CRT 降低住院率 32%，降低总死亡率 25%，对死亡率的效益在治疗 3 个月时趋于显著。COMPANION 研究（Comparison of Medical Therapy，Pacing and Defibrilla-tion in Heart Failure）入选 NYHA Ⅲ 或 Ⅳ 级、伴 QRS 时限 ≥120ms 的心衰患者，随机分为最佳药物治疗（OPT）、OPT + CRT - P（CRT with pacemaker function）和 OPT + CRT - D（CRT with defibrillator function）三组，进行前瞻性随访。结果显示：CRT - P 与 CRT - D 均可降低

一级联合终点事件（全因死亡率和心衰入院率）20%；CRT-D显著降低总死亡率（P=0.003），但CRT-P仅使总死亡率呈下降趋势（P=0.059）。具有里程碑意义的CARE-HF研究（cardiac Resynchronlzation-Heart Failure）显示，对于NYHAⅢ~Ⅳ级、LVEF<35%、QRS时限≥120ms的心衰患者，与单纯药物治疗组相比，CRT-P组所有原因死亡率降低36%，死亡和住院的复合终点降低37%。CRT降低了室间机械延迟（IVMD）、收缩末期容积指数以及二尖瓣反流面积，并增加了LVEF，改善了患者的症状和生活质量。基于以上结果，目前欧美及中国指南均将CRT列为Ⅰ类推荐，A级证据。

2007年中国指南建议：凡是符合以下条件的CHF患者，除非有禁忌证，均应该接受CRT：LVEF≤35%，窦性心律，LVEDd≥55mm，尽管使用了优化药物治疗、NHYA心功能仍为Ⅲ级或Ⅳ级，心脏不同步（QRS时限>120ms）。对拟进行CRT的CHF患者必须严格遵循适应证，选择适当的治疗人群，应用超声心动图技术更有益于评价心脏收缩的同步性。尽量选择理想的左心室电极导线置入部位，通常为左心室侧后壁。术后进行起搏参数优化。包括AV间期和VV间期的优化；尽可能维持窦性心律，实现100%双心室起搏；继续合理抗心衰药物治疗。

ACC/AHA/HRS（美国心脏学会）公布的《2008年心脏节律异常装置治疗指南》进一步阐述了CRT的Ⅱa类适应证——心房颤动患者和起搏依赖患者，提升了CRT在特定人群中的应用地位。①最佳药物治疗基础上NYHAⅢ级或Ⅳ级的心衰患者，符合LVEF≤35%、QRS时限≥120ms但系心房颤动节律者可考虑置入有或无ICD功能的CRT（证据水平：B）。②最佳药物治疗基础上LVEF≤35%、NYHAⅢ级或Ⅳ级的心衰患者，若长期依赖心室起搏，接受CRT治疗是合理的（证据水平：C）。鉴于CRT-D的指征随着新试验的报道不断得以更新，指南不再要求患者满足CRT治疗适应证同时必须满足ICD的Ⅰ类适应证，拓展CRT-D适应证条件与CRT相同，提升了CRT-D的应用地位。

2008年ESC指南：尽管使用了优化药物治疗，仍有心衰症状、LVEF≤35%、QRS时限≥120ms的NHYAⅢ~Ⅳ级患者，推荐使用CRT-P以降低患病率和死亡率；此类患者也推荐使用CRT-D治疗。并指出CRT-D与CRT-P在改善生存率上谁更占优势还未明确。由于已经明确ICD在预防心源性猝死上的有效性，对于具备CTR适应证且预期生存率>1年的患者，首选CRT-D。

2009年ACC/AHA指南更新：对于LVEF≤35%、窦性心律、最佳药物治疗情况下NYHAⅢ级或非卧床的Ⅳ级、心脏收缩不同步（目前定义为QRS时限≥120ms）的患者，应采取置入或不置入ICD的CRT，除非存在禁忌证。对于LVEF≤35%、最佳药物治疗情况下NYHAⅢ级或非卧床的Ⅳ级、且时常依赖心室起搏的患者的建议，与《2008年心脏节律异常装置治疗指南》保持一致。

除个别试验以外，CRT研究的入选对象均为正常窦性心律。Delnoy等的研究比较了CRT在心衰合并心房颤动患者和心衰伴窦性心律患者中的疗效。共入选了263例心衰患者，其中慢性心房颤动患者96例，随访3个月和2个月，结果发现，慢性心房颤动组左心室重构逆转在3个月和12个月分别为74%和82%，与窦性心律组比较没有显著性差异（分别为77%和83%）。慢性心房颤动组和窦性心律组1年因心衰住院率均明显下降，分别为84%和90%。两组长期死亡率几乎相等。另外随访1年还发现，慢性心房颤动组中25%的患者恢复窦性心律。此研究结果认为心衰合并心房颤动的患者应该接受CRT治疗。Khadjoo等的研究评价了 CRT 在心衰合并心房颤动患者的长期疗效。入选了 295 例心衰患者（永久性心房颤动 66 例、阵发性心房颤动 20 例、窦性心律 209 例），NHYA Ⅲ ～ Ⅳ 级，LVEF≤35%，QRS 时限≥120ms，随访近 6.8 年。结果发现，心房颤动组和窦性心律组之间死亡率等终点比较没有明显差异，两组均能明显改善 NYHA 分级、6min 步行距离、生活质量评分，减少左心室收缩末容积和左心室舒张末容积，改善心功能。由此可见，CRT 能使心衰合并心房颤动患者受益，而且其疗效与窦性心律情况下相当。1 164 例的荟萃分析也显示，CRT 能够改善心衰合并心房颤动患者的心功能，提高 LVEF，其获益程度与窦性心律相似。由于病例数相对较少、证据尚不充分，因此对于 LVEF≤35%、QRS 时限≥120ms、最佳药物治疗情况下 NY－HA Ⅲ级或非卧床的Ⅳ级的心衰合并心房颤动患者置入或不置入 ICD 的 CRT 治疗，列为Ⅱa 类推荐，C 级证据。

（2）埋藏式心律转复除颤器（implantable cardioverter debrillator，ICD）：ICD 的置入是减少心脏性猝死（sudden cardic death，SCD）最有效的方法，故高危人群置入 ICD 一级预防的概念应运而生。MADIT－Ⅱ研究（Multicenter Automatic Defibrillator Implantation Trial－Ⅱ）结果显示，对于心肌梗死后 1 个月、LVEF≤30% 的患者，与常规药物治疗（无抗心律失常药物）相比，ICD 可减少 31% 的死亡危险性。2004 年具有里程碑意义的 SCD－HeFT 研究（The Sudden Cardiac Deathin Heart Failure Trial）结果公布，显示 ICD 能延长心功能不全患者的寿命。该研究共入选 2 521 例中度心衰（NYHA Ⅱ ～ Ⅲ级）患者，其中缺血或非缺血病因分别为 52% 和 48%，接受 ICD、胺碘酮或安慰剂治疗各占 1/3。结果显示，接受 ICD 治疗患者的病死率较未置入 ICD 下降 23%，而胺碘酮不能改善患者的生存率。一个事件委员会对 SCD－HeFT 研究死亡患者进行了回顾分析，首先区分心源性与非心源性死亡的类别，再进一步分析心源性死亡的原因，将其分为疑似快速室性心律失常所致猝死、心动过缓、心衰或其他心脏原因。与安慰剂相比，ICD 显著降低了心源性死亡率（校正后 HR = 0.76，95% CI = 0.60 ~ 0.95）和快速心律失常相关死亡率（校正后 HR = 0.40，95% CI = 0.27 ~ 0.59），但对心衰或非心脏原因死亡并无影响。NHYA Ⅱ级的心衰患者心源性和快速心律失常相关死亡率显著降低，在Ⅲ级患者中，上述死亡率未显著降低。在接受 ICD 治疗的缺血性和非缺血性心脏病患者中，快速心律失常相关死亡率下降程度相似。与安慰剂相比，胺碘酮对任何类型死亡均无显著影响。因此可以得出结论，ICD 可降低心源性死亡率和疑似快速室性心律失常所致猝死发生率，对心衰相关死亡率无影响。胺碘酮对全因死亡率或特定病因所致死亡率均无影响。DEFINITE 研究（Defibrillators in Nonischemic Cardio－myopathy Treatment Evaluation）入选 458 例非缺血性扩张型心肌病患者，LVEF≤36%（平均 21%）、有复杂室性期前收缩或非持续性室性心动过速，随机接受标准药物治疗或联合 ICD 置入。结果显示，与药物治疗组相比，ICD 组的总死亡率降低了 34%（P = 0.06）、心律失常死亡率降低了 74%（P = 0.006）。DEFINITE 研究肯定了非缺血性心肌病严重心衰患者在目前标准药物治疗下，置入单腔 ICD 能显著减少恶性心律失常所致的 SCD，尽管没有使因任何原因的总死亡率下降。以上研究结果显示 ICD 可以改善心衰患者的生存率，特别是中度心衰患者；心衰的病因可能不影响 SCD 一级预防的治疗方法。

2007 年中国指南建议：①心衰伴低 LVEF 者，曾有心脏停搏、心室颤动或伴有血流动力学不稳定的室性心动过速，推荐置入 ICD 作为二级预防以延长生存（Ⅰ类建议，证据水平：A）；②缺血性心脏病患者，心肌梗死后至少 40d，LVEF≤30%，长期优化药物治疗后

NYHA Ⅱ级或Ⅲ级，合理预期生存期超过1年且功能良好，推荐置入ICD作为一级预防减少SCD，从而降低总死亡率（Ⅰ类建议，证据水平：A）；③非缺血性心肌病患者，LVEF≤30%，长期最佳药物治疗后NYHA Ⅱ级或Ⅲ级，合理预期生存期超过1年且功能良好，推荐置入ICD作为一级预防减少SCD，从而降低总死亡率（Ⅰ类建议，证据水平：B）；④对于NYHA Ⅲ~Ⅳ级、LVEF≤35%且QRS时限>120ms的症状性心衰可置入CRT-D，以改善发病率和病死率（Ⅱa类建议，证据水平：B）。心衰患者是否需要置入ICD主要参考发生SCD的危险分层，以及患者的整体状况和预后，最终结果要因人而异。重度心衰患者的预期存活时间和生活质量不高，预防猝死只是将患者的死亡方式由猝死转换为心衰进展死亡，因此并不能降低总死亡率，不推荐置入ICD，除非是患者准备行心脏移植。符合CRT适应证同时又是猝死的高危人群，尤其是心肌梗死后或缺血性心肌病的心功能不全患者，有条件的应尽量置入CRT-D。

《2008年心脏节律异常装置治疗指南》强调：①ICD应用于SCD尤其是一级预防时，仅适用于已接受理想的药物治疗，且良好生活质量下预期存活时间>1年的患者；②ICD置入前应进行独立的危险因素评估和危险分层，同时应充分考虑患者的治疗意愿；③不同临床试验入选的LVEF标准（30% vs 35% vs 40%）不同，而且目前LVEF测定方法尚缺少一个"金标准"，临床医师在应用LVEF作为ICD置入标准时，应尽量使用其所在机构中最合适、也最准确的测定方法来评估LVEF。

2008年ESC指南：ICD的二级预防治疗推荐应用于以下患者：心室颤动幸存患者，以及明确的血流动力学不稳定的室性心动过速和（或）室性心动过速伴晕厥，LVEF≤40%，经过最佳药物治疗后预期生存期>1年且生活质量良好的患者（Ⅰ类建议，证据水平：A）。ICD一级预防被推荐用于降低以下患者的病死率：心肌梗死导致左心室功能障碍、且心肌梗死后至少40d，LVEF≤35%，经过最佳药物治疗后NYHA Ⅱ级或Ⅲ级，预期生存期>1年且生活质量良好的患者（Ⅰ类建议，证据水平：A）；非缺血性心肌病，LVEF≤35%，经过最佳药物治疗后NYHA Ⅱ级或Ⅲ级，预期生存期>1年且生活质量良好的患者（Ⅰ类建议，证据水平：B）。

2009年ACC/AHA指南更新：对于有心搏骤停、心室颤动或血流动力学不稳定型室性心动过速病史的现有或曾有心衰症状且LVEF降低的患者，建议置入ICD作为二级预防以延长生存期（Ⅰ类建议，证据水平：A）。对于LVEF≤35%、长期接受最佳药物治疗情况下NYHA Ⅱ级或Ⅲ级、预期能以良好的心功能状态存活1年以上的非缺血性扩张型心肌病或心梗后至40d的缺血性心脏病患者，建议置入ICD作为心源性猝死的一级预防以降低总死亡率（Ⅰ类建议，证据水平：A）。

应当认识到，ICD有可能使心衰恶化，导致心衰住院率增高。这可能源于右心室起搏引起的心脏收缩不同步；不过，心肌梗死后早期置入ICD后发生的大量非突发事件提示，其他因素也可能限制了ICD治疗的总体获益。对于所有接受ICD治疗的低LVEF患者，应当密切注意ICD置入的细节、程序设计和起搏功能。

2. 血供重建　冠心病是心衰的最主要病因，有60%~70%的心衰和LVEF受损的患者有冠心病。在射血分数正常的心衰患者中冠心病虽然不多见，但是仍有50%的患者有冠心病。心肌缺血与高发病率和高致死率相关。冠状动脉搭桥术（CABG）和经皮冠状动脉介入治疗（percutaneous coronary intervention，PCI）在有冠心病的心衰患者中应予以考虑。应先仔细评估患者的其他疾病情况、手术风险、冠状动脉的解剖结构、再灌注区域存活心肌的范围、左心室功能以及是否存在显著血流动力学意义的瓣膜病，再决定选择哪一种血供重建方法。以下建议主要来自 2008 年 ESC 指南。

对冠状动脉情况未明的心衰患者进行冠心病评估：①不建议进行常规冠状动脉造影。低危冠心病患者：无创性检查结果可决定是否进行冠状动脉造影术（心电图运动试验、负荷超声心动图、负荷核素心肌灌注显像，以及多排螺旋 CT 和 MR 检查）。②冠状动脉造影：建议用于无禁忌证的冠心病高危患者，以明确诊断和指导治疗（Ⅰ类建议，证据水平：C）；建议用于心衰及严重瓣膜病证据的患者（Ⅰ类建议，证据水平：C）；建议用于经最佳药物治疗仍有心绞痛发作的心衰患者（Ⅱa 类建议，证据水平：C）。③存活心肌的检测：因为存活心肌是血供重建的目标，有冠心病的心衰患者应行存活心肌的诊断性检查，包括多巴酚丁胺负荷超声心动图、SPECT 和（或）PET 核成像、多巴酚丁胺负荷增强或平扫 MRI、CT增强扫描（Ⅱa 类建议，证据水平：C）。

3. 瓣膜手术　瓣膜性心脏病（valvular heart disease，VHD）可能是心衰的潜在病因或是重要的恶化因素，因此需要特殊处理。ESC 指南对于 VHD 的治疗适用于大多数心衰患者。虽然 LVEF 受损是术前、术后死亡率重要的危险因素，有症状的左心功能很差的患者也应当考虑手术。同时合并有心衰及其他疾病的患者药物治疗优先于手术治疗，应尽量避免急诊手术。对于 VHD 和心衰患者，很难提供关于手术的特别的建议。应当根据临床情况以及超声心动图结果对患者心血管及非心血管疾病进行全面评估后决定是否手术治疗。决定是否对有严重血流动力学障碍的主动脉瓣狭窄、主动脉瓣关闭不全或二尖瓣关闭不全患者手术时，需要考虑患者的意愿、年龄和风险。

（1）主动脉瓣手术：①主动脉瓣狭窄：药物治疗应当最佳化，但不应该延迟瓣膜的手术治疗。重度主动脉瓣狭窄患者使用血管扩张药（ACEI、ARB 和硝酸酯类药物）可能导致严重的低血压，应慎用。手术推荐用于有心衰症状和主动脉瓣重度狭窄的患者（Ⅰ类建议，证据水平：C）；推荐用于无症状的主动脉瓣重度狭窄和 LVEF <50% 的患者（Ⅰ类建议，证据水平：C）；也可用于瓣膜开口面积严重减少且左心室功能障碍的患者（Ⅱb 类建议，证据水平：C）。②主动脉瓣关闭不全：手术推荐用于所有有心衰症状的严重主动脉瓣关闭不全的患者（Ⅰ类建议，证据水平：B）；推荐用于无症状的主动脉瓣重度关闭不全和 LVEF中度受损的（≤50%）的患者（Ⅱa 类建议，证据水平：C）。

（2）二尖瓣关闭不全手术：对于心衰和严重二尖瓣反流患者，二尖瓣手术可改善一些患者的症状。对于二尖瓣重度反流患者，尽管冠状动脉血供重建是一种选择，仍应考虑手术治疗。对于严格筛选后有手术适应证的患者，外科手术修复瓣膜疗效很好。

1）器质性二尖瓣关闭不全：对二尖瓣瓣膜结构异常或者二尖瓣损伤导致的二尖瓣重度反流的患者，心衰症状恶化是手术的强适应证。手术推荐用于 LVEF >30% 的患者（瓣膜修补如果可行的话）（Ⅰ类建议，证据水平：C）。二尖瓣重度反流及 LVEF <30% 的患者也可以考虑手术治疗，但药物治疗为首选。只有对于药物治疗难以控制症状且手术风险较低的心衰患者，才应考虑手术治疗（Ⅱb 类建议，证据水平：C）。

2）功能性二尖瓣关闭不全：对于经最佳药物治疗后仍有症状的重度功能性二尖瓣反流和严重左心室功能障碍的患者，可以考虑手术治疗（Ⅱb 类建议，证据水平：C）；CRT 可以改善患者的心室结构、乳头肌不协调，并可能减少二尖瓣反流，推荐用于有适应证的患者

（Ⅱa 类建议，证据水平：B）。

3）缺血性二尖瓣关闭不全：手术推荐用于二尖瓣重度反流、LVEF < 30% 并计划实施 CABG 的患者（Ⅰ 类建议，证据水平：C）；对于二尖瓣中度反流患者，在行 CABG 时可手术修复瓣膜（Ⅱa 类建议，证据水平：C）。

（3）三尖瓣关闭不全：功能性三尖瓣反流在双心室扩张、收缩功能不全、肺动脉高压的心衰患者中十分常见。体循环瘀血的右心衰竭对强利尿药不敏感，疲劳、运动耐量下降等可能加重心衰症状。对于单纯三尖瓣反流，无手术指征（Ⅲ 类建议，证据水平：C）。

4. 其他外科手术

（1）左心室室壁瘤切除术：对于有症状的，大的、孤立的左心室室壁瘤患者，应考虑室壁瘤切除术（Ⅱb 类建议，证据水平：C）。

（2）心肌成形术：心肌成形术和部分左心室切除术（Batista 手术）在心衰患者中不被推荐，但可作为心脏移植的另一种选择（Ⅲ 类建议，证据水平：C）。

（3）外部左心室成形术：不推荐用于心衰患者（Ⅲ 类建议，证据水平：C）。

三、心脏移植、心室辅助装置与人工心脏

1. 心脏移植　心脏移植可作为终末期心衰的一种治疗方式，主要适用于无其他治疗方法可选择的重度心衰患者。尽管目前还没有对照性研究，但公认对于特定条件的患者而言，与传统治疗相比，它会显著增加生存率、改善运动耐量和生活质量（Ⅰ 类建议，证据水平：C）。

2. 左心室辅助装置（left ventricular assist devices，LVAD）与人工心脏　LAVD 与人工心脏技术发展迅速。由于患者数量较少，随机临床试验的证据还十分有限。目前推荐的适应证也仅基于这些有限的证据，因此，在 LAVD 适应证或适合人群上，目前还未达成一致。LAVD 与人工心脏目前的适应证包括拟行心脏移植者、急性重症心肌炎患者（Ⅱa 类建议，证据水平：C）。尽管目前经验有限，但是在没有其他确切的治疗方法出现前，依然建议长期应用这些设备（Ⅱb 类建议，证据水平：C）。

四、超滤

对于晚期心力衰竭患者，特别是对利尿药没有反应的患者来说，超滤是个不错的治疗手段，可用来减少患者的液体负荷［肺和（或）外周水肿］，纠正利尿药抵抗患者的低钠血症（Ⅱa 类建议，证据水平：B）。

（张　权）

现代心血管
疾病预防与治疗

（下）

张　权等◎主编

吉林科学技术出版社

第十章　心脏瓣膜病

第十章

心脏瓣膜病

第一节 二尖瓣狭窄

一、病因和病理改变

临床上所见的二尖瓣狭窄（mitral stenosis），绝大多数都是风湿热的后遗病变，因二尖瓣狭窄而行人工瓣膜置换术的患者中，99%为风湿性二尖瓣狭窄。但有肯定的风湿热病史者仅占60%；在少见病因中，主要有老年人的二尖瓣环或环下钙化以及婴儿及儿童的先天性畸形；更罕见的病因为类癌瘤及结缔组织病；有人认为，病毒（特别是Coxsackie病毒）也可引起慢性心脏瓣膜病，包括二尖瓣狭窄。淀粉样沉着可以发生在风湿性瓣膜病变的基础上并导致左房灌注障碍。Lutembacher综合征为二尖瓣狭窄合并房间隔缺损。左房肿瘤（特别是黏液瘤）、左房内球瓣栓塞以及左房内的先天性隔膜如三房心，也可引起左房血流障碍，而与二尖瓣狭窄引起的血流动力学改变相似，但这些情况不属于二尖瓣器质性病变的范畴。风湿性心脏患者中大约25%为单纯二尖瓣狭窄，40%为二尖瓣狭窄合并关闭不全。二尖瓣狭窄的患者中约2/3为女性。

在风湿热病程中，一般从初次感染到形成狭窄，估计至少需要2年，一般常在5年以上的时间，多数患者的无症状期在10年以上。

风湿性二尖瓣狭窄的基本病理变化是瓣叶和腱索的纤维化和挛缩，瓣叶交界面相互粘连。交界粘连、腱索缩短，使瓣叶位置下移，严重者如漏斗状，漏斗底部朝向左房，尖部朝向左室。在正常人，血流可自由通过二尖瓣口，经乳头肌间和腱索间进入左室。在风湿性二尖瓣狭窄的患者，腱索融合，瓣叶交界融合，造成血流阻塞，引起一系列病理生理改变。

正常二尖瓣口面积约 $4 \sim 6cm^2$。当二尖瓣受风湿性病变侵袭后，随着时间的推移，瓣口面积逐渐缩小。瓣口面积缩小至 $1.5 \sim 2.0cm^2$ 时，属轻度狭窄；$1.0 \sim 1.5cm^2$ 时，属中度狭窄；$<1.0cm^2$ 时属重度狭窄。

二、病理生理

二尖瓣狭窄时，基本的血流动力学变化是：在心室舒张期，左房左室之间出现压力阶差，即跨二尖瓣压差。轻度二尖瓣狭窄，"压差"仅见于心室快速充盈期；严重狭窄，"压差"见于整个心室舒张期。值得注意的是在同一患者，跨二尖瓣压差的高低还与血流速度有关。后者不仅决定于心排血量，还决定于心室率。心室率加快，舒张期缩短，左房血经二尖瓣口流入左室的时间缩减，难于充分排空。在心排量不变的情况下，心室率增快，跨二尖瓣压差增大，左房压力进一步升高。临床可见不少原来无症状的二尖瓣狭窄患者，一旦发生心房颤动，心室率增快时，可诱发急性肺水肿。流体力学研究证明，瓣口面积恒定的情况下，跨瓣压差是血流速度平方的函数，也就是说，流速增加一倍，跨瓣压差将增加三倍。

（一）左房-肺毛细血管高压

瓣口面积大于 $2.0cm^2$ 时，除非极剧烈的体力活动，左房平均压一般不会超过肺水肿的压力阈值（$25\sim30mmHg$），因此患者不会有明显不适。瓣口面积 $1.5\sim2.0cm^2$ 时，静息状态，左房-肺毛细血管平均压低于肺水肿的压力阈值；但在中度活动时，由于血流加快，再加上心跳加快，心室舒张期缩短，二尖瓣两侧压差增大，左房-肺毛细血管平均压迅速超过肺水肿的压力阈值，因此可出现一过性间质性肺水肿。活动停止，左房，肺毛细血管压又迅速下降，肺间质内液体为淋巴回流所清除，肺水肿减轻或消失。这类患者，安静时无症状，但在较重的体力活动时，则表现出呼吸困难。

瓣口面积 $1.0\sim1.5cm^2$，左房-肺毛细血管压持续在高水平，轻微活动，甚至休息时，也可能超过肺水肿的压力阈值，因此，患者常主诉劳力性气促和阵发性夜间呼吸困难。稍微活动，即可诱发急性肺泡性肺水肿。左房-肺毛细血管高压期，心排血量大体正常，患者无明显疲乏感。

（二）肺动脉高压

二尖瓣狭窄患者肺动脉高压产生机制包括：①左房压力升高，逆向传导致肺动脉压被动升高；②左房高压，肺静脉高压触发反射性肺小动脉收缩；③长期而严重的二尖瓣狭窄导致肺小动脉壁增厚。从某种意义上说，肺血管的这些变化有一定的保护作用，因毛细血管前阻力增高，避免较多的血液进入肺毛细血管床，减少肺水肿的发生。然而，这种保护作用是以右心排血量减少为代价的。

随着肺动脉压力进行性增高，劳力性呼吸困难、阵发性夜间呼吸困难、急性肺水肿等表现会逐渐减轻。但右室功能受损表现及心排血量减少的症状逐渐明显。

瓣口面积 $1.5\sim2.0cm^2$ 时，可有阵发性左房-肺毛细血管高压，但肺动脉压一般不高。

瓣口面积 $1.0\sim1.5cm^2$，持续性左房-肺毛细血管高压，肺动脉压也可以被动性升高。

瓣口面积 $<1.0cm^2$，肺动脉压主动性地、明显地升高，而左房-肺毛细血管压略有下降，心排出量也下降。患者常诉疲乏无力，劳动耐量减低。

（三）左心房电活动紊乱

二尖瓣狭窄和风湿性心脏炎可引起左房扩大、心房肌纤维化、心房肌排列紊乱。心房肌排列紊乱，进一步导致心房肌电活动传导速度快慢不一，不应期长短有别。由自律性增高或折返激动所形成的房性期前收缩，一旦落在心房肌易损期即可诱发心房颤动。心房颤动的发生与二尖瓣狭窄的严重程度、左房大小、左房压高低密切相关。开始时，心房颤动呈阵发性。心房颤动本身又可促进心房肌进一步萎缩，左房进一步扩大，心房肌传导性和不应性差距更为显著，心房颤动逐渐转为持续性。

$40\%\sim50\%$ 症状性风湿性二尖瓣狭窄患者，合并有心房颤动。

二尖瓣狭窄早期，一般为窦性心律。

当瓣口面积 $1.0 \sim 1.5 \text{cm}^2$，可发生阵发性心房颤动。心房颤动发作时，心室率快而不规则，心室舒张期短，每可诱发急性肺水肿。

当瓣口面积 $< 1.0 \text{cm}^2$，常为持久性心房颤动。因此，持久性心房颤动，多提示血流动力学障碍明显。

（四）心室功能改变

二尖瓣口面积 $> 1.0 \text{cm}^2$，左房，肺毛细血管压升高，肺动脉压力也可被动性升高。但是，这种程度的肺动脉高压，不会引起明显的右室肥厚，更不会引起右室衰竭。二尖瓣口面积 $< 1.0 \text{cm}^2$ 时，肺动脉压主动性地、明显地升高，甚至超过体循环压水平。长期压力负荷增重，右室壁代偿性肥厚，继之右室扩大，右室衰竭。

Grash 等研究发现，约 1/3 的风湿性二尖瓣狭窄患者存在左室功能异常，其原因尚有争议。一般认为，二尖瓣口狭窄，舒张期左室充盈减少，前负荷降低，导致心排血量降低。Silverstein 则认为，风湿性炎症造成的心肌损害、心肌内在收缩力降低为其主要原因。临床上，外科二尖瓣分离术后，左室射血分数不能随二尖瓣口面积的扩大而增加，也支持 Silverstein 的观点。Holzer 则指出，二尖瓣狭窄时，心排血量降低与冠状动脉供血不足、心肌收缩力受损有关。还有人提出，二尖瓣狭窄时，右室后负荷增重，收缩状态改变，可影响左室功能。汤莉莉等对 20 例风湿性二尖瓣狭窄患者行球囊扩张术，术前及术后测定多种左室功能指标，发现术前各项左室功能降低主要与前负荷不足有关。这一结论与外科二尖瓣分离术所得结论相矛盾，其原因可能是外科手术中全麻开胸等多种因素改变了心肌收缩力以及心脏的前、后负荷的结果。

（五）血栓前状态出现

血栓前状态是指机体促凝和天然抗凝机制的平衡失调，具体地讲，是血管内皮细胞、血小板、血液抗凝、凝血、纤溶系统及血液流变等发生改变所引起的有利于血栓形成的病理状态。

血栓栓塞是二尖瓣狭窄的常见的、严重的并发症。据统计，该病血栓栓塞并发症的发生率约 20%，二尖瓣狭窄合并心房颤动时，血栓栓塞的危险性较窦性心律时提高 $3 \sim 7$ 倍。有学者对 34 例二尖瓣狭窄患者的止血系统多项指标进行过研究，结果发现，这类患者止血系统多个环节发生异常，即存在着血栓前状态。其严重程度与二尖瓣口狭窄严重程度相关，合并心房颤动者较窦性心律者更为严重。

（六）心血管调节激素的改变

如前所述，随着二尖瓣狭窄的发生和发展，左房压力逐渐增高，继之肺动脉压力升高，右室负荷增重，最终将导致右心衰竭。这些血流动力学改变必然会启动机体一系列心血管调节激素的代偿机制。

1. 心钠素分泌的变化　近年来发现，心脏具有分泌心钠素的功能，在一些心血管疾病中，其分泌可发生程度不等的变化。Leddome 在狗的左心房放置一气囊，造成二尖瓣口的部分阻塞以模拟二尖瓣狭窄。研究结果显示血浆心钠素浓度随左房压力升高而升高。Daussele 发现严重二尖瓣狭窄但不伴右心衰竭的患者，外周血心钠素浓度为正常人的 $7 \sim 10$ 倍。多数学者（包括外国学者）认为二尖瓣狭窄时，血心钠素水平升高的主要原因是左房压力升高刺激心房壁肌细胞分泌心钠素。Waldman 发现二尖瓣狭窄时，血心钠素水平不仅与左房压力有关，而且与左房容积和左房壁张力有关。Malatino 通过对 24 例二尖瓣狭窄患者的研究发现，心房颤动组与窦性心律组相比，左房内径较大，血心钠素水平较高；心房颤动组血心钠素水平与左房压力高低无关。这一结果说明，心房快速颤动，心房容量增大，心房壁显著扩张是二尖瓣狭窄合并心房颤动患者血心钠素升高的主要原因。

二尖瓣狭窄患者血心钠素水平升高的意义在于：①促进水钠排泄；②抑制肾素 – 血管紧张素 – 醛固酮系统的分泌；③扩张肺动脉、降低肺动脉压或推迟肺动脉高压的发生；④降低交感神经兴奋性。

2. 肾素 – 血管紧张素 – 醛固酮系统的变化　二尖瓣狭窄时，肾素 – 血管紧张素 – 醛固酮系统（RAS）随病程的变化而有不同的改变。早期，即左房高压期，心肺压力感受器兴奋，交感神经活性减弱，血中肾素 – 血管紧张素 – 醛固酮系统水平降低。一旦肺动脉压力明显升高或右心衰竭出现，心排血量下降，重要脏器供血不足，交感神经及 RAS 兴奋，相关心血管调节激素分泌增加，血中去甲肾上腺素、肾素、醛固酮水平升高。体外试验证明，心钠素与 RAS 是一对相互拮抗的心血管调节激素。但对二尖瓣狭窄患者的研究发现，血浆心钠素水平与 RAS 系统的变化似乎相关性不大。Luwin 等发现，经皮二尖瓣球囊扩张（PB-MV）术后 10 ~ 60 分钟，心钠素水平下降同时肾素、醛固酮水平上升；Ishikura 等报告，PB-MV 术前，心钠素水平显著升高，肾素、醛固酮水平也显著升高，血管紧张素水平无明显变化；术后，血心钠素水平显著下降，同时肾素、血管紧张素 II、醛固酮水平未见明显上升。

上述资料说明，二尖瓣狭窄患者，体内 RAS 变化是很复杂的，可能受多种机制所控制。

3. 血管加压素分泌的变化　血管加压素由垂体分泌，左房也有感受器，其分泌受血浆晶体渗透压和左房容量双重调节。二尖瓣狭窄患者，左房容量增加，左房内感受器兴奋，血管加压素水平升高；PBMV 术后，左房容量下降，血管加压素水平也降低。

三、临床表现

（一）症状

1. 呼吸困难　劳力性呼吸困难为最早期症状，主要由肺的顺应性减低所致。由于肺血管充血和间质水肿而使活动能力降低。日常活动时即有左室灌注受阻和呼吸困难的患者，一般有端坐呼吸并有发生急性肺水肿的危险。后者可由劳累、情绪激动、呼吸道感染、性交、妊娠或快速房颤等而诱发。肺血管阻力显著升高的患者，右室功能受损，致右室排血受阻，因此，这类患者很少有突然的肺毛细血管压力升高，故反而较少发生急性肺水肿。由于二尖瓣狭窄是一种缓慢进展性疾病，患者可以逐渐调整其工作和生活方式，使之接近于静息水平，避免了呼吸困难发生。若行运动试验，方可客观判断心功能状态。

2. 咯血　可表现为下列几种形式。

（1）突然的咯血（有时称之为肺卒中），常为大量，偶可致命。系由于左房压突然升高致曲张的支气管静脉破裂出血所造成，多见于二尖瓣狭窄早期，无肺动脉高压或仅有轻、中度肺动脉高压的患者；后期因曲张静脉壁增厚，咯血反而少见。

（2）痰中带血或咳血痰，常伴夜间阵发性呼吸困难，此与慢性支气管炎、肺部感染和肺充血或毛细血管破裂有关。

（3）粉红色泡沫痰，为急性肺水肿的特征，由肺泡毛细血管破裂所致。

（4）肺梗死，为二尖瓣狭窄合并心力衰竭的晚期并发症。咳血性痰是由于毛细血管有渗血和肺组织有坏死的缘故。

3. 胸痛　二尖瓣狭窄的患者中，约15%有胸痛，其性质有时不易与冠状动脉疾患所致的心绞痛相区别。有人认为可能是由于肺动脉高压以致肥大的右室壁张力增高，同时由于心排血量降低致右室心肌缺血所致，或继发于冠状动脉粥样硬化性狭窄，其确切机制尚不明。大多数患者通过成功的二尖瓣分离术或扩张术，胸痛症状可以得到缓解。

4. 血栓栓塞　为二尖瓣狭窄的严重并发症，约20%的患者在病程中发生血栓栓塞，其中约15%～20%由此导致死亡。在开展抗凝治疗和外科手术以前，二尖瓣狭窄患者中约1/4死于血栓栓塞。血栓形成与心排血量减低、患者的年龄和左心耳的大小有关。此外，瓣膜钙质沉着可能是一危险因素，有10%的二尖瓣钙化的患者，在施行瓣膜分离术后发生栓塞。有栓塞病史的患者，在手术时左房中常见不到血栓。发生栓塞者约80%有心房颤动。若患者发生栓塞时为窦律，则可能原有阵发性房颤或合并有感染性心内膜炎，或原发病为心房黏液瘤而并非是二尖瓣狭窄。栓塞可能是首发症状，甚至发生在劳力性呼吸困难以前。35岁以上的房颤患者，尤其是伴有心排血量降低和左心耳扩大者是发生栓塞最危险的因素，因此应该给予预防性的抗凝治疗。

临床所见约半数的栓塞发生在脑血管。冠状动脉栓塞可导致心肌梗死和（或）心绞痛，肾动脉栓塞可引起高血压。约25%的患者可反复发生或为多发性栓塞，偶尔左房内有巨大血栓，似一带蒂的球瓣栓子，当变换体位时可阻塞左房流出道或引起猝死。

5. 其他　左房显著扩大、气管－支气管淋巴结肿大、肺动脉扩张可压迫左侧喉返神经，引起声嘶；此外，由于食管被扩张的左房压迫可引起吞咽困难。发生右心衰竭者，常有纳差、腹胀、恶心、呕吐等消化系统症状，小便量亦少。

（二）体征

1. 望诊和触诊　严重二尖瓣狭窄可出现二尖瓣面容，特征是患者两颊呈紫红色。发生机制是，心排血量减低，周围血管收缩。二尖瓣狭窄，尤其是重度二尖瓣狭窄，心尖搏动往往不明显（左室向后移位）。若能触及与第一心音（S_1）同时出现的撞击（tapping）感，其意义与 S_1 亢进等同，提示二尖瓣前内侧瓣活动性好。令患者左侧卧位，可在心尖区触及舒张期震颤。肺动脉高压时，胸骨左缘第2肋间触及肺动脉瓣震荡感，胸骨左缘触及右室抬举感；当右室明显扩大，左室向后移位，右室占据心尖区，易将右室搏动误为左室搏动。

2. 听诊　二尖瓣狭窄，在心尖区多可闻及亢进的第一心音，它的存在提示二尖瓣瓣叶弹性良好，当二尖瓣瓣叶增厚或钙化，这一体征即告消失。随着肺动脉压增高，肺动脉瓣关闭音变响，传导也较广，甚至在主动脉瓣听诊区及心尖区可闻及；第二心音分裂变窄，最后变成单一心音。重度肺动脉高压，还可在胸骨左缘第2肋间闻及喷射音，吸气时减弱，呼气时增强；在胸骨左缘2～3肋间闻及肺动脉关闭不全的格－史（Graham－Steell）杂音；在胸骨左下缘闻及三尖瓣关闭不全的收缩期杂音以及右室源性的第三心音和第四心音。

二尖瓣开瓣音（opening snap），在心尖区采用膜型胸件易于闻及，往往与亢进的 S_1 同时存在，二者均提示二尖瓣瓣叶弹性良好。钙化仅累及二尖瓣瓣尖，该音依然存在，但累及二尖瓣瓣体时，该音即告消失。开瓣音与主动脉瓣关闭音之间的时距愈短，提示二尖瓣狭窄愈重；相反，则愈轻。

二尖瓣狭窄最具诊断价值的听诊是，在心尖区用钟型胸件听诊器听诊可闻及舒张期隆隆样杂音，左侧卧位尤易检出。该杂音弱时，仅局限于心尖区；强时，可向左腋下及胸骨左缘传导。杂音响度与二尖瓣狭窄轻重无关，但杂音持续时间却与之相关，只要左侧房室压力阶差超过3mmHg，杂音即持续存在。轻度二尖瓣狭窄，杂音紧跟开瓣音之后出现，但持续时间短暂，仅限于舒张早期，但舒张晚期再次出现；严重二尖瓣狭窄，杂音持续于整个舒张期，若为窦性心律，则呈舒张晚期增强。二尖瓣狭窄舒张期隆隆样杂音在下述情况下可能被掩盖：胸壁增厚，肺气肿，低心排血量状态，右室明显扩大，二尖瓣口高度狭窄。这种二尖瓣狭窄谓之"安静型二尖瓣狭窄"。对疑有二尖瓣狭窄的患者，常规听诊未发现杂音，可令患者下蹲数次，或登梯数次，再左侧卧位，并于呼气末听诊，可检出舒张期隆隆性杂音。

（三）辅助检查

1. X线检查 X线所见与二尖瓣狭窄的程度和疾病发展阶段有关，仅中度以上狭窄的病例在检查时方可发现左房增大（极度左房扩大罕见），肺动脉段突出，左支气管抬高，并可有右室增大等。后前位心影如梨状，称为"二尖瓣型心"。主动脉结略小，右前斜位吞钡检查可发现扩张的左房压迫食管，使其向后并向左移位，左前斜位检查易发现右室增大。老年患者常有二尖瓣钙化，青壮年患者亦不少见，以荧光增强透视或断层X线检查最易发现二尖瓣钙化。肺门附近阴影增加，提示肺静脉高压所致的慢性肺瘀血和肺间质水肿。

2. 心电图检查 轻度二尖瓣狭窄者，心电图正常。其最早的心电图变化为具特征性的左房增大的P波，P波增宽且呈双峰型，称之为二尖瓣型P波（$P_{II} > 0.12$秒，$PtfV_1 \leq -0.03mm \cdot s$，电轴在$+45° \sim -30°$之间），见于90%显著二尖瓣狭窄患者。随着病情发展，当合并肺动脉高压时，则显示右室增大，电轴亦可右偏。病程晚期，常出现心房颤动。

3. 超声心动图检查 超声心动图对二尖瓣狭窄的诊断有较高的特异性，除可确定瓣口有无狭窄及瓣口面积之外，尚可帮助了解心脏形态，判断瓣膜病变程度及决定手术方法，对观察手术前后之改变及有无二尖瓣狭窄复发等方面都有很大价值。

超声诊断的主要依据如下。

（1）二维超声心动图上见二尖瓣前后叶反射增强，变厚，活动幅度减小，舒张期前叶体部向前膨出呈气球状，瓣尖处前后叶的距离明显缩短，开口面积亦变小。

（2）M型超声心动图示二尖瓣前叶曲线上，舒张期正常的双峰消失，E峰后曲线下降缓慢，EA间凹陷消失，呈特征性城墙状。根据狭窄程度的不同，下降速度亦有差异，与此相应，E峰后下降幅度即EA间垂直距离减小；二尖瓣前叶与后叶曲线呈同向活动；左房扩大，右室及右室流出道变宽，有时还可发现左房内有血栓形成。

（3）Doppler图像上舒张期可见通过二尖瓣口的血流速率增快。

（4）Doppler超声心动图运动试验：运动试验可用于某些二尖瓣狭窄患者，以了解体力活动的耐受水平，揭示隐匿的二尖瓣狭窄的相关症状。运动试验可与Doppler超声心动图相结合，以评价二尖瓣狭窄在运动时的血流动力学。Doppler超声心动图运动实验通常是在运动中止后静息状态下行Doppler检查。Doppler超声心动图主要用于下列情况：①证实无症状的二尖瓣狭窄，患者具有良好的运动能力，在强度和日常生活活动相等的工作负荷状态下可以无症状；②评价运动期间肺动脉收缩压；③对于那些有症状但静息状态下检查却只有轻度二尖瓣狭窄的患者，可用这种方法了解运动时血流动力学变化。

四、并发症

（一）心房颤动

见于重度二尖瓣狭窄的患者，左房明显增大是心房颤动能持续存在的解剖基础；出现心房颤动后，心尖区舒张期隆隆样杂音可减轻，收缩期前增强消失。

（二）栓塞

常见于心房颤动患者，以脑梗死最为多见，栓子也可到达四肢、肠、肾脏和脾脏等处；右房出来的栓子可造成肺栓塞或肺梗死；少数病例可在左房中形成球瓣栓塞，这种血栓可占据整个左房容积的1/4，若堵住二尖瓣口则可造成晕厥，甚至猝死。

（三）充血性心力衰竭或急性肺水肿

病程晚期大约有50%～75%发生充血性心力衰竭，并是导致死亡的主要原因，呼吸道感染为诱发心力衰竭的常见原因，在年轻女性患者中，妊娠和分娩常为主要诱因。急性肺水肿是高度二尖瓣狭窄的严重并发症，往往由于剧烈体力活动、情绪激动、感染、妊娠或分娩、快速房颤等情况而诱发，上述情况均可导致左室舒张充盈期缩短和左房压升高，因而使肺毛细血管压力增高，血浆易渗透到组织间隙或肺泡内，故引起急性肺水肿。

（四）呼吸道感染

二尖瓣狭窄患者，由于常有肺静脉高压、肺瘀血，故易合并支气管炎和肺炎。临床上凡遇心力衰竭伴发热、咳嗽的患者时，即应考虑到合并呼吸道感染的可能，应及时给予抗生素治疗，以免诱发或加重心力衰竭。显著二尖瓣狭窄的患者，一般不易感染肺结核。

五、自然病程

由于介入治疗和外科治疗的飞速发展，使得了解二尖瓣狭窄以及其他类型瓣膜病的自然病程相当困难。仅有少数资料能提供二尖瓣狭窄病程信息。在温带地区，如美国和西欧，首次风湿热发生后15～20年才出现有症状的二尖瓣狭窄。从心功能Ⅱ级进展为心功能Ⅲ～Ⅳ级约需5～10年；在热带和亚热带地区，病变进展速度相对较快。经济发展程度和种族遗传因素也可能起一定作用。如在印度，6～12岁儿童即可患有严重的二尖瓣狭窄，但在北美和西欧，有症状的二尖瓣狭窄却见于45～65岁。Sagie采用Doppler超声心动图对103例二尖瓣狭窄患者进行随访后指出，二尖瓣口面积减小速率为0.09cm^2/年。

外科治疗二尖瓣狭窄出现前的年代，有关二尖瓣狭窄自然病程的资料提示，症状一旦出现，预后不良，其5年存活率在心功能Ⅲ级为62%，Ⅳ级为15%。1996年，Horstkotte报告一组拒绝行手术治疗的有症状的二尖瓣狭窄患者，5年存活率为44%。

六、治疗

二尖瓣狭窄患者，可发生肺水肿、心力衰竭、心律失常以及血栓栓塞等并发症，已如前述。一般来说，二尖瓣狭窄患者，若未出现并发症，可不必治疗，但应防止受凉，注意劳逸结合，应用长效青霉素预防乙型溶血性链球菌感染；有并发症者，宜选择适当方式进行治疗。

二尖瓣狭窄的治疗方式分内科治疗和外科治疗两方面。此处只介绍内科治疗部分。

（1）β受体阻滞剂：由于二尖瓣狭窄合并间质性肺水肿或肺泡性肺水肿的主要成因是二尖瓣口的机械性阻塞，二尖瓣跨瓣压差增大，左房压力和肺静脉－肺毛细血管压力增高。二尖瓣跨瓣压差与心率、心排血量之间的关系是：压力阶差＝心排血量/（K·舒张充盈期）（K为一常数，包含二尖瓣口面积）。心排血量增加或舒张充盈期缩短可导致压力阶差上升。若能减慢心率及（或）降低心排出量，就可降低二尖瓣跨瓣压差，降低左房、肺静脉－毛细血管压，减轻患者肺瘀血症状。

1977年，Steven等对8例单纯二尖瓣狭窄呈窦性心律的患者进行了研究，用普萘洛尔2mg静脉注射，注射前及注射后10分钟测心率、肺小动脉楔嵌压、左室收缩压、左室舒张压以及心排血量。结果显示心率下降（13.0±2.6）次/分（P＜0.01），心排血量下降（0.5±0.2）l/min（P＜0.05），二尖瓣跨瓣压差下降（7.1±1.6）mmHg（P＜0.05），肺小动脉楔嵌压下降（6.9±1.2）mmHg（P＜0.01），左室收缩压下降（5.1±2.6）mmHg（P＞0.05），左室舒张末期压力无变化。

有学者也曾用普萘洛尔静脉注射抢救单纯二尖瓣狭窄合并急性肺水肿的患者，还曾用普萘洛尔口服治疗单纯二尖瓣狭窄合并慢性肺瘀血的患者，疗效均非常满意。β受体阻滞剂能有效地减慢窦房结冲动，因此可用于：①二尖瓣狭窄合并窦性心动过速；②二尖瓣狭窄合并窦性心动过速和急性肺水肿；③二尖瓣狭窄合并快速型室上性心律失常。

（2）钙通道阻滞剂：如维拉帕米和硫氮䓬酮，这两种药物均能直接作用于窦房结，减慢窦性频率；还可作用于房室结，延缓房室传导。但是这两种药物还能扩张周围血管，引起交感神经兴奋，间接地使窦性频率加快，房室结传导加速。因此，钙通道阻滞剂对房室结和窦房结的净效应与剂量相关，为有效减慢窦性心律，延缓房室传导，常须用中等剂量或大剂量。由于用量较大，常发生诸如头痛、便秘、颜面潮红及肢体水肿等副作用。所以这种药物，多用作洋地黄的辅助用药，以减慢快速心房颤动患者的心室率。

（3）洋地黄制剂：对窦房结基本无直接作用，但能有效地抑制房室结，延缓房室传导。对二尖瓣狭窄、窦性心动过速合并肺水肿的患者，临床应用价值有限，甚至有人认为有害。对二尖瓣狭窄快速心房颤动合并肺水肿者，应用洋地黄制剂，疗效满意。

应该指出的是：洋地黄对静息状态下的快速心房颤动，能显著减慢心室率，在应激状态下，洋地黄控制心房颤动的心室率的能力较差。其原因在于：洋地黄减慢房室结传导的作用，主要是通过兴奋迷走神经实现的，在应激状态下，交感神经兴奋，房室传导加速，这种交感神经的兴奋作用超过迷走神经的抑制作用，因此心房颤动患者心室率难以减慢，为解决这一问题，可加用β受体阻滞剂或钙通道阻滞剂，辅助洋地黄控制应激状态下心房颤动患者的心室率。

经皮球囊二尖瓣成形术的禁忌证包括：①左房内血栓形成；②近期（3个月）内有血栓栓塞史；③中、重度二尖瓣关闭不全；④左室附壁血栓；⑤右房明显扩大；⑥心脏、大血管转位；⑦主动脉根部明显扩大；⑧胸、脊柱畸形。

（侯　磊）

第二节　二尖瓣关闭不全

一、病因和病理改变

二尖瓣装置包括瓣环、瓣叶、腱索和乳头肌，它们在功能上是一个整体。正常的二尖瓣功能，有赖于上述四成分的结构和功能的完整，其中任何一个或多个成分出现结构异常或功能障碍便可产生二尖瓣关闭不全（mitral regurgitation），当左室收缩时，血液便可反流入左房。以前，在人群中，风湿热、风湿性心瓣膜炎发生率很高，因此认为风湿性二尖瓣关闭不全极为常见，即使临床未发现伴有二尖瓣狭窄的二尖瓣关闭不全，若未查到其他病因，也认为是风湿性二尖瓣关闭不全。随着心脏瓣膜病手术治疗的开展及尸检资料的累积，对二尖瓣关闭不全的病因的认识也随着发生了变化。据报告，风湿性单纯性二尖瓣关闭不全占全部二尖瓣关闭不全的百分数逐渐在减少。1972 年，Seizer 报告风湿性二尖瓣关闭不全占 44%；1976 年，Amlie 报告占 33%；1987 年，Kirklin 及中尾报告为 3% ~21%。非风湿性单纯性二尖瓣关闭不全的病因，以腱索断裂最常见，其次是感染性心内膜炎、二尖瓣黏液样变性、缺血性心脏病等。缺血性心脏病之所以造成二尖瓣关闭不全，其机制可能与左室整体收缩功能异常、左室节段性室壁运动异常以及心肌梗死后左室重构等有关。

二尖瓣关闭不全的病因分类，详见表 10 - 1。

表 10 - 1　二尖瓣关闭不全的病因分类

病损部位	慢性	急性或亚急性
瓣叶 - 瓣环	风湿性	感染性心内膜炎
	黏液样变	外伤
	瓣环钙化	人工瓣瓣周漏
	结缔组织疾病	
	先天性，如二尖瓣裂	
腱索 - 乳头肌	瓣膜脱垂	原发性腱索断裂
	（腱索或乳头肌过长）	继发性腱索断裂
	乳头肌功能不全	感染性心内膜炎或慢性瓣膜病变所致
		心肌梗死并发乳头肌功能不全或断裂
		创伤所致腱索或乳头肌断裂
心肌	扩张型心肌病	
	肥厚性梗阻型心肌病	
	冠心病节段运动异常或室壁瘤	

（一）瓣叶异常

由于瓣叶受累所致的二尖瓣关闭不全，常见于慢性风湿性心瓣膜病，男性多于女性，其主要病理改变为慢性炎症及纤维化使瓣叶变硬、缩短、变形，或腱索粘连、融合、变粗等，病程久者可钙化而加重关闭不全。风湿性二尖瓣关闭不全的患者中，约半数合并二尖瓣狭窄。此外，结缔组织疾病、感染性心内膜炎、穿通性或非穿通性创伤均可损毁二尖瓣叶；心内膜炎愈合期二尖瓣尖的回缩也能引起二尖瓣关闭不全。

（二）瓣环异常

1. 瓣环扩张　成人二尖瓣环的周径约 10cm，在心脏收缩期，左室肌的收缩可使瓣环缩小，这对瓣膜关闭起重要作用，因此，任何病因的心脏病凡引起严重的左室扩张者，均可使二尖瓣环扩张，从而导致二尖瓣关闭不全。一般原发性瓣膜关闭不全比继发于二尖瓣环扩张引起的关闭不全严重些。

2. 瓣环钙化　在尸检中，二尖瓣环特发性钙化甚为常见。一般这种退行性变对心脏功能影响很小，严重的二尖瓣环钙化，则是引起二尖瓣关闭不全的重要原因。高血压、主动脉瓣狭窄和糖尿病以及 Marfan 综合征等，均可使二尖瓣环的钙化加速，并可使二尖瓣环扩张，因而更易造成二尖瓣关闭不全；此外，慢性肾衰竭和继发性甲状旁腺功能亢进的患者，也易发生二尖瓣环钙化。严重钙化的患者，钙盐可能侵入传导系统，导致房室或（和）室内传导阻滞，偶尔钙质沉着扩展可达冠状动脉。

（三）腱索异常

这是引起二尖瓣关闭不全的重要原因。腱索异常可由下列原因引起，先天性异常、自发性断裂或继发于感染性心内膜炎、风湿热的腱索断裂。多数患者腱索断裂无明显原因，后叶腱索断裂较前叶腱索断裂多见，常伴有乳头肌纤维化，腱索断裂也可由创伤或急性左室扩张引起。根据腱索断裂的数目和速度而引起不同程度的二尖瓣关闭不全，临床上可表现为急性、亚急性或慢性过程。

（四）乳头肌受累

任何妨碍乳头肌对瓣叶有效控制的因素，均可导致二尖瓣关闭不全。乳头肌是由冠状动脉的终末支供血，因此，对缺血很敏感，乳头肌血供的减少，可引起乳头肌缺血、损伤、坏死和纤维化伴功能障碍。唯乳头肌断裂在临床上罕见。若缺血呈一过性，乳头肌功能不全和二尖瓣关闭不全也呈一过性，且伴有心绞痛发作。若缺血严重而持久，引起慢性二尖瓣关闭不全。后内侧乳头肌的血供较前外侧少，故较易受缺血的影响。引起乳头肌受累的原因，归纳起来有下列几种：①乳头肌缺血，常见者为冠心病；②左室扩大，使乳头肌在心脏收缩时发生方位改变；③乳头肌的先天性畸形，如乳头肌过长、过短、一个乳头肌缺如等；④感染性心内膜炎时合并乳头肌脓肿，可引起急性瓣下二尖瓣关闭不全；⑤其他，如肥厚型心肌病、心内膜心肌纤维化、左房黏液瘤、外伤等。

根据乳头肌受累的程度及速度，临床上可表现为急性二尖瓣关闭不全或慢性二尖瓣关闭不全的征象。

二、病理生理

二尖瓣关闭不全时，左室排血可经两个孔道，即二尖瓣孔和主动脉瓣孔，因此排血阻力降低。在主动脉瓣打开之前，几乎半量的左室血液先期反流左房。反流量的多少，决定于二尖瓣孔的大小和左室 左房压力阶差。而二尖瓣孔的大小和左室 左房压力阶差又是可变的。左室收缩压或者左室－左房压力阶差决定于周围血管阻力；正常二尖瓣环有一定弹性，其横截面可由多种因素调节，如前负荷、后负荷、心肌收缩力。当前负荷和后负荷增加，心肌收缩力降低，左室腔扩大，二尖瓣环扩张，反流孔增大，反流量增加；当采用某些措施（如正性肌力药物、利尿剂、血管扩张剂）使左室腔缩小，反流孔变小，反流量减少。

（一）左室功能的变化

当急性二尖瓣关闭不全发生开始时，左室以两种方式来代偿，一是排空更完全，二是增加前负荷。此时，左室收缩末压降低，内径缩短，室壁张力明显下降，心肌纤维缩短程度和速率增加。当二尖瓣关闭不全持续而变为慢性二尖瓣关闭不全，特别是严重二尖瓣关闭不全，左室舒张末期容量增大，收缩末期容量恢复正常。根据 Laplace 定律（心肌张力与心室内压和心室半径乘积相关），由于左室舒张末期容量增大，室壁张力增加至正常水平或超过正常水平，此谓严重二尖瓣关闭不全的慢性代偿阶段。左室舒张末期容量增加，即前负荷增加，二尖瓣环扩大，二尖瓣关闭不全加重，即进入二尖瓣关闭不全引起二尖瓣关闭不全的恶性循环。在慢性二尖瓣关闭不全，左室舒张末期容量及左室质量均是增加的，左室发生典型的离心性肥厚，肥厚的程度与扩大的程度不成比例。二尖瓣关闭不全，由于左室后负荷降低，射血分数（EF）可以维持于正常水平或超过正常水平。

多数严重二尖瓣关闭不全患者，心功能代偿期可持续多年；部分患者，由于左室长期容量超负荷，最终发生心肌失代偿，收缩末期容量，前负荷后负荷均增加，而射血分数和每搏出量降低。左室功能失代偿者，神经内分泌系统激活，循环炎性因子增加，磷酸肌酸与三磷酸腺苷比例降低。

严重二尖瓣关闭不全患者，冠状动脉血流速度加快，而与主动脉瓣病变相比较，心肌氧耗量的增加并不显著，因为这类患者心肌纤维缩短程度和速度虽然增高，但这不是心肌氧耗量的主要决定因素，主要决定因素是室壁张力，心肌收缩力和心率，前者（平均左室壁张力）实际是降低的，而后两者变化不大。因此，二尖瓣关闭不全的患者很少出现心绞痛。

反映心肌收缩力强弱的各种射血指标（如射血分数，左室短轴缩短率）是与后负荷大小成反比的，二尖瓣关闭不全早期，上述射血指标增高。许多患者最终之所以有症状，是因为二尖瓣反流量大，左室压和肺静脉压增高，而各种射血指标却无变化，甚至增高。也有部分患者，症状严重，提示左室收缩功能严重减低，各种射血指标降至低于正常水平或正常低水平。即使二尖瓣关闭不全合并明显左室衰竭，左室射血分数及短轴缩短率仅有轻、中度降低。因此，当射血分数为正常低水平时，即提示左室收缩功能受损。当射血分数中度减低（0.40～0.50），则提示左室收缩功能严重受损，而且在二尖瓣矫治术后常难以逆转；当射血分数低于 0.35，提示左室收缩功能极度受损，二尖瓣矫治术的风险很大，术后疗效不佳。

（二）左房顺应性的变化

左房顺应性是严重二尖瓣关闭不全患者血流动力学和临床表现的主要决定因素。依据左房顺应性的差别，可将二尖瓣关闭分为三个亚组。

1. 左房顺应性正常或降低组　该组左房扩大不明显，左房平均压显著增高，肺瘀血症状突出。见于急性二尖瓣关闭不全，如腱索断裂、乳突肌头部梗死、二尖瓣叶穿孔（外伤或感染性心内膜炎）。数周、数月后左房壁逐渐增厚，收缩力增强，排空更充分，左房顺应性低于正常；急性二尖瓣关闭不全发生后 6～12 个月，肺静脉壁增厚，肺动脉壁也增厚，肺动脉血管阻力增加，肺动脉压力增高。

2. 左房顺应性显著增高组　该组左房明显扩大，左房平均压正常或略高于正常。见于严重慢性二尖瓣关闭不全。这类患者，肺血管阻力和肺动脉压力正常或稍高于正常，常有心房颤动和心排血量减低的表现。

3. 左房顺应性中度增高组　该组介于第一组和第二组之间，临床上最常见。见于严重二尖瓣关闭不全，左房可有不同程度扩大，左房平均压升高，肺静脉压力、肺血管阻力和肺动脉压力可能升高，心房颤动迟早也会发生。

三、临床表现

(一) 症状

慢性二尖瓣关闭不全患者临床症状的轻重，取决于二尖瓣反流的严重程度、二尖瓣关闭不全进展的速度、左房和肺静脉压高低、肺动脉压力水平以及是否合并有其他瓣膜损害和冠状动脉疾病等。

慢性二尖瓣关闭不全的患者在出现左室衰竭以前，临床上常无症状。部分慢性二尖瓣关闭不全合并肺静脉高压或心房颤动患者可于左室衰竭发生前出现症状。从罹患风湿热至出现二尖瓣关闭不全的症状，一般常超过 20 年。二尖瓣关闭不全的无症状期比二尖瓣狭窄长，急性肺水肿亦比二尖瓣狭窄少见，可能与左房压较少突然升高有关，咯血和栓塞的机会远比二尖瓣狭窄少，而由于心排血量减少所致的疲倦、乏力则表现较突出。

轻度二尖瓣关闭不全的患者，可能终身无症状，多数患者仅有轻度不适感。但如有慢性风湿活动、感染性心内膜炎或腱索断裂，则可使二尖瓣关闭不全进行性加重，由低心排血量或肺充血引起之症状亦会逐渐明显，有时甚至发展为不可逆的左心衰竭。二尖瓣关闭不全的患者出现心房颤动时，虽会影响病程的进展，但不如二尖瓣狭窄时明显，可能因为二尖瓣关闭不全患者出现快速房颤时，不至于使左房压明显升高之故。

严重二尖瓣关闭不全的患者，由于心排血量很低，因此患者有极度疲乏力、无力的感觉，活动耐力也大受限制，一旦左心衰竭，肺静脉压力升高，患者即可出现劳力性呼吸困难，亦可有夜间阵发性呼吸困难，进而可出现右心衰竭的征象，表现为肝脏瘀血肿大、踝部水肿，甚至出现胸、腹水；合并冠状动脉疾病患者，可出现心绞痛的临床症状。

(二) 体征

心界向左下扩大，心尖区出现有力的、局限性的收缩期搏动，亦表示左室肥厚、扩张。二尖瓣瓣叶病变所致二尖瓣关闭不全，第一心音常减低。由于左室排空时间缩短，主动脉瓣关闭提前，常可出现第二心音宽分裂。合并肺动脉高压时，肺动脉瓣关闭音增强。在左室快速充盈期，流经二尖瓣口血流量增大、增速，常可在心尖部闻及左室源性第三心音，有时伴有短促的舒张期隆隆性杂音。

二尖瓣关闭不全最重要的体征是心尖区收缩期杂音。多数患者，杂音在 S_1 后立即发生，持续于整个收缩期，超过甚至掩盖主动脉关闭音，该杂音响度稳定，呈吹风性，调较高，可向左腋下和左肩下放射，若为后外侧瓣病变，杂音还可向胸骨和主动脉瓣区放射，后者特别多见于二尖瓣后叶脱垂时。二尖瓣关闭不全杂音，不随左室每搏输出量大小变化而变化，其强弱也与二尖瓣关闭不全的严重程度无关。某些患者，因左室扩大、急性心肌梗死、人工瓣瓣周漏、严重肺气肿、肥胖、胸廓畸形，虽有严重二尖瓣关闭不全，杂音很难听到，甚至完全听不到，此谓安静型二尖瓣关闭不全 (silent mitral regurgitation)。

风湿性二尖瓣病，可表现为单纯二尖瓣狭窄、二尖瓣关闭不全，但更多表现为二尖瓣狭窄合并二尖瓣关闭不全。在二尖瓣狭窄合并二尖瓣关闭不全的患者，如果听诊发现心尖部 S_1 减低，又可闻及第三心音，说明以关闭不全为主；若发现心尖部 S_1 亢进，有明显开瓣音，收缩期杂音柔和而又短促，提示以狭窄为主。

（三）辅助检查

1. X 线检查　轻度二尖瓣关闭不全，X 线检查无明显异常发现，较严重者可有左房增大及左室增大。严重二尖瓣关闭不全者，可呈巨大左房，有时可使食管向右、向后移位，并组成右心缘的一部分。若有心力衰竭或肺动脉高压症存在，则出现右室增大。透视下可见二尖瓣钙化，有时可见左房收缩期搏动。有肺静脉高压时，可见 Kerley B 线。急性严重二尖瓣关闭不全常有肺水肿的征象，而左房、左室扩大不显著。左室造影对二尖瓣关闭不全的诊断，很有帮助，且能提示反流量的大小。

2. 心电图检查　轻度二尖瓣关闭不全者，心电图正常；较重者，主要示左室肥大和劳损，当出现肺动脉高压后，可有左、右室肥大或右房肥大的表现。病程短者，多呈窦性心律，约 1/3 的慢性二尖瓣关闭不全者示心房颤动。窦性心律者，标准导联中 P 波可增宽并出现切迹，V_1 导联 ptf 负值增大，提示左房增大。

3. 超声心动图检查　对重症二尖瓣关闭不全的诊断准确率很高，轻症者因反流量小，心脏形态改变不显著，故较难肯定。超声诊断的主要依据如下。

（1）M 型图可示左房左室增大及容量负荷过重的现象，有时可见瓣膜钙化。右室及肺动脉干亦可能扩大或增宽。

（2）切面超声心动图上可见瓣叶增厚、反射增强，瓣口在收缩期关闭对合不佳。

（3）Doppler 检查时，在左房内可见收缩期血液返回所引起湍流。

（4）左心声学造影时，可见造影剂在收缩期由左室返回左房。

（5）腱索断裂时，二尖瓣可呈连枷样改变，在左室长轴切面观可见瓣叶在收缩期呈鹅颈样钩向左房，舒张期呈挥鞭样漂向左室。

运动超声心动图可协助判断二尖瓣关闭不全的严重程度，了解运动期间血流动力学的异常改变，尤其对那些轻度二尖瓣关闭不全但有症状患者以及病情稳定而无症状的二尖瓣关闭不全患者，运动超声心动图可客观地评价其心功能状态。

4. 放射性核素检查　超声心动图是诊断二尖瓣关闭不全最常用的影像学方法，但在下述情况下可进一步考虑门控血池核素造影或一期心血管造影：超声检查结果不甚满意；临床与超声诊断有出入；有必要更准确测定左室射血分数。此外，通过该法还可测量左室功能和反流分数；也可用于定期随访患者，若在随访期，静息射血分数进行性下降达正常值下限，或左室舒张末期以及（或）收缩末期容量进行增加，提示患者应考虑手术治疗。

四、自然病程

二尖瓣关闭不全的自然病史，取决于基本病因、反流程度及心肌功能状态。轻度二尖瓣关闭不全，可多年无症状，其中仅少数患者因感染性心内膜炎或腱索断裂而使病情加重。一般慢性风湿性二尖瓣关闭不全在诊断后的 5 年存活率为 80%，10 年存活率为 60%，但如已出现明显症状（心功能已达Ⅲ~Ⅳ级），则 5 年和 10 年存活率均明显降低，分别为 40% 和 15%。瓣膜脱垂综合征的病程大多为良性，寿命与正常人相近，但约有 15% 可进展为严重的二尖瓣关闭不全，若并发感染性心内膜炎或腱索断裂，则预后与急性二尖瓣关闭不全相同。

五、治疗

慢性瓣膜病由于相当时期内可无症状，因此，在诊断确立后仅需定期随访，内科治疗的重点是预防风湿热和感染性心内膜炎的发生及适当地限制体力活动。血管扩张剂特别是减轻后负荷的血管扩张剂，通过降低射血阻抗可减少反流量和增加心排出量，对急性二尖瓣关闭不全可产生有益的血流动力学效应，对于慢性二尖瓣关闭不全是否如此，目前尚无定论。洋地黄类药物对负荷过重的左室具正性肌力作用，故控制本病的心力衰竭症状较二尖瓣狭窄者更适宜，对伴有心房颤动者更有效。

六、急性二尖瓣关闭不全

有关急性二尖瓣关闭不全的病因详见表 10-1。其中，最重要的是自发性腱索断裂，感染性心内膜炎致瓣膜毁损和腱索断裂，缺血性乳头肌功能不全或断裂，人工瓣功能不全。急性二尖瓣关闭不全也可发生在慢性二尖瓣关闭不全的病程中，使病情突然加重。

急性二尖瓣关闭不全多发生于左房大小正常，房壁顺应性正常或降低的患者，当二尖瓣反流突然发生，左房压、肺静脉压迅速升高，可引起急性肺水肿，甚至引起肺动脉压升高，右心衰竭。而左室前向搏出量显著减少，收缩末期容量稍降低，但舒张末容量增加，压力升高。

（一）临床表现

1. 症状 突然发作呼吸困难，不能平卧。频频咳嗽，咳大量粉红色泡沫痰，伴极度乏力。

2. 体征 端坐位，精神紧张，全身大汗，皮肤青紫。听诊肺部满布哮鸣音或哮鸣音与湿性啰音混杂。重症者，可有血压下降，甚至发生心源性休克。心尖搏动位置大多正常。听诊心脏可发现心跳快速；第二心音宽分裂，左室源性第三心音或第四心音；肺动脉瓣关闭音增强；心尖区可闻及收缩早期递减型杂音，呈吹风性，调低而柔和，传导方向视受累瓣膜不同而不同。

（二）辅助检查

1. X 线检查 左房、左室不大，但有明显肺瘀血或肺水肿。若发生于慢性二尖瓣关闭不全的基础上，则可见左房、左室扩大。

2. 心电图 一般为窦性心动过速，无左房、左室扩大表现。

3. 超声检查 左房、左室稍大；收缩期，二尖瓣闭合不全；有时可发现二尖瓣在整个心动周期内呈连枷样运动；Doppler 超声检查可发现严重二尖瓣反流。

（三）治疗

吸氧，镇静，静脉给予呋塞米。内科治疗最重要的是使用血管扩张剂，特别是静脉滴注硝普钠。该药可以扩张动脉系统，降低周围血管阻力，从而减轻二尖瓣反流；同时可扩张静脉系统，减少回心血量，缓解肺瘀血。临床实践证明，硝普钠可以减轻症状，稳定病情，为下步手术治疗创造条件。急性二尖瓣关闭不全伴血压下降时，可同时使用正性肌力药，如多巴酚丁胺等；如有条件，应尽早应用主动脉内球囊反搏。

（侯 磊）

第三节　二尖瓣脱垂综合征

一、概述

1961 年，Reid 提出收缩中期喀喇音（click）和收缩晚期杂音均起源于心脏瓣膜。1963 年，Barlow 将收缩中期喀喇音、收缩晚期杂音、心电图 T 波改变和心室造影显示二尖瓣脱垂归纳为独特的综合征。以后人们称之为 Barlow 综合征，即本文所称的二尖瓣脱垂综合征（mitral valve prolapse syndrome）。二尖瓣脱垂综合征，又名听诊 - 心电图综合征，收缩中期喀喇音 - 收缩晚期杂音综合征，气球样二尖瓣综合征等。

目前认为，二尖瓣脱垂综合征是多种病因所造成的，在左室收缩时二尖瓣叶部分或全部突向左房，并同时伴有相应临床表现的一组综合征。

二瓣脱垂是一种最常见的瓣膜疾病。其患病率，根据受检人群及诊断标准的不同而异，文献报告的患病率为 0.4% ～17%。

2002 年发表的 Framingham 心脏研究，采用新的超声诊断标准（下面将讨论）对人群进行检查，二尖瓣脱垂综合征患病率为 2.4%，女性患病率为男性两倍。

虽然大多数原发性二尖瓣脱垂综合征是散发的，但有少数研究显示其家族性聚集倾向。有一报道在 17 例肯定受累的先证者家庭中，近 50% 的第一代亲族呈现二尖瓣脱垂的超声心动图特征。本病还曾在几对孪生儿中发现。Framingham 首次检出 100 例二尖瓣脱垂病例中，30% 的人至少有 1 名亲戚也有二尖瓣脱垂。从现有资料看，大多数为垂直遗传，在二代或多代中有听诊异常，提示为常染色体显性遗传。

二、病因

二尖瓣脱垂综合征的病因至今尚未完全澄清。有人曾试图从病因角度将该病分为原发性二尖瓣脱垂和继发性二尖瓣脱垂（表 10 - 2）。

表 10 - 2　二尖瓣脱垂综合征病因分类

原发性	家族性
	非家族性
继发性	Marfan 综合征
	风湿性心内膜炎
	冠心病
	扩张型心肌病
	特发性肥厚性主动脉瓣下狭窄
	心肌炎
	外伤
	甲状腺功能亢进
	左房黏液瘤
	结节性动脉周围炎

系统性红斑狼疮

肌营养不良

骨发生不全

Ehlers - Danlos 综合征

假性弹性纤维黄色瘤先天性心脏病（第 2 孔型房间隔缺损、室间隔缺损、动脉导管未闭、爱伯斯坦畸形、矫正型大血管转位）

运动员心脏

Turner 综合征

Noonan 综合征

先天性 QT 间期延长综合征

　　从二尖瓣脱垂综合征猝死者和瓣膜置换术者的病理检查发现，这类患者均有不同程度的瓣膜和腱索的黏液瘤样变性。由于原发性二尖瓣脱垂患者死亡数少，换瓣者也不多，因此目前尚难确定是否大多数或所有原发性二尖瓣脱垂者均有瓣膜和腱索的黏液瘤样变性。

　　前已述及，部分患者有家族性发病倾向，常合并有骨骼异常和某些类型的先天性心脏病，因此应怀疑本综合征与胚胎期发育障碍有关。胚胎学研究业已证明，二尖瓣、三尖瓣、腱索、瓣环、房间隔、胸椎、肋骨和胸骨的发育均在胚胎的 35～42 天进行。因此这些成分的两种或两种以上异常并存就不足为怪了。

　　二尖瓣脱垂常与某些遗传性结缔组织疾病并存。其中知道最多的是 Marfan 综合征和 Ehlers - Danlos 综合征。在一组研究中，35 例 Marfan 综合征患者，91% 有二尖瓣脱垂；另一组 13 例典型 Marfan 综合征患者，超声证实 4 例有二尖瓣脱垂，尸检和组织学发现所有病例二尖瓣均有酸性黏多糖沉积所致的黏液瘤样改变。在Ⅳ型 Ehlers - Danlos 综合征一个家系 10 例患者中，经切面超声心动图证实 8 例有二尖瓣脱垂。Ⅲ型胶原异常是Ⅳ型 Ehlers - Danlos 综合征的基本生化缺陷。最近有人报告，19 例瓣膜替换术时切除的黏液样变性的二尖瓣，多种胶原含量增加，特别是Ⅲ型胶原。故在原发性二尖瓣脱垂与遗传性胶原合成障碍疾病所致的二尖瓣脱垂之间，瓣叶的超微结构基础是不同的。Marfan 综合征，Ehlers - Danlos 综合征等结缔组织疾病，由于二尖瓣、瓣环、腱索组织脆弱，容易引起二尖瓣脱垂。

　　心室与瓣叶大小之间正常的平衡关系失调可引起解剖学上的二尖瓣脱垂，这时，二尖瓣叶或腱索可无任何病理改变。左室明显缩小或几何形状发生显著改变时，二尖瓣叶于收缩期不能保持正常的位置和形状，从而形成某种程度的脱垂，如特发性梗阻性肥厚型心肌病、继发孔房间隔缺损、直背综合征、漏斗胸等。风湿性心肌炎、病毒性心肌炎、扩张型心肌病、冠心病，由于左室整体或节段性运动异常，也可引起二尖瓣脱垂。预激综合征患者，由于左室激动顺序异常，也可引起二尖瓣脱垂。

　　Tomaru 曾对 42 例脱垂瓣叶的切除标本作了病理分析，发现脱垂瓣叶有慢性炎症者 22 例。病变主要表现为瓣叶结构有明显破坏，有弥漫性小血管增生和瘢痕形成，因而瓣叶的海绵组织层变窄甚至消失。有作者据此称之为炎症后瓣叶脱垂。说明二尖瓣脱垂不仅可由黏液样变引起，也可由炎症后病变所致。

三、病理解剖

正常二尖瓣主要包括三层：第一，心房面层，含弹力纤维结缔组织；第二，中层，又称海绵组织层，含疏松的、黏液样的结缔组织；第三，心室面层，又称纤维质层，含浓密的胶原纤维。腱索也是由浓密的胶原纤维所构成，插入纤维质层。

原发性二尖瓣脱垂的基本病理改变是，海绵组织层组织含量增加（瓣叶肥大），侵入纤维质层，使之断裂；在纤维质层和腱索的连续部位胶原分解或发育不全，腱索分支点减少、附着点增加，排列杂乱无章，中央索呈退行性变，黏液样变性，腱索延长，位于腱索间的瓣膜节段脆弱、伸长，心室收缩时在压力的作用下异常的向左房鼓出，但二尖瓣关闭尚属正常。瓣膜病理改变不是均一的，后瓣受累最重；瓣环发生黏液样变，周径扩大。

由于瓣叶、腱索和左室内壁之间频繁接触摩擦，相应部位纤维增厚，即出现继发性摩擦病灶（friction lesion）。

在瓣叶，继发性摩擦病灶位于瓣叶间的接触处，局部纤维组织特别是胶原纤维沉积，细嫩的透明的瓣叶变为粗糙的不透明的瓣叶，形态也发生改变。尽管如此，前后叶交界处绝无粘连，这是区别于风湿性二尖瓣病的特征之一。

摩擦病灶也可出现于左室心内膜面与腱索接触处。其开始病变为在与有关腱索相对应的心室内膜出现线状纤维增厚，后者可以扩展并汇合。病程后期，有关腱索也被融合于左室内壁的纤维组织中。这样一来，腱索可以缩短。若左室内膜有广泛的纤维化，纤维化组织也可出现少有的钙化现象。

四、病理生理

二尖瓣脱垂是一种慢性进行性病理过程。绝大多数无并发症的二尖瓣脱垂，其血流动力学正常。

多数报道认为二尖瓣脱垂患者心室活动呈高动力状态，射血分数增加。少数研究者发现，这类患者左室有节段性收缩异常。偶有报道指出，左室后基底段和膈段强烈收缩，前壁向内凹陷，后者似乎与二尖瓣脱垂相应腱索张力增高有关。

二尖瓣环呈中度或显著扩大，其周径可较正常大 2/3 以上。瓣环扩大本身就可影响瓣叶的正常关闭。

曾有少数报道，可同时伴有三尖瓣脱垂及右室收缩功能异常。

五、临床表现

（一）症状

大多数二尖瓣脱垂患者无症状，只是在健康检查通过听诊或心电图有 T 波改变而被发现，实践证明，仅有收缩中期喀喇音而不伴收缩晚期杂音者多无明显症状。

常见症状有胸痛、心悸、呼吸困难、疲乏无力，头昏或晕厥，少数患者主诉焦虑和恐惧感。还有个别患者有神经精神症状。

胸痛发生率40%～80%，多与劳力无关，部位局限而不向他处放射，性质如刀割样或撕裂样，可持续半小时、数天，硝酸甘油疗效差，个别患者，胸痛呈典型心绞痛样。胸痛机制不明。

心悸，见于半数以上病例。心悸的发生，可能与心律失常有关，但动态心电图检查发现，主观感觉心悸与记录到的心律失常之间相关性不高。

约40%患者主诉呼吸困难。不论活动时还是静息状态下均如此。经仔细询问有这种主诉者，多诉说"气不够用"，"长吸一口气好些"，并非真正的呼吸困难。这样异常感觉可能与换气过度有关。

少数患者有黑矇和晕厥。Wigle等报告7例晕厥者均为短阵心室颤动引起。但晕厥也可在无心律失常时出现，其中部分患者可能为脑栓塞引起的一过性脑缺血发作，栓子来自于心房壁或二尖瓣叶。

（二）体征

在体征方面，二尖瓣脱垂患者最重要的表现为体型、胸廓和脊柱以及心脏听诊的异常发现。

这类患者，多为无力体型。胸廓和脊柱常有异常，如正常脊柱胸段后曲消失（直背综合征），脊柱侧弯以及漏斗胸等。

听诊心脏时可能发现包括收缩中期或晚期喀喇音、收缩期杂音和第一心音改变。其中，以喀喇音和杂音尤为重要，是二尖瓣脱垂综合征特征性标志。这类患者听诊发现变化甚大，时有时无，时强时弱。有的患者既有收缩中期喀喇音又有收缩晚期杂音，另一些患者可能只有收缩中期喀喇音或只有收缩晚期杂音。因此应多次听诊、多体位听诊。Fontana等强调至少需要在四个体位进行听诊，如仰卧位、左侧卧位、坐位和立位。

收缩中晚期喀喇音，为收缩期的高调的额外音，持续时间短暂，在心尖部和胸骨左缘近二尖瓣处最易闻及。喀喇音可以缺如，可呈单个或多个，多发生于收缩中期和晚期，偶尔发生于收缩早期。多个喀喇音可酷似心包摩擦音，这可解释何以过去易将二尖瓣脱垂综合征误诊为心包炎。经选择性左室造影和心脏超声检查证明，喀喇音出现的时间正好与脱垂二尖瓣叶活动达最高峰的时间相一致，此时瓣叶腱索结构突然被拉紧而产生振动，所以，曾被称之为"腱索拍击音"或瓣叶"帆样拍击"现象。由于收缩期喀喇音与喷血无关，因此又称为非喷射性喀喇音。喀喇音出现时间可随左室舒张末期容量及几何形态改变而改变，可提前也可错后。

收缩期杂音为一种高调、柔和的吹风性杂音，常紧跟喀喇音之后，也可在喀喇音稍前出现，因此，位于收缩中晚期，也可呈全收缩期。杂音为递增型，也可为递增－递减型，常超越第二心音的主动脉瓣成分。收缩期杂音是由二尖瓣脱垂、瓣口不能紧密闭合而使血液反流所致。杂音的最佳听诊部位在心尖区。和喀喇音一样，其发生时间也随左室舒张末期容量变化而变化，既可提前也可错后，可增强也可减弱。少数患者，可间歇闻及收缩期"喘息"（systolic whoop）音或"吼鸣"（honk）音。心尖部喘息音或吼鸣音是一种高频乐音，传导广泛并常伴震颤。其产生的可能机制是，由于脱垂瓣叶震荡，或从一侧脱垂瓣叶边缘漏出的非对称性血流冲击另一侧瓣叶所致。

心尖部第一心音的强度可有不同变化，这与二尖瓣脱垂发生的时间及特点有关。第一心音增强，提示二尖瓣呈早期脱垂或全收缩期脱垂。第一心音正常，提示二尖瓣中晚期脱垂。第一心音减弱，提示腱索断裂，二尖瓣呈连枷样脱垂。第一心音之所以增强，是由于喀喇音和第一心音几乎同时发生；第一心音之所以减弱，是由于二尖瓣关闭时，瓣叶不能很好弥合。

二尖瓣脱垂综合征的动态听诊（dynamic auscultation）详见表 10 – 3。

表 10 – 3　二尖瓣脱垂综合征的动态听诊

方　法	喀喇音出现时间	收缩期杂音		
		出现时间	持续时间	响度
运动	↑	↑	↑	↑
站立	↑	↑	↑	↑
蹲踞	↓	↓	↓	↓
等长握拳	↓	↓	↓	↓
Valsalva 动作（屏气）	↑	↑	↑	↑
Valsalva 动作（呼气）	↓	↓	↓	↓
亚硝酸异戊酯吸入	↑	↑	↑	↓
去氧肾上腺素滴入	↓	↓	↓	↑
异丙肾上腺素滴入	↑	↑	↑	↑
普萘洛尔	↓	↓	↓	↓

注：↑：提前，延长，增强；↓：后移，缩短，减弱。

二尖瓣脱垂综合征的听诊表现可因为某些生理性措施和药物的影响使其发生时间、持续时间、响度明显改变，这一特点对于该综合征的诊断价值很大。其发生基础是左室舒张末期容量的改变，凡能降低左室射血阻力、减少静脉回流、加快心率、增加心肌收缩力的药物或生理性措施，均可使左室舒张末期容量减少，腱索与左室长轴相比相对过长，瓣叶较接近于脱垂位置，左室收缩一开始，二尖瓣瓣叶即迅速达到最大脱垂，因此喀喇音和杂音提前发生，并靠近第一心音。相反，凡能增加左室舒张末期容量的药物和生理性措施，均能使二尖瓣叶脱垂延迟发生，喀喇音和杂音则错后出现，并靠近第二心音。

一般来说，如果杂音出现时间后移，说明二尖瓣反流程度减轻，那么，杂音响度减轻，持续时间缩短。但是，某些措施却可引发矛盾性表现，如吸入亚硝酸异戊酯时，左室舒张末期容量减少，杂音提前发生，持续时间延长，但由于左室压力下降，反流减少，杂音减轻。相反，静脉滴入去氧肾上腺素时，杂音发生延迟、持续时间缩短、杂音却增强。对二尖瓣脱垂综合征的诊断来说，了解各种生理性措施和药物对杂音发生时间的影响比对杂音响度的影响更为重要。

值得注意的是，不少经选择性左室造影或超声检查证实有二尖瓣脱垂的患者，听诊时甚至动态听诊时完全无异常，此即所谓"隐匿性二尖瓣脱垂"。这类患者发生率究竟多高，尚未确定。据 Framingham 对 2 931 例人调查，经 M 型超声心动图证实有二尖瓣脱垂者中，不到 15% 的可听到喀喇音和（或）杂音。这个报告是否可靠，不少人提出质疑。因为 M 型超声心动图本身对二尖瓣脱垂的诊断标准须进一步审订。

最后，需要提及的是，除二尖瓣脱垂能产生收缩中期喀喇音外，还有三尖瓣脱垂、心房间隔瘤、心腔内肿瘤、肥厚型心肌病以及胸膜 – 心包疾病，应该注意鉴别。

六、辅助检查

（一）心电图

大多数经心脏听诊和心脏超声检查证实有二尖瓣脱垂而无症状的患者，心电图检查都为正常；少数无症状患者及许多有症状患者，心电图检查时有异常发现，尤其是吸入亚硝酸异戊酯及运动期间更为明显。这些心电图异常，多属非特异性的。

最常见的心电图异常是 ST－T 改变，表现 Ⅱ、Ⅲ、aVF、$V_{4\sim6}$ 导联 T 波低平或倒置，可伴有 ST 段抬高或压低。这些表现可随体位变化而变化，还随时间推移而变化。ST－T 改变的发生率随各组选择病例的不同而不同，约占 30%～50%。心电图改变的机制可能是：二尖瓣叶和（或）腱索张力增高，乳头肌和心内膜应激，发生相对性缺血。

二尖瓣脱垂综合征的患者，可发生多种心律失常，其中以室性期前收缩最常见。这里，特别应指出的是，二尖瓣脱垂综合征患者，常有阵发性室上性心动过速。Kligfield 认为这与这类患者预激综合征发生率高有关。在一般人群，有室上性心动过速发作史者仅 20% 有旁道存在；但在二尖瓣脱垂又有室上性心动过速发作史的患者中，60% 有旁道存在。而且旁道总在左侧。上述事实说明，二尖瓣脱垂合并阵发性室上性心动过速的患者，必须进一步做心脏电生理检查。

Bekheit 等通过研究发现，二尖瓣脱垂患者心电图上常有 QT 间期延长，这可能是室性心律失常的发生机制之一。

（二）动态心电图

二尖瓣脱垂综合征患者进行动态心电图监测时，85% 患者可检出频发性室性期前收缩，50% 可检出短暂性室性心动过速，30% 可检出室上性心律失常。心律失常的出现与性别、年龄、瓣膜脱垂程度、喀喇音有无、ST－T 改变、QT 间期延长与否等因素无明显相关性。

动态心电图监测时，偶可检出窦性心动过缓、窦性停搏、窦房阻滞及不同程度的房室传导阻滞。

（三）运动心电图

二尖瓣脱垂综合征患者运动心电图常呈异常，但冠脉造影正常。运动对心电图的影响报道不一。例如，在一组有心绞痛史的二尖瓣脱垂患者，50% 于亚极量或极量运动试验时，出现缺血性 ST 段压低，这种 ST 段压低与心律失常的检出无关；另组病情相似，但静息心电图有 ST－T 改变和严重心律失常，运动心电图却无 ST 段压低。原有静息心电图 ST－T 波改变人中，部分于运动时可转为正常，另一部分却在运动时变得更为明显，更为广泛；原无 ST－T 改变的患者，运动时可发生 ST－T 改变。

运动试验时，75% 以上二尖瓣脱垂综合征患者可检出心律失常，特别是室性心律失常。一般来说，心律失常出现于运动终末，心率减慢时。

（四）X 线表现

胸部骨骼异常为二尖瓣脱垂综合征患者最常伴随的 X 线征象（60%～70%），大多数为直背、漏斗胸或胸椎侧突。

无并发症的二尖瓣脱垂患者，心影多为正常。合并二尖瓣关闭不全者，可有左房和左室扩大。

（五）负荷闪烁显像（stress scintigraphy）

对于某些既有胸痛又有心电图异常的二尖瓣脱垂患者，为除外冠心病合并二尖瓣脱垂，心电图运动试验固然有些帮助，但采用负荷闪烁显像检查更有价值。若检查结果阴性，即无运动诱发的局限性心肌缺血，则可排除冠心病；但阳性结果，则无鉴别诊断价值。

七、并发症

绝大多数二尖瓣脱垂综合征患者不会发生严重并发症。只有少数患者可发生进行性二尖瓣关闭不全、心律失常、心脏性猝死、体循环栓塞、感染性心内膜炎等严重并发症。

（一）进行性二尖瓣关闭不全

进行性二尖瓣关闭不全在二尖瓣脱垂综合征的患者中确切发生率尚不明确。Pocock 组患者随访时间 10～15 年，进行性二尖瓣脱垂发生率为 15%，既有喀喇音又有收缩期杂音的患者较仅有喀喇音的患者进行性二尖瓣关闭不全的发生率高。严重二尖瓣关闭不全多见于 50 岁以上男性二尖瓣脱垂综合征患者。

二尖瓣关闭不全呈进行性加重的机制：①二尖瓣叶退行性变和腱索延长呈进行性加重，致使二尖瓣脱垂加重；②二尖瓣环呈进行性扩大，早期阶段这种扩大属原发性（即与左室腔与左房腔大小无关的）扩大，随之而来的是继发性（即与二尖瓣关闭不全所致的左室和左房扩张相关的）扩大；③自发的或因某种应激所致腱索断裂；④感染性心内膜炎。后两者常使二尖瓣反流突然加重。

进行性二尖瓣关闭不全的结果是左房、左室扩大，左心衰竭。

（二）心律失常

早期一些报告认为二尖瓣脱垂综合征的患者中，室上性和室性心律失常的发生率较高。动态心电图记录发现，二尖瓣脱垂综合征的患者，室性期前收缩发生率为 50%～80%；频发或复杂性室性期前收缩 30%～50%；持续性和非持续性室性心动过速 10%～25%。这类患者，室上性心律失常也相当常见；阵发性室上性心动过速发生率最高，少数患者可表现为窦房结功能不全，不同程度的房室传导阻滞以及各种束支和分支阻滞。

Framingham 地区调查时，采用 M 型超声心动图和动态心电图对 179 名无二尖瓣脱垂者和 61 例有二尖瓣脱垂者进行对比研究，发现二尖瓣脱垂患者复杂或频发室性期前收缩发生率较高，但与无二尖瓣脱垂者比较，统计学上无显著差异。

二尖瓣脱垂综合征患者室性心律失常发生率，运动时增高，休息时降低；Boudoulas 发现，室性心律失常发生率与尿中儿茶酚胺浓度明显相关；情绪不良时，室性心律失常频繁发生。这些事实均证明，室性心律失常与神经体液因素有着密切联系。另外，也有人认为脱垂瓣膜过度牵拉腱索，激惹心肌，也是室性心律失常发生的机制之一。

室上性心动过速的基础是存在房室结双通道或房室旁道。近年来，有关二尖瓣脱垂综合征与预激综合征并存的报告颇多（7%～68%），但它的发生机制不同于过去概念，认为并非由于二尖瓣黏液样变性破坏引起，而是由于旁道的存在改变了心室肌的电－机械活动顺序，导致二尖瓣脱垂。二尖瓣脱垂后期患者，可出现心房颤动，这多由于进行性二尖瓣关闭不全，血流动力学改变，左房扩大所致。

（三）心脏性猝死

心脏性猝死与二尖瓣脱垂之间的关系尚未完全弄清。二尖瓣脱垂综合征的患者，可发生心脏性猝死。猝死可发生于运动中，也可发生于睡眠时，可有先兆症状，也可无先兆症状。有明确家族史者、严重二尖瓣关闭不全者、有复杂室性心律失常者及有 QT 间期延长者，猝死的危险较大。

猝死的直接原因多为心室颤动，Boudoulas 报告 9 例二尖瓣脱垂合并猝死者，8 例记录到心室颤动。也有个别报告猝死是由病态窦房结综合征或完全性房室传导阻滞引起。

尽管这类患者可以发生心脏性猝死，但发生率相当低。Devereux 组 387 例二尖瓣脱垂者中，4 例发生猝死。

（四）感染性心内膜炎

Corrigall 等经对照研究证实，二尖瓣脱垂综合征患者易于发生感染性心内膜炎，其发生率为对照组的 5~8 倍。临床报告说明，不论有无收缩期杂音都可能发生感染性心内膜炎，有收缩期杂音者、瓣叶增厚者、脱垂严重者更易于发生。

有学者报告 25 例二尖瓣脱垂合并感染性心内膜炎患者，除 1 例的诊断仅根据患者具有一清楚的喀喇音和收缩期杂音外，所有患者都是以超声心动图、心血管造影或病理检查确诊的。17 例于感染性心内膜炎发生前 2~49 年就有心脏杂音史。血培养结果以甲型链球菌最多，其次是 D 组链球菌、金黄色葡萄球菌等。

二尖瓣脱垂综合征之所以易于发生感染性心内膜炎与脱垂加于二尖瓣的应力，以及二尖瓣关闭不全时，血液由左室高速射向左房有关。

（五）体循环栓塞

Barnett 等收集众多文献说明，二尖瓣脱垂综合征是一过性脑缺血或脑卒中病因之一。许多神经科文献也证明了这一点。45 岁以上脑卒中患者中，50%~70% 有二尖瓣脱垂；45 岁以下的患者，二尖瓣脱垂发现率为 40%。

栓塞除发生于脑动脉外，还可发生视网膜动脉、冠状动脉及其他体动脉。

二尖瓣脱垂综合征患者之所以易发生体循环栓塞，原因尚未澄清。可能由于瓣膜肥大、增厚、表层出现裂隙，有利于血小板聚集。Steele 研究证明，二尖瓣脱垂综合征患者的血小板活性是增强的。

八、病程经过

有关二尖瓣脱垂综合征自然病史报告不多，Zuppiroli 曾对经超声心动图检查证实的 316 例患者进行前瞻性研究，随访时间（102±32）个月。随访期间 29 例发生 33 种严重或致死性并发症，每年总发生率为 1.2%；心脏性死亡 6 例（0.2%）；体循环栓塞 7 例（0.3%）；行二尖瓣置换者 11 例（0.4%）。Avierinos 等报告（2002）一组 833 例二尖瓣脱垂综合征患者，平均随访 10 年，19% 死亡，20% 发生与二尖瓣脱垂相关事件（如心力衰竭、心房颤动、脑血管事件、动脉血栓栓塞、感染性心内膜炎）。高龄、男性、存在全收缩期杂音是死亡和心血管并发症的独立预测指标。

一般认为，绝大多数二尖瓣脱垂综合征患者预后良好，可多年无症状，病情长期稳定。少数患者可发生进行性二尖瓣关闭不全，而且多见于瓣膜显著肥大，瓣叶增厚的年龄较大的男性患者。罕有发生心脏性猝死者，这类患者死前多有严重二尖瓣关闭不全或 QT 间期延长，或级别较高的室性心律失常。感染性心内膜炎发生率也相当低，而且多可采取措施加以防范。但体循环栓塞也并非少见，表现为一过性脑缺血发作、脑梗死、黑矇、视网膜动脉阻塞，瓣膜肥大而又增厚的患者易于发生，应注意预防。

九、诊断

关于二尖瓣脱垂综合征的诊断标准，尚未完全统一。这里引用 Perloff 诊断标准，以供参考。该标准分为肯定诊断标准和可疑诊断标准。

具有下述一项或多项即可确诊为二尖瓣脱垂。

（一）听诊

心尖部闻及收缩中晚期喀喇音和收缩晚期杂音或者仅在心尖部闻及吼鸣音。

（二）二维超声心动图

（1）心室收缩时，二尖瓣叶明显向心房侧移位，而且瓣叶结合点位于或高于（≥2mm）二尖瓣环平面。

（2）心室收缩时，二尖瓣叶呈轻中度向心房侧移位，同时应伴有腱索断裂或多普勒显示二尖瓣反流，或二尖瓣环扩大。

（三）心脏听诊加上超声心动图

超声检查时，心室收缩期，二尖瓣叶呈轻中度向左房侧移位，同时应伴有下述之一者：①心尖部可闻及明显的收缩中晚期喀喇音。②年轻人心尖部可闻及收缩晚期杂音或全收缩期杂音。③收缩晚期吼鸣音。

下述各项只能作为诊断二尖瓣脱垂综合征的怀疑线索，而不能作为确诊的依据。

1. 心脏听诊　心尖部可闻及响亮第一心音以及全收缩期杂音。

2. 二维超声心动图

（1）心室收缩时，二尖瓣后叶呈轻中度向左房侧移位。

（2）心室收缩时，二尖瓣前、后叶呈中度向左房侧移位。

3. 超声心动图加上病史　心室收缩时，二尖瓣叶呈轻中度向左房侧移位，同时伴有下述条件之一者。

（1）年轻人有局灶性神经症状发作史或一过性黑矇病史。

（2）按肯定诊断标准确诊的二尖瓣脱垂综合征患者的第一代亲属。

在二尖瓣脱垂综合征的诊断方面，超声心动图占有十分重要的地位。超声检查时，应十分准确地了解瓣环与瓣叶的相对关系。许多研究表明，二尖瓣环并不是一平面结构，而是前后缘靠近左房侧，内外侧结合部靠近左室侧，构成所谓"马鞍"样形态。二维超声心动图检查时，在心尖四腔图上，瓣环连线位置较左心长轴切面瓣环连线的位置低，靠近左室，故诊断的假阳性率高。近年发展的三维超声心动图和四维超声心动图，能重建二尖瓣装置的马鞍形立体结构，直接显示瓣环和瓣叶的解剖关系，对正确诊断二尖瓣脱垂、重新评价其诊断标准可能有较大价值。

十、治疗

二尖瓣脱垂综合征的治疗包括下述四个方面。

（一）指导并安慰患者

无明显并发症的二尖瓣脱垂患者，一般预后良好，无须特别治疗，可每 2～4 年在门诊随访一次。心尖部有收缩期杂音者，每年门诊随访一次。应给患者作耐心说服教育工作，安慰患者，消除顾虑。

（二）对症治疗

因为许多症状缺乏器质性改变的基础，如心悸、胸痛、眩晕等。对此，除向患者说明病情外，可考虑使用镇静剂，也可用 β 受体阻滞剂如美托洛尔等。

（三）预防并发症

1. 感染性心内膜炎　对于确诊为二尖瓣脱垂的患者，是否一律应采取预防感染性心内膜炎的措施，一直存在着争议。因为这种患者感染性心内膜炎的发生率仅 5/10 万人口，所以预防感染性心内膜炎的措施仅适用于：①超声证实二尖瓣叶肥大而且增厚者；②心尖部有明显收缩期杂音者；③易于发生菌血症者（如有药瘾者）。

2. 心律失常和心脏性猝死　前已述及，这类患者可以发生猝死，猝死最常见的原因是心律失常。心律失常的发现常有赖于动态心电图监测。由于二尖瓣脱垂综合征患者很常见，这么多的患者均作动态心电图，显然不实际。下述患者应考虑行动态心电图监测：①常规心电图存在心律失常者；②常规心电图存在 QT 间期延长者；③常规心电图有 ST－T 改变者；④从事特殊职业者（如飞行员、高空作业工人）。

根据动态心电图所发现的心律失常类型和恶性程度，选择药物如美托洛尔、苯妥英钠、奎尼丁及胺碘酮等。极个别患者甚至要埋植心脏转复除颤器。

3. 进行性二尖瓣关闭不全　目前尚缺乏有效的预防措施。

4. 体循环栓塞　有体循环栓塞史的患者，可用抗凝剂及血小板聚集抑制剂，防止再次发生栓塞。

（四）治疗并发症

1. 感染性心内膜炎　治疗原则同一般感染性心内膜炎。若血流动力学改变明显，或者因瓣膜上有赘生物存在而反复发生栓塞者，应考虑换瓣手术。

2. 心律失常　根据心律失常类型及复杂程度，选择适合的抗心律失常药物，如美托洛尔、苯妥英钠、胺碘酮等。

3. 体循环栓塞　可选用抗凝剂和血小板聚集抑制剂，但是近期发生的脑梗死，这类药物应用宜谨慎。

（侯　磊）

第四节　主动脉瓣狭窄

一、病因和病理改变

主动脉狭窄（aortic stenosis）的病因主要有三种，即先天性病变，炎症性病变和退行性病变。单纯性主动脉瓣狭窄，极少数为炎症性，多为先天性或退行性，而且多见于男性。

（一）先天性主动脉瓣狭窄

先天性主动脉瓣狭窄，可来源于单叶瓣畸形，双叶瓣畸形，也可来源于三叶瓣畸形。

单叶瓣畸形，可引起严重的先天性主动脉瓣狭窄，是导致婴儿死亡的重要原因之一。

双叶瓣畸形本身不引起狭窄，但先天性瓣膜结构异常致紊流发生，损伤瓣叶，进而纤维化，钙化，瓣膜活动度逐渐减低，最后造成瓣口狭窄。这一过程常需数十年，因此此型狭窄多见于成人。部分双叶瓣畸形患者，也可表现为单纯先天性主动脉瓣关闭不全，或者既有狭窄又有关闭不全。双叶瓣畸形患者，常伴有升主动脉扩张，主动脉根部扩张也可引起主动脉瓣关闭不全。

三叶瓣畸形表现为三个半月瓣大小不等，部分瓣叶交界融合。虽然三叶瓣畸形主动脉瓣的功能可能终身保持正常，但不少患者，由于瓣叶结构异常，紊流发生，导致瓣膜纤维化，钙化，最终也可出现瓣口狭窄。

（二）炎症性主动脉瓣狭窄

引起炎症性主动脉瓣狭窄的病因主要为风湿热，其他少见病因如系统性红斑狼疮、风湿性心脏病等。主动脉瓣受风湿热侵袭后，主动脉瓣交界粘连，融合，瓣叶挛缩，变硬，瓣叶表面可有钙化沉积，主动脉瓣口逐渐缩小。风湿性主动脉瓣狭窄常同时有关闭不全，而且总是与二尖瓣病并存。

（三）退行性主动脉狭窄

与年龄相关的退行性（钙化性）主动脉瓣狭窄现已成为成年人最常见的主动脉瓣狭窄。Otto 等报告，65 岁以上的老年人中退行性钙化性主动脉瓣狭窄的发生率为 2%，主动脉瓣硬化（超声表现为主动脉瓣叶不规则增厚）但无明显狭窄的发生率为 29%。一般认为后者为一种早期病变。退行性病变过程包括有增生性炎症，脂类聚集，血管紧张素转化酶激活，巨噬细胞和 T 淋巴细胞浸润，最后骨化，该过程类似于血管钙化。瓣膜钙化呈进行性发展，起初仅发生于瓣叶与瓣环交界处，继之累及瓣膜，使之僵硬，活动度减低。

退行性钙化性主动脉瓣狭窄，常与二尖瓣环钙化并存，二者具有相同的易患因素，这些易患因素也同时是血管壁粥样硬化的易患因素，包括低密度脂蛋白胆固醇升高、糖尿病、吸烟、高血压等。回顾性研究提示，长期应用他汀类药物，可使退行性钙化主动脉瓣狭窄进展减缓。前瞻性试验研究也证实了这一结论。

二、病理生理

正常主动脉瓣口面积为 $3 \sim 4cm^2$。当瓣口面积缩小至 $1.5 \sim 2.0cm^2$ 为轻度狭窄；$1.0 \sim 1.5cm^2$ 为中度狭窄；$< 1.0cm^2$ 为重度狭窄。主动脉瓣狭窄的基本血流动力学特征是左室前向射血受阻。一般来说，只有当主动脉瓣口面积缩小至正常的 1/3 或更多时，才会对血流产生影响。随着瓣口面积缩小，狭窄程度加重，心肌细胞肥大，左室呈向心性肥厚，左室游离壁和室间隔厚度增加，舒张末期左室腔内径缩小。

由于主动脉瓣狭窄在若干年内呈进行性加重，为维持同样的心排血量，左室腔内收缩压代偿性上升，收缩期跨主动脉瓣压差增大，左室射血时间延长。

主动脉瓣重度狭窄时，反映左室收缩功能的各种指标可能保持在正常范围内，但却有明显的舒张功能异常，表现为左室壁顺应性减低，左室壁松弛速度减慢，左室舒张末期压力升高；左房增大，收缩力增加。

左室肥厚，室壁顺应性降低，舒张末期压力上升。随之而来的是左房压、肺静脉压和肺毛细血管压力升高。反映这种左室舒张功能异常的临床表现是劳力性呼吸困难。病程的早期阶段，即在左室舒张功能减低的时候，收缩功能仍保持正常。随着时间的推移，收缩功能也逐渐下降，反映收缩功能的各项指标如心排血量、射血分数、射血速率相继减低，收缩末期容积稍增加，左室腔轻度增大，左室舒张压和左房压进一步升高。

左室一旦显著肥厚，心房对心室充盈的重要性就更为突出。心房收缩，可使左室舒张末期压提高至 20 ~ 35mmHg，即使无左室收缩功能或舒张功能不全时也是如此。但是，左房平均压升高却不甚明显，因而不会引起肺瘀血或劳力性呼吸困难。这类患者，一旦出现心房颤动，说明左室舒张压和左房压显著升高，极易发生急性肺水肿。

左室心内膜下心肌，在正常情况下就易于发生缺血、缺氧，在有显著的心室壁向心性肥厚时，情况更是如此。之所以如此，原因有多种：①左室肥厚，氧耗增加；②血管增长，尤其是毛细血管的增长不能与心肌肥厚同步进行；③从心肌毛细血管到肥大心肌细胞之间的弥散距离增大；④收缩时间延长，一方面使收缩期张力－时间曲线乘积增大，氧耗增加；另一方面使舒张期缩短，冠状动脉灌注减少，供氧减少；⑤左室舒张末期压力升高妨碍心内膜下心肌灌注；⑥心肌内压力升高，也限制了收缩期及舒张期的冠状动脉血流；⑦主动脉腔内压力减低，冠状动脉灌注压下降。因此，某些严重的主动脉瓣狭窄的患者，虽无冠状动脉疾病，也可发生心绞痛或心肌梗死。

还有一种较少见的情况是，主动脉瓣狭窄的患者，由于肥厚的室间隔妨碍了右室向肺动脉射血，肺动脉－右室收缩压差增大，此即所谓 Bernheim 现象。

三、临床表现

生后即发现主动脉瓣区收缩期杂音，以后又持续存在，提示为先天性主动脉瓣狭窄。

生命后期出现杂音，提示获得性主动脉瓣狭窄。晚发心脏杂音患者，又有风湿热病史，提示风湿性主动脉瓣狭窄；单纯主动脉瓣狭窄而又缺乏风湿热病史患者，90% 以上为非风湿性主动脉瓣狭窄；70 岁后，出现主动脉瓣区收缩期杂音，提示退行性钙化性病变。

（一）症状

主动脉瓣狭窄患者，无症状期长，有症状期短。无症状期，3% ~ 5% 患者可因心律失常猝死。有症状期，突出表现为所谓三联征，即心绞痛、晕厥和心力衰竭。未经手术治疗患者，三联征出现，提示预后不良，有心绞痛者，平均存活 5 年；有晕厥者，3 年；有心力衰竭者，2 年。预期寿限一般不超过 5 年。此期，也有 15% ~ 20% 发生猝死。

1. 心绞痛　对于重度主动脉瓣狭窄来说，这是一种最早出现又是最常见（50% ~ 70%）的症状。

与典型心绞痛所不同的是，这种患者的心绞痛发生于劳力后的即刻而不是发生在劳力当时；含服硝酸甘油也能迅速缓解疼痛，但易于发生硝酸甘油晕厥。

心绞痛产生的原因有三：①心肌氧耗增加。心肌氧耗决定于左室收缩压和收缩时间的乘积。主动脉瓣狭窄患者，这两项参数皆增高，因而氧耗增高。②50% 主动脉瓣狭窄患者可合并冠状动脉粥样硬化性狭窄。③极少数患者，主动脉瓣上钙化性栓子脱落后引起冠状动脉栓塞。

2. 晕厥　发生率为 15% ~ 30% 。多发生于劳力当时，也可发生于静息状态下。晕厥发生前，多有心绞痛病史。

也有部分患者，并无典型晕厥发生，只表现为头晕、眼花或晕倒倾向，此谓之近晕厥（near syncope）。近晕厥与晕厥具有同样的预后意义。

晕厥发生的机制可能为：①劳力期间，全身小动脉发生代偿性扩张，此时心脏不能随之增加心排血量；②劳力期间，并发室性心动过速或心室颤动；③劳力期间，并发房性快速性心律失常或一过性心脏阻滞。

3. 左心衰竭　表现为劳力性呼吸困难、端坐呼吸、阵发性夜间呼吸困难，乃至急性肺水肿。

左心衰竭之所以发生，开始阶段是由于左室舒张功能不全，以后又有左室收缩功能不全的参与。

此外，严重主动脉瓣狭窄的患者，可发生胃肠道出血，部分原因不明，部分可能由于血管发育不良，特别是右半结肠的血管畸形所致，较常见于退行性钙化性主动脉瓣狭窄。主动脉瓣置换术后一般出血可停止。年轻的主动脉瓣畸形患者较易发生感染性心内膜炎；钙化性主动脉瓣狭窄可发生脑栓塞或身体其他部位的栓塞，如视网膜动脉栓塞可引起失明。

疾病晚期可出现各种心排血量降低的临床表现，如疲倦、乏力、周围性发绀等，最后亦可发展至右心衰竭乃至全心衰竭。偶尔，右心衰竭先于左心衰竭，此可能由于 Bernheim 现象所致。

（二）体征

1. 动脉压　主动脉瓣明显狭窄者，脉压一般小于 50mmHg，平均为 30 ~ 40mmHg，收缩压极少超过 200mmHg。但是，合并主动脉瓣关闭不全者以及老年患者的收缩压可达 180mmHg，脉压可达 60mmHg。因此不能单凭动脉脉压来预测狭窄的严重程度。

2. 颈动脉搏动　主动脉瓣狭窄患者，颈动脉搏动减弱或消失。如果将触诊颈动脉与听诊心脏结合起来，可以发现颈动脉搏动上升缓慢，搏动高峰紧靠主动脉瓣关闭音（A_2）或与 A_2 同时发生。颈动脉搏动消失或者只有收缩期震颤，提示极严重的主动脉瓣狭窄。主动脉瓣狭窄合并关闭不全，或者合并动脉硬化者，颈动脉搏动可以正常。

3. 主动脉瓣关闭音　主动脉瓣狭窄，A_2 延迟或减低，因此在心底部只听到单一第二心音；也可出现第二心音的反常分裂。

4. 主动脉瓣喷射音　在主动脉瓣狭窄的患者中，年龄越轻，越可能闻及主动脉瓣喷射音；年长患者，多半不能闻及。这种喷射音多发生在心尖部，其存在与否与主动脉瓣关闭音的响度密切相关。A_2 减低，多无喷射音；A_2 正常，多有喷射音。

5. 主动脉瓣狭窄性杂音　这种杂音的特征是：响亮、粗糙、呈递增-递减型，在胸骨右缘 1 ~ 2 肋间或胸骨左缘听诊最清楚，可向颈动脉，尤其是右侧颈动脉传导，10% 主动脉瓣狭窄患者，收缩期杂音最响部位在心尖部，特别是老年患者或者合并有肺气肿的患者易于发生这种情况。一般来说，杂音愈响，持续时间愈长，高峰出现愈晚，提示狭窄程度愈重。主动脉瓣狭窄患者，出现左心衰竭时，由于心排血量减少，杂音响度减低，甚至消失，隐匿性主动脉狭窄可能是顽固性心力衰竭的原因，应该注意搜寻。

四、实验室检查

（一）心电图

心电图的序列变化能较准确地反映"狭窄"的病程经过和严重程度：①轻度狭窄，心电图多属正常；②中度狭窄，心电图正常，或者 QRS 波群电压增高伴轻度 ST－T 改变；③重度狭窄，右胸前导联 S 波加深，左胸前导联 R 波增高，在 R 波增高的导联 ST 段压低、T 波深倒置。心电轴多无明显左偏。偶尔，心电图呈"微性梗死"图形，表现为右胸导联 R 波丢失。

心电图变化，还具有一定的预后意义。在主动脉瓣狭窄而发生猝死患者中，70% 患者心电图呈现左室肥厚伴 ST－T 改变，只 9% 的患者心电图正常。如果一系列心电图上，左室肥厚呈进行性加重，提示狭窄性病变在加重。

主动脉瓣狭窄患者，不论病情轻重，一般为窦性心律。如果出现心房颤动，年龄较轻者，提示合并有二尖瓣病变；年龄较长者，说明病程已属晚期。如前所述，这类患者，特别是同时有二尖瓣环钙化者，可出现各种心脏阻滞，其中以一度房室传导阻滞和左束支传导阻滞最常见，三度房室传导阻滞较少见。

（二）X 线检查

主动脉瓣狭窄患者，心影一般不大。但心形略有变化，即左心缘下 1/3 处稍向外膨出。

75% ~85% 患者可呈现升主动脉扩张，扩张程度与狭窄的严重性相关性差，显著扩张提示主动脉瓣二瓣畸形或者合并有关闭不全。主动脉结正常或轻度增大。部分患者可见主动脉瓣钙化，35 岁以上的患者，透视未见主动脉瓣明显钙化可排除严重主动脉瓣狭窄。

左房呈轻度增大。如果左房明显扩大，提示二尖瓣病变、肥厚性主动脉瓣狭窄，或者主动脉瓣狭窄程度严重。

（三）超声心动图检查

可显示主动脉瓣开放幅度减小（常小于 15mm），开放速度减慢，瓣叶增厚，反射光点增大提示瓣膜钙化；主动脉根部扩大，左室后壁及室间隔呈对称性肥厚，左室流出道增宽。二维超声心动图可以发现二叶、三叶主动脉瓣畸形，如有瓣膜严重钙化、瓣膜活动度小、左室肥厚三项同时存在，则提示主动脉瓣狭窄严重。

Doppler 超声可测定心脏及血管内的血流速度，通过测定主动脉瓣口血流速度可计算出最大跨瓣压力阶差，亦可计算出主动脉瓣口面积，此结果与通过心导管测定的数字有良好的相关性。若将 Doppler 超声与放射性核素心血管造影联合检查，则计算出的主动脉瓣口面积的准确度更大。

（四）导管检查

对于 35 岁以上的患者，特别是具有冠心病危险因素的患者，应加作冠状动脉造影，以了解有无冠心病伴存。这类患者，不宜行左室造影。

（五）磁共振显像

可了解左室容量、左室质量、左室功能。也可对主动脉瓣狭窄严重程度作定量评价。

五、治疗

（一）无症状期处理

对于无症状的主动脉瓣狭窄患者，内科治疗包括：①劝告患者避免剧烈的体力活动；②各种小手术（如镶牙术、扁桃体摘除术等）术前，选用适当的抗生素以防止感染性心内膜炎；③风湿性主动脉瓣狭窄可考虑终生应用磺胺类药物或青霉素，预防感染性心内膜炎；④一旦发生心房颤动，应及早行电转复，否则可导致急性左心衰竭。

（二）有症状期

1. 手术治疗　凡出现临床症状者，即应考虑手术治疗。

2. 主动脉瓣球囊成形术（balloon aortic valvuloplasty）　这是20世纪80年代狭窄性瓣膜病治疗的一个进展，其优点在于无需开胸、创伤小、耗资低，近期疗效与直视下瓣膜分离术相仿。经30多年临床实践证明，该治疗方法有许多不足之处，诸如多数患者术后仍有明显的残余狭窄，主动脉瓣口面积增加的幅度极为有限，远期再狭窄发生率及死亡率均很高，因此应用受到限制。具体内容见心脏瓣膜病介入治疗章节。

（侯　磊）

第五节　主动脉瓣关闭不全

一、病因和病理变化

主动脉瓣关闭不全（aortic regurgitation）可因主动脉瓣本身的病变（原发性主动脉瓣关闭不全）和升主动脉的病变或主动脉瓣环扩张（继发性主动脉瓣关闭不全）所引起，根据发病情况又分为急性和慢性两种，临床上以慢性主动脉瓣关闭不全较多见，也是本节的重点。其病因分类详见表10-4。

表10-4　主动脉瓣关闭不全的病因分类

病变	慢性	急性或亚急性
瓣膜病变（原发性）	风湿性	感染性心内膜炎
	退行性钙化性	外伤性
	先天性	自发性脱垂或穿孔
	主动脉二叶瓣	
	室间隔缺损伴主动脉瓣受累	
	主动脉瓣窗孔	
	瓣膜脱垂综合征	
	结缔组织疾病	
	系统性红斑狼疮	
	类风湿关节炎	
	强直性脊柱炎	
升主动脉病变（继发性）	年龄相关的退行性变	急性主动脉夹层
	主动脉囊性中层坏死	急性主动脉炎
	二叶主动脉瓣	
	主动脉夹层	

主动脉瓣本身病变引起主动脉瓣关闭不全的常见病因有：风湿性心脏病、先天性畸形及感染性心内膜炎等。

风湿性心脏病所致的主动脉瓣关闭不全，系由风湿性主动脉瓣炎后瓣叶缩短、变形所引起，常伴有程度不等的主动脉瓣狭窄和二尖瓣病变，以男性多见。老年退行性钙化性主动脉瓣狭窄中75%合并有关闭不全（一般为轻度）。先天性主动脉瓣关闭不全，常见于二叶式主动脉瓣；偶尔，瓣膜呈筛网状发育不全，可引起单纯关闭不全。虽然先天性主动脉瓣叶窗孔是一常见畸形，但因它发生在主动脉瓣关闭线上方，因而罕有显著的主动脉瓣反流。此外，高位室间隔缺损亦可使主动脉瓣受累。

因单纯性主动脉瓣关闭不全而行主动脉瓣置换术的患者中，50%以上为继发于主动脉显著扩张的主动脉瓣关闭不全。升主动脉扩张的病因为主动脉根部病变，后者包括与年龄相关的退行性主动脉扩张、主动脉囊性中层坏死（单纯性或与Marfan综合征并存）、二叶主动脉瓣相关性主动脉扩张、主动脉夹层、成骨不全、梅毒性主动脉炎、Behcet综合征和体循环高血压等。

二、病理生理

正常时，主动脉与左室在舒张期的压力相差悬殊，如存在主动脉瓣关闭不全，则在舒张期即可有大量血液反流入左室，致使左室舒张期容量逐渐增大，左室肌纤维被动牵张。如左室扩张与容量扩大相适应，则左室舒张末期容量（LVEDV）虽增加，而左室舒张末期压（LVEDP）不增高，扩张程度在Starling曲线上升段，可以增强心肌收缩力。加之，由于血液反流，主动脉内阻抗下降，更有利于维持左室泵血功能，故能增加左室搏出量。随后，左室发生肥厚，室壁厚度与左室腔半径的比例和正常相仿，因此得以维持正常室壁张力。由于LVEDP不增加，左房和肺静脉压也得以保持正常，故多年不发生肺循环障碍。随着病情的进展，反流量必然越来越大，甚至达心搏出量的80%，左室进一步扩张、心壁肥厚，心脏重量可增加至1 000g以上，心脏之大（"牛心"），为其他心脏病所少见。此时，患者在运动时通过心率增快、舒张期缩短和外周血管扩张，尚可起到部分代偿作用。但长期的容量负荷过重，必然导致心肌收缩力减弱，继之心搏出量减少，左室收缩末期容量和舒张末期容量均增大，LVEDP升高，当后者逆传至左房、肺静脉时，就可引起肺瘀血或发生急性肺水肿。此外，主动脉瓣关闭不全达一定程度时，主动脉舒张压即会下降，致冠状动脉灌注减少；左室扩大，室壁增厚，心肌氧耗量增加。两者共同促成心肌缺血加重。左心功能不全，最后亦可发展至右心功能不全。

三、临床表现

（一）症状

慢性主动脉瓣关闭不全患者，可能耐受很长时间而无症状。轻症者一般可维持20年以上。

1. 呼吸困难　最早出现的症状是劳力性呼吸困难，表示心脏储备功能已经降低，随着病情的进展，可出现端坐呼吸和阵发性夜间呼吸困难。

2. 胸痛　患者常诉胸痛，可能是由于左室射血时引起升主动脉过分牵张或心脏明显增大所致。心绞痛比主动脉瓣狭窄少见。夜间心绞痛的发作，可能是由于休息时心率减慢，舒张压进一步下降，使冠状动脉血流减少之故；亦有诉腹痛者，推测可能与内脏缺血有关。

3. 心悸 左室明显增大者，由于心脏搏动增强，可致心悸，尤以左侧卧位或俯卧位时明显，室性期前收缩伴完全性代偿间歇后的一次收缩可使心悸感更为明显。情绪激动或体力活动引起心动过速时，也可感心悸。由于脉压显著增大，患者常感身体各部位有强烈的动脉搏动感，尤以头颈部为甚。

4. 晕厥 罕见出现晕厥，但当快速改变体位时，可出现头晕或眩晕。

（二）体征

颜面较苍白，头随心搏摆动。心尖搏动向左下移位，范围较广。心界向左下扩大。心底部、胸骨柄切迹、颈动脉可触到收缩期震颤，颈动脉搏动明显增强。

主动脉瓣关闭不全的主要体征为：主动脉瓣区舒张期杂音，为一高音调递减型哈气样杂音，最佳听诊区取决于有无显著的升主动脉扩张。原发性者在胸骨左缘第 3 ~ 4 肋间最响，可沿胸骨左缘下传至心尖区；继发性者，由于升主动脉或主动脉瓣环可有高度扩张，故杂音在胸骨右缘最响。轻度关闭不全者，此杂音柔和、高调，仅出现于舒张早期，只在患者取坐位前倾、呼气末才能听到；较重关闭不全时，杂音可为全舒张期且粗糙；在重度或急性主动脉瓣关闭不全时，由于左室舒张末期压高至几乎与主动脉舒张压相等，故杂音持续时间反而缩短。有时由于大量急速反流可致二尖瓣提前关闭，而出现中、晚期开瓣音。如杂音带音乐性质，常提示瓣膜的一部分翻转、撕裂或穿孔。主动脉夹层分离有时也出现这种音乐性杂音，可能是由于舒张期近端主动脉内膜通过主动脉瓣向心室脱垂或中层主动脉管腔内血液流动之故。

严重主动脉瓣关闭不全时，在主动脉瓣区常有收缩中期杂音，向颈部及胸骨上凹传导，为极大量心搏量通过畸形的主动脉瓣膜所致，并非由器质性主动脉瓣狭窄所引起。反流明显者，在心尖区可听到一低调柔和的舒张期隆隆性杂音，称为 Austin - Flint 杂音，其产生机制为：①从主动脉瓣反流入左室的血液冲击二尖瓣前叶，使其震动并被推起，以致当左房血流入左室时产生障碍，出现杂音；②主动脉瓣反流血与由左房流入的血液发生冲击、混合，产生涡流，引起杂音，因为在置换了 Star - Edwards 球瓣患者并无可开合的瓣叶，也可听到此杂音。听到此杂音时，应注意与器质性二尖瓣狭窄所引起的舒张期杂音相鉴别。吸入亚硝酸异戊酯后，因反流减少，此杂音即减弱。左室明显增大者，由于乳头肌向外侧移位，在心尖区可闻及全收缩期杂音。主动脉瓣关闭不全，心尖区 S_1 正常或减低；A_2 可正常或增强（继发性），也可减低或缺失（原发性）。可在胸骨左缘闻及收缩早期喷射音，此与大量左室血流喷入主动脉，主动脉突然扩张而振动有关。若在心尖区听到第三心音奔马律，提示左室功能减退。

重度主动脉瓣关闭不全可致主动脉舒张压下降，根据直接测压，主动脉瓣关闭不全的舒张压最低可至 30 ~ 40mmHg。如舒张压 <50mmHg，提示为严重主动脉瓣关闭不全。收缩压正常或升高，脉压增大。可出现周围血管征，如水冲脉（water - hammer）、"枪击音"（pistol shot sound）、毛细血管搏动及股动脉收缩期与舒张期双重杂音（Duroziez 征），有的患者其头部随心搏摆动（De - Musset 征）。

（三）辅助检查

1. X 线检查 左室增大，升主动脉扩张，呈"主动脉型"心脏。透视下见主动脉搏动明显增强，与左室搏动配合呈"摇椅样"搏动。病情严重者，左房亦显示扩大。如为继发性主动脉瓣关闭不全，可见升主动脉高度扩大或呈瘤样突出。在 Valsalva 动作下作逆行性升主动脉根部造影，大致可以估计关闭不全的程度，如造影剂呈喷射样反流仅见于瓣膜下，提示为轻度；如左室造影剂密度大于主动脉者，提示为重度；如造影剂已充填整个左室但密度低于主动脉，提示为中度关闭不全。荧光增强透视，有时可见主动脉瓣及升主动脉钙化。

2. 心电图检查　常示左室肥厚劳损伴电轴左偏；左室舒张期容量负荷过重可显示为：Ⅰ、aVL、$V_{3~6}$ 等导联 Q 波加深以及 V_1 出现小 r 波，左胸导联 T 波可高大直立，也可倒置。晚期左房也可肥大。如有心肌损害，可出现室内传导阻滞及左束支传导阻滞等改变。

3. 超声心动图检查　对主动脉瓣关闭不全有肯定的诊断价值，不但可以观测房室大小及主动脉的宽度，而且也可提示主动脉瓣的改变。慢性主动脉瓣关闭不全可见左室腔及其流出道与升主动脉根部内径增大，如左室代偿良好，尚可见室间隔、左室后壁及主动脉搏动增强；二尖瓣前叶舒张期可有快速振动。二维超声心动图可见主动脉关闭时不能合拢，有时也可出现扑动。Doppler 超声可见主动脉瓣下方舒张期涡流，其判断反流程度与心血管造影术有高度相关性。

超声心动图检查可帮助判断病因，如可显示二叶式主动脉瓣、瓣膜脱垂、破裂及升主动脉夹层等病变，还可显示瓣膜上的赘生物。

4. 放射性核素心血管造影　结合运动试验可以测定左室收缩功能，判断反流程度，和心导管检查时心血管造影术比较，有良好的相关性，此法用于随访有很大的实用价值。

四、预后

Bonow 等报告一组患者，患有严重主动脉瓣关闭不全，但无症状，左室射血分数正常。经 10 年随访，45% 以上患者仍保持无症状且有正常左室功能。美国 ACC/AHA 曾在关于瓣膜性心脏病处理指南中指出：①无症状主动脉瓣关闭不全患者，若左室收缩功能正常，那么每年症状性左室功能不全发生率不足 60%，无症状左室功能不全发生率不足 3.5%，猝死发生率不足 0.2%；②无症状主动脉瓣关闭不全患者，若左室收缩功能减低，每年将有 25% 患者出现心力衰竭症状；③有症状主动脉瓣关闭不全，年死亡率超过 10%。

一般来说，与主动脉瓣狭窄患者一样，一旦出现症状，病情常急转直下。心绞痛发生后，一般可存活 4 年；心力衰竭发生后，一般可存活 2 年。Dujardin 等对未经手术治疗的主动脉瓣关闭不全患者长期随访证明，心功能Ⅲ～Ⅳ级组 4 年存活率约 30%。

五、治疗

1. 随访　轻中度主动脉瓣关闭不全，每 1～2 年随访一次；重度主动脉瓣关闭不全，若无症状且左室功能正常，每半年随访一次。随访内容包括临床症状，超声检查左室大小和左室射血分数。

2. 活动　轻中度主动脉瓣关闭不全患者，或重度主动脉瓣关闭不全但无症状且左室射血分数正常患者，可从事一般体力活动；若有左室功能减低证据的患者，应避免剧烈体力活动。

3. 预防感染性心内膜炎　只要有主动脉瓣关闭不全，不论严重程度如何，均有指征应用抗生素类药物以预防感染性心内膜炎。

4. 血管扩张剂 慢性主动脉瓣关闭不全伴有左室扩大但收缩功能正常者，可以应用血管扩张剂，如口服肼屈嗪、尼群地平、非洛地平和血管紧张素转化酶抑制剂等。已有不少的随机性、前瞻性研究证明，上述药物具有良好的血流动力学效应。但是，有症状的慢性主动脉瓣关闭不全者，应首选主动脉瓣置换术，若患者不宜或不愿行手术治疗，也可应用血管扩张剂。

六、急性主动脉瓣关闭不全

急性主动脉瓣关闭不全最常见的病因是感染性心内膜炎、急性主动脉夹层、心脏外伤。其特征是心跳加快，左室舒张压增高。急性主动脉瓣关闭不全通常发生于左室大小正常的患者，后者对于突然增加的容量负荷不能适应。收缩期，左室难于将左房回血和主动脉反流充分排空，前向搏出量下降；舒张期，左室充盈突然增加，而室壁顺应性不能随之增加，因此舒张压快速上升（少数可与主动脉舒张压相等），在舒张早期即可超过左房压致使二尖瓣提前关闭。二尖瓣提前关闭，一方面，避免升高的左室舒张压向左房－肺静脉逆向传递；另一方面，左房排空受限，左房－肺静脉瘀血，房壁和静脉壁顺应性又不能随之增加，因而左房压、肺静脉压、肺毛细血管压很快升高，肺瘀血、肺水肿接踵而至。心跳加快，虽可代偿左室前向搏出量减少，使左室收缩压和主动脉收缩压不致发生明显变化，但在急性主动脉瓣关闭不全患者，血压常明显下降，甚至发生心源性休克。

（一）症状

突然发作呼吸困难，不能平卧，全身大汗，频繁咳嗽，咳白色泡沫痰或粉红色泡沫痰。严重者，烦躁不安，神志模糊，乃至昏迷。

（二）体征

面色灰暗，唇甲发绀，脉搏细数，血压下降，甚至呈休克状。

心尖搏动位置正常。第一心音减低，肺动脉瓣关闭音可增强，常可闻及病理性第三心音和第四心音。

急性主动脉瓣关闭不全也可在胸骨右缘第2肋间或胸骨左缘3、4肋间闻及舒张期杂音，与慢性主动脉瓣关闭不全杂音不同的是，该杂音仅限于舒张早期，调低而短促。其原因是随着左室舒张压上升，主动脉－左室压差迅速下降，反流减少或消失。常可在上述听诊部位闻及收缩期杂音，后者与舒张期杂音一起，组成来回性（to and fro）杂音。另外，可在心尖区闻及短促的 Austin－Flint 杂音。

听诊肺部，可闻及哮鸣音，或在肺底闻及细小水泡音，严重者满肺均有水泡音。

（三）辅助检查

1. 心电图 常见非特异性 ST 段和 T 波改变；病程稍长者，可出现左室肥厚图形。

2. X 线检查 常见肺瘀血、肺水肿表现；心影大小多属正常，但左房可略显扩大。若为继发性急性主动脉瓣关闭不全，可见升主动脉扩张。

3. 超声检查 可见二尖瓣开放延迟，幅度减低，关闭提前。左室舒张末期内径正常。偶尔，随着主动脉和左室舒张压变化，可见主动脉瓣提前关闭。

（四）处理

急性主动脉瓣关闭不全的危险性比慢性主动脉瓣关闭不全高得多。常可因急性左室衰竭致死，因此应及早考虑外科手术。内科治疗只能作为外科手术术前准备的一部分。内科治疗包括吸氧，镇静，静脉应用多巴胺，或多巴酚丁胺，或硝普钠，或呋塞米。药物的选择和用量大小依血压水平确定。对于这类患者，禁止使用 β 受体阻滞剂，后者减慢心率，延长舒张期，增加主动脉瓣反流，使病情进一步恶化。主动脉内球囊反搏术也禁忌使用，该术可增加舒张期周围血管阻力，增加反流量，使病情加重。

（侯　磊）

第六节　三尖瓣狭窄

一、病因和病理

三尖瓣狭窄（tricuspid stenosis）几乎均由风湿病所致，少见的病因有先天性三尖瓣闭锁、右房肿瘤及类癌综合征。右房肿瘤的临床特征为症状进展迅速，类癌综合征更常伴有三尖瓣反流。偶尔，右室流入道梗阻可由心内膜心肌纤维化、三尖瓣赘生物、起搏电极及心外肿瘤引起。

风湿性三尖瓣狭窄几乎均同时伴有二尖瓣病变，在多数患者中主动脉瓣亦可受累。尸检资料提示，风湿性心脏病患者中大约15%有三尖瓣狭窄，但临床能诊断者大约仅5%。

风湿性三尖瓣狭窄的病理变化与二尖瓣狭窄相似，腱索有融合和缩短，瓣缘融合，形成一隔膜样孔隙，瓣叶钙化少见。

三尖瓣狭窄也较多见于女性，可合并三尖瓣关闭不全或与其他任何瓣膜的损害同时存在。右房明显扩大，心房壁增厚，也可出现肝脾大等严重内脏瘀血的征象。

二、病理生理

当运动或吸气使三尖瓣血流量增加时，右房和右室的舒张期压力阶差即增大。若平均舒张期压力阶差超过 5mmHg 时，即足以使平均右房压升高而引起体静脉瘀血，表现为颈静脉充盈、肝大、腹水和水肿等体征。

三尖瓣狭窄时，静息心排血量往往降低，运动时也难以随之增加，这就是为什么即使存在二尖瓣病，左房压、肺动脉压、右室收缩压正常或仅轻度升高的原因。

三、临床表现

（一）症状

三尖瓣狭窄致低心排血量引起疲乏，体静脉瘀血可引起消化道症状及全身不适感，由于颈静脉搏动的巨大"a"波，使患者感到颈部有搏动感。虽然患者常同时合并有二尖瓣狭窄，但二尖瓣狭窄的临床症状如咯血、阵发性夜间呼吸困难和急性肺水肿却很少见。若患者有明显的二尖瓣狭窄的体征而无肺瘀血的临床表现时，应考虑可能同时合并有三尖瓣狭窄。

（二）体征

主要体征为胸骨左下缘低调隆隆样舒张中晚期杂音，可伴舒张期震颤，可有开瓣拍击音。增加体静脉回流方法可使之更明显，呼气及 Valsalva 动作屏气期使之减弱。风湿性者常伴二尖瓣狭窄，后者常掩盖本病体征。

三尖瓣狭窄常有明显体静脉瘀血体征，如颈静脉充盈、有明显"a"波，吸气时增强，晚期病例可有肝大、腹水及水肿。

（三）辅助检查

1. X 线检查　主要表现为右房明显扩大，下腔静脉和奇静脉扩张，但无肺动脉扩张。

2. 心电图检查　示 P_{II}、V_1 电压增高（>0.25mV）；由于多数三尖瓣狭窄患者同时合并有二尖瓣狭窄，故心电图亦常示双房肥大。

3. 超声心动图检查　其变化与二尖瓣狭窄时观察到的相似，M 型超声心动图常显示瓣叶增厚，前叶的射血分数斜率减慢，舒张期与隔瓣呈矛盾运动，三尖瓣钙化和增厚；二维超声心动图对诊断三尖瓣狭窄较有帮助，其特征为舒张期瓣叶呈圆顶状，增厚、瓣叶活动减低、开放受限。

四、诊断及鉴别诊断

根据典型杂音、右房扩大及体循环瘀血的症状和体征，一般即可做出诊断。对诊断有困难者，可行右心导管检查，若三尖瓣平均跨瓣舒张压差大于 2mmHg，即可诊断为三尖瓣狭窄。应注意与右房黏液瘤、缩窄性心包炎等疾病相鉴别。

五、治疗

限制钠盐摄入及应用利尿剂，可改善体循环瘀血的症状和体征。严重三尖瓣狭窄（舒张期跨三尖瓣压差>5mmHg，瓣口面积<2.0cm²），应考虑手术治疗。由于几乎总合并有二尖瓣病，两个瓣膜病变应同期进行矫治。

（侯　磊）

第七节　三尖瓣关闭不全

一、病因和病理

三尖瓣关闭不全（tricuspid regurgitation）罕见于瓣叶本身受累，而多由肺动脉高压致右室扩大、三尖瓣环扩张引起，常见于二尖瓣狭窄及慢性肺心病。一般来说，当肺动脉收缩压超过 55mmHg，即可引起功能性三尖瓣关闭不全。少见者如风湿性三尖瓣炎后瓣膜缩短变形，常合并三尖瓣狭窄；先天性如艾伯斯坦畸形；亦可见于感染性心内膜炎所致的瓣膜毁损，三尖瓣黏液性退变致脱垂，此类患者多伴有二尖瓣脱垂，常见于 Marfan 综合征；亦可见于右房黏液瘤、右室心肌梗死及胸部外伤后。

后天性单纯性三尖瓣关闭不全可发生于类癌综合征，因类癌斑块常沉着于三尖瓣的心室面，并使瓣尖与右室壁粘连，从而引起三尖瓣关闭不全，此类患者多同时有肺动脉瓣病变。三尖瓣关闭不全时常有右房、右室明显扩大。

二、病理生理

三尖瓣关闭不全引起的病理生理变化与二尖瓣关闭不全相似，但代偿期较长；病情若逐渐进展，最终可导致右室右房扩大，右室衰竭。肺动脉高压显著者，病情发展较快。

三、临床表现

（一）症状

三尖瓣关闭不全合并肺动脉高压时，方才出现心排血量减少和体循环瘀血的症状。

三尖瓣关闭不全合并二尖瓣疾患者，肺瘀血的症状可由于三尖瓣关闭不全的发展而减轻，但乏力和其他心排血量减少的症状可更为加重。三尖瓣关闭不全若不伴肺动脉高压，患者可长期无症状。

（二）体征

主要体征为胸骨左下缘全收缩期吹风性杂音，吸气及压迫肝脏后可增强；如不伴肺动脉高压，杂音见于收缩早期，有时难以闻及。当反流量很大时，有第三心音及三尖瓣区低调舒张中期杂音。颈静脉脉波图 V 波增大；可扪及肝脏搏动。瓣膜脱垂时，在三尖瓣区可闻及非喷射性喀喇音。其体循环瘀血体征与右心衰竭相同。

四、辅助检查

1. X 线检查　可见右室、右房增大。右房压升高者，可见奇静脉扩张和胸腔积液；有腹水者，横膈上抬。透视时可看到右房收缩期搏动。

2. 心电图检查　无特征性改变，可示右室肥厚劳损，右房肥大；并常有右束支传导阻滞。

3. 超声心动图检查　可见右室、右房、三尖瓣环扩大；上下腔静脉增宽及搏动；二维超声心动图声学造影可证实反流，多普勒可判断反流程度。

4. 右心导管检查　当超声检查尚难得出明确结论性意见，或临床判断与超声检查有矛盾时可考虑行右心导管检查。做该检查时，无论三尖瓣关闭不全病因如何，均可发现右房压和右室舒张末压升高；右房压力曲线可见明显 V 波或 C-V 波，而无 X 谷。若无上述发现，可排除中重度三尖瓣关闭不全。随着三尖瓣关闭不全程度加重，右房压力波形愈来愈类似于右室压力波形。令患者深吸气，右房压力不像正常人那样下降，而是升高或者变化不大，是三尖瓣关闭不全的特征性表现。若肺动脉或者右室收缩压高于 55mmHg，提示三尖瓣关闭不全为继发性（或功能性）；若肺动脉或右室收缩压低于 40mmHg，说明三尖瓣关闭不全为原发性，即三尖瓣本身或其支持结构病变。

五、诊断及鉴别诊断

根据典型杂音，右室右房增大及体循环瘀血的症状和体征，一般不难做出诊断。但应与二尖瓣关闭不全、低位室间隔缺损相鉴别。超声心动图声学造影及多普勒可确诊，并可帮助作出病因诊断。

六、治疗

三尖瓣关闭不全若不伴肺动脉高压，一般无症状，无需手术治疗；若伴肺动脉高压，可行三尖瓣环成形术，后者为目前广泛应用的术式，实践证明疗效良好。

某些严重的原发性三尖瓣关闭不全可能需行人工瓣膜置换术。鉴于三尖瓣位人工机械瓣发生血栓栓塞的风险大，因此多采用生物瓣，生物瓣的优势是无需长期抗凝治疗，而且耐久性也不错（可达 10 年以上）。

（侯　磊）

第八节　肺动脉瓣疾病

一、病因和病理

原发性肺动脉狭窄，最常见的是先天性肺动脉瓣狭窄，可合并房间隔缺损或主动脉骑跨；可继发或伴发漏斗部狭窄。风湿性心脏病多累及多个瓣膜；其他少见的病因有右心感染性心内膜炎后粘连、类癌综合征、Marfan 综合征等。

肺动脉瓣关闭不全，多由肺动脉高压引起的肺动脉干根部扩张所致，常见于二尖瓣狭窄，亦可见于房间隔缺损等左至右分流先天性心脏病。罕见的病因有风湿性单纯肺动脉瓣炎、Marfan 综合征、先天性肺动脉瓣缺如或发育不良，感染性心内膜炎引起瓣膜毁损、瓣膜分离术后或右心导管术损伤致肺动脉瓣关闭不全。

二、病理生理

肺动脉瓣狭窄时，右室收缩压升高，右室肥大；肺动脉压正常或偏低，收缩期肺动脉瓣两侧出现压力阶差。在严重狭窄时，其跨瓣压力阶差可高达 240mmHg。狭窄愈重，右心衰竭的临床表现出现愈早。如合并先天性房间隔缺损等左至右分流先天性心脏病，则右至左分流出现较早。

肺动脉瓣关闭不全不伴肺动脉高压者，由于反流发生于低压低阻力的小循环，故血流动力学改变通常不严重。若瓣口反流量增大可致右室容量负荷增加，引起右室扩大、肥厚，最后导致右心衰竭。伴发肺动脉高压、出现急性反流或反流程度重者，病情发展较快。

三、临床表现

轻中度肺动脉瓣狭窄，一般无明显症状，其平均寿命与常人相近；重度狭窄者，运动耐力差，可有胸痛、头晕、晕厥、发绀。主要体征是肺动脉瓣区响亮、粗糙、吹风样收缩期杂音，肺动脉瓣区第二心音（P_2）减弱伴分裂，吸气后更明显。肺动脉瓣区喷射音表明瓣膜无重度钙化，活动度尚可。先天性重度狭窄者，早年即有右室肥厚，可致心前区隆起伴胸骨旁抬举性搏动。持久发绀者，可伴发杵状指（趾），但较少见。

不伴肺动脉高压的单纯肺动脉瓣关闭不全，右室前负荷虽有所增加，但患者耐受良好，可多年无症状。伴肺动脉高压的肺动脉瓣关闭不全，其临床症状多为原发疾病所掩盖，这种继发性肺动脉瓣关闭不全通常伴有右室功能不全发生，前者可使后者进一步加重。主要体征为肺动脉瓣区舒张早期递减型哈气样杂音，可下传至第 4 肋间。伴肺动脉高压时，肺动脉瓣区第二心音亢进、分裂。反流量大时，三尖瓣区可闻及收缩期前低调杂音（右侧 Austin - Flint 杂音）。如瓣膜活动度好，可听到肺动脉喷射音。

四、辅助检查

（一）X线检查

肺动脉瓣疾病者示右室肥厚、增大。单纯狭窄者，肺动脉干呈狭窄后扩张，肺血管影稀疏；肺动脉瓣关闭不全伴肺动脉高压时，可见肺动脉段及肺门阴影尤其是右下肺动脉影增大。

（二）心电图检查

示右室肥厚劳损、右房增大，肺动脉瓣狭窄者，常有右束支传导阻滞。

（三）超声检查

肺动脉瓣狭窄，超声心动图检查可发现右房、右室内径增大，右室壁肥厚，室间隔与左室后壁呈同向运动；肺动脉干增宽；肺动脉瓣增厚，反光增强，开放受限，瓣口开放面积缩小；采用多普勒技术可测量跨肺动脉瓣的压力阶差。

肺动脉瓣关闭不全，若有肺动脉高压，超声检查除可发现原发病表现外，还可发现肺动脉增宽，右室肥厚，扩大；若无肺动脉高压，右室改变相对较轻。采用多普勒技术可半定量测定肺动脉瓣口反流量。

五、诊断及鉴别诊断

根据肺动脉瓣区典型收缩期杂音、震颤及肺动脉瓣区第二心音减弱可作出肺动脉瓣狭窄的诊断。借助二维超声心动图及右室X线造影，可帮助鉴别肺动脉瓣狭窄、漏斗部狭窄及瓣上狭窄。

根据肺动脉瓣区舒张早期杂音，吸气时增强，可作出肺动脉瓣关闭不全的诊断。多普勒图像可帮助与主动脉瓣关闭不全的鉴别。

六、治疗

肺动脉瓣狭窄者，当静息跨瓣压力阶差达40mmHg以上时，可作直视下瓣膜分离术或切开术，或行经皮球囊瓣膜成形术，但以后者为首选。

无肺动脉高压的肺动脉瓣关闭不全，患者通常无症状，无需治疗。有肺动脉高压的肺动脉瓣关闭不全，治疗包括：①酌情治疗原发病（如二尖瓣狭窄、房间隔缺损、室间隔缺损）；②治疗肺动脉高压，可使用血管扩张剂（包括血管紧张素转化酶抑制剂）；③治疗右室衰竭。

（侯　磊）

第十一章

心包疾病与肺源性心脏病

第一节　急性心包炎

急性心包炎（acute pericarditis）是由心包膜脏层和壁层的急性炎症引起的综合征，临床特征主要有胸痛、心包摩擦音及一系列的心电图变化。急性心包炎临床上较为常见，其临床表现具有隐袭性，容易漏诊。

一、病因

急性心包炎常是全身疾病的一部分，如结核、肿瘤、系统性红斑狼疮或尿毒症等疾病易于累及心包引起心包炎；也可由邻近组织如胸膜、心肌、纵隔、淋巴结炎症的蔓延或损伤所致。我国过去以结核病、风湿热及细菌感染为常见病因，近年来病毒感染、肿瘤、心肌梗死和主动脉夹层所致的心包炎发生率显著增多。

1. 感染性

（1）结核性：多见于儿童及青年，常由肺结核，纵隔淋巴结核及胸膜结核直接蔓延，或由血液、淋巴播散而来。但也可找不到结核病灶。

（2）化脓性：常继发于败血症或脓毒血症、细菌由血行或淋巴侵入心包或由肺部、胸膜和纵隔等邻近组织的化脓性炎症的直接扩散。胸膜手术，外伤或食管异物穿破进入心包亦可导致继发感染。致病菌以金黄色葡萄球菌最为常见，其他如肺炎双球菌、溶血性链球菌、大肠杆菌、绿脓杆菌等均可致病。

（3）病毒性：以柯萨奇病毒、流感病毒（A、B型）、埃可病毒较多见。近年来认为非特异性心包炎中的有些病例可能是病毒感染。

（4）真菌性：以荚膜组织胞浆菌较多见，常继发于邻近肺部或肺门淋巴结感染，很少由血行播散。此外还有放线菌、念珠菌、弗状菌等引起。

（5）寄生虫性：阿米巴所致左叶肝脓肿常穿破入心包发生急性心包炎。此外，偶可见微丝蚴、血吸虫、弓形体等感染。

2. 非感染性

（1）特发性：在国外很常见国内亦有渐增趋势。病因可能于病毒感染有关，也有认为是过敏或自身免疫反应的一种表现。起病多急骤，约半数患者于发病前 1~8 周有上呼吸道感染。病程自数日至2周，大都能自愈，少数患者可复发，极少数患者发展为心包填塞或缩窄性心包炎。

（2）自身免疫性：急性风湿热时常伴发心包炎，它常是风湿性全心炎的一部分，并伴有其他明显的风湿活动表现，多见于青少年。心包炎也可见于其他自身免疫性疾病，如系统性红斑狼疮、类风湿关节炎、硬皮病、结节性多动脉炎、皮肌炎等，往往是该病的一种临床表现。

（3）尿毒症性：多见于慢性肾衰竭晚期，常由于尿毒刺激心包膜所引起，它表现出预后严重，若在进行透析疗法的尿毒症患者出现心包摩擦音时，应注意有无采用全身性肝素化措施以致心包内出血存在。

（4）心肌梗死性：心包膜脏层下的急性心肌梗死可累及心包发生反应性炎症，此多在梗死后最初2~3日出现。

（5）过敏性：在心包外伤、心脏手术、心脏挫伤，或心肌梗死后2周或更久之后出现。可能由于损伤心包心肌组织成为抗原-抗体反应所致。

（6）肿瘤性：常见于肺癌、乳腺癌及淋巴瘤的转移心包所致，白血病亦偶可侵入心包。

（7）放射损伤性：胸部接受放射线照射总剂量达1 500拉德（rad）以上时，可使心包发生血管炎性反应，照射剂量愈大，心包炎出现愈早。也有在照射后的3个月甚至6年方出现心脏损害的临床表现，心肌、心内膜也可受损发生纤维化。

（8）药物性：普鲁卡因胺、甲基多巴、妥卡尼、异烟肼、间羟胺、利血平、青霉素、保泰松、阿霉素、色氨酸钠、甲基麦角酰胺、抗血清、血制品、蛇毒等均有可能引起药物性的急性心包炎。

二、临床表现

1. 症状

（1）全身症状：根据病因及个体反应不同，全身症状差异较大。感染性心包炎者，多有毒血症状，如发热、畏寒、多汗、困乏、食欲缺乏等。非感染性心包炎的毒血症状较轻，肿瘤性者可无发热。

（2）心前区疼痛：主要见于纤维蛋白性心包炎阶段。疼痛部位在心前区或胸骨后，亦可向左臂、左肩、左肩胛区或上腹部放散。呈尖锐的剧痛或沉重的闷痛、可随呼吸、咳嗽、吞咽、体位改变而加重。心包膜脏层无痛觉神经，只有在左侧第5、6肋间水平面以下的壁层心包膜有痛觉纤维，所以当心包炎累及该部或并有膈胸膜炎时方出现疼痛，急性非特异性心包炎常伴胸膜炎，疼痛显著。结核性及尿毒症性心包炎时，疼痛较轻。

（3）心包积液压迫症状：心包填塞时，因腔静脉淤血可出现上腹胀痛、呕吐、下肢水肿等，肺瘀血时可引起呼吸困难。动脉血压显著下降时可见面色苍白、烦躁不安等休克症状。大量心包积液压迫气管可产生激惹性咳嗽，如压迫肺或支气管可使呼吸困难加重。喉返神经、膈神经受压时可分别出现声音嘶哑、噎膈症状，食管受压则可有吞咽困难。

2. 体征

（1）心包摩擦音/感：是急性纤维蛋白性心包炎的典型体征，两层心包膜因发炎表面粗糙并有纤维蛋白渗出，心脏搏动时，互相摩擦而产生，摩擦音常出现于胸骨左缘第3、第4、第5肋间隙，也可满布心前区，坐位、深吸气后屏息时较易听到。响的摩擦音在心前区扪诊可有摩擦感。通常持续时间短暂，它可存在数小时，数天，少数可达数周，当心包积液增多，使两层心包分开时，摩擦音可减弱甚至消失。

（2）心包积液：心包积液量超过300ml或积液发生较迅速时，可出现下列体征：①心包积液本身体征：心浊音界向两侧迅速扩大，并可随体位改变，如坐位时下界增宽，平卧时心底部第2、第3肋间增宽，心尖搏动位于心浊音界内减弱或消失。心音遥远，心率增快。有时在胸骨左缘第3、第4肋间隙听到舒张早期附加音，亦称心包叩击音，与第一、第二心音构成三音心律，此因心室舒张受限，进入心室血流突然受阻，形成漩涡冲击心室壁所产生。②心包填塞征：急性心包填塞时，心搏出量明显下降，心率加快，脉搏细弱，动脉收缩压下降，脉压减少，严重者可出现休克。慢性心包填塞时，静脉瘀血征象明显，可有颈静脉怒张而搏动不显，且在吸气期更明显（Kussmaul征），肝颈静脉回流征阳性，肝脏肿大伴压痛及腹水，下肢水肿；可发现奇脉，即吸气时脉搏减弱或消失，呼气时脉搏增强或重视，听诊血压时，可发现呼气期收缩压较吸气期高出1.33kPa以上。③左肺受压征：心包积液多从横膈上的心包腔先开始积聚，而后充满胸骨后的心包腔大量心包积液时，膨胀的心包腔可压迫肺及支气管，体检时可发现左肩胛的内下方有一浊音区，并伴有语颤增强及支气管性呼吸音，亦称Ewart征。

三、辅助检查

1. 实验室检查　白细胞计数增加与否，视病因而定，化脓性心包炎者白细胞计数及中性粒细胞明显增高；心包穿刺抽液，可进一步明确心包液体为渗出性、脓性或血性，并可涂片及培养可能查出感染原，肿瘤性心包积液可查出瘤细胞。

2. X线检查　成人心包积液少于300ml时，X线征象不多，难以发现，积液达300～500ml或更多时，心脏阴影才出现普遍性的向两侧扩大，心影形态可因体位不同而改变。并有上腔静脉明显扩张及心膈角变钝的表现。当心包积液超过1 000ml时，心影明显扩大，外形呈三角形或烧瓶状，各心缘弓的正常界限消失，透视可见心脏搏动减弱或消失，肺野常清晰。X线计波摄影或心脏电波描记可见心脏搏动减弱或消失。

3. 超声心动图检查　正常心包腔内有15～30ml液体，起着润滑的作用，当心包积液量超过50ml时，M型超声心动图即显示在心室收缩时，左心室后壁与后心包壁层间有液性暗区；如该暗区在舒张期亦可见，表明积液量在400～500ml，二维超声心动图，在心包内有中等积液量时，可见液性暗区较均匀地分布在心脏外周，超声心动图检查迅速可靠，简单易行，无创伤性，可在床旁反复进行。

4. 心电图检查　60%～80%急性心包炎患者可出现心电图改变，及时描记心电图并进行追踪观察有较大的诊断及鉴别诊断价值。急性心包炎的主要心电图改变为ST-T变化，可分为以下四个阶段：第一阶段（数天至2周）：多数导联出现ST段抬高，凹面向上，振幅一般不超过0.5mV（5mm），ST/T比值>0.25（早期复极综合征V_6导联ST/T比值<0.25），aVR导联有时包括V_1导联出现ST段压低。P-R段向量与ST向量方向相反，ST段抬高的导联出现P-R段压低，ST段压低的导联出现P-R段抬高。P-R段偏移有时早于ST段偏移出现，为急性心包炎早期诊断的一个重要线索。第二阶段（1～3周）：ST段及P-R段正常化，T波电压开始降低、变平。第三阶段（3周至数周）：绝大多数导联T波普遍倒置。第四阶段（数周至3月）：T波逐渐正常或回到等电位线，如心包发生缩窄，T波

可持续倒置。

此外，还可有肢导联 QRS 波群低电压，这可能与心包液体引起心电"短路"有关，大量心包积液时，还可出现"电交替"现象。多与心脏悬浮在心包腔中致机械活动度加大有关。还常有窦性心动过速。

5. 核素扫描　静脉注射^{125}I 标记的白蛋白进行血池扫描。核素可示真正的心腔大小、X线片中心脏影如大于扫描图，则表示增大的部分系渗液。

6. CT 和 MR 检查　CT 扫描对心包积液十分敏感，少于 50ml 的液体即可检出，正常心包厚度在 CT 上测量的上限为 4mm，大于 4mm 则为异常。仰卧位扫描时，少量心包积液位于左室与右房之后外侧。心上隐窝扩张是心包积液的一个重要征象。当积液在 200ml 以上时，积液形成带状水样密度影包围心脏。渗出液与血性积液密度较高，似软组织密度。CT不能区分良恶性病变的积液。

MR 对少量心包积液和局限性心包积液的检出也有很大价值，左室前臂液体厚度大于5mm 提示有中等量积液。非出血性心包积液在 T_1 加权像上大多为均匀低信号，而慢性肾功能不全、外伤、结核性心包炎在心包腔某些区域呈中信号或不均匀高信号，提示含有高蛋白或细胞成分液体。信号强度增加区域表示炎性渗出物伴大量纤维物质；血性积液或心包积血，视血液成分多少，呈中或高信号；而恶性肿瘤所致心包积液为不均匀中或高混杂信号。

四、诊断及鉴别诊断

1. 诊断　急性纤维蛋白性心包炎根据典型的心包摩擦音即可确立诊断；渗出性心包炎根据上述心包积液体征，心包填塞症状和体征结合 X 线、心电图检查诊断也不困难；另外，超声心动图对诊断心包积液有极高的准确性。

2. 鉴别诊断　不同病因的心包炎，其临床表现和治疗方法也不相同，因此临床上在心包炎的诊断确定后，应进一步确定其病因，临床常见的四种心包炎鉴别如表 11-1。

另外，中年以上的特发性心包炎有时被误诊为急性心梗，甚至误用了溶栓酶而引起心内出血。根据胸膜性胸痛的特点和心电图改变不难将特发性心包炎与急性心梗区别开来。且特发性心包炎的心包摩擦音与胸痛同时出现，而急性心梗并发心包炎的心包摩擦音至少在胸痛发作 24h 后方出现。

表 11-1　四种常见心包炎的鉴别

	风湿性心包炎	结核性心包炎	化脓性心包炎	非特异性心包炎
病史	起病前 1~2 周常有上呼吸道感染，伴其他风湿病的表现，为全心的一部分	常伴有原发性结核多数为不规则的病灶，或与其他浆膜腔结核同时存在	常有原发的感染病灶，伴明显的毒血症表现	起病前 1~2 周常有上呼吸道感染，起病多急骤，少数可复发
发热	轻度或中度发热	低热或常不显著	高热	持续发热，为稽留热或弛张热
胸痛	常有	常无	常有	常极为剧烈
心包摩擦音	常有	少有	常有	明显，出现早

	风湿性心包炎	结核性心包炎	化脓性心包炎	非特异性心包炎
心脏杂音	常伴有显著杂音	无	无	无
抗链球菌溶血"O"滴定数	常增高	正常	正常或增高	正常或增高
白细胞计数	中度增高	正常或轻度增高	明显增高	正常或增高
血培养	阴性	阴性	可阳性	阴性
量	较少	常大量	较多	较少～中等量
性质	多为草黄色	多为血性	脓性	草黄色或血性
心包 ADA	<30U/L	≥30U/L	<30U/L	<30U/L
细胞	中性粒细胞占多数	淋巴细胞较多	中性粒细胞占多数	淋巴细胞占多数
细菌	无	有时找到结核杆菌	能找到化脓性细菌	无
心包腔空气注入术	心脏增大	心脏不大	心脏不大	心脏常增大

五、治疗

1. 一般治疗　急性心包炎患者均应卧床休息，加强营养，维持水分及电解质平衡，使用镇痛剂，一般无需使用强心剂或利尿剂。为了排除化脓性心包炎和肿瘤性心包炎，常须作心包穿刺抽取心包液做细菌学、细胞学及生物化学检查等。如出现心脏压塞的征象，应立即进行心包穿刺并留置导管引流。心包穿刺是否成功虽与施术者的经验和技术水平有关，但在很大程度上取决于心包积液量的多少。右室前壁液性暗区 >10mm 者穿刺成功率为93%，若仅左室后壁有小量渗液，穿刺成功率为58%。安全起见，心包积液量较少为了诊断而进行心包穿刺时应在心电图或超声心动图指引下进行。

2. 病因治疗

（1）特发性心包炎：目前无特异治疗措施，可试用免疫球蛋白、干扰素，疗效尚不肯定。胸痛剧烈者，可酌情给予麻醉性镇痛剂。一般采用非固醇类抗炎药（NSAIDs）如布洛芬 300～800mg，每6～8h 1 次，吲哚美辛（消炎痛）50mg，每6～8h 1 次；也可单用秋水仙碱0.5mg 每日 2 次，或秋水仙碱与 NSAIDs 合用。据报道秋水仙碱有预防复发的作用。对症状十分严重、NSAIDs 无效或反复发作的病例可使用类固醇激素，开始用 60mg/d，1 周后逐渐减量。长时间使用类固醇激素减量后可加用布洛芬或秋水仙碱。秋水仙碱比 NSAIDs 易耐受，但孕妇慎用。

（2）结核性心包炎：对确诊病例应立即开始抗结核药物治疗，推荐三联甚至四联治疗。国内常用三联治疗的药物为异烟肼300mg/d，1 次服用；利福平450mg/d（体重 <50kg）或600mg/d（体重 >50kg），1 次服用；乙胺丁醇750～1 000mg/dl 次服用。上述药物至少服用9～12 个月。住院过程也可用异烟肼、利福平和链霉素（0.75g/d）三联治疗，出院后链霉素可换用乙胺丁醇。类固醇激素应与抗结核药物合用，开始用1mg/kg，5～7 天后逐渐减量，直至6～8 周停用。类固醇激素可减轻机体对细菌感染的反应，减少渗出和纤维素沉积，并能抑制结核病变增殖。类固醇激素除改变症状和体征外，还可能降低结核性心包炎的病死率。采用上述治疗后，某些患者可能发生心包缩窄。对出现心包缩窄者，多采用外科手术处理，早期手术效果比较理想，心功能可以保持，手术死亡率低。术后抗结核治疗还须持续6个月。临床上如到一些高度可疑的结核性心包炎，但缺乏确切的证据。对此类患者可进行试验治疗，试验治疗只用抗结核药物而不要使用类固醇激素。如确系结核性心包炎，治疗2~3周后病情即可明显好转，此时可酌情加用类固醇激素。

（3）化脓性心包炎：如心包穿刺抽出脓性心包液，应做心包切开引流，冲洗心包腔，心包腔内可注入抗生素如庆大霉素（儿童慎用）。心包液细菌培养结果未明确之前，可先使用抗葡萄球菌抗生素和氨基苷类抗生素，待细菌培养结果明确后，再根据培养结果调整抗生素的种类。有学者建议对化脓性心包炎早期做心包切除，以防心包缩窄；也有学者主张出现明显粘连、脓液黏稠呈包裹性再考虑心包切除。围手术期死亡率约8%，与化脓性心包炎总死亡率相比还是比较低的。

（4）肿瘤性心包炎：治疗原则为全身应用抗肿瘤药物，心包穿刺引流以缓解症状和明确诊断，心包腔内注入抗肿瘤药物、硬化剂控制恶性心包渗液。治疗根据肿瘤的类型及组织学改变而定，对肺癌（腺癌）和乳腺癌转移所致的心包炎，心包腔内注入顺铂有效率为83%~93%，注入塞替哌有效率为83%~89%，均无明显副作用。对淋巴瘤和白血病引起的恶性心包积液，放射治疗有效率高达93%。心包腔内注入四环素、多西环素或米诺环素作为硬化剂，控制心包渗液的有效率85%，但可引起一些严重副作用如发热（19%）、胸痛（20%）和房性心律失常（10%），而且在长期存活的患者还会引起缩窄性心包炎。有人使用经皮气囊心包开窗术使心包腔与胸膜腔直接相通，这样心包腔内大量液体可流入胸膜腔，可防止反复发作心脏压塞，但可能引起癌细胞扩散。对发生缩窄性心包炎者须行心包切除。

（5）尿毒症性心包炎：未经透析的尿毒症性心包炎经透析后1~2周内可明显好转。正在进行透析的患者出现较大量心包积液，可加强透析频度，加用NSAIDs，如无效，可加用类固醇激素，以缓解症状和促进液体吸收。必要时在心包穿刺引流后可留置心包腔导管，引流24~48h。反复放液后，仍发生心包积液或形成局限性心包积液，可考虑心包切开。

（6）急性心梗并发心包炎：布洛芬为首选药物，也可选用阿司匹林650mg，每4h1次，一般疗程2~5天。其他NSAIDs应避免使用，因其可影响冠状动脉血流使梗死区变薄甚至发生破裂。对顽固性病例可使用类固醇激素，但可能延缓梗死愈合。

（7）心包切开后综合征：NSAIDs或秋水仙碱均可奏效。手术前服用秋水仙碱能否预防其发生尚不肯定。

（8）放射性心包炎：治疗与一般心包炎相同，对顽固性病例也可使用类固醇激素。

（王　威）

第二节　缩窄性心包炎

缩窄性心包炎（constrictive ericarditis）是各种心包疾病的最终结果，主要表现为心包纤维化、钙化和增厚，从而导致心包缩窄，压迫并限制心脏的舒张，心排血量减少，静脉血回流心脏受阻而产生等一系列循环障碍的临床表现。

一、病因与发病机制

心包缩窄多数由结核性、化脓性和非特异性心包炎引起，也见于心包外伤后的出血性心包炎或慢性炎症状态如尿毒症等患者。心包肿瘤和放射治疗也偶可引起本病。另外，有许多缩窄性心包炎患者虽经心包病理组织检查也不能确定其病因。缩窄性心包炎时，心包脏层和壁层广泛粘连、增厚和钙化，厚可达 0.5cm，心包腔闭塞成为一个纤维瘢痕组织的外壳，紧紧包住和压迫整个心脏和大血管出口处。有时病变在某一部位特别严重，如房室沟、上腔静脉入口或与胸壁、横膈发生广泛粘连，肉芽组织、坚硬、增厚和缩窄的心包瘢痕压迫心脏、限制了心室在舒张期的扩张，进入心室的血液减少，因而心排血量低下。心排血量减少又可导致肾脏对盐和水的潴留，使血容量增加。同时，缩窄的心包使舒张期血液回流入心脏时发生困难，出现静脉压升高，颈静脉曲张，肝脏肿大、腹水、胸水、下肢水肿等体征。左心特别是左心房受到缩窄的影响，可引起肺充血，出现呼吸困难。

二、临床表现

1. 症状　患者可有腹胀、下肢水肿，与静脉压增高有关；也可有不同程度的呼吸困难或端坐呼吸，这不是心功能不全所致，而是由于腹水或胸水的压迫造成；另外，患者尚可有乏力、头晕、胃纳减退、咳嗽、体重减轻和肝区疼痛等症状。

2. 体征　常见的体征有心尖搏动不易触及，心浊音界正常或轻度增大，第一心音减低，有时在胸骨左缘第3、第4肋间听到舒张早期额外音，响度变化大，有时呈拍击性称心包叩击音。主要是由于心室被压不能充分舒张，心房血液在心室舒张早期迅速进入心室，而后突然停止所引起的振动而产生的声音。心率较快，可有过早搏动、心房扑动，30% 可出现心房纤颤等。心脏受压和静脉回流受阻可出现颈静脉怒张，且在吸气时怒张更为明显。肝脏肿大，腹水，下肢水肿，腹水较下肢水肿出现早且明显，动脉收缩压降低，脉压小，1/3 可出现奇脉。静脉压测定显著增高，常超过 2.45kPa（250mmH$_2$O）。

三、辅助检查

1. 心电图　多数患者可有心电图异常，但无特异性。可表现为低电压，窦性心动过速，心房扑动比较少见（<5%），约1/3 患者可有房颤，多个导联 T 波平坦或倒置。有时 P 波增宽或增高呈"二尖瓣型 P 波"或"肺型 P 波"表现左、右心房扩大，也可有右心室肥厚。

2. X 线检查　心脏阴影大小正常或稍大，心增大可能由于心包增厚或伴有心包积液，左右心缘正常弧弓消失，呈平直僵硬，心脏搏动减弱，上腔静脉明显增宽，部分患者心包有钙化呈蛋壳状，可有心房增大。部分患者可见心包钙化，是诊断缩窄性心包炎的重要线索。另外，可出现胸腔积液，尽管肺静脉压慢性增高，但肺渗出少见。

3. 超声心动图　同时有心包积液，则可发现心包增厚（>3mm），回声增强，有时心包双层间有粘连而呈平行运动；增厚心包内可有点状、斑块状、条形更强回声，伴或不伴有后方声影往往提示心包钙化；可见右心室前壁或左心室后壁振幅变小，心室壁舒张活动受限制，以左心室居多，室间隔变形和舒张期矛盾运动；左右房室增大但不伴有瓣膜病变；上、下腔静脉和肝静脉增宽；心脏功能性下降及心脏房室增大和间隔变形、心静脉扩张。

4. CT　CT 诊断缩窄性心包炎的敏感性要高于 X 线和 B 超，可见心包增厚应以右心室前面受累最多见，其次为左心室侧后面及左房室沟处，主要表现为多部位心包不规则增厚、粘连，心包下脂肪间隙模糊或（和）消失，增强扫描时可见增厚的心包中等强化；心包钙化以右心室前面和膈面最多见，其次是房室沟和室间沟等处，显示为斑点状、斑块状、片状或线条状钙化灶；CT 诊断心房增大不如 B 超，现在随着多排螺旋 CT 和电子束 CT 的应用，CT 已可以很准确地测量心脏各房室的容积和功能，对于判断心脏增大的准确率明显提高。

5. 心导管检查　右心房平均压升高，压力曲线呈"M"形或"W"形，右心室压力升高，压力曲线呈舒张早期低垂及舒张晚期高原的图形，肺毛细楔嵌压也升高。

四、诊断及鉴别诊断

1. 诊断　主要诊断依据有：①发病较慢，可有结核性或化脓性心包炎病史，活动后乏力、气短、心悸和腹胀、呼吸困难。②体征：肝大、腹水、静脉压升高，颈静脉怒张，有时可有发绀，奇脉，心尖搏动减弱或消失，心音弱而遥远，脉压差小，部分患者肝颈返流征阳性。③辅助检查：心影正常或偏小或偏大。部分病例可见心包钙化，侧位片明显，上腔静脉影增宽，心搏动减弱。心电图 QRS 综合波呈低电压，T 波低平倒置。超声心动图检查示心包增厚，有时可见心包钙化，心搏动明显减弱。心导管检查可有右心室舒张压早期即明显升高，右房压也显著升高，心排血指数低于正常。

2. 鉴别诊断　缩窄性心包炎应与门脉性肝硬化及充血性心力衰竭相鉴别。肝硬化有腹水及下肢浮肿，但无静脉压增高及颈静脉怒张等。充血性心力衰竭者多有心瓣膜病和特征性杂音及明显心脏扩大而无奇脉，超声心动图及 X 线检查有助鉴别。另外，限制型心肌病的血流动力学改变与缩窄性心包炎相似，故其临床表现与钙化的缩窄性心包炎极为相似，有时候很难鉴别，鉴别要点如表 11-2 所示。

表 11-2　缩窄性心包炎和限制性心肌病的鉴别

	缩窄性心包炎	限制性心肌病
症状及体征进展	较缓慢	较迅速
额外心音	可听到心包撞击音	可听到奔马律
二尖瓣/三尖瓣闭锁不全杂音	无	较常听到
X 线检查	心脏轻度增大，50% 有心包钙化	心脏常明显增大，无心包钙化
心电图	低血压较多见，伴 T 波改变，可有心房颤动	多无低血压，有 T 波变化，有时见病理性 Q 波，除心房颤动外，常有心律失常，如房室传导阻滞、室内阻滞，可见心室肥厚或劳损心室肥厚，心腔变小
超声心动图	无心室肥厚或心腔变窄	心室肥厚，心腔变小

五、治疗

缩窄性心包炎的首要治疗是早期施行心包切除术/剥离术，因此早期诊断显得尤为重要，一旦确诊，应在急性症状消退后，及早外科手术治疗，以免发生心肌萎缩而影响手术疗效。手术前应卧床休息。低盐饮食，酌情给予利尿剂，有贫血及血清蛋白降低者，应给予支持疗法，改善一般状况，有活动性结核病者，在手术前后均应积极进行抗结核治疗。对病程较长，心功能减退较明显者，术前或术后可给予强心剂，小剂量西地兰或地高辛，以防萎缩的心肌在增加负担后发生心力衰竭。单有心包钙化而无静脉压增高者可不予特殊治疗，心肌对强心剂反应差或肝肾功能很差者，不宜手术。

（张　涛）

第三节　急性肺源性心脏病

急性肺源性心脏病（acute corpulmonale）是由于内源性或外源性栓子堵塞肺动脉或其分支使肺循环阻力增加，心排血量降低，引起右心室急剧扩张和急性右心功能衰竭的临床病理生理综合征。大块肺动脉栓塞尚可引起猝死。肺栓塞在西方发达国家年发病率约为 0.05%，未经治疗患者病死率约 30%。我国尚无这方面的流行病学资料，曾被认为是我国的少见病，以致长期以来国内临床界在很大程度上忽视了对该病的识别与诊断，使临床肺栓塞的识别与检出率低下。实际上，肺栓塞在我国也绝非少见，近年来由于对肺栓塞诊断的重视，临床病例有增加趋势。

一、病因

引起急性肺源性心脏病的肺动脉栓塞（pulmonary embolism，PE）主要由右心或周围静脉内血栓脱落所形成。栓子可来自：①右心房［如有心力衰竭和（或）心房颤动时］、右心室（如心肌梗死波及右心室心内膜下引起附壁血栓时）、肺动脉瓣或三尖瓣（如发生心内膜炎时）；②周围静脉，绝大多数见于下肢和盆腔深静脉。常见的诱因包括：久病或手术后长期卧床、静脉曲张、右心衰竭、静脉内插管、红细胞增多症、血小板增多症、抗凝血酶的缺乏、口服避孕药等引起的高凝状态所致血流瘀滞、创伤、外科手术、静脉炎后等致静脉管壁损伤均易致血栓形成。其他栓子可造成肺动脉栓塞者包括：长骨骨折所致脂肪栓，手术或腹腔镜、心血管造影等检查后的气栓，细菌性心内膜炎、动脉内膜炎、化脓性静脉炎后的菌栓，恶性肿瘤的瘤栓，羊水栓及寄生虫卵等。在我国，血栓性静脉炎和静脉曲张是下肢深静脉血栓形成的最主要原因。

二、病理解剖和病理生理

当静脉血栓从其形成的位点脱落，可通过静脉系统到达肺循环，如果栓子为大块型且非常大，可以停留在肺动脉分叉处，形成鞍形栓子或分别阻塞左、右肺动脉。分叉处有时栓子向右心室延伸至阻塞部分肺动脉瓣。右心室扩大，其心肌及左心室心肌，尤其是心内膜下心肌，可能因休克或冠状动脉反射性痉挛引起严重缺氧而常有灶性坏死。非大块型小的栓子位于肺动脉分支可致肺梗死（pulmonary infarction），多发生在下叶，尤其在肋膈角附近，常呈楔形，其底部在肺表面略高于周围的正常肺组织，呈红色。存活者梗死处组织最后形成瘢痕。

肺血管阻塞的程度和潜在的心肺疾病，很可能是决定最终是否发生右心功能不全的最重要的因素。阻塞越重，肺动脉压力越高。缩血管物质的释放（例如 5 - 羟色胺）反射性引起肺动脉收缩，加之低氧血症，可进一步增加肺血管阻力而导致肺动脉高压。

肺动脉压力突然升高，使右心室后负荷急剧增加，有心室扩张，右室壁张力增加，继而功能不全。右心室扩张，室间隔向左心室移动，由于因心包的限制而出现的心腔充盈不足，加上有心室收缩功能不全，可使右心室排血量减少，从而进一步降低左心室的前负荷。一旦右心室扩张，冠状静脉压增高，同时左心室舒张期扩张亦减少。左心室前负荷的降低亦可使室间隔移向左心室，左心室充盈不足排血量减少，体循环血流量和压力均降低，冠状血管灌注受到潜在危机而引起心肌缺血。这种循环的不断持续可引起循环衰竭甚至死亡。

总之，肺栓塞后可导致下述病理生理改变：①由于肺血管阻塞，神经体液因素或肺动脉压力感受器的作用，引起肺血管阻力增加；②肺血管阻塞，肺泡无效腔增加，使气体交换受损，肺泡通气减少导致低氧血症，从而使 V/Q 单位降低，血液由右向左分流，气体交换面积减少，使二氧化碳的运输受影响；③刺激性受体反射性兴奋（过度换气）；④支气管收缩，气道阻力增加；⑤肺水肿、肺出血、肺泡表面活性物质减少，肺顺应性降低。

三、临床表现

（一）症状

起病急骤，有呼吸困难、胸痛、窒息感。重者有烦躁不安、出冷汗、神志障碍、晕厥、发绀、休克等。可迅速死亡，亦可表现为猝死（sudden death）。如能度过低血压阶段，可出现肺动脉压增高和心力衰竭。亦可有剧烈咳嗽、咯血、中度发热等。然而，临床表现有典型肺梗死三联症者（呼吸困难、胸痛及咯血）不足 1/3。

（二）体征

常见呼吸急促、肤色苍白或发绀，脉细速、血压低或测不到，心率增快等。心底部肺动脉段浊音可增宽，可伴明显搏动。肺动脉瓣区第二音亢进、分裂，有响亮收缩期喷射性杂音伴震颤，也可有高频舒张期杂音。三尖瓣区可有反流性全收缩期杂音。可出现阵发性心动过速、心房扑动或颤动等心律失常。右室负荷剧增时，可有右心衰竭体征出现。气管有时向患侧移位，肺部可闻及哮鸣音和干湿啰音，也可有肺血管杂音，并随吸气增强，此外还有胸膜摩擦音等。

四、实验室检查和辅助检查

（一）血液检查

白细胞可正常或增高，血沉可增快，血清肌钙蛋白、乳酸脱氢酶、肌磷酸激酶（主要是 CK - MB）、血清胆红素常正常或轻度增高。血浆 D - 二聚体（肺交联纤维蛋白特异的降解产物）增高，如小于 $500\mu g/L$ 提示无肺栓塞存在。动脉血气分析动脉氧分压可降低，但肺泡 - 动脉氧离曲线正常者，不能排除急性 PE 的诊断。因此，当怀疑 PE 时，进行动脉血气分析并非诊断所必需。

（二）心电图检查

心电图不仅有助于除外急性心肌梗死，而且可对某些大块肺栓塞者做出快速鉴别，此类患者的心电图上存在右心室劳损的表现。发生大块肺栓塞的患者可出现窦性心动过速，ST 和 T 波异常，但也可表现为正常的心电图。其中最有价值的一个发现是，倒置的 T 波出现

在 $V_1 \sim V_4$ 导联。其他的异常包括：不完全或完全性右束支传导阻滞，或出现 $S_I - Q_{III} - T_{III}$（Ⅰ导联 S 波深，Ⅲ导联 Q 波显著和 T 波倒置）的表现。上述变化多为一过性的，动态观察有助于对本病的诊断。

（三）胸部 X 线检查

急性肺源性心脏病本身 X 线表现的特异性不强。①栓塞部位肺血减少（Westermark 征），上腔静脉影扩大，肺门动脉扩张，右肺下动脉横径可增宽，也可正常或变细；②肺梗死时可发现肺周围浸润性阴影，形状不一，常累及肋膈角，也可出现盘状肺不张及 Hampton 驼峰征，系继发性肺小叶血液填充影，患侧膈肌抬高，呼吸轻度减弱及少量至中量胸腔积液；③心影可向两侧扩大。

（四）CT 扫描

最新一代的多排 CT 扫描仪，只需被检查者屏气不到 10 秒钟即可完成整个胸部的扫描，而且分辨率在 1mm 或不到 1mm。恰当地使用新一代的多排 CT 扫描，似乎可以取代肺动脉造影，成为诊断肺栓塞影像学上的金标准。

（五）磁共振成像

常规采用自旋回波和梯度回波脉冲序列扫描，对肺总动脉和左、右肺动脉主干的栓塞诊断有一定价值。但是，由于 MRI 对中央型肺栓塞诊断的敏感性与特异性均低于多排 CT，因此，在没有 CT 设备时，MRI 可以作为二线检查方法用于诊断。

（六）选择性肺动脉造影

是诊断肺栓塞最可靠的方法，如今已很少进行。这是因为新一代的多排 CT 扫描仪解决了大多数诊断上遇到的难题。然而，选择性肺动脉造影仍适用于准备进行介入治疗的患者，如导管介导的溶栓、吸出性栓子切除术、机械性血栓粉碎等。肺动脉造影检查有一定危险性，特别是并发肺动脉高压的患者应谨慎使用。

（七）超声心动图

经胸超声心动图适用于肺动脉总干及其左右分支的栓塞。表现为右室扩大，室壁不同步活动，右室运动减弱，肺动脉增宽等。经食管二维超声心动图可见右心室或肺动脉内游浮血栓，血管腔内超声检查则可能更为清晰。

（八）放射性核素肺扫描

^{99m}Tc - 标记聚合人血白蛋白（MAA）肺灌注扫描是安全、无创及有价值的肺栓塞诊断方法。典型所见是呈肺段分布的灌注缺损，不呈肺段性分布者诊断价值受限。肺灌注扫描的假阳性率较高，为减少假阳性可做肺通气扫描以提高诊断的准确性。

五、诊断和鉴别诊断

本类疾病由于诊断困难，易被漏诊或误诊，非常重要的是提高对肺栓塞的诊断意识。若患者出现突发"原因不明"的气短，特别是劳力性呼吸困难，窒息、心悸、发绀、剧烈胸痛、晕厥和休克，尤其发生在长期卧床或手术后，应考虑肺动脉大块栓塞引起急性肺源性心脏病的可能；如发生体温升高、心悸、胸痛和血性胸腔积液，则应考虑肺梗死的可能。结合相关检查有助于诊断。诊断仍不明确时可行选择性肺动脉造影。本病需与其他原因引起的休克和心力衰竭，尤其是急性心肌梗死及心脏压塞等相鉴别。

六、治疗

绝大多数的肺栓塞都是可以治疗的。其治疗措施随临床类型而不同。近年肺栓塞的治疗研究进展迅速，治疗更趋规范化。接受治疗的患者病死率为5%～8%，不治疗者为25%～30%。

大块肺动脉栓塞引起急性肺源性心脏病时，必须紧急处理以挽救生命。治疗措施包括：①一般处理：密切监测呼吸、心率、血压、心电图及血气等变化。使患者安静，绝对卧床2～3周，已采取了有效抗凝治疗者卧床时间可适当缩短。吸氧，保持大便通畅，勿用力排便，应用抗生素控制下肢血栓性静脉炎和预防肺栓塞并发感染。②急救处理：合并休克者，可用多巴胺20～40mg、多巴酚丁胺5～15μg/（kg·min）加入至5%葡萄糖溶液250～500ml中静脉滴注，并迅速纠正引起低血压的心律失常，如心房扑动、心房颤动等。胸痛重者可用罂粟碱30～60mg皮下注射或哌替啶50mg或吗啡5mg皮下注射以止痛及解痉。心力衰竭时按常规处理。溶栓主要用于2周内的新鲜血栓栓塞，愈早愈好，2周以上也可能有效。指征包括：①大块肺栓塞（超过2个肺叶血管）；②肺栓塞伴休克；③原有心肺疾病的次大块肺栓塞引起循环衰竭患者。具体用药方案：链激酶负荷量30min 25 000IU，继而100 000IU/h，维持24h静脉滴注；尿激酶负荷量10min 4 400IU/kg静脉滴注，继而2 200IU/（kg·h）维持24h静脉滴注；重组组织型纤溶酶原激活剂（r－tPA）2h 100mg，静脉滴注。国内常用尿激酶2～4h 20 000IU/kg静脉滴注；r－tPA 2h 50～100mg，静脉滴注。溶栓数小时后病情明显好转。溶栓治疗结束后继以肝素或华法林抗凝治疗。

外科疗法：①去栓术，即在呼吸机和体外循环支持下的急诊去栓手术，为一种成功、有效的治疗手段。主要是对于那些发生大块肺栓塞或中等大小肺栓塞但有溶栓禁忌的，以及需要进行右心房血块切除或关闭卵圆孔的患者。在心源性休克发生前进行的去栓术结果一般较乐观，成活率高达89%。②放置下腔静脉滤网，其主要指征为：较多的出血而无法抗凝治疗；正规的抗凝治疗无法预防肺栓塞的复发。

介入治疗：置入心导管粉碎或吸出栓子，同时可局部行溶栓治疗，本治疗不宜用于有卵圆孔未闭的患者，以免栓子脱落流入左心，引起体循环栓塞。

七、预后和预防

大多数肺动脉栓塞经正确治疗后预后良好。近年，随着溶栓治疗与去栓术的开展，可使大部分患者恢复。然而，进一步提高肺栓塞的诊断意识，减少误诊和漏诊，是改善患者预后的关键。肺栓塞的预防主要防止栓子进入肺动脉，其中以防止静脉血栓形成和脱落最为重要。对下肢静脉炎、静脉曲张应及时彻底治疗，采用手术、药物以及物理等方法，必要时放置入下腔静脉滤网，防止下肢静脉血栓形成和脱落导致肺栓塞。避免长期卧床或下肢固定姿势不活动，鼓励手术后早期下床活动，促进血液循环。对慢性心肺疾病或肿瘤患者，要提高可能并发肺栓塞的警惕性，高危患者可用肝素和（或）阿司匹林等药物抗凝、抗血小板治疗。

（张　涛）

第四节　慢性肺源性心脏病

　　慢性肺源性心脏病（chronic corpulmonale）简称肺心病，是指由肺组织、胸廓或肺动脉系统病变引起的肺动脉高压，伴或不伴有右心衰竭的一类疾病。

　　肺心病在我国是常见病、多发病，平均患病率为 0.48%，病死率在 15% 左右。本病占住院心脏病的构成比为 38.5% ~46%；在复旦大学附属中山医院及华山医院 20 世纪 80 年代的构成比仅为 2.49%，占第八位，90 年代又有下降趋势，这与冠心病、心肌疾病发病率与收治例数增高有关。我国北部及中部地区 15 岁以上人口患病率为 3%，估计全国有 2 500 万人罹患此病，约有 30% 为非吸烟人群，与国外有明显差别，而且以农村女性多见，个体易感因素、遗传、气道高反应性、环境因素、职业粉尘和化学物质、空气污染等与本病的发病密切相关。

一、病因

　　影响支气管－肺为主的疾病，主要包括：①COPD、支气管哮喘、支气管扩张等气道疾病，其中在我国 80% ~90% 左右的慢性肺心病病因为 COPD；②影响肺间质或肺泡为主的疾病，如特发性肺间质纤维化、结节病、慢性纤维空洞性肺结核、放射性肺炎、尘肺以及结缔组织疾病引起的肺部病变等；③神经肌肉及胸壁疾病，如重症肌无力、多发性神经病，胸膜广泛粘连、类风湿关节炎等造成的胸廓或脊柱畸形等疾病，影响呼吸活动，造成通气不足，导致低氧血症；④通气驱动失常的疾病，如肥胖－低通气综合征、睡眠呼吸暂停低通气综合征、原发性肺泡通气不足等，因肺泡通气不足，导致低氧血症；⑤以肺血管病变为主的疾病，如反复肺动脉栓塞、广泛结节性肺动脉炎、结缔组织疾病 SLE 引起的肺血管病变等；⑥特发性疾病，如原发性肺动脉高压，即不明原因的持续性、进行性肺动脉压力升高。各种肺血管病变可导致低氧血症以及肺动脉高压，并最终导致慢性肺心病。

二、病理解剖

　　由于支气管黏膜炎变、增厚、黏液腺增生、分泌亢进，支气管腔内炎症渗出物及黏液分泌物潴留，支气管纤毛上皮受损，影响了纤毛上皮净化功能。病变向下波及细支气管，可出现平滑肌肥厚，使管腔狭窄而不规则；又加上管壁痉挛、软骨破坏、局部管腔易闭陷等改变，使细支气管不完全或完全阻塞，致排气受阻肺泡内残气量增多压力增高，肺泡过度膨胀，肺泡在弹力纤维受损基础上被动扩张，泡壁断裂，使几个小泡融合成一个大泡而形成肺气肿。又慢性阻塞性肺病常反复发作支气管周围炎及肺炎，炎症可累及邻近肺小动脉，使腔壁增厚、狭窄或纤维化，肺细动脉Ⅰ及Ⅲ型胶原增多；此外可有非特异性肺血管炎，肺血管内血栓形成等。最后致右心室肥大、室壁增厚、心腔扩张、肺动脉圆锥膨隆、心肌纤维肥大、萎缩、间质水肿，灶性坏死，坏死灶后为纤维组织所替代。部分患者可合并冠状动脉粥样硬化性病变。

三、发病机制

　　肺的功能和结构改变致肺动脉高压（pulmonary hypertension，PH）是导致肺心病的先决条件。

（一）呼吸功能改变

由于上述支气管及肺泡病理改变出现阻塞性通气功能障碍。限制性肺部疾病或胸部活动受限制可出现限制性通气功能障碍，使肺活量、残气量和肺总量减低。进一步发展则通气/血流比值失调而出现换气功能失常，最终导致低氧血症和高碳酸血症。

（二）血流动力学改变

主要改变在右心及肺动脉，表现为右室收缩压升高和肺动脉高压。低氧作用于肺血管平滑肌细胞膜上的离子通道，引起钙内流增加和钾通道活性阻抑；刺激血管内皮细胞，使内皮衍生的收缩因子如内皮素-1合成增加而内皮衍生的舒张因子如一氧化氮和降钙素产生和释放减少；某些血管活性物质如血栓素 A_2、血管紧张素 II、血小板激活因子及肿瘤坏死因子等形成和释放均促使肺血管收缩。加上二氧化碳潴留使血中 H^+ 浓度增高，均可加重肺动脉高压。缺氧又使肺血管内皮生长释放因子（平滑肌细胞促分裂素）分泌增加，使血管平滑肌增殖；成纤维细胞分泌的转化生长因子 β 表达增加，使肺动脉外膜成纤维细胞增殖，这种肺血管结构重建使肺血管顺应性下降，管腔变窄，血管阻力增加。缺氧引起的代偿性红细胞增多，血容量增加，血黏稠度和循环阻力增高。慢性炎症使肺血管重构、肺血管数量减少，肺微动脉中原位血栓形成，均更加重了肺动脉高压。

（三）心脏负荷增加，心肌功能抑制

肺心病由于心肌氧张力减低，红细胞增多和肺血管分流，使左、右心室尤其是右心室负荷增加，右心室扩大，右室排血不完全，最后产生右心衰竭。一般认为肺心病是右心室受累的心脏病，但肺心病也有左心室损害。尸检证明，肺心病有左室肥大者占 61.1% ~ 90.0%。缺氧、高碳酸血症、肺部感染对心肌的损害，心输出量的增加及支气管肺血管分流的形成对左心室负担的增加以及老年人合并冠心病存在，均可使心脏功能受损加重。

（四）多脏器损害

肺心病引起多脏器衰竭与低灌注、感染所致休克，炎症介质的释放，抗原抗体复合物形成，激活补体、释出 C3 等活性物质使中性粒细胞黏附于复合体，释出氧自由基而引起血管内皮严重损害，肺毛细血管内皮细胞受损使血中微聚物及血管壁活性物质难以清除，从而自左心室排出而引起全身器官损害，最后导致多脏器衰竭。

四、临床表现

本病病程进展缓慢，可分为代偿与失代偿两个阶段，但其界限有时并不清楚。

（一）功能代偿期

患者都有慢性咳嗽、咳痰或哮喘史，逐步出现乏力、呼吸困难。体检示明显肺气肿表现，包括桶状胸、肺部叩诊呈过度清音、肝浊音上界下降、心浊音界缩小甚至消失。听诊呼吸音低，可有干湿啰音，心音轻，有时只能在剑突下听到。肺动脉区第二音亢进，剑突下有明显心脏搏动，是病变累及心脏的主要表现。颈静脉可有轻度怒张，但静脉压并不明显增高。

（二）功能失代偿期

肺组织损害严重引起缺氧、二氧化碳潴留，可导致呼吸和（或）心力衰竭。

1. **呼吸衰竭** 多见于急性呼吸道感染后。缺氧早期主要表现为发绀、心悸和胸闷等。病变进一步发展时发生低氧血症，可出现各种精神神经障碍症状，称为肺性脑病。

2. **心力衰竭** 亦多发生在急性呼吸道感染后，因此常合并有呼吸衰竭，以右心衰竭为主，可出现各种心律失常。此外，由于肺心病是以心、肺病变为基础的多脏器受损害的疾病，因此在重症患者中，可有肾功能不全、弥散性血管内凝血、肾上腺皮质功能减退所致面颊色素沉着等表现。

五、实验室检查和辅助检查

（一）血液检查

红细胞计数和血红蛋白增高，血细胞比容正常或偏高，全血黏度、血浆黏度和血小板黏附率及聚集率常增高，红细胞电泳时间延长，血沉一般偏快；动脉血氧饱和度常低于正常，二氧化碳分压高于正常，以呼吸衰竭时显著。在心力衰竭期，可有丙氨酸氨基转移酶和血浆尿素氮、肌酐、血及尿 β_2 微球蛋白、血浆肾素活性、血浆血管紧张素 II 含量增高等肝肾功能受损表现。合并呼吸道感染时，可有白细胞计数增高。在呼吸衰竭不同阶段可出现高钾、低钠、低钾或低氯、低钙、低镁等变化。

（二）痰细菌培养

旨在指导抗生素的应用。

（三）X 线检查

诊断标准：①右肺下动脉横径≥15mm；②肺动脉中度凸出或其高度≥3mm；③右心室增大。通常分为三型：①正常型，心肺无异常表现；②间质型，非血管性纹理增多，粗乱（含轨道征）或（和）网织结节阴影，多见于肺下野或中下野，或兼有一定程度的肺气肿；③肺气肿型，表现为肺过度膨胀（如横膈低平、左肋膈角开大 > 35°等），肺血管纹理自中或内带变细、移位变形或（和）稀疏，有肺大疱或不规则局限透明区，或兼有一定程度的间质改变。

（四）心电图检查

通过心电图发现右心室肥大具有较高的特异性但其敏感性较差，有一定易变性。急性发作期由于缺氧、酸中毒、碱中毒、电解质紊乱等可引起 ST 段与 T 波改变和各种心律失常，当解除诱因，病情缓解后常可有所恢复及心律失常消失。心电图常表现为右心房和右心室增大。V_1 的 R 波振幅、V_1 的 R/S 比值和肺动脉压水平无直接关系。肺动脉高压伴 COPD 的患者心电图上的异常表现通常要少于肺动脉高压伴随其他疾病的患者。因为前者肺动脉高压的程度相对较轻，而且胸腔过度充气造成的桶状胸往往导致心电图呈低电压。心电图诊断右心房及心室增大的标准：①在 II、III、aVF、V_1、V_2 导联 P 波电压达到 0.25mV；② I 导联 R 波电压达到 0.2mV；③A + R − PL = 0.7mV（Butler 心电图诊断标准：A 为 V_1 或 V_2 导联 R 或 R′波的最大振幅，R 为 I 或 V_6 导联 S 波最大振幅，PL 为 V_1 最小的 S 波或者 I 或 V_6 最小的 r 波振幅）。用此标准评估肺动脉高压时，其敏感性可高达 89%。

（五）超声心动图

常表现为右心房和右心室增大，左心室内径正常或缩小，室间隔增厚。右心室压力过高引起的室间隔活动异常具有特征性。而右心室壁和周围组织结构的分辨能力限制了心脏超声对于右心室扩大的辨别能力。右心室的功能障碍很难用心脏超声来量化，但可通过室间隔的位置和偏曲度从侧面得以反映。如果心脏超声发现心包积液，右房扩大，间隔移位，通常提示预后较差。由于慢性右心室压力负荷过重及左心室充盈不足，二尖瓣收缩期脱垂及室间隔运动异常相当常见。通过测量三尖瓣反流速度，用 Bernoulli 公式可得到右心室收缩高压的多普勒超声心动图证据。多普勒超声心动图显示二尖瓣反流及右室收缩压增高。多平面经食管超声心动图可显示右室功能射血分数（RVEF）下降。

（六）肺功能检查

在心肺功能衰竭期不宜进行本检查，症状缓解期可考虑测定。患者均有通气和换气功能障碍。表现为时间肺活量及最大通气量减低，残气量增加。此外，肺阻抗血流图及其微分图的检查在一定程度上能反映机体内肺血流容积改变，了解肺循环血流动力学变化、肺动脉压力大小和右心功能；核素心血管造影有助于了解右心功能；肺灌注扫描如肺上部血流增加、下部减少，则提示有肺动脉高压存在。

六、诊断

本病由慢性广泛性肺、胸部疾病发展而来，呼吸和循环系统的症状常混杂出现，故早期诊断比较困难。一般认为凡有慢性广泛性肺、胸部疾病患者，一旦发现有肺动脉高压、右心室增大而同时排除了引起右心增大的其他心脏疾病可能时，即可诊断为本病。肺动脉高压和右心室增大是肺心病早期诊断的关键。肺心病常可并发酸碱平衡失调和电解质紊乱。其他尚有上消化道出血和休克，其次为肝、肾功能损害及肺性脑病，少见的有自发性气胸、弥散性血管内凝血等，后者病死率高。

七、鉴别诊断

（一）冠状动脉粥样硬化性心脏病

慢性肺心病和冠心病均多见于老年人，且均可有心脏扩大、心律失常及心力衰竭，少数肺心病患者心电图的胸导联上可出现 Q 波。但前者无典型心绞痛或心肌梗死的表现，其酷似心肌梗死的图形多发生于急性发作期严重右心衰竭时，随病情好转，酷似心肌梗死的图形可很快消失。

（二）风湿性心瓣膜病

慢性肺心病的右房室瓣关闭不全与风湿性心瓣膜病的右房室瓣病变易混淆，但依据病史及临床表现，结合 X 线、心电图、超声心动图、血气分析等检查所见，不难作出鉴别。

（三）其他

原发性心肌病（有心脏增大、心力衰竭以及房室瓣相对关闭不全所致杂音）、缩窄性心包炎（有颈静脉怒张、肝大、水肿、腹水及心电图低电压）及发绀型先天性心脏病伴胸廓畸形时，均需与慢性肺心病相鉴别。一般通过病史、X 线、心电图及超声心动图检查等进行鉴别诊断。

八、并发症

最常见的为酸碱平衡失调和电解质紊乱。其他尚有上消化道出血和休克，其次为肝、肾功能损害及肺性脑病。少见的有自发性气胸、弥散性血管内凝血等，后者病死率高。

九、治疗

肺心病是原发于重症胸、肺、肺血管基础疾病的晚期并发症，防治很困难，其中81.8%的患者由慢性支气管炎、支气管哮喘并发肺气肿发展而来，因此积极防治这些疾病是避免肺心病发生的根本措施。应讲究卫生、戒烟和增强体质，提高全身抵抗力，减少感冒和各种呼吸道疾病的发生。对已发生肺心病的患者，应针对缓解期和急性期分别加以处理。呼吸道感染是发生呼吸衰竭的常见诱因，故需要积极予以控制。

（一）缓解期治疗

是防止肺心病发展的关键。可采用：①冷水擦身和膈式呼吸及缩唇呼气以改善肺脏通气等耐寒及康复锻炼。②镇咳、祛痰、平喘和抗感染等对症治疗。③提高机体免疫力药物如核酸酪素注射液（麻疹减毒疫苗的培养液）皮下或肌内注射，或核酸酪素口服液 10ml/支，3次/日，36 个月为一疗程。气管炎菌苗皮下注射、卡介苗素注射液肌内注射等。④临床试验表明，长期氧疗可以明显改善有缺氧状态的慢性肺心病患者的生存率。⑤中医中药治疗，宜扶正固本、活血化瘀，以提高机体抵抗力，改善肺循环情况。对缓解期患者进行康复治疗及开展家庭病床工作能明显降低急性期的发作。

（二）急性期治疗

1. 控制呼吸道感染　呼吸道感染是发生呼吸衰竭和心力衰竭的常见诱因，故需积极应用药物予以控制。目前主张联合用药。宜根据痰培养和致病菌对药物敏感的测定选用，但不要受痰菌药物试验的约束。可考虑经验性抗菌药物治疗。加拿大胸科学会 2000 年推荐的 COPD 急性期抗菌治疗方案，曾经被广泛引用。急性发作的 COPD 分为单纯型、复杂型和慢性化脓型 3 型，其中单纯型推荐的经验性治疗抗菌药物是阿莫西林、多西环素、复方磺胺甲噁唑；复杂型推荐的是喹诺酮类、β_2 内酰胺酶抑制剂复方制剂、第 2 代或第 3 代头孢菌素、新大环内酯类；慢性化脓型推荐的是环丙沙星、其他静脉用抗假单胞菌抗生素（哌拉西林钠、头孢他啶、头孢吡肟、碳青霉烯类、氨基苷类）。除全身用药外，尚可局部雾化吸入或气管内滴注药物。长期应用抗生素要防止真菌感染。一旦真菌已成为肺部感染的主要病原菌，应调整或停用抗生素，给予抗真菌治疗。

2. 改善呼吸功能，抢救呼吸衰竭　采取综合措施，包括缓解支气管痉挛、清除痰液、畅通呼吸道，可用沐舒坦 15mg，2 次/d，雾化吸入；或 60mg，口服 2 次/d，静脉滴注。持续低浓度给氧，应用呼吸兴奋剂，BiPAP 正压通气等，必要时施行气管切开、气管插管和机械呼吸器治疗等。

3. 控制心力衰竭　轻度心力衰竭给予吸氧，改善呼吸功能，控制呼吸道感染后，症状即可减轻或消失。较重者加用利尿剂亦能较快予以控制。

（1）利尿剂：一般以间歇、小量呋塞米及螺内酯（安体舒通）交替使用为妥，目的为降低心脏前、后负荷，增加心排血量，降低心腔充填压，减轻呼吸困难。使用时应注意到可引起血液浓缩，使痰液黏稠，加重气道阻塞；电解质紊乱尤其是低钾、低氯、低镁和碱中毒，诱致难治性水肿和心律失常。若需长时间使用利尿剂，可合用有保钾作用血管紧张素转换酶抑制剂，如卡托普利、培哚普利、福辛普利等，以避免肾素分泌增加、血管痉挛，增强利尿作用。中草药如复方五加皮汤、车前子、金钱草等均有一定利尿作用。

（2）洋地黄类：在呼吸功能未改善前，洋地黄类药物疗效差，且慢性肺心病患者肝、肾功能差，因此用量宜小，否则极易发生毒性反应，出现心律失常。急性加重期以静脉注射毛花苷 C（西地兰）或毒毛花苷 K 为宜，见效快，可避免在体内蓄积，若心力衰竭已纠正，可改用地高辛维持。

（3）血管扩张剂：除减轻心脏的前、后负荷，还可扩张肺血管，降低肺动脉压。全身性血管扩张药大多对肺血管也有扩张作用，如直接扩张血管平滑肌药物肼屈嗪、钙离子拮抗药硝苯地平、α 受体阻断药酚妥拉明、ACEI 卡托普利以及 β 受体激动药、茶碱类、依前列醇等，均可不同程度地降低肺动脉压力。但应注意这些药物对心排血量及动脉血压的影响，应从小剂量开始。慢性肺心病是以右心病变为主的全心病变，可发生右心衰竭、急性肺水肿或全心衰竭。并且心力衰竭往往与呼吸衰竭并存，因此，治疗心力衰竭前应先治疗呼吸衰竭，一般随着呼吸功能的改善，急性增高的肺动脉压可随之下降，右心室负担减轻，轻症心力衰竭患者可得到纠正。

4. 控制心律失常　除常规处理外，需注意治疗病因，包括控制感染、纠正缺氧、纠正酸碱和电解质平衡失调等。病因消除后心律失常往往会自行消失。此外，应用抗心律失常药物时还要注意避免应用普萘洛尔等 β 受体阻滞剂，以免引起气管痉挛。

5. 应用肾上腺皮质激素　在有效控制感染的情况下，短期大剂量应用肾上腺皮质激素，对抢救早期呼吸衰竭和心力衰竭有一定作用。通常用氢化可的松 100～300mg 或地塞米松 10～20mg 加于 5% 葡萄糖溶液 500ml 中静脉滴注，每日 1 次，后者亦可静脉推注，病情好转后 2～3 天停用。如胃肠道出血，肾上腺皮质激素的使用应十分慎重。

6. 并发症的处理　并发症如酸碱平衡失调和电解质紊乱、消化道出血、休克、弥散性血管内凝血等治疗，参见各有关资料。

7. 中医治疗　肺心病急性发作期表现为本虚证实，病情多变，治疗应按急则治标、标本兼治的原则。中西医结合治疗是一种很好的治疗途径。

十、预后和预防

本病常年存在，但多在冬季由于呼吸道感染而导致呼吸衰竭和心力衰竭，病死率较高。1973 年前肺心病住院病死率在 30% 左右，1983 年已下降到 15% 以下，目前仍在 10%～15% 左右，这与肺心病发病高峰年龄向高龄推移、多脏器合并症、感染菌群的改变等多层因素有关，主要死因依次为肺性脑病、呼吸衰竭、心力衰竭、休克、消化道出血、弥散性血管内凝血、全身衰竭等。本病病程中多数环节是可逆的，因此积极控制感染、宣传戒烟、治理环境污染，以减少自由基的生成，并通过饮食中添加高抗氧化效能的食物及服用某些抗氧化剂来相应地提高抗氧化系统的功能，对保护肺心病者的肺功能有着重要意义。对已发生肺心病的患者，应针对病情发展分别加以处理，通过适当治疗，心肺功能都可有一定程度的恢复，发生心力衰竭并不表示心肌已丧失收缩能力。

（张　涛）

第十二章

感染性心内膜炎及其并发症处理

第一节　感染性心内膜炎

感染性心内膜炎是由微生物在心内膜或心瓣膜上引起的炎症，常发生在先天性或后天获得性心血管疾病，除细菌外，真菌也可以引起本病。尽管全球感染性心内膜炎总发生率未发生变化，但在以往的数年中其流行病学发生显著的改变。在西方国家，随着卫生条件的改善、人口老龄化和医学技术的发展，典型的感染性心内膜炎多见于老年退行性心脏瓣膜或人工瓣膜，以及接受心内装置（器械）治疗的患者（例如，起搏器或除颤器的电极）。尤其是人工瓣膜感染性心内膜炎在总感染性心内膜炎的比例可高达30%，而其临床表现和诊治均与自体瓣膜感染性心内膜炎有所不同。人工瓣膜感染后极易发生瓣周组织的破坏导致人工瓣膜的脱落或发生严重心力衰竭，与自体瓣膜感染性心内膜炎相比，疾病进展凶险，死亡率更高。而且由于人工瓣膜组织缺乏血运供应，全身抗感染治疗无法有效控制瓣膜局部的感染，治疗上更强调早期手术的重要性。急性感染性心内膜炎多由毒力较强的细菌引起（例如金黄色葡萄球菌），常作为全身细菌感染的一部分，发病急骤，病情重，病程短。疾病治疗相关的血路感染或肠球菌性IE占30%，而且，耐Methicillin金黄色葡萄球菌或肠球菌性IE发生率增高，这些患者的预后较差。

尽管内科抗感染和支持治疗依旧是重要的治疗措施，但其目的并非针对感染的瓣膜，主要是为了纠正全身炎症反应和改善全身营养状况，以保障手术的安全和术后的恢复。ESC2009年感染性心内膜炎指南对早期手术治疗进行了重点推荐和详细介绍。早期手术适应证主要为：心力衰竭；难以控制的感染；预防栓塞。手术时期分为：24h内完成的紧急手术；数日内进行的急诊手术；抗感染治疗1~2周后进行的择期手术。早期手术治疗对患者的预后将会产生重要影响。

一、病因及发病机制

（一）基础疾病

本病易发生于青壮年，近年来老年感染性心内膜炎的发生率有所增高。男性＞女性，患者常有基础心血管疾病，风湿性心脏病占发病总数的60%~80%，其中二尖瓣反流、主动脉瓣关闭不全最常见，三尖瓣或肺动脉瓣受累较少。先天性心脏病中以室间隔缺损及动脉导管未闭为最常见，其次为二瓣叶主动脉瓣、法洛四联症和主动脉窦瘤破裂等。其他疾病例如二尖瓣脱垂、马凡综合征、梅毒性心脏病、艾滋病、吸毒和肥厚型心脏病等也可引起。

有病变的心脏容易患感染性内膜炎，其机制可能是血流从压力高的心腔或血管，经狭窄孔道流向压力低的心腔或管腔产生血液虹吸压力效应（venturi pressure effect），以及形成涡流或通过射流的损伤（Mc Callum's 斑），造成心内膜或心瓣膜损害，使内膜下胶原暴露，有利于血小板、纤维蛋白原在瓣膜上聚集。在此基础上微生物易种植在无菌性赘生物上，造成感染性心内膜炎。某些医源性因素，例如心血管疾病介入治疗、手术操作（例如心脏或妇产科手术）、心内压力监测插管、房室分流、高能营养、组织活检、起搏器、动静脉插管（血液透析）、导尿（特别患者抵抗力减低时）。恶性肿瘤接受化疗、骨髓或器官移植后免疫抑制治疗者，以及吸毒和艾滋病患者，易患本病。

（二）病原体

急性感染性心内膜炎常为全身化脓性细菌感染的一个组成部分。病菌从身体的局部感染灶入侵，引起败血症，心内膜也受到侵袭。致病菌多为金黄色葡萄球菌、肺炎双球菌等毒力较强的细菌，布氏杆菌也可引起本病。多数亚急性感染性内膜炎为毒力稍低的草绿色链球引起，其次为肠球菌、白色葡萄球菌、溶血性链球菌和革兰阴性细菌，真菌中如白念珠菌、放线菌、隐球菌等也可引起本病。病原菌入侵途径系通过口腔、泌尿道、肺部和肠道感染灶进入血液。在正常情况下，这些病原菌能被机体随时消灭，而在心脏瓣膜有病变时，容易滞留细菌，引起感染性内膜炎。微生物所侵犯的部位，常在血流经过狭窄孔道前方，例如二尖瓣关闭不全时在瓣叶的心房侧，室间隔缺损时在右心室内膜面，动脉导管未闭时在肺动脉内膜等。吸烟和艾滋病患者常有三尖瓣内膜炎伴反复肺梗死，或二尖瓣和主动脉瓣真菌性感染伴肢体动脉栓塞。

金黄色葡萄球菌是吸毒和人工瓣膜患者感染性心内膜炎的主要病菌。脓肿形成是瓣膜感染的严重并发症之一，其原因可与感染直接侵犯纤维性心脏骨架有关（即瓣膜周围结缔组织），同时累及邻近心肌。偶然，血源性播散导致心外脓肿形成。尤以急性感染性心内膜炎更为常见。

（三）免疫学因素

感染性心内膜炎发生前大部分患者循环中有针对特异性细菌的抗体，入侵细菌被这些有调理作用的抗体凝集而容易在心内膜上附着。本病在持续菌血症后可产生更多的抗体，多为 IgG、IgM、IgA 类免疫球蛋白。此外，尚有非特异性高 γ 球蛋白血症和自身抗体，包括由于心肌损害后产生抗心肌抗体、抗人球蛋白抗体，以及冷球蛋白等，尚有补体激活和利用。这些体液免疫变化提示在感染性心内膜炎中 B 细胞功能增强和 T 细胞活性减低。

二、病理解剖

在心内膜或心瓣膜上形成的赘生物，由血小板、白细胞、红细胞、纤维蛋白原及菌群构成。形态不同；三尖瓣赘生物大于左心赘生物，但大小与致病菌无关；颜色可为白色、棕色或绿灰色。赘生物脆而易碎，碎片脱落形成栓子，引起全身各器官血管栓塞，例如脑、肺、肾、四肢等。虽然赘生物内白细胞数不多，但附着在心内膜、心瓣膜及乳头肌等处，可造成上述部位的穿孔，诱发心力衰竭。本病的皮肤瘀斑，条纹状出血，皮下结节，是由于血管炎和血管周围细胞浸润所致。

三、诊断

(一) 临床表现

通常感染性心内膜炎最为重要和常见的临床表现是发热。本病起病缓慢，初期临床表现可不典型。老年患者的临床特点为起病隐匿，可以无发热或间断低热，疾病初始多表现为乏力、食欲下降等非特异症状，易被患者或医生忽视，导致病情迁延。疾病后期由于长期感染，使全身消耗症状十分突出，并伴随多脏器多系统的功能异常，如严重贫血、低蛋白血症、血尿、蛋白尿及全身免疫激活反应等。凡心脏病患者有不明原因发热在一周以上，应考虑本病可能。发热常不规则低热或中等度发热，但也可有高热寒战，关节和腰痛者。2009年 ESC 新指南明确指出：除典型的发热症状外，感染伴随的消耗症状如乏力、食欲下降、体重减轻等也是十分重要的临床表现，尤其在老年或者免疫力低下的患者中，表现更为突出。有正血红蛋白性贫血，杵状指及脾肿大。心脏除原有心脏病变杂音外，其强度可发生变化或出现新的杂音，且杂音易变。也可出现心力衰竭，主要是由于感染性心内膜炎过程中，发生瓣膜穿孔、腱束断裂和功能性狭窄、主动脉窦破裂，由于冠状动脉栓塞引起心肌梗死等所致。患者尚有迁移性感染和动脉瘤形成。栓塞可引起偏瘫、失语、昏迷及蛛网膜下隙出血。皮肤黏膜有出血点或条纹状出血，指端出现 Osler 结节，视网膜出血等。

(二) 血液学检查

血培养是确诊本病的主要依据，抗生素应用之前应作好血培养（表 12 - 1）。取静脉血 10 ~ 20ml，最好在高热寒战时采血，且多次采用培养以提高阳性率，同时应做厌氧菌培养，至少保留观察 2 周。15% ~ 20% 感染性心内膜炎血培养阴性，尤其是念珠菌、隐球菌或长期应用抗生素者。若静脉血培养阴性，必要时可采动脉血或骨髓培养。

表 12 - 1　对怀疑感染性心内膜炎患者作适当的血培养

1. 24h 从 3 处不同的静脉部位抽血（每次间隔至少 1h）
2. 如可能的话，抗生素应用前或停用后 3 日进行血培养（根据应用抗生素的时间）
3. 每次培养抽血 5 ~ 10ml，包括需氧和厌氧
4. 抽血后迅速处理或储存于适当温度

血白细胞数增高或正常，分类中有单核细胞增多。有进行性贫血，血沉增快。血清 γ 球蛋白增高，IgG 和 IgM 增高，补体降低。类风湿因子阳性。

(三) 尿液分析

尿液分析正常，虽然血尿和（或）蛋白尿最常见，但脓尿和管型尿也偶然发生。当肾功能损害时，常常血尿素氮和肌酐轻度增高，但也可发生严重或进行性肾功能衰竭。

(四) 心电图

对无并发症的感染性心内膜炎无诊断价值，但出现不完全或完全性房室传导阻滞或室性早搏时，提示高位或低位室间隔脓肿或心肌炎。心电图示心肌梗死或心脏阻滞者预后较差。新近出现心脏传导阻滞提示脓肿或动脉瘤形成，常需手术。

（五）超声心动图

对诊断感染性心内膜炎及其某些心内并发症具有重要价值。用二维超声心动图和彩色多普勒检查可以直接观察到赘生物、受累瓣膜的功能和脓肿形成。尤其是经食管超声心动图可进一步提高检出赘生物的敏感性，同时也增高脓肿和瓣膜穿孔的检出。但是，超声心动图对检出右心瓣膜赘生物的敏感性较低，同时有时影响人工瓣膜赘生物的诊断。通常需作超声心动图随访以决定手术。

（六）老年感染性心内膜炎

临床症状不典型，可以无发热或间断低热，疾病初始多表现为乏力、食欲下降等非特异症状，易被患者或医生忽视，导致病情迁延。疾病后期由于长期感染，使全身消耗症状十分突出，并伴随多脏器多系统的功能异常，如严重贫血、低蛋白血症、血尿、蛋白尿及全身免疫激活反应等。2009 年 ESC 新指南指出，除典型的发热症状外，感染伴随消耗症状如乏力、食欲下降、体重减轻等是老年或者免疫力低下的患者十分重要的临床表现。仔细体格检查，结合实验室测定结果（包括血培养和超声心动图检查），可明确感染性心内膜炎的诊断。

（七）人工瓣膜置换术后感染性心内膜炎

占总感染性心内膜炎 30%，其临床表现和诊治均与自体瓣膜感染性心内膜炎有所不同。人工瓣膜感染后极易发生瓣周组织的破坏导致人工瓣膜的脱落或发生严重心力衰竭；疾病进展凶险，死亡率高。

四、治疗

应在抽血进行细菌培养或诊断后立即作静脉抗生素治疗（表 12 - 2）。

抗生素治疗的时间根据疾病的过程来决定，通常至少需要静脉用药 4 周。治疗期间根据临床情况，特别是发热、C 反应蛋白等监测对治疗的反应。如治疗有效，则患者通常发热下降，C 反应蛋白和白细胞计数减低。超声心动图随访可对赘生物进行比较，也可发现并发症。

表 12 - 2　感染性心内膜炎的抗生素治疗

1. 青霉素敏感性链球菌引起自身瓣膜性感染性心内膜炎

静脉应用青霉素 300~600 万 U，q6h，×4 周 + 庆大霉素 1mg/kg，q8h×2 周

2. 血培养阴性的自身瓣膜感染性心内膜炎的经验治疗

静脉应用万古霉素 15mg/kg，q12h，×4~6 周 + 庆大霉素 1mg/kg，q8h，×2 周

（某些作者主张加用氨苄西林或阿莫西林）

3. 血培养阴性的人工瓣膜感染性心内膜炎的经验治疗

1 + 口服利福平 300mg，q8h，×4~6 周

4. 葡萄球菌性自身瓣膜感染性心内膜炎的治疗

如对 methicillin 敏感，则 oxacillin 2~39，q6h，×4 周 + 庆大霉素 1mg/kg，q8h×3~5 日

如对 methicillin 不敏感，则万古霉素 15mg/kg，q12h×6 周

5. 葡萄球菌性人工瓣膜感染性心内膜炎的治疗

如对 methicillin 敏感，则 oxacillin 2~3g，q6h，×6 周 + 庆大霉素 1mg/kg，q8h×2 周 + 口服利福平 300mg，q8h×6 周

如对 methicillin 不敏感，则万古霉素 15mg/kg，q12h×6 周 + 庆大霉素 1mk/kg，q8h，×6 周 + 口服利福平 300mg，q8h×6 周

对一些危重的感染性心内膜炎患者（例如因瓣膜穿孔并发心力衰竭、第一年人工瓣膜

置换在术后功能异常、活动性大于10mm赘生物存在高危栓塞时、脓肿且药物治疗无效时）需外科治疗（表12-3）。

表12-3　感染性心内膜炎的外科手术指征

瓣膜反流引起充血性心力衰竭

不能治疗的败血症，抗生素治疗无效（例如，真菌感染）

活动性巨大（直径>10mm）赘生物或反复栓塞

心内膜脓肿或其他局部组织侵入的表现（例如，瘘道形成）

人工瓣膜感染性心内膜炎（特别是置换术后最初12个月内，或瓣膜功能异常）或其他异物引起感染性心内膜炎

五、预后

即使抗生素治疗和外科手术，但感染性心内膜炎仍不易治愈，病死率高达15%~20%。葡萄球菌和真菌引起的感染性心内膜炎和人工瓣膜感染性心内膜炎（特别是手术早期）的病死率最高。该病同时也存在许多神经系统的并发症，30%~50%感染性心内膜炎患者接受早期心脏手术，许多仍有永久性神经损害。

六、预防

2007年美国心脏协会提出新的推荐意见，具体如下。

（1）仅对高危患者推荐预防感染性心内膜炎。重要的是，这些高危患者的识别主要基于增加感染性心内膜炎的风险，而非基于特殊严重疾病预后的危险性。这些患者包括心脏人工瓣膜置换或用人工合成材料作瓣膜修补术后；以往感染性心内膜炎病史；复杂先天性心脏病，包括未修补的紫绀型心脏病（包括姑息性分流或人工导管）、介入或手术时用人工材料和器材修补复杂的心脏缺损（尤其是术后最初6个月内）、先天性心脏病修补后残余缺损（特别是发生于人工补片或瓣膜等器材邻近处，抑制内皮化）；心脏移植患者发生瓣膜病。

（2）牙科手术前感染性心内膜炎预防仅限于牙龈或齿尖周围区或口腔黏膜穿孔时，口腔卫生是预防感染性心内膜炎的关键。呼吸道介入操作伴切开或活检时（例如扁桃体切除或增殖体切除），进行感染性心内膜炎预防是合理的。

（3）胃肠道或生殖泌尿道操作时，不推荐感染性心内膜炎预防。

（4）由日常活动（例如刷牙）引起的菌血症所致的感染性心内膜炎较单纯拔牙、胃肠道或生殖泌尿道操作更为常见。

（5）预防仅防止一小部分拔牙、胃肠道或生殖泌尿道操作患者发生感染性心内膜炎。

（6）抗生素预防感染性心内膜炎相关的不良作用的风险超越其益处。

（7）对接受牙科治疗的患者，维持最佳的口腔健康和卫生可减低日常活动引起的菌血症的发生率，其降低感染性心内膜炎的风险比抗生素预防更加重要。

2009年ESC指南中虽然一定程度上限制了预防性抗生素使用，但对接受高感染风险操作的高危患者仍坚持预防性治疗的原则。高危患者包括接受瓣膜置换术或其他心腔内修复材料；任何累及牙根和牙龈的有创操作，建议在接受有创操作前30~60min接受抗生素预防性治疗，具体为阿莫西林2g（儿童为50mg/kg）口服或静脉注射，如对青霉素过敏，可选用克林霉素600mg（儿童为20mg/kg）。而其他涉及呼吸道、消化道及皮肤黏膜的操作均不再

建议预防性抗生素使用。

（张　权）

第二节　感染性心内膜炎并发心力衰竭

心力衰竭是感染性心内膜炎的最常见的并发症，也是该病外科手术治疗的常见指征。感染性心内膜炎时，心力衰竭发生率为50%～60%，主动脉瓣感染性心内膜炎时（29%）较二尖瓣（20%）更多见。心力衰竭可由严重主动脉瓣或二尖瓣关闭不全、心内瘘道引起，少数为因巨大赘生物部分阻塞瓣膜口所致。

自身瓣膜性感染性心内膜炎时，引起心力衰竭的特征性损害是，瓣膜破坏导致急性反流，后者发生于二尖瓣腱索断裂、瓣叶撕裂（连枷状瓣叶）、瓣膜穿孔，以及赘生物干扰瓣膜关闭功能。一种特殊的情形是，主动脉瓣感染性心内膜炎伴关闭不全时，引起继发二尖瓣前叶感染。二尖瓣瓣叶的心房侧动脉瘤形成时，逐渐导致瓣膜穿孔。

患者通常有急性心力衰竭的临床表现，包括严重气急、肺水肿和心源性休克。此外，经胸超声心动图检查对本病的早期估价和随访十分重要。感染性心内膜炎伴急性反流时，由于左心房压（二尖瓣反流）或左心室压（主动脉瓣反流）很快达到平衡，因此反流束速度常常减低，减速时间缩短。心腔大小通常正常。经食管超声心动图检查对瓣膜穿孔、继发性二尖瓣病变、动脉瘤形成提供最佳的估价。经胸超声心动图检查时显示跨瓣压力阶差，则怀疑瓣膜梗阻。超声心动图也对估价瓣膜功能不全引起血流动力学中具有重要的作用，也可用超声心动图测定肺动脉压和监测左心室收缩功能和左、右心充盈压。脑钠肽（NT – proBNP）可能在诊断和监测感染性心内膜炎并发心力衰竭中，也具有一定的价值。

在治疗过程中，心力衰竭可从轻度发展至重度，三分之二患者发生于感染性心内膜炎的疾病活动期。中至重度心力衰竭是住院期和6个月死亡率的最重要的预测因素。

在大多数感染性心内膜炎患者，心力衰竭是外科手术的指征，也是急诊手术的主要指征。严重主动脉瓣或二尖瓣关闭不全、心内瘘道引起心力衰竭或赘生物引起瓣膜阻塞时，需外科治疗。同样，无临床症状的严重急性主动脉瓣或二尖瓣反流但伴左心室舒张末期压增高的超声心动图征象（二尖瓣提前关闭）、左心房压增高和严重肺动脉高压时，也应考虑手术治疗。

不管瓣膜的感染情况如何，如患者经内科治疗后仍持续肺水肿或心源性休克，则应紧急手术治疗。值得指出的是，应该在患者病情发展至极其严重前，早期急诊手术。对瓣膜反流耐受良好和无其他手术理由的患者，则主张抗生素治疗，并作严密的临床和超声心动图监测。根据瓣膜损害的耐受性和指南规定，待感染性心内膜炎治愈后再进行手术治疗。

（张　权）

第三节　感染性心内膜炎的肾脏并发症

在感染性心内膜炎中，肾脏病变十分常见，以血尿作为诊断感染性心内膜炎肾脏病变的依据，其发生率高达37%～93%。在尸体解剖中，肾脏病变发生率为82.4%。急性肾功能衰竭见于约30%患者，同时预后较差。原因常是多方面的，除肾栓塞引起肾脏病损外，免疫学发病机制在肾脏病变中起重要的作用。其他原因包括心力衰竭或严重败血症或外科手术后血流动力学障碍；抗生素毒性（急性间质性肾炎）特别是氨基糖苷类、万古霉素（与氨基糖苷类药物合并应用时毒性增加）和大剂量青霉素、对比剂肾病等。偶然，肾脏损害可导致进展性新月体肾小球肾炎或膜型肾小球肾炎。

一、病理

感染性心内膜炎所致的肾脏病变有 3 种类型：由较大的栓子进入肾动脉引起肾梗死、由微小栓子引起局灶性栓塞性肾小球肾炎、弥漫性肾小球肾炎，以上 3 种病变可同时出现。肾脏可表现肉眼正常或苍白、肿胀，通常有针尖状包膜下出血。显微镜改变可很轻且无临床后果，或十分弥漫以致明显或迅速的肾功能恶化。组织学上，有局灶性或弥漫性肾小球受累，约三分之一感染性心内膜炎患者可同时有两种表现。

（一）肾梗死

左心感染性心内膜炎时，常发生肾梗死，其发生率为 38% ~ 68.8%，如将显微镜下的小栓塞也计算在内，则发生率高达 91.8%。在感染性心内膜炎病例中，肾及（或）脾脏梗死的发生率为 61.7% ~ 69.3%，这些梗死大多是无菌的，但也可为脓毒性栓塞，引起肾脓肿或化脓性肾炎。肾梗塞所致的肾组织破坏一般不足以产生肾功能衰竭。真菌性的栓子往往较大，可堵塞主要动脉，后果严重。

（二）局灶性栓塞性肾小球肾炎

局灶性肾炎在感染性心内膜炎中发生率较高。除细菌外，真菌等所致的感染性心内膜炎也可引起局灶性肾小球肾炎。一般认为，感染性心内膜炎并发的这一类型肾脏病变是由微小栓子栓塞肾小球毛细血管引起。典型的病变为肾小球毛细血管呈部分或节段性坏死或瘢痕形成，而小球其余部分仍属正常。病变呈局灶性，且有些肾小球被累及肾功能则正常；一般在肾梗死区附近肾小球累及较严重。整个肾脏中被累及的肾小球一般不超过半数，故不至于严重影响肾功能。在病变早期，可见肾小球毛细血管丛节段性坏死，中性粒细胞浸润，邻近毛细血管腔内有纤维蛋白的微血栓形成，局部的毛细血管内皮细胞和系膜细胞增生肿胀，毛细血管丛和肾小球囊壁间有粘连，有时上皮细胞可增殖而形成新月体。在病变后期，部分肾小球病变处呈纤维瘢痕挛缩，且与肾小球囊紧密粘连。在感染性心内膜炎患者的肾脏内可见到局灶性肾炎不同时期的病理变化同时存在。

（三）弥漫性增殖性肾小球肾炎

这类病变与其他免疫复合体所致的肾小球肾炎相同，具有急性弥漫性毛细血管内肾小球肾炎的典型表现。其特点为弥漫性系膜细胞和毛细血管内皮细胞增生和肿胀，使毛细血管腔狭窄，且系膜基质增生，以致整个肾小球毛细血管丛呈实质性结构。系膜区通常被大量的基质增宽。肾小球毛细血管内白细胞浸润，毛细血管壁不规则增厚，且内含嗜伊红沉淀物。后者可局限于内皮细胞下或（和）上皮细胞下。肾脏间质水肿，伴有慢性炎性细胞斑片状浸润。病变严重时，可见肾小球上皮增生，新月体形成。在未经治疗的感染性心内膜炎中，并发弥漫性肾小球肾炎者有 17% ~ 64%。弥漫性肾小球肾炎也常见于血培养阴性的感染性心内膜炎。即使肾小球和间质损害广泛，但适当的抗生素治疗可使病变消散。如早期应用，可防止弥漫性病变的发生，且使肾功能明显恢复。

二、发病机制

虽然一般认为微栓塞是引起局灶性肾炎的原因，但免疫荧光和电子显微镜检查提供了免疫复合物发病机制的重要依据。弥漫性和局灶性肾小球肾炎的免疫荧光染色表现相似，主要表现为沿毛细血管壁有弥漫性颗粒状的 C3 沉积。毛细血管壁和系膜区有免疫球蛋白（主要是 IgG）的沉积。有些局灶性肾炎中免疫荧光沉积物也可在似乎是正常的肾小球中见到，通常在局灶性肾小球基底膜和内皮细胞之间以及在系膜内。有些患者在肾小球基底膜内以及基底膜与上皮细胞足突之间也可有沉积物。在凝固酶阳性的葡萄球菌所致的感染性心内膜炎患者中，沉积物主要位于上皮细胞下，与急性链球菌感染后的肾小球肾炎表现相似。

引起感染性心内膜炎的细菌或其产物作为抗原，产生相应抗体，两者组成循环免疫复合体。在肾小球内免疫复合物的沉积部位与细菌的类型、感染时期有关，但主要取决于抗原—抗体复合物的大小和溶解度。当抗原过剩时形成的免疫复合物，体积较小而溶解度高，易在肾小球上皮细胞下沉积，多见于感染性心内膜炎的败血症期，尤其是凝固酶阳性的葡萄球菌性心内膜炎，常伴有弥漫性增殖性肾小球肾炎。当抗体稍多于抗原时，所形成的免疫复合物呈中等度体积而溶解度差；当抗体明显多于抗原时，所产生的较大免疫复合物是不溶解的。这些中等度和大体积的免疫复合物常沉积于肾小球内皮下，引起局灶性或弥漫性肾小球肾炎，多见于草绿色链球菌所致的感染性心内膜炎。此外，在血循环中可找到抗原抗体复合物。本病尚有补体激活和利用。有人从病变的肾脏组织中取得抗体，后者与患者血培养中获得的细菌能起阳性的免疫反应。

三、诊断

较典型的感染性心内膜炎患者出现肾炎或肾梗死症状时，诊断一般无困难。大的栓子引起肾梗死的症状类似肾结石或肾盂肾炎，表现为突然剧烈的腰痛及肉眼血尿。小的栓塞可不产生症状，仅在尿常规中出现显微镜下血尿及蛋白尿。弥漫性或局灶性肾小球肾炎中可有不同程度蛋白尿、血尿、脓尿和管型，部分可出现低蛋白血症及水肿，可有不同程度的肾功能损害。表现为血尿素氮和肌酐的升高；但当肾炎症状明显时补体常因消耗过多而降低。约半数患者血清类风湿因子阳性，有些病例可有抗核抗体阳性和冷球蛋白血症。经适当抗生素治疗，心内膜炎被控制后，肾炎的临床症状仍可持续数个月之久。

在鉴别诊断方面，必须将伴有肾炎的感染性心内膜炎与系统性红斑狼疮加以区别，因两者均有肾炎表现，而且其他临床症状，如发热、贫血、关节酸痛、皮疹、淋巴结肿大、脾肿大及血清免疫球蛋白、补体、抗核因子、类风湿因子、冷球蛋白等的异常变化，均极相似。

四、治疗

抗生素治疗是感染性心内膜炎处理的主要措施，应及早应用具有杀菌作用的抗生素，且在进行血培养后立即开始。治疗剂量宜大，一般应将血浓度维持在体外杀菌作用的浓度 4 倍以上。疗程常需 6~8 周，以防止复发。后者一般发生在治疗后最初 2 个月内，绝大多数于治疗后数周内。已发现存活的细菌可在似乎已愈合的赘生物中持续存在数个月，偶然引起晚期复发。

在未确定病原体或血培养阴性时，首选青霉素每日 600 万~800 万单位再加链霉素或丁胺卡那霉素。如无效，再选用其他抗生素。如血培养阳性，则根据菌种选用抗生素：草绿色链球菌首选青霉素每日 1 000 万~2 000 万单位。对肠链球菌用青霉素 2 000 万~4 000 万单位，另加丁胺卡那霉素。对金黄色葡萄球菌首选苯甲异噁唑青霉素或先锋霉素、磷霉素等。有报道对人工瓣膜肠球菌性感染性心内膜炎用万古霉素或氨苄西林。对真菌感染者选用两性霉素。诊断感染性心内膜炎的有效治疗一般均能使肾炎逆转，氮质血症消失。如感染不易控制，瓣膜或瓣环有脓肿形成，反复的栓塞发生，则宜对感染的人工瓣膜或动静脉瘘以及房、室分流等行手术治疗。

许多抗生素从肾脏排泄，有些抗生素对肾脏有毒性。如果肾小球滤过率降低，抗生素剂量应作相应的调整。再治疗过程中，如感染性心内膜炎获得控制，但肾功能仍继续恶化时，应注意药物引起的肾脏损害。药物的肾脏毒性作用一般可引起急性间质性肾炎（如青霉素和万古霉素）或急性肾小管坏死（如氨基糖苷类抗生素）。当青霉素引起急性间质性肾炎时，往往在心内膜炎的发热缓解后约一周再度发热，伴有麻疹样皮疹和瘙痒，以及嗜酸性粒细胞增多。停药后症状即可缓解，肾功能也能改善，鉴别药物引起的间质性肾炎与感染性心内膜炎所致的肾脏病变有困难时，须做肾活检。

经过适当抗生素治疗，感染性心内膜炎被控制，而肾炎症状仍无好转者，可加用肾上腺皮质激素。

某些严重肾功能不全者须行血液透析治疗，甚至作肾脏移植。但急性肾功能衰竭常常是可逆的，为了预防肾脏并发症，通常需根据肌酐清除率对抗生素剂量作适当的调整，同时应密切监测血清抗生素的浓度。对血流动力学障碍和以往肾功能衰竭患者，应尽量避免使用对比剂。

（张　权）

第四节　感染性心内膜炎时不能控制的感染

不能控制的感染是感染性心内膜炎需要手术治疗的第二个最常见的原因，包括由于耐药微生物的持续感染（>7~10 日）和局部不能控制的感染。前者可以为多种耐药菌株（例如，MRSA 或万古霉素耐药肠球菌，少数为革兰阴性杆菌），后者包括赘生物增大、脓肿形成、假性动脉瘤和瘘道形成。对小脓肿或瘘道形成，可在密切的临床和超声心动图随访观察下，应用抗生素保守治疗。

持续性发热是感染性心内膜炎治疗期间的一个最常见的问题。通常，在特异的抗生素治疗 5~7 日内体温转为正常。持续性发热可能与抗生素不适当、微生物耐药、静脉给药通路感染、局部不能控制的感染、栓塞并发症或心外感染，以及抗生素不良反应有关。持续性感染的处理包括更换静脉给药通路、反复实验室测定、血培养和超声心动图检查，以及寻找心内和心外感染灶。

感染性心内膜炎的瓣膜周围扩张是不能控制的感染的最常见的原因，预后较差，常需要外科治疗。瓣周的并发症包括脓肿、假性动脉瘤和瘘道形成。瓣周脓肿常见于主动脉瓣感染性心内膜炎（本身瓣膜感染性心内膜炎 10%~40%）和人工瓣膜性感染性心内膜炎（56%~100%）。在二尖瓣感染性心内膜炎时，瓣周脓肿常位于后侧方，而主动脉瓣感染性心内膜炎时，瓣周脓肿最多见于二尖瓣－主动脉瓣之间的纤维斑（fibrosa）。超声心动图检查发现脓肿的形成是动态过程，最初表现为主动脉根部血管壁增厚，然后发展为瘘道形成。有研究指出，人工瓣膜、主动脉瓣感染性心内膜炎和中枢神经系统感染是瓣周并发症的最重要的危险因素。假性动脉瘤和瘘道形成是感染性心内膜炎的严重并发症，常伴有极其严重的瓣膜和瓣周损害。感染性心内膜炎时，瘘道形成的发生率为1.6%，金黄色葡萄球菌是最常见的致病菌（46%）。尽管此时常需外科手术治疗（87%），但住院期病死率仍高达41%。其他由于感染扩展引起的并发症少见，包括室间隔缺损、Ⅲ度房室传导阻滞和急性冠脉综合征。

当持续性不明原因发热或新发生房室传导阻滞时，应高度怀疑瓣周感染灶扩展。因此在随访期间应作心电图记录（特别是主动脉瓣感染性心内膜炎）。由于经胸超声心动图检查（TTE）的敏感性<50%，因此常需选用经食管超声心动图检查（TEE）以诊断和随访感染性心内膜炎的瓣周并发症。但是，即使应用TEE，对一些小的脓肿有时也可漏诊，特别是脓肿位于二尖瓣且同时伴有瓣环钙化时。

对某些感染性心内膜炎患者，单纯抗生素治疗不足以根除感染。当在适当抗生素治疗时发热和血培养阳性仍持续数日（<7~10日）、合并心外脓肿形成（脾、脊柱、脑或肾脏）或排除其他发热原因时，应考虑手术治疗。

（张　权）

第五节　感染性心内膜炎的神经系统并发症

20%~40%感染性心内膜炎患者可发生神经系统并发症，后者主要由于赘生物引起的栓塞所致。临床表现多样，包括缺血性或出血性卒中、一过性脑缺血、无症状性脑栓塞、症状性或无症状性感染性动脉瘤、脑脓肿、脑膜炎、中毒性脑病和抽搐。金黄色葡萄球菌所致的感染性心内膜炎时，神经系统并发症发生率较高，死亡率增高（尤其在卒中患者）。迅速诊断和启动适当的抗生素治疗是预防神经系统并发症发生和复发的关键。在处理这些患者时，常常需要与神经科医生一起会诊。在感染性心内膜炎的活动期，溶栓和抗栓治疗（包括抗凝和抗血小板治疗）无指征，因其增加颅内出血的并发症（特别是肺部金黄色葡萄球菌感染）。

发生神经系统并发症后，大多数患者仍具有心脏手术的指征。无症状脑栓塞或一过性脑缺血患者术后神经系统恶化的风险较低，因此对这些患者在仍然存在指征时，应不宜延迟手术。但是，卒中发生后何时最佳进行手术尚需进行随机对照试验。如用头颅CT排除脑出血或神经损害不严重（即，昏迷），则应对心力衰竭、不能控制的感染、脓肿或持续性栓塞高风险患者，不能延迟手术治疗，手术的神经系统并发症风险较低（3%~6%），且神经系统完全恢复的可能性较大。相反，对颅内出血的患者，其神经系统的预后较差，手术应推迟至1个月后进行。如需要急诊心脏手术，则需与神经科团队密切配合。

感染性心内膜炎时，也可发生因细菌性动脉栓塞管腔或滋养血管引起的感染性（真菌性）动脉瘤，其中颅内感染性动脉瘤最常见（2%~4%）。临床表现变异较大，某些可无症状，某些表现局部神经缺陷、头痛、意识不清、抽搐。对任何感染性心内膜炎合并神经症状的患者，均应利用影像学检查以明确颅内动脉瘤，其中CT和磁共振对可靠诊断动脉瘤的敏感性和特异性较高，但常规动脉造影仍然是金标准，因此在无创性方法检查结果阴性、但临床仍高度怀疑时，应考虑动脉造影。目前尚缺乏对动脉瘤治疗的随机对照研究，治疗必须个体化。动脉瘤破裂的预后很差，但临床上难以预测。由于大多数动脉瘤经抗生素治疗后，自愈，因此在治疗过程中应作一系列影像学测定。对瘤体较大、进行性增大或破裂的动脉瘤，应作神经外科或血管腔内手术（取决于有无血肿的存在和大小，以及医生的经验）。

（张　权）

第六节　感染性心内膜炎其他并发症

一、全身性栓塞

感染性心内膜炎时，栓塞事件是一种常见和危及生命的并发症，常因心脏赘生物迁移所致。大脑和脾脏是左心感染性心内膜炎的最常发生栓塞的部位，右心瓣膜或起搏电极引起的感染性心内膜炎时，可发生肺栓塞。卒中是一种严重的并发症，常使致残和致死率增高。约20%感染性心内膜炎患者，其栓塞可完全无症状（特别是累及脾和脑循环时），但可用无创性影像技术作出诊断（尤其是腹部和头颅 CT）。但对肾功能衰竭和血流动力学不稳定者，应用对肾脏有毒性的抗生素和对比剂时需小心，以免加重肾功能障碍。

感染性心内膜炎时，总的栓塞风险非常高，20%～50%患者发生栓塞事件。但是，经抗生素治疗后再次发生栓塞的危险性仅为6%～21%。最近 ICE 组研究报告，接受适当抗生素治疗的患者最初发生卒中的风险为4.8/1 000，第二周后降至1.7/1 000。

超声心动图在预测感染性心内膜炎时发生栓塞事件中具重要的作用。某些因素也与增加栓塞风险相关，包括赘生物的大小、赘生物的活动度、二尖瓣赘生物、抗生素治疗过程中赘生物的大小变化、微生物种类（葡萄球菌、链球菌、假单胞）、以往栓塞史、多瓣膜感染性心内膜炎，以及生物学标记物。其中，赘生物大小和活动度是发生新的栓塞事件的独立预测因素。赘生物长度 >10mm 时，栓塞风险增高。在二尖瓣葡萄球菌性感染性心内膜炎且赘生物 >15mm 和活动时，栓塞的风险明显增大。

应该指出，在开始抗生素治疗的最初数日，发生新的栓塞事件风险最大，以后即使赘生物持续存在，但发生栓塞的风险迅速减小（尤其是2周后）。因此，抗生素治疗的第一周做手术，其预防栓塞的益处最大。

由于大多数栓塞事件发生于入院前，因此避免栓塞比较困难。减低栓塞风险的最好方法是迅速进行适当的抗生素治疗。抗血小板治疗并不减低栓塞的风险。早期手术对预防栓塞发生的作用仍有争论。在 Euro Heart Survey 中，54%自身瓣膜和25%人工瓣膜感染性心内膜炎手术治疗的原因是赘生物较大（但并非单纯的原因），但其价值尚未被证实。为此，手术治疗的决策取决于对以往栓塞史、其他感染性心内膜炎的并发症、赘生物大小和活动度、保守性手术、抗生素治疗时程，以及手术疗效和并发症等的综合考虑。

下列情况可能是手术治疗的指征：①即使适当抗生素治疗，仍发生一次或以上临床或无症状性栓塞事件的赘生物较大患者（>10mm）。②在无栓塞时，如赘生物 >10mm 以及存在其他预测因素时（心力衰竭、尽管适当抗生素治疗但仍持续感染、脓肿），尤其当赘生物位于二尖瓣。③二尖瓣或主动脉瓣赘生物 >15mm。

如用手术治疗去预防栓塞时，则手术必须在开始抗生素治疗后的最初3日进行，因在这一时间段内栓塞的风险最大。

二、肌肉症状

感染性心内膜炎时，肌肉和骨骼症状（关节痛、肌肉痛、背部疼痛）常见，风湿性并发症可能是最先的表现，约14%为外周关节炎，3%～15%为脊柱椎间盘炎。有报告指出，30.8%化脓性脊柱椎间盘炎患者存在感染性心内膜炎，且更多见于链球菌感染和已有心脏病的患者。有背部疼痛的感染性心内膜炎患者应作脊柱 MRI 和 CT 检查。对明确化脓性脊柱炎诊断和容易引起感染性心内膜炎的基础心脏病患者，应进行超声心动图检查，明确脊柱椎间盘炎患者需长期抗生素治疗。

三、脾脓肿

尽管脾栓塞常见，但脾脓肿罕见。持续性或反复发热和菌血症提示该诊断，这些患者需接受腹部 CT、MRI 或超声检查。治疗包括适当抗生素，脾破裂或大脓肿且对抗生素治疗反应不佳者，可考虑脾切除。除非急诊瓣膜手术，一般情况脾切除应在瓣膜手术前进行。对手术高危患者，也可作经皮引流。

四、心肌炎和心包炎

感染性心内膜炎时，心力衰竭也可由心肌炎引起，后者常伴脓肿形成。冠状动脉栓塞或受压可导致局部心肌梗死。心律失常提示心肌受累和预后不佳。TTE 可估价心肌受累情况。心包炎可伴有脓肿、心肌炎或菌血症，通常由金黄色葡萄球菌感染所致。化脓性心包炎罕见，但需外科手术引流。少数情况下，假性动脉瘤破裂或瘘道使与心包形成交通，其后果十分严重，常引起死亡。

五、右心感染性心内膜炎

右心感染性心内膜炎占5%～10%，见于植入永久起搏器、自动除颤器、中心静脉插管或先天性心脏病患者，但更多见于静脉应用毒品的成瘾者（尤其是 HIV 阳性时）。毒品对瓣膜的直接损害、注射器不卫生，以及患者自身免疫功能减低是引起右心感染性心内膜炎的病理生理基础。右心感染性心内膜炎时，三尖瓣常受累，但肺动脉瓣和静脉瓣也可被感染。这些患者也常常存在左心感染性心内膜炎。金黄色葡萄球菌最多见（60%～90%），但假单胞菌、革兰阴性菌、真菌、肠球菌、链球菌和多种细菌感染也常发生。

诊断主要依赖于长期持续发热、菌血症、多发性细菌性肺栓塞，后者表现为胸痛、咳嗽、咯血。当发生体循环栓塞时，应怀疑存在左心感染性心内膜炎。细菌性肺栓塞可并发肺梗死、肺脓肿、气胸和脓胸。右心感染性心内膜炎时，右心衰竭较少发生，但当肺动脉压增高或严重右心瓣膜反流或阻塞时，可以发生之。TTE 可估价三尖瓣（因其靠前），且赘生物较大。TEE 对检出肺动脉瓣赘生物和脓肿（特别靠近膜部室间隔）以及估价左心瓣膜病变更加敏感。

右侧自身瓣膜的感染性心内膜炎患者其预后较佳，住院期病死率 <10%。赘生物长度 >20mm 和真菌感染是死亡的预测因素。在 HIV 阳性患者中，CD_4 计数 <200 细胞数/μl 具有较高的预后价值。

治疗方面，入院时抗生素的最初经验性选择取决于怀疑的细菌、药物的类型，以及心脏受累的部位。右心自身瓣膜感染性心内膜炎时，通常必须考虑金黄色葡萄球感染，特别是静脉应用吸毒药物成瘾者或静脉插管感染。根据局部 MRSA 发生率情况，选用药物包括耐青霉素酶的青霉素制剂或万古霉素。通常，当患者同时存在右心和左心瓣膜感染性心内膜炎时，抗菌治疗应覆盖链球菌和肠球菌，一旦血培养发现致病菌，则抗生素作适当调整。一般说，抗生素治疗 2 周已足够，不必加用氨基糖苷类药物。下列情形时，可能的话可作 2 周 oxacillin（或 cloxacillin）伴/不伴庆大霉素治疗：①甲氧青霉素敏感金黄色葡萄球菌。②对治疗反应佳。③无感染转移灶或脓疡。④无心脏和非心脏并发症。⑤无伴随的人工瓣膜或左心瓣膜感染。⑥赘生物 <20mm。⑦无严重免疫抑制（CD_4 <200 细胞数/mm^3）伴或不伴艾滋病。

下列情况时，需采用 4~6 周标准的抗生素治疗：①对治疗的临床或细菌学反应较慢（>96 小时）。②右心感染性心内膜炎并发右心衰竭、赘生物 >20mm、急性呼吸衰竭、肺外的细菌性转移灶（包括脓疡）或心外并发症（例如，急性肾功能衰竭）。③耐青霉素酶的青霉素之外的抗生素治疗。④吸毒伴严重免疫抑制者（CD_4 <200 细胞数/μl）伴或不伴艾滋病。⑤伴左心感染性心内膜炎。

右心自身瓣膜性感染性心内膜炎常避免手术治疗，下列情形时考虑手术治疗：①因严重三尖瓣反流引起右心衰竭，且对利尿剂治疗反应差。②由难以根治的细菌引起的感染性心内膜炎（例如，真菌）或尽管适当抗生素治疗但菌血症 >7 日。③三尖瓣赘生物 >20mm，且在反复肺栓塞后持续存在伴或不伴右心衰竭。新近对三尖瓣感染性心内膜炎的外科手术提出 3 个原则：①切除赘生物。②尽可能作瓣膜修补，而避免植入异物。③如行三尖瓣或肺动脉瓣置换术，则切除瓣膜，置换人工瓣膜（包括同种异体瓣或异种异体生物瓣）。

总之，尽管感染性心内膜炎并非常见病，但死亡率仍居较高。2009 年 ACC/AHA 和 ESC 再次更新了感染性心内膜炎诊断和处理指南，对感染性心内膜炎的临床分类、诊断及防治策略作出了重大修改，值得我们临床医生关注。

（张　权）

第十三章

大血管疾病

第一节 主动脉夹层分离

主动脉夹层分离（aortic dissection）指主动脉腔内血液从主动脉内膜撕裂处进入主动脉中膜并使中膜分离，沿主动脉长轴方向扩展形成主动脉壁的一层分离状态。又称主动脉壁间动脉瘤或主动脉夹层动脉瘤。

本病少见，发病率每年每百万人口约5~10例，高峰年龄50~70岁，男：女约2：1~3：1。发病多急剧，65%~70%在急性期死于心脏压塞、心律失常等，故早期诊断和治疗非常必要。根据发病时间分为急性期和慢性期：2周以内为急性期，超过2周为慢性期。近年我国患本病人数有增多趋势。

一、病因和发病机制

病因未明，80%以上主动脉夹层分离者患有高血压，不少患者有囊性中层坏死。高血压并非引起囊性中层坏死的原因，但可促进其发展。临床与动物实验发现血压波动的幅度与主动脉夹层分离相关。马方综合征中主动脉囊性中层坏死颇常见，发生主动脉夹层分离的机会也多，其他遗传性疾病如Turner综合征、Ehlers-Danlos综合征，也有发生主动脉夹层分离的趋向。主动脉夹层分离还易发生在妊娠期，其原因不明，推想妊娠时内分泌变化使主动脉的结构发生改变而易于裂开。

正常成人的主动脉壁耐受压力颇强，使壁内裂开需500mmHg以上的压力。因此，造成夹层裂开的先决条件为动脉壁缺陷，尤其中层缺陷。一般而言，在年长者以中层肌肉退行性变为主，年轻者则以弹性纤维缺少为主。至于少数主动脉夹层分离无动脉内膜裂口者，则可能由于中层退行性变病灶内滋养血管破裂引起壁内出血所致。合并存在动脉粥样硬化有助于主动脉夹层分离发生。

二、病理

（一）病理特点

基本病变为囊性中层坏死。动脉中层弹性纤维有局部断裂或坏死，基质有黏液样变和囊肿形成。夹层分离常发生于升主动脉，此处经受血流冲击力最大，而主动脉弓的远端则病变少而渐轻。主动脉壁分裂为两层，其间有积血和血块，该处主动脉明显扩大呈梭形或囊状。病变如累及主动脉瓣瓣环，则环扩大而引起主动脉瓣关闭不全。病变可从主动脉根部向远处扩延，可达髂动脉及股动脉，亦可累及主动脉各分支，如无名动脉、颈总动脉、锁骨下动脉、肾动脉等。冠状动脉一般不受影响，但主动脉根部夹层内血块对冠状动脉口可有压迫作用。多数夹层分离的起源处有内膜横行裂口。常位于主动脉瓣上方，裂口也可有两处，夹层与主动脉腔相通。少数夹层内膜完整无裂口。部分病例外膜破裂而引起大出血，破裂处都在升主动脉，出血容易进入心包腔内，破裂部位较低者亦可进入纵隔、胸腔或腹膜后间隙。慢性裂开的夹层可形成一双腔主动脉。一个管道套于另一个管道之中，此种情况见于胸主动脉或主动脉弓的隆支。

（二）病理分型和分级

根据内膜撕裂部位和主动脉夹层分离展范围分型。

（1）Stanford 分型 A 型：内膜撕裂可位于升主动脉、主动脉弓或近段降主动脉，扩展可累及升主动脉、弓部，也可延及降主动脉、腹主动脉。B 型：内膜撕裂口常位于主动脉峡部，扩展仅累及降主动脉或延伸至腹主动脉，但不累及升主动脉。

（2）DeBakey 分型 Ⅰ 型：内膜撕裂位于升主动脉，而扩展累及腹主动脉。Ⅱ 型：内膜撕裂位于升主动脉，而扩展仅限于升主动脉。Ⅲ 型：内膜撕裂位于主动脉峡部，而扩展可仅累及降主动脉（Ⅲa 型）或达腹主动脉（Ⅲb 型）。Stanford A 型相当于 DeBakey Ⅰ 型和 Ⅱ 型，约占主动脉夹层分离的 65%～70%，而 Stanford B 型相当于 DeBakey Ⅲ 型，约占30%～35%。

根据病理变化的不同，Svensson 等对主动脉夹层分离细分为 5 级：1 级：典型主动脉夹层分离伴有真假腔之间的内膜撕裂片；2 级：中膜层断裂伴有壁内出血或血肿形成；3 级：断续/细小夹层分离而无在撕裂部位的血肿偏心膨胀；4 级：斑块破裂/溃疡，主动脉粥样硬化穿透性溃疡通常在外膜下伴有环绕的血肿；5 级：医源性和创伤性夹层分离。

三、临床表现

（一）疼痛夹层分离

突然发生时，大多数患者突感疼痛，A 型多在前胸，B 型多在背部、腹部。疼痛剧烈难以忍受，起病后即达高峰，呈刀割或撕裂样。少数起病缓慢者疼痛可不显著。

（二）高血压

初诊时 B 型患者 70% 有高血压。患者因剧痛而有休克外貌，焦虑不安、大汗淋漓、面色苍白、心率加速，但血压常不低甚至增高。如外膜破裂出血则血压降低，不少患者原有高血压，起病后剧痛使血压升高

（三）心血管症状

夹层血肿累及主动脉瓣瓣环或影响瓣叶的支撑时发生主动脉瓣关闭不全，可突然在主动脉瓣区出现舒张期吹风样杂音，脉压增宽，急性主动脉瓣反流可引起心力衰竭。脉搏改变，一般见于颈、肱或股动脉，一侧脉搏减弱或消失，反映主动脉的分支受压迫或内膜裂片堵塞其起源。胸锁关节处出现搏动或在胸骨上窝可触到搏动性肿块。可有心包摩擦音，夹层破裂入心包腔、胸膜腔可引起心脏压塞及胸腔积液。

（四）神经症状

主动脉夹层分离延伸至主动脉分支颈动脉或肋间动脉，可造成脑或脊髓缺血，引起偏瘫、昏迷、神志模糊、截瘫、肢体麻木、反射异常、视力与大小便障碍。2%～7%可有晕厥，但未必有其他神经症状。

（五）压迫症状

主动脉夹层分离压迫腹腔动脉、肠系膜动脉时可引起恶心、呕吐、腹胀、腹泻、黑便等；压迫颈交感神经节引起Horner综合征；压迫喉返神经致声嘶；压迫上腔静脉致上腔静脉综合征；累及肾动脉可有血尿、尿闭及肾缺血后血压增高。

四、实验室检查和辅助检查

（一）心电图

无特异性改变。病变累及冠状动脉时，可出现心肌急性缺血甚至急性心肌梗死改变，但1/3的患者心电图可正常。心包积血时可出现类似急性心包炎的心电图改变。

（二）X线

胸片见上纵隔或主动脉弓影增大，主动脉外形不规则，有局部隆起。如见主动脉内膜钙化影，可准确测量主动脉壁的厚度。正常在2～3mm，增到10mm时则提示夹层分离的可能，若超过10mm可肯定为本病。X线CT是目前最常用于诊断主动脉夹层分离的方法，其中以对比剂增强多排螺旋CT效果最好。可显示病变主动脉扩张；发现主动脉内膜钙化，如钙化内膜向中央移位则提示主动脉夹层，如向外围移位提示单纯性动脉瘤；还可显示由主动脉内膜撕裂所致的内膜瓣。CT对诊断位于降主动脉夹层分离的准确性高于其他部位，但难以判断主动脉瓣关闭不全的存在。

（三）超声心动图

经胸壁超声心动图诊断升主动脉夹层分离很有价值，且能识别心包积血、主动脉瓣关闭不全和胸腔积血等并发症。但诊断降主动脉夹层分离的敏感性较低。

近年应用经食管超声心动图（TEE）结合实时彩色血流显像技术诊断升主动和降主动脉夹层分离，判断主动脉瓣关闭不全和心包积液都有高的特异性及敏感性，判断内膜撕裂、假腔内血栓的敏感性较高。真假腔之间压力梯度可应用连续波（CW）多普勒测定，脉冲（PW）多普勒血流分析可显示单向和双向血流，但显像升主动脉远端和主动脉弓近端不甚清楚。由于其无创性，并能在床旁10～15min内完成，可在血流动力学不稳定的患者中进行，现被推荐在外科手术前（麻醉后）作检查。但有食管静脉曲张、食管肿瘤或狭窄者中禁忌。

（四）磁共振成像（MRI）

是检测主动脉夹层分离最为清楚的显像方法，敏感性和特异性均高达98%～100%，因而被认为是诊断本病的"金标准"。常被用于血流动力学稳定的患者和慢性患者的随访。但检测耗时较长，对急诊和血流动力学不稳定患者不够安全，在装有起搏器和带有人工关节、钢针等金属物的患者中禁忌使用，临床应用受限。

（五）主动脉造影术

选择性地造影主动脉曾被作为常规检查方法。对 B 型主动脉夹层分离的诊断较准确，但对 A 型病变诊断价值小。该技术为侵入性操作，具有一定的风险，现已少用。

（六）血管内超声（IVUS）

IVUS 直接从主动脉腔内观察管壁的结构，能准确识别其病理变化。对动脉夹层分离诊断的敏感性和特异性接近 100%。但和主动脉造影术同属侵入性检查有一定的危险性，也不常用。

（七）血和尿检查

可有 C 反应蛋白升高，白细胞计数轻中度增高。胆红素和 LDH 轻度升高，可出现溶血性贫血和黄疸。尿中可有红细胞，甚至肉眼血尿。平滑肌的肌球蛋白（myosin）重链浓度增加，可用来作为诊断主动脉夹层分离的生化指标。

五、诊断和鉴别诊断

急起剧烈胸痛、血压高、突发主动脉瓣关闭不全、两侧脉搏不等或触及搏动性肿块应考虑本病。胸痛常被考虑为急性心肌梗死，但心肌梗死时胸痛开始不甚剧烈，逐渐加重，或减轻后再加剧，不向胸部以下放射，伴心电图特征性变化，若有休克外貌则血压常低，也不引起两侧脉搏不等，以上各点可鉴别。

如胸痛位于前胸、有主动脉瓣区舒张期杂音或心包摩擦音、右臂血压低脉搏弱、右颈动脉搏动弱、心电图示心肌缺血或梗死提示夹层分离位于主动脉近端；疼痛位于两肩胛骨间、血压高、左胸腔积液提示夹层分离位于主动脉远端。

超声心动图、X 线 CT、MRI 等检查对确立主动脉夹层分离的诊断有很大帮助，对拟作手术治疗者可考虑主动脉造影或 IVUS 检查。

主动脉夹层分离须与急性冠脉综合征、无夹层分离的主动脉瓣反流、无夹层分离的主动脉瘤、肌肉骨骼痛、心包炎、纵隔肿瘤、胸膜炎、胆囊炎、肺栓塞、脑卒中等相鉴别。

六、预后

多数病例在起病后数小时至数天内死亡，在开始 24h 内每小时病死率为 1%～2%，视病变部位、范围及程度而异，越在远端，范围较小，出血量少者预后较好。急性期患者如未治疗 65%～73% 将于 2 周内死亡；慢性期患者预后较好。即使如此，不论采取何种治疗本病患者院外 5 年和 10 年总体生存率仍不足 80% 和 40%。威胁患者生命并导致后期死亡的主要因素来自受累主动脉及相关的心血管疾病，常见的有夹层分离的主动脉持续性扩张破裂，受累脏器血流灌注进行性减少以致其功能不全，严重主动脉瓣关闭不全导致左心衰竭等。

七、治疗

对任何可疑或诊为本病患者，应即住院进入监护病室（ICU）治疗。治疗分为紧急治疗与巩固治疗两个阶段。

（一）紧急治疗

1. 缓解疼痛　疼痛严重可给予吗啡类药物止痛，并镇静、制动，密切注意神经系统、肢体脉搏、心音等变化，监测生命体征、心电图、尿量等，采用鼻导管吸氧，避免输入过多液体以免升高血压及引起肺水肿等并发症。

2. 控制血压和降低心率　联合应用 β 受体阻断剂和血管扩张剂，以降低血管阻力、血管壁张力和心室收缩力，减低左室 dp/dt，控制血压于 100 ~ 120mmHg（13.3 ~ 16.0kPa），心率在 60 ~ 75 次/分之间以防止病变的扩展。可静脉给予短效 β 受体阻断剂艾司洛尔，先在 2 ~ 5min 内给负荷剂量 0.5mg/kg，然后以 0.1 ~ 0.2mg/（kg·min）静滴，用药的最大浓度为 10mg/ml，输注最大剂量为 0.3mg/（kg·min）。美托洛尔也可静脉应用，但半衰期较长。也可应用阻滞 α 和 β 受体的拉贝洛尔。对有潜在不能耐受 β 受体阻断剂的情况（如支气管哮喘、心动过缓或心力衰竭），可在应用艾司洛尔时观察患者的反应情况。如不能耐受可用钙拮抗剂如维拉帕米，地尔硫䓬或硝苯地平等。如 β 受体阻断剂单独不能控制严重高血压，可联合应用血管扩张剂。通常用硝普钠，初始剂量为 25 ~ 50μg/min，调节滴速，使收缩压降低至 100 ~ 120mmHg 或足以维持尿量 25 ~ 30ml/h 的最低血压水平。如出现少尿或神经症状，提示血压水平过低须予以调整。血压正常或偏低的患者，应排除出血进入胸腔、心包腔或者假腔中的可能。血压下降后疼痛明显减轻或消失是夹层分离停止扩展的临床指征。血压高而合并有主动脉大分支阻塞的患者，因降压能使缺血加重，不宜用降压治疗。

3. 严重血流动力学不稳定　患者应立刻插管通气，给予补充血容量。有出血入心包、胸腔或主动脉破裂者给予输血。经右桡动脉作侵入性血压检测，如头臂干动脉受累（极少见），则改从左侧施行。监测两侧上肢血压以排除由于主动脉弓分支阻塞导致的假性低血压非常重要。在 ICU 或手术室内进行 TEE，一旦发现心脏压塞时，不需再行进一步影像检查而进行胸骨切开外科探查术。在手术前行心包刺放液术可能有害，因心包内压降低后可引起再发出血。

（二）巩固治疗

病情稳定后可改用口服降压控制血压，及时做 X 线 CT、TEE 等检查，决定下一步诊治。若内科治疗不能控制高血压和疼痛，出现病变扩展、破裂、脏器缺血等征象，夹层分离位于主动脉近端，夹层已破裂或濒临破裂，伴主动脉瓣关闭不全者，均应手术治疗。对缓慢发展的及主动脉远端夹层分离，可继续内科治疗，保持收缩压于 100 ~ 120mmHg。

手术治疗是彻底去除病灶，防止病变发展，抢救破裂、脏器缺血等并发症的有效方法并具有一定远期疗效。选择手术时机和适应证很重要，取决于夹层分离的部位和患者的临床情况。对于升主动脉夹层分离（A 型），虽经过有效抗高血压内科治疗，其发生主动脉破裂或心脏压塞等致命性并发症的危险性仍相当高（约 90%）。故目前主张一经确诊，条件允许情况下应首选及时手术治疗。由于 B 型主动脉夹层分离发生破裂的危险性相对较低，且降主动脉手术具有很高的死亡率，在手术期间，主动脉未夹所致的急性缺血可造成截瘫、急性肾功能衰竭等严重并发症，因此，对 B 型的手术指征仅限于并发主动脉破裂、远端灌注不良、经药物治疗后夹层仍扩展蔓延、无法控制的高血压及疼痛剧烈的病例。

近年来随着微创血管外科的发展，采用介入治疗技术已应用于主动脉夹层的治疗，如应用经皮血管内支架来扩展受压的主动脉分支血管，经皮血管内膜间隔开窗术以补偿腔内灌注压，改善相应受累血管远端的血供及经皮球囊堵塞假腔入口等。

（赵文艺）

第二节　主动脉瘤

主动脉瘤（aortic aneurysm）指主动脉壁局部或弥漫性的异常扩张（一般较预期正常主动脉段直径扩大至少1.5倍以上），压迫周围器官而引起症状，瘤体破裂为其主要危险。

一、病因

正常动脉壁中层富有弹力纤维，随每次心搏进行舒缩而传送血液。动脉中层受损，弹力纤维断裂，代之以纤维瘢痕组织，动脉壁失去弹性，不能耐受血流冲击，在病变段逐渐膨大，形成动脉瘤。动脉内压力升高有助于形成动脉瘤。引起主动脉瘤的主要原因如下。

（一）动脉粥样硬化为最常见原因

粥样斑块侵蚀主动脉壁，破坏中层成分，弹力纤维发生退行性变。管壁因粥样硬化而增厚，使滋养血管受压，发生营养障碍，或滋养血管破裂中层积血。多见于老年男性，男：女为10：1左右。主要在腹主动脉，尤其在肾动脉至髂部分叉之间。

（二）感染

以梅毒为显著，常侵犯胸主动脉。败血症、心内膜炎时的菌血症使病菌经血流到达主动脉，主动脉邻近的脓肿直接蔓延，或在粥样硬化性溃疡的基础上继发感染，都可形成细菌性动脉瘤。致病菌以链球菌、葡萄球菌和沙门菌属为主，较少见。

（三）囊性中层坏死

较少见，病因未明。主动脉中层弹力纤维断裂，代之以异染性酸性黏多糖。主要累及升主动脉，男性多见。遗传性疾病如马方综合征、Turner综合征、Ehlers – Danlos综合征等均可有囊性中层坏死，易致夹层动脉瘤（动脉夹层分离）。

（四）外伤贯通伤

直接作用于受损处主动脉引起动脉瘤，可发生于任何部位。间接损伤时暴力常作用于不易移动的部位，如左锁骨下动脉起源处的远端或升主动脉根部，而不是易移动的部位，受力较多处易形成动脉瘤。

（五）先天性

以主动脉窦动脉瘤为主。

（六）其他

包括巨细胞性主动脉炎、白塞病、多发性大动脉炎等。

二、病理

按结构主动脉瘤可分为：①真性主动脉瘤：动脉瘤的囊由动脉壁的一层或多层构成；②假性主动脉瘤：由于外伤、感染等，血液从动脉内溢出至动脉周围组织内，血块及其机化物、纤维组织与动脉壁一起构成动脉瘤的壁；③夹层动脉瘤：动脉内膜或中层撕裂后，血流冲击使中层逐渐形成夹层分离，在分离腔中积血、膨出，也可与动脉腔构成双腔结构。

按形态主动脉瘤可分为：①梭形动脉瘤：较常见，瘤体对称性扩张涉及整个动脉壁周界，呈梭形或纺锤状；②囊状动脉瘤：瘤体涉及动脉壁周界的一部分，呈囊状，可有颈，成不对称外凸。粥样硬化动脉瘤常呈梭状，外伤性动脉瘤常呈囊状。

按发生部位主动脉瘤可分为：①升主动脉瘤，常累及主动脉窦；②主动脉弓动脉瘤；③降主动脉瘤或胸主动脉瘤，起点在左锁骨下动脉的远端；④腹主动脉瘤，常在肾动脉的远端。累及主动脉窦的近端升主动脉瘤常为先天性，其次为马方综合征、梅毒等感染；升主动脉瘤主要由粥样硬化、囊性中层坏死、梅毒引起；降主动脉瘤、腹主动脉瘤以粥样硬化为主要原因。主动脉瘤大多为单个，极少数为两个。随病程发展，主动脉瘤可发生破裂、附壁血栓形成、继发感染。有时动脉瘤反复向周围小量出血，在瘤周积累多量纤维组织，形成包囊，可能起保护作用而不致破溃。

三、临床表现

主动脉瘤的症状是有瘤体压迫、牵拉、侵蚀周围组织所引起，视主动脉瘤的大小和部位而定。胸主动脉瘤压迫上腔静脉时面颈部和肩部静脉怒张，并可有水肿；压迫气管和支气管时引起咳嗽和气急；压迫食管引起吞咽困难；压迫喉返神经引起声嘶。胸主动脉瘤位于升主动脉可使主动脉瓣瓣环变形，瓣叶分离而致主动脉瓣关闭不全，出现相应杂音，多数进程缓慢，症状少，若急骤发生则可致急性肺水肿。胸主动脉瘤常引起疼痛，疼痛突然加剧预示破裂可能。主动脉弓动脉瘤压迫左无名静脉，可使左上肢静脉压比右上肢高。升主动脉瘤可侵蚀胸骨及肋软骨而凸出于前胸，呈搏动性肿块；降主动脉瘤可侵蚀胸椎横突和肋骨，甚至在背部外凸于体表；各处骨质受侵均产生疼痛。胸主动脉瘤破裂入支气管、气管、胸腔或心包可以致死。腹主动脉瘤常见，病因以动脉粥样硬化为主，常有肾、脑、冠状动脉粥样硬化的症状。最初引起注意的是腹部搏动性肿块。较常见的症状为腹痛，多位于脐周或中上腹部，也可涉及背部，疼痛的发生与发展说明动脉瘤增大或小量出血，疼痛剧烈持续，并向背部、骨盆、会阴及下肢扩展，或在肿块上出现明显压痛，均为破裂征象。腹主动脉瘤常破裂入左腹膜后间隙，破入腹腔，偶可破入十二指肠或腔静脉，破裂后常发生休克。除非过分肥胖，搏动性肿块一般不难扪到，通常在脐至耻骨间，有时在肿块处可听到收缩期杂音，少数伴震颤。进行主动脉瘤的扣诊，尤其有压痛者，必须小心，以防止促使其破裂。腹主动脉瘤压迫髂静脉可引起下肢水肿，压迫精索静脉可见局部静脉曲张，压迫一侧输尿管可致肾盂积水、肾盂肾炎及肾功能减退。

四、诊断和鉴别诊断

胸主动脉瘤的发现除根据症状和体征外，X线检查可在后前位及侧位片上发现主动脉影扩大，从阴影可以估计病变大小、位置和形态，在透视下可见到动脉瘤膨胀性搏动，但在动脉瘤中有血栓形成时搏动可不明显。主动脉瘤须与附着于主动脉上的实质性肿块区别，后者引起传导性搏动，主动脉造影可予鉴别。超声心动图检查可发现升主动脉的动脉瘤，病变处主动脉扩大。CT对诊断也很有价值。

腹主动脉瘤常在腹部扪及搏动性肿块后发现，但腹部扪及搏动不一定是动脉瘤，消瘦、脊柱前凸者正常腹主动脉常易被扪及。腹部听到收缩期血管杂音，也可能由于肾、脾、肠系膜等动脉的轻度狭窄，未必来自主动脉瘤，须加注意。超声检查对明确诊断极为重要，不少病例可在超声常规体检中发现。主动脉内径增宽，动脉前后壁间液性平段宽度增加，如有血栓形成则增宽的平段不明显，但动脉瘤的前后壁与心搏同步搏动均存在。超声检查还可明确病变大小、范围、形态及腔内血栓。CT 检查更易发现腔内血栓及管壁的钙化，并能显示动脉瘤与邻近结构如肾动脉、腹膜后腔和脊柱等的关系。MRI 检查判断瘤体大小及其与肾动脉和髂动脉的关系上价值等同于 CT 及腹部超声，其主要不足是图像分析费时且费用高。主动脉造影对定位诊断也有帮助，但腔内血栓可能影响其病变程度的评估；对于诊断不明确、合并肾动脉病变及准备手术治疗者仍主张做主动脉造影。

五、预后

据统计，腹主动脉瘤国内发病率约为 36.2/10 万，欧美国家 60 岁以上人群发生率可高达 2% ~4%。由于有潜在主动脉瘤破裂的危险，自然病程中 5 年存活率仅为 19.6%。若不作手术，90% 胸主动脉瘤在 5 年内死亡。栓塞为另一并发症。

六、治疗

（一）外科手术治疗

包括动脉瘤切除与人造或同种血管移植术。对于动脉瘤不能切除者则可作动脉瘤包裹术。目前腹主动脉瘤的手术死亡率低于 5%，但对高龄，有心、脑、肺、肾等重要脏器损害者，手术死亡率可高达 60%。胸主动脉瘤的手术死亡率在 30%，以主动脉弓动脉瘤的手术危险性最大。动脉瘤破裂而不作手术者极少幸存，故已破裂或濒临破裂者均应立即手术。凡有细菌性动脉瘤者，还需给以长期抗生素治疗。对大小为 6cm 或 6cm 以上的主动脉瘤应作择期手术治疗。对 4~6cm 的主动脉瘤可密切观察，有增大或濒临破裂征象者应立即手术。

（二）介入手术治疗

是治疗腹主动脉瘤和部分胸、降主动脉瘤可供选择的微创手术方法，尤其适应于有严重合并症而不能耐受腹主动脉瘤切除术的高危、高龄患者。

腹主动脉瘤腔内隔绝术（endovascular exclusion ofabdominal aortic aneurysm）或经皮腔内血管支架置入术（percutaneous placement of expandable endovascular stentgraft），经股动脉置入覆有人造血管膜的腔内支架，其两端分别固定在动脉瘤未累及的动脉壁上，从而将腹主动脉瘤瘤体与动脉血流隔绝，达到治疗目的。由于介入治疗避免了传统手术的腹部大切口，创伤小、失血少、术后对呼吸影响小，减少了全身并发症的发生，患者术后恢复较快，住院时间缩短。围手术期死亡率 0~25%，平均住院 2~4 天，手术成功率 92%~96%，因手术失败转传统手术治疗者约 0~6%。但动脉瘤近心端与肾动脉开口距离 <1.5cm 和（或）直径 >2.8cm；动脉瘤远心端与主动脉分叉距离 <1.5cm；纵轴上瘤体近心端成角 >60°；髂动脉多处硬化或弯曲度 >90°，尤其伴广泛钙化；肠系膜下动脉是结肠的主要血供来源者不宜行本手术治疗。本手术虽有内漏（endoleak）、移位（migration）等并发症，但由于创伤小、出血少、恢复快等优势，应用前景广阔。

（赵文艺）

第三节　梅毒性主动脉炎

梅毒性主动脉炎（syphilitic aortitis）是梅毒螺旋体侵入人体后引起，临床表现为梅毒性主动脉炎，继而发生梅毒性主动脉瓣关闭不全，梅毒性主动脉瘤，梅毒性冠状动脉口狭窄和心肌树胶样肿，统称为心血管梅毒（cardiovascular syphilis），为梅毒的晚期表现。绝大部分患者所患的是后天性，先天性者罕见。

一、发病机制

梅毒螺旋体大多通过性接触而感染人体。从开始感染到晚期发生心血管梅毒的潜伏期为5～30年。男多于女。

螺旋体入血后，部分经肺门淋巴管引流到主动脉壁的营养血管引起闭塞性血管内膜炎，伴有血管周围浆细胞和淋巴细胞浸润，主动脉壁发炎累及动脉内膜和中膜，且以后者为主。主动脉任何部位都可受累，但以升主动脉和主动脉弓部最多，而极少侵入心肌或心内膜。主动脉中膜肌肉和弹性组织被破坏，为纤维组织所取代，也可出现巨细胞和梅毒树胶样病变。主动脉壁逐渐松弛，并可有钙化，导致动脉瘤的形成。主动脉内膜出现"树皮"样改变是梅毒性主动脉炎的特征，但不能以此作为确诊的根据。

梅毒感染可以从升主动脉蔓延到主动脉根部，引起主动脉瓣瓣环扩大和主动脉瓣联合处的分离，从而产生主动脉瓣关闭不全。主动脉瓣支持组织受到破坏和主动脉卷曲、缩短，导致严重的主动脉瓣反流。

二、临床表现

（一）单纯性梅毒性主动脉炎

多发生于升主动脉，亦可累及远端的降主动脉。患者多无症状，也可感到胸骨后不适或钝痛。由于主动脉扩大，叩诊时心脏上方浊音界增宽，主动脉瓣区第二心音增强，可闻及轻度收缩期杂音。10%的患者可发生主动脉瘤、主动脉瓣关闭不全、冠状动脉口狭窄等并发症。

（二）梅毒性主动脉瓣关闭不全（syphilitic aortic in‐sufficiency）

是梅毒性主动脉炎最常见的并发症。轻者无症状，重者由于主动脉瓣大量反流，加以可能合并冠状动脉口狭窄引起心绞痛。持久的主动脉瓣反流引起左心室负荷加重，逐渐出现左心衰竭。一旦出现心力衰竭，病程在1～3年内较快进展，发生肺水肿及右心衰竭，半数死亡。梅毒性主动脉瓣关闭不全的体征与其他病因引起的类似。

（三）梅毒性冠状动脉口狭窄（syphilitic coronary ostial stenosis）或阻塞

是梅毒性主动脉炎第二常见的并发症。病变累及冠状动脉开口处。由于冠状动脉狭窄发展缓慢，常有侧支循环形成，故极少发生大面积的心肌坏死。患者可有心绞痛，常在夜间发作，且持续时间较长。如冠状动脉口完全阻塞，患者可以突然死亡。

（四）梅毒性主动脉瘤（syphilitic aortic aneurysm）

是梅毒性主动脉炎最少见的并发症。多发生于升主动脉和主动脉弓，也可累及降主动脉和腹主动脉，呈囊状或梭状，但不会发生夹层分离。发生在不同部位的主动脉瘤，各有不同的症状和体征。

主动脉窦动脉瘤是梅毒性动脉瘤中具有特征性的一种。如发生在左或右主动脉窦并波及冠状动脉口，可引起心绞痛；如发生在后主动脉窦则除非破裂，否则无症状或体征。主动脉窦动脉瘤破裂入肺动脉或右心室腔可出现严重右心衰竭，引起连续性杂音，颇似动脉导管未闭或主、肺动脉间隔缺损；动脉瘤偶破入左心房，在背部可有连续性杂音，并有左心衰竭。

（五）心肌树胶样肿（gummata of myocardium）

累及心肌的树胶样肿极罕见，最常见的部位是左心室间隔底部。临床上可出现传导阻滞或心肌梗死。弥漫性心肌树胶样肿可引起顽固的心力衰竭。

三、实验室检查

梅毒螺旋体存在于动脉的外膜层，近来采用 PCR 方法测定梅毒螺旋体的 DNA 来诊断梅毒螺旋体感染，特异性强，敏感性高，能提供迅速的最后确诊。目前主要还是用血清学检查来确诊梅毒螺旋体感染。

（一）非螺旋体血清试验（非特异性心脂抗体测定）

VDRL（性病研究实验室）试验，该试验简单，便宜，可标准化定量，用于普查筛选和治疗反应的随访，早期梅毒阳性率约 70%，Ⅱ期梅毒阳性率高达 99%，而晚期梅毒阳性率达 70%。

（二）梅毒螺旋体试验

荧光密螺旋体抗体吸附试验（FTA－ABS test），作为梅毒确诊试验，具有高度的敏感性和特异性。早期梅毒阳性率达 85%，在Ⅱ期梅毒阳性率高达 99%，在晚期梅毒阳性率至少为 95%。密螺旋体微量血细胞凝集试验（MHA－TP），在早期梅毒的阳性率仅为 50% ～ 60%，但在Ⅱ期梅毒和晚期梅毒的敏感性和特异性与 FTA－ABS 试验相似。即使患者经过治疗，FTA－ABS 试验可终身保持阳性。

（三）密螺旋体 IgG 抗体测定

具有 FTA－ABS 试验特点，有高度敏感性和特异性，容易操作，特别适用于怀疑重复感染的病例和先天性梅毒与 HIV 混合感染者。

四、辅助检查

（一）胸部 X 线检查

单纯梅毒性主动脉炎时可见升主动脉近端扩张，伴升主动脉条索状钙化。主动脉结和胸降主动脉亦可有钙化，但以近头、臂动脉处的升主动脉钙化最广泛。病变处主动脉增宽。在有主动脉瓣关闭不全存在时，心脏向左下后方增大呈鞋形，在荧光屏下心脏与主动脉搏动剧烈，幅度大。在主动脉瘤时发现在相应部位主动脉膨出，呈膨胀性搏动。

（二）CT 和 MRI 检查

CT 用于胸部 X 线有怀疑病例的进一步筛选，能精确测量动脉瘤的大小，其精确度不亚于超声造影和动脉造影。MRI 能获得高分辨率静态影像，对胸主动脉病变有高度的诊断精确性。

（三）超声检查

超声心动图（包括经食管超声）可显示不同节段增宽、钙化动脉瘤（包括主动脉动脉瘤）以及主动脉瓣关闭不全。用超声多普勒测定主动脉瓣瓣口反流量。检测左心室大小、左心室射血分数，显示动脉瘤大小，部位和破裂部位等。

（四）心血管造影

逆行主动脉造影显示主动脉扩张或膨出部位和大小、主动脉瓣反流程度、左室大小、心功能状况等。选择性冠状动脉造影用于有心绞痛怀疑有冠状动脉口狭窄时，该病冠状动脉狭窄仅限于开口处，而远处冠状动脉无狭窄病变，这与冠状动脉粥样硬化不同。

五、诊断和鉴别诊断

梅毒性心血管病患者有冶游史，有典型的梅毒或晚期梅毒临床表现，阳性的梅毒血清学反应，诊断不难。但应与风湿性瓣膜病和其他心脏疾病产生的杂音，以及一些其他疾病相鉴别。

（一）心脏瓣膜杂音的鉴别

1. 主动脉瓣区舒张期杂音　梅毒性主动脉炎根部扩张引起的主动脉瓣反流杂音，由于根部扩张所以在胸骨右缘第二肋间听诊最响，而风湿性主动脉瓣反流，由于往往伴有二尖瓣病变右心室扩大，使心脏转位，所以舒张期杂音在胸骨左缘第三肋间处听诊最响。

2. 主动脉瓣区收缩期杂音　梅毒性主动脉瓣反流时在该区可以听到响亮的拍击样收缩早期喷射音和收缩期杂音。而风湿性主动脉瓣狭窄的杂音音调较高，在收缩中、晚期增强。主动脉粥样硬化者，瓣环钙化，近侧主动脉扩张，虽瓣膜本身无狭窄病变（相对性狭窄），也可以听到收缩期喷射性杂音，但在收缩早期增强，而且杂音持续时间较短。

3. 二尖瓣区舒张期杂音　梅毒性主动脉瓣严重反流产生 Austin - Flint 杂音，无收缩期前增强，不伴有心尖部第一心音增强和二尖瓣开放拍击音。可与风湿性二尖瓣狭窄引起的舒张期隆隆样杂音相鉴别。

（二）梅毒血清学假阳性反应的鉴别

1. VDRL 试验假阳性反应　在疾病的急性感染期（在 6 个月以内）要与非典型肺炎、疟疾、预防接种和其他细菌或病毒感染鉴别。在疾病的慢性感染期（在 6 个月以上）要与自身免疫性疾病（如系统性红斑狼疮）、吸毒（1/3 吸毒者假阳性）、HIV 感染、麻风和少数老龄人（>70 岁 1% 假阳性）的假阳性反应相鉴别。这些假阳性的效价在 1∶8 或更低。这些患者应长期随访。

2. FTA - ABS 试验假阳性　在高球蛋白血症（类风湿关节炎、胆汁性肝硬化）、系统性红斑狼疮等患者有假阳性反应。后一种情况可能是一种链珠状的荧光，是由于抗 DNA 抗体引起的，不同于真正梅毒阳性结果，应严密随访。

（三）心绞痛的鉴别

心绞痛是梅毒性冠状动脉口狭窄最常见的临床表现，由于病程进展缓慢，并得到侧支循环的支持，所以很少发生心肌梗死，除非同时合并冠状动脉粥样硬化。发病年龄比冠心病要早，常常夜间发作，发作持续时间较长。

六、预后

单纯性梅毒性主动脉炎患者的平均寿命与常人相近。梅毒性主动脉瓣关闭不全的无症状阶段约为 2~10 年（平均 6 年），症状出现后平均寿命为 5~6 年，约 1/3 的患者症状出现后可存活 10 年。存活时间主要取决于有无心力衰竭或心绞痛，如出现心力衰竭，一般存活2～3 年，约6%的患者可长达 10 年以上。大多数患者在心功能失代偿后迅速恶化，重体力劳动者预后尤差，有冠状动脉开口闭塞者预后不良。主动脉瘤预后非常差，平均寿命在症状出现以后的 6～9 个月，2 年病死率为80%，从症状发生到死亡间隔短达 1 周，主要死于破裂和阻塞性肺炎。

七、治疗

梅毒性主动脉炎一旦确立，为了防止进一步的损害，必须进行驱梅治疗。青霉素是治疗梅毒的特效药。可以用以下 2 种给药方法：①苄星青霉素 G 240 万 U，肌内注射，每周 1 次共 3 周，总量 720 万 U；②普鲁卡因青霉素 G 60 万 U，肌内注射，每天 1 次，共 21 天。对青霉素过敏者可选用头孢噻啶，每天肌内注射 0.5～1.0g，共 10 天。头孢曲松每天 250mg，肌内注射，共 5 天或 10 天。晚期梅毒和神经梅毒可以用 1～2g，肌内注射每天 1 次共 14 天。阿奇霉素每天 500mg，口服共 10 天。也可以用红霉素每次 500mg，每天 4 次，共 30 天。四环素每次 500mg 口服，每天 4 次共 30 天。但通常疗效比青霉素差。驱梅治疗过程中，少数患者于治疗开始后一天出现发热、胸痛加剧等症状，此为大量螺旋体被杀死后引起的全身反应和局部水肿的结果，个别患者在治疗中发生冠状动脉口肿胀，狭窄加重，导致突然死亡。为防止此种反应，可在开始治疗数天内同时给肾上腺皮质激素，如口服泼尼松（强的松）每次 10mg，每 6h 1 次。有心力衰竭者须控制心衰后再作驱梅治疗。如有神经梅毒或合并HIV 感染，可大剂量青霉素 G 静脉给药。

梅毒性主动脉瘤需用手术治疗，手术的指征为动脉瘤直径达 7cm 或产生压迫症状或迅速膨大者。手术将动脉瘤切除，用同种动脉或血管代用品移植。有明显主动脉瓣反流者，可作主动脉瓣置换术。若有冠状动脉开口病变，则须作冠状动脉内膜剥脱术（或冠状动脉旁路移植术）。

八、预防

梅毒主要是不良社会活动的产物。树立新道德、新风尚，禁止非法性交往为防止梅毒传播的必要措施。对早期梅毒患者应用青霉素治疗，并随访血清试验，必要时重复治疗。

（赵文艺）

第四节　细菌性主动脉炎

一、病因

主动脉壁上原发性细菌感染引起主动脉炎、主动脉瘤，在广泛应用抗菌药物的今天是很罕见的。常见的细菌有葡萄球菌、链球菌、肺炎球菌、铜绿假单胞菌、沙门菌，其他革兰阴性细菌同样也能引起主动脉炎和主动脉瘤。沙门菌属常易感染在有动脉粥样硬化的血管上，也可以黏附在正常的动脉壁上，并直接渗透完整的血管内膜。结核杆菌的感染通常来自肺门淋巴结直接扩散引起的结核性主动脉炎。

二、发病机制

主动脉通过以下机制受感染：感染性心内膜炎败血症栓子，邻近组织感染接触，外伤或心血管检查导致细菌在循环中直接沉积，以及长期应用免疫抑制剂和免疫系统缺陷的患者容易受感染产生败血症引起化脓性主动脉炎。主动脉壁变薄形成囊性主动脉瘤，有很高的破裂率。结核性主动脉炎干酪样坏死的肉芽肿损害，影响主动脉壁中层形成假性动脉瘤，有穿孔的可能，偶尔侵入主动脉瓣瓣环和邻近组织。

三、临床表现和诊断

大多数患者有寒战、高热，多达50%的患者在病变部位有触痛以及动脉瘤扩张的症状，在腹部有时可触到有触痛的腹块，中性粒细胞计数增高，血细胞沉降率升高，血培养阳性对诊断有帮助。但约有15%的病例发现血培养阴性，所以血培养阴性不能排除诊断。

超声心动图检查（包括经食管超声心动图检查）可以确立动脉瘤的诊断。CT扫描、MRI和主动脉造影同样可以做出诊断。

四、防治

感染性主动脉炎发展到主动脉瘤非常迅速，动脉瘤最后会破裂。沙门菌属感染和其他革兰阴性细菌感染，趋向于早期破裂和死亡，总死亡率超过50%，所以应早期诊断、早期治疗。静脉内应用足量高敏的抗菌药物，切除感染的主动脉瘤和周围组织，术后继续应用抗菌药物至少6周。

（赵文艺）

第五节　巨细胞性主动脉炎

巨细胞性主动脉炎病因不明，但多发于年龄偏大的患者（平均70岁），女性多于男性。本病比多发性大动脉炎常见，主要影响大动脉和中等大小的动脉。约15%的病例累及主动脉和主动脉弓及其分支，主动脉狭窄罕见。升主动脉壁变薄，可能形成胸主动脉瘤，继发性主动脉瓣关闭不全。中等动脉受累包括颈动脉、颞动脉和冠状动脉等。

病理学上首先是淋巴细胞浸润，几乎全身每个脏器的动脉内都能见到弹力层破坏，内、外膜增厚，局灶坏死和肉芽肿伴多核细胞浸润。

临床表现发热、不适、头痛、视力改变、体重减轻等。可以发生动脉瘤破裂，主动脉夹层分离和心肌梗死。约有30%的病例有风湿样多肌痛。由于颞动脉受累，诊断可通过颞动脉活检做出。

皮质类固醇是主要的治疗方法，可用泼尼松龙治疗，动脉瘤、主动脉夹层可选择手术治疗。

（赵文艺）

第十四章

心血管相关疾病

第一节　甲状腺功能亢进与心血管疾病

甲状腺功能亢进（hyperthyroidism，简称甲亢）是由于甲状腺激素分泌过多或各种原因引起体内甲状腺激素含量增多所致的一组疾病症候群。大多数甲状腺功能亢进症患者伴有明显的心脏症状，包括心悸、心动过速、运动耐力差、劳力性呼吸困难、脉压增大、心房颤动，这在老年患者中尤其明显。甲状腺激素对心血管系统的作用已日益明确，甲状腺疾病可引起多种心血管疾病或使原有的疾病进一步恶化，多种甲状腺疾病的临床表现都是甲状腺激素影响心血管系统的结果。

一、流行病学

2011 年版美国甲状腺协会发布的《甲状腺功能亢进治疗指南》显示美国甲状腺功能亢进症发病率约为 1.2%，其中临床甲亢 0.5%，亚临床甲亢 0.7%。根据中国医科大学滕卫平教授 2010 年全国 10 个城市的流行病学调查显示，各种甲状腺疾病发病率中临床甲亢达 1.1%，亚临床甲亢达 2.6%。10%~25% 的甲亢患者有房颤，发病率随年龄递增（OR，1.7/10 年增量；95% CI，1.7~1.8）。Cappla 等在心血管健康研究数据中表明，剔除游离甲状腺素升高的患者，亚临床甲亢患者房颤的发生率明显升高（HR 1.98），促甲状腺素（TSH）在 0.1~0.44mU/L 范围的亚组患者（HR 1.85）患房颤的风险有所增加。另有 Sawin 等早在 1994 年研究中提到，TSH≤0.1mU/L 的患者发展为房颤的 RR 为 3.8，而 TSH 在 0.1~0.4mU/L 之间者 RR 仅仅 1.6。多项研究显示，不同年龄的甲亢患者发生房颤的风险相似。另有研究显示，在调整 TSH 在正常范围内、单纯的游离 T_4 水平升高也与房颤的发生独立相关，并呈现剂量依赖性反应。近年来，亚临床甲状腺功能异常与心血管疾病相关性也成为研究热点。针对甲亢、亚临床甲亢与冠心病心血管死亡及心血管事件相关性的研究结果不一致，1 项 meta 分析显示亚临床甲亢患者总死亡率风险增高（HR 1.24），心血管病死亡率升高（HR 1.29），心血管事件发生率升高（HR 1.21）。总之，目前缺乏大规模前瞻性随机研究来观察甲亢、亚临床甲亢与心血管单一终点事件及死亡率的关系。

二、病理生理机制

1. 甲亢时血流动力学变化　甲状腺功能亢进患者的静息心率明显增加，这与甲状腺激素的正性心率作用有关，也与甲状腺激素刺激肾上腺素受体有关。甲亢特征是静息状态下的心率、血容量、每搏量、心肌收缩力、射血分数增加，心肌舒张功能改善及脉压增大。外周阻力下降导致了脉压的增大，原因可能是由于甲状腺激素使机体耗氧量增加及细胞代谢终产物增加使得动脉平滑肌松弛。外周血管舒张、肾血流减少导致肾素 – 血管紧张素系统激活，促进了钠水潴留增加。前负荷增加是心排血量增加的关键。

2. 甲亢对心脏功能的影响　甲状腺功能亢进时通常会出现可逆性的左心室功能异常，这通常与 β 肾上腺素活性无关，而是由于过量的循环血液中的 T_3 对心肌的直接作用所致。甲状腺功能亢进时呼吸困难和运动能力降低最可能是由于心脏储备功能降低。甲状腺功能亢进患者心排血量不能随着体力活动而相应增加，因为患者在静息时所有参与运动的血流动力学反应的代偿机制已最大程度被激活（比如心率增快，心肌收缩力增强，前负荷增加，后负荷降低）。此外，长期甲状腺功能亢进可导致心肌肥厚，原因是甲状腺激素对心肌蛋白质合成的直接作用和增加心脏负担的间接作用。长期甲状腺功能亢进时左心室重量增加，使舒张期心室充盈和收缩期射血功能受损。

3. 甲亢时诱发心律失常　甲状腺激素可直接兴奋腺苷酸环化酶，造成环磷酸腺苷（cAMP）增多，损害心肌细胞膜，使其通透性增大，细胞内钾丢失。甲状腺激素使细胞内线粒体释放钙离子并激活慢钙通道，造成细胞内钙增多，进而使得心肌细胞不应期缩短，兴奋性及自律性提高。甲状腺激素可作用于交感神经系统，通过儿茶酚胺间接作用于心脏，增加心脏对儿茶酚胺的敏感性，使心肌的自律性增强。而心房肌较心室肌的肾上腺素能受体密度更高，因此心房对甲状腺激素的作用较心室敏感。因甲亢患者易出现房颤，目前认为其主要的分子机制是电重塑导致心房不应期的缩短，而且甲状腺激素能激活异位的致心律失常灶，例如肺静脉心肌细胞异常的室上性去极化可作为异位起搏点（electrical triggers）。与甲亢房性心律失常的高发生率相比，室性心律失常很少见，且与普通人群中的发病率一致。甲亢引起缓慢性心律失常者少见，合并一度房室传导阻滞（AVB）占 2% ~30%，而发生二、三度房室传导阻滞者相对更少见，但文献报道甲亢伴严重传导阻滞者可发生阿 – 斯综合征，因此也需引起临床医生的警惕。

三、危险因素

甲亢患者合并心血管病的危险因素包括传统的心血管疾病危险因素，如年龄、性别、高血压、高血脂（LDL 升高、HDL 下降）、糖尿病、吸烟、肥胖、绝经、体力活动减少、精神压力及心血管疾病（CVD）家族史等。男性、缺血性或瓣膜性心脏病者和充血性心力衰竭患者是心房颤动的高危人群，亚临床甲亢和临床甲亢都是房颤的危险因素。甲亢患者中房颤导致栓塞的危险性不是很确定，比起房颤，高龄显得更为重要，华法林抗凝导致出血的风险更高，对于甲亢房颤患者是否抗凝还有争议。

四、诊断

临床甲亢的诊断：①临床高代谢的症状和体征；②甲状腺体征：甲状腺肿和（或）甲状腺结节，少数病例无甲状腺体征；③血清激素：总四碘甲状腺原氨酸（TT_4）、游离四碘甲状腺原氨酸（FT_4）、总三碘甲状腺原氨酸（TT_3）、游离三碘甲状腺原氨酸（FT_3）增高，TSH 降低（一般 <0.1mU/L）。T_3 型甲亢时仅有 TT_3、FT_3 升高。

亚临床甲亢的诊断：如果检测 TSH 低于正常范围下限，TT_3、TT_4 正常者，首先要排除引起 TSH 降低的因素。并在 $2 \sim 4$ 个月内再次复查，以确定 TSH 降低为持续性而非一过性。

甲亢性心脏病的诊断如下。

（1）确诊为甲亢者。

（2）心脏有以下 1 项或 1 项以上异常：①心律失常：阵发性或持续性房颤，阵发性室上性心动过速，频发室性期前收缩，房室或束支传导阻滞，窦房阻滞；②心脏扩大（一侧或双侧）；③心力衰竭（右心或全心）；④心绞痛或心肌梗死；⑤二尖瓣脱垂伴心脏病理性杂音。

（3）甲亢控制后上述心脏异常消失或明显好转。

（4）除外其他器质性心脏病。

不典型甲亢患者，可能仅有心血管疾病方面的表现，尤其是老年患者。因此，凡遇到以下情况应考虑甲亢性心脏病的可能，并进行相关检查，以减少漏诊、误诊：①原因不明的阵发性或持续性房颤，心室率快而不易被洋地黄药物控制；②原因不明的右心衰竭，或有循环时间不延长的心力衰竭，不伴有贫血、发热等，洋地黄疗效不佳；③无法解释的心动过速；④血压波动而脉压增大者；⑤患有器质性心脏病患者发生心力衰竭，常规治疗疗效欠佳者。

五、治疗

1. 控制甲亢　^{131}I 治疗，抗甲状腺药物（ATD）治疗，手术治疗。

2. 抗心律失常

（1）快速性心律失常的治疗：甲亢房颤的患者需应用药物控制房颤的心室率，并且尽早开始抗甲亢治疗。甲亢房颤常为快速性房颤，洋地黄制剂治疗效果差，盲目增大剂量易出现洋地黄中毒。个别房颤者予 β 受体阻滞药可发生传导阻滞，因此应注意监测患者的心率。有关房颤复律的问题，研究表明在甲状腺功能恢复正常后，房颤常常转复为窦性心律。是否抗凝治疗需评估出血的风险与系统栓塞的风险，因人而异。推荐在合并高血压、充血性心力衰竭、左房扩大或左室功能障碍或其他增加系统性栓塞危险的情况下，或长期房颤的患者中予以抗凝治疗。而对于年龄轻、无合并症或房颤持续时间短的患者可能不需要抗凝治疗。抗凝治疗时，需依国际标准化比值（INR）调整华法林的用量，使 INR 维持在 $2.0 \sim 3.0$ 之间，直到甲状腺功能维持正常并恢复正常的窦性心律。甲亢患者凝血因子的清除率增加，药物与血浆蛋白的结合率下降 50%，因此华法林抗凝作用的敏感性增加，而这些患者对应用维生素 K 纠正华法林导致的低凝血酶原血症并不敏感，需减少甲亢患者应用华法林的剂量，且随着甲状腺功能的变化，华法林的剂量可能也需要调整。同时应用抗心律失常药物时，需考虑到胺碘酮对甲状腺功能的影响。

（2）缓慢性心律失常的治疗：甲亢所致缓慢性心律失常，以治疗甲亢为主，随甲亢好转，绝大多数均可自愈。甲亢导致的传导阻滞，即便传导阻滞程度轻，也应慎用或不用心脏抑制药。病理性窦性心律基础上发生房颤者不直用洋地黄、普萘洛尔（心得安）等药物。心动过缓或者血流动力学障碍者应给予阿托品、山莨菪碱（654－2）、异丙肾上腺素等药物提高心率，改善传导。如发生晕厥，出现阿－斯综合征且药物治疗无效者，可考虑安装临时起搏器治疗。

3. 纠正心力衰竭　包括强心、利尿、改善心肌重构等治疗。甲亢心力衰竭时伴有心肌肥大、左室重塑，故应联合应用 β 受体阻滞剂、血管紧张素转化酶抑制药。

4. 心绞痛及心肌梗死治疗　原则同普通心绞痛、心肌梗死。在治疗甲亢的同时可给予扩张冠状动脉的药物，如硝酸酯类药物、钙通道阻滞等。

（张　权）

第二节　糖尿病与心血管疾病

糖尿病（diabetes mellitus，DM）是一组以高血糖为特征的代谢性疾病。高血糖则是由于胰岛素分泌缺陷或其生物作用受损，或两者兼有引起。糖尿病时长期存在的高血糖，导致各种组织，特别是眼、肾、心脏、血管、神经的慢性损害、功能障碍。限于篇幅，本章重点叙述常见的 2 型糖尿病。

一、流行病学

近 30 年来，我国糖尿病患病率显著增加，最近 10 年糖尿病流行情况更为严重。2007—2008 年，在中华医学会糖尿病学分会（CDS）的糖尿病流行病学调查估计我国 20 岁以上的成年人糖尿病患病率为 9.7%，中国成人糖尿病总数达 9 240 万，其中农村约 4 310 万，城市约 4 930 万。而我国最新数据调查显示，2010 年中国 18 岁及以上成人糖尿病患病率为 11.6%，约 1.139 亿人，其中男性患病率为 12.1%，女性患病率为 11.1%；城市居民患病率为 14.3%，农村居民患病率为 10.3%。此外，我国 18 岁及以上成人新诊断糖尿病患病率为 8.1%，其中男性新诊断患病率为 8.5%，女性新诊断患病率为 7.7%；城市居民新诊断患病率为 8.8%，农村居民新诊断患病率为 7.8%。此外，本次研究还显示，中国成年人群中糖尿病前期（IGT）患病率为 50.1%。糖尿病与心血管疾病密切相关，"中国心脏调查"研究发现，糖尿病是冠心病的重要伴发疾病：①中国冠心病患者的糖代谢异常患病率（包括糖尿病前期和糖尿病）约为 80%，较西方人高；②中国冠心病人群负荷后高血糖的比例更高；③冠心病患者单纯检测空腹血糖会漏诊 75% 的糖尿病前期和糖尿病患者。

二、危险因素及病理生理机制

目前糖尿病并发心血管病的确切机制仍不清楚，目前公认的有如下几个机制：①高血糖：有研究结果显示，餐后血糖升高与大血管病变相关。②胰岛素抵抗：胰岛素抵抗状态不仅表现为外周组织胰岛素介导的葡萄糖摄取减少，同样也表现为胰岛素介导的内皮依赖和（或）非依赖的血管扩张异常。1995 年 Stern 提出了著名的"共同土壤"学说，认为 DM、高血压、冠心病是在胰岛素抵抗这个共同土壤中"生长"出来的，即胰岛素抵抗为这些疾病的共同发病因素。③血脂异常：许多研究表明，DM 血脂异常和高血糖及胰岛素抵抗共同参与，是加速动脉粥样硬化发生的重要因素。④蛋白激酶的激活：一方面，激活蛋白激酶（PKC）某些亚型可能加速生成动脉粥样硬化过程中的多种组成部分。另一方面，PKC 激活还能直接导致内皮功能紊乱。⑤肾素 - 血管紧张素 - 醛固酮系统（RAAS）的作用：高血糖可导致 p53 糖基化，后者与血管紧张素原的转换相关，从而导致局部组织 RAAS 中血管紧张素 Ⅱ 产生增加。血管紧张素 Ⅱ 主要通过作用于血管紧张素受体产生一系列危害效应，最终导致发生血管炎症反应，继而导致血管粥样硬化和氧化应激产生，同时也加速了细胞凋亡。除循环 RAAS 的作用，局部组织 RAAS 也已被明确证实具有心血管损伤作用。⑥血小板、凝血和纤溶过程：血小板和凝血酶原系统是大血管病变中的一个重要部分。⑦炎症：慢性轻度炎症在 2 型 DM 大血管病变发病机制中具有重要作用。校正血脂水平后，患者的生活方式和血糖控制的影响、高敏 C 反应蛋白（hs – CRP）增高是 DM 心血管并发症的独立危险因素。⑧内皮损伤和功能异常：DM 患者体内前列环素和 NO 释放减少，同时伴慢性内皮 NO 合成活性异常，这一机制可部分解释 DM 患者动脉粥样硬化加速的原因。此外，遗传因素对 DM 心血管并发症的影响开始引起人们的注意。总之，DM 大血管病变的发生机制十分复杂，包括代谢异常、氧化应激、晚期糖基化终产物、多元醇异常、炎症因子及细胞因子、细胞黏附分子、PKC、血管内皮功能改变、血小板激活及遗传因素等。

三、诊断

糖尿病的临床诊断应依据静脉血浆血糖，而不是毛细血管血的血糖检测结果。血糖的正常值和糖代谢异常的诊断切点主要依据血糖值与糖尿病并发症的关系来确定。我国目前采用 WHO（1999 年）糖尿病诊断标准（表 14 – 1，表 14 – 2）。

表 14 – 1 糖代谢分类

糖代谢分类	WHO 1999（mmol/L）	
	FBG	2hPBG
正常血糖（NGR）	<6.1	<7.8
空腹血糖受损（IFG）	6.1 ~ <7.0	<7.8
糖耐量减低（IGT）	<7.0	≥7.8 ~ <11.1
糖尿病（DM）	≥7.0	≥11.1

注：IFG 或 IGT 统称为糖调节受损。FBG：空腹血糖；2hPBG：餐后 2h 血糖。

表 14 – 2 糖尿病的诊断标准

	静脉血浆葡萄糖水平 mmol/L（mg/dl）
糖尿病	
1. 糖尿病症状（典型症状包括多饮、多尿和不明原因的体重下降）加	
（1）随机血糖（指不考虑上次用餐时间，一天中任意时间的血糖）	≥11.1（200）
或	
（2）空腹血糖（空腹状态指至少 8h 没有进食热量）	≥7.0（120）
（3）葡萄糖负荷后 2h 血糖	≥11.1（200）
2. 无糖尿病症状者，需另日重复检查明确诊断	

注：随机血糖不能用来诊断 IFG 或 IGT。

四、治疗

1. 糖尿病管理的基本原则　限于目前医学水平，糖尿病仍然是一种不可根治的疾病。糖尿病治疗的近期目标是控制糖尿病，防止出现急性代谢并发症，远期目标是通过良好的代谢控制而预防慢性并发症，提高糖尿病患者的生活质量和延长寿命。为了达到这一目标应建立较完善的糖尿病管理体系，包括糖尿病教育，自我血糖监测，饮食与运动治疗。强调为患者提供生活方式干预、药物治疗、设定血糖控制目标的个体化指导。

2. 关于糖尿病的血糖控制目标　糖化血红蛋白（HbA1c）是血糖控制的金标准，目前把 HbA1c 的控制标准定为 <7.0%，其主要根据是：①与国际上主要的糖尿病指南保持一致；②多项大型循证医学研究（如 UKPDS，DCCT，Kumamoto 等）证明，HbA1c 降至 7.0% 时糖尿病的微血管并发症已明显降低，HbA1c 进一步降低虽然可能对微血管病变有益处，但低血糖的风险增加；③新近完成的多项临床试验发现，在糖尿病病程较长、携带大血管病变危险因子较多或已发生大血管病变的 2 型糖尿病患者中，更强化的血糖控制（HbA1c <7.0%）不但不能减少大血管病变和死亡发生的风险，还可能增加死亡发生的风险。但同时也强调糖尿病治疗需要个体化，指南中特别强调了在糖尿病早期阶段，胰岛功能相对较好、无严重并发症、应用无明显导致低血糖的药物以及血糖容易控制的患者应尽可能把血糖降低到正常水平，即 HbA1c <6.0%。对危重患者的血糖控制，《新英格兰杂志》发表的 NICE - SUGAR 研究发现对危重患者血糖的更严格控制与常规降糖相比，增加了重症患者的死亡风险。故目前国际上建议危重患者的血糖控制在 7.8 ~ 10.0mmol/L。

3. 2 型糖尿病的手术治疗　肥胖是 2 型糖尿病的常见合并症。肥胖与 2 型糖尿病发病以及心血管病变发生的风险增加显著相关。2009 年美国糖尿病学会（ADA）在《2 型糖尿病治疗指南》中正式将减肥手术（代谢手术）列为治疗肥胖伴 2 型糖尿病的措施之一。2011 年，国际糖尿病联合会（IDF）也发表立场声明，正式承认代谢手术可作为治疗伴有肥胖的 2 型糖尿病患者的方法。2011 年，CDS 和中华医学会外科学分会也就代谢手术治疗 2 型糖尿病达成共识，认可代谢手术是治疗伴有肥胖的 2 型糖尿病的手段之一。

4. 2 型糖尿病的综合治疗

（1）高血压：高血压是糖尿病的常见并发症或伴发病之一，约占糖尿病患者的 30% ~ 80%。血压的控制目的主要为最大限度地减少靶器官损害，降低心血管疾病和死亡的危险，具体控制目标为 <130/80mmHg。但过低的血压（如 <115/75mmHg）与糖尿病患者的心血管事件和死亡率增加相关，2013 年版《欧洲高血压管理指南》推荐糖尿病患者血压 <140/85mmHg。

（2）血脂异常：2 型糖尿病患者常见的血脂异常是三酰甘油（甘油三酯，TG）增高及高密度脂蛋白胆固醇（HDL）降低。但是 HPS、ASCOT - LLA、CARDS 等研究证明他汀类药物通过降低总胆固醇水平（TC）和低密度脂蛋白胆固醇（LDL）水平可以显著降低糖尿病患者发生大血管病变和死亡的风险。在使用他汀类药物的基础上使用减低 TG 和升高 HDL 的措施是否能够进一步减少糖尿病患者发生心脑血管病变和死亡的风险目前尚无证据。

（3）2 型糖尿病患者的抗血小板治疗：糖尿病患者的高凝血状态是发生大血管病变的重要原因，一项大型的 meta 分析和多项临床试验证明，阿司匹林可以有效预防包括卒中、心梗在内的心脑血管事件。氯吡格雷已被证实可降低糖尿病患者心血管事件的发生率，可作为急性冠状动脉综合征发生后第一年的辅助治疗，对于阿司匹林不能耐受的患者，也可考虑将氯吡格雷作为替代治疗。

五、急性并发症

（一）糖尿病酮症酸中毒（diabetic ketoacidosis，DKA）

DKA 是由于胰岛素不足和升糖激素不适当升高引起的糖、脂肪和蛋白代谢严重紊乱综合征，临床以高血糖、高血酮和代谢性酸中毒为主要表现。1 型糖尿病有发生 DKA 的倾向；2 型糖尿病亦可发生。常见的诱因有急性感染、胰岛素不适当减量或突然中断治疗、饮食不当、胃肠疾病、脑卒中、心肌梗死、创伤、手术、妊娠、分娩、精神刺激等。

1. 临床表现　DKA 分为轻度、中度和重度。主要表现有多尿、烦渴多饮和乏力症状加重。失代偿阶段出现食欲减退、恶心、呕吐，常伴头痛、烦躁、嗜睡等症状，呼吸深快，呼气中有烂苹果味（丙酮气味）；病情进一步发展，出现严重失水现象，尿量减少，皮肤黏膜干燥，眼球下陷，脉快而弱，血压下降，四肢厥冷；到晚期，各种反射迟钝甚至消失，终至昏迷。

2. 诊断　对昏迷、酸中毒、失水、休克的患者，要想到 DKA 的可能性。如尿糖和酮体阳性伴血糖增高，血 pH 和（或）二氧化碳结合力降低，无论有无糖尿病病史，都可诊断为 DKA。

3. 治疗　DKA 治疗重点是纠正病理生理变化，补充液体及电解质，控制血糖。具体治疗方案根据病情轻重程度决定。

（二）高血糖高渗透压综合征（hyperosmolar hyperglycemic state，HHS）

HHS 是糖尿病的严重急性并发症之一，临床以严重高血糖而无明显酮症酸中毒、血浆渗透压显著升高、脱水和意识障碍为特征。HHS 的发生率低于 DKA，且多见于老年 2 型糖尿病患者。

1. 临床表现　HHS 起病常常比较隐匿。典型的 HHS 主要有严重失水和神经系统两组症状和体征。

2. 诊断　HHS 的实验室诊断参考标准是：①血糖≥33.3mmol/L；②有效血浆渗透压≥320mOsm/L；③血清碳酸氢根≥15mmol/L，或动脉血 pH 值≥7.30；④尿糖呈强阳性，而尿酮阴性或为弱阳性。

3. 治疗　主要包括积极补液，纠正脱水；小剂量胰岛素静脉输注控制血糖，纠正水、电解质和酸碱失衡以及去除诱因和治疗并发症。

4. 预后　HHS 的预后不良，死亡率为 DKA 的 10 倍以上，抢救失败的主要原因是高龄、严重感染、重度心力衰竭、肾衰竭、急性心肌梗死和脑梗死等。

（三）糖尿病乳酸酸中毒（lactic acidosis）

主要是体内无氧酵解的糖代谢产物乳酸大量堆积，导致高乳酸血症，进一步出现血 pH 值降低，即为乳酸酸中毒。糖尿病合并乳酸酸中毒的发生率较低，但死亡率很高。大多发生在伴有肝、肾功能不全或慢性心肺功能不全等缺氧性疾病患者，尤其见于服用苯乙双胍者。

1. 临床表现　疲乏无力，厌食、恶心或呕吐，呼吸深大，嗜睡等。大多数有服用双胍类药物史。

2. 实验室检查　明显酸中毒，但血、尿酮体不升高，血乳酸水平升高。

3. 治疗　应积极抢救。治疗包括补液、扩容、纠正脱水和休克。补碱应尽早且充分。必要时透析治疗，去除诱发因素。

六、慢性并发症

（一）糖尿病肾病

糖尿病肾病是导致肾衰竭的常见原因。早期糖尿病肾病的特征是尿中白蛋白排泄轻度增加（微量白蛋白尿），逐步进展至大量白蛋白尿和血清肌酐水平上升，最终发生肾衰竭，需要透析或肾移植。肾功能的逐渐减退与发生心血管疾病的风险增高显著相关。因此，微量白蛋白尿与严重肾病一样，都应视为心血管疾病和肾衰竭的危险因素。在糖尿病肾病的早期阶段通过严格控制血糖和血压，可防止或延缓糖尿病肾病的发展。

（二）糖尿病视网膜病变和失明

糖尿病视网膜病变的主要危险因素包括糖尿病病程、血糖控制不良、高血压及血脂紊乱，其他危险因素还包括妊娠和糖尿病肾病等。2 型糖尿病患者也是发生其他眼部疾病的高危人群，这些眼病包括白内障、青光眼、视网膜血管阻塞及缺血性视神经病变等。

（三）糖尿病神经病变

1. 糖尿病周围神经病变　根据不同的临床表现分为 4 型，最常见的分型如下：①远端对称性多发性神经病变：是糖尿病周围神经病变最常见的类型；②局灶性单神经病变：或称为单神经病变，可累及单颅神经或脊神经；③非对称性多发局灶性神经病变：同时累及多个单神经的神经病变称为多灶性单神经病变（或非对称性多神经病变）；④多发神经根病变：最常见为腰段多发神经根病变，主要为 $L_{2\sim4}$ 等高腰段的神经根病变引起的一系列症状。

2. 糖尿病自主神经病变　是糖尿病常见的并发症，其可累及心血管、消化、呼吸、泌尿生殖等系统。

（四）糖尿病大血管病变

大血管并发症（冠心病、脑血管病和外周血管病）不是糖尿病的特异性并发症，但是，糖尿病使发生心血管疾病的危险性增加 2~4 倍，使大血管病变更严重、更广泛、预后更差、发病年龄更早。中华医学会糖尿病学分会慢性并发症调查组报告 2 型糖尿病并发症患病率分别为：高血压 34.2%，脑血管病 12.6%，心血管病 17.1%，下肢血管病 5.2%。在亚洲人群中，卒中是心血管疾病中最常见的形式。与欧洲人相比，亚洲人的血压和血糖之间的相关性更明显。空腹血糖和餐后 2h 血糖升高，即使未达到糖尿病诊断标准，发生心血管疾病的危险性也明显增加。

（五）糖尿病足

糖尿病足是糖尿病最严重的和治疗费用最高的慢性并发症之一，严重者可以导致截肢。糖尿病患者下肢截肢的相对危险性是非糖尿病患者的 40 倍。大约 85% 的截肢是由于足溃疡引发的，15% 左右的糖尿病患者会在其一生中发生足溃疡。预防和治疗足溃疡可以明显降低截肢率。糖尿病足的基本发病因素是神经病变、血管病变和感染。这些因素共同作用可导致组织的溃疡和坏疽。

（张　涛）

第三节　嗜铬细胞瘤与心血管疾病

内分泌肿瘤是指一系列不仅有肿瘤特点而且有内分泌功能的双重特性肿瘤。根据其肿瘤学特点可分为良性与恶性；根据其内分泌功能可分为功能性和无功能性。所谓无功能性内分泌肿瘤，指肿瘤不伴有激素分泌过多的临床综合征，甚或可因肿瘤压迫、损伤周围正常细胞而出现功能减退的表现。

内分泌肿瘤的细胞来源具有高度异质性。首先，内分泌肿瘤不仅来源于经典的内分泌腺体如垂体、甲状腺和肾上腺等，也来源于分布在腺体的内分泌小岛如胰岛 B 细胞瘤，还可来源于分布在外分泌腺的散在内分泌细胞如消化道（即肠胰内分泌肿瘤）和呼吸道，较为少见的是来源于原不具有内分泌功能的组织或器官即异位内分泌肿瘤。内分泌肿瘤异质性大的另一重要表现是，一种或一类肿瘤可分泌多种激素，如甲状腺髓样癌除分泌降钙素外，至晚期还可分泌促肾上腺皮质激素（ACTH）引起库欣综合征，以及前列腺素、血管活性肠肽、缓激肽（通过激肽释放酶）等生物活性物质，与心血管系统疾病密切相关。以下重点介绍嗜铬细胞瘤与心血管疾病的相关性。

嗜铬细胞瘤（pheochromocytoma，PH）是一种起源于神经外胚层的内分泌肿瘤，来源于肾上腺髓质、交感神经节和其他部位的嗜铬组织，这种肿瘤持续或间断地释放大量儿茶酚胺，引起持续性或阵发性高血压、心肌病变、心律失常和多个器官功能和代谢的紊乱，其中以心血管系统的表现最为主要。

一、流行病学

本病以 20 ~ 50 岁发病最多见，男女发病率无明显差异。嗜铬细胞瘤位于肾上腺者大约占 80% ~ 90%，并且多为一侧性；肾上腺外的嗜铬细胞瘤主要位于腹膜后、腹主动脉旁。该瘤多为良性，恶性者占 10%。与大部分肿瘤一样，散发型嗜铬细胞瘤的病因仍不清楚。家族型嗜铬细胞瘤则与遗传有关。

二、生化特征

肾上腺髓质的嗜铬细胞瘤可产生去甲肾上腺素和肾上腺素，以去甲肾上腺素为主，极少数尤其是家族性者，以产生肾上腺素为主。肾上腺外的嗜铬细胞瘤，除主动脉旁嗜铬体外，只产生去甲肾上腺素，不能合成肾上腺素。嗜铬细胞瘤能产生多种肽类激素，其中一部分可产生一些非典型症状，如面部潮红、便秘、腹泻、肉眼血尿、面色苍白、血管收缩、血细胞增多，甚至是低血压和休克。另外，该瘤还可释放嗜铬粒蛋白至血中，在血液中检测到高浓度该类物质，可以协助诊断嗜铬细胞瘤。

三、心血管表现

1. 高血压　高血压为本症的主要临床表现，可呈阵发性或持续性发作，持续性亦可有阵发性加剧。

据文献报道约有一半 PH 患者表现为阵发性高血压。阵发性高血压为本病所具有的特征性表现，平时血压不高，发作时血压突然升高，可达 200 ~ 300/130 ~ 180mmHg（以释放去甲肾上腺素为主者更明显），常伴剧烈头痛，面色苍白，全身大汗淋漓，心动过速（以释放肾上腺素为主者更明显），心前区和上腹部紧迫感，焦虑、恐惧或有濒死感，皮肤苍白，恶心、呕吐，腹痛或胸痛，视物模糊、复视，其中头痛、心悸、大汗三联症对诊断有重要意义。特别严重者可发生急性左心衰竭或脑血管意外。发作终止后，可出现面颊部和皮肤潮红、全身发热、流涎、瞳孔缩小等迷走神经兴奋症状。

阵发性高血压发作主要是由于大量的儿茶酚胺间歇性地进入血循环所引起，亦有研究认为与循环儿茶酚胺增加交感神经末梢儿茶酚胺的释放有关。常见的诱发因素是情绪激动、体位改变、创伤、大小便、扪压肿瘤、麻醉诱导期及应用相关药物（如组胺、胍乙啶、胰升糖素、甲氧氯普胺等）。发作时间可为数秒、数分钟，长者可达 1～2h，极少数可长达 24h 以上，发作频率多少不一，可一日多次发作，亦可数月发作一次。但随病程进展，发作频率逐渐增加，持续时间逐渐延长，部分患者可发展为持续性高血压伴阵发性加剧。

持续性高血压型伴有阵发性加剧多由阵发型演变而来，容易诊断，但若无阵发型加剧则很可能误诊为原发性高血压，如果持续性高血压伴有以下特点，应考虑嗜铬细胞瘤可能：对常用降压药物效果不佳，但对 α 受体阻滞药、钙通道阻滞剂、硝普钠治疗有效；伴有交感神经过度兴奋、高代谢、头痛、焦虑、烦躁、直立性低血压或血压波动大；尤其上述特点发生在年轻人或儿童，更应该考虑该病可能性。

2. 心肌病变　因长期的高血压水平和儿茶酚胺物质的毒性作用，嗜铬细胞瘤患者可出现心脏结构与功能异常，临床常表现为心肌顿抑、心肌梗死、心力衰竭、心肌炎、心肌病等。主要机制为儿茶酚胺通过钙超载、氧化应激、诱导心肌细胞凋亡、纤维化和激活肾素血管紧张素 - 醛固酮系统的作用而产生直接的心肌损害。Meune 等应用组织多普勒应变率检查在常规超声心动图检查结果正常的患者中探测到了亚临床左心室收缩功能异常现象，提示对 PH 患者应使用更敏感的方法检测左心室功能。

根据尸检报道，约 50%～60% 死于 PH 的患者有可有肾上腺素能心肌炎的表现，病理常为心肌局灶变性、心肌细胞收缩带坏死、炎性细胞浸润及纤维化，电子显微镜检查显示肌节过度收缩和线粒体内质网肿胀，与实验室中儿茶酚胺过量造成的心肌病理改变一致。临床上患者既可有血沉、C 反应蛋白、心肌酶升高和心电图改变等心肌炎的表现，也可表现为扩张型心肌病和梗阻性肥厚型心肌病。

PH 患者亦可出现类似 Takotsubo 心肌病的表现，多在 PH 危象时发生，临床表现为胸痛、呼吸困难、新发生的左心室功能障碍，伴心肌酶升高，心电图可为 ST 段抬高、ST 段压低和 T 波倒置等酷似急性心肌梗死的表现，但冠状动脉造影结果正常或几乎正常，超声心动图和心室造影等显示左心室弥漫性运动功能减低，并出现类似 Takotsubo 型心肌病的表现而得名。

3. 血管改变　动物实验显示儿茶酚胺对血管有直接的毒性作用，儿茶酚胺激活 α_{1A}、α_{1B} 和 α_{1D} 等受体，通过增加蛋白合成、胶原沉积、平滑肌细胞和成纤维细胞的增殖肥大与迁移而导致血管重构。有报道 PH 患者的颈动脉内中膜厚度大于同年龄、性别的原发性高血压患者。去甲肾上腺素可诱导内皮功能障碍，引发血管痉挛。PH 患者中有间歇性跛行、肢端坏疽、肠缺血坏死、短暂性脑缺血发作及脑梗死等的报道。极度血管收缩可造成肌溶解并在恶性高血压、肾血管收缩等因素共同作用下出现急性肾损伤。PH 导致的高血压增加脑出血、动脉夹层、动脉瘤破裂等风险，患者可出现血管内皮损伤、血小板功能异常，导致各脏器血栓栓塞。

4. 其他心血管表现　约 70% 的 PH 患者可出现体位性低血压，与患者长期血管收缩造成容量不足、外周血管和心脏的肾上腺素能受体下调导致交感反射减弱、中枢交感兴奋抑制有关。少数 PH 患者可表现为低血压，甚至出现休克，可在分泌肾上腺素为主的患者中出现，可被去甲肾上腺素或受体阻断剂缓解。肿瘤坏死或手术等造成儿茶酚胺分泌突然停止、肾上腺素能受体下调、心肌病变继发心源性休克等也可导致体位性低血压。极少数情况下患者可表现为周期性高血压与低血压，出现血压剧烈波动，可能与压力感受器反射有关。心律失常是 PH 患者常见的心电图变化，通常是窦性心动过速，可与阵发性高血压伴发。少数情况下，PH 患者可出现心动过缓，可能与心肌细胞复极储备异常有关。

PH 危象也称肾上腺素能危象或儿茶酚胺危象，PH 危象的心血管表现包括恶性高血压、心律失常、心肌病、心肌梗死、心力衰竭、心源性休克等。诱发 PH 危象最常见的原因是手术。最常发生于麻醉诱导阶段，气管插管本身和诱导麻醉时使用的阿片类镇静药、多巴胺受体拮抗剂类止吐药和增加交感张力的肌松药等可诱发 PH 危象。术中对肿瘤的刺激也常诱发血压的剧烈波动，并被证明与儿茶酚胺升高有关，也有腹腔镜手术气腹过程中诱发 PH 危象的报道。多种药物甚至食物也可诱发 PH 危象，如甲氧氯普胺等多巴胺 D_2 受体拮抗剂、β 受体阻滞剂、糖皮质激素、三环类抗抑郁药与单胺氧化酶抑制剂、动静脉造影剂等。

四、诊断

1. 血、尿儿茶酚胺及其代谢物测定　血、尿中儿茶酚胺、香草基杏仁酸（VMA）、甲氧基肾上腺素（MN）和甲氧基去甲肾上腺素（NMN）及其总和（TMN）均可升高，常在正常高限的 2 倍以上，其中 MN 的敏感性和特异性最高。血浆儿茶酚胺值在本病持续或阵发性发作时明显高于正常。但仅反映留取标本即时的血儿茶酚胺水平，故其诊断价值不比发作期 24h 尿中儿茶酚胺水平测定更有意义。

2. 药理试验　必要时可对持续性高血压或阵发性高血压患者在发作时行酚妥拉明试验，如血压明显下降有助于诊断。对于阵发性者，如果等不到发作，可考虑行胰升糖素激发试验。

3. 影像学检查　应用 α 受体阻滞剂控制血压后进行。有以下方法：①B 型超声：进行肾上腺及肾上腺外（如心脏等处）肿瘤定位检查，方法简易，无创伤，对直径 1cm 以上的肾上腺肿瘤阳性率高；②CT 扫描：90% 以上的肿瘤可准确定位，无创，为首选的定位手段，但如果没有事先用 α 受体阻滞剂控制高血压，静脉注射造影剂可能引起高血压发作；③MRI：优点为不需注射造影剂，患者不暴露于射线，有助于鉴别嗜铬细胞瘤和肾上腺皮质肿瘤，可用于孕妇；④放射性核素标记的间碘苄胺（MI－BG）闪烁扫描：可显示儿茶酚胺的肿瘤，特别适用于转移性、复发性、肾上腺外肿瘤；⑤生长抑素受体表达和 PET 显像。

五、鉴别诊断

许多疾病都有类似嗜铬细胞瘤的表现，因此鉴别诊断很重要。①原发性高血压：某些原发性高血压患者呈现高交感神经兴奋性，表现为心悸、多汗、焦虑。但患者的尿儿茶酚胺是正常的。②颅内疾病：在颅内疾病合并高颅压时，可以出现类似嗜铬细胞瘤的剧烈头痛等症状。患者通常会有其他神经系统损害的体征来支持原发病。③神经精神障碍：在焦虑发作，尤其是伴有过度通气时易与嗜铬细胞瘤发作相混淆。但是焦虑发作时通常血压是正常的。④癫痫：癫痫发作时也类似嗜铬细胞瘤，有时血儿茶酚胺也可升高，但尿儿茶酚胺是正常的。抗癫痫治疗有效等有助于除外嗜铬细胞瘤。⑤绝经综合征：处于绝经过渡期的妇女会出现多种雌激素缺乏导致的症状，如潮热、出汗等，通过了解月经史，进行性激素及儿茶酚胺的测定有助于鉴别。⑥其他：甲亢时呈现高代谢症状，伴有高血压。但是儿茶酚胺不会增高。冠心病心绞痛发作、急性心肌梗死等均需与嗜铬细胞瘤鉴别。最关键的还是尿儿茶酚胺的测定。

六、治疗

嗜铬细胞瘤一旦确诊并定位后，应及时切除肿瘤，否则有肿瘤突然分泌大量儿茶酚胺、引起高血压危象的潜在危险。近年来，随着生化试验及显像技术的发展，嗜铬细胞瘤的定性和定位诊断技术大为提高，因此手术成功率得以提高。术前应采用 α 受体阻滞剂使血压下降，减轻心脏负荷，并使原来缩减的血管容量扩大，以保证手术的成功。主要用药为长效 α 受体阻滞剂，包括酚苄明和哌唑嗪。合并高血压急症时，可静脉给予酚妥拉明。如疗效不好可静脉输注硝普钠。

七、预后

大多数嗜铬细胞瘤为良性，可手术切除而得到根治。恶性嗜铬细胞瘤的治疗比较困难，一般对放疗和化疗不敏感，可用抗肾上腺素药物对症治疗。^{131}I – MIBG 治疗可获得一定效果，已经发生转移的恶性嗜铬细胞瘤的预后不一，重者在数月内死亡，少数可存活 10 年以上，5 年内生存率约为 45%。

（宣　兵）

第四节　心源性脑栓塞

自 1993 年 Adams 等发布缺血性卒中 TOAST 分型以来，该标准得到广泛认可，全球范围内的临床研究大多采用该标准。TOAST 分型根据患者的临床表现、影像学检查、实验室资料以及既往病史、共患疾病情况，将缺血性卒中分为 5 个类型：大动脉粥样硬化型（large – artery atherosclerosis，LA）、心源性栓塞型（cardioembolism，CE）、小动脉型（small – artery occlusion Lacunar，SA）、其他原因型和不明原因型。CE 即心源性脑栓塞，指心源性疾病产生的栓子致脑部动脉闭塞引起的梗死。

传统的分型把主动脉和主动脉弓病变所致脑栓塞也称为 CE，因为该两处病变所产生的栓子亦可同时累及双侧颈内动脉系统和椎 – 基底动脉系统，仅仅依靠临床有时难以和心源性栓子相鉴别。近年来，有研究发现，二者在影像学上还是存在一定差别，心源性栓子所致病变更容易累及右侧半球和皮质 – 皮质下区域，而主动脉和主动脉弓源性的栓塞更多发生在左侧半球和软脑膜动脉供血区域。目前，基于治疗和二级预防策略方面的考虑，国际和国内的观点都倾向于将主动脉和主动脉弓病变导致的卒中归到 LA 里面，本文只讨论心源性栓子所致的脑栓塞。

一、CE 的流行病学

研究报道，CE 占缺血性卒中的比率从 10.4% 到 31% 不等，美国 21%，智利 27%，在我国，CE 在所有脑梗死中所占比率与国外相似：成都 23.7%，南京 21.3%。国外的随访研究结果显示，大部分不明原因型卒中是 CE，我国近期的一项临床研究发现，不明原因型缺血性卒中组左房射血分数显著低于对照组 ［(61.13±11.42)% vs. (65.15±10.12)%，P = 0.043］，左心房压高于对照组 ［(98.76±21.89) mmHg vs. (75.37±26.98) mmHg，P = 0.041 4］，左心房中部血流流速低于对照组 ［(57.50±4.03) cm/s vs. (66.56±10.59) cm/s，$P = 0.035$]。由此我们有理由推测，目前 CE 的诊断率远远低于实际发病率，有学者估计 CE 至少占缺血性卒中的 1/3。

二、CE 的发病机制

大多数情况下，导致 CE 的是较大的血栓性栓子，但也可以是微小栓子，包括微血栓、脂肪颗粒、空气栓子、感染性栓子等。大的栓子常使脑血管主干或主要分支闭塞，导致流域性梗死；而微小栓子可以流到小的终末分支堆积，在血容量不足、心排血量下降等低血流动力学情况下，导致分水岭梗死。

三、CE 的临床特点

CE 多在活动中起病，病情进展迅速，常常在数秒内达到高峰，是包括脑出血在内的所有卒中类型中病情进展最快者。

CE 患者病情多较危重，常伴大脑皮质功能障碍，可表现为偏瘫、失语、视野缺损等，栓子进入皮质支还可导致癫痫发作，部分患者出现短暂意识丧失，严重者可出现昏迷。不伴皮质功能障碍的偏瘫、纯感觉性卒中以及感觉运动性卒中均不支持 CE。

大部分栓子进入前循环的大动脉主干及其皮质分支，小部分进入基底动脉尖或大脑后动脉，因此，双侧颈内动脉系统和椎 - 基底动脉系统可同时被累及，影像学检查可发现脑部多发缺血病灶，位于颅内动脉主干供血区域，包括大脑皮质，皮质 - 皮质下交界区域（非穿支供血区）。

经颅多普勒超声（transcranial doppler，TCD）可在双侧前循环或者前后循环同时发现微栓子信号，未能发现明确的病因者，高度提示 CE。

心脏的辅助检查包括：①胸部 X 线，可发现各种类型的心脏扩大；②心电图，可发现新发及陈旧心肌梗死、心律失常等；③24h - Holter，可发现短阵的心律失常，并可检测心律失常的性质、规律；④超声心动图，可检测心脏结构、功能以及显示血栓，是协助诊断 CE 的主要手段之一，包括经胸心脏超声（transthoracic echocardiography，TTE）和经食管心脏超声（transesophageal echocardiography，TEE）两种；⑤单光子发射计算机断层扫描，运用核素对心脏进行动态观察，可检测心功能、心肌病变、心壁的节段性运动情况。

关于实验室检测，目前还没有敏感性和特异性都很好的理想指标。Eikelboom 及其同事报道 CE 患者 CRP 水平较其他亚型卒中更高，并且持续到发病后 6 个月，但不能确定合适的界定值。Choi 等发现 CE 患者游离脂肪酸水平显著高于其他类型脑梗死患者，随访 25.4 个月发现游离脂肪酸水平升高还与 CE 复发相关。有很多报道关注血清脑钠肽水平、D - 二聚体，但特异性均较差，因此其临床诊断价值尚有待进一步研究。

四、CE 的诊断

诊断标准如下。

（1）神经科临床症状及神经影像学表现和 LA 相似。

（2）病史中有多次及多个脑血管供血区的梗死和（或）短暂性脑缺血发作（transient ischemic attack，TIA），或其他部位栓塞。

（3）有引起心源性栓子的原因，至少存在一种心脏疾病。

同时，神经血管学检查，包括 TCD、颈动脉彩色超声、磁共振血管成像（MRA）、CT 血管成像（CTA）、数字剪影血管造影（DSA）等，结果显示缺乏大血管病变的证据；实验室检查缺少卒中相关的阳性发现，包括高胆固醇血症、高血糖、真性红细胞增多症、高同型半胱氨酸血症、高纤维蛋白原血症、高尿酸血症等；病史中缺乏常见的卒中危险因素，如高血压病、糖尿病、高胆固醇血症、肥胖、吸烟、酗酒、睡眠呼吸暂停、家族史等。

五、可引起 CE 的心脏疾病及预防策略

1. 心房颤动（atrial fibrillation，AF）　AF 是卒中的独立危险因素，合并二尖瓣狭窄和左室功能不全的 AF 患者发生 CE 的风险最高。近年来，随着风湿性心脏病的减少和冠心病的增加，非瓣膜性 AF 所占比率不断增加。研究发现，非瓣膜性 AF 患者缺血性卒中的年发生率（约5%）是非 AF 患者的 2~7 倍。同时，卒中也是 AF 患者最直接的死亡原因之一。

卒中患者并发 AF，2/3 为既往明确诊断，1/3 为卒中后发现。因此，对隐源性卒中患者，需要做更多的工作来筛查 AF。包括：①详细询问病史：患者既往以及本次卒中发作前有无阵发性心悸、心慌、心前区不适。②体格检查：每次查体均应进行心律检查，以帮助发现心律失常的证据。③辅助检查：常规心电图、连续心电监测以及 24h－Holter 心电检测，后两者对 AF 的检出率明显高于常规心电图，有助于提高 AF 的诊断率，近年来国外研究发现，延长的 Holter 检查（7~30 天）能进一步提高 AF 的检出率。2014 年圣地亚哥国际卒中会议报道可用植入式监测器监测隐源性卒中患者 AF 发生情况，监视器大小和 U 盘相似，可于门诊手术，局麻后植入患者皮下，该设备可要有效地监测 AF 发生情况。目前对脑梗死和 TIA 患者，怀疑心律失常且未发现其他病因者，指南推荐行 24h－Holter（Ⅰ级推荐，A 类证据），无条件进行该项检查者，可多次重复常规心电图以提高 AF 的检出率。

关于 AF 筛查，建议对卒中患者进行分层，目前最广泛使用的是 STAF 评分，高于 5 分者，需要做进一步检查以求发现阵发性 AF，包括短期内多次心电图和 24h－Holter 监测。

AF 导致的卒中，其病死率和致残率都是最高的，因此，欧洲心脏病学会（ESC）的指南将抗凝治疗疗摆在 AF 三大治疗方面之首。研究证实，对 AF 患者，阿司匹林预防血栓栓塞性事件的作用远不如华法林可靠。有学者联合使用不同作用靶点的抗血小板药物，结果显示，卒中、心脏事件、血栓和血管性死亡等终点事件的发生率仍显著高于华法林组，但药物相关性出血并没有减少，因此，目前，不主张以任何抗血小板药物替代抗凝。抗凝治疗是 AF 患者预防 CE 无法撼动的基石，在病程的不同时期，有不同的使用原则，推荐如下。

（1）急性期：由于抗凝治疗增加严重颅内出血并发症的风险，而 CE 有最高的出血转化发生率，因此不建议在急性期将紧急抗凝用于预防复发性 CE、阻止神经症状恶化或改善结局（Ⅲ级推荐，A 类证据）。同时指出，目前，凝血酶抑制剂治疗急性缺血性卒中的有效性尚不明确（Ⅱb 级推荐，B 类证据）。这些药物应当在临床试验中使用。

2014 年 2 月更新的澳大利亚《卒中二级预防》里提到，口服抗凝剂的优化治疗时间尚未明确，常规等到 2~14 天以及复查脑部 CT 或 MRI 排除无症状性颅内出血之后再使用。

（2）二级预防：对已经发生卒中的 AF 患者，无论 AF 是阵发性还是永久性的，目前 ESC、ACCP、AHA/ASA 的指南均建议使用口服抗凝剂。AHA/ASA《卒中二级预防指南》推荐，对于有阵发性或持续性 AF 的缺血性卒中或 TIA 患者，使用维生素 K 拮抗剂进行抗凝

治疗（INR 目标值 2.5，范围 2～3）（Ⅰ级推荐，A 类证据），对于不能口服抗凝药的患者，推荐单独使用阿司匹林（Ⅰ级推荐，A 类证据），也可予氯吡格雷联合阿司匹林联合治疗，在 AHA/ASA 刚刚更新的《卒中/TIA 二级预防指南》中，该联合抗血小板方案的证据级别从原来的ⅢB 升至ⅡB。

（3）一级预防：对无缺血性卒中或 TIA 病史的 AF 患者，在确定是否适于进行抗凝治疗前应评估其获益风险比，只有预防血栓栓塞事件的获益明显超过出血性并发症的风险时方可启动抗凝治疗。AF 患者发生 CE 的风险与其基线特征密切相关，根据基线特征对患者进行风险分层是制订正确的抗凝治疗策略的基础。目前 CHADS$_2$ 评分系统是临床应用最为广泛的 AF 患者的卒中风险评估工具，其计分方法如表 14－3 所示。

表 14－3　CHADS$_2$ 评分方案

	基线特征	分值
C	充血性心力衰竭	1
H	高血压	1
A	年龄≥75 岁	1
D	糖尿病	1
S	既往有卒中或 TIA 病史	2

ESC 指南中，把 CHADS$_2$ 评分系统改进为 CHA$_2$DS$_2$－VASc 评分系统。该系统增加了血管性疾病（1 分），年龄 65～74 岁（1 分）以及女性性别（1 分），并将年龄≥75 岁的分值提升为 2 分，总分增加到 9 分。该评分系统在高危风险组患者中确立抗凝治疗指征更具优势，同时也能更加准确地评估真正意义上的低风险患者。

只有对于 CHA$_2$DS$_2$－VASc 评分为 0 分的无卒中危险因素的低危患者（如年龄 < 65 岁的孤立 AF 患者），不推荐抗栓治疗（Ⅰ级推荐，A 类证据）；对于 CHA$_2$DS$_2$－VASc 评分≥2 分的 AF 患者，除有禁忌证，推荐使用华法林或新型口服抗凝药物（达比加群、利伐沙班、阿哌沙班）抗凝治疗（Ⅰ级推荐，A 类证据）；对于 CHA$_2$DS$_2$－VASc 评分 1 分的患者，根据患者出血风险评估及自身选择，可考虑给予华法林或新型口服抗凝药物（Ⅱa 级推荐，A 类证据）。AHA/ACC/HRS 最近更新的《房颤患者管理指南》中指出，许多临床试验结果显示，使用阿司匹林降低房颤患者的卒中风险，患者没有获益或者获益很少，但增加出血风险，因此，阿司匹林的地位进一步下降。

临床研究发现我国 AF 人群中，华法林的使用不足 10%，并且用药患者 INR 达标率很低。日本非瓣膜性 AF 患者，也仅 14.1% 在使用口服抗凝药。这与华法林的自身特点有关，其治疗窗窄，代谢容易受多种食物和药物影响，需长期监测 INR 等，使得医生和患者都有很大的顾虑。研究发现服用抗凝药物发生颅内出血风险高的人群有：亚裔、黑人、老年人、既往有卒中或 TIA 者、舒张压升高者、血小板计数降低、血白蛋白水平低，而心脏功能不全是保护性因素。目前开发了许多新型抗凝治疗药物，以达比加群为代表的凝血酶直接抑制剂及以利伐沙班、阿哌沙班为代表的激活 X 因子抑制剂均已逐渐应用于临床，大出血及颅内出血的发生率相对低，但价格昂贵，效果不一，应根据患者的病情、肝肾功能、药物间潜在的相互作用、个人意愿、经济情况进行个体化的选择。

2. 急性心肌梗死　心肌梗死急性期约 2%～3% 发生 CE，多于 3 个月内出现，尤其前 10

天多见。最常见于前壁心肌梗死，由于梗死后心室壁运动障碍、心内膜受损，病变部位易形成附壁血栓，栓子脱落造成 CE。同时，卒中是急性心肌梗死潜在的灾难性的并发症，有研究发现，冠心病患者接受经皮冠状动脉干预治疗术后出现卒中，与充血性心衰、90 天时死亡、心源性休克的发生相关。

对大面积前壁梗死患者，或有室壁瘤形成者，可考虑预防性抗凝治疗。AHA/ASA 建议，缺血性卒中或 TIA 患者，出现急性前壁 ST 段抬高型心肌梗死，并有超声心动图或其他心脏影像检查证实前壁心尖部无运动/反向运动但无左心室附壁血栓形成，可予维生素 K 拮抗剂口服抗凝治疗，使 INR 达标至 2.5（Ⅱb 级推荐，C 类证据）。卒中伴急性心肌梗死患者，如存在左心室附壁血栓形成、前壁/心尖部室壁运动异常、左室射血分数低于 40%，因非出血不良事件而不能耐受维生素 K 拮抗剂时，可考虑给予低分子肝素、达比加群酯、利伐沙班或阿哌沙班治疗 3 个月替代维生素 K 拮抗剂，用于预防卒中/TIA 复发（INR 目标值 2.5；范围 2.0~3.0）至少 3 个月（Ⅱb 级推荐，C 类证据）。

3. 心脏瓣膜疾病 风湿性心脏病中约有 20% 发生 CE，病理基础常常是二尖瓣狭窄或狭窄反流并存。二尖瓣狭窄的病史越长，出现 CE 的风险越大，合并 AF 者发生 CE 的风险是一般人群的 18 倍，二尖瓣狭窄的外科修复手术也增加 CE 的风险。二尖瓣反流还可出现在缺血性心脏病合并二尖瓣脱垂或乳头肌功能不全的病例，心房内膜的溃疡可致血栓形成，心律失常时诱发 CE。二尖瓣脱垂也是 CE 的危险因素之一，超声心动图及尸检资料都发现脱垂的二尖瓣小叶上附有血栓形成。系统性红斑狼疮也可导致心脏瓣膜疾病，最常累及二尖瓣和主动脉瓣。心磷脂抗体增高、恶性肿瘤等继发的高凝状态也会诱发心脏瓣膜赘生物形成，一旦脱落，导致 CE。瓣膜置换也使 CE 风险增加，金属瓣膜危险性高于生物瓣膜，二尖瓣置换比主动脉瓣置换发生 CE 的风险高。

ASA 卒中二级预防建议：对于有风湿性二尖瓣疾病的缺血性卒中或 TIA 患者，不论是否存在房颤，长期口服华法林预防 CE 是合理的，INR 目标值为 2.5（范围 2.0~3.0）（Ⅱa 级推荐，C 类证据）。为避免额外出血风险，华法林不应常规联用抗血小板药物（Ⅲ级推荐，C 类证据）。非风湿性二尖瓣疾病而无房颤的缺血性卒中或 TIA 患者，抗血小板治疗可能是合理的（Ⅱb 级推荐，C 类证据）。对于有二尖瓣环钙化的缺血性卒中或 TIA 患者，可以考虑抗血小板治疗（Ⅱb 级推荐，C 类证据）。对于有二尖瓣脱垂的缺血性卒中或 TIA 患者，可以考虑长期抗血小板治疗（Ⅱb 级推荐，C 类证据）。对于存在人工心脏瓣膜的缺血性卒中或 TIA 患者，推荐使用华法林，INR 目标值为 3.0（范围 2.5~3.5）（Ⅰ级推荐，B 类证据）。

4. 扩张型心肌病 各种原因引起的扩张型心肌病均有出现 CE 的潜在风险，心肌收缩力减弱容易导致血液滞留，尤其心尖部易发，尸检资料表明半数以上的扩张型心肌病患者有心室内血栓形成。当心律失常时，栓子脱落导致 CE，AF 时风险最高，因此，对合并 AF 的扩张型心肌病患者，建议华法林长期抗凝。而对窦性心律者，AHA/ASA 认为，即使既往曾发生过卒中或 TIA，出现表现为收缩功能下降（LVEF > 30%）的心肌病，其应用华法林的获益也未得到证实（Ⅱb 类，B 级证据）。

5. 感染性心内膜炎 感染性心内膜炎的感染方式在近几十年来变化较大。最早是在风湿性心脏病伴有二尖瓣病变的基础上由链球菌感染引起。以后，随着风湿性心脏病的发病率逐渐下降，正常瓣膜感染的发病率相对增加，如金黄色葡萄球菌。瓣膜上的赘生物脱落可导致包括 CE 在内的多种中枢神经系统并发症，需在抗凝基础上加强抗感染治疗。

6. 反常性栓塞　　各种原因导致存在心脏右向左分流的情况，包括卵圆孔未闭（patent foramen ovale，PFO）、房间隔缺损、房间隔动脉瘤、肺动静脉瘘等，均可能导致 CE。其发生机制是右心房压力高于左心房时，右心房内的栓子可通过上述异常结构直接进入左心房，进入体循环到达脑动脉。栓子可以是来自静脉系统的血栓，也可以是脂肪、空气等，房间隔动脉瘤还可能存在原位血栓形成。对存在心脏右向左分流的患者，还需要注意其他相关因素的识别，如下肢静脉血栓、长骨骨折、卧床、长时间坐飞机等。

TTE 是检测 PFO 最为安全快捷的方法，但敏感性低，阴性结果并不能排除诊断，也有学者使用声学造影超声心动图来诊断 PFO，可提高敏感性。TEE 是目前公认较为客观的检查手段，除可检测 PFO 外，还可检测房间隔动脉瘤以及局部栓子。但对评价 PFO 与卒中的相关性，TEE 提供的信息有局限性，因为在 PFO 患者，并非所有的栓子都会到达颅内，这受到颅内外血管的解剖变异的影响。心房内的栓子是否到达颅内常常受到颅内外血管的解剖变异的强化或削弱，因此，评价 PFO 与卒中的关系，TCD 发泡试验是最为可靠的方法，同时还可通过监测大脑中动脉内的微栓子数量来推测 PFO 的大小。2014 年圣地亚哥国际卒中会议上一项新的研究结果显示，对隐源性卒中患者，TCD 监测 PFO 优于 TEE，TCD 的敏感性更高，对于诊断和危险分级更有益，危险分级有助于指导治疗。

鉴于 PFO 与卒中的关系并不确定，目前对健康的 PFO 患者不必进行卒中一级预防治疗已达成共识。对于存在 PFO 的隐源性卒中患者的二级预防，PFO 封堵术的有效性目前并未得到充分证实，因此机械关闭 PFO 证据不足。药物治疗研究发现，阿司匹林和华法林对卒中复发和死亡风险的影响均无差异，但华法林的出血风险显著高于阿司匹林，因此，对不合并心房内血栓的患者，推荐使用阿司匹林。

六、CE 的预后

美国以社区人群为基础的研究和德国以医院为基础的多中心临床研究结果均显示心源性卒中 CE 患者入院时表现最重，发生出血转化的比率最大，6 个月时的残疾发生率和病死率最高，同时复发率高，未来发生心血管事件风险高。因此，CE 是所有类型脑梗死中预后最差的。患者入院时较低的 CRP 水平、舒张压水平和血糖水平与近期预后良好相关。与之相反，左室射血分数低与发病 90 天时的死亡率显著相关，预示结局不良。

综上，关于 CE，无论诊断还是治疗，对医生都是挑战。这是一组发病机制复杂的临床综合征，起病迅猛，病情危重，预后不良。现状是诊断不足，治疗不规范。因此，临床医生应高度重视 CE，在处理心脏疾患、管理血压时，需充分评价 CE 的风险，密切关注患者的意识水平和神经功能情况，尽量减少 CE 的发生。对未发现病因的缺血性卒中患者，应尽量完善 CE 相关的检查，以期尽早诊断，并遵循指南的原则积极治疗。

（陈世伟）

第五节　呼吸系统疾病与心血管疾病

呼吸系统与心血管系统是机体内关系最为密切的两大系统，系统之间的生理功能相互协调，病理状态也相互影响，例如，急性左心衰竭可引起肺水肿进而产生急性呼吸衰竭；慢性阻塞性肺疾病（chronic obstructive pulmonary disease，COPD）可引起肺动脉高压及肺源性心脏病；睡眠呼吸暂停低通气综合征（sleep apnea hypopnea syndrome，SAHS）可以引起继发性高血压等。下面将就最常见的 COPD 和 SAHS 与相关心血管疾病进行简要介绍。

一、慢性阻塞性肺疾病与肺动脉高压、肺源性心脏病

慢性阻塞性肺疾病是以气流受限为特征的肺部疾病，气流受限不完全可逆，呈进行性发展，多与肺部对有害的颗粒和气体的异常炎症反应有关。COPD 的特征性病变——气流受限，是小气道病变和肺实质破坏共同作用的结果。COPD 主要累及肺部，但也可以引起肺外各器官的损害。COPD 患者肺部病变使肺血管床减少，缺氧使肺血管收缩、血管重塑、继发性红细胞增多，导致肺循环阻力增加、肺动脉压升高，引起右心室肥厚扩大，最终发展为肺源性心脏病，发生右心功能不全。近年来，针对肺动脉高压的药物应用于临床，可以降低肺动脉高压，但根本治疗还是以控制 COPD 的发生发展为主，包括稳定期治疗和急性加重期治疗。稳定期应戒烟、脱离污染环境，给予支气管扩张药（可采用长效 β$_2$ 受体激动剂、抗胆碱能药、长效茶碱类）、祛痰药、吸入糖皮质激素（推荐采用长效 β$_2$ 受体激动剂和糖皮质激素联合制剂长期吸入）。此外，长期家庭氧疗以及中重度患者家庭无创机械通气也是稳定期治疗的重要手段。急性加重期最常见的原因是细菌或病毒感染，需根据病情严重程度决定门诊或住院治疗，在稳定期治疗的基础上按需要给予抗生素、静脉滴注糖皮质激素、持续低流量吸氧、扩血管、利尿、无创或有创机械通气等治疗。

二、睡眠呼吸暂停低通气综合征与心血管疾病

睡眠呼吸暂停低通气综合征是最常见的睡眠呼吸障碍性疾患，国人的患病率超过 4%，随年龄和体重的增加，发病率上升。SAHS 可引起严重的间歇性低氧血症及睡眠紊乱，与高血压、心律失常、心肌缺血及卒中等疾病的发生密切相关，少数患者可夜间猝死。SAHS 由于其高发生率和对心脑血管系统的严重危害，日益受到国内外医学界的重视。SAHS 的主要临床表现是夜间睡眠过程中打鼾且鼾声不规律，反复出现呼吸暂停及觉醒，患者自觉憋气，夜尿增多，晨起头痛，口干，白天嗜睡明显，记忆力下降。根据睡眠中呼吸暂停发生的原因不同，分为阻塞性睡眠呼吸暂停（OSA）、中枢性睡眠呼吸暂停（CSA）、混合性睡眠呼吸暂停（MSA）三种。SAHS 患者睡眠中频发的呼吸暂停可引起严重的血气异常及睡眠紊乱，从而累及包括心血管系统在内的全身各个系统。同时，睡眠呼吸暂停引起的呼吸努力和反复觉醒可引起交感神经兴奋性增高和自主神经系统功能紊乱，也会对心血管系统造成严重损害。诊断 SAHS 的标准方法是应用多导睡图生理记录仪进行整夜（≥7h）睡眠呼吸监测。对伴有明显打鼾、嗜睡等症状者，呼吸暂停低通气指数（apnea hypopnea index，AHI）≥5 次/小时，就可诊断为 SAHS。

1. 睡眠呼吸暂停低通气综合征与高血压　阻塞性睡眠呼吸暂停低通气综合征（obstructive sleep apnea hypopnea syndrome，OSAHS）是引起高血压的独立危险因素之一，是继发性高血压尤其是难治性高血压的第一位病因。流行病学调查显示，我国 OSAHS 人群的高血压患病率为 56.2%。OSAHS 可引起夜间血压急性升高，急性收缩压及舒张压升高出现在整个呼吸暂停过程中，在呼吸暂停末、通气刚恢复时达到高峰值。反复发生的夜间血压急性升高长期持续存在，最终可引起日间高血压。OSAHS 引起高血压的机制是多因素的，包括反复

发作的间歇性低氧、交感神经系统过度兴奋、睡眠结构紊乱、胸内负压增高所致的机械效应、氧化应激和炎症反应等。OSAHS 不仅影响血压的绝对水平，而且可改变 24h 的血压节律，表现为夜间及晨起血压升高、24h 动态血压监测显示血压曲线为"非杓形"，甚至呈现"反杓形"。当高血压患者同时合并有 OSAHS 时即可诊断为阻塞性睡眠呼吸暂停相关性高血压。这一类型的高血压具有如下特点：发病年龄早、以舒张压升高为主、晨起血压升高明显。

　　OSAHS 相关性高血压的治疗策略包括针对 OSAHS 的治疗和针对高血压的药物治疗，尤其针对 OSAHS 的治疗非常重要，对于血压的控制起着"相辅相成"的作用。对 OSAHS 的治疗包括不良生活方式改变、病因治疗、无创持续气道正压通气（CPAP）、手术、口腔矫治器治疗等，其中无创正压通气治疗是目前对成人 OSAHS 最有效的治疗方法。具体治疗方案的选择应根据患者的不同情况，制订个体化治疗方案。针对高血压的药物治疗首选肾素血管紧张素系统阻滞剂类降压药物［ACEI 和（或）ARB］，ACEI 能明显降低患者 24h 收缩压和舒张压，在睡眠各阶段包括非快动眼（NREM）和快动眼（REM）睡眠期均有降压作用，且有改善患者呼吸暂停及睡眠结构的作用，对纠正患者血压昼夜节律紊乱具有良好的效果。钙通道阻滞剂（CCB）也可用于此类患者。是否选用 β 受体阻滞剂和中枢性降压药可乐定，尚有争论，因为此类药物可能加重 OSAHS 患者的心动过缓和睡眠呼吸紊乱。此外，由于睡眠呼吸暂停相关性高血压患者血液黏稠度增高，应给予抗血小板治疗。

　　2. 睡眠呼吸暂停低通气综合征与动脉粥样硬化、冠心病　阻塞性睡眠呼吸暂停低通气综合征（OSAHS）及其严重程度与动脉粥样硬化和冠心病的发生进展密切相关。OSAHS 患者中冠心病的发生率为 20% ~ 30%，重度 OSAHS 患者中更是达到 50%，远高于无 OSAHS 患者的发生率（5.4%）。另一方面，冠心病患者中有 30% ~ 40% 合并 OSAHS，合并 OSAHS 的冠心病患者 5 年死亡率较无 OSAHS 的对照组升高 62%，呼吸暂停低通气指数（AHI）是冠心病死亡的独立预测指标。近 30% 的 OSAHS 患者在睡眠中出现心肌缺血，尤其是在 REM 睡眠时，心电图可出现心率加快、QRS 波幅降低和 ST 段下移等表现。OSAHS 对动脉血管的影响是即刻发生的，只需一晚的睡眠就可引起动脉硬度增加。

　　OSAHS 引起动脉粥样硬化和冠心病的机制可能与下列因素有关：反复呼吸暂停、频繁微觉醒所致的低氧血症和交感神经功能亢进；反复间歇性低氧及再氧合产生氧化应激及炎症反应；神经体液调节功能紊乱，儿茶酚胺分泌增多；血管内皮损伤，血小板聚集，内皮舒缩功能失调；内分泌及代谢异常，胰岛素抵抗；红细胞增多，血液呈高黏、高凝状态及纤溶异常；反复上气道阻塞、胸腔内压改变引起血流动力学改变。

　　由于 OSAHS 与动脉粥样硬化和冠心病密切相关，因此在冠心病的治疗过程中要密切关注患者的睡眠障碍，对夜间心绞痛发作、常规治疗不能改善的患者应注意 OSAHS 的存在。治疗方面除了降压、降脂、抗凝等冠心病的常规治疗外，抗氧化应激和选择性的抗感染治疗（如抗 C 反应蛋白、TNF - α 等）对防治 OSAHS 患者冠心病可能是有意义的。然而，更重要的是对 OSAHS 的早期有效治疗，这是预防和改善 OSAHS 合并的冠心病最重要的措施。对 OSAHS 的治疗首选无创持续气道正压通气（CPAP）治疗，经 CPAP 有效治疗后可使睡眠中 ST 段下移现象消失、改善血管内皮功能、减少炎症因子、降低交感神经活性、改善代谢紊乱和血液高凝状态，有效减低冠心病的发生和发展。

　　3. 睡眠呼吸暂停低通气综合征与心律失常　OSAHS 是夜间心律失常的原因之一，100%

的 OSAHS 患者睡眠时有较大的心率波动性。心率快慢交替是 OSAHS 患者睡眠时最典型的心电改变，一半以上的重度 OSAHS 患者会出现包括窦性停搏、二度房室传导阻滞、频发室性期前收缩及短阵室性心动过速、心房颤动等各种心律失常。另一方面，心律失常患者中 OS-AHS 的发生率也增加，例如房室传导阻滞患者中 68% 存在睡眠呼吸暂停。OSAHS 患者夜间心律失常的发生率随呼吸暂停低通气指数（AHI）的升高而升高，且与夜间最低血氧饱和度相关。轻度的 OSAHS 患者以偶发室性早搏为主，中重度患者则以频发室性早搏和复杂性心律失常为主。OSAHS 患者发生心律失常与心脏交感、副交感神经功能失衡，反复微觉醒、低氧血症的影响，心血管系统慢性损害，神经内分泌异常，炎症反应等因素有关。

OSAHS 患者睡眠时均有较大的心率变异性，可以利用动态心电图心率变异分析来初步筛查 OSAHS。对于 OSAHS 合并心律失常的患者，经持续气道正压通气（CPAP）治疗有效控制 OSAHS 病情后，能有效减少心律失常的发生率和严重程度，尤其对复杂性心律失常的控制最为理想。因此，对于此类患者，CPAP 可作为首选和最有效的治疗方法。由于 68% 的房室传导阻滞患者存在 OSAHS，针对 OSAHS 的治疗应成为缓慢性心律失常一线治疗的重要部分。对于拟进行心脏起搏治疗的缓慢性心律失常，特别是夜间心律失常为主者，建议可首先进行多导睡眠图检测或试验性 CPAP 治疗，部分患者可能因此而改变对起搏治疗的需求。鉴于 OSAHS 十分常见，且对心血管系统有巨大的潜在危害，因此对拟安装起搏器的患者进行睡眠呼吸暂停相关的系统评价十分必要。

4. 睡眠呼吸暂停低通气综合征与慢性充血性心力衰竭 慢性充血性心力衰竭（conges-tive heart failure，CHF）是以气短、疲劳、心功能下降为主要表现的一个复杂的临床综合征。CHF 患者中约 40% ~60% 合并睡眠呼吸障碍，主要为中枢性睡眠呼吸暂停（CSA），其中包括陈 - 施呼吸（CSR），少数合并阻塞性（OSA）或混合性（MSA）睡眠呼吸暂停。患者主要表现为夜间频繁觉醒，阵发性呼吸困难，睡眠质量下降，白天出现疲乏、嗜睡等症状。目前 CHF 患者合并中枢性睡眠呼吸暂停的机制仍不十分清楚，可能与体内二氧化碳周期性波动、化学感受器敏感性改变、呼吸控制系统不稳定性增加等因素有关。由于睡眠呼吸暂停伴随的低氧血症进一步加重了心脏及中枢神经系统的损害，因此合并睡眠呼吸暂停的 CHF 患者病死率比无睡眠呼吸暂停的 CHF 患者更高。研究发现当 AHI≥30 次/小时，随后发生心源性死亡的危险性很高。

对合并睡眠呼吸暂停低通气综合征的 CHF 患者治疗分为药物和非药物治疗。药物治疗以改善心功能为主，可给予茶碱、肾素血管紧张素系统阻滞剂、利尿剂、正性肌力药等，以对抗呼吸暂停引起的交感神经活性增高、降低心脏负荷、增加左室射血分数和心排血量，使睡眠时通气稳定性提高，减少睡眠呼吸暂停的发生。非药物治疗以氧疗和经鼻无创正压通气（NIPPV）治疗为主。经鼻无创正压通气治疗近年应用于合并睡眠呼吸暂停的 CHF 取得了突破性进展，可显著减少患者的睡眠呼吸暂停事件及血浆中去甲肾上腺素的含量，明显提高射血分数及夜间血氧饱和度，不仅改善了患者的症状，提高生存质量，而且改善了远期预后，降低了 CHF 患者的病死率。

（陈世伟）

第六节　消化系统疾病与心血管疾病

消化系统疾病与心血管疾病均是临床常见病，在临床工作中两个系统的某些疾病在发病基础上具有相关性，有些疾病可导致相似症状需要鉴别，消化系统疾病可有心血管系统表现，反之亦然。在治疗过程中，一些药物可以同时影响消化系统和心血管系统，引起相关副作用。从整合医学角度，我们需要关注消化系统疾病与心血管疾病的相关医学领域，提高临床诊治水平。

一、共同的发病基础：非酒精性脂肪性肝病与冠心病

非酒精性脂肪性肝病（non - alcoholic fatty liver disease，NAFLD）是代谢综合征在肝中的表现，可进展为非酒精性脂肪性肝炎及肝硬化。在组织学上表现为不同程度的肝细胞脂肪变、空泡样改变、炎症细胞的浸润以及纤维化。目前认为 NAFLD 为与胰岛素抵抗及遗传易感性相关的应激性肝损害。胰岛素抵抗导致过量脂肪在肝内沉积，并通过脂质过氧化等一系列氧化应激作用引起肝脏炎症。

大量研究显示，NAFLD 与冠心病有密切联系。有研究认为，NAFLD 是不依赖于冠心病传统危险因素的独立预测因素。Ekstedt 等指出 NAFLD 患者冠心病死亡率增高。NAFLD 与冠心病有着共同的危险因素，胰岛素抵抗可能是其共同的发病基础。因此对于合并 NAFLD 的冠心病患者，应该更严格地控制冠心病其他危险因素，同时注重 NAFLD 的防治。

二、症状的鉴别

1. 食管源性胸痛与心源性胸痛的鉴别　食管黏膜有丰富的感觉神经纤维，肌肉收缩加强、管腔的扩张以及酸碱物质的侵袭等均可引起疼痛。食管源性胸痛是临床最常见的非心源性胸痛，有流行病学资料显示 23% ~ 80% 的胸痛与食管疾病有关。容易导致胸痛的食管疾病包括胃食管反流病（gastroesophageal reflux disease，GERD）、食管动力障碍性疾病等，其中 GERD 最为常见。

食管源性胸痛通常位于胸骨后或剑突下，表现为烧灼样、挤压样疼痛，可向肩背部放射，亦可由劳累、运动激发，部分患者服用硝酸盐类、钙通道阻滞剂可缓解症状，疼痛性质类似于心绞痛，可导致误诊。但食管源性胸痛不似心绞痛突发突止，且疼痛时间较长，部分患者症状发生与吞咽动作、体位有关。由于胃食管反流发生时可诱发心绞痛发生，单纯通过症状往往难以鉴别，应结合病史、心电图等辅助检查动态观察、综合分析。

2. 急性腹痛　一些心血管疾病可以腹痛为首发症状，常常导致误诊。

（1）急性心肌梗死：少数急性心肌梗死（尤其是下壁梗死）的患者可单纯表现为上腹部急性疼痛，伴有恶心、呕吐，查体可见腹膜刺激征，类似于外科急腹症。临床上对于年龄较大，既往有高血压、高脂血症、冠心病等病史的患者，应警惕急性心肌梗死的可能性。

（2）急性心包炎：急性心包炎可以出现急性腹痛，常位于上腹部，有时位于下腹部或全腹，可伴有腹膜刺激征表现。原因可能为炎症侵犯膈肌，或心包积液压迫下腔静脉、肝静脉导致肝瘀血肿大所致。详细的体格检查、心电图、B 超、X 线等有助于明确诊断。

（3）腹部血管疾病：腹主动脉瘤、主动脉夹层破裂等均可引起急性腹痛，应注意鉴别，

腹部 B 超、CT 有助于明确诊断。

三、消化系统疾病的心血管系统表现

1. 肝硬化心肌病　肝硬化患者在静息状态下心排血量常常正常或增加，但心脏对生理、药物、手术等应激事件的反应能力减弱，称为肝硬化心肌病（cirrhotic cardiomyopathy）。主要临床表现为心脏收缩、舒张功能不全及心脏传导功能障碍，可导致心力衰竭，并参与肝肾综合征的发病。肝硬化心肌病与心肌 β 受体功能减弱及机体氧化应激损伤心肌等因素有关。本病缺乏特异性的治疗，以纠正心衰为主，肝移植可使心功能获得好转。

2. Wilson 病的心脏损害　Wilson 病（Wilson's disease，WD）又称肝豆状核变性，是一种以原发性铜代谢障碍为特征的常染色体隐性遗传病，好发于青少年。病理生理学改变为胆道排铜障碍及铜蓝蛋白合成障碍，导致过量的铜沉积在肝细胞和其他部位，出现多系统损害。Wilson 病的心脏损害主要为心肌病变和心律失常。Hlubocka 等用超声心动图和动态心电图研究了 42 名 Wilson 病患者，发现其室间隔及左室前壁的厚度显著高于正常对照组，左室收缩功能下降，9 名患者出现左室重构；10 名患者（23.8%）出现良性室上性心动过速或室上性早搏。

3. 乳糜泻的心肌损害　乳糜泻（celiac disease，CD）又称麦胶性肠病（glutenous enteropathy），是一种特殊的自身免疫性疾病。该病好发于婴幼儿及儿童，发病率具有种族和地区差异性，在北美和欧洲的患病率可达 0.5%～1.5%，而在我国等亚洲国家相对少见。本病患者对含麸质的麦粉食物异常敏感，当食用含有麸质的食物后，引起机体的免疫应答，破坏小肠绒毛，引起小肠吸收不良综合征。

CD 典型表现为腹泻、腹痛、腹胀等消化系统症状，可有贫血、生长发育迟缓等胃肠道以外的表现。心脏是受累器官之一，主要病变为扩张型心肌病，但既往多为个案报道。近来瑞典的 Emilsson 等对 29 071 名 CD 患者和 144 429 名对照者进行了随访，发现 17 名 CD 患者（5.8/10 000）和 52 名对照者（3.6/10 000）发生了扩张型心肌病（HR：1.73，95% CI：1.00～3.00，P＝0.052），发病率在 CD 诊断的 1 年内最高。而亚临床心脏损害（主要为瓣膜反流和左室射血分数下降）更加常见，可达 21.7%，给予免麸质饮食后，心脏功能明显恢复。CD 引起心肌损害机制不明，建议对于 CD 患者应常规检测心脏功能。

四、心血管疾病的消化系统表现

1. 心源性肝硬化　心源性肝硬化又称瘀血性肝硬化，是慢性充血性心力衰竭长期反复发作的结果，约占慢性心力衰竭患者的 10% 左右。心衰时肝细胞因供血不足而缺氧，肝小叶中央区肝细胞发生萎缩、变性、坏死，小叶中央区纤维化，同时肝小叶中央区静脉压上升，压迫中央区周围的肝细胞，小叶间结构被破坏，而形成肝硬化。心源性肝硬化的临床表现除了原有心脏疾病的症状和体征外，同时存在失代偿期肝硬化的表现，如腹水、门脉侧支循环形成、脾大、脾功能亢进、肝功能减退等。

慢性充血性心力衰竭合并心源性肝硬化为心力衰竭终末期表现，无特异性治疗方法，治疗主要包括去除诱因、控制感染、降低容量负荷、纠正电解质紊乱、预防消化道出血等。非药物治疗包括心脏再同步化治疗或心脏移植，但因价格昂贵或远期预后不佳而应用受限。

2. 慢性心力衰竭的胃肠道改变　慢性心力衰竭患者胃肠道长期处于低灌注、缺血、缺

氧状态，出现结构和功能的改变，肠道黏膜屏障功能受损，从而发生肠道细菌移位和肠源性内毒素血症。Sandek 等的研究发现慢性心力衰竭患者的肠壁明显水肿增厚，小肠黏膜和大肠黏膜通透性增加，小肠吸收能力下降，肠黏膜附着的细菌数量明显增加，血清内毒素水平显著升高，心衰控制后血清内毒素水平可下降。肠源性内毒素激活体内细胞因子和炎性介质的释放，进一步引起肠道屏障功能障碍和心肌细胞损害，从而形成恶性循环，引起心衰进展。对心衰胃肠道发生的改变进行干预与治疗，对改善心衰症状、阻止心衰进展具有较好的效果。

五、常见药物相关副作用

1. 抗血小板药物的胃黏膜损伤　阿司匹林（asprin）、氯吡格雷（clopidogrel）在冠心病的防治指南中已被列为必需药物。但其引起消化道出血的风险亦不能忽视。最新的中外专家共识意见指出：阿司匹林可使消化道损伤危险增加 3～4 倍，使消化道出血风险增加 1.37 倍。氯吡格雷（75mg/d）与阿司匹林（100mg/d）导致消化道出血的危险度相似，相对危险度分别为 2.7 和 2.8，两者合用比单用消化道出血风险增加 2～3 倍。阿司匹林通过局部作用和全身作用导致胃黏膜损伤，而氯吡格雷可阻碍已损伤黏膜的愈合。阿司匹林服药后 12 个月内为消化道损伤的高发期，3 个月内发病率更高。阿司匹林所致溃疡的特点为老年患者多见、多为无痛性、胃溃疡比十二指肠溃疡多见、易发生出血及穿孔。

阿司匹林出血风险随患者年龄和药物剂量的增加而显著增加。服用抗血小板药易导致消化道出血的高危因素包括：年龄大于 65 岁；有消化道出血、溃疡病史；有消化不良或胃食管反流症状；接受双联抗血小板治疗的患者；合用肝素、华法林等抗凝药物的患者；合用非甾体抗炎药或糖皮质激素的患者；幽门螺旋杆菌（helicobacter pylori，HP）感染；此外还有吸烟、饮酒等。

为减少抗血小板药物的消化道出血风险，应严格掌握抗血小板治疗尤其是双联抗血小板治疗的适应证。对必须服用抗血小板药物的患者，常规筛查并根除 HP。对于出血高危患者，建议联用质子泵抑制剂（proton pump inhibitor，PPI）或 H_2 受体拮抗剂（H_2 receptor antagonist，H_2RA），PPI 预防出血的效果优于 H_2RA。发生消化道损伤后是否停用抗血小板药物取决于血栓和出血的风险权衡。对于阿司匹林导致的出血，不建议使用氯吡格雷替换阿司匹林，建议阿司匹林联合 PPI。

近年来氯吡格雷与 PPI 的相互作用受到广泛关注。药物代谢动力学研究提示 PPI 可竞争性抑制肝 CYP2C19 酶的活性从而降低氯吡格雷的抗血小板效果。但目前尚无大规模的临床研究证实 PPI 能增加服用氯吡格雷的患者的心血管事件发生率和死亡率。2009 年至今，美国 FDA 和欧盟警示氯吡格雷不要与奥美拉唑或埃索美拉唑联用，但不包括其他 PPI。

总之，临床医师应严格掌握适应证，定期监测抗血小板药物的消化道损伤，对患者进行个体治疗。

2. 他汀类药物的肝损害　他汀类药物被广泛地应用于心脑血管疾病的防治，他汀类药物的肝损害问题也引起了人们的重视。最常见的副作用为血清转氨酶增高，且呈剂量依赖性，大量临床试验显示，一过性转氨酶增高在他汀类药物强化降脂治疗（80g/d）患者中的检出率高达 20%。一个大样本的上市后药物监测显示，他汀类药物相关的肝损害（定义为血清转氨酶 >5 倍正常上限，或血清碱性磷酸酶 >2 倍正常上限）的发生率为 1.2/100 000

人，2 名患者死于急性肝衰竭，服用他汀类药物者重症肝炎和肝衰竭的发生率并不高于对照人群；大部分患者肝损害发生在开始他汀治疗后的 3~4 个月。

从预防心血管疾病死亡的获益来看，长期使用他汀类药物获益更多。为此，美国脂质协会他汀类药物肝安全性评估小组对他汀类药物的肝安全性进行了评估并达成共识：在考虑降血脂药物治疗前，建议常规检测血清转氨酶，随后治疗过程中定期监测血清转氨酶。治疗中一旦出现显著肝损伤或肝功能衰竭，均应立即停用他汀类药物。若出现无症状性单纯转氨酶轻度增高（<3 倍正常上限）者无需中断他汀类药物，可酌情加用保肝药物。慢性肝炎但无肝功能不全征象及代偿期肝硬化患者可以安全使用他汀类药物，通常无需减少剂量和加强肝酶监测。

3. 胃肠动力药物的心脏毒性　西沙必利（cisapride）是一种作用于 5 - HT$_4$ 受体的胃肠动力药，在上市后监测中发现它可能导致致命的心律失常事件（QT 间期延长及尖端扭转型室速），所以在 2000 年被美国和加拿大相继撤市。莫沙必利、依托必利致心律失常作用较轻微，可安全应用，但对于原有心律失常的患者应慎重使用。

多潘立酮（domperidone）是另一种广泛使用的胃动力药，主要作用于多巴胺受体。大量研究发现，多潘立酮能增加 QT 间期延长及心脏性猝死（sudden cardiac death，SCD）的风险，其机制可能与影响心脏复极化有关。一项病例对照研究纳入 1 366 名服用多潘立酮的患者和 14 114 名对照者，结果发现服用多潘立酮的患者 SCD 的风险升高 2.7 倍（OR：3.72，95% CI：1.72~8.08），服用多潘立酮剂量 >30mg/d 的患者 SCD 的风险显著升高（OR：11.4，95% CI：1.99~65.2）。另一项文献回顾研究指出，服用 30mg/d 的多潘立酮仅有安慰剂效应，却使 SCD 的风险增加（OR：2.8，95% CI：1.53~6.21），当剂量 >30mg/d 时，SCD 风险显著增加。

目前多潘立酮临床应用广泛，临床医师应注意其心血管风险，严格掌握适应证，不要超剂量用药，避免合用其他能使 QT 间期延长的药物。

（李　树）

第七节　慢性肾病与心血管疾病

慢性肾病（chronic kidney disease，CKD）定义为间隔至少 3 个月 2 次以上的肾功能异常或尿蛋白升高，用估算的肾小球滤过率（estimate glomerular filtration rate，eGFR）评估肾功能，较好计算 eGFR 的公式是慢性肾病流行病学合作研究（CKD - EPI）公式，考虑了年龄、性别、种族和血清肌酐的影响。蛋白尿用尿白蛋白/肌酐比来评估，根据 eGFR 值将慢性肾病分为 5 期［1 期、2 期、3 期（又分 3A 期和 3B 期）、4 期和 5 期］，根据尿蛋白量分为 3 期（1 期、2 期和 3 期），分期越高疾病越重，我国 CKD 的发病率达 10.8%。eGFR 降低和尿白蛋白升高与心血管疾病密切相关，CKD 患者心血管疾病的发生率和死亡率明显增高。

一、慢性肾病患者发生心血管疾病的流行病学

CKD 人群中心血管疾病（cardiovascular dis ease，CVD）的发生率明显增加，缺血性心脏病如心绞痛、心梗、心衰、猝死、脑血管病及外周血管病常见，HOPE 研究显示血肌酐 ≥1.4mg/dl 的患者，CVD 的发生率为 10.6%；CCP 研究显示血肌酐 ≥1.5mg/dl 的患者，CVD

的发生率为 36.7%；CARE 研究显示内生肌酐清除率≤75ml/min 的人群，CVD 的发生率为 41.1%。CKD 患者中因 CVD 引起的死亡是肾功能正常人群的 10~30 倍，在维持性血液透析患者因 CVD 导致的死亡率高达 50% 以上。加拿大（949 119 例）和中国台湾（515 648 例）两个普通人群的大样本队列，分析 CKD 患者心血管事件的绝对风险，在加拿大队列组，与正常肾功能人群相比，30 岁的患者若处于 CKD 3B 期或 4 期，其预期寿命减少大约 17 年或 25 年；与尿蛋白正常的人相比，30 岁尿蛋白 2 期（30~299mg/g）或 3 期（>300mg/g）的患者预期寿命分别缩短 10 年或 18 年。台湾队列研究的结果相同，而有糖尿病或高血压的中年患者预期寿命分别减少约 8 年或 2~3 年。随着 eGFR 的下降，因心血管疾病死亡的比例相应增加。加拿大队列研究中，矫正了年龄和性别因素后，肾功能正常的个体因心血管疾病的死亡占 27.5%，而肾衰竭者为 58.0%。台湾队列研究中，结果分别为 22.0% 和 71.0%。矫正了性别变量后，发现与 30 岁肾功能正常的人相比，30 岁处于 CKD 3A、3B、4 和 5 期的患者，其预期寿命分别减少 1.3 年、7.0 年、12.5 年和 16.7 年；在台湾队列研究中预期寿命分别减少 2.1 年、8.8 年、17.8 年和 21.3 年。与没有白蛋白尿的人相比，有 2 期或 3 期白蛋白尿的患者预期寿命也同样缩短，加拿大组缩短 2.3 年和 10.2 年，台湾组缩短 2.9 年和 11.0 年。慢性肾病（CKD 3A 和 3B）的患者，心血管事件死亡的风险高于肾衰竭的发生，CKD 患者真正的负担是心血管疾病风险的增加，这超越了肾衰竭需要进行肾脏替代治疗的风险，只有在严重肾功能损伤（CKD4 期）的患者肾衰竭的风险才超过心血管事件。

二、慢性肾病患者发生心血管疾病的病理生理机制

高血压是导致慢性肾病的重要危险因素，高血压增加了慢性肾病患者发生心血管事件的风险。当 eGFR < 30ml/（min·1.73m²）时约 50% 的患者发生左室肥厚，表现为心肌纤维化、收缩功能受损和冠状动脉储备功能下降。左室肥厚与心律失常有关，慢性肾病患者心脏性猝死发病率增高，普通人群中每 1 000 人年中约有 1 人发生心脏性猝死，占总死亡率的 6%~13%，但在肾衰竭的患者中每 1 000 人年中有 59 人发生心脏性猝死，占总死亡率的 26%。除了左心室肥厚和电解质紊乱，冠状动脉疾病的高发生率也是决定慢性肾病患者心脏性猝死的决定因素。

在肾功能受损及高蛋白尿的患者，因 HDL 胆固醇功能缺陷和 LDL 胆固醇的过度氧化，脂质轮廓发生改变。慢性肾病患者血脂异常与炎症因子的增加、氧化应激、毒素积蓄、肾素 - 血管紧张素 - 醛固酮系统（renin - angiotensin - aldosterone system，RAAS）活性增加和交感神经激活等有关。血管紧张素刺激产生超氧化物、白细胞介素 6 和其他细胞因子；内皮一氧化氮合酶表达下调引起冠状动脉内皮功能紊乱、血小板聚集及白细胞在内皮黏附。白蛋白尿不仅是内皮损伤的标志，也是引起内皮损伤的因素。影响内皮功能的另一个关键因子是非对称二甲基精氨酸，非对称二甲基精氨酸抑制一氧化氮的产生，减少心排血量，增加系统性血管阻力和血压，肾功能下降时其浓度增加。维生素 D 参与心脏结构和功能的改变，肾功能受损的患者活性维生素 D 缺乏，与心血管事件风险增加有关。肾衰竭患者常有动脉粥样硬化和心脏瓣膜疾病，钙化抑制剂（如胎球蛋白 A 和基质 Gla 蛋白）、促进剂（如高磷血症）、钙磷乘积、甲状旁腺激素和瘦素等均参与钙磷的调节。

三、慢性肾病患者发生心血管疾病的相关危险因素

CKD 患者存在两方面 CVD 的危险因素：即传统的危险因素和非传统的危险因素。传统危险因素包括：年龄、性别、高血压、高血脂（LDL 升高及 HDL 下降）、糖尿病、吸烟、肥胖、绝经、体力活动减少、精神压力及 CVD 家族史等。非传统危险因素包括：肾小球滤过率降低、微量白蛋白尿、RAAS 活性增强、贫血、营养不良、高凝状态、容量负荷增加、脂代谢紊乱、钙磷代谢紊乱、血管钙化、高同型半胱氨酸血症、氧化应激和微炎症状态等。微量白蛋白尿（microalbuminuria，MAU）是反映心脏和肾脏小血管病变的标志，是糖尿病患者 CVD 预后的危险指标，HOPE、PREVENT 和 MONICA 研究均提示 MAU 是心脑血管不良事件发生的危险因素，LIFE、UKPDS 和 IRMA2 等研究显示，降低 MAU 有助于减少心血管不良事件的发生，eGFR 下降是 CVD 和各种因素导致死亡的独立预测因子。

四、慢性肾病患者心血管疾病的诊断、预防和治疗

（一）诊断

CKD 患者发生急性冠状动脉综合征症状不典型，部分患者出现心绞痛、水肿、呼吸困难或晕厥，但多数无疼痛或肾上腺兴奋的表现。合并糖尿病的患者有内脏神经病变，特别容易出现无症状性缺血性心脏病，CKD 3～5 期的患者传导异常及前壁心肌梗死高发，预后更差，心电图常表现不特异，由于肾清除率降低，磷酸肌酸激酶同工酶（CK－MB）、心脏肌钙蛋白（I 和 T）作为急性冠状动脉综合征的生物标志物在 CKD 患者中的敏感性下降。因为碘造影剂的肾毒性，CKD 3～5 期患者冠状动脉造影的接受率低，使冠状动脉粥样硬化病变容易漏诊，经皮冠状动脉干预或冠状动脉旁路移植术治疗率很低，心肌梗死的溶栓治疗在 CKD 患者中也很少应用。

（二）预防

控制好传统心血管疾病的危险因素很重要。CKD 者在二级预防方面，他汀类药物、β受体阻滞剂和抗血小板药物应用很少，甚至很少接受戒烟、减肥、运动和心脏康复的指导，随着肾功能的下降，心血管疾病的风险进行性增加，减慢后阻止肾功能丧失不仅可以延缓患者进入透析或移植，也可降低心血管疾病的风险。低钠饮食有助于控制血压，增强 RAAS 阻滞剂减少蛋白尿及延缓肾病的进展，每日钠的摄入量限制在 2g（90mmol，相当于 5g 盐），注意容量控制。减肥可以减少超重或肥胖患者的蛋白尿，且独立于血压的下降，推荐 CKD 患者体重指数控制在 $20 \sim 25 kg/m^2$，并控制腰围。涉及 1 494 例患者随机试验的 meta 分析表明，低蛋白饮食可使者肾衰竭和死亡的发生率降低 39%，高蛋白质摄入与心血管事件风险增加有关，CKD 患者应避免过多摄入蛋白质，eGFR < 30ml/（min·$1.73m^2$）或进展性 CKD 患者，推荐蛋白质摄入量为 0.8g/（kg·d），要降低血尿酸水平，根据心血管耐受情况鼓励患者适当进行体育运动，每周 5 次，每次至少 30min。

（三）药物治疗

1. 降压治疗　降压治疗可以减少透析患者心血管事件的全因死亡，多数 CKD 患者需要几种降压药物联合才能使血压控制达标。ACEI/ARB 类药物有独特的降低肾小球内高压、高滤过，减轻蛋白尿及改善心肌重构的作用，但对"肾小球低滤过"（如明显血容量不足，肾

动脉狭窄，左心衰竭或同时应用 NSAID 等收缩肾内血管药物等）的患者，则可造成肾功能的损伤，在这些情况下应慎用。对于肾功能明显受损，如血肌酐≥3.0mg/dl 或 GFR <60ml/（min·1.73m^2）的 CKD 患者，应用 ACEI/ARB 类药物可能导致高钾血症及肾功能的恶化。CKD 患者常有容量负荷，需要利尿治疗，如果肾功能下降，通常选择袢利尿剂，而不是噻嗪类利尿剂来控制液体潴留及伴随的高血压，利尿剂可以增加 RAAS 抑制剂降低蛋白尿的疗效，有额外的肾脏保护作用。控制高血压需强调个体化治疗，为阻止心血管疾病将目标血压值定为 140/90mmHg 以下，理想的肾保护血压值低于 130/80mmHg，尤其是 CKD 伴大量蛋白尿或糖尿病肾病的患者，在这些患者，降压药物特别是 RAAS 阻滞剂用滴定法逐步加量，直到达到目标血压和使蛋白尿减少至少 50%。对于老年患者血压控制的靶目标则需要视患者的耐受程度和重要脏器的灌注水平进行细微调节。

2. 降脂治疗　大多数 CKD 患者有血脂异常，针对 CKD 患者的降脂治疗，共有 3 项大型、前瞻、随机、双盲、对照试验。2005 年的 4D 研究和 2009 年的 AURO - RA 研究，分别纳入 1 255 例糖尿病透析患者和 2 776 例透析患者，两项研究结果均显示，使用他汀并不减少患者因卒中和心梗引起的死亡。2011 年一项纳入 9 270 例 CKD 患者（包括 3 023 例透析患者）的更大规模的研究表明，辛伐他汀联合依折麦布可使血管粥样硬化事件（包括心梗、非出血性卒中及心血管重建）减少 17%。《肾脏疾病转归质量控制指南》建议将低密度脂蛋白胆固醇水平降到 2.6mmol/L（100mg/dl）以下。他汀类药物的心血管保护作用随肾功能下降而下降，对未达到透析临界值的 CKD 患者，他汀类降脂药物可明显降低心血管疾病的风险，并降低死亡率。终末期肾病或已开始透析的患者无论有或无糖尿病，他汀类药物可显著降低 LDL 胆固醇水平，但心血管事件发生率没有显著下降，此类患者是否需要服用他汀类药物有待进一步研究。在 CKD 患者进行的亚组分析显示，贝特类降脂药物可以显著降低三酰甘油（甘油三酯）、胆固醇水平，并升高 HDL - C 水平，在 eGFR 30 ~ 60ml/（min·1.73m^2）的患者，使用贝特类降脂药物可以减少 30% 左右的心血管事件，使蛋白尿水平降低 14%，但对全因死亡却没有明显影响。目前证据支持对于中度肾功能受损的患者应用贝特类降脂药物，以达到心血管获益，但没有数据表明降脂治疗可以影响肾病的进展速度。

3. 血糖控制　理想的血糖控制会延缓微血管并发症的进展，但对心血管疾病或死亡率的影响证据很少，严格血糖控制有可能防止糖尿病肾病的发生，并且推迟从微量白蛋白尿进展为蛋白尿，但在晚期 CKD 患者还没有随机试验评估血糖控制对疾病进展的影响。慢性肾病后期，肾的清除率降低，因有低血糖的风险，二甲双胍和一些长效降糖药物应禁用。目前新型口服降糖药，如胰高血糖素样肽（GLP）- 1 类似物和二肽基肽酶 IV 抑制剂已在临床应用，但对心血管系统和肾的长期作用还不明确。推荐有并发症、预期寿命有限或有低血糖风险的患者，糖化血红蛋白靶目标控制到 7.0%，有低血糖高风险的患者，糖化血红蛋白不应低于 7.0%。

4. 抗血小板和抗凝治疗　心血管系统可从抗血小板治疗中获益，但 CKD 患者血小板功能异常，抗血小板治疗会增加出血的风险。一项 meta 分析发现，有稳定或没有心血管疾病的 CKD 患者用抗血小板药物可预防心肌梗死的发生，但是否减少死亡率并不明确，且有增加轻微出血的风险；同样对急性冠状动脉综合征的患者，抗血小板药物对全因死亡的作用很小或根本没有作用，且增加出血的风险。另一发现是，CKD 合并房颤的患者，华法林治疗可能增加而不是减少卒中的危险，可能的解释是华法林加重血管和瓣膜的钙化，增加缺血性卒中的风险。因会增加出血的风险，对 CKD 患者应用抗血小板或抗凝治疗进行一级和二级预防是否会带来益处还不肯定。

5. 矿物质代谢紊乱和骨病的治疗　矿物质和骨质代谢紊乱在 CKD 4 期的患者中常见，且与心血管钙化增加相关。CKD 患者高磷血症、低钙血症和活性维生素 D［1，25（OH）D₃］水平下降，可导致甲状旁腺素的合成和分泌增加。半数以上 eGFR < 60ml/（min·1.73m²）的患者存在甲状旁腺功能亢进，这与死亡率升高和心血管疾病患病率增高独立相关。中华医学会肾脏病学分会发布的《2013 年慢性肾脏病矿物质和骨异常诊治指导》建议 CKD 4 期的患者要监测血清钙和磷酸盐的水平（每 3～6 个月 1 次）、甲状旁腺素水平（每 6～12 个月 1 次）和骨特异性碱性磷酸酶的活性（每 6～12 个月 1 次），目标是使这些数值正常化。对有继发性甲状旁腺功能亢进的患者，应限制其膳食磷酸盐的摄入，如果钙水平正常，则可同时接受磷酸盐结合剂和活性维生素 D 类似物的治疗。在 CKD 4 期和终末期肾病的患者，血清 25-羟维生素 D（骨化二醇）的水平降到 30ng/ml 以下，建议给予补充。补充维生素 D 是否直接降低心血管疾病的风险，还需要长期随访及大型研究。现有研究报道对血液透析伴甲状旁腺功能亢进的患者，用西那卡塞降低甲状旁腺素与降低心血管事件有关。

6. 纠正贫血　促红细胞生成素合成不足、铁缺乏、失血和红细胞半衰期缩短，是 CKD 贫血的主要原因。低血红蛋白浓度与心血管事件有关，根据贫血的程度、对铁剂的反应、合并症及耐受性，个体化调整促红细胞生成素的剂量。在 CKD 3 期或 4 期患者，血红蛋白高于 120g/L 没有任何益处，却增加卒中的风险，较高的血红蛋白水平可增加心血管事件和因充血性心力衰竭的死亡危险。促红细胞生成素可使 CKD 晚期的患者输血需求减少，减轻左心室肥大。补充铁剂确保转铁蛋白饱和度在 20%～50% 及铁蛋白水平在 100～800ng/ml。

7. 纠正电解质和酸碱平衡紊乱　由于肾氨的合成减少，可滴定酸（磷酸盐）的排泄减少，有机酸潴留，代谢性酸中毒增加，在 CKD 4 期和尿毒症患者常见，口服碳酸氢钠可改善患者的营养状态，延缓 CKD 的进展，纠正高钾血症可减少心律失常的发生。

（四）CKD 和 CVD 危险因素的防治

CKD 患者防治心血管疾病需要积极避免危险因素、采取健康的生活方式、养成良好的饮食习惯、规律运动及药物治疗各方面相互配合；低盐低脂饮食、戒烟、戒酒、不熬夜、不乱吃药和定期随诊；控制腰围、臀围、体重、血压、血糖和血脂；积极治疗 CKD 并发症如贫血、酸中毒和钙磷代谢紊乱等。蛋白尿是影响 CKD 进展和 CVD 预后的重要危险因素，随着蛋白尿的增多，发展为终末期肾病（ESRD）的相对风险增加，蛋白尿水平越高，心血管终点事件及心力衰竭的发生率越高，降低尿蛋白可以减少 CKD 患者心血管事件的风险，对高血压或糖尿病引起的蛋白尿主要以血管紧张素转化酶抑制药或血管紧张素 Ⅱ 受体拮抗剂治疗为主。目前迫切需要明确有关 CKD 患者心血管疾病风险增加的生物学机制及对其治疗反应的临床数据。

（李　树）

第八节　风湿免疫病与心血管疾病

风湿免疫病是一大类主要累及关节、肌肉、皮肤、血管以及结缔组织的全身性疾病，临床上最为常见的风湿性疾病有四大类，分别为弥漫性结缔组织病、脊柱关节病、骨关节炎和晶体性关节炎。风湿性疾病常有多系统受累，近年研究发现心血管疾病逐渐成为风湿性疾病，如类风湿关节炎、系统性红斑狼疮、系统性硬化、系统性血管炎等死亡的主要原因之一。风湿性疾病患者的心血管疾病高发，与免疫炎性反应导致的血管壁炎症以及在此基础上的多种因素导致的早发动脉粥样硬化有关。

一、系统性红斑狼疮

系统性红斑狼疮（systemic lupus erythematosus，SLE）是一种常见的、弥漫性、全身性自身免疫病，主要发生于育龄期女性，男女比例约为 1 ：9。随着治疗手段的进步，因 SLE 病情活动导致的病死率已经大幅下降，而感染和心血管事件导致的死亡率增加。大于 50% 的 SLE 患者在疾病过程中会出现心血管受累的表现。

各种心脏病的临床表现均可在 SLE 患者中出现，其中最常见的是心包炎，发生率为 6%~45%，患者的典型表现为胸骨后或心前区的疼痛，活动后加重，严重时症状可以持续几周，可伴或不伴心包摩擦音。尽管心电图可以有 T 波改变，但超声心动图检查是最好的检测手段。多数患者可以有小到中等量的心包积液，积液为稻草黄色或血红色，多为渗出性积液，经离心沉淀后可见狼疮细胞（吞噬现象）。缩窄性心包炎及心脏压塞均很少见。

低于 10% 的 SLE 患者会出现心肌受累，可以有发热、呼吸困难、心悸、心脏杂音、窦性心动过速、室性心律失常、传导异常或充血性心力衰竭。经皮的心内膜心肌活检有助于诊断。主动脉关闭不全是常见的瓣膜病变，在 SLE 中是多因素作用的结果，包括类纤维蛋白样变性、瓣膜的纤维化导致的畸形、瓣膜炎、细菌性心内膜炎、动脉炎以及 Libman - Sacks 心内膜炎。Libman - Sacks 非典型疣状心内膜炎是 SLE 典型的心脏损伤，是由直径 1~4mm 的疣状赘生物构成的，最初报道在三尖瓣和二尖瓣中可见。

目前，在 SLE 患者中，动脉粥样硬化得到了广泛的关注，是 SLE 患病和死亡的重要因素。SLE 患者死于心肌梗死的概率是相同年龄和性别的正常人群的近 10 倍。尸检研究提示，近 40% 的 SLE 患者可出现严重的冠状动脉硬化，而普通人群仅有 2%。研究提示除了高血脂、高血压、狼疮病情活动及冠状动脉炎是冠状动脉病变的危险因素以外，长期使用糖皮质激素治疗，以及部分 SLE 患者存在抗心磷脂抗体导致动脉血栓形成，可能是冠状动脉病变的另两个主要因素。抗疟药（如羟氯喹）可以降低血中胆固醇、LDL 和 VLDL 的含量。SLE 患者中冠状动脉炎少见，常与动脉硬化性心脏病伴随。6%~12% 的 SLE 患者表现为心绞痛和心肌梗死。

肺动脉高压（pulmonary arterial hypertension，PAH）在 SLE 的发生率为 27%~40%，较 20 世纪 80 年代增长了 50%。SLE - PAH 可分为原发性和继发性两种，前者主要病理表现为肺血管的局部炎症细胞浸润，免疫复合物、补体沉积，纤维素样坏死，血管内膜增厚等弥漫性肺血管炎；后者则是继发于心脏瓣膜疾病、肺栓塞、肺间质病变等。

二、类风湿关节炎

类风湿关节炎（rheumatoid arthritis，RA）是一种慢性进行性以关节病变为主的全身性自身免疫病，对称性、进行性及侵蚀性的关节炎为其主要临床表现，关节外表现可累及全身各系统，包括心血管系统。近年来，RA 患者心血管事件发生率增加引起了普遍的关注，

35%～50%的 RA 患者死于心血管疾病，为 RA 患者死亡的首要原因。

RA 最常见的心脏受累表现为心包炎，几乎 50%的 RA 患者超声心动图显示存在心包积液或其他心包异常，但疼痛或心脏血流动力学变化等症状很少见。尽管心包炎可发生于 RA 的任何病程阶段，但多见于伴发血管炎、类风湿因子（rheumatoid factor，RF）阳性、类风湿结节及疾病活动时出现。偶有 RA 进展为慢性缩窄性心包炎。心包积液检查可见 RF 阳性，糖水平降低，中性粒细胞及红细胞渗出，胆固醇浓度升高。

RA 患者心肌和瓣膜上可出现类似于类风湿结节的炎性病变，临床表现包括瓣膜功能不全、栓塞表现、心脏传导阻滞和心肌病。尸检可发现心肌内类风湿结节、梗死、血管炎、炎性细胞浸润及淀粉样变。非特异性心瓣膜炎以主动脉瓣受累最为常见，其次为二尖瓣。主动脉段或整个主动脉受累表现为主动脉根部扩张所致的主动脉瓣关闭不全和动脉瘤破裂。合并有活动性血管炎的 RA 患者可出现冠状动脉炎，严重者可导致心肌梗死，但很少见。

RA 患者早发动脉粥样硬化和冠心病的发生率增高，并不能完全用传统的心血管危险因素来解释，RA 本身的免疫失调和炎症可能在早期动脉粥样硬化的发展中发挥重要的作用，是早发动脉粥样硬化和冠心病的独立危险因素。

RA 患者动脉粥样硬化机制可能与以下因素有关。

（1）传统心血管危险因素：公认的传统心血管危险因素包括年龄、性别、吸烟、血脂异常、糖尿病、高血压、高尿酸和高同型半胱氨酸血症等。研究表明，吸烟本身是促进 RA 病情进展的危险因素，其机制包括诱导产生 RF 等；此外，RA 慢性炎症可增加吸烟对动脉粥样硬化的影响，两者具有协同作用。因此，吸烟是 RA 患者早期动脉粥样硬化加重的重要因素。

（2）RA 药物治疗因素：RA 的治疗药物对动脉粥样硬化的影响非常复杂。糖皮质激素可通过对血脂、糖代谢、血压等传统危险因素的不利影响而增加动脉粥样硬化的风险，被认为是心脑血管疾病的独立危险因素；但另一方面它可通过控制炎症来抵消动脉粥样硬化的风险，因此糖皮质激素实际的治疗效应是多因素相互作用的结果，中小剂量的糖皮质激素对 RA 动脉粥样硬化的影响如何需进一步研究。

（3）RA 免疫炎症因素：RA 炎症和免疫机制在动脉粥样硬化的初始和进展方面所起的作用与以下机制相关：免疫复合物和炎症引起的血管内皮细胞损伤；急性时相反应物，如 C - 反应蛋白（C - reactive protein，CRP）和血清淀粉样蛋白 A（serum amyloid protein A，SAA）；炎性细胞因子，如肿瘤坏死因子 - α（tumor necrosis factor - α，TNF - α）等；促凝因素，如血小板、纤维蛋白原升高等。

三、强直性脊柱炎

强直性脊柱炎（ankylosing spondylitis，AS）是一种以骶髂关节及脊柱中轴关节病变为主的慢性进行性炎症性疾病。临床上表现为骶髂关节炎、脊柱和外周关节炎，部分患者可伴有不同程度的眼、肺、心血管、肾、神经系统等脏器损害。

3.5%～10%的 AS 患者可出现心血管病变，表现为升主动脉炎、主动脉瓣关闭不全、心脏扩大及传导障碍，偶有心包炎及心肌炎。临床表现可出现胸闷、憋气等症状。偶尔可因完全性心脏传导阻滞出现阿 - 斯综合征。极少数患者会出现二尖瓣脱垂和关闭不全。组织学检查表现为主动脉壁和瓣环四周有淋巴细胞和血细胞浸润，可导致主动脉瓣叶缩短、增厚以及主动脉根部扩张。大动脉炎和动脉扩张是主动脉瓣关闭不全的主要原因，少数情况下，大动脉炎可发生于 AS 其他症状之前。

AS 患者心血管病变的发生均和病程有关。病史 15 年以及 30 年的 AS 患者发生主动脉瓣关闭不全的百分比分别为 3.5% 和 10%；心脏传导障碍在 15 年病史者发病率为 2.7%，30 年病史者中为 8.5%。有外周关节受累的患者，其主动脉瓣关闭不全和心脏传导障碍的发病率均是普通 AS 患者的 2 倍。

四、系统性硬化

系统性硬化（systemic sclerosis，SSc）是一种全身性结缔组织病，临床上以皮肤增厚和纤维化以及内脏器官（包括心、肺、肾和消化道等）受累为特征。

SSc 患者的心脏损害常累及心包和心肌。心包受累常表现为心包炎，伴或不伴少量心包积液，心脏压塞和缩窄性心包炎较少见。心肌受累不易发现，虽然病理检查 80% 的患者有片状心肌纤维化，但临床心肌炎不多见。SSc 患者也可合并不同程度的传导阻滞或心律失常，约 50% 的患者心电图有异常表现，包括房性、室性心律不齐和传导阻滞。临床表现为气短、胸闷、水肿、心悸、心绞痛及心律失常，严重者可致左心或全心衰竭（亦可因肺部损害导致肺源性心脏病引起右心衰竭），甚至发生心脏性猝死。与没有并发症的硬皮病患者相比，CREST 综合征（SSc 的一种亚型）患者出现心脏并发症（特别是心包炎）的风险更大。

目前，PAH 为 SSc 最严重的并发症及首要死亡原因，其在 SSc 患者中的发病率高达 10%～30%，2 年生存率仅为 40%～55%。SSc 合并 PAH 从发病机制和临床特点上可分为两类，一类是继发于肺间质纤维化的 PAH；一类是不合并肺间质纤维化的孤立性 PAH。孤立性 PAH 主要在局限皮肤型 SSc 患者中出现，特别是 CREST 综合征患者；而 SSc 继发性 PAH 在弥漫皮肤型和局限皮肤型的 SSc 患者中均可存在。其发病机制主要包括血管内皮损伤导致血管收缩、动脉壁重塑、原位血栓形成引起的肺血管阻力增加；肺间质纤维化一方面可减少肺内小动脉的数量，另一方面影响气体交换，导致低氧血症，这两方面的原因均可导致肺动脉压力的升高；此外，自身抗体的产生对 PAH 也有一定的影响，具体机制有待研究。

PAH 一般定义为平均肺动脉压持续升高，在休息时超过 25mmHg，在运动时超过 30mmHg。SSc 合并 PAH 患者在发病初期可无症状，严重时表现为劳力性呼吸困难、心律失常、心绞痛、晕厥等症状。随着肺动脉压力的增加，患者逐渐出现右心衰竭。近年来，随着多种辅助检查手段和临床评价方法（如临床表现、6min 步行试验、纽约心功能分级、心电图、肺功能检查、胸部 X 线片、胸部 CT、超声心动图、肺动脉导管等）的应用，对 SSc 合并 PAH 患者进行科学的评估分级，使治疗更具有针对性，对扭转病程的发展具有一定的促进作用。

五、多发性肌炎和皮肌炎

多发性肌炎（polymyositis，PM）和皮肌炎（dermatomyositis，DM）均为累及横纹肌的特发性炎性肌病（idiopathic inflammatory myopathies，IIM），且为 IIM 中最常见的两种类型。临床上以对称性四肢近端肌痛、肌无力为主要表现，DM 尚伴有特征性皮疹；病理上以横纹肌肌纤维变性和间质炎症为特点。作为系统性肌病，PM/DM 常累及多脏器，伴发肿瘤和其他结缔组织病。

PM/DM 可累及心脏，但有明显临床症状者较少见。引起 PM/DM 患者心脏受累的原因可源于疾病本身，也可由糖皮质激素相关的高血压造成。PM/DM 病情严重者可伴有心肌炎，表现为心悸、气短、胸闷或心前区不适，心电图呈 ST – T 段改变。此外，还可出现各种程度的房室传导阻滞、心包积液、心脏扩大、心律不齐、扩张型心肌病等。晚期 PM/DM 患者可出现充血性心力衰竭和严重的心律失常，为 PM/DM 患者死亡的危险因素之一。

值得注意的是，PM/DM 患者血清学检查 CK – MB 升高并不一定提示心肌受累，因再生的骨骼肌纤维亦可释放 CK – MB。当 CK – MB/总 CK 比值升高超过 3%，可作为判断心肌损伤的临界值。此外，可结合更为特异的血清肌钙蛋白（TnI）等以资鉴别。

六、系统性血管炎

1. 大动脉炎　大动脉炎（Takayasu's arteritis，TA），又称为无脉症，是主要累及主动脉及其主要分支的慢性进行性非特异性炎性疾病，多见于年轻女性。临床根据病变部位可分为四种类型：头臂动脉型（主动脉弓综合征）、胸腹主动脉型、广泛型和肺动脉型。

高血压是 TA 重要的临床表现，尤其是舒张压升高明显。高血压可引起左室肥厚或扩张，导致心力衰竭。对于年轻患者，尤其是女性患者，当患者血压明显升高时，应高度怀疑肾动脉狭窄引起的肾血管性高血压。少数 TA 患者若出现典型心绞痛症状提示心肌梗死，应注意病变累及胸主动脉及冠状动脉。患者出现心慌、气短或心功能不全等症状时还应注意肺动脉有无狭窄。

血管杂音为本病的另一常见特征，约 1/4 患者于背部脊柱两侧或胸骨旁可闻及收缩期血管杂音，约 80% 患者于上腹部可闻及 2 级以上高调的收缩期血管杂音。合并主动脉瓣关闭不全者，可于主动脉瓣区闻及舒张期杂音。

2. 巨细胞动脉炎　巨细胞动脉炎（giant cell arteritis，GCA），又称颞动脉炎，是一种累及大动脉和中等动脉的慢性坏死性血管炎。GCA 主要发生于 50 岁以上的患者，主要累及发自主动脉弓的脑动脉分支，尤其是脑外分支。GCA 最严重的并发症为不可逆的视觉丧失。该病躯体大血管受累约占 10% ~ 15%，可累及锁骨下动脉、冠状动脉、股动脉等。冠状动脉病变可导致心肌梗死、充血性心力衰竭、心肌炎、心包炎等，但较为少见。

3. 结节性多动脉炎　结节性多动脉炎（polyarteritis nodosa，PAN）是以中小肌性动脉受累为特征的全身性坏死性血管炎。可累及全身多个器官系统，如皮肤、心脏、肾脏、神经系统等。其血管病变多见，一旦累及重要脏器的动脉，可造成器官缺血导致死亡或致残。

PAN 心血管受累率约占 36% ~65%，以青壮年男性多见，是引起死亡的主要原因之一，一般无明显心绞痛症状和心电图典型表现。PAN 可引起冠状动脉炎、高血压（最常见）、与体温不对称的窦性心动过速、充血性心力衰竭、心脏扩大、心包摩擦音和心律失常。冠状动脉病变包括狭窄、扩张、广泛冠状动脉瘤、急性冠状动脉剥离和破裂，部分患者会出现血管痉挛。充血性心力衰竭是心脏受累的主要表现。心包炎约占 4%，严重者可出现大量心包积液和心脏压塞。

4. 抗中性粒细胞胞浆抗体相关性小血管炎　抗中性粒细胞胞浆抗体相关性小血管炎（ANCA – associated vasculitis）是一组以毛细血管、小动脉和小静脉受累为主的系统性血管炎，血清中存在抗中性粒细胞胞浆抗体（antineutrophil cytoplasmic antibody，ANCA），包括肉芽肿性多血管炎、显微镜下多血管炎和变应性肉芽肿性血管炎。

肉芽肿性多血管炎（granulomatosis with poly - angiitis，GPA），既往称为韦格纳肉芽肿（Wegener's granulomatosis，WG），典型表现为上呼吸道、下呼吸道及肾脏病变三联征，还可累及耳、眼、关节肌肉、皮肤、心脏、神经系统等。诊断主要是依据临床症状和组织病理学证实存在坏死性肉芽肿性血管炎。6%～12%的GPA患者可有心脏受累，心包炎为其最常见的心脏表现，约占GPA患者组织学确定的心脏疾病的50%。当伴有晚期肾病时，需与尿毒症或感染引起的心包炎相鉴别。心脏压塞少见。其他心脏表现可有冠状动脉血管炎引起的心肌梗死、心肌炎、心内膜炎、心脏瓣膜疾病等。

显微镜下多血管炎（microscopic poly angiitis，MPA）是一种主要累及小血管的系统性坏死性血管炎，可侵犯肾、皮肤和肺等脏器的微小动脉、微小静脉和毛细血管，其病理特征为小血管的节段性纤维素样坏死，很少或无免疫复合物沉积。常表现为坏死性肾小球肾炎和肺毛细血管炎。MPA患者可有胸痛和心衰症状，临床可见高血压、心肌梗死以及心包炎。

变应性肉芽肿血管炎又称Churg - Strauss综合征（Churg - Strauss syndrome，CSS），是一种主要累及中、小动脉和静脉的系统性坏死性血管炎，病理特征为受累组织有大量嗜酸性粒细胞浸润和血管外肉芽肿形成及坏死性血管炎。心脏是CSS的主要靶器官之一，是由嗜酸性粒细胞浸润心肌及冠状动脉血管炎引起，主要病变为嗜酸性粒细胞性心肌炎、限制型心肌病、急性心包炎、缩窄性心包炎和心律失常，严重者可出现心力衰竭和心肌梗死，如不及时治疗，常是CSS的主要死亡原因。

5. 白塞病　白塞病（Bachet's disease，BD）是一种以无菌性血管炎为病理基础，以口、眼、生殖器病变为临床特点的慢性自身免疫性疾病。主要表现为复发性口腔和生殖器溃疡、眼炎及皮肤损害，也可累及心血管、神经、消化道、关节、肺、肾等组织和器官，为系统性疾病。

BD的心脏并发症包括动静脉血栓形成、动脉瘤形成、心肌梗死及心包炎等。患者动脉壁的弹力纤维破坏及动脉管壁内膜纤维增生，是造成动脉局部狭窄、扩张或形成动脉瘤的主要原因。动脉瘤形成以主动脉最常见，约7%的患者升主动脉根部扩张，表现为头晕、头痛、晕厥、无脉，主动脉弓及其分支上的动脉瘤有破裂的高度危险性。静脉系统受累较动脉系统多见，25%左右患者发生浅表或深部的血栓性静脉炎及静脉血栓形成，造成狭窄与栓塞。心脏全层均可受累，瓣膜病变发生率较高，约10%的患者有瓣膜脱垂和穿孔。心脏局部血管炎偶可导致心肌梗死。BD的心脏表现，无论是闭塞性病变或动脉瘤，推测均与滋养血管的血管炎有关，后者导致血管壁中膜增厚和弹力纤维断裂。

七、其他风湿性疾病

1. 干燥综合征　干燥综合征（Sjogren syndrome，SS）是一种主要累及外分泌腺体的慢性炎症性自身免疫性疾病，属于弥漫性结缔组织病。SS可以累及全身各个脏器，但在心血管系统方面的表现多为亚临床型，常无任何临床症状。

心包积液和PAH为SS患者最常合并的心脏病变。文献报道，SS患者心脏彩色超声心包积液的发生率高达33%，继发性SS患者心包积液发生率明显高于原发性SS患者。SS患者PAH发病率为37%，其发生可能与SS患者肺间质纤维化有关。

2. 混合性结缔组织病　混合性结缔组织病（mixed connective tissue disease，MCTD）是

一种血清中有极高滴度的斑点型抗核抗体（antinuclear antibody，ANA）和抗提取抗核糖核蛋白抗体（U1-ribonucleoprotein，U1-RNP），临床上有 SLE、SSc、PM/DM 及 RA 等疾病特征而不能单独诊断为其中某一疾病的临床综合征。

约有 20% 的 MCTD 患者心电图异常，最常见的心电图改变为右心室肥厚、右心房增大和室内传导阻滞。心包炎为 MCTD 最常见的心脏表现，其发生率约为 10%～30%，但心脏压塞罕见。心肌受累越来越受到重视，常继发于 PAH。PAH 是 MCTD 最严重的心血管病变，早期检测有无 PAH 有助于早期治疗。与 SSc 合并 PAH 常继发于肺间质纤维化不同，MCTD 患者 PAH 通常由于缓慢的肺动脉内膜增生及肺动脉中膜肥厚引起。

3. 痛风　痛风是由于嘌呤代谢紊乱和（或）尿酸排泄减少所引起的一种晶体性关节炎，临床表现为高尿酸血症（hyperuricemia，HUA）和尿酸盐结晶沉积所致的特征性急性关节炎、痛风石形成、痛风石性慢性关节炎，并可发生尿酸盐肾病、尿酸性尿路结石等，严重者可出现关节畸形、肾功能不全等。

痛风常与中心性肥胖、高脂血症、糖尿病、高血压以及心脑血管病伴发。目前越来越多的研究显示，HUA 是冠心病的独立危险因素，其作用机制为尿酸沉积于血管内皮细胞直接损伤血管内膜，或通过诱发炎症反应，产生氧自由基而损伤血管内膜。HUA 还可以抑制内皮一氧化氮的释放，引起血管收缩，进而导致血压升高。

（张　权）

第十五章

心脏性猝死

第一节　心脏性猝死的病理生理与病因

在美国，每年有超过25万人突然死于心血管疾病的某些形式。在过去30年来，由于很多医疗技术取得的进展，医生确定和改善与突发死亡相关的危险因素，对受害者的心脏复苏，规定为防止复发的具体抗心律失常治疗的能力提高，年龄调整后的猝死病死率大幅度下降。然而，老年人的人口在增多，心搏骤停仍然是一个重要问题。

从简单的意义上而言，任何死亡都可以考虑为突然死亡。然而，为了一般临床用途，"心脏性猝死"一词通常是保留给那些直到终末事件之前，心脏功能稳定的患者，死亡发生在症状出现的短时间内（通常定义为少于1h）。一些专家更喜欢用"瞬间死亡"，即无前驱症状，死亡立即发生。瞬时死亡通常被假定为是由于原发性心律失常，但其他灾难性事件，如大的肺动脉栓塞、主动脉瘤破裂、卒中也可能导致瞬间死亡：必须注意的是，并非所有心律失常死亡都是突然的，例如，心脏复苏的患者可能在几天或几周后死于心搏骤停的并发症。这种死亡是由于心律失常，但不符合瞬间或突然死亡定义的标准。

有效地评估和治疗有心搏骤停和猝死风险的患者，需要认识有关的病理生理学机制、主要的预防措施、复苏的技术和结果、发作后的幸存者的治疗和预防。

心脏性猝死有数种不同的电生理机制。从院外检查心搏骤停的动态心电图记录看出，最常见的初发心律失常为心室颤动或快速心室性心动过速。也观察到缓慢性心律失常，包括房室传导阻滞、心脏停搏或电机械分离。在有严重的基础性心脏病，老人和有突发灾难如肺栓塞、急性心肌梗死、主要血管破裂或主要神经系统病变的患者心律失常的患病率较高。本章的重点主要讨论心律失常是突然死亡的首要原因。

（一）冠状动脉疾病

虽然猝死可能发生在所有形式的心脏病，在美国和欧洲，冠状动脉疾病是心脏性猝死受害者中最常见的诊断（表15-1）。在冠心病患者中，有几个机制可以产生致命性心律失常，而且往往难以准确界定引起发作的因素。一个极端的病例是：以往心室正常的患者，有一支主要的外膜冠状动脉急性闭塞，可以在急性心肌梗死的第1min发生心室颤动。这类患者代表事先没有相关的瘢痕，纯粹是缺血性损伤的例子。另一极端的例子是病史上有单个冠状动脉闭塞和陈旧性心肌梗死的患者，梗死后的瘢痕为导致血流动力学紊乱和突然死亡的快速折返性室性心动过速提供了解剖学的基础，急性缺血无须参与。在冠状动脉疾病的患者中，猝死风险最高的患者可能是有多支冠状动脉疾病和以前梗死后的一处或多处心肌瘢痕。即使这样的人，心搏骤停也可能是冠状动脉疾病的第一个临床表现。在过去的 20 年，由于急性心肌梗死的治疗变得更加积极，心肌梗死导致典型瘢痕的性质也已改变。动脉瘤形成瘢痕组织的密度与单形性室性心动过速相关的典型基质，现在已不太常见。经现行的标准治疗后，经过药理或机械灌注，梗死区展示多片状纤维化，在此领域内，紊乱性心律失常占主导地位。在有这种复杂基质的患者，猝死被认为是由于某些触发事件之间复杂的相互作用，如缺血、自主神经系统功能紊乱、电解质不平衡或药物毒性、不稳定的电生理环境和以前的梗死导致。

表 15 – 1 与猝死相关的心脏状况

冠状动脉疾病	先天性心脏病
动脉粥样硬化	浸润型心肌病
急性缺血或梗死	原发性肺动脉高压
陈旧性心肌梗死	心肌炎
先天性冠状动脉异常	南美锥虫病
其他	心脏受累的神经肌肉疾病
痉挛	原发性电生理异常
动脉炎	长 QT 综合征：获得性和先天性
夹层	Brugada 综合征
主动脉疾病	儿茶酚胺多形性室性心动过速　预激综合征
马方综合征	先天性房室传导阻滞
主动脉瘤	其他
心肌疾病	药物摄入
肥厚型心肌病	心脏震荡
扩张型心肌病	电解质紊乱
心脏瓣膜病	与饮食有关
致心律失常性右心室心肌病	

　　尸体解剖和临床研究都强调这种复杂性。在猝死的受害者中发现，冠状动脉血栓或斑块破裂的可能性高达 50%，但在医院外复苏成功的患者中，发现有新 Q 波的心肌梗死者，只有大约 25%。在心搏骤停幸存者的血管造影研究结果表明，冠状动脉的病变长而弥漫不规则，有溃疡，与急性冠状动脉综合征患者看到的类似。针对缺血的治疗，可减少猝死的发生率。现已证明，积极的心肌血运重建的外科手术可减少猝死的病死率。在冠状动脉旁路手术（CABG – Patch）试验中，在做血运重建手术时，置入心脏除颤器（ICD）患者的生存率没有高于对照组。在此混乱的基础上，对任何冠状动脉疾病的患者都应谨慎地考虑到，缺血是突然死亡的一个重要、潜在、可逆的危险因素，即使临床没有心绞痛。在以前无症状的人，冠状动脉疾病仍可能是猝死的原因。严重的冠状动脉疾病可能无症状或无法识别，在一般人口中有大量的这种人。在所有由于冠状动脉疾病突发心脏病死亡者中，高达 50% 可能为以前不知道已有冠状动脉疾病者。

　　引起猝死的其他冠状动脉疾病罕见。冠状动脉起源异常可能引起心肌瘢痕或心室晚电位性心动过速或急性间歇性缺血介导的心律失常。与冠状动脉痉挛、栓塞、外伤、夹层或动脉炎患者可能会导致猝死的机制类似。

（二）肥厚型心肌病

在肥厚型心肌病，猝死往往发生在事先没有心脏病症状的年轻人。似乎是剧烈运动时的过量事件。在有肥厚型心肌病家族史的家系中，一些青少年或年轻人猝死的发病率比老年成员的发病率较高。其他家庭年轻成人的猝死少见，但可能会出现在发生心力衰竭之后。

已确定肥厚型心肌病患者猝死的几个临床危险因素。包括猝死家族史、复发性、不明原因的晕厥，在动态监测中发现的非持续性室性心动过速、运动时的低血压和重度左心室肥厚（＞30mm）。对肥厚型心肌病患者的遗传研究已发现，有基因突变的心肌蛋白质超过10个。有些突变（例如在肌钙蛋白T的突变）可能与猝死的高风险相关，甚至在没有左心室肥厚的情况下，也可发生突然死亡。多形性室性心动过速或心室颤动被认为是肥厚型心肌病患者心搏骤停时的最初心律失常，而不是与瘢痕有关的心肌内折返的单形性室性心动过速。在肥厚型心肌病患者发现，由于严重的肥厚和传导系统疾病，在浦肯野系统出现的折返可导致持续性室性心动过速，进而导致血流动力学的虚脱和猝死。肥厚型心肌病患者也有由于房室传导阻滞和室上性心律失常而导致猝死的风险，因为任何可引起严重肥厚室壁缺血的节律变化都可能产生致命的心律失常。

（三）非缺血性扩张型心肌病

在心搏骤停后复苏的患者中，大约有10%的原发性心脏病诊断为非缺血性扩张型心肌病。在所有死于非缺血性扩张型心肌病的患者中，约有一半患者为猝死。与某些形式的肥厚型心肌病的情况相反，在扩张型心肌病患者，猝死往往发生在血流动力学症状已发生一段时间后，病程相对较晚的时期。各种不同的心律失常都与猝死相关，单形和多形室性心动过速都可在非缺血性心肌病、扩张型心肌病患者中看到。室内传导延迟可能由浦肯野系统内的微折返造成室性心动过速。在有此种心律失常的患者，可用束支之一的导管消融治疗。在心肌病和非常严重心力衰竭的患者，记录到的心搏骤停初始节律为缓慢性心律失常者，多达50%，而非快速性心律失常。

（四）其他心脏疾病

在心脏瓣膜疾病，可能在几个方面发生猝死。在先天性主动脉瓣狭窄的青年患者，猝死往往与用力有关。至于其他形式的心脏瓣膜疾病，猝死的发生通常较晚，常见于有严重心力衰竭和心室肥厚的患者。虽然有症状的房性、室性心律失常在二尖瓣瓣膜脱垂的患者中常见，真正危及生命的心律失常罕见，除非在一些复杂的情况下，如长QT综合征、电解质不平衡或药物毒性。在肺动脉高压的患者，可能由于血流动力学的原因、缓慢性心律失常或快速性心律失常，发生突然死亡。

致心律失常性右心室心肌病（ARVC）主要是右心室受累的区域性心肌病。已经完成的基因研究发现，桥粒蛋白中的1个基因突变。这些患者通常有左束支传导阻滞型室性心动过速。在有致心律失常性右心室心肌病和室性心动过速的患者，可能有或没有右心功能不全的症状和体征，临床病程的变异很大。

在大多数形式的先天性心脏病患者，如无严重心力衰竭、心室肥厚或低氧血症的情况，突然性心律失常的死亡少见。然而，法洛四联症经历成功的外科手术患者，心室切开术或室间隔修补后的瘢痕可引起晚电位性室性心动过速。

（五）遗传性心律失常综合征

先天性长 QT 综合征是一种家族性的疾病，以心脏复极延长为特点，心电图上 QT 间期延长，有可能发生多形性室性心动过速，并可能发展为心室颤动。编码离子通道蛋白基因突变所致的长 QT 综合征是最常见的类型。由此产生的离子通道功能障碍导致心室动作电位的复极相延长。可促进多形性室性心动过速，是由除极后动作电位的早期振荡引发。在这些有突变的患者，电解质不平衡、心动过缓或暂停、突然交感神经刺激与药物作用都可能进一步延长复极和触发急性发作。重要的是要认识长 QT 综合征的患者，因为标准抗心律失常药物可能使状况恶化。

短 QT 综合征是由钾离子流复极功能变异，使钾离子流增多造成，已有报道与猝死有关。

Brugada 综合征是另一个与猝死有关的家族性疾病。这些人有不完全或完全性右束支传导阻滞，其心电图上在 V_1 和 V_2 导联的 ST 段抬高。这些患者表现自发性多形性室性心动过速和心室颤动，通常在睡眠时发作。有一些 Brugada 综合征患者，在钠离子通道的基因（SCN5A）突变，在动作电位的平台期钠离子内流减少。认为不寻常的心电图表现是由右心室心外膜的离子通道功能明显障碍所致。

儿茶酚胺引起的多形性室性心动过速是一种罕见的综合征，即在交感神经受刺激或锻炼时暴发的快速性室性心动过速。此综合征是遗传性异质，有心肌肌质网 Ryanodine 受体Ⅱ型和肌钙蛋白编码基因的突变。

（六）药物诱发的心律失常

药物毒性也可导致猝死。各种药可影响心脏的电生理，并导致致命性的心律失常。即使以上描述的用于心房颤动和室上性心动过速的所有抗心律失常药，也可能在心室导致心律失常的反应。其他的心脏性和非心脏性药物也可引起心律失常。最常见的机制是 IKr 阻滞。药物的致心律失常作用有多个因素。危险因素包括：电解质紊乱、年龄、女性、基因多形性或突变、左心室肥厚和心动过缓。

在严重电解质紊乱和异常饮食病史（如神经性厌食症和液体蛋白饮食历史），甚至在无明显心脏疾病的情况下，也可能发生潜在、致命的室性心律失常。

（七）其他心律失常

在无明显结构性心脏病的人，若干电生理异常可发生猝死。如果为非常迅速心室率的室上性心律失常，可引起血流动力学的虚脱，演变为心室颤动。预激综合征者通过旁路快速传导而伴发心房颤动，是与猝死相关最常见的心律失常，但偶尔也有其他室上性心律失常可诱发猝死。虽然由于预激综合征导致的猝死罕见，但猝死可能是此综合征的第一临床表现。

缓慢性心律失常也可能和猝死有关。在先天性完全房室传导阻滞，逸搏起搏点随着时间的推移可能会退化，使心动过缓的患者对出现的室性心律失常变得越来越不能适应。大多数以前健康成年人的心动过缓是窦房结功能障碍或心脏传导阻滞所致，常有一些逸搏起搏点，至少可支持重要器官。因此，在没有严重心功能不全、其他并发疾病、电解质不平衡、药物毒性或长期拖延对心动过缓治疗的心律失常患者，突然死亡的病例很少见。

最近认识到，心脏结构正常的年轻人的猝死综合征是心脏震荡。在运动中，胸部受到一个尖锐的打击后发生心室颤动。动物模型显示，在 T 波易损段，适时的胸部撞击可诱发心室颤动。据推测，其机制与人类综合征的机制类似。

不是所有的心脏结构正常的室性心律失常患者都有猝死的风险。在心脏结构正常，有单形性室性心动过速的患者，猝死是非常罕见的。在心脏结构正常的患者，持续性单形室性心动过速有两种最常见的形式。或发自与有左束支传导阻滞的右心室流出道，或发自有右束支传导阻滞的下间隔区和左轴模式。这两种形式的室性心动过速通常血流动力学耐受性良好，很少导致血流动力学性虚脱。

（王　威）

第二节　心搏骤停的治疗

一、心搏骤停的处理：初步复苏

40 年前已应用经胸除颤，从以社区为基础的方案发展为抢救医院外心搏骤停的患者。一个成功的系统包括：教育市民，使他们能够提供至少基本的心肺复苏（CPR）和一个有组织的结构，以提供院外更有效的生命支持。由于从心搏骤停到实施有效的治疗之间的时间很短，即使是最好的社区方案，从成功复苏到患者能生存到出院者，仅有 20% ~ 30%。已经确定几个因素有利于良好的结果。也许最重要的是从心搏骤停到有组织的心律恢复的时间。如果有效的节律没有在 4 ~ 8min 恢复，生存者不太可能保存完好的神经功能。现场的人做及时的心肺复苏可以使这个生存窗口延长几分钟。

由于早期除颤是生存的关键，以加快除颤知识的社会方案，已被广泛采用，但成果有限。初步努力为训练急救医疗技术人员，使他们掌握基本心肺复苏和先进的心脏生命支持技术，能更好地完成紧急电话的急救任务。这些计划的成功与否决定于患者心搏骤停后，急救人员达到的最初的几分钟，以及这些受过训练的急救医疗技术人员的反应能力。公众可获取自动体外除颤器（AEDS）为医院外心搏骤停的患者进一步提高生存率提供了潜力。自动体外除颤器通过放置在胸部的电极片与失去知觉的人连接，除颤器内有个分析患者节律的微处理器。心室颤动和快速室性心动过速被准确地证实为"电击"的节律，自动体外除颤器可识别和指示救援人员按下按钮，提供一次电击。最近已推出，为非专业的家庭成员设计的自动体外除颤器是可穿戴的背心，只要稍经培训就会应用，不需要救援人员操作。当前强调现场的人做心肺复苏技术的重要性，可及时维持有效的胸外按压。

基本和先进的心脏生命支持技术的讨论超出了本章的范围。对于室性心动过速或室颤，除颤或早期复苏是患者生存的关键。对于心脏停搏或无脉搏的电活动患者的生存前景暗淡，除非为可逆的原因所致，并可以立即识别和纠正。

二、心搏骤停幸存者的处理：住院期

入院前即使在有效心脏护理方案的社区也只有一小部分心搏骤停的患者能够活到入院。为了这些心搏骤停幸存者的优化管理，需要一个系统化的方法。首先，必须确定复苏潜在的并发症和治疗。其次，应当决定可能的原因，包括可逆的诱发事件，任何潜在心脏病的性质和严重程度，造成此次心搏骤停的心律失常。最后，可以选择的治疗和评估其成功的潜力。

（一）复苏的并发症

只有一部分心搏骤停早期除颤的幸存者是清醒的，并在入院后获得功能的完全恢复。多数患者会有从心搏骤停或复苏本身造成的肺、心脏和神经系统的并发症。肺部并发症通常是由于是胃内容物的误吸或胸部按压造成的胸廓机械损伤。应仔细检查胸壁，触诊，如果必要时需固定。在极端情况下，胸椎骨骨折可能导致连枷胸，或可能发生肝、脾撕裂伤。胸部 X 线检测可能有助于发现吸入物，但为了证实延迟出现的浸润性炎症，可能需要多次检查。如果胸部 X 线片已经放置在中央线，也可用以确认气管的位置，以排除气胸。在入院后早期阶段，往往需要机械通气，允许适当的氧合和肺部净化，这可能需要使用肌肉松弛药和镇静药。

心搏骤停产生一个时期的全心脏缺血，往往造成心脏的休克期，定义为可逆的心脏收缩功能减低。这有两个重要的意义。首先，在复苏后的早期阶段，强心药甚至机械支持（如主动脉内球束反搏）可能是必要的，以维持重要器官的灌注。其次，任何急性的心室功能评估可能会高估永久性功能障碍。因此，在心搏骤停几天后测量的低射血分数可能不是最终准确衡量的心脏功能。心搏骤停后的心电图和酶的数据往往难以解释。通常，只在心搏骤停前有胸部疼痛、并记录到 ST 段抬高或新 Q 波的患者，可确定急性心肌梗死作为患者的主要事件。没有新的心肌梗死记录的患者，患者的心脏功能可能有希望最终恢复到心搏骤停之前，但是这可能需要几个星期。在立即复苏后期间，心律失常常见。它们可能类似于那些最初产生骤停的心律失常，也可能是由血流动力学异常及多器官功能衰竭导致新的心律失常。没有任何单一的针对这些心律失常的有效治疗，必须试用抗心律失常药、β 肾上腺素能受体阻滞药、强心药和其他措施，以改善血流动力学。最近，在入院前使用静脉胺碘酮的研究表明，有改善自发恢复循环和入院的生存率，但对入院至出院的生存率没有明确的有利影响。

心搏骤停后神经损伤迅速发生。除非除颤后循环几乎是立即自发恢复，患者入院时为昏迷状态，在早期阶段往往是很难准确地评估功能恢复的潜力。可能保留脑干的反射，但它们的存在并不一定可预测为有利的结果。广泛或局部癫痫发作，去大脑或去皮质状态、非自主呼吸可能使机械通气困难。经常需要神经肌肉阻断药，抗惊厥药和镇静药，及进一步阻碍了做出准确的神经学评估的能力。在没有严重并发症的患者，支持治疗至少应持续 24h。最近的研究表明，心搏骤停复苏后昏迷的患者，轻度低温（32～34℃的 12～24h）可改善神经功能的恢复。在心搏骤停后 72h 之内，意识恢复的患者的预后良好，其中许多将完全恢复及很少或没有长远的神经系统损害。如果昏迷持续时间超过 72h，少数患者可存活。这些患者往往有持续性严重的运动和认知缺陷。对于后者，关于延长人工支持的决定，往往很困难，需要结合各种医疗、道德和社会因素加以考虑。

（二）诊断性研究

1. 无创评估心脏结构性疾病　一旦患者恢复，就可能长期生存，应该努力确定基本心脏疾病的类型和程度。

（1）心电图：虽然除颤后的初始心电图提供第一次信息，可能会产生误导。以前有 Q 波的导联，常见暂时性 ST 段抬高，不总是意味着新的心肌梗死是心搏骤停的主要原因。只有在心搏骤停之前、正常节律时记录到 ST 段抬高或者出现新的 Q 波，才可做出急性心肌梗死的明确诊断。这种区分很重要，有两个原因：①新的 ST 段抬高型心肌梗死患者是急性机械或药物灌注的候选人。②与新的心肌梗死诱发心室颤动复苏有关的预后，与有同样大小的下壁梗死而无心搏骤停的患者无显著的不同。如果有疑问，急性期做心导管可能是必要的。更常见的是，复苏后心电图将显示这些慢性疾病的证据，包括陈旧性 Q 波、传导缺陷或肥厚。

ST 段和 T 波异常，几乎出现在所有复苏后的患者，但其意义有限。心电图还可以用于诊断先天性和获得性长 QT 综合征、Brugada 综合征、预激综合征、心肌病和先天性心脏病。

（2）超声心动图：在复苏后不久，可在冠心病监护病房做超声心动图，为了解心脏的功能和解剖，提供无创性评估。在早期，二维超声心动图可提供有关心室的大小、瓣膜异常、心室功能的有价值信息。系列研究往往有助于休克后初期及其后心功能恢复的记录。

（3）其他非侵入性试验：其他非侵入性检测在一些病例可能有价值。磁共振成像对致心律失常性右心室心肌病和心肌炎的患者特别有价值。正电子发射断层扫描、磁共振成像和同位素灌注扫描可能有助于评估心功能差的区域内心肌的存活性。存活的心肌，可能影响任何企图做适当的心肌血运重建术可行性的决策。

2. 结构性心脏病的介入性评估　心导管检查可为心脏结构、功能和血液供应提供最完整的评估，实质上，几乎所有心搏骤停的幸存者都应考虑履行。在美国和欧洲，发现心搏骤停的患者中大约 80% 的患者是冠状动脉疾病。在冠状动脉疾病，意外的心搏骤停主要发生在两个临床情况：有和没有陈旧性心肌梗死的急性梗死和短暂缺血。

心肌梗死急性阶段发生心搏骤停存活者的预后，决定于心室损伤的总量、残留严重缺血以及心搏骤停的任何非心脏性并发症是否完全恢复。这些患者的治疗应与其他的急性心肌梗死患者类似，特殊的是不需要确定长期的抗心律失常治疗。在没有新的 Q 波心肌梗死心搏骤停的患者，缺血的作用是有争议的。正如前述，在心搏骤停幸存者的冠状动脉造影或猝死者的尸体解剖中，往往看到长的、溃疡性冠状动脉病变。如果在左心室功能完全正常的患者，发现这些病变，被认为单从这些病灶引起的缺血可能是心搏骤停的原因。纠正心肌缺血的血运重建术是最合适的，而且有时也是唯一需要的治疗。更常见的是既有潜在的急性缺血，又有固定的瘢痕，两者间复杂的相互作用是心搏骤停的原因。

3. 心律失常的诊断　各种不同的心律失常可导致心搏骤停和猝死。室上性快速性心室率的心律失常和原发性缓慢性心律失常是心搏骤停的罕见原因。然而，重要的是对这些心律失常患者的诊断，因为他们会需要不同的治疗方法。室性心动过速和心室颤动是医院外心搏骤停最常见的原因，评估和治疗这些心律失常将是本章的重点。

（1）无创评估：无创检测在遭受心搏骤停患者的作用是有限的，因为心搏骤停的历史已经证明他们是高危群。但是，在已知有心脏疾病的患者，无创检测常常被用以评估未来的事件与风险。

在某些运动诱发室性心动过速或确定心脏性猝死是否由缺血诱发的患者，运动试验可能有用。长 QT 综合征患者的 QT 间期的异常延长，与先天性心脏传导阻滞患者的心律失常，也可能用以确定未来风险的标记。但是，在大多数情况下，运动试验可提供潜在缺血的有关资料，而不是诊断心律失常的机制或指导治疗。

在心搏骤停的幸存者中，动态心电图监测很少有益，但在有不同心脏病的患者，心搏骤停复苏后的随访中，如有频繁和复杂的室性早搏和不正常的心率变异为猝死危险因素。人口研究中发现频繁或复杂的心室异位早搏与猝死和非心脏性猝死的危险增加有关。不幸的是，动态心电图监测数据的预后价值在任何患者都是有限的，因为每日间的数据的重复性很差。使用抑制室性异位活动的抗心律失常药物并没有被证实可以改善存活率。其他非侵入性试验已用于患者的危险分层。平均信号心电图测试、评估运动时微伏 T 波的改变、晚电位、心率变异和压力感受器的敏感性已经被提出，但它们在每个患者中的价值仍有争议。

（2）介入性评估：介入性评估涉及基础电生理研究，使用编程电刺激诱发和显示患者心律失常的特点。由于心脏除颤器已公认为防止心搏骤停最有效的治疗，电生理研究已经退居到次要地位。现在，如果有任何不寻常的机制或心律失常，可能容易被消融治疗，可用电生理研究帮助确定此种心律失常的机制。用序列的电生理测试确定有效的抗心律失常药物的能力有限，用电生理研究选定治疗药物的技术失败率很高，因而不可接受。电生理研究可用于描述治疗心动过速药物的作用。药物治疗可以改变许多心动过速的心室率，并能影响除颤阈值。在药物治疗中，从电生理研究中获得的数据可以用来指导心脏除颤器的编程。

三、心搏骤停幸存者的治疗

治疗心搏骤停幸存者需要一个全面的策略，必须兼顾对基本心脏疾病过程的积极和适当的处理，以及具体的抗心律失常治疗。

（一）抗心律失常药物治疗

在过去 15 年，在心搏骤停幸存者中，抗心律失常的药物治疗已有很大改变。这种策略上的变化是基于对猝死的一级和二级预防随机临床试验的结果。这些试验显示，Ⅰ 类抗心律失常药物治疗用于心肌梗死后患者的预防，生存率没有改善，并可能恶化。在有持续性室性心动过速或心室颤动病史的患者，用 Ⅰ 类抗心律失常药物的结果不如索他洛尔和胺碘酮。但已证实，索他洛尔和胺碘酮对改善生存率的疗效又低于置入心脏除颤器的疗效。

但是，抗心律失常药物对个别患者仍有价值。在复苏后的初期，不稳定性心律失常常见。对这种情况，静脉用胺碘酮和 β - 受体阻滞药是最有效的治疗。许多置入心脏除颤器而没有用药物治疗的患者，可能会经常发作有持续或非持续性室性心动过速，而触发心脏除颤器治疗。在随机试验中已证明，索他洛尔为 β 肾上腺素能阻断活性的 Ⅲ 类药，胺碘酮可以减少 ICD 治疗的频率。索他洛尔的通常剂量范围为 120～160mg，每日两次。索他洛尔是由肾清除，在肾功能不全患者应调整剂量。d－L 索他洛尔是一种强力 β－肾上腺素能受体阻滞药，心动过缓可能限制其治疗。索他洛尔也可以降低除颤阈值。在用胺碘酮的前 1～2 周的治疗中，通常是用 5～10g 的负荷剂量，以后的每天剂量为 200～300mg。胺碘酮治疗常见的不良反应包括：甲状腺功能异常、光敏性和皮肤变色、神经肌肉的症状和肝功能试验异常。胺碘酮对肺的毒性，如果没有认识，可危及生命。在治疗第一年，发生在 1%～2% 的患者，以后的每年约为 0.5% 的患者。有些不适于或不愿意用 ICD 治疗的患者，索他洛尔或胺碘酮将是可选择的药物。有效的药物治疗可防止缺血和心力衰竭的进展，重要的是需长期治疗。

（二）心肌血运重建术

在心搏骤停的幸存者和有猝死风险的患者，血运重建可能在治疗中发挥重要的作用。在缺血性心脏病和稳定型心绞痛患者，冠状动脉血运重建可减少猝死率，并观察到：对有多支血管病与左心室功能降低的患者有最大的效益。在心搏骤停幸存者，有心肌缺血或冬眠证据、广泛领域的功能失调但仍存活的心肌是血管重建术的适应证。选择的患者如果以往没有明显的瘢痕，仅血运重建术可提供有效的治疗。但是以往有瘢痕的患者仅用血运重建可能不会有效地防止未来的心律失常。在顽固性缺血或严重心力衰竭和用任何形式的治疗不能控制的心律失常的患者，心脏移植起着重要作用。

（三）外科手术或导管消融

已经制定，有折返循环引起室性心动过速的心肌区可用外科手术或导管的方法直接消除或消融。两种方法都需用程控刺激、标测的方法来决定心动过速的关键部分，以确定切除或消融的地点。由于标测导引手术切除术的死亡率高，通常此方法已不再用。虽然，导管射频消融已成功用于治疗持续室性心动过速，成功率最高的患者是对心动过速具有良好耐受性或无结构性心脏病者。目前，在心搏骤停患者，导管射频消融经常用于已有心脏除颤器的患者，成为减少心律失常发作的频率的一种辅助治疗。旨在孤立大面积心律失常性心肌的新消融办法现正在研究中，并可能对某些快速和不稳定的心律失常患者有效。对房性心律失常导致心搏骤停的患者，导管消融房室连接处的附加通道是有效的。对浦肯野系统内微折返导致的室性心动过速，右束支的消融将消除进一步的发作。

（四）置入式心脏除颤器

于1980年，临床置入第一个ICD。按照今天的标准，早期的设置已清楚地表明完全置入的除颤器可自动终止危及生命的心律失常。除颤器技术的进展扩大了这些设置的应用，目前ICD被认为是心搏骤停幸存者的主要治疗方法，并为许多高危患者的一级预防。

ICD由两个基本部分组成：ICD的发生器和起搏导联与电击释放系统。ICD的发生器包含感应电路、记忆存储、电容器、电压促进剂、遥测模块和一个控制的微处理器。研究的进展使得所有的这些组件可小型化和复杂化，尽管发生器的功能增加，但体积明显减小。原始设计的置入式除颤器的目的只是能认识心室颤动杂乱无章的电活动的特点。此后不久，又能够认识到室性心动过速。随后一代又一代的设置又有了广泛的编程选项：抗心动过速起搏、为心动过缓的单、双心腔心率反应性起搏、双相除颤波形、提高心律失常检测功能、创新导联系统和心脏再同步。原来的系统需要开胸在心外膜放置电极片，因此置入手术本身就有相当的发病率和死亡率。后开发了经静脉导联并可成功除颤，发生器体积减小，使在胸部地区皮下置入成为标准。在当前的系统，心脏电生理专科医生可在导管室通过局部麻醉置入除颤器。

从他们的介绍来看，毫无疑问，该除颤器可非常有效地终止室性心动过速和心室颤动事件。最初，主要是通过心电图监测或电生理测试重复评估，对抗心律失常药物治疗无效的患者置入除颤器。由于抗心律失常药物的限制变得更加明显，心脏除颤器开始作为一线治疗方案。在抗心律失常药物与置入除颤器（AVID）的研究中，1 016例患者随机分配到药物治疗（胺碘酮或很少，索他洛尔）或置入除颤器组。生存分析显示，在3年的随访中，总病死率分别下降39%，27%和31%。汉堡（Hamburg）心搏骤停的研究（CASH）将346例心搏骤停幸存者随机分配到除颤器组或用三种药物（胺碘酮、美托洛尔或普罗帕酮）中的一种。由于普罗帕酮组患者的病死率过高，而提前终止。在2年的随访中，ICD组的病死率比美托洛尔和胺碘酮合并治疗组低37%。在加拿大置入除颤器研究（CIDS）中，有心搏骤停、持续性室性心动过速或室性心动过速诱导的不明原因晕厥的659例患者，用除颤器或胺碘酮治疗。在 2 年的随访中，ICD 组的病死率低了 19.7%。这三个研究令人信服的证据表明，ICD 应为心搏骤停幸存者的一线治疗。

但是，ICD 治疗也有一些限制。除颤器通过使用抗心动过速性起搏或直流电除颤终止心律失常时，可使患者产生显著的不适。据报道，受多次除颤的患者的生活质量产生了负面影响。虽然一 ICD 的编程可使用各种起搏战略，可能会降低心律失常的频率，但这些步骤并不总是有效，往往需要用抗心律失常药物作为辅助治疗。索他洛尔、胺碘酮和 β 肾上腺素能受体阻滞药是 ICD 患者用于减少除颤频率最常用的制剂。病情发展往往限制了 ICD 的作用，非常严重的患者用心脏除颤器是否最有效是有争议的。硬件的退变虽然很少有生命危险，仍然是一个问题，并可能导致需要多次介入性操作。

最后，ICD 的治疗是很昂贵的。在 AVID 和 CIDS 的研究中，估计每人每年的增加成本比药物治疗者超过 10 万美元。

（王　威）

第三节　心脏性猝死的风险评估与预防

即使在有对医院外急救反应的最先进系统的社区，只有一部分复苏生存的患者在出院时无明显的后遗症。在许多地区，心搏骤停后的患者仅有一小部分人可存活。因此，重要的是能够识别猝死高风险的患者，并确定对这些患者的具体而有效的治疗措施。

（一）风险评估研究

对猝死风险因素的最全面的评估认为，近期心肌梗死的患者是预测猝死的危险因素。通常，实验室或临床发现的缺血、心功能不全和电不稳定与不良预后相关。一些研究结果已确定慢性电不稳定的标志。心肌梗死后存在频繁或复杂的室性早搏（VPBs）是猝死的危险因素。在动态心电图 24h 记录中，室性早搏仅为 3~6 次/h，预示猝死的风险增加。在个别患者，自发性室性心律失常的频率和类型的重复性越来越差，限制了这一发现的价值。动态监测中的其他结果可能有用。在动态心电图监测中，RR 间期的变异减少是肾上腺素张力和猝死危险增加的标记。平均信号心电图可用以检测，并从常规心电图的噪声中区分出心室激动晚电位。这些晚电位往往出现在有持续单形性室性心动过速的患者，并可作为心肌梗死后患者的病死率预测因子。运动时，T 波上微伏振幅的交替被认为是危险性增加的另一种标记。压力感受器的敏感性减少和心率变异性异常也被用来确定高危患者。所有的非侵入性试验由于阳性预测的准确度低，其应用受限，它们对个别患者决定的价值是有争议的。目前，ICD 置入指南是以证据为基础，适应证的基础是：心律失常的病史、左心室射血分数以及纽约心脏协会心功能分级（NYHA）。

（二）猝死的一级预防

猝死的一级预防仍然是一个难以达到的目标。虽然许多风险因素已经确定，在临床试验中，很难证明任何针对单一风险因素的治疗方法是有效的。已证明，β 肾上腺素受体阻断药、降胆固醇药物、血管紧张素转化酶（ACE）抑制药可减少心力衰竭患者或心肌梗死后猝死或非猝死的病死率，但这些药物不是通过治疗心律失常，而是以一个特定的方式生效。临床试验显示，Ⅰ 类抗心律失常药物不减少猝死的病死率。事实上，最确定的心律失常抑制试验（CAST）发现，被随机分配到药物治疗的患者中，他们的自发性 VPBs 可以被抑制，但病死率较高。几项使用胺碘酮的经验性研究报道可改善心肌梗死后的存活率，但最大的安慰剂对照研究——欧洲和加拿大胺碘酮治疗心肌梗死试验（EMIAT 和 CAMIAT）和心脏性猝死、心力衰竭试验（SCD – HeFT）并没有显示出任何好处。多非利特和阿米利特已在心肌梗死后患者中测试，多非利特用于慢性心力衰竭患者。用这两个药物治疗后，没有明显改变病死率。心脏再同步化治疗有严重心力衰竭，宽 QRS 波的患者证实可以改善心功能分类，减少住院病死率和减少心脏性猝死和非心脏性病死率。随机试验表明，ICD 治疗对猝死的一级预防在许多人中有效。最近的试验使用的标准主要基于左心室射血分数（低于 30% 或 35%）和心功能的 NYHA 分级。最主要的一级预防试验报告中的相对危险性降低的范围与在二级预防试验中看到的类似（20% ~ 30%）。在急性心肌梗死的冠状动脉搭桥术及除颤器试验（DINAMIT）中，冠状动脉血运重建时或急性心肌梗死 40d 之内分别置入 ICD 的患者，未能证明有利于患者。根据这些试验的结果，现行的准则，排除了这类患者。

（王　威）

第十六章

冠状动脉造影术

第一节 概述

冠状动脉造影可选择性地完成左冠状动脉和右冠状动脉影像学检查，是确定有无冠状动脉狭窄性病变的"金标准"，可为冠心病患者进行药物治疗、介入治疗或外科治疗提供可靠的依据。最早的冠状动脉造影采用的是主动脉根部造影，造影时左右冠状动脉同时显影，称为非选择性冠状动脉造影，随后改进为主动脉窦内造影，使左右冠状动脉分别显影，称为半选择性冠状动脉造影，非选择性和半选择性冠状动脉造影因为显像清晰度较差，难以满足临床的需要。1959 年，Sones 用特制的尖端呈弧形的造影导管，经肱动脉逆行进入主动脉根部，并将导管尖端分别置入左右冠状动脉开口，成功地完成了选择性冠状动脉造影术。此后，Amplatz（1966 年）和 Judkins（1967 年）等对导管尖端的形状和弧度以及导管插入技术做了很多改进，尤其是经皮股动脉穿刺技术（Sedinger，1953）的应用，使选择性冠状动脉造影术得到了广泛应用。现在所说的冠状动脉造影即指选择性冠状动脉造影，非选择性冠状动脉造影或主动脉窦造影只是在显示开口病变或因冠状动脉畸形无法进入冠状动脉开口时才偶尔使用。现在冠状动脉造影技术又有了巨大的进步，不同于以前的较大的厚壁导管，现在所用的导管为较小 6 号或 5 号高流量造影导管，并且导管类型非常丰富，一般通过股动脉或桡动脉完成，部分患者可以当天完成造影后起床行走并出院。我国最早于 1973 年进行冠状动脉造影术检查，由中山医院和阜外医院完成，现在我国大多数大型医院已能完成冠状动脉造影术。

（徐　广）

第二节　冠状动脉造影的术前准备

一、冠状动脉造影的适应证及禁忌证

冠状动脉造影的目的在于确定有无冠状动脉狭窄或闭塞，以便确定治疗方案、判断预后，也用于评估药物治疗、介入治疗和手术治疗后的疗效。ACC/AHA 已发表有关冠状动脉造影的指南性文件，其中冠状动脉造影主要包括如下主要适应证。

（一）稳定型心绞痛

严重稳定型心绞痛（CCSⅢ～Ⅳ）或症状虽轻或无症状但非侵入性检查显示有高危标准的患者。高危标准表现包括：负荷心电图显示 ST 段压低 >0.1～0.2mV 伴运动耐量降低，或诱发的左心功能不全或低血压；负荷显像显示一个中等的或大片的灌注缺损（尤其是前壁）、多个缺损、一大片固定的灌注缺损伴有左心室扩张或肺摄入增加，或加大负荷或多巴酚丁胺诱发的室壁运动异常等；从心脏性猝死复苏后仍有室性心律失常的患者。

（二）不稳定型心绞痛

尽管内科治疗仍反复发生症状的不稳定型心绞痛患者，或表现为高危或中危的不稳定型心绞痛患者。高危不稳定型心绞痛包括：长时间持续的胸痛（>20 分钟）；或心绞痛伴有肺水肿、二尖瓣反流或低血压；或心绞痛伴有 ST 段抬高。中危患者包括：新近发作的心绞痛（2 周内）；或心绞痛伴有动态 T 波演变、ST 段压低或有多导联病理性 Q 波。

（三）急性心肌梗死

ST 段抬高型急性心肌梗死和无 ST 段抬高型急性心肌梗死的患者；心肌梗死伴有心力衰竭、血流动力学不稳定、心脏骤停、二尖瓣反流或室间隔穿孔；心肌梗死后心绞痛或负荷下产生缺血的患者。

（四）血运重建术后

血运重建后发生心肌缺血或无创检查提示高危的患者。包括介入治疗后怀疑突然血管闭塞或亚急性血栓形成；介入治疗后 9 个月内或冠状动脉搭桥术后 1 年内发生心绞痛或无创检查提示高危的患者。

（五）胸痛待查患者

不能明确原因的胸痛或胸部不适患者，怀疑或不排除冠心病的可能，也是冠状动脉造影的适应证。

（六）其他情况

某些高危职业（如飞机驾驶员等），或瓣膜性心脏病患者在瓣膜置换术前也行冠状动脉造影，以明确是否同时存在冠状动脉病变。

冠状动脉造影的禁忌证：冠状动脉造影检查无绝对禁忌证。相对禁忌证包括：活动感染或发热、活动性出血或严重出血倾向、肾功能不全、严重心力衰竭、严重电解质紊乱、造影剂过敏等。

二、冠状动脉造影的术前准备

由于多数患者对冠状动脉造影在思想上存在担心（包括操作危险性及冠状动脉病变严重性），因此医师应向患者做适当的解释，包括简要说明冠状动脉造影的操作过程，以及患者在造影检查过程中如何配合医师。当患者进入造影室内，技术员和护士应安慰患者，使其感到舒适、精神放松。

应对受检者仔细询问病史、体格检查和必要的实验室检查（包括血常规、肝肾功能化验、心电图、胸片、心脏超声）。乙肝、丙肝、艾滋病、梅毒等血清标志物亦应术前检查。确定有无不适宜冠状动脉造影的指征，如严重肾功能不全、出血倾向、活动性感染等。

所有患者均应做造影剂过敏试验，如果仅表现恶心或某些不适，则并非对造影剂过敏。对既往应用造影剂后有皮疹、血压降低表现者，在造影前 12~18 小时口服泼尼松 40mg，每 8 小时 1 次，并做好抗过敏性休克的准备。对这些患者可在股动脉插管后，自血管鞘内注入 1ml 稀释的造影剂，再次行造影剂过敏试验。

患者正在服用的药物无需停止。准备同时行介入治疗的患者，需术前一天使用负荷剂量的阿司匹林和氯吡格雷。对肾功能不良或易于发生造影剂肾病的患者，术前 12 小时开始应给予水化治疗，约 100~150ml/h 持续输入，术后继续水化治疗，促使造影剂尽快排出。

严重高血压（收缩压 >200mmHg）可引起造影检查术中脑血管意外并发症及术后止血困难，故需在术前或术中舌下含服硝酸甘油或硝苯地平，将血压控制到适当水平。下肢间歇性跛行或足背动脉搏动异常的患者，应选择股动脉搏动尚佳一侧进行插管。如双侧股动脉均存在严重狭窄时，可选择肱动脉或桡动脉插管进路。

冠状动脉造影过程中，均需有清晰的心电图监测和血压监测。造影需在无菌操作下进行。

（徐 广）

第三节 冠状动脉造影术

一、穿刺技术

（一）股动脉穿刺术

应用 Seldinger 技术行股动脉插管是传统冠状动脉造影的入路。操作时，首先确定右侧腹股沟韧带，并触摸股动脉搏动最明显处，用左手中指置于该点，示指在腹股沟韧带下方触摸到股动脉。穿刺点一般选择在腹股沟韧带下方约 2cm 的股动脉搏动处（图 16-1）。穿刺针与皮肤的角度为 30°~45°；如穿刺针过直（即 >45°）进针，可能使以后的插管困难。当穿刺针进入动脉后，即可见动脉血液呈搏动性喷出。假如股动脉后壁被穿透，则稍稍后撤穿刺针，待针尖进入管腔后血液即可喷出。此时，用左手示指和拇指捏住穿刺针，右手将 0.9mm 肝素膜 J 形头导引钢丝插入穿刺针内 15~20cm。必须注意导引钢丝应很顺利地插入，如遇到阻力，应在 X 线透视下推进导引钢丝。切忌强行插入，以免误将导引钢丝插至股动脉后壁。如髂动脉扭曲、狭窄，导引钢丝推送困难，则可改用 Terumo 超滑导引钢丝，并在透视下观察导引钢丝的走行。待导引钢丝插入合适位置后，拔出穿刺针，沿导引钢丝插入动脉鞘和扩张管。操作者用右手握动脉鞘和扩张管，边左右转动边插入动脉（图 16-2）。然后拔去扩张管和导引钢丝，动脉鞘留于股动脉内。用肝素盐水清洗动脉鞘内腔。

应该指出，正确的动脉穿刺对减少血管并发症十分重要，尤其是在冠状动脉介入治疗时，通常需用较大剂量肝素。若反复试穿股动脉将明显增加局部出血或血肿形成的可能性。

此外，股动脉穿刺点不宜选择太高，不宜穿破股动脉后壁，以减少腹膜后出血的并发症。如冠状动脉造影后同时行血管穿刺点封堵术，穿刺点可适当略高，可以透视下选择股骨头中下 1/3 处为股动脉进针点。腹膜后出血通常发生较为隐匿和缓慢，故早期难以识别，严重时可危及生命，应加以防范。

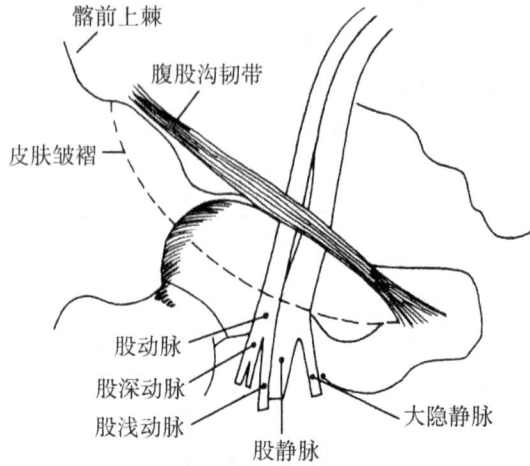

图 16 –1　腹股沟区解剖模式图

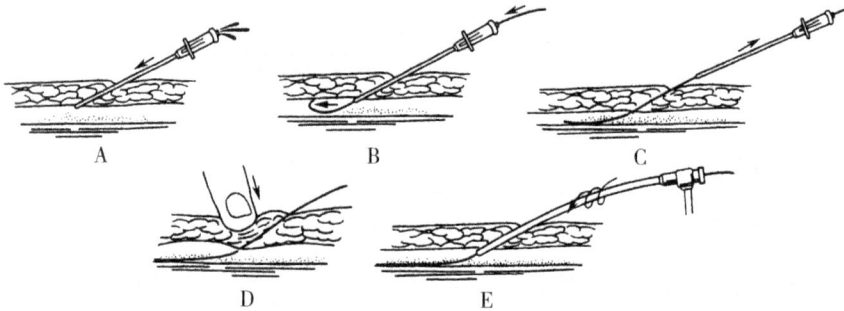

图 16 –2　Seldinger 法插管术

A. 穿刺针进入动脉，血液搏动性喷出；B. 进入导引钢丝；C. 撤出穿刺针；
D. 压迫穿刺处股动脉；E. 沿钢丝边转动边进入动脉鞘和扩张管

（二）桡动脉穿刺术

股动脉穿刺置管尽管是最常用的造影途径，但现在越来越多的医院选择使用经桡动脉途径。其主要优点有：①因手部有双重供血，桡动脉途径术后发生局部缺血并发症的可能性低，发生神经损伤的可能性也很低；②术后无需卧床，患者感觉更舒适，对有背痛、呼吸困难不能平卧和肥胖的患者尤为适宜，且术后发生下肢深静脉血栓形成的可能性几乎没有。③对髂股动脉有动脉粥样硬化性狭窄和闭塞、髂股动脉或降主动脉夹层以及髂动脉严重迂曲的患者通过上肢途径是最好的方法。其主要缺点是桡动脉细小，易于痉挛，穿刺和置管较为困难；部分复杂病变的介入治疗，尤其是需要 7 号以上指引导管操作的病变处理有一定困难；有时还可发生桡动脉闭塞。

但如患者 Allen 试验阴性，或存在上肢动脉狭窄或闭塞病变，或先天发育畸形，或因肾透析行动静脉造瘘的患者，不能采用经桡动脉途径。对桡动脉细小的轻体重老年女性，以及脉搏细弱或估计使用大鞘管者也不要使用经桡动脉途径。

桡动脉穿刺前应先行 Allen 试验。操作如下：压迫患者桡尺动脉30～60秒，患者反复握拳和张开手指 5~7 次至手掌变白，松开拳头解除尺动脉压迫，如手掌在 10 秒内变红，为正常双重血运，Allen 试验阳性。如 10 秒内仍为白色，为 Allen 试验阴性，不能行经桡动脉操作。

桡动脉穿刺点为桡骨茎突近端桡动脉搏动最强点（腕横纹近端 2~3cm 处），少量药物局麻后行顺皮纹 2mm 左右切口，20 号穿刺针 30°~45°快速进针 2cm 左右穿透桡动脉，放松桡动脉压迫，十分缓慢退针，直至针尾血液涌出，轻柔地送入导丝，沿导丝送入 23cm 亲水鞘管，完成 Seldinger 穿刺。穿刺前口含硝酸甘油预防痉挛，置动脉鞘前再注入硝酸甘油 400µg 并利多卡因 10mg 或维拉帕米 200µg 或地尔硫䓬 1mg 以防痉挛，此剂量也可加倍。注入肝素 5 000U 以防术后桡动脉闭塞。

二、冠状动脉造影的导管操作技术

虽然最先成熟的冠状动脉造影方法，是采用经肱动脉切开途径，使用 Sones 导管完成，但现在已几乎不再使用。本文主要介绍最为常用的经股动脉穿刺和经桡动脉穿刺 Judkins 导管法冠状动脉造影术，顺便提及其他导管操作方法。

（一）Judkins 导管法冠状动脉造影

1. 导管的选择　Judkins 导管法冠状动脉造影是最常用的冠状动脉造影。插管前需根据患者心脏位置及升主动脉情况选择号码大小适当的 Judkins 导管，对操作的顺利进行和成功均十分重要。左冠状动脉造影时，如果升主动脉正常，则可选用 4 号左冠状动脉造影导管，绝大多数患者可获得成功。如果升主动脉增宽，且向左突出（多见老年、高血压或主动脉瓣狭窄后轻度主动脉扩张患者），此时导管第一弯度"固定点"与左冠状动脉开口之间的距离增大，则应选用 5 号左冠状动脉造影导管。重度主动脉瓣狭窄伴明显狭窄后升主动脉扩张时，应选用 6 号左冠状动脉造影导管。右冠状动脉造影时，3.5 号、4 号右冠状动脉造影导管适用于正常或轻度扩张的升主动脉，5 号导管适用于升主动脉明显增宽或主动脉弓延长时（图 16 - 3）。

2. 造影导管连接及插入　将 0.9mm 导引钢丝在体外预先插入冠状动脉造影导管至其顶端，然后插入动脉鞘内。首先推进导引钢丝，然后沿导引钢丝将冠状动脉造影导管插至主动脉窦部，拔出导引钢丝后，回抽导管排气，用肝素盐水冲洗管腔，并将导管与测压装置连接。然后轻轻回撤导管，左 Judkins 导管多可自动插入左冠状动脉开口，右 Judkins 导管需顺时针方向旋转才能插入右冠状动脉开口。冠状动脉造影时常采用三联三通串联开关装置以便旋转导管、监测压力、注射造影剂及冲洗导管，其优点是使整个管道系统呈密闭的状态，可以避免空气漏入，同时压力监测可及时发现导管嵌顿冠状动脉开口的情况。多数医院使用三联三通进行冠状动脉造影，也有医院直接将导管与一般注射器连接，操作更为简便，只要操作熟练，一般也不会注入气泡，导管嵌顿也多可从造影剂反流和造影剂滞留等影像特征及时识别。当髂动脉严重扭曲时，可先选用 Judkins 右冠状动脉造影导管，在 J 形导引钢丝或超滑导丝支持下，在 X 线透视下耐心推送，多可跨越狭窄部位。极度迂曲的髂动脉选用超滑导丝成功率高。绝对不能在遇到阻力时，盲目强力推送导管或导引钢丝，以免引起动脉损伤。

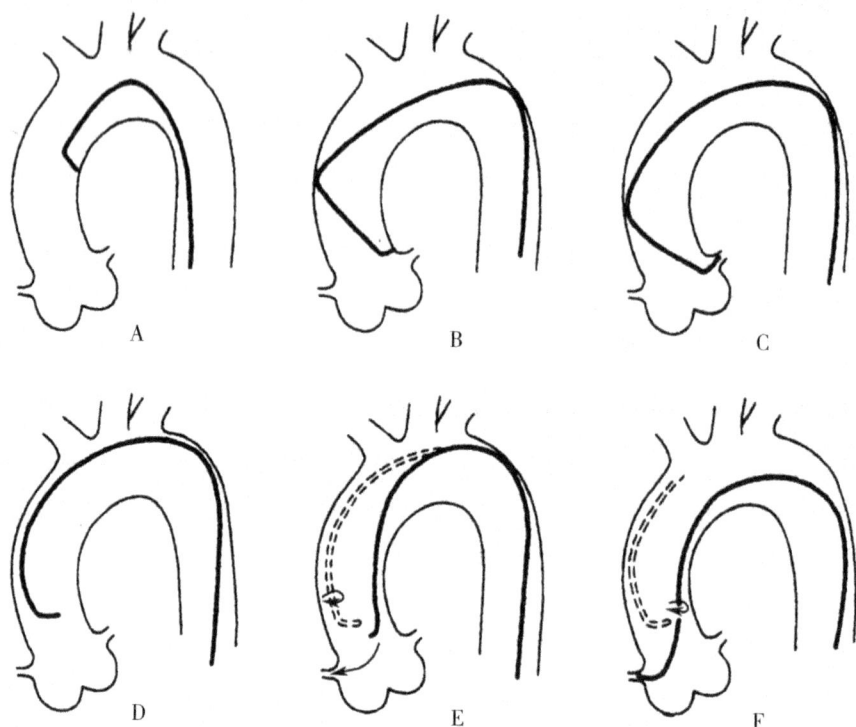

图 16 - 3　冠状动脉造影插管方法

A ~ C. 左冠状动脉造影插管；D ~ F. 右冠状动脉造影插管

3. 左冠状动脉造影　造影前，先透视观察冠状动脉钙化情况。通常先取后前位，以便清晰显示左冠状动脉主干情况，增加操作的安全性。将左冠状动脉造影导管缓慢地推入升主动脉根部，管尖一般自然进入左冠窦。此时，应把导管稍稍后撤，使其成功地插入左冠状动脉开口。如果由于导管型号不匹配致使导管顶端难以插入左冠状动脉开口时，则需更换适当的左冠状动脉造影导管。例如，当左冠状动脉开口位置较高时，通常需改用 Amplatz 左冠状动脉造影导管。

少数情况下，由于患者升主动脉或主动脉窦的变形或异常，Judkins 导管进入升主动脉后脉管尖可能落在右冠窦内，右冠窦位于左冠窦前方，顺时针方向旋转可把管尖转向后进入左冠窦。Judkins 导管进入升主动脉后管尖也可能落在无冠窦，无冠窦在左冠窦后方，逆时针方向旋转可把管尖转向前进入左冠窦。正位易于判断管尖落在哪一个冠窦内。高血压及高龄患者，左冠口偏向后上方，通常先稍微回撤逆时针转动左 Judkins 导管，然后一边推送一边顺时针方向转动，进入冠状动脉开口。

有时，左冠状动脉造影时，仅左前降支或左回旋支一支血管显影，常由于左冠状动脉主干较短，导管进入某一血管开口内所致。此时，轻轻后撤导管，再注射少量造影剂，可确定导管顶端在左冠状动脉开口处的正确位置，此操作在左前斜足位下较为清楚。部分患者左主干极短，几乎是前降支和回旋支分别开口，也可分别对每支血管做选择性造影，一般是稍顺旋进入前降支，稍逆旋进入回旋支。偶尔，左冠状动脉仅有前降支显影，则应怀疑回旋支起源于右冠状动脉或右冠窦。

　　如果导管插入冠状动脉内过深，在注射造影剂时有损伤动脉内膜的危险。任何时候，均应首先做试验性注射造影剂（冒烟），以了解导管顶端与左冠状动脉主干开口的位置及其关系，然后做左冠状动脉造影。推注造影剂的速度应以充分显影冠状动脉为宜，如冠状动脉管径粗、分支多或心动过速时，应快速注入造影剂；反之，则适当减慢。一般每次注入造影剂4~8ml，使左冠状动脉在2秒内完全显影。注入造影剂后应迅速观察血压和心电图变化，必要时将导管从冠状动脉开口内拔出。如心率明显减慢、血压降低，则可嘱患者咳嗽数次，促使其迅速恢复。

　　4. 右冠状动脉造影　　取左前斜位，首先将右冠状动脉造影导管插至主动脉瓣上方约2cm处。然后，顺时针方向转动导管（此时可见导管顶端下移），并稍稍后撤和继续转动导管，利用主动脉搏动使其顶端逐渐转至右前方的右冠状动脉开口。当导管顶端进入右冠状动脉开口内时，可见到导管很快向右移动数毫米距离，且位置固定。注射试验性造影剂可以证实导管顶端的正确位置。

　　假如右冠状动脉插管过深（其顶端触及主动脉瓣），此时即使转动导管，其顶端也不会正常下移（<1cm）或转动，甚至可滑入左心室内。同样，如最初右冠状动脉造影导管顶端位置过高，在转动导管时，其顶端也不能正常下移，而经常向上。在右冠状动脉插管时，应避免过度转动导管，同时必须密切注视X线透视屏上导管转动的情况。如果过度转动，但导管顶端不动，则提示导管在髂动脉内打圈，后者在髂动脉扭曲的老年高血压患者或在使用较细的导管时容易发生。当导管顶端进入右冠状动脉开口时，假如压力曲线显示阻尼增大，即嵌顿，则可先向导管内注入少量造影剂，以明确下列造成压力曲线阻尼增大的原因：①导管顶端进入右冠状动脉的圆锥支，应立即拔出，重新插管；或更换较正在使用的导管小一号的右冠状动脉造影导管，以避开该血管开口。②右冠状动脉近端严重狭窄，导管嵌顿狭窄部位，或阻塞一细小的右冠状动脉。此时应首先做好造影准备，然后将导管插入右冠状动脉开口，造影后立即拔出导管。③导管顶端接触右冠状动脉侧壁，此时应更换顶端较短的右冠状动脉造影导管（其顶端长度为5~6mm）。右冠状动脉的粗细变异较大，因此不可能预先决定适当显影该血管的造影剂剂量。因此，在造影时应快速注入造影剂，在显影血管后立即停止注射，一般每次注射量为2~6ml。

　　部分患者右冠开口位置有一定变异，常规操作有一定困难，需要耐心调整导管高低和旋转程度，有时推送并逆时针方向旋转导管可将JR导管塑形为Amplatz形状，可能达到右冠状动脉口。必要时更换3DRC、Amplatz、MP或其他导管。

（二）Amplatz导管法冠状动脉造影

　　当冠状动脉开口位置较高、插管困难或在冠心病介入治疗时，为了获得很好的后坐力（尤其是右冠状动脉或静脉桥血管），通常可使用Amplatz导管法冠状动脉造影。

　　1. Amplatz导管及其选择　　Amplatz导管的形状与Judkins导管不同。左冠状动脉Amplatz导管有AL1~AL4，右冠状动脉Amplatz导管有AR1和AR2。绝大多数患者选用AL1或AL2（左冠状动脉）或AR1（右冠状动脉）即可，而对升主动脉弓或主动脉根部明显扩张者，需选用AL3或AL4及AR2方可将导管插入左、右冠状动脉开口。对高位开口的右冠状动脉造影或介入治疗时，常常使用AL1或AL2导管。

　　2. 左冠状动脉造影　　根据升主动脉及根部的大小选择适当型号的Amplatz左冠状动脉造影导管。取后前位或右前斜位，首先沿导引钢丝将导管插至主动脉瓣上方，并使其顶端指向左冠窦。拔出导引钢丝并用肝素盐水冲洗导管腔及连接测压装置。继续推送导管，使导管顶端向左上翘起，注射少量造影剂。如导管顶端已超越左冠状动脉开口，则缓慢回撤导管，其顶端下移，直至进入左冠状动脉开口。

3. 右冠状动脉造影　与左冠状动脉造影时一样，根据升主动脉及根部大小选择适当型号的 Amplatz 右或左冠状动脉造影导管。取左前斜位 45°，首先沿导引钢丝将导管插至主动脉瓣上方 2~3cm。拔出导引钢丝并用肝素盐水冲洗导管腔及连接测压装置。顺时针方向转动导管，使其顶端指向右前方，导管顶端即可进入右冠状动脉开口。

值得注意的是，在用 Amplatz 导管行冠状动脉造影时，当结束操作拔管前，应先推送并转动导管，使其顶端离开冠状动脉开口，然后拔出。而不能直接拔出，以免导管顶端插入冠状动脉过深，引起血管内膜损伤。

（三）其他导管法冠状动脉造影

由于部分患者主动脉根部、主动脉窦及冠状动脉开口解剖有变异，常规导管法难以到位，有时需要特殊的导管才能顺利完成。经桡动脉途径造影虽然大多数患者可以使用常规的 Judkins 导管，但现在发展的一些新型导管使其操作更为简便。总体来说，这些导管的操作与经典的 Judkins 导管操作无本质差异，只要稍加熟悉，多数可顺利完成。

右冠状动脉开口变异较多，常规右 Judkins 导管有时难以到位，其中开口略偏前偏上最为常见，此时可用 3DRC 造影导管，导管进入右冠窦后只需轻微回撤并轻微顺时针方向旋转即可进入。部分右冠状动脉异位至左冠窦，此时 RAO 右冠状动脉发自主动脉前方，使用 AL1 多易进入。对于开口朝下的右冠状动脉，有时 MP 导管易于进入。

对于较难操作的左冠状动脉，尽管多数 Amplatz 导管可以进入，但有时还是有困难，这时可考虑使用 VL、XB、EBU 等指引导管，到位后轻微逆旋或顺旋，轻微回撤或推送，多可顺利进入。

使用桡动脉途径造影时，右侧桡动脉多需使用 JL3.5 行左冠造影，JR5 行右冠造影，而左侧桡动脉途径选择同经股动脉途径。AL1 导管较适合于左冠造影，也可用于右冠造影。专门用于经桡动脉操作的导管有：Tig，Kimny，Long - tip，MP（右冠开口下斜 MPA，右冠开口水平或上斜 MPB），Barbeau（改良的 MPA，尤其是右冠状动脉），Fajadet Left/Right，MUTA Left/Right，HS，El Camal。

对于其他难以进入的冠状动脉造影，需要仔细分析判断和选择其解剖特征，进一步选用其他冠状动脉介入治疗中使用的各类指引导管，或导管的大小。几乎不会出现无法进入冠状动脉的可能，若实在未能进入时，可将导管置入相应左冠窦或右冠窦，行非选择性造影，或以猪尾导管行主动脉根部造影。

（四）冠状动脉旁路血管造影术

冠状动脉旁路移植术（搭桥术）已成为治疗冠心病的重要手段，旁路血管主要有内乳动脉和大隐静脉。

1. 内乳动脉造影　内乳动脉开口位于左锁骨下动脉的前下侧。内乳动脉造影一般选用右 Judkins 导管，也可使用 IMA 专用导管，后者与右冠状动脉造影导管相似，但第一弯曲 < 90°，顶端长度为 1.5~2cm。内乳动脉越粗，则导管顶端长度应越长。插管时，首先将导管插至主动脉弓中部，然后做逆时针方向转动使导管顶端进入左锁骨下动脉内。自导管内插入

导引钢丝至左锁骨下动脉远端，同时推送导管使其顶端越过内乳动脉开口，撤去导引钢丝。然后一边逐渐后撤导管，一边自导管内注入造影剂，以发现内乳动脉开口。一旦导管进入内乳动脉开口，必须仔细观察血压。如位置合适，则向导管内注入造影剂，以达到充分显影为止。尽量用最小的造影剂剂量，以免产生胸痛和其他不适症状。

2. 大隐静脉桥血管造影 一般在用大隐静脉做冠状动脉旁路移植术时，移植血管在主动脉壁上的吻合口常位于右冠状动脉开口上方 2～3cm，然后向中、上方斜行排列第二和第三根移植血管，以下叙述其造影方法。

左前降支移植血管：取左前斜位 30°～60°，将左前降支移植血管造影导管（或普通右冠状动脉造影导管、AL1 和 AL2 导管）插至升主动脉一定高度，然后转动导管向前且超过升主动脉的中点，其顶端稳定地向左，可望插入桥血管。

回旋支移植血管：其开口通常位于左前降支移植血管开口的左上方，回旋支移植血管的造影导管及操作方法与左前降支移植血管造影时相同。

右冠状动脉移植血管：取左前斜位 60°将右冠状动脉移植血管造影导管（或右冠状动脉造影导管和多功能导管）插至升主动脉，用右冠状动脉造影时相似的方法顺时针向转动导管，但位置较高一些，直至其顶端位于可能的移植血管开口的上方，然后将导管顶端沿主动脉壁推送至移植血管开口内。但也可先将导管顶端位于移植血管开口稍下方，然后逆时针方向转动并缓慢后撤。

三、冠状动脉造影投照体位及冠状动脉造影时操作床移动方法

由于冠状动脉解剖和空间走行的复杂性，单一体位无法全面显示冠状动脉的形态，需在冠状动脉造影时取一定的投照体位，才能清晰显示各冠状动脉节段。投照体位的描述是以 X 线机影像增强器与患者的角度命名的，具体来说，有如下名称：①正位（AP），影像增强器位于患者前胸；②左前斜位（LAO），影像增强器位于患者左前胸；③右前斜位（RAO），影像增强器位于患者右前胸；④头倾（CRAN）：影像增强器向患者头部倾斜；⑤足倾（CAUD）：影像增强器向患者足部倾斜。具体角度是向左右前后倾斜的度数。

左冠状动脉起始至分叉前为左主干，可分为开口、干段及分叉三段，通常将左前降支分为近段（左前降支开口至第一间隔支或第二对角支）、中段（第一间隔支至第二对角支）和远段（第二对角支以后的前降支节段）；右冠状动脉分为近段（右冠状动脉开口至右心室支）、中段（右心室支至锐缘支）和远段（锐缘支以后的右冠节段，包括后降支或后侧支等）；将回旋支分为近段（回旋支开口至第一钝缘支）和远段（第一钝缘支以后）。清晰显示各段及其主要分支血管的投照体位有较大差异，不同患者的冠状动脉解剖特征和心脏横垂体位也有很大差异，需要根据实际情况灵活掌握具体体位的差异。

1. 左主干 正位、右或左前斜位 10°～15°是显示左主干近端或中段的最佳位置，最适合对左主干长度的测量。右前斜＋足位多可显示主干干段及末端分叉情况，左主干远端分叉的情况一般在左前斜位＋足位（即蜘蛛位）或正位＋足位更易观察到。

2. 左前降支及其分支 左前降支近端在右前斜位 15°～30°（有时需加少许足位）暴露清晰，但常与对角支有重叠。左前斜位时，左前降支近端缩短。右前斜位＋头位（即右肩位）有时也能显示左前降支近端的情况。当心脏横位及左前降支近端向头部时，则左前斜位＋足位（蜘蛛位）较左前斜位＋头位显影更佳。后前位＋头位或左前斜位＋头位能充分

暴露左前降支中远段，且血管长度不缩短。因此，这些是冠状动脉介入治疗时常用的造影方位。

对角支和室间隔穿支为左前降支的主要分支。对角支行走于左心室表面。如对角支在左前降支起始部发出，则也称为中间支。后前位＋足位对暴露中间支较为有用。左前斜位40°~60°＋头位30°时，左前降支与对角支充分展开，且血管长度不缩短。

间隔穿支由左前降支垂直发出，供血室间隔。右前斜位或右肩位能清晰显示数支室间隔穿支，其影像学特征如扫帚样。

3. 回旋支　回旋支近端通常在右前斜位＋足位（即肝位）或后前位＋足位（左回旋支近端朝向足）或左前斜位＋足位时清晰显影，且此时血管不缩短。回旋支的远段在头位显示更开展，如正位＋头位或左前斜＋头位。

4. 右冠状动脉　右冠状动脉最难显示的部位为其开口处（当开口位于主动脉前）、远端右冠状动脉、后降支起始部或左心室后支起始部（当心脏横位时），右冠状动脉在左前斜位时充分展开，尤其是中段。有时，为了进一步显示右冠状动脉远端，常做左前斜位＋头位，可使右冠状动脉远端的血管分叉充分展开，并进一步暴露后降支或后侧支。

冠状动脉造影时，通常应用6英寸或4.5英寸图像增强器，以对冠状动脉及其分支放大，有利于目测或定量测定冠状动脉病变的严重性。为了使一次造影剂注射能较全面地了解冠状动脉病变及侧支循环的情况，造影时应对操作床做适当的移动。造影时，首先在透视下将导管的顶端置于屏幕上缘下1cm，然后注射造影剂并记录图像。此时，应根据不同的冠状动脉，适当地移动操作床以明确冠状动脉远端血管情况、冠状动脉侧支循环、造影剂清除后的近端冠状动脉情况、注射造影剂后导管顶端的位置。移动操作床应平稳进行，不宜过快或跳跃式移动，以免影响图像质量。

（徐　广）

第四节　冠状动脉造影结果分析

一、正常冠状动脉及优势分型

冠状动脉造影是显示冠状动脉正常与病变的影像学方法，并不能完全代表冠状动脉的病理改变，但冠状动脉造影反映血管正常与否较各种非侵入性检查更为直观和准确。冠状动脉造影所说的正常冠状动脉是指冠状动脉主干及各分支清晰可辨，由粗自然变细，管壁光滑、圆润、均匀，无狭窄、变形、钙化及其他异常，无血管缺失，血流通畅迅速，无显影延迟、逆行显影及侧支循环等异常显影情况。

各主要冠状动脉及其主要分支如下。前降支：前降支主支；分支：对角支、间隔支、右室前支及左圆锥支；回旋支：回旋支主支；分支：钝缘支、左室后支及房室结支、左房支及窦房结支、左房旋支、左室前支；右冠状动脉：右冠主支；分支：后降支、左室后支及房室结支、锐缘支、右室前支及右圆锥支、右房支及窦房结支、Kugel动脉。其中前降支主要供血前壁、心尖部、前侧壁以及室间隔前2/3，回旋支主要供血侧壁、后壁，右冠主要供血右心室、下壁、室间隔后1/3等部位，但具体供血范围决定于其血管分布类型。传导系统主要由左右冠状动脉的分支供血，其中房室结主要由房室结支、Kugel动脉和左房后支供血，房室结支90%起自右冠，10%起自回旋支；窦房结主要由窦房结支供血，窦房结支60%起自右冠，40%起自回旋支。左束支由前间隔支、房室结支和后间隔支供血；右束支主要由前间隔支供血。

人类冠状动脉除左主干、左前降支、回旋支近段1/3、右冠状动脉近段1/2为比较固定的分支外，其余部分冠状动脉分支存在许多的正常变异，这突出表现在冠状动脉优势类型的不同上。一般来说，如果某支血管粗大，与此相关的另一只冠状动脉就可能很细小，如有冠状动脉发育优势者其回旋支就细小，反之亦然；前降支发育较长时其后降支发育就较小，实际上，整个冠状动脉血管树的分布是均衡的，在正常情况下，没有任何一块心肌没有血液供应，也没有一块心肌完全是由双重血管供血的。根据冠状动脉发育的异同，可将冠状动脉分为右优势型、均衡型、左优势型、右冠超优势型、回旋支优势型五型。

右优势型指右冠贯穿右房室沟，分支形成后降支和左室后支，供血左心室膈面（下壁）和后壁。左优势型指右冠在右房室沟内走行不远，最后延续为锐缘支，不分出左室后支和后降支，不供血膈面和后壁心肌，亦即右冠不供血左心室。由回旋支分出左室后支和后降支，供血膈面和后壁心肌。均衡型指右冠走行于右房室沟全部，末端到达心后十字分出后降支，但无左室后支，而由回旋支分出左室后支，供血后下壁心肌。右冠超优势型指右冠分出多支左室后支，不仅供血膈面、后壁，还供血侧壁，此时回旋支非常细小。回旋支超优势型指回旋支不仅分出左室后支和后降支供血膈面、后壁心肌，还供血对角支分布的区域，此时对角支细小。右优势型占85%，均衡型占10%，左优势型5%占。右冠优势型中约5%为右冠超优势。回旋支优势型较少。

二、冠状动脉畸形

冠状动脉畸形包括冠状动脉起源和分布异常、冠状动脉的支数异常、冠状静脉瘘等，发生率在0.6%～1.6%，多为在冠状动脉造影时偶然发现。如果在冠状动脉造影时发觉动脉缺失，应首先考虑冠状动脉畸形的可能，有时可能被误诊为某一支冠状动脉完全闭塞。冠状动脉畸形也可以合并心绞痛、心肌梗死、心律失常、心力衰竭、晕厥和心脏骤停。

Yamanaka和Hobbs回顾了126 595例冠状动脉造影，为迄今病例数最多的报告。冠状动脉畸形的发生率为1.3%，其中87%为冠状动脉起源和分布异常，余为冠状静脉瘘。根据发病率的高低，最常见的畸形类型包括：回旋支独立开口于左冠窦；回旋支起自右冠窦或右冠；右冠开口于升主动脉或右窦上方；右冠开口于左窦/左右冠对侧开口；左冠开口于右窦/左右冠对侧开口；冠状动脉瘘；单一冠状动脉；冠状动脉起自于肺动脉。

冠状动脉畸形可以分为对心肌灌注没有影响，相对比较良性的畸形，对心肌灌注有潜在影响和有一定危险性的畸形。

可能影响灌注的冠状动脉畸形：这些冠状动脉畸形的临床意义多与冠状动脉的走行有关。左主干可起源于RCA、右侧冠状窦，RCA可起源于左冠状窦。如果左主干走行在室间隔内，或在主动脉后绕行都不会造成临床问题。但如果左主干穿行于主动脉和肺动脉之间，则可能由于两大血管的挤压而导致心绞痛、急性心肌梗死、心律失常，甚至猝死。

RCA起源于左冠状窦也有同样的问题，但由于畸形RCA无例外地走行在主动脉和肺动脉之间，因此问题更严重。如果伴有症状或非侵入性检查发现心肌缺血应行外科手术治疗。4%的Fallot四联症LAD起源于RCA，如果术前不认识则可能在术中切断此冠状动脉。

冠状动脉起自肺动脉是非常严重的冠状动脉畸形。患者常发生心绞痛、急性心肌梗死和心力衰竭，90%在婴儿期死亡，极少在成年期发现。单冠状动脉也是严重的冠状动脉畸形。

不影响灌注的良性冠状动脉畸形：绝大多数的冠状动脉畸形是良性的，占80%，这一类冠状动脉畸形的主要临床意义是诊断困难或误诊。LAD和LCX双开口的发生率为0.41%，占冠状动脉畸形的30.4%。冠状动脉造影时导管很容易选择性地进入LAD或LCX，由于只能显示其中一支血管，术者常误认为LAD或LCX完全闭塞。这种"闭塞"常见不到断端，此时应尽量将导管回撤，借返回的造影剂充盈缺如的血管。或是适当转动导管使之对准缺如的血管，如LAD缺如应逆时针转动导管，如LCX缺如应顺时针转动导管。占第二位的是回旋支起自右冠状动脉，发生率为0.37%，占冠状动脉畸形27.7%。反之亦然，较大的LCX也可以发出RCA。在大多数情况下诊断不会有问题，但如果RCA很大，LCX较小，术者有可能将异位的LCX误认为是RCA的一个较大的分支。另外，如果术者注射造影剂力量不够，LCX也可能充盈不好导致术者认为是LCX完全闭塞。如果畸形的LCX从主动脉后穿过，心血管外科医师在置换二尖瓣或主动脉瓣时有可能损伤畸形的动脉。在更少的情况下，LCX非常小以致完全缺如，整个后侧壁全部由RCA支配。三个冠状动脉均起自左或右冠状窦，但均有分别的开口。

冠状动-静脉瘘的主要问题是左向右分流，一般不造成严重的心肌缺血，诊断比较容易。冠状动脉-心室瘘也是先天性冠状动脉畸形的一种，临床症状较少。分流量较小的冠状动脉-肺动脉瘘不会引起明显的临床症状，但如果分流大量同可导致肺动脉高压、心力衰竭等。

三、冠状动脉病变

冠状动脉病变是指在冠状动脉造影时所看到的影像学改变，并不能完全代表冠状动脉的病理改变，但冠状动脉造影所提示的病变可满足大多数冠心病诊断和冠状动脉介入治疗的要求，因而是冠状动脉造影分析的核心内容。以下简述其主要内容。

（一）狭窄病变

1. 狭窄的程度　狭窄是冠状动脉造影最容易看到的现象，一般人很容易把狭窄看成一段变细的血管，但实际上血管并没有变细，而是因为粥样硬化斑块或其他物质突入到了血管腔内，只有冠状动脉痉挛才是真正血管一过性变细。冠状动脉狭窄程度是指有粥样硬化斑块突入的病变血管段直径与"正常"血管段直径的比值，如"正常"血管段的直径是3mm，病变血管段的直径是1.5mm，狭窄程度便是50%。狭窄的本意是用来代表病变的程度。但用狭窄的概念来代表冠状动脉病变是很粗糙的。首先，所谓的正常血管并不一定没有粥样硬化性病变；其次，如果粥样硬化很广泛累及到全程血管，则无狭窄而言。但由于目前还没有一种方法比冠状动脉造影更优越（冠状动脉内超声、冠状动脉内血管镜检查有一定优越性，但费用高、操作难度大，尚未广泛开展），因此冠状动脉造影仍然是目前最准确的诊断方法。

有临床意义的冠状动脉狭窄是很难定义的。一般认为，直径>50%的狭窄和面积>75%的狭窄通常可引起运动时血流下降，心肌缺血；直径狭窄>85%则可引起休息时血流下降。如果在一条血管有数个程度相同的狭窄，对血流产生累加的影响。如在LAD只有1个50%的狭窄则无太大的临床意义，但如果有2个以上50%的狭窄，其临床意义应与90%的狭窄相同。在一条血管有数个程度不同的狭窄，应以最重的狭窄为准。如果狭窄程度相同，长管状病变对血流的影响大于孤立的狭窄。

在临床上，主要采用目测或计算机定量测定血管直径及病变狭窄程度，目测法更为便捷，只要比较动脉的粗细和已知的导管直径便可。如 6 号的导引导管的直径为 2mm，稍大于指引导管的血管一般为 2.5mm，大于指引导管的血管为 3mm，明显大于指引导管的为 3.5mm。但目测毕竟比较粗糙，计算机测量较为准确，计算机测量的原理是以指引导管为已知的直径，求出 X 线的放大系数，用放大系数校正血管测量值，但对有经验的介入医师而言，两者比较并无多大差异。随着冠状动脉介入治疗的快速发展，仅仅靠肉眼估计冠状动脉的直径或狭窄程度是不够的。冠状动脉介入治疗术者需要非常准确地确定冠状动脉以置入合适的支架，或应用合适的球囊扩张病变。造影机测量狭窄程度主要的方法有两种：一种是几何法，分别比较正常段和病变段的直径，这种方法需要计算机将冠状动脉的边缘描出；另一种是密度法，计算机只需比较正常段和病变段的 X 线密度，对冠状动脉边缘的清晰度要求不高。对冠状动脉介入治疗而言，最小冠状动脉内径可能比相对性的指标更有用，因为最小动脉内径对血流的影响比狭窄程度大。

2. 狭窄程度对血流的影响及其评价　冠状动脉发生狭窄甚至闭塞时，狭窄远端血流可经自身血管前向灌注、通过侧支逆行灌注或通过桥血管灌注，影响前向血流的因素包括狭窄病变的严重程度和复杂程度以及为血管床状态。现在最为常用的评价冠状动脉前向血流的方法是 TIMI 分级法。分为如下四级：0 级：无灌注，无造影剂通过；1 级：造影剂穿过伴微量灌注，虽有造影剂穿过，但不能使远端血管完全显影；2 级：部分灌注，虽能使远端血管显影，但较正常部位造影剂通过缓慢或造影剂排空延迟；3 级：正常灌注，造影剂通过及排空正常。一般狭窄病变，冠状动脉血流所受影响不大，狭窄达到 99% 时，造影剂通过缓慢或仅能使远端血管部分显影，如造影剂完全不能通过，即为完全闭塞病变。

3. 狭窄的形态　狭窄的形态很多，有向心狭窄、偏心狭窄、局限狭窄、管状狭窄、弥漫狭窄、不规则狭窄等。向心狭窄和偏心狭窄是根据斑块居于冠状动脉管壁的均匀程度而定。病变 <10mm 的狭窄为局限狭窄，介于 10~20mm 的狭窄称为管状狭窄，弥漫狭窄指狭窄长度超过 20mm 的病变，狭窄程度 <25% 的弥漫性病变称为不规则狭窄。如果能够跳出狭窄的概念，而设想狭窄之外斑块的形状和负荷，不仅对诊断，而且对预后和治疗的计划大有帮助。冠状动脉造影显示的只是腔，看不到周围斑块。至于周围的斑块是什么样子，完全靠医师自己的想象力，有经验的医师能够从冠状动脉造影有限的信息判断周围斑块的情况，诸如判断软斑块、硬斑块、血栓、钙化，甚至介入治疗后斑块移动的方向。

4. 狭窄的部位　发生于不同部位的狭窄病变，其临床意义以及介入治疗的风险、难易度和策略也有很大的差异，如开口狭窄，分叉处狭窄、成角狭窄等。开口病变尤其是左主干开口是严重威胁患者生命的病变，右冠开口、前降支开口、回旋支开口、桥血管开口也很重要，因为开口病变可导致大面积心肌受累，且病变处理的难度较大。

狭窄累及分叉较为常见，也是介入治疗难度较大的病变类型，根据分叉病变的特征，可分为如下分叉病变类型：①Ⅰ型：冠状动脉主干血管狭窄处分出一较大分支，分支开口也有狭窄，为真正分叉病变；②Ⅱ型：冠状动脉主干血管狭窄处分出一较大分支，分支开口无狭窄；③Ⅲ型：冠状动脉主干血管狭窄贴近处分出一较大分支，分支开口也有狭窄；④Ⅳ型：冠状动脉主干血管狭窄贴近处分出一较大分支，分支开口无狭窄；⑤Ⅴ型：冠状动脉主干血管正常，分支血管开口处存在狭窄。不同类型的分叉病变介入治疗的难度和风险性不同，病变穿越主支和分支开口狭窄者介入治疗时易于累及分支，导致狭窄加重甚至闭塞。

成角狭窄指狭窄处冠状动脉弯曲度 >45°，成角狭窄也增加介入治疗的难度和风险。

下列一些情况容易误认为是粥样硬化性狭窄，在分析冠状动脉造影图像时应注意鉴别，以免做出错误的诊断和治疗选择。①血管弯曲：血管迂曲可影响冠状动脉造影结果的判断，弯曲血管各段的放大率不同，靠近影像增强器的血管段放大较小，因此较细，而远离影像增强器的血管段放大较大，因此较粗，这样就出现了一细一粗的狭窄。较硬的导丝，强行将弯曲的血管拉直会出现所谓的袖套征，非常容易被误认为是夹层，血栓或是残余狭窄而置入支架。此时只要将导丝的柔软：部分拉回到弯曲段，"狭窄"就会自动消失，从而证实为袖套征。②冠状动脉痉挛：物理刺激是冠状动脉痉挛的常见原因，右冠状动脉开口是最容易发生的痉挛的部位。球囊扩张和置入支架后也经常见到冠状动脉痉挛，偶尔也能遇到自发痉挛。③心肌桥：与固定性狭窄不同，心肌桥导致的狭窄与心脏的舒缩有明显的关系，表现为心脏收缩时可见狭窄或闭塞，而舒张期狭窄消失。④自然逐渐弯细：冠状动脉树由近端至远端血管直径逐渐变细，此为正常现象，切不可将自然逐渐变细当作狭窄处理。

（二）冠状动脉闭塞

指冠状动脉完全闭塞，血流中断，造影显示冠状动脉在某一部位突然截断，无造影剂通过。一般的闭塞病变指闭塞远段血流完全中断，即 TIMI 0 级，如狭窄程度达到99%，病变远段血流 TIMI 1/2 级，称为功能性闭塞。病变管腔闭塞可发生在冠状动脉的任何位置，如在近中段闭塞较易发现，如在较远段闭塞则较难发现，尤其是在分叉处发生的闭塞。如临床上高度怀疑心肌梗死，但冠状动脉造影未见异常时，应注意有无闭塞的血管未被发现。以下几点有参考意义：①左室造影有无运动明显减弱或消失的节段，如有则极可能此部位的供血血管闭塞。②有无侧支循环，如有侧支循环，应努力寻找有无血管闭塞。③多体位造影，有助于寻找闭塞血管断端。冠状动脉闭塞可以是急性闭塞（<12 小时）、亚急性闭塞（<1 个月）或慢性闭塞（>1 个月）。急性闭塞多表现为急性心肌梗死，介入治疗易于通过，而慢性闭塞，尤其是超过 3 个月的慢性闭塞介入治疗困难。冠状动脉造影还用于评价闭塞病变的其他特征，如根据闭塞部位的形态分为齐头闭塞、鼠尾状闭塞等。超过 2 个月的慢性闭塞病变，其闭塞端多可出现桥状侧支循环，桥状侧支循环形成水母样改变时，介入治疗尤为困难。

（三）其他冠状动脉病变类型

在分析冠状动脉造影结果时，不仅要会判断狭窄，而且应通过造影图像判断其他病变的特点，多数其他病变特征与狭窄病变同时存在。

1. 钙化病变　冠状动脉钙化可在 X 透视下观察到，一般为沿血管行走的条状影，其亮度和大小反映了钙化的严重程度。观察钙化对判断病变的性质和部位很有帮助，如狭窄处有钙化说明病变比较硬，单纯球囊扩张可能效果不好，可以选择旋磨加球囊扩张。如果左主干有钙化说明左主干有病变，在导管操作时要十分小心避免损伤左主干。钙化病变的发现对介入治疗策略的选择十分重要，在行冠状动脉造影时应注意不要过早注射造影剂，应采集无造影剂的"空白"图像，以便对钙化病变做出正确的诊断，避免漏诊。

2. 溃疡病变　冠状动脉造影为血管壁上的龛影，类似于消化道钡餐造影时所见的溃疡病变。溃疡病变是高度不稳定病变的重要特征，发生冠状动脉事件的可能性很大，需要积极治疗。

3. 瘤样扩张　冠状动脉瘤样扩张与狭窄一样也是动脉粥样硬化的结果，在冠状动脉造影所见为动脉扩张。

4. 原发夹层　自发的冠状动脉夹层较少见，多为冠状动脉介入治疗的并发症，单纯冠状动脉造影偶可见到原发的夹层病变，夹层病变是严重的不稳定型病变类型，易于形成血栓并导致冠状动脉闭塞。根据夹层的形态和严重程度可以分为 A、B、C、D、E 及 F 六种类型。A 型夹层是在管腔内出现轻微的线状透光，没有造影剂滞留；B 型夹层是在冠腔内出现明显的平行透光道，没有造影剂存留；C 型夹层是在管腔之外造影剂滞留；D 型夹层是螺旋型夹层；E 型夹层是在管腔内出现新的充盈缺损；F 型夹层是夹层导致完全闭塞。A、B 型夹层预后较好，很少发生急性闭塞，C、D、E 型夹层的预后较差，不仅术后心肌缺血事件较多而且残余狭窄重，回弹明显，远期再狭窄的发生率也较高。

5. 血栓病变　冠状动脉造影显示为管腔内的虫蚀样或不规则充盈缺损影。含血栓病变最常见于急性心肌梗死的病变血管，是急性冠状动脉综合征的重要特征，需要积极的介入治疗和抗栓治疗。

6. 冠状动脉瘤　可见于动脉硬化患者或川崎病，局部的冠状动脉明显扩张，结构破坏，易发生造影剂滞留。

（四）冠状动脉的侧支循环

冠状动脉之间的吻合在出生后即存在，以后可以长大到 $200 \sim 300 \mu m$，理论上可在冠状动脉造影时观察到。但这些冠状动脉侧支通常是关闭的，只有在冠状动脉高度狭窄或闭塞才会开放，并可发育成 $1 \sim 2mm$ 直径的血管。侧支循环可分为如下几级：①Ⅰ级侧支循环：可见供血血管与受血血管间为小的血管或分支沟通，但受血血管主干未显影。②Ⅱ级侧支循环：造影见供血血管与受血血管间形成交通，受血血管主干显影，但造影剂密度低于供血血管。③Ⅲ级侧支循环：造影见供血血管与受血血管间形成交通，且受血血管造影剂密度与供血血管相似。此外，同一支冠状动脉闭塞近端和远端之间也可有微小的血管构成交通，形成桥侧支。

依据冠状动脉闭塞病变的不同和侧支循环构成的不同，可将侧支循环分成不同的类型。如冠状动脉内侧支与冠状动脉间侧支。如下部位易于形成侧支循环：前间隔支与后间隔支在室间隔；前降支与后降支在心尖部位；右冠及回旋支之左室后支、后降支、心房支在后部及膈面；两侧右室前支、圆锥支在右前部；钝缘支与对角支在侧面等。

观察和确定冠状动脉侧支循环有很重要的临床意义，尤其是在制订冠状动脉介入治疗的方案时。如果要扩张的血管有侧支循环供应，发生急性闭塞的严重性就较没有侧支供应的血管明显减轻。在多支血管病变时，应先扩张受侧支供血的血管，避免先扩张提供侧支的血管，否则一旦发生急性血管闭塞不仅影响侧支提供血管，还要影响侧支受供血管，后果将非常严重。在判断预后方面，有广泛侧支循环的患者不易发生大面积的心肌梗死。

（五）介入治疗后再狭窄及冠状动脉搭桥术后桥血管病变

冠状动脉介入治疗后可发生再次狭窄，内膜增生是主要机制，支架后再狭窄可根据其形态分为支架内或边缘局限性再狭窄、支架内弥漫性再狭窄、弥漫增生性再狭窄、完全闭塞性再狭窄。在狭窄多发生在术后 $1 \sim 6$ 个月期间，主动脉开口病变、弥漫长病变、慢性闭塞病变、小血管病变易于再狭窄。再狭窄的处理与一般冠状动脉狭窄相似，药物洗脱支架可有效减少再狭窄。

桥血管也可发生病变，其性质可以为近端或远端吻合口狭窄、血栓形成和动脉粥样硬化，静脉桥血管发生闭塞的常见原因包括：急性血栓（＜30天）；吻合口狭窄和（或）内膜增生（1~12个月）；不同程度的动脉粥样硬化（1~3年）动脉粥样硬化及血栓形成（＞3年）。左乳内动脉远端吻合口处闭塞乳内动脉较少发生动脉硬化狭窄病变，但有时吻合口处可发生狭窄，可能与手术操作有一定关系。

（徐　广）

第五节　冠状动脉造影的并发症及处理

一、死亡

以往绝大多数的报道指出，冠状动脉造影总的死亡率极低（约0.1%）。冠状动脉严重病变（特别是左主干狭窄）、左室功能减退和临床病程不稳定（如不稳定型心绞痛、心源性休克）患者，其冠状动脉造影死亡率有所增高。死亡常由严重冠状动脉痉挛、冠状动脉开口夹层、冠状动脉血栓形成、圆锥支嵌顿、严重造影剂过敏、脑栓塞、肺栓塞等因素导致，如能及时识别并处理得当，多能挽救。

二、心源性休克

常为冠状动脉造影的致命性并发症。尸检发现，这些患者常常有左冠状动脉主干和三支血管严重狭窄性病变。注射造影剂引起低血压，减低冠状动脉灌注，导致进行性和广泛左室心肌缺血，进一步加重低血压，形成一恶性循环。心源性休克的治疗包括应用儿茶酚胺类药物、主动脉内气囊泵反搏术或急诊导管介入治疗或外科手术。

三、急性心肌梗死

发生率约为0.34%，这些患者常有严重的心绞痛症状，提示存在严重冠状动脉病变。术前必须加强抗心绞痛和抗血小板及抗凝治疗。如果术中发生冠状动脉夹层、血栓、痉挛、栓塞或分支累及，也可发生急性心肌梗死。部分患者需要急诊导管介入治疗或外科手术。

四、急性左心衰竭

如术前患者准备适当，冠状动脉造影期间急性肺水肿发生罕见。后者的发生常由于多个因素的综合作用，包括严重高血压，血管内容量急性增高，造影剂的负性变力作用，局部心肌缺血和（或）乳头肌功能不全引起的二尖瓣反流。治疗措施主要包括吸氧、强心、控制高血压和降低左室容量。对严重患者尚需应用硝普钠降低后负荷或主动脉内气囊泵反搏术。

五、心律失常

（一）缓慢型心律失常

冠状动脉造影时，常常引起明显的心动过缓和低血压。其主要原因为血管迷走反射。对冠状动脉造影时严重持久的心动过缓的治疗，包括静脉注射阿托品 1~2mg 和临床起搏。如发生血管迷走神经反射引起心动过缓和血压减低时，立即推注多巴胺 10mg 非常有效。下列情况时冠状动脉造影前插置预防性临时起搏导管：病态窦房结综合征、完全性或一过性房室传导阻滞、三束支传导病变、可疑性阿-斯综合征。应该指出，临时起搏可以预防冠状动脉造影期间心动过缓，但不能防止胆碱能引起的低血压，而阿托品则能达到双重的预防作用。

（二）快速型心律失常

冠状动脉造影时，心室颤动发生率为 0.3%~0.5%。需立即作直流电除颤，在电击前的短暂准备阶段应嘱患者强烈咳嗽或作体外心脏按压，以暂时维持前向血流量。电击复律后通常可以继续进行冠状动脉造影。心室颤动的发生常常是由于在一较长时间内或在前次注射造影剂后不久即注入过量的造影剂引起。心室颤动容易发生于有活动性心肌缺血或心肌梗死患者，但也见于冠状动脉造影正常者。导管嵌顿圆锥支导致急性窦房结缺血时易于导致室颤发作，一旦发现嵌顿，应立即退出并嘱患者大声咳嗽。

六、造影剂过敏

所有行冠状动脉造影的患者均应在术前作造影剂过敏试验。造影剂过敏反应包括：①轻度反应：荨麻疹、瘙痒、恶心、呕吐、烧灼感；可观察、冷却，偶需茶苯海明治疗。②中度反应：血管水肿、喉头水肿、气管痉挛、重度荨麻疹、寒战、剧烈呕吐、短暂昏迷；可予以茶苯海明 50mg 及氢化可的松 100mg 静脉推注，必要时肾上腺素 0.1~0.5mg 皮下注射，每 5~15 分钟重复，舒喘灵 2.5mg 每 1~2 小时吸入对气管痉挛有益。③重度反应（过敏样反应）：严重低血压循环衰竭、重度呼吸困难呼吸衰竭、心跳呼吸停止心血管崩溃；可立即给予肾上腺素 1~5mg 静脉推注，每 5 分钟 1 次，氢化可的松 100mg 及茶苯海明 50mg 静脉推注，需要时行气管插管、心肺复苏。

七、造影剂肾病

造影剂肾病表现为术后 2~5 天尿量减少和肌酐升高。一般定义为肌酐升高 >25% 或 0.5mg/dl。易于导致造影剂肾病的危险因素有：①肌酐 >1.5mg/dl（135μmol/L），如 >2mg/dl（180μmol/L），发生的危险性很高；②糖尿病肾病；③心功能不全（Ⅲ~Ⅳ级）；④容量不足；⑤造影剂用量大（安全用量为 5ml×体重/肌酐 mg/dl，最大 300ml）；⑥以前曾有造影剂肾病。对高危患者进行水化治疗是预防造影剂肾病的主要方法，一般于术前 8~12 小时给予 100~150ml/h 盐水滴注，造影使用非离子型造影剂并尽可能少量。非诺多巴和 N-乙酰半胱氨酸可能有益。

八、动脉穿刺部位并发症

冠状动脉造影结束后，通常即可拔出导管。少数情况下（如严重动脉粥样硬化），为了防止主动脉壁粥样硬化斑块脱落引起体循环栓塞，可以重新插入导引钢丝，使导管顶端变直，然后拔出导管。适当压迫止血即在压迫穿刺点处既无出血或血肿形成，又保持良好的远端动脉（如足背动脉）搏动。这在动脉较细或血流量较低时（如心肌病、二尖瓣狭窄）尤其重要。过度压迫动脉可导致血栓形成。压迫止血一般需 10~15 分钟，如无出血，则在穿刺点上放置纱布并加压包扎，最后用砂袋压迫 4~6 小时。患者应平卧数小时并保持大腿伸直。

（一）股动脉血肿

血肿形成是股动脉穿刺部位最多见的并发症，可能由于冠状动脉造影时血液从血管鞘周围漏出或拔管后压迫股动脉不适当，血液外漏所致。有些血肿形成则与患者过早移动下肢或沙袋移位有关。如股动脉穿刺点过高，则出血位于后腹膜，此时患者可有下腹部或中腹部不适、贫血或低血压。血肿通常无需外科切开，巨大血肿也常可经内科处理后好转。

（二）假性动脉瘤

假性动脉瘤即血肿与动脉交通。多与拔管后压迫不当有关。假性动脉瘤通常无需手术修补，可在超声引导下重新压迫，使假性动脉瘤消失。严重者可外科修补。

（三）股动脉阻塞

常由于血栓形成所致，见于 0.1% 的患者，且几乎均见于股动脉较细的女性患者，有时可能由于导管插入股浅动脉引起。如果在拔管后足背动脉搏动消失，确定为血栓性阻塞，则穿刺对侧股动脉并插管至患侧髂总动脉，对阻塞处行球囊导管扩张术，并缓慢滴注溶栓药物，使其保持通畅，恢复肢体的血供。

（四）外周血管夹层

部分患者外周血管严重迂曲或动脉粥样硬化，如操作不当，可导致股髂动脉甚至主动脉夹层，多数经保守治疗后可恢复。

（徐　广）

第十七章

结构性心脏病的介入治疗

第一节 动脉导管未闭的介入治疗

动脉导管未闭是一种较常见的先天性心血管畸形，占先天性心脏病总数的 12% ~ 15%，女性约 2 倍于男性。约 10% 的病例并存其他心血管畸形。

1938 年 Gross 成功地为 1 例 7 岁女孩进行了动脉导管未闭结扎手术，开创了外科动脉导管未闭的手术治疗。本专题仅就目前应用广泛的弹簧圈和 Amplatzer 封堵器的应用进行介绍。

一、病理解剖

1. 位置 未闭的动脉导管一般位于主动脉峡部和左肺动脉根部之间、肺总动脉分叉处（图 17 - 1）；少数右位主动脉弓者，导管可位于无名动脉根部远端主动脉和肺动脉之间。未闭的动脉导管一般位于主动脉峡部和左肺动脉根部之间、肺总动脉分叉处。

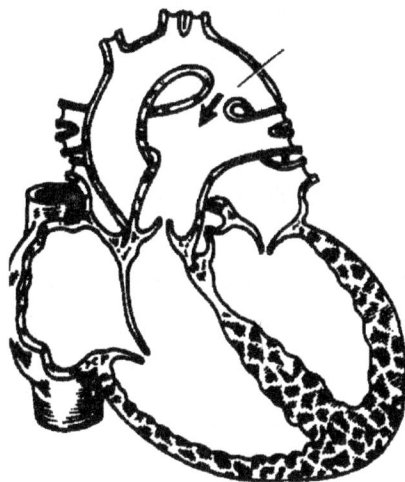

图 17 - 1　PDA 的解剖位置

2. 直径 未闭导管的直径差异很大，一般为 0.5 ~ 2.0cm，大多 2cm 左右，长度 0.2 ~ 1.3cm。

二、分型

1. 根据未闭动脉导管的形态学改变　分为漏斗型、管型和窗型 3 种类型。

（1）漏斗型：较多见，长度与管型相似，但近主动脉处粗大，近肺动脉处狭小，呈漏斗状，有时甚至类似动脉瘤形。

（2）管型：管状导管连接主动脉和肺动脉的两端口径相近，管壁厚度介于主动脉与肺动脉之间，此型最为多见。

（3）窗型：动脉导管极短，口径极粗，外观似主动脉，呈肺动脉窗样结构，管壁往往极薄，此型较少见。

2. krichenko 根据动脉导管未闭造影的具体形态　分为 5 种类型（图 17 - 2）。

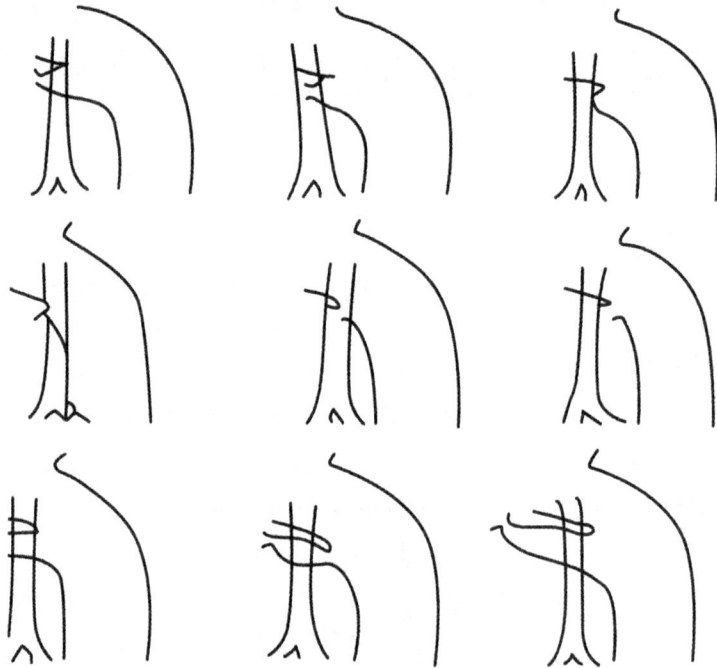

图 17 - 2　**Krichenko** 造影的形态分类

（1）A 型呈漏斗形，最狭窄端位于肺动脉，根据与气管的关系分为 1 型、2 型和 3 型。

（2）B 型动脉导管短，肺动脉与主动脉紧贴呈窗状，一般直径较大。

（3）C 型呈管状，长度约在 10mm 内，导管两端基本相等，无狭窄。

（4）D 型多处狭窄。

（5）E 型形状怪异，呈伸长的喇叭状结构，最狭窄处远离支气管前缘。

动脉导管未闭除上述变化外还可有肺动脉及其分支扩张，甚至类似动脉瘤样改变，导管内可有血栓形成，若导管粗大可有左右心室肥厚与扩张。

三、诊断

1. 症状　动脉导管未闭的临床表现主要取决于主动脉至肺动脉分流血量的多少以及是

否产生继发肺动脉高压和其程度。轻者可无明显症状，重者可发生心力衰竭。常见的症状有劳累后心悸、气急、乏力、易患呼吸道感染和生长发育迟缓。晚期肺动脉高压严重，产生逆向分流时可出现下半身发绀。

2. 体征

（1）动脉导管未闭体检时，典型的体征是胸骨左缘第 2 肋间听到响亮的连续性机器样杂音，伴有震颤。

（2）肺动脉第 2 音亢进，但常被响亮的杂音所掩盖。

（3）分流量较大者，在心尖区尚可听到因二尖瓣相对性狭窄产生的舒张期杂音。

（4）测血压示收缩压多在正常范围，而舒张压降低，因而脉压增宽，四肢血管有水冲脉和枪击声。

（5）婴幼儿可仅听到收缩期杂音。

（6）晚期出现肺动脉高压时，杂音变异较大，可仅有收缩期杂音，或收缩期杂音亦消失而代之以肺动脉瓣关闭不全的舒张期杂音。

3. 特殊检查

（1）胸部 X 线检查：心影增大，早期为左心室增大，晚期时右心室亦增大，分流量较多者左心房亦扩大。升主动脉和主动脉弓阴影增宽，肺动脉段突出。肺动脉分支增粗，肺野充血。有时透视下可见肺门"舞蹈"征。

（2）心电图：轻者可无明显异常变化，典型表现示电轴左偏、左心室高电压或左心室肥大。肺动脉高压明显者，示左、右心室均肥大。晚期则以右心室肥大为主，并有心肌损害表现。

（3）超声心动图：是确诊动脉导管未闭最好的非创伤性检查。左心房、左心室增大，肺动脉增宽；如存在肺动脉高压，右心室亦可增大，在主动脉与肺动脉分叉之间可见异常的管道交通；彩色多普勒显示降主动脉至肺动脉的高速双期分流；连续多普勒可测得双期连续高速血流频谱。

（4）心导管及造影检查：一般不需要进行心导管检查，当有重度肺动脉高压和伴有其他心血管畸形，决定病人能否进行手术矫治用以判断血流动力学时，才需做心导管检查。通常肺动脉平均血氧含量高于右心室平均血氧含量 0.5% 即可诊断肺动脉水平有左向右的分流，再根据 Fick 法计算出分流量的大小。多数病人行右心导管检查时，心导管可通过动脉导管达降主动脉。某些干下型室缺或主肺动脉窗的病人，检查时导管从异常位置进入升主动脉，其走行与动脉导管有明显差别。主动脉弓降部造影是施行动脉导管未闭封堵术不可缺少的必要步骤，常规选择左侧位 90° 造影。成人动脉导管由于钙化、短缩，在此位置不能清楚显示时可加大左侧位角度至 100°～110°或采用右前斜位 30°加头 15°～20°来明确解剖形态。注入造影剂的总量为≤5ml/kg。

四、鉴别诊断

大部分动脉导管未闭患者通过听诊和辅助检查可以明确诊断。但少数病例由于杂音不典型或伴有其他体征时，需与下列疾病相鉴别。

1. 生理性无害性杂音　在青少年时颈内静脉流向锁骨下静脉的血流急转可产生连续性血管性充盈音，头颈部转动可使杂音增强，压迫颈静脉和平卧时可使杂音消失。

2. 原发性肺动脉扩张　是一种很少见的先天性心血管畸形，无明显症状，多在体检时发现心脏杂音，杂音呈单纯收缩期吹风样或双期性，强度不超过 3 级。超声心动图和心导管检查仅能发现肺动脉扩张，无肺动脉水平的异常分流。

3. 轻度肺动脉瓣狭窄　在肺动脉瓣区可听到收缩期杂音，伴有收缩早期喷射音，肺动脉瓣区第二心音减弱；胸部 X 线片示肺动脉段凸出，肺血少或正常，而动脉导管未闭者肺血常增多，右心导管检查右心室 – 肺动脉的跨瓣压差在 20mmHg 以上。精确的超声心动图能够明确诊断。

4. 原发性肺动脉高压　在临床上很容易与动脉导管未闭伴有重度肺动脉高压混淆。原发性肺动脉高压多见于青年女性，有心悸、气短、呼吸困难、轻度发绀和杵状指，听诊可有单纯收缩期或双期性杂音，常需心血管造影明确诊断。

5. 主肺间隔缺损　一般来说主肺动脉间隔缺损较小时，患者的连续性杂音易误诊为动脉导管未闭，当主肺动脉间隔缺损较大，距主动脉又近，可造成大量左向右分流，患者较幼小时即出现心衰和严重肺动脉高压，心脏杂音多为单纯收缩期杂音。超声心动图能够发现主肺动脉间隔的缺损。施行右心导管检查时，导管可经主肺动脉间隔进入升主动脉及头臂动脉，而后或有可能进入降主动脉。选择性升主动脉造影可最后明确诊断及了解主肺间隔缺损的解剖形态。

6. 动 – 静脉瘘　瘘道如由冠状动脉、肋间动脉或胸廓内动脉与附近静脉相通，即可产生与动脉导管未闭相似的连续性杂音。但音源表浅，似来自心外。一侧肺动脉起源于主动脉亦可产生连续性杂音。较大的肺动静脉瘘可于不寻常的部位听到杂音，但分流量大时病人会出现发绀和杵状指。

7. 左冠状动脉起源于肺动脉　出生后肺动脉压力下降，不能灌注左冠状动脉；右冠状动脉仍由主动脉起源，产生茂密侧支以灌注左冠状动脉，并由左冠状动脉倒流入肺动脉；流量大者可产生连续性杂音，心电图上有特殊冠状动脉供血不足的图形。

8. 主动脉窦瘤破裂　患者发病年龄大，有室间隔缺损、胸部外伤或细菌性心内膜炎等病史。发病突然，有明显心力衰竭的表现，体检可发现连续性杂音，杂音粗糙伴有震颤，超声心动图能够作出诊断，不需行主动脉根部造影，以免使乏氏窦瘤破裂口增大，造成病人猝死。

五、适应证

根据 2004 年中华儿科医学杂志《先天性心脏病经导管介入治疗指南》中，动脉导管未闭封堵术的适应证如下所示。

1. Amplatzer 法

（1）左向右分流不合并需外科手术的心脏畸形的动脉导管未闭，动脉导管未闭最窄直径≥2.0mm，年龄通常≥6 个月，体重≥4kg。

（2）外科术后残余分流。

2. 弹簧栓子法

（1）左向右分流不合并需外科手术的心脏畸形的动脉导管未闭，动脉导管未闭最窄直径（单个 cook 栓子≤2.0mm；单个 pfm 栓子≤3.0mm）。年龄通常≥6 月龄，体重≥4kg。

（2）外科术后残余分流。

六、禁忌证

（1）感染性心内膜炎，动脉导管未闭内有赘生物者。

（2）严重肺动脉高压出现右向左的分流，肺总阻力 > 14Woods。

（3）同时合并有需要外科手术矫治的心内畸形。

七、器材准备

1. 可控弹簧圈 主要应用于临床的是德国 pfm 公司生产的 Duct - Occlud 弹簧圈（图 17 - 3）及美国 Cook 公司生产的 Gianturco 弹簧圈（图 17 - 4）和 Detachable 弹簧圈（图 17 - 5），上述弹簧圈均具有回收功能。

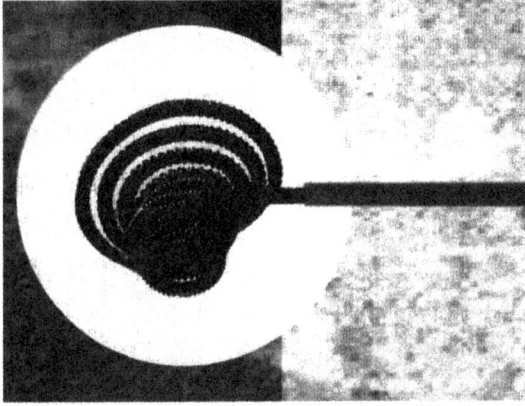

图 17 - 3 pfm 弹簧圈

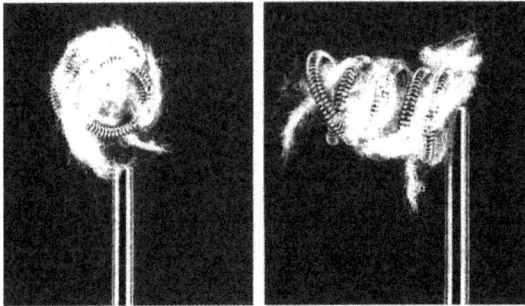

图 17 - 4 Gianturco 弹簧图

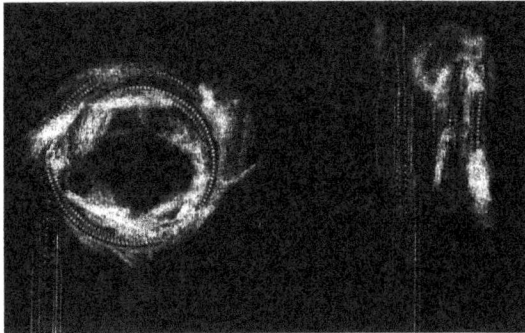

图 17 - 5 Detachable 弹簧圈

（1）1994 年 D. Redel 发明了 pfm 螺旋状弹簧圈。pfm 可控螺旋弹簧圈的头部和尾部较大，中间较小呈哑铃状，根据弹簧圈两端螺旋连接镍钛记忆合金而分为标准型（无记忆合金），加强型（主动脉侧为记忆合金）和 S 型（两端均有记忆合金），可根据动脉导管未闭形态和直径选择不同型号；适用于直径 <3.5mm 的动脉导管未闭，输送鞘管均为 F5 或 F4 输送系统，带有内芯和锁扣装置及控制手柄，具有释放和回收双重保险功能，提供使用的安全可靠性。

（2）Cook 弹簧圈由白金和合成纤维制成，适用于直径 <2.0mm 的动脉导管未闭，动、静脉径路均可以输送，根据弹簧圈的直径及圈数可分为 3mm 5 圈（MWCE – 3 – PDA5）；5mm 5 圈（MWCE – 5 – PDA5）；8mm 5 圈（MWCE – 8 – PDA5）等型号，目前 Cook 公司防磁性的弹簧圈已用于临床。

2. Amplatzer 蘑菇伞封堵器　为美国 AGA 公司制造，多用于直径 >2mm 的 PDA，经静脉途径输送。封堵器由镍钛记忆合金编织，呈蘑菇形孔状结构，内有三层高分子聚酯纤维，具有自身膨胀性能，反复牵拉不变形，耐疲劳性较好，置入体内后无金属支架折断现象（图 17 – 6）。用激光技术焊接铂标记在 X 线下可显示封堵器的位置，封堵器长 5mm、7mm、8mm 三种规格；肺动脉侧直径分为 4 ~ 16mm 不同直径的 7 种型号，用旋钮与输送器相连能够回收，输送器由长鞘管和装载器组成（图 17 – 7）。主要优点是输送鞘管细（6 ~ 9F），通过静脉传送，能闭合较大内径的动脉导管未闭，操作方便，当封堵器选择不合适时也容易退回导管鞘内，便于取出，使用更安全可靠。

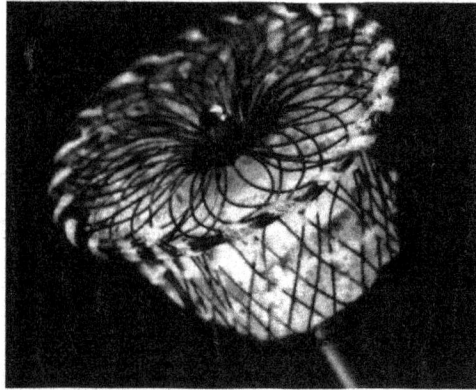

图 17 – 6　Amplatzer 蘑菇伞封堵器

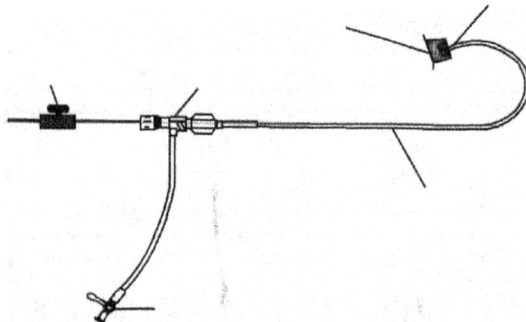

图 17 – 7　蘑菇伞封堵器传送系统

3. 国产封堵器　与 Amplatzer 蘑菇伞封堵器相类似，腰部圆柱直径 4 ~ 24mm，共 14 种型号，其价位较低，已广泛应用于临床。封堵器圆柱部分直径在 4 ~ 14mm。应用的输送鞘管与普通的封堵器相同。

八、操作步骤和技巧

1. 术前准备　常规履行签字手续，与病人及其家属交代介入治疗中可能发生的并发症，并取得同意后方可进行手术。

2. 麻醉　婴幼儿采用静脉氯胺酮麻醉，术前 6h 禁食，2h 禁水，同时给予一定比例的钾镁等渗盐水和足够热量的葡萄糖静脉补液。较大儿童能够配合者和成人选用局部麻醉。

3. 穿刺　常规右股动静脉，送入动静脉鞘管，4kg 以下婴幼儿动脉最好选用 4F 鞘管，以防动脉损伤。先行右心导管检查后再做主动脉弓降部正侧位造影，测量动脉导管未闭形态、大小、选择合适的封堵材料。术中可用少量肝素 0.5mg/kg。

4. 建立轨道　将端孔导管送入肺动脉，经动脉导管至降主动脉，若动脉导管未闭较细或异常而不能通过时，可从主动脉侧直接将端孔导管或用导丝通过动脉导管未闭送至肺动脉，采用动脉侧封堵法封堵或用网套导管从肺动脉内套住通过端孔导管的交换导丝，拉出股静脉外建立输送轨道。

5. 交换导丝　经导管送入 260cm 长交换导丝至降主动脉后撤出导管。

6. 送入传送器　沿长交换导丝送入相适应的传送器至降主动脉后撤出内芯及交换导丝。

7. 弹簧圈堵塞法　选择适当的弹簧栓子装置到传送导丝顶端，并顶入端孔导管内，小心将其送出导管顶端 2 ~ 3 圈。回撤全套装置，使该弹簧圈封堵动脉导管的主动脉一侧。端孔导管退至动脉导管的肺动脉侧，回撤导丝内芯，并旋转传送装置，使弹簧栓子在肺动脉侧形成 1.5 ~ 2 圈后旋转传送柄，使弹簧栓子释放。从动脉侧放置弹簧圈方法基本与经静脉途径相同，不同是增加股动脉穿刺，经鞘管送入猪尾导管，行主动脉造影评价封堵效果。

8. Amplatzer 封堵法　要选择比动脉导管未闭最窄处内径大 3 ~ 6mm 的 Amplatzer 封堵器连接于输送导丝前端，将输送杆通过装载鞘管与伞的螺丝口旋接，将用生理盐水浸泡的封堵伞完全浸在盐水中回拉输送杆，使伞进入装载鞘管内。用肝素盐水冲洗传送长鞘管，保证鞘管通畅及无气体和血栓。从传送鞘管中送入封堵器至降主动脉打开封堵器前端，将封堵器缓缓回撤至动脉导管未闭主动脉侧，嵌在动脉导管未闭主动脉端，回撤传送鞘管，使封堵器腰部镶嵌在动脉导管内（图 17-8），观察 5 ~ 10min，重复主动脉弓降部造影，封堵器位置良好，无明显造影剂反流可释放封堵器（图 17-9）。

9. 撤出传输系统　撤除长鞘管及所有导管，压迫止血。

10. 术后处理　术后卧床 24h。静脉给予抗生素，3 ~ 5d。一般不需服用阿司匹林，术后 24h，1 个、3 个、6 个月至 1 年复查心电图、超声心动图和心脏 X 线片。

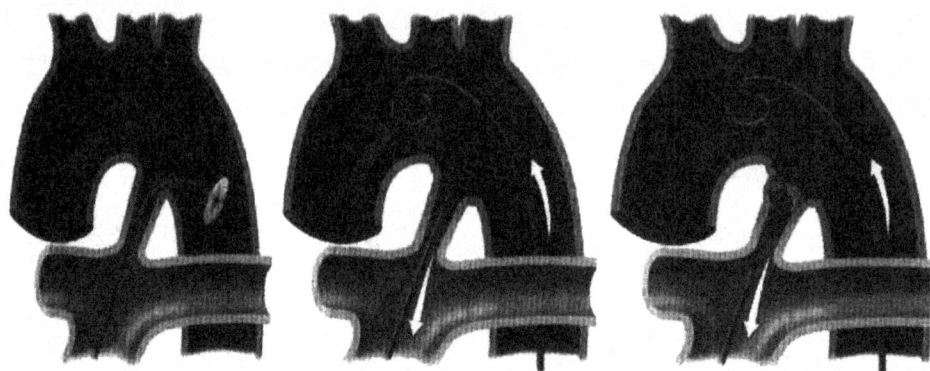

图 17 - 8　经传送鞘送入封堵器过程

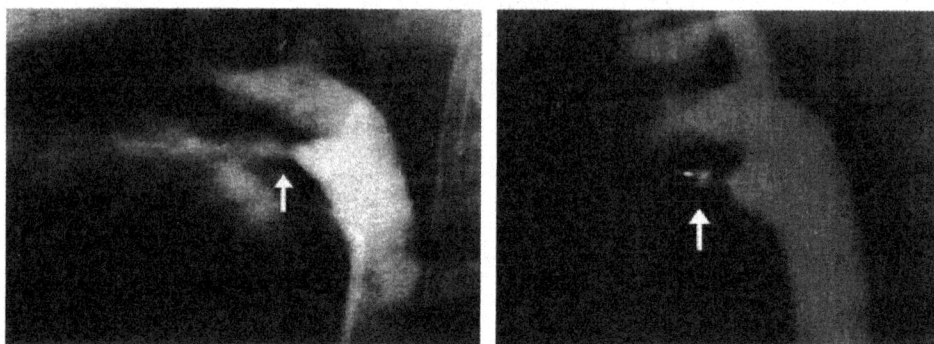

图 17 - 9　PDA 封堵术前后降主动脉造影图片

九、并发症、特殊情况及处理

应用弹簧圈和 Amplatzer 封堵器介入治疗的并发症发生率低，总并发症分别为 7.6% 和 2.2%。其病死率 <0.1%，死亡原因为 Amplatzer 封堵器严重阻塞降主动脉。因此规范化操作是非常重要的，可以避免死亡。

1. 封堵器脱落　发生率为 0.3%，主要为器材本身质量问题所致，个别操作不当也可引起。封堵器置入体内前应仔细检查，包括输送鞘管及其附件等。术中推送封堵器切忌旋转动作以免发生脱载。一旦发生弹簧圈或封堵器脱落可酌情通过网篮或异物钳将其取出，栓塞重要脏器而难于取出时要急诊外科手术。严格按照操作规程，选择合适的封堵器材，一般不会造成脱落。

2. 溶血　发生率为 <0.8%。主要与术后残余分流过大或封堵器过多突入主动脉有关。可发生于术后 1~24h。尿颜色呈洗肉水样，严重者为酱油色，可伴发热、黄疸、血色素下降等。防治措施：尽量避免高速血流的残余分流；一旦发生术后溶血可使用激素、止血药、碳酸氢钠碱化尿液，保护肾功能等治疗，多数患者可自愈。残余分流较大者，内科药物控制无效时，可再置入一个或多个封堵器（常用弹簧圈）封堵残余缺口后溶血能治愈。若患者持续发热、溶血性贫血及黄疸加重等，则应酌情外科处理。

3. 降主动脉狭窄 应用 Amplatzer 封堵器的发生率为 0.2%，主要发生在婴幼儿，封堵器过多突入降主动脉造成。轻度狭窄（跨狭窄处压差 < 15mmHg）可严密观察，如狭窄较重需考虑接受外科手术。

4. 左肺动脉狭窄 主要由于封堵器突入肺动脉过多造成。应用弹簧圈的发生率为 3.9%，Amplatzer 封堵器的发生率为 0.2%。与动脉导管未闭的解剖形态有关，如动脉导管较长，入口较大而出口较小，如选择封堵出口，封堵器占据左肺动脉的管腔较多，就有可能发生左肺动脉狭窄。因此术中应对动脉导管未闭的形态有充分的了解，根据解剖形态选择合适的封堵器来避免发生此种并发症。术中可行超声监测，观察封堵前后血流速度的变化。如血流速度明显增加，应调整弹簧圈的位置。必要时行肺动脉造影评价。轻度狭窄可严密观察，若狭窄较重则需要外科手术。

5. 动静脉血管损伤 尤其是婴幼儿操作应十分小心细致。由于穿刺、插管损伤引起动脉痉挛，术后下肢不能活动，伤口加压致血流缓慢，在穿刺口处形成血凝块，造成动脉栓塞或部分栓塞。因此，在拔出动脉套管时，应用示指轻轻压迫穿刺部位 10 ~ 15min，压迫的力量以穿刺部位不出血且能触及足背动脉搏动为标准，止血后再包扎伤口。如足背动脉搏动不能触及，下肢皮肤温度低，要考虑有股动脉栓塞；个别出现下肢颜色紫暗，肿胀明显时要考虑有股静脉的血栓形成；这两种情况时均应行抗凝、溶栓和扩血管治疗。如药物治疗后上述症状不能缓解，应考虑外科手术探查。股动脉的出血、血肿形成，多是由于穿刺后未能适当加压或外鞘管较粗，血管损伤大造成。一般小血肿可自行吸收，大血肿则将血肿内血液抽出后再加压包扎。

6. 封堵术后残余分流 动脉导管未闭，封堵后再通，弹簧圈的发生率为 0.9%，Amplatzer 封堵器的发生率 ≤ 0.1%。一般封堵后再通，可以采用一个或多个弹簧圈将其封堵，必要时接受外科手术。封堵器移位的发生率为 0.4%，需严密观察，如移位后发现残余分流明显或移位至影响正常心脏内结构，须行外科手术取出封堵器。

7. 失血过多 需接受输血治疗的发生率为 0.2%，全都发生在婴儿。

8. 心前区闷痛 Amplatzer 封堵器发生率为 0.3%。主要由于置入的封堵器较大，扩张牵拉动脉导管及周围组织造成，一般随着置入时间的延长逐渐缓解。

9. 一过性高血压 如短暂血压升高和心电图 ST 段下移，多见于较大的动脉导管未闭病人在动脉导管封堵后，动脉系统血容量突然增加等因素所致，可用硝酸甘油或硝普钠静脉滴注，也有自然缓解。部分病人出现术后高血压可用降压药物治疗。

10. 声带麻痹 在年龄 < 1 岁的幼儿，动脉导管长度 ≥ 12mm、直径 < 1mm 者是发生喉返神经损伤的危险因素。

11. 感染性心内膜炎 患有动脉导管未闭的病人多有反复呼吸道感染病史，机体抵抗力差，若消毒不严格，操作时间过长，术后发热而抗生素应用不当，都有患感染性心内膜炎的可能。因此，导管室的无菌消毒，规范操作，术后抗生素的应用，是防止感染性心内膜炎的有力措施。

12. 术后出现心律失常 房性和室性心律失常均可以发生。

13. 导丝问题 导丝无法通过动脉导管未闭，甚至发生在较粗的动脉导管未闭患者上，其原因可能为：①动脉导管未闭开口异常，位置较高位于主动脉弓下，或开口与肺动脉成角；②动脉导管未闭为不规则型，并发多处的狭窄；③动脉导管未闭较细。

处理方法如下。

（1）对于前二种情况，可以尝试用特殊的导管（如右冠导管或多功能导管）及导丝（如泥鳅导丝），将导丝送入降主动脉，如果不成功，可从主动脉侧送入导丝，通过网篮将导丝从肺动脉内套住，建立动静脉轨道，再利用轨道从静脉侧送入动脉导管未闭输送器来进行封堵治疗。

（2）第三种情况时，应该采用弹簧栓子进行封堵。特别细小的动脉导管未闭导管和导丝都很难通过，阜外医院采用自体血栓形成法治疗可以借鉴。他们对 2 例降主动脉造影显示直径 <1mm 的动脉导管未闭，利用 5F 的右冠导管前端静置在动脉导管未闭的主动脉侧，以阻断动脉导管内的血流，让血栓在其内形成，以达到永久封堵的作用，术后 24h 及 1 个月复查超声心动图无动脉导管分流，证实封堵完全成功。

14. 直径粗大的动脉导管未闭　进口动脉导管未闭封堵器的最大型号是 16/14mm，故仅适用于直径 ≤10mm 的动脉导管未闭。国产封堵器的直径最大为 24mm，如有必要可制作更大的封堵器。对于较大内径的动脉导管封堵时，要避免反复多次的释放和回收，容易造成肺动脉夹层。肺动脉夹层是罕见的严重并发症，其发生率 <0.2%，临床处理困难，尤其合并重度肺动脉高压者，手术风险大，效果也不满意。因此，介入治疗术中操作要规范、轻柔，避免导管及导丝对肺动脉内膜的损伤。

15. 动脉导管未闭合并肺动脉高压　重度肺动脉高压时，存在不同程度的肺血管改变，病理上分为 4 级：Ⅰ级和Ⅱ级为可逆性病变，畸形纠正后病变可恢复，Ⅳ级为不可逆病变，应视为手术禁忌证，Ⅲ级则为临界性病变。正确判断肺血管病变的类型是手术适应证选择的关键，但仅从临床和导管资料，有时无法区分是动力性肺动脉高压还是阻力性肺动脉高压。结合外科动脉导管未闭合并肺动脉高压的治疗参考指标，如病人的 Qp/Qs > 1.3、股动脉血氧饱和度 ≥90%，可考虑行介入治疗。外科术中常用动脉导管未闭阻断及测压进行鉴别，创伤大，危险高。Amplatzer 封堵器具有置入后及释放前仍可回收的特点，在手术中可以作为封堵动脉导管的判断指标。也可以采用 2 个步骤进行试验性封堵和永久性封堵的方法。试验性封堵为封堵成功后暂不释放封堵器，严密监测肺动脉压力、主动脉压力和动脉血氧饱和度的变化，以此来推测肺血管病变是否可逆。此时有 3 种情况：①如肺动脉压降低幅度为原来压力的 20% 或下降 30mmHg 以上，主动脉压力和动脉血氧饱和度无下降或上升，且无全身反应，在造影证实封堵器位置适当，左向右分流消失或仅残存微量分流时，可释放封堵器，进行永久封堵；②如肺动脉压力升高，或主动脉压力下降，患者出现心悸气短，烦躁，血压下降等明显的全身反应，应立即收回封堵器，并对症处理；③如试验性封堵后肺动脉压无变化，病人无全身反应、血氧饱和度及心排血量无下降，也可释放，但要慎重，这种情况无法判定肺血管病变是否可逆，难以预料预后，应该向病人和亲属交待病情，征得同意后再释放封堵伞，对这部分病人的介入治疗尤为慎重。

16. 婴幼儿动脉导管未闭　≤3 岁的婴幼儿动脉导管未闭有其特殊性，选用蘑菇伞封堵时要注意以下几个问题。

（1）正确选择封堵伞的型号：婴幼儿动脉导管弹性较大，置入伞后动脉导管最窄径大多增宽，可能是由于封堵器本身具有膨胀性而小儿动脉导管弹性又大所致，年龄越小扩大越明显。因此，越小的患儿越要选择稍大一点的封堵伞，最好大于动脉导管未闭最窄处 4 ~ 6mm，管状动脉导管未闭选用封堵伞要大于管径的一倍以上，同时要考虑到主动脉端的大小，使主动脉侧的伞尽量在主动脉的壶腹部内，术后要测量升主动脉到降主动脉的连续压力曲线，如压差 >5mmHg，应该考虑有狭窄可能，必须收回封堵伞，重新置入合适的封堵器。

（2）避免封堵伞过分牵拉：对 1 岁以内的婴儿，还需注意未闭导管的长度和封堵伞的关系及操作技巧，避免置入伞时过分向肺动脉端牵拉，造成医源性左肺动脉狭窄，多普勒超声心动图若显示左肺动脉血流速超过 1.5m/s，可考虑有医源性左肺动脉狭窄，应该及时调整封堵伞的位置，避免将封堵伞过分牵拉至肺动脉内。

（3）导管形态的特异性：婴幼儿动脉导管内径较大，以管状形态居多，主动脉壶腹部小，主动脉腔直径相对较细，常规蘑菇伞置入后会凸入主动脉腔内，造成主动脉的变形和管腔狭窄。此时可选用成角型封堵伞治疗，减少封堵器置入后占据部分管腔和对主动脉的牵拉所引起的变形。成角型封堵伞上缘仅有 0.5mm 边，置入后不突入到升主动脉内，不会造成管腔的变形和狭窄。沈阳军区总医院对 15 例动脉导管未闭患儿选用新型成角封堵伞进行封堵获得成功，其中 4 例先行常规封堵伞堵闭动脉导管未闭，测量升主动脉到降主动脉的连续压力均有 5～10mmHg 压差，造影亦显示封堵伞呈蘑菇形占据主动脉腔内，更换成角型封堵伞后压差消失，主动脉造影无狭窄征像（图 17 – 10）。

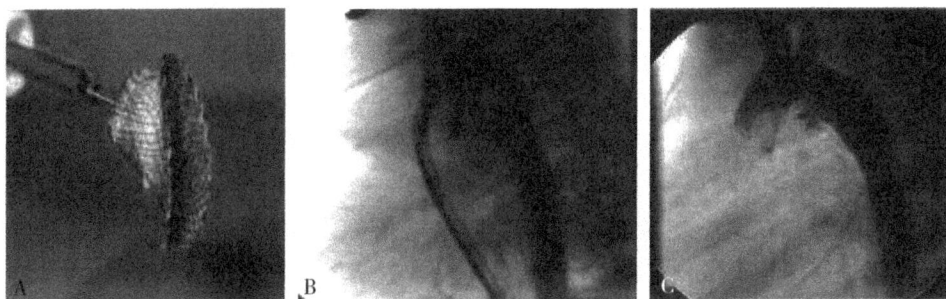

图 17 – 10　导管形态的特导性

A. 成角封堵器；B. 蘑菇伞置入后封堵器部分凸入主动脉管腔引起主动脉变形；C. 成角封堵器岳降主动脉造影显示主动脉管腔正常

（4）传送鞘管的使用：体重 <8kg 的婴幼儿静脉尽量不要选用 >9F 的鞘管，送入鞘管时应该用逐渐增粗的鞘管逐一扩张静脉穿刺口，以免大鞘管的突然进入造成髂静脉痉挛、撕裂、内膜卷曲断裂而形成静脉血栓、破裂等并发症。若选用新型成角形伞时要选用较大的鞘管，此种伞回收时所需面积较大，细鞘管难以回收。

17. 成人动脉导管未闭　30 岁以上成人血管壁钙化明显，开胸手术危险大，易出现大出血、残余漏、动脉瘤等并发症，应该积极建议患者做介入治疗。年龄较大的患者病史长，心肌损伤较重，精神紧张，手术时常常会出现血压升高、心律失常和心电图 ST 段下移、T 波倒置。术前应给予镇静药物，常规准备硝普钠、硝酸甘油等药物，及时对症处理。建议 >50 岁的患者常规行冠状动脉造影。此外，还要注意的是成人的动脉导管管壁纤维化重，血管弹性差，不应选择过大的封堵器，以免造成术后胸闷不适等症状。一般选择大于未闭动脉导管直径的 2～4mm 封堵器。

18. 外科手术后再通的动脉导管未闭　外科结扎术后由于局部组织粘连、纤维化及瘢痕形成，再通的动脉导管管壁弹性差，可伸展性小，且结扎后漏斗部有变小变浅的倾向。选择

Amplazter 封堵伞直径与再通动脉导管的最窄直径不能相差太大，以免造成主动脉弓或肺动脉的狭窄。选用的 Amplazter 封堵伞一般应比再通动脉导管的最窄直径大 1~2mm，但若外科术后再通的动脉导管最窄直径无变化，则应选择比再通动脉导管最窄直径大 3~4mm 为宜。对于形态怪异的小导管多选用弹簧圈封堵，治疗效果相同。

19. 合并下腔静脉肝下段缺如　下腔静脉肝下段缺如是一种极为少见的先天性心血管畸形，其发生率占先天性心脏病的 0.6%~2.9%，常发现于复杂性发绀型先天性心脏病中，约 1/4 的病例有心脏位置异常。动脉导管未闭合并下腔静脉异位连接较少见，术中心导管不能从下腔静脉直接进入右心房，肝下段血流经由下腔静脉异位连接的奇静脉引流到右上腔静脉至右心房，无法经常规途径行动脉导管封堵术。常规经股静脉封堵动脉导管未闭，关键的一步是将输送鞘管经肺动脉侧通过动脉导管送至降主动脉，如患者合并下腔静脉异位连接等其他畸形，不能经此途径进入右房，可根据动脉导管的大小和形状，穿刺右锁骨下静脉、右颈内静脉，最好是选用右颈内静脉或经主动脉侧送入封堵器进行封堵的方法。

20. 合并感染性心内膜炎的治疗　动脉导管未闭合并感染性心内膜炎后再行封堵治疗的报道较少，在感染性心内膜炎治愈后仍可行介入治疗。

21. 合并能够介入治疗的其他心血管畸形

（1）合并肺动脉瓣狭窄：两种均是常见的先天性心血管畸形。经皮球囊肺动脉瓣扩张术，与动脉导管未闭封堵术的疗效同样优良。可根据动脉导管未闭的大小和肺动脉瓣狭窄的程度选择同期或分期治疗。如同期进行治疗，原则上应先行经皮球囊肺动脉瓣扩张术，再行动脉导管未闭封堵术。

（2）合并房间隔缺损：动脉导管未闭的杂音易于掩盖房间隔缺损的杂音而将其漏诊，超声心动图为本病的有效诊断方法，动脉导管未闭合并房间隔缺损进行同期介入治疗时，一般先行动脉导管未闭封堵术，后行房间隔缺损封堵术。

（3）合并室间隔缺损：动脉导管未闭合并室间隔缺损进行同期介入治疗时，一般先行室间隔缺损封堵术，后行动脉导管未闭封堵术。

十、疗效评价

应用弹簧圈和 Amplatzer 蘑菇伞封堵器介入治疗动脉导管未闭均取得了满意的疗效。弹簧圈的手术技术成功率为 94.7%，Amplatzer 蘑菇伞的手术技术成功率为 98.9%，不成功的病例主要是因为动脉导管未闭的直径过小或者是特别大的导管。术后残余分流是评价动脉导管未闭介入治疗疗效的最主要指标，弹簧圈的即刻术后残余分流发生率为 36.2%，术后 24~45h 为 17.7%，术后 1~6 个月为 11%，术后 1 年为 4.3%；而 Amplatzer 蘑菇伞术后即刻残余分流发生率为 34.9%，其中主要为微量至少量分流，术后 24~48h 为 12.3%，术后 1~3 个月为 1%，术后 6 个月为 0.2%。

（杨丽霞）

第二节　房间隔缺损封堵术

房间隔缺损是成人最常见的先天性心脏病，传统的外科手术修补方法已相当成熟。1976 年 King 和 Mills 首次使用的双伞形装置行经导管房间隔缺损封堵术，1997 年 Amplatzer 发明了双盘状的镍钛合金封堵器。此项技术操作简单、安全，并发症少。

由于目前国内外应用最多的是 Amplatzer 房间隔缺损封堵器，本章主要介绍应用 Amplatzer 封堵器治疗房间隔缺损的操作过程。

一、分型

房间隔缺损可分为原发孔型和继发孔型。与封堵治疗有关的是继发孔型。根据继发孔房间隔缺损的部位、大小及其形成的机制，可分为四型。

1. 中心型　是房间隔缺损中最常见的一种，约占全部房间隔缺损的 80% 以上，缺损位于卵圆窝及其附近，周围为房间隔组织，缺损面积一般较大，直径为 1~4cm，多为单发，少数可为多发的筛孔状。

2. 上腔型　为高位缺损，缺损位于上腔静脉入口的下方，下缘为房间隔，从上腔静脉回流的血液直接流入左右心房，常常合并右上肺静脉异位引流。

3. 下腔型　为低位缺损，下缘缺损

房间隔组织，直达下腔静脉入口处。有较大的下腔静脉瓣。一般情况下，下腔静脉回流的血液可同时流入两侧心房。

4. 混合型　两种以上的缺损同时存在，心房间隔几乎完全缺如，其血流动力学变化与单心房畸形相似。

二、适应证

（1）中央型房间隔缺损。

（2）缺口边缘有 5mm 的房间隔组织。

（3）边缘离冠状窦口、二尖瓣、三尖瓣和肺静脉 5mm 以上者。

（4）最大缺损直径可达 40mm，但一般建议超声测量的房间隔缺损直径在 34mm 以内为宜。

三、禁忌证

（1）伴有右向左分流的肺动脉高压患者。

（2）合并部分或完全性肺静脉异位引流。

（3）房间隔缺损合并其他需要行外科手术治疗其他心脏畸形。

（4）不宜行心导管检查的其他情况，如发热、下腔静脉血栓形成等。

（5）心房内血栓。

四、器材准备

1. Amplatzer 封堵器　由具有自膨胀性的双盘及连接双盘的腰部三部分组成。双盘及腰部均系镍钛记忆合金编织成的密集网状结构，双盘内充高分子聚合材料。根据腰部直径决定封堵房间隔缺损的大小，可关闭 34mm 以下的继发孔房间隔缺损。

Amplatzer 封堵器有以下优点：可自轴旋转；可回收重新放置；需附着房间隔的边缘小；输送鞘管小，适于小儿的房间隔缺损封堵；其腰部直径与房间隔缺损直径相匹配，不易发生移位；能封堵邻近继发孔边缘的多发缺损；左右心房侧的盘状结构在恢复记忆形状后，可协助封堵房间隔缺损的边缘部分，降低残余分流的发生率。封堵器的型号有6~40mm，直径大小为封堵器的腰部圆柱的直径。每一型号相差1~2mm。封堵器的左心房侧的边缘比腰部直径大12~14mm，右心房面比腰部直径大10~12mm（图17-11）。

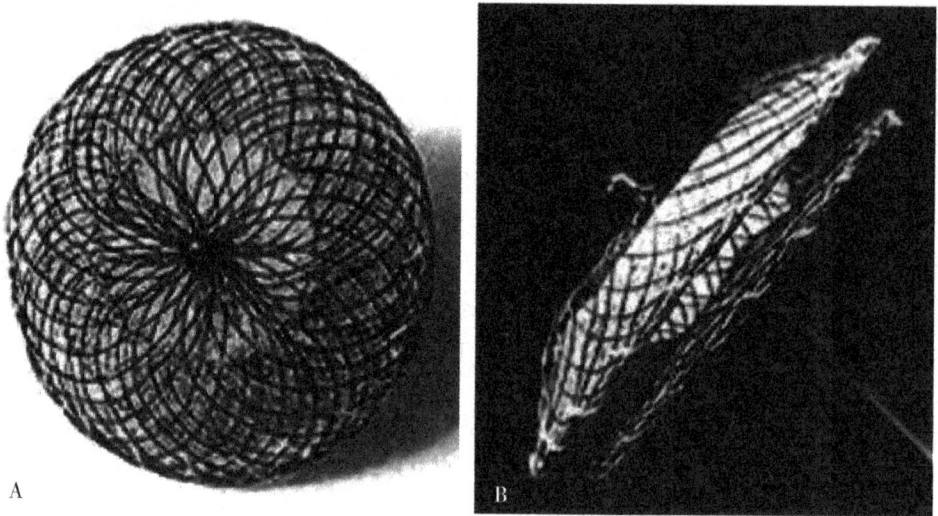

图17-11 Amplatzer房间隔缺损封堵器
A. 正面观；B. 侧面观

国产的封堵器最大直径为46mm（图17-12），能治疗直径40mm的房间隔缺损，其质量和性能与进口的封堵器无差别，价格仅为进口同类产品的1/3左右。但术后有一定量的镍释放入血，引起血镍浓度升高，尽管在正常范围，仍需评价其对人体的长期影响。

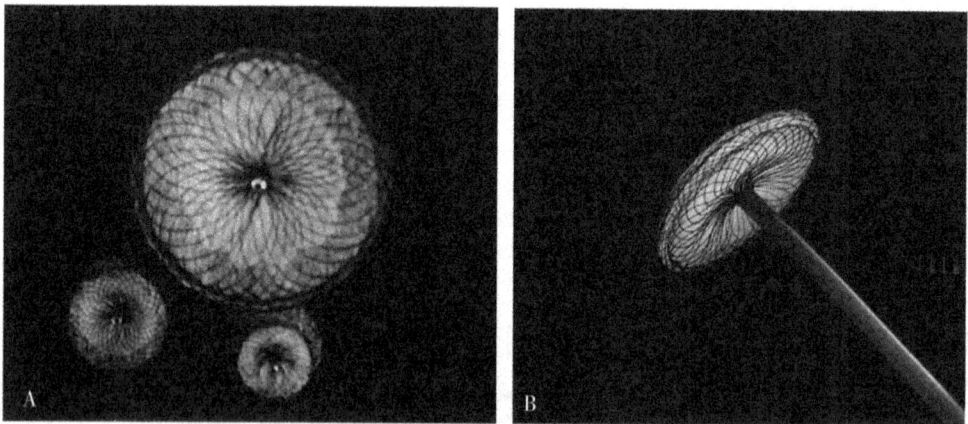

图17-12 国产房间隔缺损封堵器
A. 正面观；B. 侧面观

2. HELEX　HELEX房间隔缺损封堵器是最新型房间隔缺损封堵器，由可延伸的聚四氟乙烯（ePTTF）补片缝合在超弹性镍钛合金丝支架上。ePTTF补片表面有亲水涂层。封堵器受外力牵拉时可呈线条状，释放后自然恢复成双盘状（图17-13）。

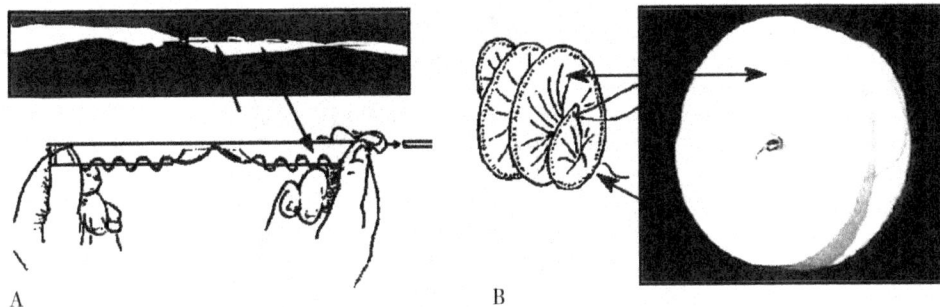

图 17 - 13   HELEX 房间隔缺损封堵器
A. 受外力牵拉时可呈线条状；B. 释放后自然恢复成双盘状

输送系统由三部分组成：9F 的输送鞘管、6F 的操作导管和一根中心导线。操作导管上配有一根 Gore - Tex 制成的回收绳，用于调整封堵器位置和回收封堵器。封堵器有 15 ~ 35mm 共 5 种规格（每个之间相差 5mm）供选用。与 Amplatzer 封堵器相比，其金属成分含量明显减少。

HELEX 封堵器的优点是输送鞘管较短，因此在输送过程中引起潜在性空气栓塞的机会较少。另外，其压缩直径较小，有利于快速输送。由于其主要成分为聚四氟乙烯，置入体内后具有良好的组织相容性，内皮化速度快，减少了继发性血栓形成的危险。

HELEX 封堵器的不足之处是只能治疗缺损直径在 22mm 以下的房间隔缺损，选择封堵器直径与房缺直径的比值为 1.6：1。另外，其操作过程较复杂，封堵器无自行中心定位功能，对术者的操作要求高。

3. CardiolSEAL 封堵器   CardioSEAL 封堵器是由蚌状夹式装置的双伞和八个放射状可张开的镍钛金属臂构成，上面覆有高分子聚合材料薄膜。该封堵器直径 17 ~ 40mm，可关闭 20mm 以下的继发孔型房间隔缺损。由于采用了抗疲劳特性的金属材料并改进了形状设计，具有了比 Clamshell 更高的安全性和更好的疗效。它的主要优点是：不易移位，操作比 Clamshell 装置简便，成功率高；封堵器金属含量较低，利于心内膜细胞在上面附着；其盘状结构更易贴壁，最小贴壁边缘仅需 2mm，适应证相对扩大。其缺点为只能封堵 20mm 以下继发孔型房间隔缺损；需 11F 输送鞘管，不适于婴幼儿。

4. STA RFlex 封堵器   是 CardioSEAL 封堵器的改良型，2 个伞面之间由高弹性镍钛合金丝连接（图 17 - 14）。具有自行中心定位功能，输送鞘管直径进一步缩小，可通过 10F 的输送鞘管进行释放和回收，释放前封堵器可以旋转，释放后较少引起房间隔扭曲，有利于更好的定位。封堵器大小不合适时可以回收。目前提供临床应用的有 5 种规格（17 ~ 40mm）。选择封堵器直径与房缺直径的比率为 1.8/1.00 因此只能封堵缺损直径在 22mm 以下的继发孔型房缺。

5. 其他类型封堵器   曾在临床应用或目前尚在应用的房间隔缺损封堵器还有 ASD（atral septal defect occlusion system）双伞型房间隔缺损关闭系统、Angell Wings 封堵装置和 Clamshell 蚌夹样封堵器以及 Siderisbutton 封堵器等，这些类型的封堵器由于其设计本身的缺陷或操作过于复杂正逐渐退出临床应用。

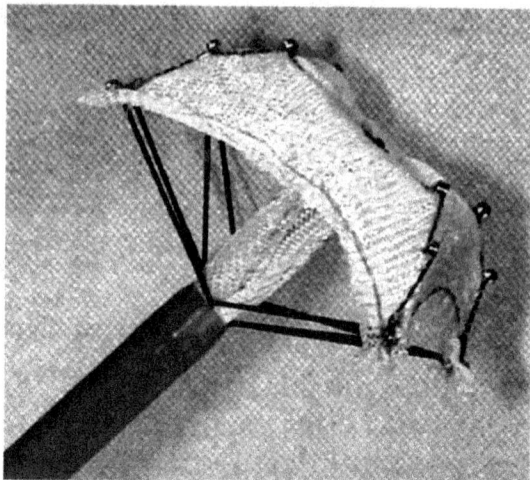

图 17 - 14　STA RFlex 房间隔缺损封堵器

6. 其他器械　除封堵器外，尚应准备下列器械。

（1）输送鞘管：输送鞘管规格有 6～14F。一般封堵器的供应商会有配套供应。

（2）推送杆：为不锈钢材料制作的金属杆，头端有与封堵器相连接的螺丝，顺钟向旋转为连接，逆钟向旋转为释放。通常与输送鞘管配套供应。

（3）加硬导丝：主要为配合球囊测量房间隔直径设计的，导丝较硬，在加硬导丝上充盈球囊，一般球囊移动较少。而应用非加硬导丝，球囊容易移位，难以测量。加硬导丝长260cm，直径为 0.9mm。导引钢丝可应用 AGA 公司或 Codis 公司产品。

（4）测量球囊：直径为 7f，充盈直径有 24mm 和 34mm 两种规格供选用。球囊壁薄，充盈后无张力，故不引起房间隔缺损扩大。球囊后方的导管上有 3 个标志，分别为 10mm、5mm、2mm（测量标志的内缘）。在术中可作为测量房间隔缺损直径的参照。34mm 直径的球囊可充盈至 36mm，由于球囊壁比较薄，充盈后对房间隔残缘无扩张和撕裂作用。

（5）Seldiger 穿刺针和动脉鞘管，右心导管或右冠状动脉造影导管等。

五、术前检查

（1）常规行血常规、尿常规检查，同时检查肝功能、肾功能、血钾、钠、氯等检查。

（2）行 X 线胸片、心电图、心脏超声波检查，了解房间隔缺损的基本情况。对于缺损直径较大的房缺，必要时行经食管心脏超声检查，决定是否适合于封堵治疗。

（3）做静脉碘过敏试验和青霉素皮试。

（4）其他按一般心导管检查的术前要求准备。

六、操作步骤及技巧

（1）麻醉：年长儿及成人用 1% 普鲁卡因或利多卡因局部麻醉，小儿用静脉复合麻醉。

（2）穿刺股静脉，放置 6F 或 7F 鞘管。进行常规右心导管检查，测定右心室、肺动脉压力和血氧饱和度等，必要时计算分流量和肺血管阻力。

（3）全身肝素化：首剂肝素 100U/kg，静脉注射，如术程超过 1h，可每小时追加

1 000U肝素。保持激活凝血时间（ACT）大于200s。

（4）将端孔右心导管或Judkin右冠造影导管送至左上肺静脉内，经导管插入0.889mm（0.035in）或0.965 2mm（0.038in）长260cm加硬导引钢丝至左上肺静脉，退出导管及股静脉鞘管，保留导引钢丝头于左上肺静脉内。

（5）沿导丝送入测量球囊至左心房中部，测量房间隔缺损直径。方法是在体外将球囊内气体排尽，应用1∶4稀释的造影剂 - 生理盐水充盈球囊，直到球囊中部有"腰征"出现（图17 - 15），取正位或左前斜位测量球囊腰部直径，或应用超声测量。

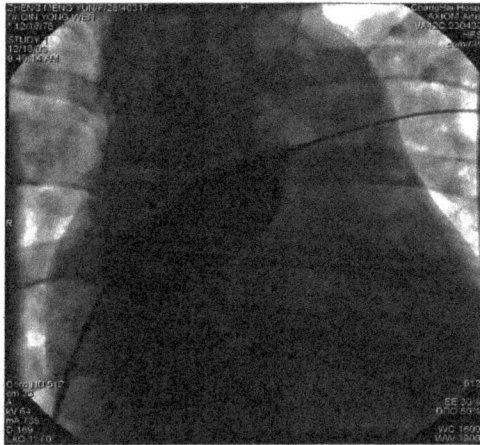

图17 - 15　球囊测量房间隔缺损直径

如房间隔缺损直径 >34mm，球囊测量较困难，可以根据超声检查结果选择封堵器，或用三维超声成像技术测量。也可经左心房造影测量房间隔缺损直径，但准确性较差。

（6）根据选择的封堵器选择输送长鞘。通常按厂方推荐的要求选择。沿导引钢丝送入长鞘，一直送至左上肺静脉口，撤去长鞘的扩张管，保留鞘管在左心房中部，用肝素盐水冲洗长鞘，以保证长鞘通畅及无气体。

（7）封堵器的选择和装载

1）封堵器的选择：选择的封堵器腰部直径应比球囊测量的房间隔缺损伸展直径大1～2mm。如房间隔缺损的残缘较薄，主动脉侧无边缘，封堵器直径应比伸展直径大4mm。对直径 >34mm的房间隔缺损，可根据超声测量的缺损直径加4～6mm，并要测量房间隔的总长度，要保证封堵器放置后在心房内有足够空间。

30mm直径以上的封堵器应选择12～14F输送长鞘，并在体外检查封堵器在释放过程中成型是否满意。当右心房的盘片释放前，左心房的盘片应充分展开，呈一平面的圆盘，封堵器的腰部圆柱充分展开。这样的成形才能保证容易放置到位。

2）封堵器的装载：生理盐水浸湿封堵器，将通过负载导管的推送杆与封堵器的右心房面盘片的螺丝口旋接，补片完全浸在肝素盐水中，回拉推送钢丝，使补片装入负载导管内，应用肝素盐水从负载鞘管的侧孔快速注入，排尽封堵器及鞘管内的气体。

（8）将负载导管插入长鞘管内，向前推送输送杆使封堵器至左心房，左心房面和腰部部分顶出长鞘，使其恢复成盘状，回拉鞘管和输送杆，在左心房面垂直站立堵住房间隔缺损，用彩色多普勒二维超声心动图取心尖四腔切面观察房间隔缺损有无残余分流，并注意补片不能影响二尖瓣的开放和关闭，不能阻挡肺静脉回流。

超声监测必须观察以下几个切面。

1）心尖四腔心切面，可以观察房间隔的全长，房间隔缺损的直径，缺损上缘有无边缘，或部分边缘无残缘。

2）剑突下切面，观察房间隔缺损边缘长度，缺损直径。

3）心底短轴切面，观察主动脉的对侧房间隔缺损边缘的长度。

当封堵器放置后重复观察上述切面，确定封堵器是否夹在房间隔缺损边缘的两侧，特别是在心底短轴切面上应观察到封堵器夹在主动脉上，形成"V"字形。反复推拉推送杆，封堵器位置固定，说明封堵器位置可靠（图17-16）。并结合透视，一般取左前斜位45°，头位25°，观察封堵器的边缘是否张开（图17-17），如有一侧未张开，需要重新调整位置，必要时放置食管超声探头，观察封堵器与房间隔缺损边缘的关系。

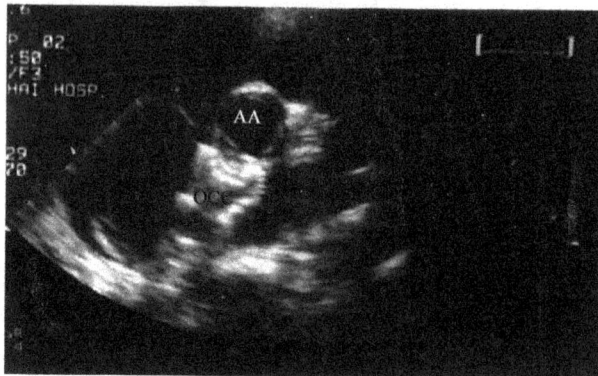

图17-16 术中超声

显示主动脉与封堵器的关系，封堵器夹在主动脉上，形成"V"字形。AA：主动脉；OCC：封堵器

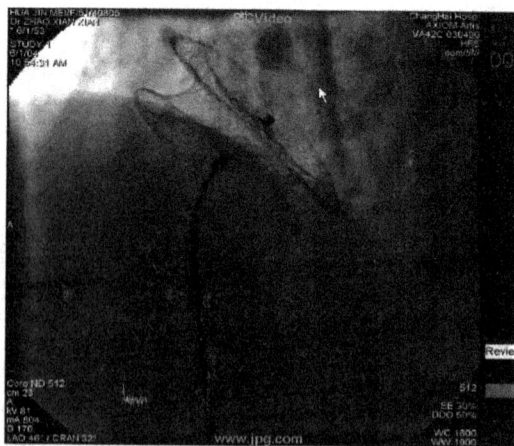

图17-17 封堵器释放前

显示左右心房盘片面充分展开

小于 30mm 的房间隔缺损,封堵器容易放置。当房间隔缺损较大时,边缘较短或薄时,应用常规方法封堵器难以放置到位,在左心房内释放左心房盘片,左心房的盘片容易从左心房滑向右心房。如将输送长鞘送至左上肺静脉,固定推送杆回撤输送长鞘,使封堵器的左心房盘片和腰部在肺静脉和左心房内全部释放,形成圆桶状,继续回撤鞘管释放出右心房盘片,随着右心房盘片的释放,封堵器在房间隔的两侧自行回弹,夹在房间隔缺损的两侧(图17 – 18)。

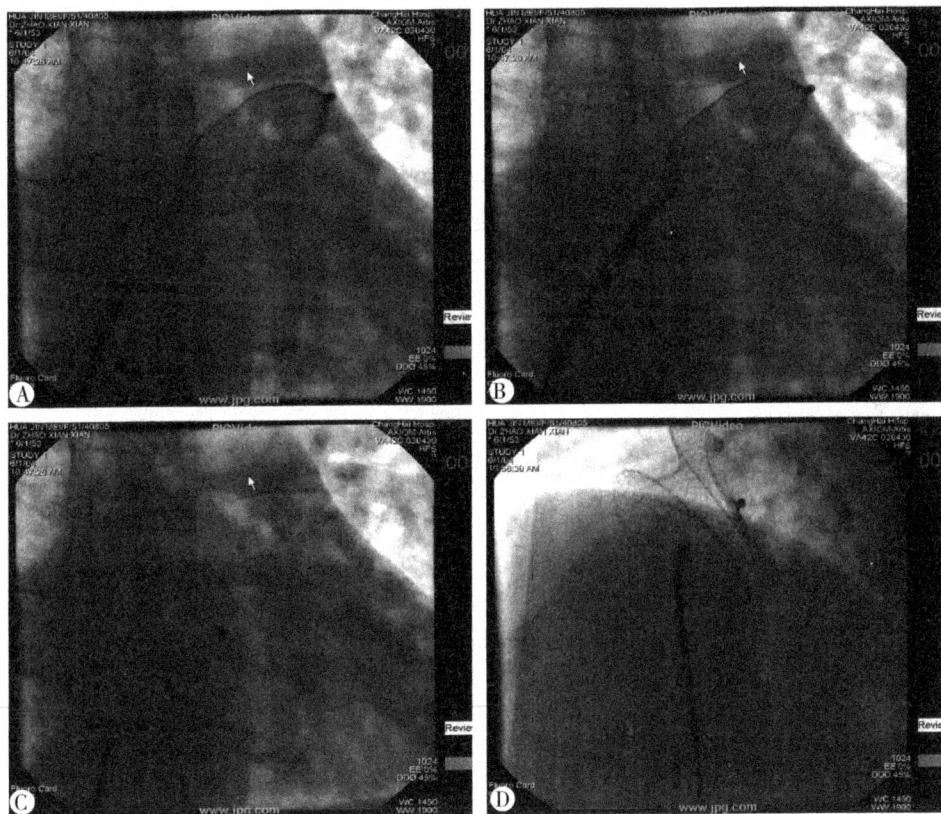

图 17 – 18　大房缺封堵器释放过程

(9)在超声指导下确认正面补片已关闭房间隔缺损和位置恰当后,固定输送杆,回撤长鞘管,释放出心房面部分,使两块补片紧贴在一起,如超声示无左向右分流即可逆向旋转输送杆,释放出封堵器。

(10)撤除长鞘及所有导管,压迫止血。

国内外近来有应用心腔内超声心动图引导房间隔缺损介入治疗。与食管超声技术对比,心腔内超声技术在获得清晰图像方面更优且无需全身麻醉,从而减少了全身麻醉带来的相关风险,也免除了食管超声给患者带来的痛苦及并发症。可能是有发展前途的监测方法,但费用较高。

七、术后处理

(1)术后卧床 12h。静脉给予抗生素,3 ~ 5d。

（2）静脉注射肝素 10U/（kg·h），或皮下注射低分子肝素 5 000U，每日 2 次，3~5d。口服阿司匹林 3~5mg/（kg·d），疗程 6 个月。

（3）对封堵器直径 >36mm 的患者，术后可口服华法林抗凝治疗 3~6 个月，以防止封堵器表面形成血栓，以及发生血栓栓塞并发症。

八、并发症及处理

1. 残余分流　镍钛合金封堵器由于金属网中有三层聚酯膜，如封堵器完全覆盖房间隔缺损处，随着时间的延长，聚酯膜的孔隙中血小板和纤维蛋白黏附，最终使网孔封闭，达到完全隔离血流的作用。术后早期超声可见到星点状的分流，一般在随访中无分流。如出现分流，可能是双孔型的房间隔缺损，或缺损呈椭圆形，有一部分未能完全覆盖。术后出现通过封堵器的微量分流，一般不需要处理，随着时间的推移，会自行闭合。如在封堵器覆盖的以外部分发现分流，在术中应穿刺对侧静脉，放置球囊导管测量缺损直径，如缺损 >5mm 应考虑再置入另一封堵器，保证完全封堵。对 <5mm 的缺损可不处理。

2. 血栓栓塞

（1）左心房的封堵器表面形成血栓，可引起全身的血栓栓塞，如外周动脉栓塞，视网膜动脉栓塞等。

（2）如在右心房的盘片处形成血栓，可引起肺栓塞。

血栓栓塞并发症的发生率较低，术中和术后应用肝素抗凝及应用抗血小板药物，可减少发生血栓栓塞的并发症。对直径较大房间隔缺损封堵术后是否常规应用华法林抗凝治疗预防血栓是值得研究的课题。

3. 气体栓塞　主要是未能排尽封堵器内的气泡，多为右冠状动脉气栓。临床表现为患者突感胸痛、胸闷，心率减慢，心电图 II、III、aVF 导联上 ST 段明显抬高。通常在 20~30min 可自行缓解。

治疗主要是对症治疗，可应用阿托品提高心率。另外，气泡可栓塞脑血管，引起意识改变，如空气量少，可自行恢复。严格操作规程，避免发生。

4. 心脏压塞　与推送导管过程中引起心壁穿孔所致。因此在推送导管和导引钢丝过程中动作应轻柔，避免动作粗暴。

5. 封堵器脱落　可发生在术中和术后。有在封堵器推出输送鞘时发生封堵器脱落，可能与旋接的螺丝在推送时发生旋转有关；也有在置入后，可能与封堵器偏小和心房间隔缺损的边缘较短有关。术中应用食管超声监护，和应用球囊测量有可能避免发生封堵器脱落。

6. 心律失常　术中可出现窦性心动过速、心房性期前收缩及房室传导阻滞，也有出现心房颤动。减少对心房的刺激后可缓解，个别患者房性期前收缩和心房颤动可持续数小时和 1 周。可能与封堵器的刺激有关，应用心律平治疗有效。

7. 主动脉 - 右心房瘘　可能与右心房的盘片损伤主动脉有关。需要急诊外科手术治疗。发生与房间隔缺损的前上缘较短有关。

8. 镍过敏　目前尚无报道。如对镍过敏可能引起治疗方面的问题。

9. 血肿　静脉穿刺尽管放置的长鞘直径较粗，但静脉压力低，很少引起血肿。发生血肿可能是静脉穿刺同时穿过动脉，术后压迫止血不当造成血肿。

10. 猝死　原因不明。

11. 合并其他畸形的处理 部分房间隔缺损的患者可同时合并其他心血管畸形，如动脉导管未闭、肺动脉瓣狭窄、室间隔缺损等。如果合并的畸形适合介入治疗，多可同期进行处理，疗效肯定，同时可减轻患者的经济负担。治疗的原则是先治疗其他畸形，最后行房间隔缺损封堵术，以避免后续的操作对房间隔缺损封堵器的影响。

（1）合并肺动脉瓣狭窄，应先行肺动脉瓣狭窄球囊扩张术，再行房间隔缺损封堵术。

（2）合并室间隔缺损，则先行室缺封堵术，再行房缺封堵术。

（赵文艺）

第三节 室间隔缺损的介入治疗

室间隔缺损（ventricular septal defect，VSD）指室间隔在胚胎时期发育不全，形成异常交通，在心室水平产生左向右分流。室间隔缺损是最常见的先天性心脏病，约占先心病的20%，可单独存在，也可与其他畸形并存。缺损常在 0.1~3cm，位于膜部者则较大，肌部者则较小，后者又称 Roger 病。缺损若 <0.5cm 则分流量较小，多无临床症状。缺损小者心脏大小可正常，缺损大者左心室较右心室增大明显。后天性室间隔缺损包括外伤引起的室间隔破裂、急性心肌梗死伴发的室间隔穿孔等，其通常为肌部缺损。后天性室间隔缺损常因缺损口较大引起急性血流动力学障碍，死亡率很高。

一、病理解剖

1. 分类 临床习惯将直径小于主动脉口径 1/3 的缺损认为是小型室间隔缺损，直径为主动脉口径 1/3 至 2/3 的缺损认为中型室间隔缺损，而缺损大小等于或大于主动脉口径则为大型室间隔缺损。室间隔缺损命名亦不统一，目前较常用的是根据胚胎发育、形态学特征和临床实用意义将室间隔缺损分为以下三大类型及其亚型。

（1）膜部室间隔缺损：室间隔膜部面积很小，但其因胚胎发育不全或融合不好而发生缺损者最多见。约占先天性室间隔缺损的 80%。可分为以下三个亚型。

1）单纯膜部室间隔缺损：仅限于膜部间隔的小缺损，缺损边缘均为纤维组织组成，有的与三尖瓣隔瓣腱索粘连，有的纤维组织或腱索可横跨于缺损上将缺损分为两个或多个孔隙。膜部间隔瘤和左心室 – 右心房通道也发生于这个部位。流入道、流出道和小梁部间隔均正常。

2）膜周型室间隔缺损：膜部间隔缺损超出膜部界限而向流入道间隔、肌小梁间隔或流出道间隔延伸如图中（图 17 – 19）所示，形成膜周型室间隔缺损。这类缺损常较大，邻近三尖瓣前隔瓣交界区。缺损和主动脉瓣相关，在主动脉右冠瓣及无冠瓣交界处下方，全部位于两个窦下者占 60%，部分位于右窦内者占 17%，部分位于后窦内者占 15%，部分位于右窦及后窦内者占 8%。在膜部与瓦氏窦之间未见有肌肉分隔，容易产生右和（或）后半月瓣脱垂。但有些病人可由很薄的肌肉组织边缘与室间隔缺损隔开。房室传导束由缺损的后下缘通过。这类缺损最常见，在外科手术的单纯室间隔缺损中约占 80%。

3）隔瓣下型室间隔缺损：又称流入道型或房室管型室间隔缺损，位于三尖瓣隔瓣下方，造成流入道室间隔部分或完全缺损，其上缘往往有膜样间隔组织残留，后缘直接由三尖瓣环构成，前缘是肌肉。距主动脉瓣较远而靠近房室结和希氏束。另外，三尖瓣下的流入道室间隔也可发生肌性室间隔缺损。这种缺损的后缘有肌肉将三尖瓣环分隔开。传导组织一般从这种肌性缺损的前上缘通过。治疗时要注意避免损伤房室束和右束支。

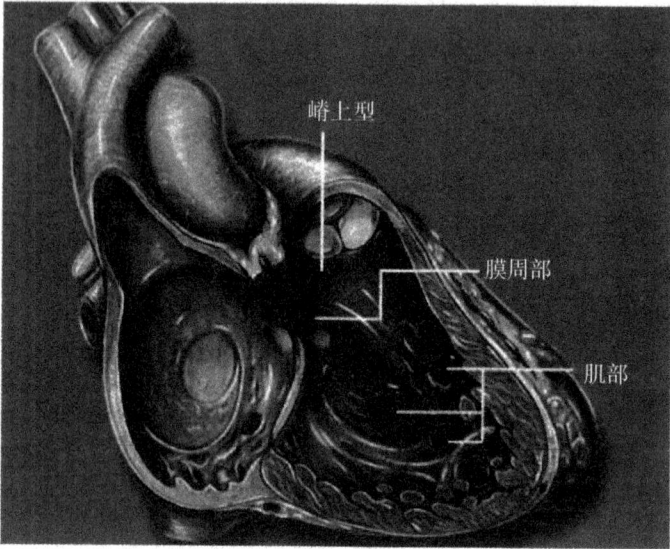

图 17 - 19 室间隔缺损的分类

（2）漏斗部缺损：缺损位于左、右心室流出道，多系圆锥部间隔融合不良所致，又称流出道室间隔缺损或圆锥室间隔缺损，一般很少自然闭合。国外该型占 5% ~ 7%，在我国和日本约占 29%，男性明显多于女性。可分为以下两个亚型。

1）干下型室间隔缺损：缺损位置偏前偏左，位于肺动脉瓣下方，室上嵴上方。缺损上缘由肺动脉瓣环构成，没有肌肉组织，缺损也邻近主动脉右冠瓣，最高可达右冠瓣与左冠瓣交界处，容易造成主动脉右冠状瓣缺乏支撑而脱垂，形成关闭不全。缺损上缘仅是一纤维组织缘将主动脉和肺动脉瓣隔开。

2）嵴内型室间隔缺损：缺损位于室上嵴结构之内，四周均为肌肉缘，其上方有一漏斗隔的肌肉桥将肺动脉瓣环隔开。干下型室间隔缺损和嵴内型室间隔缺损的后下缘常常有一肌束将三尖瓣环分之隔开，所以这类缺损远离希氏束。

（3）肌部室间隔缺损：缺损的边缘完全为肌肉组织构成，可以发生于肌部小梁间隔的任何部位，但常见于中部、心尖部和前部。发生率约为 10%。希氏束行径距这类肌性室间隔缺损边缘较远。

2. 膜部室间隔瘤

（1）室间隔膜部瘤：室间隔膜部瘤系一种少见的先天性心脏畸形。1826 年由 Laennec 首次描述，系在胚胎发育过程中，由于室间隔膜部隔来源较为复杂，或有时膜部间隔虽已融合但部分组织比较薄弱，出生后，该部长期受左心室高压血流冲击，可发生瘤样扩张向右心室-右心房膨出，进而形成膜部瘤，一旦在薄弱的瘤部穿破，可出现类似室间隔缺损的临床表现。

室间隔膜部瘤邻近三尖瓣隔瓣与前瓣交界处，瘤囊由向右心室膨出的室间隔膜部组织形成，呈乳白色，与瓣膜及腱素无粘连，较宽，一般直径约 10mm，膨出高度 4 ~ 10mm，破孔常位于瘤顶部，一般为 1 个破孔，亦有 2 处破损者。其与室间隔缺损伴发的膜部瘤鉴别有一定的困难，有的病例在二维超声心动图上难以鉴别，直到外科手术时才能最后确诊。

（2）室间隔缺损伴发的膜部瘤：室间隔缺损伴发的膜部瘤系膜部室间隔缺损的一种伴发畸形，也是膜部室缺的一种自行缩小和闭合的机制。是由于三尖瓣隔瓣缘和腱索在室间隔缺损分流长期冲击下发生粘连，室间隔缺损上方隔瓣形成膜部瘤壁，隔瓣游离缘的粘连腱索与室间隔缺损部分纤维组织围成膜部瘤破孔（外口），而膜部室间隔缺损则被认为内口。膜部瘤的形成使分流量减少，甚至完全关闭室间隔缺损。少数特别巨大的膜部瘤可引起右心室流出道梗阻。这类膜部瘤主要由三尖瓣隔瓣缘和腱索粘连及纤维组织围成，实际上为假性膜部瘤，只是人们习惯称为室间隔膜部瘤。其发生率可高达 60% 左右，伴发膜部瘤占 84%。

3. 左心室 – 右心房通道　左心室 – 右心房通道也可以认为是隔瓣下膜部室间隔缺损的一种特殊类型，比较少见，也称为 Gerbode 缺损。发生于膜部室间隔，介于左心室和右心房之间。产生这类畸形的胚胎学基础是：三尖瓣隔叶附着点较二尖瓣低，把膜部间隔分为房室部和心室部。

4. 室间隔缺损合并主动脉瓣关闭不全　室间隔缺损合并主动脉瓣关闭不全这组综合征是指先天性主动脉瓣关闭不全，包括主动脉瓣脱垂和主动脉瓣二瓣化畸形，这类畸形在出生时可能尚无主动脉瓣关闭不全。膜部缺损和干下型缺损均可并发，以干下型缺损合并主动脉瓣脱垂及主动脉瓣关闭不全多发。这两种病变紧密相邻，在这种情况下，由于主动脉瓣和瓣环缺乏漏斗隔支持，加上左向右分流又可加重对主动脉瓣脱垂的影响，因而不同于一般所见的并存心脏畸形，1921 年 Laubry 首先描述为室间隔缺损合并主动脉瓣脱垂综合征。

二、病理生理

室间隔缺损分流的大小和方向，主要取决于缺损的大小与肺血管阻力改变。

1. 小型缺损　对分流有限制作用，分流量小，但分流的流速较高，以收缩中晚期分流为主，对血流动力学的影响较小。肺体循环血液量比小于 2 ： 1，右心室压和肺动脉阻力均维持在正常范围内，左心室的容量负荷不明显。

2. 中型缺损　左至右分流量大，肺体循环血流量比率为 2.5 ~ 3.0。右心室压力和肺循环阻力有不同程度升高，左心房压增高，左心室扩大。

3. 大型缺损　对心室间血液分流毫无阻力，容许血流自由分流。此时左、右心室，肺动脉和主动脉收缩压基本相等，肺体循环血流量比率的高低取决于肺血管阻力状况。早期肺循环阻力明显低于体循环，分流方向依然为左向右，分流量很大，除左心室增大外，左心房也常增大。随着肺动脉高压出现，肺循环阻力明显升高，左向右分流逐步减少，乃至停止，出现右至左分流或以右向左分流为主的艾森曼格综合征（Eisenmenger syndrome）。

4. 肺动脉高压　按肺动脉收缩压与主动脉收缩压的比值，可分为 3 级：轻度动脉高压的比值≤0.45；中度肺动脉高压为 0.45 ~ 0.75；重度肺动脉高压 >0.75。

5. 肺血管阻力　也可分为 3 级：轻度增高 <7Wood 单位；中度为 8 ~ 10Wood 单位；重度指 >10Wood 单位。

三、临床表现

1. 症状　缺损小，分流量小，一般无症状，预后良好。缺损大而分流量大者，可有心悸、气喘、乏力、咳嗽，反复肺部感染等症状。肺动脉高压而有右至左分流者，可出现发绀，最终发生心力衰竭。

2. 体征

（1）胸骨左缘第 3、4 肋间有粗糙、响亮的全收缩期杂音，常达 Ⅲ ~ Ⅳ 级或以上，伴震颤。

（2）杂音在心前区传播广泛，有时传向颈部。

（3）缺损大，左至右分流量大的患者，可导致二尖瓣相对性狭窄而在心尖区听到隆隆性舒张期杂音，肺动脉瓣第二音亢进与分裂。

（4）随着病情的发展，肺血管阻力增高，左向右分流减少，收缩期杂音也随之减弱甚至消失，而肺动脉瓣区第二音则明显亢进。

（5）缺损的类型不同也可影响听诊，如干下型缺损的杂音位置较高且肺动脉第二音常被收缩期杂音掩盖而不甚清楚；又如隔瓣下型缺损及肌部缺损的杂音位置较低。有严重肺动脉高压时，可有右至左分流，出现发绀及杵状指（趾）。

3. 胸部 X 线检查　缺损小者，心肺 X 线检查均无明显的改变；缺损大者有不同程度的左至右分流，有左右心室的扩大，肺总动脉轻度至中度凸出，可有肺门舞蹈症；肺血管影轻至中度增粗，主动脉影则正常或较小。严重肺动脉高压者，则有右心室及右心房增大，肺动脉段显著凸出。

4. 心电图　缺损小者，心电图在正常范围内；缺损大者，可有不全性右束支传导阻滞，左心室肥大；肺动脉高压者，可同时有右心室肥大。

5. 超声心动图检查　是一项非常重要的无创伤性常规检查方法，不仅能够显示室间隔缺损部位、大小，而且能发现合并畸形。特别对于介入治疗病人的选择、术中监测和术后随访有重要作用。

6. 右心导管和选择性心血管造影　右心导管检查和心血管造影术已不再是诊断单纯室间隔缺损的常规方法，当前仅是选择性应用，重点了解肺循环高压程度和肺血管阻力状态。

四、病程演变

1. 自然闭合　室间隔缺损可完全闭合或缺损变小，其自然闭合率为 21% ~ 63%，哪些室间隔缺损可自然闭合尚不清楚，但与缺损位置、大小、病人年龄及肺血管病变等有关。

（1）缺损位置和大小：左心室 - 右心房通道、膜周漏斗和漏斗间隔缺损很难自然闭合，即使闭合，常会造成主动脉瓣严重关闭不全。肌部缺损和膜部缺损可自然闭合。小的缺损闭合率高，大的缺损闭合率低。

（2）年龄：5 岁以内闭合率高，5 岁以上闭合机会较少。最终自然闭合率与病人年龄呈负相关。

（3）肺血管病变：室间隔缺损合并肺动脉高压或肺血管改变很难自然闭合。

2. 进行性加重、丧失手术时机　较大的缺损，随着患儿年龄的增长，肺血管病变逐渐发展，肺血管阻力逐渐增大，左向右分流量逐渐减少。12 ~ 18 岁或者更早一些，肺血管病变进一步发展，则内膜增生、纤维化，导致血管闭塞、狭窄，使阻力严重升高，心内出现双向分流，进而以右向左分流为主，出现发绀，形成艾森曼格综合征，最终导致右心衰竭，一般多在 40 岁以前死亡。

3. 早期恶化、早期死亡 大型室间隔缺损在 1~2 岁的病死率可达 25%~59%；少数室间隔缺损可发生主动脉瓣关闭不全；有 5%~10% 大型室间隔缺损合并大量左向右分流病例，在婴幼儿期可出现右心室漏斗部狭窄，主要为漏斗部肌肉肥厚所引起，其程度随年龄增长而加重；有 0.15%~0.3%。单纯室间隔缺损发生感染性心内膜炎。

外科治疗可改变室间隔缺损患者的自然病程。但是，外科手术后，2% 的患者可发生突然死亡，甚至小的室间隔缺损在术后也有发生突然死亡的危险，可能与外科手术引起的瘢痕或损伤引起的心律失常和传导阻滞有关。此外，外科手术对小儿的智力发育有一定的不利影响。

五、适应证

（1）室间隔缺损直径：缺损左心室面直径 3~12mm，儿童病人缺损直径一般 ≤10mm。膜部室间隔缺损右心室侧呈多孔时，其缺损大孔直径应 ≥2mm。膜周部室间隔缺损伴并发膜部瘤，缺损左心室面直径 13~18mm 为相对适应证，要求右心室面出口小，且其粘连牢靠。

（2）缺损缘距主动脉右冠瓣距离：偏心型封堵器 >1.5mm，对称型封堵器 >2.0mm。同时主动脉右冠瓣脱垂瓣叶未遮挡缺损口、不合并病理性主动脉瓣反流。

（3）缺损缘距三尖瓣距离：偏心型封堵器 ≥2mm，对称型封堵器 >1.5mm，同时无明显三尖瓣发育异常及中度以上三尖瓣反流。

（4）有外科手术适应证的膜部室间隔缺损。

（5）膜部室间隔缺损合并可以介入治疗的心血管畸形。

（6）外科手术后残余漏。

（7）年龄大于 3 岁，体重 >10kg。

（8）轻到中度肺动脉高压而无右向左分流。

（9）选择适应证的注意点

1）膜部室间隔缺损上缘距主动脉右冠瓣的距离：封堵膜部室间隔缺损要求测量缺损上缘距主动脉右冠瓣的距离，而不是无冠瓣的距离。超声心动图测量膜部室间隔缺损上缘距主动脉右冠瓣距离时，多选择五腔心切面和左心室长轴切面。

2）膜部室间隔缺损伴发膜部瘤形成：选择膜部室间隔缺损伴发膜部瘤形成病例封堵治疗时，要注意以下几点。

A. 封堵膜部瘤的入孔，膜部室间隔缺损的上缘距主动脉瓣右冠瓣的距离为 1~1.5mm。

B. 封堵膜部瘤的出孔，不考虑膜部室间隔缺损的上缘距主动脉瓣右冠瓣的距离，但膜部瘤出孔必须粘连牢固。

C. 膜部瘤出孔粘连牢固性的判断：膜部瘤出孔粘连牢固性较难判断，超声心动图显示膜部瘤基底部大、瘤体小，右心室面一个出孔；膜部瘤的基底部大、瘤体也大，右心室面一个出孔、出孔直径为瘤体 1/3~1/2；膜部瘤的基底部大、瘤体也大，右心室面多个出孔，最大出孔直径为 5~7mm，且右心室面回声较强等可能预示膜部瘤出孔粘连牢固。

六、禁忌证

（1）膜部室间隔缺损有自然闭合趋势者。

（2）膜部室间隔缺损合并严重的肺动脉高压和右向左分流而有发绀者。

（3）膜部室间隔缺损局部解剖结构不适合进行介入治疗或缺损过大。

（4）膜部室间隔缺损合并其他先天性心脏畸形不能进行介入治疗者。

至于缺损 <3mm，无症状至 5 岁以后如不能自行闭合者，是否需手术治疗，有不同看法。

七、器材准备

1. 封堵器　正常人的室间隔膜部较薄，范围较小，室间隔膜部上、下、前、后和中点的厚度分别为 0.8mm、0.7mm、0.78mm、0.75mm 和 0.52mm。因此，膜音部室间隔缺损封堵器的腰部长度应在 2mm 以内。

（1）Amplatzer 膜部室间隔缺损封堵器：美国 AGA 公司生产。该封堵器是一把自膨胀镍钛合金金属网结构的双面伞，封堵器的腰部长 1.5mm，两盘片的边缘呈不对称型，在靠近主动脉侧的边缘较其对侧的盘片小，边缘为 0.5mm，与其相对的边缘为 5.5mm 且在最远端有一标记，右心室侧的盘片边缘比腰部直径大 2mm（图 17 - 20），两个盘及腰部缝有三层聚酯膜。腰的直径为封堵器大小，其规格有 4 ~ 18mm。

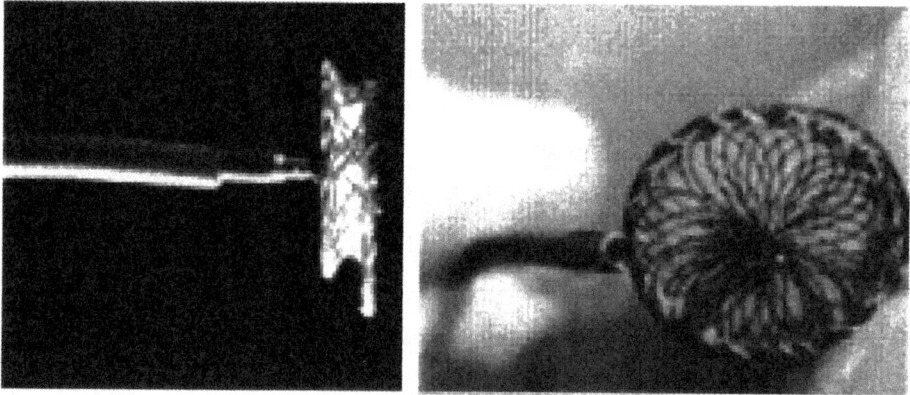

图 17 - 20　Amplatzer 膜部室间隔缺损封堵器

（2）国产膜部室间隔缺损封堵器：国产的膜部室间隔缺损封堵器有两种。①对称型双盘状膜部室间隔缺损封堵器，由直径 0.1mm 的高弹性镍钛合金丝编织盘状结构（图 17 - 21A）。②偏心型膜部室间隔缺损封堵器，封堵器腰部长 2mm，两盘片的边缘呈不对称型，在靠近主动脉侧的边缘较其对侧的盘片小，边缘为 0，与其相对的边缘为 5 ~ 6mm，右心室侧的盘片比腰部直径大 2mm。腰部直径规格同对称型封堵器（图 17 - 21B）。偏心型封堵器的优点是减少对主动脉瓣膜的损伤。

（3）动脉导管未闭封堵器：对部分应用现有的封堵器未能成功封堵的室间隔缺损患者，改用蘑菇伞形封堵器后可能获得成功。膜部室间隔缺损上缘距主动脉瓣距离如 >3mm，动脉导管未闭封堵器置入后一般不影响主动脉瓣的关闭，封堵器的左心室面呈盘片状，类似铆钉堵住室间隔缺损口，左心室的压力大于右心室，放置后一般不会发生移位。动脉导管未闭封堵器右心室端较小，不应造成右心室流出道狭窄和影响右心室血流，以及产生目前应用的专用室间隔缺损封堵器两侧向心室间隔压迫的力量，降低发生传导阻滞的机会。但动脉导管未闭封堵器的长度为 7 ~ 8mm，明显厚于膜部室间隔，其远期疗效尚需进一步观察，不宜推广应用。

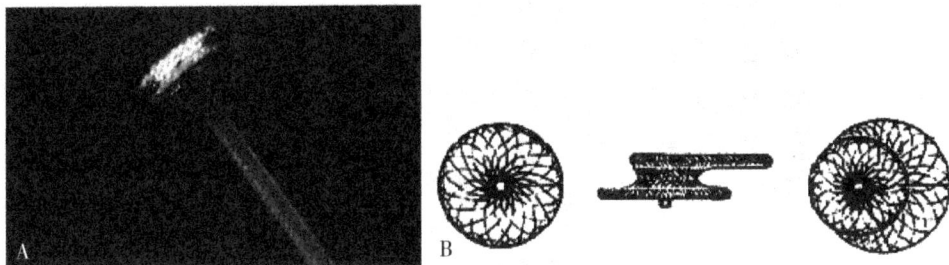

图 17－21 国产膜部室间隔缺损封堵器
A. 对称型；B. 右为偏心型

（4）非对称型封堵器：国产，封堵器左心室面盘片直径比腰部大 8mm，右心室面盘片直径比腰部大 4mm，主要用于膜部室间隔缺损伴发较大膜部瘤，右心室面多孔、最大孔径较小的病例。封堵器设计的优点是腰部小左盘大，腰部伸展大、封堵器成形好，右盘小，对三尖瓣的影响少。

2. 输送系统 AGA 公司的输送系统包括两根特制的输送钢丝和有一定弧度的输送长鞘。两根钢丝中一根是中空的，另一根是实心钢丝，空心钢丝中间可以通过实心钢丝。用于室间隔缺损的输送系统包括长鞘管，扩张管，推送导管，推送钢丝，装载短鞘管和旋转器。鞘管为抗折鞘，远端弯曲呈 180°，其定型有利于鞘管放置在左心室近心尖处。4mm 的封堵器选用 6F 鞘管，6mm 封堵器选用 7F 鞘管，8～18mm 封堵器选用 8～9F 鞘管。国产封堵器可通过 6～9F 鞘管推送，目前多选用 Cook 公司生产的抗折鞘。不同于进口产品的是只有一根实心推送钢丝。

3. 其他器材

（1）鹅颈圈套器：选用 Bard 公司或 Cook 公司生产的圈套器。

（2）特殊导丝：0.81mm×260cm 泥鳅导丝，其前端较软、光滑，容易直接通过室间隔缺损进入右心室、肺动脉或腔静脉。或 0.89mm×260cm 面条导丝，导丝很软，容易将输送鞘管引入左心室。

（3）5F 或 6F 右冠状动脉造影导管和 Cobra 导管用于通过室间隔，以便建立轨道。

八、术前准备

1. 同常规心导管检查的术前准备 主要检查血常规、尿常规、粪常规以及肝肾功能，心电图、心脏超声心动图等，以排除手术禁忌证；病人家属及本人签手术知情同意书；手术前 1 天静脉应用抗生素。

2. 术前心脏超声心动图检查 大血管短轴和五腔心切面重点观察 3 个切面。

（1）左心室长轴观：测量室间隔缺损上缘距主动脉右冠瓣距离及缺损口大小。

（2）大血管短轴（主动脉根部短轴）观：测量室间隔缺损上缘距三尖瓣隔瓣距离及缺损口大小，一般适合封堵治疗的位置在 9～11 点。

（3）胸骨旁、心尖、剑下五腔心观：测量室间隔缺损上缘距主动脉右冠瓣距离及缺损口大小（图 17－22）。

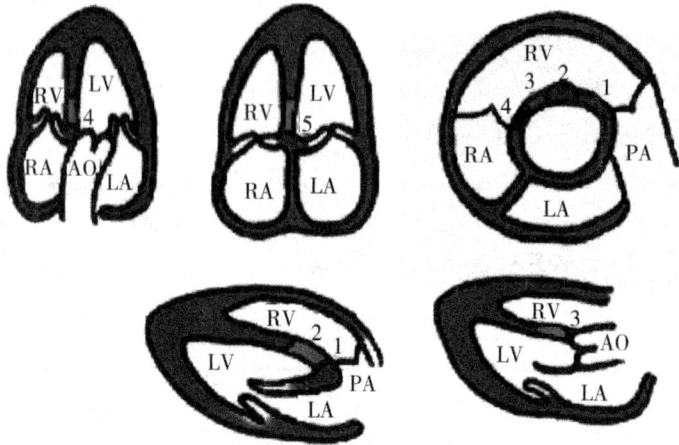

图 17 – 22　各型室间隔缺损显示切面及部位

1. 干下型；2. 嵴内型；3. 膜周型；4. 单纯膜部；5. 隔瓣下型

九、操作步骤及技巧

室间隔缺损介入治疗的基本原理是采用双盘结构的堵闭器，其中一个盘在左心室面而另一个盘在右心室面，连接两盘的腰正好在缺损的室间隔处。即刻关闭室间隔缺损主要靠左侧盘、腰部和右侧盘内的高分子化合物，放置封堵器后在封堵器内可形成血栓，3 个月左右心内膜完全覆盖封堵器表面则完全关闭室间隔缺损。

1. 麻醉　年长儿童及成年人用 1% 普鲁卡因或利多卡因局部麻醉，小儿用基础诱导麻醉。

2. 心导管检查　常规腹股沟处消毒铺巾，穿刺右或左股动、静脉，分别置入 5（6）F 和 6F 动脉鞘管。全身肝素化（100U/kg 体重）。先行右心导管检查，测定上、下腔静脉、右心房、右心室和肺动脉压力，并测定各部位血氧饱和度，计算 Qp/Qs。将 5（6）F 的猪尾导管逆行送入左心室，在左前斜 45°～60°、头 20°～25°的体位行左心室造影，以确定膜部室间隔缺损的形态，测量缺损口的大小和缺损口距主动脉右冠瓣的距离，主动脉瓣有无脱垂，必要时可行升主动脉造影，了解主动脉瓣有无脱垂和反流。

3. 建立动静脉轨道

（1）根据左心室造影室间隔缺损的形态，选择 5（6）F 右冠状动脉造影导管或成型的猪尾导管，从股动脉导入左心室。以左心室造影作为标志，在相同的体位下，逆时针旋转造影导管，使造影导管的顶端指向室间隔，再慢慢回撤或向前推送造影导管。当造影导管接近室间隔缺损口时，可发现导管的顶端搏动强烈，此时很缓慢的移动导管，导管的顶端会突然跳动穿过室间隔缺损口到达右心室，然后固定导管，将面条导丝（或泥鳅导丝）导入到肺动脉或上、下腔静脉。有时导管的顶端在室间隔缺损左心室面，但由于导管的角度不合适或缺损较小，导管难以直接穿过缺损口到达右心室，可先将泥鳅导丝缓慢通过缺损口到达右心室，沿导丝将导管推送到右心室。再迅速送导丝到肺动脉或上、下腔静脉，

（2）根据面条或泥鳅导丝的位置，从股静脉侧将 6F 的右心导管分别导入肺动脉或上、下腔静脉，沿导管将圈套器送到肺动脉或上、下腔静脉，用圈套器套住已经在肺动脉或上、

下腔静脉的面条或泥鳅导丝，将导丝从股静脉侧拉出体外，建立动静脉轨道。

（3）沿动静脉轨道，将右冠状动脉或成型的猪尾导管送到下腔静脉。

4. 导入输送长鞘 从静脉侧沿导丝插入6~9F输送长鞘到下腔静脉，与右冠导管对接，然后固定导丝，推送输送长鞘的同时回撤右冠导管，直至输送长鞘到达升主动脉。回撤右冠导管，在右冠导管与输送长鞘之间留有一段导丝，回撤输送长鞘内扩张器少许，使长鞘前端易于弯曲。有两种方法可将长鞘管送入左心室，一是直接法，固定住动脉侧导丝，推送右冠导管，将右冠导管和输送长鞘一起推到左心室靠近心尖部。如推送右冠导管时，长鞘管易退入右心室，则用间接法，即固定住输送长鞘和导丝，先将导丝和右冠导管推送到左心室，再轻轻牵拉导丝使其有一定的张力，同时缓慢回撤输送长鞘，在导丝的牵拉下输送长鞘退回左心室，再沿导丝将输送长鞘推送到左心室靠近心尖部。退出导丝、右冠导管和鞘内扩张器，将输送长鞘留在左心室内。偶尔难以将输送长鞘放在左心室，也可将输送长鞘留在升主动脉。

5. 体外装配封堵器 根据造影测量的缺损直径选择封堵器，封堵器的直径比造影值大0~2mm。Amplatzer封堵器与套在空心钢丝内的实心推送钢丝以螺旋的形式相连接，然后回撤实心钢丝至Amplatzer膜部室间隔缺损封堵器的螺旋部分进入空心钢丝并且封堵器螺旋外的平台与空心钢丝内的平台相吻合，用蚊式血管钳夹住实心钢丝，将封堵器、实心钢丝和空心钢丝结合在一起，将封堵器完全浸在生理盐水中装入相应的装载短鞘内。国产封堵器直接与推送钢丝以螺旋的形式相连接，装入相应的装载短鞘内。

6. 封堵室间隔缺损

（1）将装载短鞘连接到长鞘向前推送封堵器，将封堵器送到左心室，先释放出左心室面伞，此时Amplatzer封堵器左心室伞上的标记应远离主动脉瓣而指向左心室心尖。如果左心室伞上的标记指向主动脉瓣而不指向左心室心尖，必须旋转输送钢丝以达到左心室伞上的标记远离主动脉瓣而指向左心室心尖；如果还不成功，应该将左心室伞收回输送长鞘内，再次装配并输送，以保证左心室伞上的标记远离主动脉瓣指向左心室心尖。

（2）轻轻回撤整个封堵器系统，使封堵器的左心室伞紧贴室间隔，通过手感、透视和超声甚至心室造影确定封堵器的位置，如位置合适，超声检查无明显分流，则可固定推送钢丝，回撤输送长鞘，释放出封堵器的右心室伞。

（3）重复左心室造影，检查有无分流，或存在另一部位的室间隔缺损。

（4）升主动脉造影，检查有无主动脉瓣反流。

（5）经胸心脏超声检查证实不影响三尖瓣、主动脉瓣功能。

（6）左心室造影确认封堵器的位置良好后，逆时针旋转推送钢丝，释放出封堵器。

（7）拔除输送长鞘，局部压迫止血，手术完毕。

国产封堵器的释放方法基本同Amplatzer封堵器，对称型封堵器使用更方便，不需要调整方向。偏心型封堵器必需调整方向，在短鞘连接到长鞘管时，可将长边指向术者对侧的方向，往往释放出左心室面伞时其长边指向左心室心尖。有时输送长鞘管不能导入左心室，也可在升主动脉释放封堵器。先部分释放封堵器的左盘，使其呈葫芦状，再将长鞘管连同输送系统一起缓慢回撤，在收缩期经主动脉瓣将封堵器回撤到左心室，再完全释放封堵器的左盘，调整封堵器的方向，释放封堵器。此方法对于释放小的对称型封堵器比较方便，但要防止损伤主动脉瓣。亦有偶尔从右心室释放封堵器的报道。

十、术后处理

术后卧床12h，常规抗生素治疗3d，口服阿司匹林3~5mg/（kg·d），3~6个月。每日检查一次心电图，共3~5d。

十一、治疗难点

1. 如何通过室间隔缺损　介入治疗室间隔缺损要求有较好的心导管检查基础，在此基础上容易掌握操作技术。在开展此项技术的早期可能遇到的难点是如何建立经动脉－室间隔缺损－静脉的轨道。我们体会建立动静脉轨道时应注意以下要点。

（1）缺损部位在左心室面容易找到，而在右心室面很难找到。一般从左心室侧导管容易通过室间隔。

（2）选择合适的导管和导丝是成功的关键：应根据左心室造影缺损形态选择通过室间隔缺损的导管，常用Judkins 3.5或4.0右冠状动脉造影导管，及成型的猪尾造影导管。偶尔亦用Amplatzer右冠状动脉造影导管或Cobra导管等。导管在缺损孔附近而不能直接到达右心室时，需借助导丝微微调整导管头端的方向，以便通过缺损孔。此时，宜选用柔软、直头、细导丝，必要时可能用PTCA软导丝。

（3）选择性造影有重要作用：室间隔缺损直径细小，缺损并发的膜部瘤基底部大、右室面多孔、最大孔直径小或沿室间隔方向走行时，冠脉导管在缺损的左心室面或膜部瘤的囊袋内，但难以直接经室间隔缺损到达右心室。此时，送导丝如不能通过缺损到达右心室，则在膜部瘤的盲端，导丝会反将导管顶回左心室。可在缺损口做选择性造影，了解导管前端与欲通过缺损出孔的关系，调整导管的方向，使其与缺损出孔呈同轴性，便于导丝通过到达右心室。

（4）防止导管（丝）通过三尖瓣腱索：建立动静脉轨道时，右冠导管经过缺损口至右心室，面条或泥鳅导丝到肺动脉远端；或经股静脉送入套篮导管到肺动脉的操作过程，都有可能使导丝（管）通过三尖瓣腱索，特别在VSD伴膜部瘤患者更为常见。如建立的轨道导丝在通过三尖瓣时无明显角度、不扭曲，导管能顺利通过三尖瓣到下腔静脉，则提示导丝（管）不在三尖瓣腱索内。反之，导丝通过三尖瓣时明显成角、扭曲，导管通过有阻力、不能顺利到下腔静脉，则表明导丝（管）通过三尖瓣腱索，切不可强行通过导管或长鞘管，以免损伤三尖瓣腱索。此时应将右冠状动脉导管回撤到缺损右心室面口附近，或调整右冠导管的方向，将导丝顺利送入肺动脉，或调整导丝到上腔静脉，再次建立动静脉轨道。一般来讲，如右冠导管能从右心室顺利送达肺动脉，或导丝直接到上腔静脉，则预示导管（丝）未通过三尖瓣腱索。如导丝通过三尖瓣腱索与不恰当的套篮导管的输送有关，可先将猪尾导管输送到肺动脉，再将交换导丝沿猪尾导管输送到肺动脉的远端，回撤猪尾导管，沿交换导丝将套篮导管输送到肺动脉，再在肺动脉内套取面条或泥鳅导丝。

（5）在个别病例，缺损右心室口与三尖瓣腱索粘连的角度较大、且出口较小时，导管通过亦会有阻力、不能顺利到达下腔静脉。此时，可轻轻从静脉侧引入右冠导管，如能顺利通过三尖瓣到达升主动脉，表明导丝（管）不在三尖瓣腱索内，反之，则在三尖瓣腱索内。有时在极少病例，即使判断导丝（管）未通过三尖瓣腱索，亦有可能实际上已通过了很细小的腱索，输送较粗的长鞘管亦有可能损伤细小腱索，引起三尖瓣少量反流。因此，室间隔封堵治疗时尽量用柔软抗折的细小鞘管。

2. 缺损距主动脉瓣距离的判定与测量长鞘管距主动脉瓣距离的意义 封堵膜部室间隔缺损最担心的问题之一是封堵器是否会引起主动脉瓣反流。为了预防发生主动脉瓣关闭不全，在选择膜部室间隔缺损介入治疗病例时，必需准确测量缺损距主动脉右冠瓣距离。常规方法是通过超声心动图和左心室造影结果来测量，并以此为依据决定可否行封堵治疗或用何种封堵器。在室间隔缺损有多个出孔或室间隔左心室面有多个入孔时，封堵器只能通过一个孔，封堵效果依靠封堵器的左盘、部分腰部和部分右盘。此时，封堵最大孔，封堵器腰部直径伸展较大，左盘面直径亦相应较大，封堵器成型好，封堵效果好。最大孔靠近主动脉，选择何种封堵器以造影测量缺损上缘距主动脉瓣右冠瓣的距离来确定。但如最大孔不靠近主动脉，只能依靠封堵器的边缘来封堵近主动脉的小孔，如以造影测量值为依据选择封堵器种类不完全合适，有可能因选择的封堵器不合适，封堵后有残余分流或手术失败。在长鞘管通过最大孔送到左心室后，通过长鞘管或猪尾导管再次行左心室造影，测量长鞘管上缘距主动脉右冠瓣的距离，据此再选择更合适的封堵器，有可能扩大适应证、提高成功率和降低并发症，对于缺损距主动脉右冠瓣距离很近的病例更为重要。

3. 膜周部室间隔缺损伴膜部瘤介入治疗注意点

（1）要明确膜部瘤组织粘连牢固程度：室间隔缺损封堵术后无残余分流，但出现了难以解释的机械性溶血、杂音甚至心律失常，应考虑有封堵器移位的可能，应动态观察封堵器的位置变化。膜部瘤周缘组织粘连牢固程度难以判断，但室间隔缺损伴膜部瘤时，如患者年龄小（<6岁）、膜部瘤虽多个出孔但最大出孔直径为5~6mm，超声心动图检查膜部瘤右心室面回声弱等情况，预示膜部瘤周缘组织粘连牢固程度差。有可能因选择的封堵器不合适，封堵后有残余分流或手术失败。在长鞘管通过最大孔送到左心室后，通过长鞘管或猪尾导管再次行左心室造影，测量长鞘管上缘距主动脉右冠瓣的距离，据此再选择更合适的封堵器，有可能扩大适应证、提高成功率和降低并发症，对于缺损距主动脉右冠瓣距离很近的病例更为重要。

（2）膜部瘤有多个孔时，封堵最大孔。这样封堵器腰部直径伸展较大，左盘面直径亦相应较大，残余分流发生率低。

（3）封堵器选择：膜部瘤有1个孔时，根据室间隔缺损距主动脉右冠瓣的距离选择偏心或对称型封堵器。膜部瘤有多个孔时，孔的方向不一致，特别是膜部瘤的上缘有孔时，选择对称型封堵器较好。

（4）封堵膜部瘤的入口还是出孔更好尚存在一定的争议。

封堵部位取决于封堵治疗后能否确保封堵器不移位、封堵效果好和不影响到邻近组织如主动脉瓣及三尖瓣的功能为依据。封堵膜部瘤入口偏内，不完全在出孔为宜。但如膜部瘤为大囊袋，入口很大，出孔多、最大孔直径较小，粘连牢固时，可封堵膜部瘤出孔，且用非对称型封堵器更为合适。

4. 封堵器的选择 膜部室间隔缺损应视室间隔缺损的形态和距主动脉右冠瓣的距离选择封堵器。如室间隔缺损距主动脉右冠瓣的边缘<2mm应首选偏心的室间隔缺损封堵器；距主动脉瓣距离>2mm可选择对称型室间隔缺损封堵器或偏心型封堵器；对多孔型室间隔缺损可选择左心室面直径比腰部直径大6~8mm，右心室盘片直径比腰部大4mm的非对称型封堵器。

一般选择的封堵器直径较缺损直径大 0~2mm。如封堵室间隔缺损并发膜部瘤的出孔，选择封堵器应参考膜部瘤体的大小，有时封堵器直径可能小于缺损直径。封堵大的室间隔缺损并发膜部瘤的左心室面（入口），选择的封堵器直径较缺损直径大 3~4mm。封堵器选择是否合适，除了完全封堵室间隔缺损外，尚需要根据封堵器的形态判断，在透视下封堵器的两盘片应充分伸展，平整，保持在体外的初始形状，右心室侧不锈钢固定圈在凹面内，有稍突出于封堵器盘片外的。超声显示封堵器长度较短，紧贴在室间隔的两侧。

5. 室间隔缺损术后残余漏封堵　室间隔缺损修补术后残余漏多发生于并发膜部瘤和（或）较大直径的室间隔缺损。可能与术中未切开膜部瘤，瓣膜、腱索遮盖缺损，未寻找到真正的缺损边缘，补片大小不适宜，甚至修补时遗漏膜部瘤的出口；及手术修复时缝合过浅，三尖瓣隔瓣基底部瓣膜组织薄弱和缝线受力不均结扎缝线被撕脱等因素有关。法洛四联症术后并发室间隔缺损残余漏，可能与流出道疏通后缝线于肥厚心肌断面、易被撕脱有关。另外，对多发缺损的遗漏亦可造成室间隔缺损术后残余漏。由于发生残余漏缺损的左心室面直径较大，残余漏出孔为补片和缺损部位缝合交接处的部分撕脱所形成，缝线周围纤维化、缺损周围组织与补片粘连融合等因素，可以认为残余漏口粘连比较牢固。故常封堵残余漏的出孔。如残余漏有多个出孔，且出孔相距过远，一个封堵器不能封堵完全时，可选用两个封堵器。

6. 室间隔缺损并发主动脉瓣脱垂　对于此类病例能否封堵治疗尚缺乏足够的经验，封堵治疗不成熟。

（赵文艺）

第十八章

经皮冠状动脉介入治疗

第一节　冠状动脉介入治疗的基本技巧

一、冠状动脉造影

　　冠状动脉造影术是利用导管对冠状动脉解剖进行放射影像学检查的一种介入性诊断技术，其目的在于检查冠状动脉血管树的全部分支，评价冠状动脉血管的解剖及走行情况，观察冠状动脉病变的有无、病变严重程度和范围，了解冠状动脉功能性的改变，包括冠状动脉的痉挛和侧支循环的有无。目前其仍被认为是诊断冠心病的"金标准"。

　　（一）应用解剖

　　见图 18 - 1 ~ 图 18 - 3。

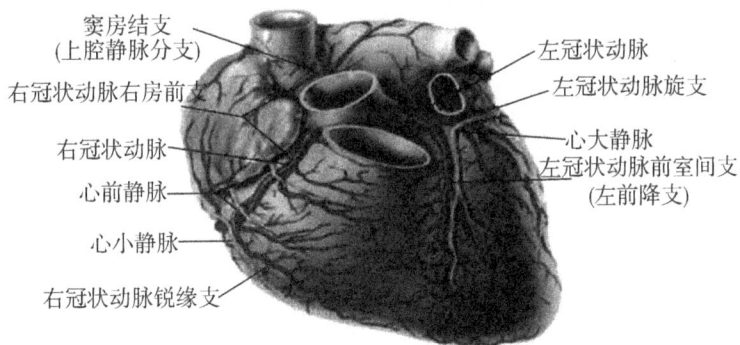

图 18 - 1　冠状动脉正面观

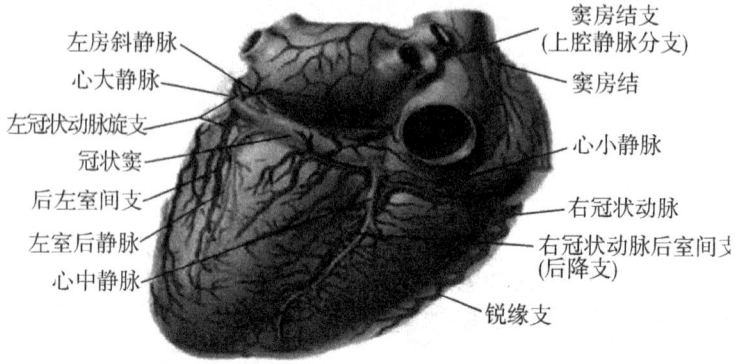

图 18 - 2　冠状动脉膈面观

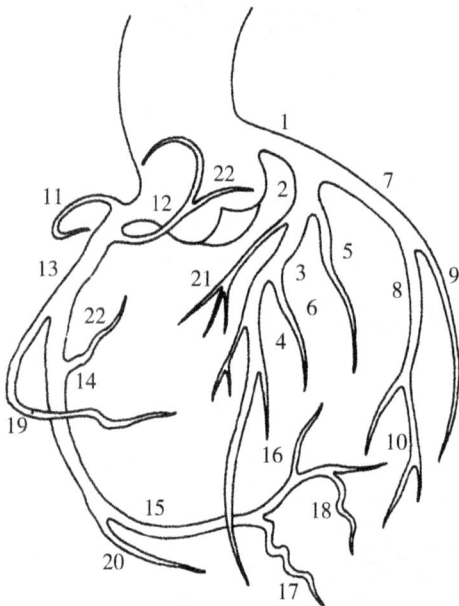

1.左主干	12.圆锥支
2.前降支近段	13.右冠状动脉近段
3.前降支中段	14.右冠状动脉中段
4.前降支远段	15.右冠状动脉远段
5.第一对角支	16.房室结动脉
6.第二对角支	17.后降支
7.回旋支近段	18.左心室支
8.回旋支远段	19.右心室支
9.钝缘支	20.锐缘支
10.后降支	21.间隔支
11.窦房结动脉	22.左心房支

图 18 - 3　冠状动脉

（二）适应证

1. 以诊断为主要目的

（1）不明原因的胸痛，或虽无症状但疑有冠心病，或有明确的早发冠心病家族史，无创性检查不能确诊。

（2）不明原因的心律失常，如顽固的室性心律失常或新发传导阻滞，需冠状动脉造影除外冠心病。

（3）不明原因的左心功能不全，鉴别是扩张型心肌病抑或缺血性心肌病。

（4）经皮冠状动脉介入治疗（PCI）或冠状动脉旁路移植术后复查。

（5）年龄 > 50 岁的先天性心脏病和瓣膜病等心脏手术前，考虑是否合并冠心病，可以在手术的同时进行干预。

（6）高危职业如飞行员、汽车司机、警察、运动员及消防队员等需明确有无冠心病或医疗保险需要。

2. 以治疗为主要目的 临床冠心病诊断明确，行冠状动脉造影可进一步明确冠状动脉病变的部位、范围、程度，选择治疗方案。

（1）稳定型心绞痛或陈旧心肌梗死，内科治疗效果不佳，影响工作及生活。

（2）急性冠脉综合征，根据危险分层决定是否行血运重建治疗。

（3）发作6h以内的急性心肌梗死（AMI）或发病在6h以上仍有持续性胸痛，拟行急诊PCI手术；如无条件开展PCI术，对于AMI后溶栓有禁忌的患者，应尽量转入有条件的医院。AMI后静脉溶栓未再通的患者，应适时争取补救性PCI。对于AMI无并发症的患者，应考虑梗死后1周左右择期行冠状动脉造影。AMI伴有心源性休克、室间隔穿孔等并发症应尽早在辅助循环的帮助下行血管再灌注治疗。对于高度怀疑AMI而不能确诊，特别是伴有左束枝传导阻滞、肺栓塞、主动脉夹层、心包炎的患者，可直接行冠状动脉造影明确诊断。

（4）无症状性冠心病，其中对运动试验阳性、伴有明显危险因素的患者。

（5）冠脉CTA等影像学检查发现或高度怀疑冠状动脉中度以上狭窄或存在不稳定斑块。

（6）原发性心搏骤停复苏成功、左主干病变或前降支近段病变可能性较大的患者应早期进行冠状动脉造影以评价血管病变情况。

（7）冠状动脉旁路移植术后或PCI术后，常规需要行冠状动脉造影评价病变情况。

（三）禁忌证

1. 绝对禁忌证 对碘或造影剂过敏，或患者及家属不同意者。

2. 相对禁忌证

（1）有严重的心肺功能不全，不能耐受手术者。

（2）未控制的严重心律失常如室性心律失常。

（3）严重电解质紊乱。

（4）严重的肝、肾功能不全者。

（5）凝血障碍、发热和患有感染性疾病者。

（四）术前准备

（1）患者及家属签署同意手术的知情同意书（同1次住院2次手术也必须再次签署）。

（2）术前完善超声心动图、X线胸片、血生化、三大常规（注意白细胞、血小板、大便潜血）、凝血指标、传染性指标等检查。

（3）备皮（股动脉途径者）。

（4）留置穿刺针等（因一般常规用右桡动脉行造影，因此留置穿刺针应选择左上肢或下肢）。

（5）抗血小板药物的应用（择期手术阿司匹林100mg、氯吡格雷75mg，3d以上；急诊手术阿司匹林300mg、氯吡格雷300~600mg）。

（6）训练床上大、小便（为防止术后排便不能下床活动）。术前不需要禁食，但不宜太饱，正常进行日常药物的服用，但已有肾功能损害者术前停用二甲双胍3d。术前半小时排空大小便，取下身上所有饰物。

（7）心理治疗。对于紧张、抑郁的患者应注意心理治疗及沟通。

（五）入路选择

冠状动脉造影多取四肢动脉为入路，尤其经皮穿刺桡动脉最常用，也可穿刺股动脉或肱动脉（图18-4，图18-5）。

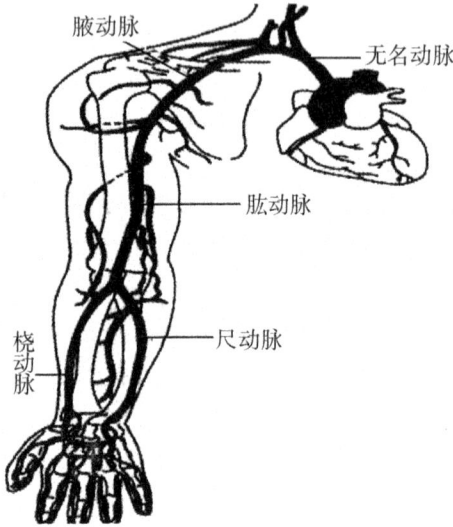

图18-4 桡动脉解剖图

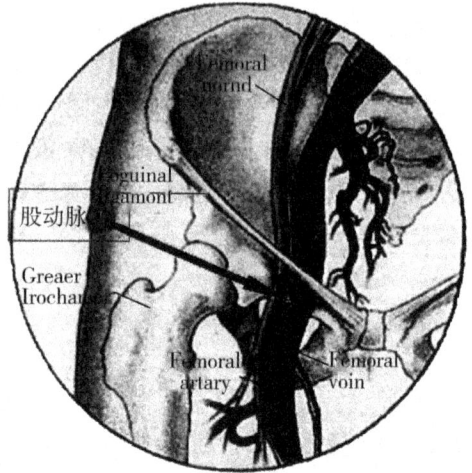

图18-5 股动脉解剖图

冠状动脉造影常用的投照体位如下。

投照体位的定义是冠状动脉造影时，投照体位以影像增强器的位置而定，即从影像增强器位置来观察心脏，而不是根据X线束的方位来定位。

1. 左冠状动脉造影常用的投照体位 见图18-6~图18-11。

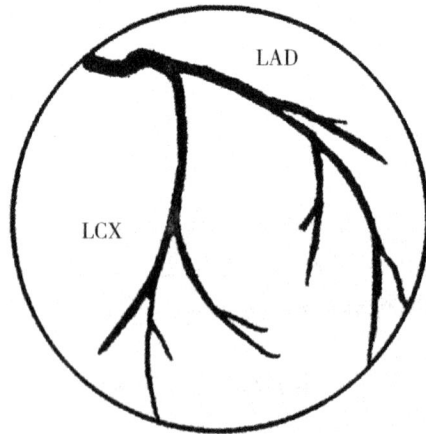

图18-6 肝位（右前斜+足位）

右前斜（RAO）30°+足位（Cau）20°，观察LAD（前降支）、LCX（回旋支）起始部、LCX体部、OM（钝缘支）开口和体部

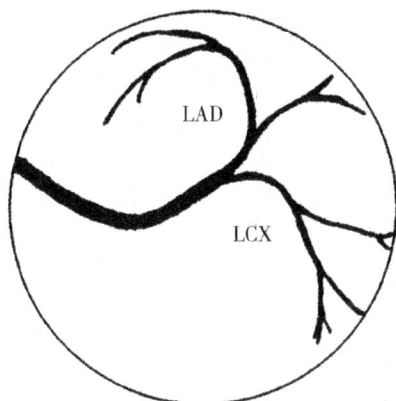

图 18 - 7　脾位、蜘蛛位

左前斜（LAO）45° + 足位（Cau）20°，观察 LM（左主干）、LAD、
LCX 开口病变，LCX 体部、OM 开口和体部

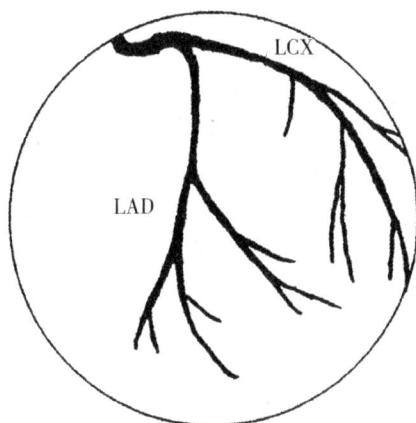

图 18 - 8　正头位

正位（AP）+ 头位（Cra），观察 LAD 近、中段，LAD 与对角支分叉处

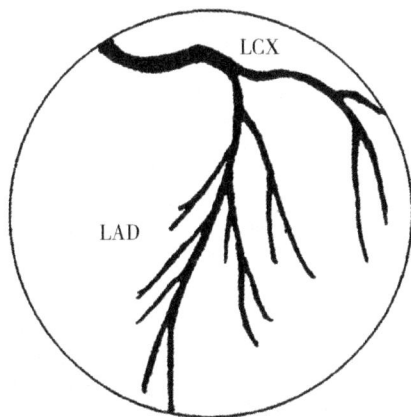

图 18 - 9　左肩位

左前斜（LAO）45° + 头位（Cra）20°，观察 LAD 中、远段和对角支开口

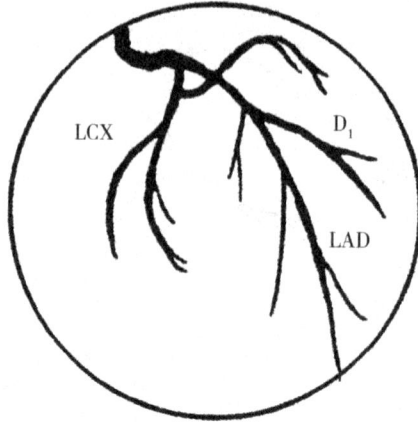

图 18 - 10　右肩位

右前斜（RAO）30°+头位（Cra）20°，观察前降支中远段情况

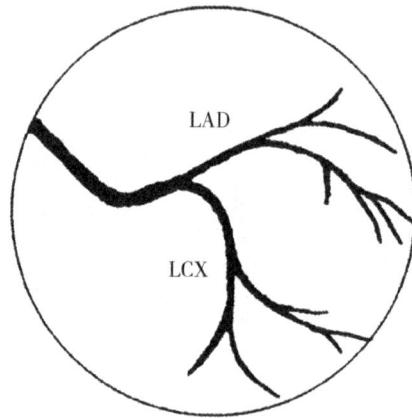

图 18 - 11　正足位

后前位（AP）+足位（Cau）20°，观察 LM、LAD、LCX 开口、近端，LCX 体部和 OM 开口

2. 右冠状动脉造影常用的投照体位　见图 18 - 12，图 18 - 13。

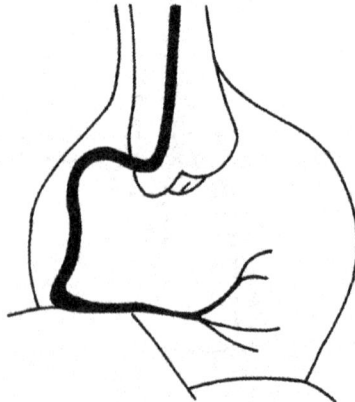

图 18 - 12　左前斜位（LAO）45°，RCA 呈"C"形，观察 RCA 开口、起始部至后降支

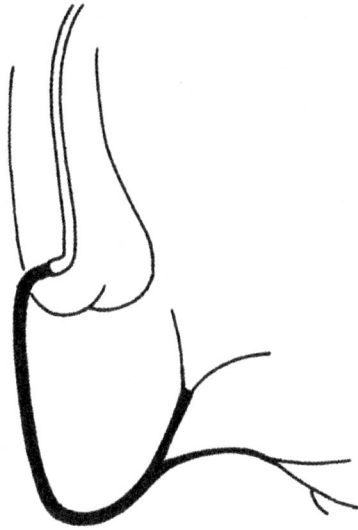

图 18-13 后前位+头位

RCA 呈 "L" 形，观察 RCA 远端分支及其开口情况

（六）手术操作

以桡动脉为例。

（1）常规消毒铺巾，为操作方便，常规选择右侧桡动脉作为穿刺插管部位。

（2）2% 利多卡因 1~2ml 局部麻醉。注射局部麻醉药物时注意沿血管走行充分阻滞局部组织，以避免血管痉挛。穿刺血管时保持手腕过伸，充分暴露动脉。也可在手腕部垫以小纱布卷协助保持手腕的过伸。

（3）穿刺点通常选择在腕曲面横纹近端 2~3cm 处，该处桡动脉表浅，容易触及，并且分支血管少，不容易误伤分支血管而引起出血或止血困难。

（4）使用 21 号普通穿刺针进行穿刺，针尾端不带注射器。这样可以精细掌握进针的深度和倾斜角度，观察搏动性回血的顺畅程度，也可以使用专门的桡动脉穿刺套针，但因套针较粗，套针与针芯之间固定不牢，针芯退出后套针容易滑脱，反而增加了穿刺难度。

（5）穿刺成功以后，沿穿刺针送入 0.025in（1in = 25.4cm）的软头直行钢丝至肱动脉。退出穿刺针后做 2mm 皮肤切口，置入 5F 或 6F 动脉鞘。

（6）经鞘管给予肝素 2 000~3 000U，可同时给予硝酸甘油 200μg 以防止血管痉挛，也可给予异搏定、罂粟碱。

（7）使用亲水涂层的长泥鳅钢丝易通过血管，至锁骨下动脉时，血管弯曲，深吸气可有助于钢丝进入主动脉，钢丝要至主动脉根部以了解主动脉窦底部位，同时钢丝要弯曲向上以增加支撑力。注意在钢丝递送过程中有阻力要透视观察，进入到腋动脉附近时要透视观察防止进入颅内动脉或冠状动脉。沿钢丝进入造影导管至左右冠脉开口处，撤出钢丝，回抽血液防止管道中的气泡，进行选择性冠状动脉造影。根据术者的偏好，造影导管可以选择 Judkins 左右冠脉造影导管或 MP 多功能导管。

（8）手术结束后使用专用桡动脉止血器，压迫时间 4~6h。

（七）术后处理

（1）心电血压监测：患者有无不适，注意心电图及生命体征等。

（2）常规液体：肾功能不全者可适当水化治疗。

（3）因为造影剂从肾排泄，所以术后应鼓励多喝水，促进造影剂的排泄。

（4）桡动脉穿刺径路者：在拔除鞘管后对穿刺点局部压迫4～6h后可以拆除止血器，然后弹力绷带继续压迫。股动脉入路进行冠状动脉造影后，可即刻拔管，常规压迫穿刺点20min后，若穿刺点无活动性出血，可进行制动并加压包扎，18～24h后可以拆除绷带开始轻度活动。如果使用封堵器，患者可以在平卧制动后6h后开始床上活动。

（5）注意穿刺点有无渗血、红肿及杂音，穿刺的肢体动脉搏动情况、皮肤颜色、张力、温度及活动有无异常。

（6）术后次日查肾功能、心肌酶及心肌梗死三项、心电图等。

（八）结果判读

1. 狭窄程度测定方法

（1）计算机辅助的定量分析法（QCA）：以造影导管为参考（通常选用6F造影导管，1F = 0.33mm），通过电视密度法由计算机辅助测定参考血管直径、病变节段直径、狭窄百分数和病变长度，推算面积狭窄百分数。

（2）目测法：以造影导管为参考（通常选用6F造影导管），估测参考血管直径和病变节段直径狭窄程度。

动脉狭窄分为四级（图18 - 14）：＜50％狭窄（直径）为轻度狭窄，通常无血流动力学意义。＞50％狭窄（相当于95％面积狭窄）为重度狭窄，有较大的血流动力学意义。100％狭窄为完全闭塞。

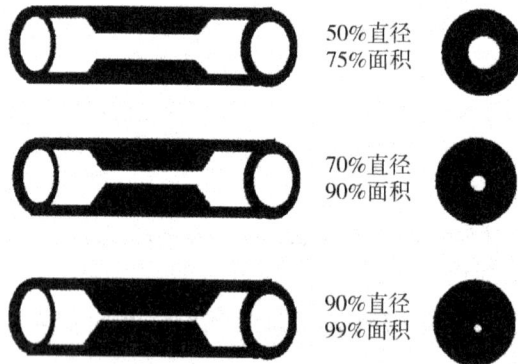

50%直径
75%面积

70%直径
90%面积

90%直径
99%面积

图 18 - 14　冠状动脉狭窄测量方法

2. 冠状动脉病变形态学分类　见表18 - 1。

表 18 - 1　冠状动脉病变形态学分类

冠脉病变类型	A 型	B 型	C 型
病变范围	局限，长度＜10mm	管状，长度10～20mm	弥漫，长度＞20mm
病变性质	同心性	偏心性	偏心 + 钙化

冠脉病变类型	A 型	B 型	C 型
球囊通过难易	易通过	较难	困难
病变弯曲度	<45°	45°~90°	>90°
病变性质	光滑	不规则	闭塞
钙化	无或轻度	中度	重度
冠脉阻塞程度	不完全	完全<3 个月	完全>3 个月
与开口及分叉关系	远离开口或分叉	位于开口或分叉处，需保护	位于开口或分叉处，
有无血栓	无	有	有
介入治疗成功率	>85%	60%~85%	<60%

3. 冠状动脉血流分级——TIMI 血流分级法

（1）TIMI 0 级：无灌注，即阻塞远端无血流。

（2）TIMI 1 级：部分灌注，造影剂通过阻塞段，但不能使远端冠状动脉充分显影。

（3）TIMI 2 级：经过 3~4 个心动周期后，前向造影剂才使冠状动脉完全显影。

（4）TIMI 3 级：完全灌注，前向造影剂在 3 个心动周期内使冠状动脉完全显影。

4. 特殊类型病变

（1）心肌桥：仅在收缩期出现某一节段冠状动脉狭窄，舒张期则恢复正常。提示该冠状动脉节段受心肌压迫。

（2）冠状动脉瘤样扩张：指冠脉直径≥7mm 或超过邻近冠状动脉直径 50% 的局部或弥漫性扩张。其发生原因为先天性或动脉粥样硬化。

（3）冠状动脉瘘：冠状动脉及其分支直接与右心房、右心室、肺动脉或冠状窦交通，形成冠状动静脉瘘。绝大多数冠状动静脉瘘患者无临床症状，少数患者也可发生心绞痛或心力衰竭。

（4）冠状动脉痉挛：通常由导管诱发所致。表现为表面光滑的狭窄节段且远段冠状动脉血管节段无病变。

（5）冠状动脉内血栓：表现为冠状动脉管腔内一个或数个充盈缺损，或交叉体位投照时均显示管腔模糊。

（6）侧支循环：当冠状动脉严重狭窄或阻塞时，近端灌注压明显下降，刺激侧支循环形成，血管远端被侧支循环逆向供血而显影。

（九）不良反应及处理

在心血管介入治疗术后的临床事件评价过程中，对比剂已经不再被认为是一个无辜的旁观者，它就像是一把双刃剑，既可使患者获益也可使其面临病情恶化的风险，因此从事心脏介入治疗的医生常会面临如何选择对比剂的问题，如选择离子型与非离子型对比剂，以及选择低渗与等渗对比剂的问题。

1. 对比剂的分类与理化特性　碘造影剂有离子型和非离子型两种，其中离子型与非离子型分类中又有单体与二聚体之分，不同类型对比剂的理化特性不一致（如渗透压及黏度），由此导致的不良反应也不完全一致。早期的对比剂为离子型、高渗透压 $[>1\,900\text{mOsm}/(\text{kg}\cdot\text{H}_2\text{O})]$，冠状动脉内直接注射离子型高渗对比剂可出现多种形式的心律失常，包括心动过缓、传导阻滞、窦性停搏、窦性心动过缓、室性心动过速及室颤等。目前临床上已不再应用。非离子型、低渗的对比剂 $[600\text{mOsm}/(\text{kg}\cdot\text{H}_2\text{O})]$ 是目前最常用的对比剂，其毒性较高渗对比剂低，心律失常的发生率也明显低于高渗对比剂，但其渗透压仍为血液渗透压的 $2\sim3$ 倍。因此对组织仍有一定程度的毒性作用。新一代的对比剂为非离子型、等渗对比剂 $[290\text{mOsm}/(\text{kg}\cdot\text{H}_2\text{O})]$ 可大大减少对患者血压及心率方面的影响，因此可能会更有利于合并高危因素需要行心血管造影的患者。

2. 碘造影剂不良反应发生的机制与原因　一是给药方式。造影剂的浓度、剂量、速度和注入部位与反应的发生有关。超过允许的浓度与剂量，又注射过快，将增加反应的发生概率。二是对比剂本身的原因，与其渗透压、黏稠度以及毒性有关。研究证明碘造影剂渗透压越高、黏稠度越大，不良反应越多。三是与患者体质有关，如过敏体质、高龄以及有无慢性疾病乃至精神状态都与不良反应的发生有重要关系。根据其发生机制分为 2 种。一种与剂量无关，较少见，属特异质、抗原 – 抗体反应。另一种较多见，属物理 – 化学反应。是与造影剂的渗透压、浓度、离子电荷和化学毒性、注射速度和剂量有关。①轻度不良反应：轻微热感、皮肤潮红、恶心、轻度呕吐和荨麻疹。②中度不良反应：反复呕吐、大量荨麻疹、轻度呼吸困难、全身发热、暂时性血压降低。③重度不良反应：喉头水肿、重度呼吸困难、惊厥、休克、昏迷。

3. 对比剂与 PCI 术后不良事件　除了过敏反应及心肌毒性作用外，血栓形成与对比剂肾病（contrast – induced nephropathy，CIN）是影响 PCI 时对比剂选择的两个重要因素。对比剂可影响内源性及外源性凝血途径、血管内皮功能等多个方面。同时可能还具有血小板激活作用。随机临床试验证据表明，对 PCI 术后高 MACE 事件发生率的患者来说，选用等渗对比剂有利于降低术后的血栓性事件。

CIN 是指注射对比剂后 $1\sim3\text{d}$ 出现无其他原因的肾功能损害，表现为血清肌酐增加 $\geqslant$ $0.5\text{mg}/\text{dl}$，或者血肌酐的绝对值在基线基础上增加 25%。CIN 对 PCI 术后的临床结果有重要影响，可导致 PCI 术后其他不良事件的发生。对比剂的剂量与对比剂肾病呈正相关，大剂量的对比剂增加患者肾损害的风险，糖尿病及合并肾功能不全患者对剂量更为敏感，研究结果发现，对比剂剂量小于最大推荐剂量时 [对比剂最大推荐剂量 $=5\text{ml}\times$ 体重（kg）$/\text{SCr}$（mg/dl）]，需要接受透析治疗患者减少，院内死亡率也相应降低。

4. 特殊人群 PCI 时对比剂的选择　任何程度的慢性肾疾病是冠心病预后不良的一个重要信号，而慢性肾疾病患者的长期后果又与心血管事件密切相关，因此在治疗合并肾损害的冠心病患者时，医生与患者常面临进退两难的困境，由于顾虑对比剂可能导致患者肾功能的恶化或出现 CIN，而拒绝进行诊断性心血管造影或 PCI 治疗的情况比较多见。已经存在肾损害或糖尿病患者，特别是二者合并存在时，CIN 的发生率 12%～50%。研究结果发现与高渗对比剂相比，低渗对比剂可明显降低高危患者 CIN 的发生率。等渗对比剂对 CIN 发生率的影响与患者危险程度的高低有关，在肾功能正常的非糖尿病患者，等渗对比剂术后 CIN 的发生率与低渗对比剂相似。而在高危患者，等渗对比剂可明显降低 CIN 的发生概率。

5. 使用对比剂前应注意事项　①仔细询问是否有过敏史，有过敏史者要进行碘过敏试验；②严格掌握适应证和禁忌证，对于具有高危因素的患者（心、肝、肾功能严重损害等），应减少剂量，冬季和春秋季应将造影剂加温至 36～37℃，提高患者耐受性，降低造影剂黏稠度；③对接受碘造影剂检查患者耐心解释检查过程中可能出现的各种不良反应，安抚患者，消除其焦虑心理；④可以预防性药物的使用，碘剂造影检查前可静脉注射地塞米松；⑤选择合适的造影剂并注意其剂量及浓度；⑥抢救药物的配备和制订抢救措施，术前应做好充分的急救准备。在给造影剂同时应持续观察患者，如有反应时应立即停止注射，面罩吸氧并进行抢救；对于轻中度反应的患者，密切观察患者生命体征的变化，一般经吸氧即可恢复，必要时静脉注射地塞米松；对于重度反应（如呼吸困难、休克、意识障碍、严重心律失常、甚至心搏骤停）的患者，应立即进行抢救。

综上所述，PCI 时选择低渗的非离子型对比剂较离子型对比剂更安全，同样也有证据支持高危患者介入治疗时应该选择等渗的非离子型对比剂。

二、冠状动脉介入治疗

（一）患者权利与义务

1. 知情权　在心血管介入技术方面，患者及其亲属具有知情权。包括：①患者所患疾病名称、目前主要治疗措施；②拟施手术名称、含义、适应证、患者病情的适应程度及其与其他疗法相比利弊如何；③手术实施要点、技术难点及难度；④术中、术后可能出现的并发症、发生概率及相应对策，可能导致的后果；⑤远期效果、复发率、后续治疗等；⑥拟施手术在本单位开展的情况、总体技术水平等；⑦所需费用及术中、术后患者及其家属需做的事情。患方不应该期待和要求医师在具体问题上给予明确地肯定和担保，例如：必须保证百分之百的成功，保证术后恢复到何种程度等。

2. 选择与决定权　在上述充分知情的基础上，患方对于有关拟施手术具有选择与决定的权利。包括：①对于拟施手术接受或拒绝；②选择某些特殊材料，如不同价格和功能的支架、起搏器等；有的事项和内容是不可能由患方来选择和决定的，如：血管入路与术式、术中与术后紧急情况的处置、特殊的措施如 CCU 监护、超声及其他检查等。

3. 表述实情的义务　为了迅速做出正确诊断、确定治疗方案，患者应如实陈述病史，不可故意隐瞒及提供虚假情况。与疾病有关的个人资讯如医疗费用类别、个人职业、家庭、婚姻、生育等情况，也应据实回答。

4. 顺从性与配合的义务　顺从性是指患者遵照医嘱、配合医护人员进行并完成诊疗活动的行为。

5. 足额交纳费用的义务　有关医疗费用的争执是医患纠纷的主要因素之一。患方应清楚了解所需费用。如已表示接受诊疗活动，即应按要求足额交纳费用，以免贻误病情的诊治。如对收费标准及过程存在疑问，可以向有关部门反映和举报，但不应以此为借口而不交纳费用。

（二）适应证

1. 稳定型冠心病的血运重建治疗　具有下列特征的患者进行血运重建可以改善预后：左主干病变直径狭窄 >50%（ⅠA）；前降支近段狭窄 ≥70%（ⅠA）；伴左心室功能减低的 2 支或 3 支病变（ⅠB）；大面积心肌缺血（心肌核素等检测方法证实缺血面积大于左心室面积的 10%，ⅠB）。非前降支近段的单支病变，且缺血面积小于左心室面积 10% 者，则对预后改善无助（ⅢA）。

　　具有下列特征的患者进行血运重建可以改善症状：任何血管狭窄≥70%伴心绞痛，且优化药物治疗无效者（ⅠA）；有呼吸困难或慢性心力衰竭，且缺血面积大于左心室的10%，或存活心肌的供血由狭窄≥70%的罪犯血管提供者（ⅡaB）。优化药物治疗下无明显限制性缺血症状者则对改善症状无助（ⅢC）。

　　对于病变既适于PCI又适于CABG而预期外科手术死亡率低的患者，可以采用SYNTAX积分帮助制订治疗决策。

　　2. 非ST段抬高型ACS（NSTE-ACS）的血运重建治疗　对NSTE-ACS患者应当进行危险分层，根据危险分层决定是否行早期血运重建治疗。推荐采用全球急性冠状动脉事件注册（GRACE）危险评分作为危险分层的首选评分方法。

　　冠状动脉造影若显示适合PCI，应根据冠状动脉影像特点和心电图来识别罪犯血管并实施介入治疗；若显示为多支血管病变且难以判断罪犯血管，最好行血流储备分数检测以决定治疗策略，建议根据GRACE评分是否>140分及高危因素的多少，作为选择紧急（<2h）、早期（<24h）以及延迟（72h内）有创治疗策略的依据。

　　需要行紧急冠状动脉造影的情况：①持续或反复发作的缺血症状；②自发的ST段动态演变（压低>0.1mV或短暂抬高）；③前壁导联V_2~V_4较深的ST段压低，提示后壁透壁性缺血；④血流动力学不稳定；⑤严重室性心律失常。

　　3. 急性ST段抬高型心肌梗死（STEMI）的血运重建治疗　对STEMI的再灌注策略主要建议如下：建立院前诊断和转送网络，将患者快速转至可行直接PCI的中心（ⅠA），若患者被送到有急诊PCI设施但缺乏足够有资质医生的医疗机构，也可考虑上级医院的医生（事先已建立好固定联系者）迅速到该医疗机构进行直接PCI（ⅡbC）；急诊PCI中心须建立每天24h、每周7d的应急系统，并能在接诊90min内开始直接PCI（ⅠB）；如无直接PCI条件，患者无溶栓禁忌者应尽快溶栓治疗，并考虑给予全量溶栓药（ⅡaA）。除心源性休克外，直接（补救或溶栓后）PCI应仅限于开通罪犯病变（ⅡaB）；在可行直接PCI的中心，应避免将患者在急诊科或监护病房进行不必要的转运（ⅢA）；对无血流动力学障碍的患者，应避免常规应用主动脉球囊反搏（ⅢB）。

　　心源性休克：对STEMI合并心源性休克患者不论发病时间也不论是否曾溶栓治疗，均应紧急冠状动脉造影，若病变适宜，立即直接PCI（ⅠB），建议处理所有主要血管的严重病变，达到完全血管重建；药物治疗后血流动力学不能迅速稳定者应使用主动脉内球囊反搏支持（ⅠB）。

　　4. 冠心病合并糖尿病的血运重建治疗　冠心病合并糖尿病患者无论接受何种血运重建治疗，预后都较非糖尿病患者差，再狭窄率也高，对于STEMI患者，在推荐时间期限内PCI优于溶栓（ⅠA）；对于稳定的、缺血范围大的冠心病患者，建议行血运重建以增加无主要不良心脑血管事件生存率（ⅠA）；使用药物洗脱支架（DES）以减少再狭窄及靶血管再次血运重建（ⅠA）；对于服用二甲双胍的患者，冠状动脉造影或PCI术后应密切监测肾功能（ⅠC）；缺血范围大并适合CABG（特别是多支病变），如果患者手术风险评分在可接受的范围内，推荐行CABG而不是PCI（ⅡaB）；对已有肾功能损害的患者行PCI，应在术前停用二甲双胍（ⅡbC），服用二甲双胍的患者冠状动脉造影或PCI术后复查发现肾功能有损害者，亦应停用二甲双胍；不建议对血运重建的糖尿病患者静脉应用极化液（ⅢB）。

　　5. 冠心病合并慢性肾病的血运重建治疗　慢性肾病患者心血管死亡率增高，特别是合并糖尿病者。若适应证选择正确，心肌血运重建可以改善这类患者的生存率。建议术前应用估算的肾小球滤过率（eGFR）评价患者的肾功能。对于轻、中度慢性肾病，冠状动脉病变复杂且可以耐受 CABG 的患者，建议首选 CABG（IIaB）。若实施 PCI 应评估对比剂加重肾损害的风险，术中尽量严格控制对比剂的用量，且考虑应用 DES，而不推荐用裸金属支架（IIbC）。为预防对比剂导致的急性肾损伤，冠心病合并慢性肾病者应在 PCI 围术期采取预防措施。

6. 冠心病合并心衰（CHF）的血运重建治疗　冠心病合并 CHF 者行血运重建的围术期死亡风险增加 30% ~ 50%，对于 CHF 合并心绞痛的患者，推荐 CABG 应用于明显的左主干狭窄、左主干等同病变（前降支和回旋支的近段狭窄）以及前降支近段狭窄合并 2 或 3 支血管病变患者（ I B），左心室收缩末期容积指数 >60ml/m² 和前降支供血区域存在瘢痕的患者可考虑行 CABG，必要时行左心室重建术（ II bB），如冠状动脉解剖适合，预计 CABG 围术期死亡率较高或不能耐受外科手术者，可考虑行 PCI（ II bC）。

7. 再次血运重建　对于 CABG 或 PCI 术后出现桥血管失败或支架内再狭窄、支架内血栓形成的患者，可能需要再次 CABG 或 PCI，选择再次 CABG 或 PCI 应由心脏团队或心内、外科医生共同会诊决定。

8. 慢性完全闭塞病变（CTO）病变的 PCI　CTO 定义为 >3 个月的血管闭塞，疑诊冠心病的患者约 1/3 造影可见 ≥1 条冠状动脉 CTO 病变，虽然这部分患者大多数（即使存在侧支循环）负荷试验阳性，但是仅有 8% ~ 15% 的患者接受 PCI，原因一方面是开通 CTO 病变技术要求高、难度大，另一方面是因为开通 CTO 后患者获益程度有争议。目前认为，若患者有临床缺血症状，血管解剖条件合适，由经验丰富的术者（成功率 >80%）开通 CTO 是合理的（ II aB），CTO 开通后，置入 DES 能显著降低靶血管重建率（ I B）。

9. 分叉病变的介入治疗　如边支血管不大且边支开口仅有轻中度的局限性病变，主支置入支架、必要时边支置入支架的策略应作为分叉病变治疗的首选策略（IA）。若边支血管粗大、边支闭塞风险高或预计再次送入导丝困难，选择双支架置入策略是合理的（IIaB）。

（三）治疗方案

临床选择血运重建治疗方案时应该参考下列因素。

1. 病变因素　病变的形态、性状及狭窄程度是血运重建首先考虑的因素，美国 ACC/AHA 专家委员会修改后的病变分类系统，可以反映病变的低、中、高危情况（表 18 - 2）。

表 18 - 2　病变分类系统（2000 解剖风险分组 PCI 支架时代）

低危	中危	高危
局限性（长度 <10mm）	管状（长度 10 ~ 20mm）	弥漫性病变（长度 >20mm）
向心性	偏心性	
易于到达	近端中度迂曲	近端明显迂曲
非成角（<45°）	中度成角（45° ~ 90°）	成角较大（>90°）
外形光滑	外形不规则	
无或轻度钙化	中或重度钙化	完全闭塞 >3 个月和（或）桥样
非完全闭塞	完全闭塞 <3 个月	侧支循环
非开口	开口病变	
无重要分支受累	需要双导丝的分叉病变	不能保护的重要分支
无血栓	有血栓	老化静脉桥的易碎病变

2. 临床因素 当解剖因素合并临床因素时会增加 PCI 并发症的发生率，临床应给予重视。

（1）年龄：年龄小者 CABG 及 PCI 的成功率均比较高，并发症较少，但考虑到如桥血管再狭窄需二次手术，因此年龄较轻者多选择 PCI。而对于老年组（年龄 > 80 岁），CABG 有较大的风险，因此 PCI 是一种选择，但应充分认识此类患者 PCI 也有较高的风险。

（2）糖尿病：与非糖尿病患者比较，PCI 的手术操作成功率是相似的，但院内并发症发生率有增高的趋势，并且再次血运重建治疗率高于 CABG，因此糖尿病是决定血运重建治疗策略的一个重要的因素。

（3）女性：与男性相比，女性行 PCI 的年龄更高，高血压病、糖尿病、高脂血症和合并疾病的发生率更高，同时女性的冠状动脉较细，因此女性 PCI 的并发症较多。

（4）慢性肾疾病：慢性肾疾病患者的心血管病致病率和死亡率明显增高，同时慢性肾病患者 PCI 手术围术期并发症（死亡、心肌梗死、卒中、感染和肾衰竭）发生率较无肾功能不全的患者为高。但与药物比较，在慢性肾疾病合并多支病变患者实施血运重建治疗的存活率增高，在严重肾功能不全患者，CABG 存活率可能高于 PCI。

（5）左心室收缩功能障碍：冠心病合并左心室收缩功能不全患者 CABG 的存活率优于单纯药物治疗，可能好于 PCI，但缺乏循证医学证据。因此对于冠心病合并左心室收缩功能不全的患者要综合病变因素、临床因素、患者意愿、介入医师、心脏外科医师意见进行选择。

（6）既往 CABG：对于既往 CABG 的患者对于原位血管行 PCI，与再次 CABG 比较，PCI 的结果和并发症发生率几乎相当，手术后中长期存活率类似。大隐静脉的 PCI 成功率超过 90%。

3. 术前诊断和影像学检查 运动试验和心脏影像学可用于协助确诊冠心病、评估稳定型冠心病的缺血情况。对稳定型冠心病和急性冠状动脉综合征（ACS）患者进行危险分层（帮助选择治疗策略及评价治疗效果）以决定血运重建治疗方式（表 18 - 3，表 18 - 4）。

表 18 - 3 影像学暨功能检查的临床应用价值（推荐类型及证据水平）

项目	无临床症状	有临床症状（血管狭窄闭塞程度）			阳性结果预后价值	阴性结果预后价值
		低	中	高		
解剖学检查						
冠状动脉造影	ⅢA	ⅢA	ⅡbA	ⅠA	ⅠA	ⅠA
多排 CT	ⅢB	ⅡbB	ⅡaB	ⅢB	ⅡbB	ⅡaB
磁共振	ⅢB	ⅢB	ⅢB	ⅢB	ⅢC	ⅢC
功能学检查						
负荷心电图	ⅢC	ⅡaC	ⅠC	ⅢC	ⅡaC	ⅡaC
负荷超声心动图	ⅢA	ⅢA	ⅠA	ⅢA	ⅠA	ⅠA
负荷核素成像	ⅢA	ⅢA	ⅠA	ⅢA	ⅠA	ⅠA

表 18 - 4　对稳定性冠心病 PCI 与 GABG 适应证的推荐

病变类型	CABG 有利	PCI 有利
单支或双支合并非前降支近端病变	ⅡbC	ⅠC
单支或双支合并前降支近端病变	ⅠA	ⅡaB
3 支简单病变且 PCI 可实现功能性完全血运重建，SYNTAX 积分≤22 分	ⅠA	ⅡaB
3 支复杂病变且 PCI 不能实现完全血运重建，YNTAX 积分 >22 分	ⅠA	ⅢA
左主干病变（孤立或单支，口部或体部）	ⅠA	ⅡaB
左主干病变（孤立或单支，远端分叉）	ⅠA	ⅡbB
左主干及 2 支或 3 支病变，SYNTAX 积分≤32 分	ⅠA	ⅡbB
左主干及 2 支或 3 支病变，SYNTAX 积分≥33 分	ⅠA	ⅢB

4. 心脏团队讨论决策　建议由心血管内科、心脏介入和心外科医生组成心脏团队，对患者的临床及影像学资料进行评价，对复杂病变患者共同制订心肌血运重建策略，给患者提供最佳治疗选择，目前中国绝大多数医院是内、外科分设分治，尚未形成团队。对这类医院，建议实施心内科与心外科联合会诊，对复杂 3 支或复杂左主干病变患者制订适宜的血运重建治疗方案，应清楚告知患者血运重建的临床获益、短期和长期风险以及两种血运重建策略的利弊，让患者有足够的时间做出选择，要充分尊重患者意愿，未设置心脏外科的医疗机构或心脏外科医生不能及时参加联合会诊，应经心血管内科专业 3 名或以上副主任医师或主任医师会诊后决定治疗策略。

（四）手术操作

1. 导引导管的操作　首先根据升主动脉的宽度、冠脉开口情况及病变血管情况，考虑导引导管的支撑力及同轴性，选择合适的导引导管，冲洗，检查并连接"Y"形接头及导引钢丝，盐水充分灌注并冲洗"Y"形接头及导管以排空空气，然后在透视下送导引钢丝至冠状窦底并弯曲向上，在导引钢丝的引导下送导引导管至冠脉开口，调整导引导管的方向以适应冠脉的开口。导引导管到位后首先要观察压力，在确保无压力嵌顿下进行冠脉造影及 PCI。

2. 导引钢丝的操作　根据病变情况选择不同的钢丝，根据病变的类型适当塑形头端，选择充分暴露狭窄病变的角度进行操作，应用钢丝引导器轻柔送导引钢丝进入"Y"形接头及导管，左手控制导丝的进度，右手操控导丝操控钮或示指、拇指轻柔捻转推送钢丝至病变远端，注意钢丝出导管入冠状动脉开口时动作要轻柔，在血管内推送特别是通过病变时一定要一边捻转一边推送，在确保推送钢丝无任何阻力的情况下捻转着将其送入血管内至病变远端，在确保钢丝位置不变的情况下卸下导丝操控钮及引导器。进行介入操作时一定要确保钢丝在血管真腔内。

3. 球囊导管的操作　根据血管的直径及病变的类型选择不同类型的球囊及型号，一般以球囊与血管 1∶1 选择球囊，用充有 1∶2 或 1∶3 稀释造影剂的注射器，适当负压抽吸球囊导管，压力泵抽吸适量（10ml 左右）稀释后的造影剂连接球囊导管并抽以最大负压，在助手控制导引钢丝的情况下术者沿钢丝送入球囊导管至病变处，透视或造影定位，透视下加压扩张（至球囊爆破压左右）球囊至球囊完全膨起数十秒，然后负压吸引至球囊完全干瘪、球囊内造影剂完全排空，透视下撤出球囊导管，注意导引钢丝位置不变，造影观察病变情况。对于钙化病变预扩张一定要充分，压力由小到大逐渐增加，直到球囊处病变压迹消失或达最大压力。

4. 支架导管的操作　根据病变血管大小及形态选择不同类型及型号的支架，注意选择支架前应冠脉内给予硝酸甘油以充分扩张冠脉以选择合适的支架（一般以1∶1的比例），连接压力泵（注意不要负压以防支架脱载），以盐水纱布清洁润滑导管外的钢丝，沿钢丝送入支架球囊导管至病变处，造影定位，透视下加压扩张（压力至少为标准压，最高压力应据支架膨胀是否充分来决定，一般为12～20ATM）支架球囊导管至支架完全膨胀十余秒，如支架未能充分扩张宜选用短于支架的非顺应性高压球囊对病变处再次扩张，负压抽吸至球囊内造影剂完全排空，透视下撤出球囊导管，注意保留钢丝位置不变，造影观察支架释放后病变情况。

（五）并发症及处理

1. 股动脉途径相关并发症　为股动脉途径并发症一般与穿刺点位置过高或过低、压迫方式不正确等有关。

（1）腹股沟皮下血肿：出血淤积于腹股沟皮下组织，表现为皮下肿块，质地较硬并有弹性，多伴皮肤瘀斑，部分患者伴有局部疼痛，与对侧皮肤比较可明确诊断。对于小的血肿可以采用沙袋压迫方法，数天或数周血肿可吸收。对于大的血肿如有神经血管压迫症状者，应及时行外科处理。

（2）动脉夹层与假性动脉瘤：多由于穿刺方法不当所引起，穿刺针刚进入血管壁，穿刺针斜面部分进入血管腔，即可有血流喷出，但压力偏低，此时送入钢丝，有可能进入内膜与中膜之间，形成夹层。血液自动脉穿刺的破口流出并被邻近的组织局限性包裹而形成的血肿，血液可经此破口在动脉和瘤体之间来回流动即形成假性动脉瘤，其与真性动脉瘤的区别在于瘤壁由血栓和周围组织构成，而无正常血管壁的组织结构。其常见症状为局部疼痛，有时较剧烈，瘤体过大时也可产生周围神经血管压迫症状。触诊可发现皮下血肿，有搏动感，听诊可闻及血管收缩期杂音，超声多普勒检查可以确诊。大部分的假性动脉瘤可自行愈合，无需特殊处理。而直径较大者首先停用低分子肝素等抗凝药物，然后通过压迫、瘤体内凝血酶注射和外科修复等方法进行根治。预防方法是一定要保证穿刺针斜面完全进入血管腔，针尾有血液喷射而不是喷涌，送入钢丝时一定要没有任何阻力，遇有阻力不可强行推进，而要调整穿刺针的深度和斜面方向，或退出钢丝重新调整。

（3）腹膜后出血：血流从股动脉穿刺口流出，沿腰大肌边缘流入腹膜后腔隙。腹膜后血肿起病隐匿，但因腹膜后腔隙具有较大的空间，可储留大量血液，当有明显症状出现时，如低血压，常提示已有严重出血，如诊断处理不及时，会导致患者死亡，是最凶险的并发症。主要症状及体征是贫血、低血压、腹部紧张及下腹部疼痛等，确诊有赖于CT或超声检查。一旦发现应立即停用抗凝药物，使用血管活性药物升压、快速补充血容量，输血、输液，稳定血流动力学，严密监测血压、心率，定时复查血常规，判断有无继续出血，并给予针对性治疗，对不能有效止血的患者应尽早介入封堵或外科手术治疗。

（4）动静脉瘘：由于动、静脉紧密相邻并行，穿刺动脉时误入静脉且横贯通过后进入动静脉，如未能及时发现，而插入血管鞘管，术后可出现，即动静脉瘘。常发生于股动脉。大部分股动静脉瘘无明显症状，也不会导致严重并发症，许多小的动静脉瘘可自行愈合，或经压迫止血可以闭合，难以封闭时可在超声引导下压迫封闭瘘管，对未能闭合或有严重并发症的股动静脉瘘可考虑手术治疗。

（5）血栓形成与栓塞：由于穿刺及鞘管刺激致血管壁结构破坏、术后肢体制动，压迫止血，使血流缓慢，易于在局部启动血栓形成。预防的办法有压迫止血不可过强，时间不可过长，肢体制动时，应嘱患者做患肢肌肉收缩，也可由陪护人员给予肢体按摩，预防血栓形成。

2. 桡动脉径路相关并发症

（1）桡动脉痉挛：主要症状为前臂疼痛、桡动脉搏动减弱或消失、导管推送困难和回撤受阻。预防方法有多次穿刺失败桡动脉搏动消失时可局部皮下注射硝酸甘油 400μg，穿刺成功后经鞘管注射扩血管药物以防血管痉挛，如硝酸甘油 200μg、维拉帕米 200～400μg。送入导管时宜选用亲水涂层、头端塑形的长引导钢丝，以利通过及交换。

（2）前臂血肿和前臂骨筋膜室综合征：前臂血肿是由于在桡动脉远离穿刺点的部位有破裂出血所致，常见的原因主要是超滑引导钢丝推送中进入桡动脉分支致其破裂穿孔；或由于桡动脉痉挛，指引导管推送遇阻力时用力不慎、过大，致其破裂所致。主要表现为前臂疼痛，触诊张力增高。由于出血可为周围组织所局限，大部分前臂血肿有自限性。但如果桡动脉破裂穿孔大，出血量大，可导致前臂骨筋膜室综合征，是前臂血肿的极端表现。主要症状有疼痛、活动障碍、感觉障碍、被动牵拉痛、肢体肿胀、血管搏动减弱或消失及骨筋膜室内压力增高等。前臂血肿可使用弹力绷带包扎前臂，但应注意包扎力度。前臂骨筋膜室综合征应强调早诊断、早治疗。一旦确诊就要及时（6h 内）切开深筋膜，彻底减压。切口要足够大，方能彻底解除骨筋膜室内的压力。手术要保持无菌，防止感染，如有肌肉坏死应一并切除干净。

（3）颈部及纵隔血肿：是经桡动脉介入治疗的特有并发症，主要原因为导丝误入颈胸部动脉小分支致其远端破裂，出血常导致颈部肿大、纵隔增宽和胸腔积血等。主要表现为相应部位疼痛、低血压等。如出血自限，预后良好。如有气管压迫，常有呼吸困难，表现凶险，应行气管插管。

3. 血管迷走反应　常发生于冠状动脉造影术中、术后，拔除血管鞘管、压迫止血（股动脉）或穿刺点剧烈疼痛时。主要表现为面色苍白、大汗淋漓、头晕或神志改变，严重者可以意识丧失。部分患者可感气促、心悸、极度乏力。特征性表现为窦性心动过缓和低血压。处理措施包括静脉注射阿托品、快速扩容及应用多巴胺等血管活性药。

4. 冠状动脉夹层　表现为造影可见的管腔内充盈缺损、管腔外造影剂滞留或可见内膜片。主要原因为器材选择不合理、操作不熟练、动作粗暴等。治疗方法有：高压球囊贴服脱落的内膜，或使用灌注球囊，持续加压 30min。PTCA 术失败可行冠脉内支架术，如血流动力学不稳定可给予 IABP 等。必要时行急诊 CABG 术。主要预防方法：选择合适的器材，如导引导管、支架等。操作轻柔，切忌粗暴。密切注意压力变化。导引钢丝进入血管时，一定要在透视下进行，以免钢丝推进过快深入冠状动脉内损伤冠状动脉内膜，造成内膜脱落或撕裂。

5. 冠状动脉痉挛　冠状动脉痉挛时可无明显症状，也可出现明显的缺血症状，如胸痛、心肌梗死、心律失常，严重时可导致死亡。主要原因为导管刺激因素、造影剂刺激及冠状动脉病变因素。主要治疗方法为后撤导管、硝酸甘油 200μg 冠状动脉内应用，必要时重复应用。如硝酸甘油无效，可给予维拉帕米 200μg，冠状动脉内应用，必要时重复应用。主要预防方法为操作轻柔、提前给予硝酸甘油。

6. 空气栓塞　主要原因为操作不慎。

（1）主要治疗：少量空气栓塞可以自然排出，不必特殊处理。大量空气栓塞可造成冠状动脉大分支阻塞，可以立即将造影导管置入冠状动脉内，使用 20～50ml 注射器强力回抽，直至抽出大量含气泡血液为止，或血栓抽吸装置回抽。向冠状动脉内用力注射生理盐水或自体血液。冠状动脉内硝普钠或钙拮抗药。吸氧镇痛循环支持等。

（2）预防方法为：导管在使用前应用肝素盐水冲洗，使其管腔内充满盐水。导管进入主动脉应使用注射器回抽，使导管内排尽气体，充满血液。三通加压注射系统及所有连接管道应严格排出所有的气泡。术中应小心谨慎、仔细观察。

7. 冠状动脉穿孔

（1）主要原因：患者因素有老年、女性、高血压病、糖尿病等。血管病变因素如钙化、纤曲、闭塞、小血管、静脉桥血管、肌桥。器械因素如亲水导丝、导丝过硬、支架不合适、斑块旋切等。操作因素有动作粗暴、扩张压力过大等。

（2）主要表现：焦虑不安、呼吸困难、皮肤湿冷、脉压减少、血压下降、心率增快等。对于急性心脏压塞有诊断价值的检查是心脏超声和冠状动脉造影。强调早诊断、早处理。

（3）治疗方法：出现心脏压塞的症状或超声、影响学证实心包积液时，应进行紧急处置。鱼精蛋白中和肝素。心包穿刺置管。快速补液，根据血压进行血管活性药物的应用。球囊封堵，球囊长时间低压力扩张血管破裂处。必要时置入带膜支架。远端血管可采用栓塞术。如保守处理血流动力学不稳定，可急诊外科手术。预防方法有选择合适的器械、动作轻柔、压力不宜过大。

8. 支架内血栓

（1）主要原因：①患者因素，如糖尿病、肾功能不全、心功能不全、肿瘤病史、ACS、静脉桥病变等。②病变因素，长病变、钙化病变、分叉病变、闭塞病变、小血管病变、静脉桥病变等。③手术因素：支架贴壁不良、支架过小或扩张不良、支架边缘残余夹层或壁内血肿等。④支架因素：支架涂层或多聚体过敏反应、支架本身设计因素、带膜支架、支架内皮化不全等。

（2）主要治疗：高压球囊后扩张，冠状动脉内血栓抽吸，冠脉内Ⅱa/Ⅲb受体拮抗药。

（3）预防方法：合理的治疗及手术策略、术后 IVUS 或 OCT 观察支架贴壁情况、恰当的抗血小板治疗。

9. 无复流

（1）主要原因：①患者原因，如 ALCS 等。②血管原因，如血栓或斑块负荷较大。③操作原因，旋磨、压力过大等。

（2）主要治疗：①血栓负荷较大者要进行血栓抽吸；②立即冠脉内注射硝酸甘油 100～200μg，或硝普钠 200μg，或维拉帕米 200μg。必要时重复；③冠状动脉内替罗非班，对于富含血栓病变的患者行 PCI 时，可以考虑冠状动脉内推注替罗非班，如盐酸替罗非班 10ml（0.5mg）导管内注入，2min 后重复冠状动脉造影，如血流未达 TIMI 血流 3 级，再次给予盐酸替罗非班 10ml（0.5mg）导管内注入，5min 后重复冠状动脉造影；④冠脉远端保护装置；⑤循环支持，如血管活性药物、IABP 等。

（宣　兵）

第二节 冠状动脉介入治疗的基本器械选择

一、指引导管

冠状动脉介入治疗的完成主要包括四个基本步骤：第一，通过指引导管建立体外与冠脉的联通；第二，冠状动脉导丝通过指引导管进入靶血管，通过靶病变，到达血管远端；第三，相关器械通过导丝送达靶病变做支架置入前的诊断和预处理；第四，支架通过导丝送至靶病变处释放及随后的诊断和后处理。其中，第一步是基础，是前提，是极其重要的关键步骤。选择一个合适的指引导管，是确保手术安全、顺利、省时、省对比剂、减少 X 线暴露的重要前提。

选择指引导管要遵循以下几个原则：①支撑力强；②同轴性好；③对冠状动脉开口损伤小；④对入路血管损伤小；⑤不超选不深插；⑥注意配合使用造影导丝；⑦确保冠脉灌注好，压力不衰减、不心室化；⑧确保满足手术器械操作需求；⑨要考虑入路血管和升主动脉的影响；⑩要考虑靶血管起源异常和桥血管的影响。

二、导引导丝

导引导丝的选择和应用在冠脉介入治疗中具有举足轻重的作用，有时是成败的关键，尤其是在复杂病变中，如慢性闭塞病变（CTO）。导丝不能通过病变，手术就不能成功。因此，认真仔细阅读冠脉造影结果，对病变进行充分的评估，选择或顺序选择合适的导引导丝，是确保手术安全、成功的前提和保障。

（1）导丝的分类：①按亲水与否可分为亲水导丝和非亲水导丝；②按导丝头端的形状分为直头导丝和锥形头导丝；③按适用性分为通用型、工作导丝和 CTO 导丝；④按支撑力强弱分为强支撑力导丝和中低支撑力导丝；⑤按适用于前向和逆向导丝技术可分为适用于前向导丝法导丝和逆向导丝法导丝；⑥按适用于器械交换与否可分为交换导丝和工作导丝。

（2）为选择合适的导丝，要遵循以下几个原则：①确保安全不损伤血管；②确保进入靶血管通过靶病变；③一般多选通用型、工作导丝，少选亲水导丝，特殊病变除外；④保护导丝不选亲水导丝，以免护套脱落、涂层脱胶；⑤CTO 病变导丝选择遵循联合其他导丝、配合其他器械、循序渐进的原则；⑥逆向导丝技术选择逆向导丝法导丝；⑦操控性和触觉反馈好；⑧支撑力强；⑨近 1：1 的扭矩传导；⑩头端硬度适中；⑪需换为交换导丝时一定要交换导丝。

三、球囊扩张导管

导丝通过靶血管和靶病变后，就要开始选择合适的球囊。根据球囊在 PCI 术中的作用，可分为预扩张球囊（pre‑dilationballoon）和后扩张球囊（post‑dilationballoon）；根据球囊的顺应性可分为顺应性球囊（compliant Balloon）、半顺应性球囊（semi‑compliant balloon）、非顺应性球囊（non‑compliant balloon）；根据载药与否，可分为非药物洗脱球囊和药物洗脱球囊（drug‑eluting balloon，DEB）；根据是否具有切割功能，分为非切割球囊和切割球囊（cutting balloon，CB）；根据球囊外是否有"类切割"作用的导丝，分为单导丝球囊和双导丝球囊（如 safecut，minirail 球囊）；根据交换导丝的情况，分为快速交换球囊（monorail）和整体交换球囊（over‐the‐wire，OTW）；根据标记情况，可分为单标记球囊和双标记球囊。

选择球囊时，要根据病变特点，结合球囊的性能指标进行选择。球囊几个重要的性能指标包括，外径（profile），跟踪性（trackability），推送性（pushability），顺应性（compliance），切割、类切割性（cutting and cutting‐like），载药性（drug‐eluting），OTW 性能。

PCI 时，为安全故，一般不选择顺应性球囊。预扩张通常选择半顺应性球囊（特殊病变可选择非顺应性球囊），而后扩张选择非顺应性球囊。预扩张球囊直径比血管直径为 1 ∶ 1，后扩张球囊直径比血管直径为（1.1~1.2）∶ 1。CTO 病变、重度钙化病变、重度狭窄病变、穿支架网眼（strutcell）等情况下，一般要先选小外径、短、单标记球囊，如 1.25mm、1.5mm 球囊；待通过病变，预扩张后再换用较大外径球囊进行充分预扩张。钙化病变、开口病变、分叉病变、支架内再狭窄病变、小血管病变可选用切割球囊。双导丝球囊多适用于钙化病变和支架内再狭窄病变（ISR）和分叉病变（减少斑块移位，降低边支闭塞风险）。置入 BMS 后的支架内再狭窄病变，可选择药物洗脱球囊（IA 类推荐）。OTW 球囊主要用于 CTO 病变，有利于提高导丝的操控性和通过病变的能力，同时便于交换导丝。

四、冠状动脉支架

置入支架是冠状动脉介入治疗最重要内容和步骤。前期的工作是为支架置入做准备，支架置入是前期工作的目标和目的。支架的选择要依据病变特点、支架性能和病人意愿综合考虑进行选择。根据设计的不同，分为网状支架、管状支架、缠绕型支架和环状支架。根据材料不同，分为 316L 不锈钢支架、钴支架、铬支架、镍支架、钽支架等。根据膨胀方式的不同，分为球囊膨胀性支架和自膨胀性支架。根据特殊用途而设计的支架分为分叉支架、分支支架、覆膜支架等。根据是否带药，分为药物涂层支架和非药物支架。

支架的性能指标主要包括，开环、半开环设计和闭环设计；网眼大小；支架丝厚度；金属动脉比值；可视性；释放后缩短（foreshortening）；弹性回缩（elastic recoil）。

支架的选择原则如下。

（1）病变结合病人意愿。

（2）血管近端病变尤其是左主干病变应选择径向支撑力强的管状支架。

（3）病变前血管显著迂曲者，选用柔顺性好的环状支架。

（4）分叉病变应选择网眼大的支架。

（5）支架要完全覆盖病变，即略长于病变，病变长度 +6mm。

（6）支架释放顺序由远及近。

（7）以注射硝酸甘油后的血管直径为参考，按支架血管比为（1.1~1.2）∶ 1 选择支架。

（8）3.5mm 以上的血管可选择 BMS，3.5mm 以下血管多推荐 DES。

（宣　兵）

第三节 冠心病介入术前、术中、术后用药要点

冠状动脉介入治疗可能面临的问题如下。

（1）冠心病本身疾病特点，存在心肌缺血，甚至心功能不全的问题。

（2）介入治疗为有创伤性治疗手段，存在出血，甚至感染可能；存在导管、导丝和球囊等器械损伤之可能。

（3）介入所用造影剂存在肾脏损伤之可能。

（4）血管成型中的损伤和再灌注损伤问题。

（5）支架置入术后的急性期、亚急性期、晚期和晚晚期血栓形成的可能。

（6）介入术后的新生病变。

（7）支架置入术后的再狭窄可能。

一、冠心病介入术前的用药

1. 常规用药

（1）抗血小板药物

1）阿司匹林：介入前 2~3d，口服阿司匹林每天 100~300mg，术前未服用者，应负荷 300mg 口服，可嚼碎服，以促进快速吸收。

2）氯吡格雷：术前均应在阿司匹林基础上加服氯吡格雷，氯吡格雷首剂 300mg，继之每天 75mg 连服 3d 以上。对于术前应用氯吡格雷不足 3d 的患者，提前 6h 服用 300mg 氯吡格雷负荷，如果术前准备不足 6h，应用 600mg 负荷剂量。

3）其他 ADP 受体拮抗药：无论何种原因不适合应用氯吡格雷时，术前可口服替格瑞洛负荷剂量 180mg，维持剂量 90mg，每日 2 次；或口服普拉格雷负荷量 60mg，维持剂量每日 10mg。

4）西洛他唑：对于不能耐受阿司匹林或氯吡格雷的患者，可予西洛他唑 50~100mg，每日 2 次，口服。或用于需要三联抗血小板治疗的患者，即阿司匹林＋氯吡格雷＋西洛他唑。

（2）抗凝药物

1）肝素：对中高危 ACS 患者，并计划在 24~48h 实施 PCI 的患者，可予肝素 60U/kg，皮下注射。

2）依诺肝素：每 12 小时 1mg/kg（75 岁以上者每 12 小时 0.75mg/kg），皮下注射；适于中高度缺血风险患者。

3）磺达肝葵钠：2.5mg/d，皮下注射（STEMI 患者紧急 PCI 时不建议使用磺达肝葵钠，术中不建议使用磺达肝葵钠）。

（3）抗心肌缺血药物

1）硝酸酯类：急性处理，硝酸甘油片 0.3~0.6mg，立即舌下含服，每 5 分钟重复 1 次，总量不超过 1.5mg。胸痛反复发作者可静脉应用，起始剂量 5~10μg/min，每 3~5 分钟以每分钟 5~10μg 递增剂量，剂量一般不超过 200μg/min。

硝酸异山梨醇酯，即消心痛：10~20mg，每日 3 次，口服或 10mg 临时舌下含服。

单硝酸异山梨醇酯，依姆多 60mg，每日 1 次，口服；或欣康 40mg，每日 1 次，口服；

或异乐定 50mg，每日 1 次，口服。

2）β 受体阻滞药：无禁忌证患者应及早应用。如美托洛尔（缓释片更好）、比索洛尔等，根据心率血压调整剂量，最大剂量分别为 200mg/d 及 10mg/d，以降低心肌耗氧，减少心绞痛发作。

3）钙离子拮抗药：以冠状动脉痉挛为主或其他药物效果不佳，或预行 PCI 治疗可选用。如地尔硫䓬口服或静脉应用。

普通片剂：开始 30mg，每日 2 ~ 4 次，口服，平均剂量范围为每日 90 ~ 360mg。

缓释剂：每次 90mg，每日 1 ~ 2 次，每日最大剂量不超过 360mg。

静脉制剂：通常以 1 ~ 5μg/（kg·min）的速度静脉点滴盐酸地尔硫䓬，应先从小剂量开始，然后可根据病情适当增减，最大用量为 5μg/（kg·min）。

4）他汀类药物：ACS 患者入院后尽早强化他汀治疗。如阿托伐他汀每日 ≥40mg 或瑞舒伐他汀每晚 20mg，口服。

2. 合并疾病时用药

（1）甲状腺功能减退：左旋甲状腺素，冠心病合并甲减而需要 PCI 治疗时，术前应口服左旋甲状腺素替代治疗，每天早晨 1 次服药可维持有效的血药浓度。初始剂量为 25 ~ 50μg，每 2 ~ 3 个月增加 12.5μg，长期维持量为 75 ~ 100μg，至血 TSH 下降。

（2）消化道疾病史：对有消化道出血或消化道溃疡病史及年龄 ≥65 岁等患者，推荐应用 H_2 受体拮抗药或质子泵抑制药，质子泵抑制药如泮托拉唑 40mg 口服，避免双联抗血小板治疗的胃黏膜损伤出血。

（3）肾功能不全：给予静脉输液水化治疗，一般在 PCI 术前 3 ~ 8h，以 1.0 ~ 1.5ml/（kg·h）滴速维持补液 12h，保持尿量在 75 ~ 125ml/h。除了适用于明确的肾功能不全患者，也适用于高龄、潜在肾功能不全、糖尿病肾病及有过造影剂肾病史者。

3. 其他治疗

（1）镇静药物：如安定，针对情绪紧张的患者，可予术前 1d 晚上口服，或在操作前肌内注射和静脉注射，降低紧张情绪增加的介入风险。

（2）抗过敏药物：如苯海拉明或异丙嗪，对于过敏体质的患者，术前口服或肌内注射，必要时于操作开始前静脉注射地塞米松预防过敏反应的发生。

二、冠心病介入术中的用药

1. 抗血栓药物

（1）普通肝素：介入术中常规使用肝素可以降低急性血栓事件风险。其用量与体重、合用用药以及是否为急性冠状动脉综合征等因素的不同而异。同样剂量的肝素在不同患者中产生的抗凝强度不同，在导管室，可根据活化凝血时间（ACT）调整肝素用量，通常将白陶土 ACT 保持在 300 ~ 350s，（硅藻土 ACT 保持在 250 ~ 300s），但 ACT >400s 时出血并发症的发生率增高。一般造影肝素 2 500 ~ 3 000U，PCI 剂量，7 500 ~ 10 000U，初始剂量一般为 70 ~ 100U/kg，手术每延长 1h 应补肝素 1 000 ~ 2 000U，保持 ACT≥300s。

（2）低分子肝素：其抗凝效果可预测，无需监测 ACT。对于 PCI 术前 8h 内使用依诺肝素的 ACS 患者，介入时无需追加依诺肝素及普通肝素；PCI 术前 8 ~ 12h 使用依诺肝素时，在 PCI 时静脉追加依诺肝素 0.3mg/kg。PCI 前未用或最后一次使用依诺肝素 >12h，建议在

PCI 过程中按常规普通抗凝治疗剂量，用依诺肝素 0.5mg/kg 静脉注射，病变复杂预计手术时间长的患者给予 0.75mg/kg 静脉注射。老年及肾功能不全患者应酌情减少用量。

（3）直接凝血酶抑制药：常用来匹卢定、比伐卢定及阿加曲班。

1）比伐卢定：通过直接并特异性抑制凝血酶活性而发挥抗凝作用，作用可逆而短暂。对拟行紧急或早期侵入性治疗的患者，尤其出血风险高危者，比伐卢定可暂时替代普通肝素，其用法为，先予静脉推注 0.75mg/kg，继而以 1.75mg/（kg·h）静脉滴注，不需监测 ACT，操作结束时停止使用。

2）来匹卢定：在美国，被批准为用于有肝素诱导血小板减少症患者的静脉抗凝治疗。先予 0.4mg/kg 于 15~24min 内静脉注入，最大剂量为 44mg，之后 0.15mg/（kg·h）持续静脉点滴，最大滴速为 16.5mg/h，监测方案与监测普通肝素 APTT 的方案相同。

3）阿加曲班：被批准为用于有肝素诱导血小板减少症患者的静脉抗凝治疗。

2. 抗血小板治疗

（1）阿司匹林：同前。

（2）氯吡格雷：同前。

（3）血小板糖蛋白 II b/III a 受体拮抗药：包括阿昔单抗、依替巴肽、替罗非班等。在双重抗血小板治疗及有效抗凝治疗的情况下，PCI 术中不推荐常规应用 GP II b/III a 受体拮抗药，对于血栓负荷重的患者和高危缺血风险的 NSTE - ACS 行 PCI 时及 STEMI 患者直接 PCI 时，术中应该使用。

1）阿昔单抗：推荐剂量为术前 10min 静脉推注 0.25mg/kg，继而持续静脉点滴至术后 12h，滴速 0.125μg/（kg·min），最大剂量为 10μg/min，所有的病人应该同时接受标准阿司匹林治疗。肝素的推荐剂量是 70U/kg，使 ACT 达到 200~250s；术后不推荐应用肝素。动脉鞘管应在 ACT 150~175s 时拔除，无需为了拔除鞘管而停用阿昔单抗。

2）依替巴肽：对肾功能正常患者，依替巴肽的推荐成人剂量为在 PCI 即将开始之前静脉推注 180μg/kg，继以 2.0μg/（kg·min）的持续滴注，并在第 1 次推注后 10min 给予 180μg/kg 的第二次静脉推注。静脉输注需持续到患者出院，或治疗后 18~24h，两种情况中先发生者，输注时间建议至少 12h。

3）替罗非班：起始静脉推注量为 10μg/kg，在 3~5min 推注完毕，随后以 0.15μg/（kg·min）的速率维持滴注至术后 18~24h，必要时可延长至 36h 甚至 72h。通常对于高危缺血风险的 NSTE - ACS 行 PCI 时及 STEMI 患者直接 PCI 时，医生更倾向于选用较大剂量的用药方案。

3. 抗心肌缺血治疗

（1）硝酸酯类：介入治疗过程中冠状动脉内注射硝酸甘油可以减少冠状动脉痉挛的发生，并有助于正确判断血管直径和选择合适的器械。一般可在操作前冠状动脉内注射 100~300μg，必要时可以重复，每次 100~200μg。术中有心绞痛发作可舌下含服硝酸甘油 0.5~1.0mg。

（2）吗啡：介入操作过程中有可能出现比较严重的心绞痛，容易发生心力衰竭和严重的心律失常，因此，镇静和镇痛是十分必要的。给予硝酸甘油后，立即给予吗啡 3~5mg 静脉注射或入壶，3~5min 可重复，总量≤10mg。

4. 其他药物　常用药物：腺苷，维拉帕米，尼克地尔，硝普钠，多巴胺，肾上腺素等，用于在介入操作过程中出现的无复流现象的药物治疗。

三、冠心病介入术后的用药

1. 抗栓治疗

（1）阿司匹林：介入治疗后的患者通常阿司匹林 100mg/d，长期口服。

（2）氯吡格雷：置入金属裸支架患者75mg/d，口服，至少4～12周；置入药物支架的患者，口服氯吡格雷75mg/d，不少于12个月。高危、复杂病变者可适当延长双联抗血小板疗程。

若患者对氯吡格雷抵抗或低反应，则考虑口服其他 ADP 受体拮抗药。如替格瑞洛，维持剂量90mg，每日2次，口服；或普拉格雷维持剂量每日10mg，口服，介入治疗后口服维持时间同氯吡格雷。

（3）西洛他唑：50～100mg，每日2次，用于需要三联抗血小板治疗的患者，即阿司匹林＋氯吡格雷＋西洛他唑。或不能耐受阿司匹林或 ADP 受体拮抗药的患者。

（4）华法林：如合并心房颤动、机械瓣置换术后或其他适应证需长期口服 VKA 者，建议应用三联抗栓治疗，三联抗栓治疗时间根据血栓、出血风险的不同及是否为药物洗脱支架的不同而异。

（5）低分子肝素：复杂病变 PCI 术后常规剂量抗凝治疗，简单病变 PCI 术后一般不用抗凝。

2. 抗心肌缺血用药　服用硝酸盐类、β 受体阻滞药和（或）钙离子拮抗药可以有效地防止心脏缺血事件发生。

3. 降压药物　介入术后积极控制血压，首选 β 受体阻滞药和（或）ACE/ARB 抑制药，如果仍未达标，可加用钙离子拮抗药，或考虑加用噻嗪类利尿药直至达到控制标准。

4. 调脂治疗　术后强化他汀治疗，如阿托伐他汀40mg 或瑞舒伐他汀20mg 强化治疗1～3 个月后，综合评估患者的危险因素后可调整为常规剂量长期口服。

（宣　兵）

第四节　冠心病介入的护理要点

一、术前

1. 知识宣教　根据患者的年龄、文化程度、心理素质不同，采取适当形式向患者和家属简要说明介入治疗的必要性及意义，以及术前的注意事项和术中配合。

2. 评估患者生命体征　测量体温、心率、呼吸、血压。

3. 根据医嘱完善相关检查并关注重点项目结果　如乙肝五项、丙肝抗体、血常规、电解质、肾功能、凝血酶原时间及活动度、血糖、心电图等有无异常。

4. 心理护理　评估社会及家庭等因素，术前患者通常情绪稳定性差，因而容易出现消极情绪，应及时采取有效的沟通，给予患者安慰、解释、鼓励，消除紧张心理，对精神过度紧张的患者可根据医嘱给予镇静药。

5. 药物准备　询问有无碘剂过敏史。遵医嘱给予抗血小板药物，如阿司匹林300mg，氯吡格雷300mg 口服。

6. 皮肤准备　检查桡动脉搏动情况，若行股动脉穿刺则术前1天行手术野备皮，剃去双侧腹股沟大腿内侧会阴部毛发。

7. 饮食准备　嘱患者手术当日清晨可适量进食水，不宜过饱。

8. 生活护理　注意防寒保暖；练习床上使用便器。

二、术中

1. 病人信息核实　护士核对信息无误后接诊病人。

2. 体位准备　协助病人脱衣，扶病人平卧于造影床上（采用平卧位，双下肢分开并外展），注意保暖。

3. 严密监测生命体征　给予心电、血压监护，吸氧，除颤仪呈备用状态。在介入过程中密切观察导管端压力，提醒有无嵌顿压，注意心律失常的发生。

4. 建立静脉液路　尽量使用留置针于左侧建立液路。

5. 心理护理　适当解释及安慰，消除患者紧张情绪。

6. 器械配合　准备术中所需药品、消毒用品及各类导管、器材。

7. 监测及记录　详细记录冠脉手术记录单，如：心率、血压、神志、操作时间、部位、病情变化、用药情况及所用耗材等。

8. 术后交接　术毕，将病人安置于平车后，携带病历与病房主管医生交接。

三、术后

1. 严密监测生命体征　常规给予心电、血压监护和低流量吸氧，观察患者有无胸痛发作或胸闷憋气、头晕症状，及时通知医生。

2. 加强穿刺部位护理，严防并发症

（1）经桡动脉穿刺术后通常立即拔出鞘管，局部加压包扎或使用止血器，患者不需绝对卧床，嘱患者抬高术侧肢体，可适当活动手指，每 1~2 小时给予松放桡动脉止血器 1 次，严密观察穿刺部位有无渗血及前臂有无肿胀，如无渗血 6h 后即可撤除止血器。

（2）经股动脉穿刺术后，拔除鞘管后应先压迫 15~30min 后给予弹力绷带加压包扎，并给予沙袋压迫 6~8h，术后患者绝对卧床、患肢制动 24h，若无异常拆除绷带后可下床活动。严密观察穿刺部位有无渗血及血肿，足背动脉搏动是否良好，注意保护压迫部位皮肤，防止张力性水疱的发生。

3. 鼓励患者多饮水或给予补液治疗　以促进造影剂的排出，如发现患者排尿困难，可采取温毛巾热敷腹部或让患者听流水声等方法诱导排尿，必要时留置导尿。

4. 遵医嘱给予抗栓、抗凝药物治疗 PCI 术后患者继续服用抗血小板制剂　如阿司匹林 100mg，氯吡格雷 75mg 等。

5. 饮食护理　给予低盐低脂、易消化的食物，少量多餐，不宜过饱。同时少食奶制品、豆制品，以免引起腹胀。

6. 避免便秘　嘱患者避免用力排便及屏气动作，必要时遵医嘱给予缓泻药。

7. 心理护理　根据患者需求给予解答和安慰，缓解术后紧张心理。

8. 生活护理　防寒保暖，避免感冒，室内定时通风，保持良好修养环境。

（宣　兵）

第十九章

心律失常射频导管消融技术

第一节　概述

　　一次偶然的意外引发了经导管直流电消融技术在临床的应用。一例患者在电生理检查术中发生心房颤动，体外电复律时，除颤电极碰到已放置在希氏束部位的电极导管连线上，导致完全性房室阻滞。这一出乎预料的结果被 Gonzales 在动物试验中重复出来，形成了经导管直流电消融技术。1981 年 4 月在美国旧金山医学中心，Scheinman 采用此技术，首次对一例慢性心房颤动伴快速心室反应患者的房室交界区进行消融，成功阻断了希氏束，随后植入了心脏起搏器。次年，Scheinman 等和 Gallagher 等分别报道了对 5 例和 9 例患者的消融结果，引起了广泛注意。临床应用表明，经导管直流电消融房室交界区是治疗顽固性室上性心动过速的一个可行方法，能达到有效控制心室率和改善患者症状的目的。1983 年和 1984 年，Weber 等和 Hartzler 分别采用这项技术成功治疗预激综合征和室速。1988 年 11 月底，美国加州大学统计了 747 例直流电消融治疗的患者，552 例接受房室交界区消融和起搏器植入，总有效率 85%，消融房室旁路治疗预激综合征 26 例，成功率 67%；消融室速 169 例，成功率 59%。但是，经导管直流电消融术存在一些明显的不足之处，例如放电产生的气压伤可以引起多种严重并发症（冠状静脉窦或心房壁破裂、心肌梗死和心源性休克等）、难以精确地控制消融损伤的范围、不规则和不均匀损伤病灶的致心律失常作用（术后发生的室性心律失常和猝死），严重地阻碍了其临床广泛应用。

　　与直流电消融的诸多缺陷形成鲜明对照，用射频电流为能源的消融损伤是由单纯的热效应所致，损伤病灶的界面规整、范围小和程度均匀。射频消融的另一特点是能够在以 IW 为单位，滴定式地逐步调节消融能量。所以，经导管消融的能源很快从直流电转为射频电流，这是临床心脏电生理学领域的又一次突破。1985 年，Huang 等首次报道经导管射频消融犬房室交界区的试验结果，750kHz 的射频电流通过常规的电极导管，消融房室交界区，造成完全性房室阻滞。1987 年，Borggreffe 等进行了世界上首例患者的经导管射频消融，成功消融阻断了右侧房室旁路。从此经导管射频消融术开始被广泛用于临床。在短短几年当中，随着远端可控 4mm "大头" 消融电极导管的出现，经导管射频消融治疗预激综合征、房室结折返性心动过速和消融阻断房室交界区的技术基本成熟，1989—1991 年在美国接受治疗的患者数量以每年约 5 倍的速度增加，成功率达到 90% 以上。尤其是在消融治疗房室结折返性心动过速的技术方面，利用射频消融损伤范围小和消融能量可控的特点，最初采用阻断房室结快径路的消融方法，5%～10%的患者在术中和术后发生完全性房室阻滞；自1990年Jackman等首创选择性消融慢径路的技术之后，治疗的成功率和安全性得到显著提高，明显减少了完全性房室阻滞的发生率。随后不久，经导管射频消融术很快地被用于治疗局灶性房性心动过速、典型心房扑动、束支折返性室速和特发性室速。1993年，Cosio等以线性消融下腔静脉/三尖瓣环峡部的方法，首先报道了对9例典型心房扑动的消融结果。由于早期的成功消融的终点为放电过程中心房扑动终止和不再被诱发，尽管术中即刻成功率较高，但术后心房扑动的复发率也高达25%以上。1995年，Poty等通过Halo电极导管标测消融前后的右心房激动顺序，提出右心房峡部双向性完全阻滞作为成功消融终点，不仅显著地降低了心房扑动的术后复发率，而且也能在窦性心律下实施有效的消融治疗。1997年，Haissaguerre和Jais等发现9例阵发性房颤患者的肺静脉开口部存在异位兴奋灶，由其发放的单个或连续的冲动可以引起房性早搏、短阵房性心动过速（房速）和阵发性房颤；通过对异位兴奋灶的成功点状消融，9例患者的阵发性房颤（当时被命名为局灶性心房颤动）不再发生。这一发现和消融结果立即引起了广泛的注意。近年来，在这一研究的启发下，基于肺静脉的各种房颤导管消融治疗策略得到了迅速发展，目前针对局灶性房颤的成功率已达到80%以上，而且，更多的持续性或慢性房颤患者也开始接受导管消融治疗，成功率也在逐渐提高。总之，根据20多年的临床应用结果和国内外大规模登记注册资料，经导管射频消融术是目前根治上述各种快速心律失常的最有效方法，已成为首选的治疗手段。

（徐　广）

第二节　导管消融治疗的原理

心律失常导管消融可供选择的能量有射频电能、微波、超声、激光、冷冻和β射线。目前，选择的能量主要是射频电能，下面重点对射频消融和冷冻消融的治疗原理做一概述。

一、射频消融的治疗原理

临床上使用的射频仪通常采用单极放电。射频仪以两根导线与人体相连，其中一根通过导管进入体内，到达消融部位，另一根与皮肤板状电极相连，两根导线通过人体组织构成射频电流回路。导管电极表面积较小，周围电场强度大，可对局部组织起到加热作用。皮肤板状电极面积大，对局部组织不产生加热作用。如果采用双极放电，则射频仪的两根电极均进入人体消融部位，一起加热局部组织，达到消融目的。

射频电流对组织的加热作用是通过电场实现的，电场线从电极头发出，作用于组织中的带电离子，使之运动并与组织介质摩擦生热。局部组织的温度由弥散产热与对流散热决定，对流散热主要由血液循环引起。一旦局部温度达到50℃并持续数秒，即可造成组织的不可逆损伤。故通常将50℃等温线内视为损伤范围，理论上该等温线以内组织的温度均高于50℃。

通过消融电极传导的射频电流对组织的加热作用发生在组织内，而不是在电极本身。电极温度的升高是由于组织向电极的热传导引起，即组织内温度加热了电极。因此，通过测定电极温度可间接反映电极附近组织内温度。当电极周围是均匀组织时，消融损伤的范围或

50℃等温线将随电极头温度、电极表面积大小的改变而改变。测量温度电极除了监测消融效果外，还有助于避免局部温度过高，引起组织炭化。当温度固定时，组织损伤范围将随时间延长而增加，在30～60秒达到最大。超过30～60秒后，损伤范围不再增加。

射频电流对电极附近心肌组织的加热作用，随电极与心肌组织的接触程度不同而变化。电极与心肌组织接触的部分将被心肌组织加热，而游离在血液中的部分将被血流冷却。

除了电极或组织温度外，监测阻抗对评价射频电流对组织的损伤作用也具有重要价值。阻抗与电极和组织的界面有关。随着组织被加热，阻抗下降。当温度升高到一定程度时，阻抗又会增加，由于蛋白迅速凝固，电导性能降低，阻抗可升至很高水平。因此，温度及阻抗监测对指导和控制射频消融均具有重要意义。

鉴于传统单极放电系统的局限性，目前已推出了数种改良的电极系统，其中较为重要的一种是冷却电极系统。它的基本原理是通过对导管进行冷却（一般通过灌注盐水来实现），使心内膜面的局部温度不致过高，从而利于能量向较深部位的渗透，同时可产生较大范围的损伤。使用盐水灌注电极外表面的技术，确实可以减少电极附近血凝块的形成。但需要注意的是，它并不能完全避免阻抗升高和微泡形成的危险。

二、冷冻消融的治疗原理

冷冻消融又称冷冻疗法，是应用致冷物质和冷冻器械产生0℃以下的低温，作用于人体局部，破坏相应的组织以达到治疗疾病的目的。冷冻消融需要特定的制冷设备和特定的消融探头。制冷的方法有相变制冷、冷冻物质制冷、节流膨胀制冷等，常用的制冷物质有液氮、氦、氩等。

冷冻消融时，将冷冻探头置于组织的表面产生低温，其周围的组织形成冰球。随着温度的下降，冰球内的细胞产生不可逆性的损伤，后期被纤维组织替代。损伤过程可分为3个阶段：①冷冻/复温期；②出血和炎症期；③纤维形成期。在冷冻/复温期，冷冻使细胞内和细胞外形成冰的结晶体，引起相邻的细胞质和细胞核受压变形。当温度降到 -70℃达1min，可见线粒体肿大、基质减少、嵴破坏，肌细胞Z带和I带不连续或消失。在复温时，内质网内液泡扩张，糖原耗竭，线粒体膜的通透性增加，脂质过氧化，酶水解；但组织结构仍保持完整。微血管内皮细胞损伤，血小板聚集，血流阻断。在出血和炎症期，可见出血、水肿、炎症，称为冷凝性坏死。这些变化在复温后48小时内最明显。1周后可见明显的炎性细胞浸润、纤维蛋白和胶原纤维聚集、毛细血管新生。在纤维形成期，大约在冷冻后2～4周，可见致密的胶原纤维和脂肪浸润，周围有许多的小血管形成。心肌组织经冷冻消融损伤后所形成的瘢痕致心律失常的作用较小，这一点与冠心病心肌梗死后形成的瘢痕不同。

（徐　广）

第三节　射频消融的适应证、禁忌证和并发症

一、射频导管消融的适应证

我国2002年对射频导管消融治疗快速性心律失常指南进行了修订，其中将导管消融治疗的适应证分为明确适应证、相对适应证和非适应证3种。

1. 明确适应证　目前多数专家认为此类患者应接受 RFCA 治疗，但不等于是绝对适应证，包括下列各类患者：①预激综合征合并阵发性心房颤动和快速心室率；②房室折返性心动过速、房室结折返性心动过速、房速、典型房扑和正常心脏室性心动过速（室速）呈反复发作性，或合并有心动过速心肌病，或者血流动力学不稳定者；③发作频繁、心室率不易控制的典型房扑；④发作频繁、心室率不易控制的非典型房扑；⑤不适当窦速合并心动过速心肌病；⑥发作频繁和（或）症状重、药物预防发作效果差的梗死后室速。

2. 相对适应证　此类适应证尚有争议，需要进行综合评估，权衡 RFCA 对患者的利弊。①预激综合征合并阵发性心房颤动而心室率不快；②预激综合征无心动过速，但是有明显胸闷症状，并排除其他原因；③房室折返性心动过速、房室结折返性心动过速、房速、典型房扑和正常心脏室速发作次数少、症状轻；④阵发性心房颤动反复发作、症状严重、药物预防发作效果不好、患者自己要求根治；⑤心房扑动发作次数少，但症状严重；⑥不适当窦性心动过速反复发作，药物治疗效果不好；⑦梗死后室速，发作次数多、药物治疗效果不好或不能耐受；⑧频发室性期前收缩，症状严重，影响生活、工作或学习。

3. 非适应证　大多数专家认为此类患者不宜接受 RFCA 治疗，但不完全等同于禁忌证。①预激综合征无心动过速、无症状；②房室折返性心动过速、房室结折返性心动过速、房速、典型房扑和正常心脏室速发作次数少、发作时症状轻；③不适当的窦性心动过速药物治疗效果好；④阵发性心房颤动药物治疗效果好或发作减少、症状较轻；⑤频发室性期前收缩，症状不严重，不影响生活、工作或学习；⑥梗死后室速，无特殊标测设备和（或）发作时心率不快并且药物可较好地预防发作。

二、心律失常导管消融治疗适应证的进展

近年来，随着对心律失常发生机制的进一步认识，特别是对房颤等复杂心律失常发生机制的研究进展，加上电生理标测和导管消融手段的不断改进，包括三维电生理标测、多元化的消融能量选择等，对既往认为导管消融治疗效果不佳或被认为是消融治疗禁区的一些心律失常也开始尝试进行导管消融治疗，最显著的变化表现在对房颤和室性心律失常导管消融治疗适应证的扩展上。

1. 房颤治疗适应证　随着导管射频消融治疗房颤技术的不断成熟和发展，接受导管射频消融治疗房颤患者的适应证也在不断扩大，早期经典导管射频消融治疗房颤患者的适应证是没有明确器质性心脏病的阵发性房颤患者，即特发性房颤患者，而随着越来越多的房颤治疗中心对左房明显增大、有严重器质性心脏病或心力衰竭的房颤患者进行导管消融治疗的临床研究，目前房颤消融治疗的类型已经扩大到持续性和永久性房颤患者。虽然对房颤患者行导管消融治疗的适应证目前尚未达成共识，但从目前的经验分析，左心房大小、持续性或永久性房颤的持续时间、有无二尖瓣反流及程度、患者的年龄等可能是影响手术疗效的重要因素。另一方面，房颤导管消融治疗的适应证与消融策略的选择有密切关系，目前主流的房颤消融策略可概括为两种，即基于局灶性房颤的肺静脉电隔离治疗和基于持续或慢性房颤的环肺静脉线性消融治疗。根据 Braunwald 最新版（第 8 版）的《心脏病学》教科书中的描述，肺静脉电隔离治疗适用于无器质性心脏病或抗心律失常药物治疗无效或不愿接受抗心律失常药物治疗的阵发性房颤患者。而环肺静脉线性消融的病例选择包括：存在一定程度器质性心脏病的持续或慢性房颤患者，维持窦律对其十分重要，而且尽管接受了标准抗心律失常药物

治疗但房颤仍然反复发作；不能耐受或不愿接受药物治疗的房颤患者。

2. **室性心律失常适应证**　室速常反复发作，40%以上病例抗心律失常药物不能预防复发，且长期服用不良反应大。植入型心律转复除颤器（ICD）可通过抗心动过速起搏或电击终止心动过速，挽救生命，但不能预防复发，且存在价格昂贵，除颤后明显影响患者生活质量等不足。近年来由于标测和消融技术的不断改进，器质性心脏病室速的经导管消融已取得较好的效果。接受导管消融的室性心动过速患者可分为两大类：一类是没有器质性心脏病，但是症状明显，室速持续发作，表现为单型性室速，对药物治疗无效或不能耐受或者是不愿意接受药物治疗；还有一类是有明确的器质性心脏病，室速发生机制为束支折返所致，发作时血流动力学不稳定的单形性或多形性室速，室速频繁发作药物治疗无效，或植入 ICD 后频繁放电的患者。另外，少数情况下，非持续性室速或可引起严重症状的室性早搏也需要进行导管消融治疗。

三、射频导管消融的并发症

（一）急性心脏压塞

射频导管消融治疗时急性心脏压塞是比较常见的并发症，不同类型心律失常导管射频消融治疗均可出现这一并发症，心脏破裂的部位包括冠状静脉、右心房、左心房、左室等。发生急性心脏压塞时，患者可表现为烦躁、淡漠、面色苍白、心率多为减慢，血压降低，透视下可见心影增大（或不增大）、搏动减弱或消失，严重者意识丧失，呼吸、心跳停止。心脏超声可见心包积液和心脏压塞征。

心脏压塞的常见原因与预防措施如下。

1. **冠状静脉窦穿孔**　主要是由于冠状窦电极头端遇阻力后用力推送所致。预防方法是避免盲目快速推送导管，当导管头端遇阻力时应稍回撤导管并逆钟向旋转，然后再推送，少数情况下需要顺钟向旋转。

2. **右心房穿孔**　主要是在右心房内用力推送导管所致，导管进入右心耳后头端固定，力量易传导至远端，过分用力推送会导致右心房穿孔。

3. **左心房穿孔**　导管经房间隔进入左心耳后头端固定局限，推送导管可导致穿孔，并且该处房壁较薄，穿孔后不易闭合，易导致心脏压塞并且经导管穿刺引流不易控制。

4. **主动脉穿孔**　跨主动脉瓣操作时电极导管经动脉窦穿入心包，这种情况罕见，主要原因有：①标测消融导管远端较硬；②导管跨主动脉瓣操作时粗暴用力。

5. **左室穿孔**　主要是在左室内操作导管所致，原因有：①消融电极以大弯跨过主动脉瓣后在左心室内伸直时顶破左心室，导管以大弯形状进入左心室后一般应首先使之伸直，然后再使之到达预定位置，伸直操作时应边顺钟向旋转、边回撤导管。在导管伸直之前避免边顺钟向旋转、边推送导管，这种操作易使导管经心尖穿破心室。②经主动脉逆行法消融左侧旁道时，尤其是左前侧壁旁道时消融电极钩挂在左室前侧壁用力推送导管会导致左室前侧壁穿孔，预防方法是避免导管头端固定后过度用力推送导管，另一重要的预防措施是当大弯消融导管总是钩挂到左室侧壁时换用小一号弯度的消融导管。③经主动脉逆行法消融左侧旁道时，导管跨二尖瓣口入左心房操作时导管未能跨过二尖瓣口，相反，顶到左室下后壁，如果此时过度钩挂并且用力推送导管会导致左心室后侧壁穿孔，避免的方法主要是导管头端固定后不能过度用力推送导管。

6. 房间隔穿刺导致心脏穿孔 房间隔穿刺有导致右心房、冠状静脉窦和左心房等部位穿孔的可能。以下导管操作过程会导致穿孔：①没有穿过房间隔，回撤并向上腔静脉方向推送穿刺针时穿破右心房。避免的主要方法有两种：一是撤出穿刺针并通过导丝将房间隔穿刺鞘送至上腔静脉，然后重新穿刺。另一方法不用导丝，但是向右房上部推送时要保证以下几条：穿刺针回撤至房间隔穿刺鞘内；鞘管头端指向患者胸骨方向（即穿刺针指向器在 12 点位置）；上送过程左右旋转房间隔鞘管并同时注射造影剂以确保头端在上送过程中游离。②穿刺针进入左心房，但是鞘管通过房间隔困难，过分用力会因惯性作用进针太深而穿破左心房顶部。避免方法是：①更换穿刺点至真正卵圆窝，此处阻力小，但是少数情况下间隔较厚，各处阻力均较大；②保证穿刺针与鞘管之间匹配好；③鞘管通过房间隔时对导管要有足够的控制力，以免鞘管突然通过房间隔后大幅度快速前行。

7. 消融导致心脏穿孔 消融导致心脏破裂少见，使用温度控制消融可能有助于减少这种并发症，非温度控制消融时根据电极贴靠程度选择不同功率，当发生焦痂粘连电极时不宜过度用力回撤导管，应适当旋转导管以解除粘连，然后才能回撤。

对于怀疑心脏压塞血流动力学尚稳定者（动脉收缩压 80～90mmHg），可在超声检查后再行处理，而对于血流动力学不稳定者应立即行心包穿刺术，切忌犹豫不决、等待超声诊断或直接外科处理，以致延误时机，使脑缺氧时间过长发生不可逆损伤。符合以上临床特征者多为心脏压塞，少数有迷走反射可能，静脉应用阿托品 1～2mg 后症状消失者是迷走反射引起，否则应按心脏压塞处理。对血流动力学不稳定者应立即在 X 线透视和造影剂指示下进行心包穿刺引流，与慢性心包积液发生的急性心脏压塞不同，介入治疗时发生的心脏压塞积液量较少，一般心包穿刺法较难保证安全有效，而需持续的心包引流。X 线透视和造影剂指示下心包穿刺引流术快速、可靠。多数患者一次引流便可完全缓解，并可继续完成治疗。对于穿孔较大、穿孔部位不易闭合者通过这种引流方法可保持患者血流动力学稳定，为开胸手术治疗提供机会，此时应注意在开胸之前的准备过程中应保证持续有效的引流。心包穿刺引流后仍"出血不止"者应采用开胸手术修补。"出血不止"指从心包完全抽出积血（一般为300ml 左右）后 1h 内仍需继续引流同等量以上的新的积血才能保持血流动力学稳定者。

（二）完全性房室传导阻滞

完全性房室传导阻滞可见于以下心动过速的消融：①AVJRT；②间隔部位旁道；③游离壁部位旁道；④间隔部位房速；⑤房扑；⑥室速（消融部位邻近 His 束）；⑦导管机械损伤房室结或 His 束；⑧原有束支阻滞，因消融或机械损伤导致另一束支阻滞。射频消融导致完全房室传导阻滞后恢复传导的可能性和时间均无大样本文献报道，一般认为射频消融导致完全房室传导阻滞在术后两周即应考虑永久起搏，会议交流资料显示最长有 6 个月后恢复正常传导。因此对无严重心动过缓者（无心脏停搏≥3s 或清醒时逸搏心率＞40 次/分）可延长观察时间。

（三）肺栓塞

肺动脉栓塞主要发生在解除卧位开始活动时。栓塞范围小者症状轻、恢复快，大的栓塞很快导致呼吸心跳停止而丧失抢救机会，因此预防血栓形成很重要。预防的方法是缩短卧床时间，仅穿刺股静脉者下肢限制活动不超过 6h、穿刺股动脉者不超过 12h。有深静脉血栓高危因素者如高龄、静脉曲张、栓塞史、肥胖、口服避孕药物等可在血管包扎 2h 后应用肝素预防血栓形成。

（四）迷走反射

可发生于术中和术后，表现为意识模糊、血压低、心率慢、甚至会有心影搏动消失，严重者会有呼吸心跳骤停。发生迷走反射时的处理包括静脉注射阿托品 1～2mg、补充血容量、升压药物如多巴胺应用。预防迷走反射发生的措施有：①避免空腹时间太长；②补充足够的血容量，空腹时间较长者可在结束操作之前快速补充生理盐水 500ml；③避免疼痛。

（五）与血管穿刺有关的并发症

并发症与一般介入操作类似，在此不再重复。

（六）严重过敏反应

严重过敏反应导致喉痉挛者一般情况下经过吸氧、阿托品和镇静剂应用后数分钟可缓解，不缓解者应气管切开，病情紧急外科医师不到位时，介入医生可直接切开环甲膜，能够迅速缓解症状。过敏性休克或以心脏骤停为表现者则按心脏骤停处理原则进行。

（七）死亡

死亡率 0.1% 左右，导致死亡的可能原因有心脏压塞、肺栓塞、损伤左冠状动脉主干、完全性房室阻滞、气胸、过敏反应、心室颤动、导管室除颤器故障等；另外，严重合并症如脑血管意外、心肌梗死等也会导致死亡。

（八）其他

随着导管消融治疗房颤在临床的逐渐开展，一些与房颤消融治疗相关的并发症也越来越被大家所重视，包括肺静脉狭窄、心房－食管瘘等少见并发症。

（徐　广）

第四节　射频消融术的操作步骤和原则

一、患者准备和术后处理

（一）术前准备

（1）完善术前检查：RFCA 术前应详细了解患者病史并对患者进行详细的体格检查，获取重要脏器的功能资料，从而对患者的病情进行全面评价。肝、肾功能和出、凝血异常者应慎重评价其对 RFCA 的影响，患者是否可耐受 RFCA。合并肺部疾患，如肺气肿或肺大疱者，应考虑锁骨下静脉或颈内静脉穿刺不慎导致气胸时可能对患者的肺功能产生严重影响。对于并存器质性心脏病的患者应对其心脏结构和功能进行全面评价，了解心脏结构异常（如主动脉瓣狭窄）可预测术中导管操作的难易程度，选择合适的治疗方案以减少并发症发生率；控制心绞痛、纠正或改善心功能不全有助于提高患者对手术的耐受性；高血压患者术前应尽可能使血压控制在理想水平；对于老年患者应考虑到年龄和动脉硬化造成的血管迂曲或走行异常可能会增加血管穿刺和导管操作的难度。

（2）分析心电生理资料：全面复习患者的心电图（包括窦性心律和快速心律失常发作时）及其他心电生理资料，如食管电生理检查或既往有创电生理检查资料。

（3）术前药物治疗：绝大多数患者术前应停用所有抗心律失常药物至 5 个半衰期；少数术前心动过速频繁发作的患者，尽可能使用半衰期短的抗心律失常药物或通过非药物手段（如食管心房调搏）终止心动过速发作。部分预激综合征并发房颤且伴快速心室率的患者，术前口服胺碘酮（0.2g，2 次／日，用 1～2 周）可明显减少或避免术中因导管机械性刺激所诱发的房颤，便于手术顺利进行。

（4）术前谈话：术前 24h 内向患者及其家属说明手术过程、成功率、并发症和复发率等，并获得签字同意，需全身麻醉者通知麻醉科。

（5）术前 4h 开始禁食水。

（二）术中监护

RFCA 术中应至少开放一条静脉通路以便补液、静脉滴注药物或注射抢救药物。配备有功能良好且保证能随时应用（充好电）的除颤器，并有专人负责使用。专人负责监护患者的心电、血压和一般情况。术者在术中应全面观察患者病情变化，特别是心脏 X 线影像的变化，以及时发现并处理心脏压塞等严重并发症。

（三）术后处理

RFCA 过程顺利无并发症的患者可在一般心内科病房观察。穿刺动脉的患者应卧床 12～24h，沙袋压迫穿刺部位 6h；仅穿刺静脉的患者应卧床 6h，沙袋压迫穿刺部位 2h。注意观察血压、心律和心电图的变化以及心脏压塞、气胸、血管并发症的发生。有并发症的患者经及时处理后应在监护病房内监护。有深静脉血栓高危因素者，如高龄、静脉曲张、栓塞史、肥胖、口服避孕药物等可在穿刺部位包扎 2h 后应用肝素。出院前常规复查心电图、超声心动图和超声多普勒及 X 线胸片，术后建立随访制度。术后口服阿司匹林 50～150mg/d，连服 1～3 个月。

二、操作人员准备

比较理想的导管射频消融操作团队由 6 人组成，包括术者 1 人、助手 1 人、电生理技师 1 人、X 线心脏影像技师 1 名和巡回护士 2 人。不同的导管室由于编制和环境不同，手术团队的组成人数略有变化。

1. 术者　每台手术通常只设 1 人，由具有较丰富的导管介入诊疗经验和心电生理实际诊疗能力的心电生理学专业医师担任。手术者是操作团队中最主要的成员，其职责是负责制定手术方案、承担主要手术操作步骤、决定手术进度、完成电生理诊断和鉴别诊断、确定治疗效果、组织和指挥并发症的抢救、全面检查手术的准备工作和各个手术步骤的执行情况。

2. 助手　每台手术的台上助手通常只设 1 人，由具有一定心导管介入诊疗经验和心电生理学知识的心内科医师担任。其职责是协助术者完成手术准备、血管插管、电生理检查、射频消融治疗和并发症的处理。

3. 电生理技师　每台手术通常设 1 人。负责多导生理记录仪、心脏程序刺激仪和射频消融仪、相关电生理抢救设备如除颤仪、临时起搏器等的操作，并协助术者进行电生理参数测量、电生理诊断和鉴别诊断、消融靶点的标测和鉴别、放电效果的评价、电生理诊疗资料的收集、整理、报告和保存。

4. X 线心脏影像技师 1 人　负责心脏造影设备的操作和相关 X 线图像的处理。

5. 巡回护士　每台手术通常设 2 人，由经过心血管介入诊疗培训的心内科护士担任。其中 1 人负责无菌手术器械的准备、提供和维护，另 1 人负责患者的病情观察、各种手术器械的交换和管理。

6. 麻醉师　常规心律失常导管消融治疗时往往仅在血管穿刺时选择局部麻醉，因此对麻醉师并无特殊要求，但在有些国家规定，导管消融手术过程中必须有麻醉师参与，其主要目的是尽可能减少患者因射频放电导致的紧张和疼痛症状。另外，对于儿童心律失常患者，由于其本身对手术配合程度明显弱于成年患者，也往往需要在麻醉后进行消融操作。除此以外，近年来，随着房颤导管消融手术开展的日益广泛，其手术本身时间长，放电过程容易导致患者明显疼痛症状，有的电生理实验室也开始对房颤消融患者进行常规术中麻醉，这种情况下，最好是有专业麻醉师对患者进行相应麻醉后再开始手术操作。

三、仪器设备

进行心律失常的导管消融治疗需要的基本设备包括以下几方面：心脏电生理检查设备、射频消融设备、X 线透视和造影设备、并发症处理设备。

(一) 心脏电生理检查设备

1. 多导生理证录仪　一般能同步放大、显示、记录和储存 12 导联标准体表心电图；8 道以上的心腔内电信号；1 道以上的心腔内压力信号；3 个正交体表心电图导联（Ⅱ、aVF 和 V_1）。可以同时具有多种显示功能如冻结屏幕、信号触发显示、实时和冻结信号分屏显示。具有多种记录功能如延时记录、冻结记录、同步走纸记录、定时记录等。具有多种信号保存功能如临时储存、硬盘储存、光盘储存等。能对正在进行放大、显示的信号进行随意调整。能对保存的信号进行编辑、处理和数字化交流。

2. 程序刺激仪　应具备如下特点：①采用内置式衡流直流电源，漏电电流小于 10μA；②能进行多个早搏程序刺激；③能进行多种非程序刺激；④能进行多部位同步和顺序刺激；⑤具有良好的信号感知功能。

3. 新型电生理标测设备

(1) CARTO 系统：CARTO 系统又称非 X 线透视的电解剖标测系统，其特点是可以将心电生理与心腔内的解剖结构结合在一起，并进行三维重建。通过 CARTO 系统可以确定激动的起源部位、传导顺序、折返环路以及瘢痕组织等，从而有助于鉴别心律失常的电生理机制、设计射频消融方案并指导消融。CARTO 系统目前主要用于以下几个方面：①房颤消融，随着对房颤发生机制认识的进展，目前房颤导管消融最主要的一种策略是针对肺静脉前庭进行电隔离，CARTO 系统可以重建左房、肺静脉解剖图像，从而指导消融导管对肺静脉前庭进行电隔离。②用于某些电生理基质复杂的心动过速，如心肌梗死后室速、起源于左房或房间隔部位的局灶性房速、手术切口性房速、非典型房扑等的标测。对于这类心动过速，通过 CARTO 系统可以标测到上述心律失常的起源部位、折返环缓慢传导区的出口、折返环路、瘢痕组织及手术补片等，从而指导消融。③线性消融时，通过激动传导图和电压图可以判断消融径线是否已达连续透壁。④通过标测导管指引系统可以使标测导管迅速准确回到原来的位置、有利于提高消融成功率。CARTO 系统目前存在的不足是需要通过接触电极建立标测过程，因此对于持续时间较短和血流动力学不稳定的心动过速难以完成标测。

(2) 非接触标测系统：非接触标测系统是另一种具有三维重建功能的标测系统，但其原理与 CARTO 系统完全不同。使用该系统时标测导管游离于心腔之中，然后通过数学方法将某一心腔（心房或心室）在一个心动周期中整个心内膜的激动进行详细的标测并以不同的色彩动态显示出来，而且还能通过其导航系统指引消融电极到达靶点部位。该系统最大的优点是可以根据一次心跳或相邻的两次心搏确定心律失常的起源部位、激动顺序、折返环路、异常径路及缓慢传导区的出口，拟订消融靶点，并即时判断消融效果。非接触标测系统的这一特点使其特别适用于短阵或血流动力学不稳定的室性心律失常。和 CARTO 系统类似，目前非接触标测系统亦主要用于一些复杂的快速心律失常病例的标测，如房颤、心肌梗死后室速、起源于左房或房间隔部位的局灶性房速、手术切口性房速、非典型房扑等的标测。近年来，该系统发展了 NavX 标测技术，该技术不使用心腔内的球囊式多电极矩阵而采用胸壁多电极矩阵，主要功能是提供心腔解剖构型和消融电极的导航，这一技术已经成为房颤导管消融治疗重要的辅助手段之一。

（3）磁导航系统：磁导航技术通过计算机程序指令，变换胸廓两侧磁体的相对位置，计算与改变包绕心脏球形磁场的综合向量，预设和调整体内磁性器件的弯曲、旋转和进退方向，实现了对介入器械的遥控操作。磁导航系统包括以下部件：①Niobe Ⅱ 磁体系统，为置于胸廓两侧的永久磁体，磁体材料为铷铁－硼复合物。两磁体安装在可多向运动的底座上，在计算机控制下相向互动，360°自由旋转，其磁场在胸腔内会聚，产生包绕心脏、强度相对均匀、约 0.08～0.10T、直径 15～20cm 的复合球体（简称导航球），对心脏内的磁性器件导航。在导航球内的磁性器件所受磁力恒定，无吸引和排斥作用，只随导航球的综合向量改变方向。②Navigant 计算机导航系统，由高速计算机硬件和图形交互处理软件组成工作站，整合各种心脏影像，控制磁体自由旋转角度，计算、预设和储存导航球的综合向量，由综合向量调控体内磁性导管的弯曲、旋转与进退方向。操作者可在导管室外计算机屏幕的三维虚拟心脏或心脏解剖影像上，借助方向导航、靶点导航和解剖标志导航实现对磁性导管的遥控操作。方向导航通过预设和改变导航球的综合向量，调整磁性导管的进退方向；靶点导航通过在采集的互交 X 线影像上，点击目标靶点，调整磁性导管的进退方向；解剖标志导航通过预先设定的解剖标志向量，将磁性导管导向某些解剖部位，如三尖瓣环、卵圆窝、冠状窦口、右室心尖、心耳或肺静脉开口等。③Cardiodrive 导管推进器由齿轮驱动器和遥控操纵杆组成，根据设定的导管弯曲与进退方向，以 1～5mm 的精度自动或手动推进和后撤导管，到达目标。④磁性器件，如磁导管和导丝。最新一代磁导管 Celsius 为顶端与前段镶嵌 3 个长约 1.8mm 磁性材料的 4 极标测和温控消融导管。⑤其他整合系统，包括在强磁场条件下遥控操作使用的 Artis Dfc X 线数字平板影像系统，CartoRMT 电解剖标测系统与多导生理记录仪，电刺激器、射频消融仪和导管床等设备。

2006 年，Greenberg 等报道了用 MNT 遥控标测和消融隔离肺静脉的实验结果。用盐水灌注导管，经穿间隔方法消融 7 只狗的上肺静脉均获成功，长期随访无狭窄。2007 年初，Pappone 等用 MNT 已消融治疗 300 例房颤患者。

（二）导管射频消融设备

1. 射频消融仪供给消融的能源——射频电流　目前一般采用频率为 500kHz 的射频电流，波形为连续性非调制正弦波。射频消融仪由三个部分组成：①射频电流发生器；②控制和显示系统；③转换开关。射频消融仪以功率输出或温度控制输出方式工作。放电时间采用顺计时或倒计时方式。放电时输出功率、阻抗、电极头温度及放电时间显示在射频仪的显示器上。温度，阻抗和功率信号输出端可与多道生理记录仪的直流信号输入通道相连，与心电信号同步显示记录。采用功率输出方式工作时。根据不同情况，选择合适的功率放电。在放电过程中，通过功率输出控制旋钮或键，可增加或减少输出功率。根据消融的需要，可随时调整输出功率。阻抗的上、下限值一般由制造商设定，超出上下限值范围时，输出电路自动切断，停止放电。采用温度控制方式放电时，预先设定温度假，不设定功率值。射频仪根据消融电极头的温度，自动调节功率输出值。使电极头局部的温度保持在预先设定位附近。放电过程中，射频消融仪连续监测温度和阻抗的变化，当温度或阻抗达到射频仪安全值上限时，输出电路自动切断，停止放电。

2. 冷冻消融仪　冷冻消融仪是应用致冷物质和冷冻器械产生 0℃ 以下的低温，作用于人体局部，破坏相应的组织以达到治疗疾病的目的。目前国内应用的冷冻消融治疗仪仅有一种类型，即加拿大冷冻消融科技有限公司生产的 CRYOCATH 冷冻消融仪。它通过产生液态一氧化二氮并使其在消融电极头端变为气体，将周围组织的热量带走并产生 0℃ 以下的低温，从而破坏相应心律失常病基，转复窦性心律。CRYOCATH 冷冻消融仪采用了防失控和实时反馈设计，使操作更安全；具有友好的操作界面，直观的操作方式，轻松好学；另外，开机时间短、适合于多种消融导管、消融时间温度均可调等都是其优势方面。

（三）X 线透视和造影设备

1. 双 C 形臂数字减影血管造影仪　用于快速性心律失常导管射频消融的 X 线透视设备最好是一台具有较高分辨率的双 C 形臂数字减影血管造影仪。虽然单 C 形臂也能基本满足临床要求，但是随着射频消融适应证范围的扩展，越来越多的操作需要用到双平面转换透视和数字减影造影。

2. 自动高压注射器　用于进行心腔和大血管的造影，指导电生理检查和射频消融定位。

（四）并发症处理设备

（1）体外心律转复除颤监护仪在进行心脏程序和非程序刺激、心内导管操作和并发症处理过程中，有时会发生需要进行紧急电复律或除颤的恶性心律失常。因此，体外心律转复除颤监护仪应处于良好的备用状态，对高危病例建议检查前即安放好一次性透 X 线粘贴式监护除颤电极。有条件的导管室可以配备自动式体外心律转复除颤仪。

（2）供氧设备除了用于处理并发症外，对某些器质性心脏病者，建议在检查治疗过程中常规吸氧。

（3）吸痰设备用于对严重呼吸性并发症的辅助处理。

（4）临时心脏起搏器用于缓慢性心律失常并发症的处理。

（5）无创性动脉血压自动监测仪用于操作过程中自动监测动脉血压。

四、血管路径和导管的选择

导管射频消融治疗采用标准 Seldinger 血管介入技术，其主要器械包括两方面的内容，一是用于建立无菌操作区，二是对预定的动静脉血管进行穿刺插管。血管路径主要包括颈内静脉、锁骨下静脉、股动静脉等，穿刺技术在前面的章节中有详细描述，这里就不再讨论。

导管消融较常用的导管有：①温控消融导管。与普通消融导管不同，这种导管除可采用阻抗监测方式按预定能量放电外，还可采用温度自动监测方式消融。所测定的温度是大头电极头端附近组织内的温度，而不是大头电极本身的温度。常用的温度感知方式有热敏电阻式和电感应式两种，分别接配不同的射频仪。②8mm 大头电极导管。这种导管的大头电极直径和表面积比普通大头电极导管都要大，因此，常用的 50W 射频仪很难使这种电极达到 70℃ 以上的有效消融温度，必须采用 150W 新型温控式射频仪。增加大头电极表面积的目的是使一次放电所形成的有效损伤范围扩大和加深，主要用于对心内膜组织的线性消融和需要扩大有效消融面积的情况。③多极大头导管。这种导管共有 4 个大表面积电极，即头端的端电极和随后 3 个相距 5mm 的直径 4mm 环状大头电极，其主要设计目的是用于某些需要进行线性消融的情况，可在导管放置稳定后，由温控射频仪自动对这些电极进行顺序放电或同步放电而不必移动导管，这样能很好地保证消融经线的连续性。④球囊消融导管。将放电电极安置在可膨胀球囊上，当充盈球囊后，电极能稳定地贴靠在管腔结构（如肺静脉开口处）的内壁上，通过对多个电极的顺序放电，可迅速造成对管腔内壁的环状消融，并能防止管腔痉挛和闭塞。主要用于对某些管腔结构内壁的电阻断性消融。⑤盐水灌注消融导管。普通射频消融导管的顶端温度达到一定程度时，变性的蛋白质将在电极上形成凝固物，限制损伤的范围和深度。冷盐水灌注消融电极导管在消融过程中由于不断的冷盐水灌注，可以预防和减少电极上的凝固物形成，有效传导能量，增大输出功率，扩大损伤的范围和深度。⑥冷冻消融导管，目前应用于房颤冷冻消融的导管主要有 3 种，分别是普通冷冻直导管、环状冷冻消融导管及球囊冷冻消融导管。

五、导管消融时的 X 线影像学

心律失常的射频消融治疗要求精确定位导管。因此，操作者除了要具备扎实的心电生理和心导管实践经验外，还应具有很好的影像学分析和使用技能。影像学知识的掌握程度对射频消融的成功率、并发症率、操作时间、X 线透视时间等指标均有重要影响。建议大致按如下原则使用透视体位，但由于个人习惯、和具体临床情况不同，也可选用其他更为有利的透视体位。

（1）对放置冠状静脉窦导管建议在右前斜 30° 和左前斜 45° 联合透视下操作。其优点是：①在右前斜位上，能清楚判断导管尖走行与右心房、冠状窦（左房室环）和右心室的相互关系，便于旋转调整管尖的方向。②在左前斜位上，能清楚判断冠状窦开口的高低和方向，导管走行不缩短，能准确判断导管向后进入冠状窦而不是右心室或右心房。

（2）对左侧房室旁道的标测和消融通常在右前斜位 30° 透视下操作。其优点是：①投照角度与房室环所在平面接近平行，能最大程度地展示左心室长径。②标测导管在左室内的走行投影短缩很少，容易判断管尖的位置和移动方向。③便于观察导管尖跨越二尖瓣逆行进入左心房，保证在左房侧操作导管的安全性。其缺点是当导管头端钩挂于主动脉瓣下中间隔部位时，与钩挂于游离壁的导管走行不易区别，盲目放电有导致完全性房室传导阻滞或左束支阻滞的危险，此时应增加透视左前斜体位加以检验或纠正。

（3）对右侧房室旁道的标测和消融通常在左前斜 45° 透视下操作。其优点是：①投照角度接近垂直于三尖瓣环，与室间隔平行，能最大程度地展示三尖瓣环，使整个三尖瓣环像时钟一样面向术者，清楚地显示有关重要解剖结构的具体部位。例如，三尖瓣环顶点位于 12 点，希氏束位于 1 点，冠状窦口位于 5 点。②标测导管头端从后向前指向操作者，能清楚地判断和掌握标测电极在整个三尖瓣环上的细微移动。其缺点是不能从影像上准确判断标测电极与三尖瓣的接触关系，必须依靠标测电图配合或右前斜位指导。

（4）对房室结双径路改良建在左前斜位上，能清楚分辨三尖瓣环与冠状窦口的相互关系，能准确判断标测电极与希氏束的上下、前后和左右关系。①在右前斜位上，能清楚分辨标测电极与希氏束的上下关系。②两个透视体位结合，能准确判断标测电极位于冠状窦口前侧或前下侧、希氏束右后下方。

（5）对Ⅰ型心房扑动标测与消融建议在双平面联合透视下操作。其优点是：①通过两个透视体位能准确划出右心房后峡部的消融线。②在消融中通过两个透视平面监测消融导管的移动，能最大程度地保证每次消融操作都固定在同一消融线上。

（6）对左室特发性室速的标测和消融建议在右前斜30°和左前斜45°联合透视下操作。其优点是：①在左前斜位上能清楚辨认标测电极向左室间隔面的贴靠程度。②在右前斜位上能准确判断标测标测电极在间隔面的移动及其具体部位。③联合应用双平面透视能准确判断标测电极与希氏束的距离和相互关系。

（7）对右室流出道特发性室速的标测和消融建议在右前斜30°和左前斜45°联合透视下操作。其优点是：①在右前斜位上，能清楚分辨标测电极在右室流出道的上下和前后关系。②在左前斜位上，能清楚分辨标测电极在右室流出道的上下和左右关系。③对每一标测点都可以通过双平面立体定位，这样，能保证在初标时不遗漏重要部位，在精标时能准确定位，同时还能防止重复标测那些导管非常容易到达部位。

（8）对穿刺房间隔的操作建议在正位和右前斜30°联合透视下操作。其优点是：①在正位透视上，术者能清楚判断穿刺针尖在上腔静脉向前的指向逐步转变为指向脊柱（左后方向），能准确、清楚地观察穿刺针尖滑向卵圆窝的特征性移动，能准确判断预定穿刺点与左心房右缘（以脊柱影像判断）和下缘的相互关系。②在右前斜位上，可通过观察穿刺针走行的伸直程度和指向来判断穿刺针尖与房间隔的垂直程度，准确判断穿刺点距离左心房后缘距离，以及通过注射造影剂观察穿刺针尖和鞘管距离左心房后上壁的相互关系。③结合双平面透视能综合确定房间隔穿刺点、穿刺针在左心房的位置、鞘管进入左心房的程度以及与左心房后上壁的相互关系，有效防止心脏压塞的并发症。

（9）对放置冠状静脉窦导管建议在右前斜30°和左前斜45°联合透视下操作。其优点是：①在右前斜位上，能清楚判断导管尖走行与右心房、冠状窦（左房室环）和右心室的相互关系，便于旋转调整管尖的方向。②在左前斜位上，能清楚判断冠状窦开口的高低和方向，导管走行不缩短，能准确判断导管向后进入冠状窦而不是右心室或右心房。

（10）对右侧肺静脉而言，右前斜是最好的投照方位，而左前斜是左侧肺静脉的投照。

（徐　广）

第五节　游离壁房室旁道的射频消融

一、左侧游离壁房室旁道的消融

（一）左侧游离壁房室旁道的消融途径

目前几乎所有的导管室都将电生理检查和导管射频消融治疗放在一次操作中完成，首先采用电生理检查大致确定是左侧房室旁道后，一般采用以下三种方法进行消融。

（1）经主动脉逆行二尖瓣环心室侧消融是最常用和最多用的途径。

（2）经主动脉逆行二尖瓣环心房侧消融。

（3）经房间隔穿刺二尖瓣环心房侧消融是经主动脉逆行途径不可缺少的补充。对有外周动脉和主动脉疾病者是不可替代的途径；对儿童采用该途径可避免采用主动脉逆行途径难以完全避免的严重并发症——主动脉瓣严重反流；另外，在心室侧消融失败是该途径重要的补充。

（4）冠状窦途径是左侧心外膜旁道的消融途径。

在上述各种方法中，临床上最常用方法是经主动脉逆行二尖瓣环心室侧消融。在开始操作之前，先将参考电极片上均匀涂满电糊，糊面向上压在患者的腰骶部，轻轻回拉，检验是否接触良好，然后将电极板延长线接至射频消融仪的相应插口。

（二）标测消融导管操作时投照角度

（1）右前斜位（RAO）30°常用，该投照角度左室长轴展开好，易于指引导管勾挂到二尖瓣环下。

（2）左前斜（LAO）45°是重要补充，在对导管走行有任何疑问时应行左前斜45°投照，这一体位有助于鉴别导管是贴靠于间隔或游离壁，当消融导管顶端位于左室侧希氏束下方，RAO透视下可误认为在左侧游离壁，此处消融有导致三度房室传导阻滞的可能。

（三）经主动脉逆行途径标测消融导管选择

（1）左后侧壁旁道可选择中、小弯导管，如Webster黄把和红把消融导管。

（2）左侧壁旁道多采用中弯消融导管，如Webster红把消融导管。

（3）左前侧壁旁道消融导管选择与在左心室勾挂方式有关。

1）以平行与二尖瓣环方向勾挂：需要中、大弯消融导管，如Webster蓝把和红把消融导管。

2）以垂直于二尖瓣环方向勾挂：需要小、中弯消融导管，如Webster黄把和红把消融导管。

（四）经主动脉逆行二尖瓣环心室侧标测导管操作（图19-1）

（1）对正常心脏和除少数左前壁外的绝大多数左侧旁道，都可选用小弯导管，对少数大心脏或左侧前壁旁道可选择中弯或大弯消融导管。成人选择7F、110cm的大头电极导管，儿童或婴幼儿则选用5F、90cm的大头电极导管。目前一般都采用温控消融导管。

（2）在正位透视下将大头导管送入降主动脉，然后将导管头端弯曲后跨过主动脉弓进入主动脉根部，伸直导管头端。

（3）轻轻持续前送导管，使头端顶在主动脉瓣上，同时略微旋转导管使其头端弯曲，在导管张力和主动脉瓣开闭运动作用下，导管头端的弯曲部分自动弹入左室。此时可见室早，伸直导管头端并顺钟向旋转，使大头电极指向心尖部。在推送导管头端跨越主动脉瓣时，一定要先在主动脉侧形成头端弯曲，然后在进入左心室，要避免以导管直头强行通过主动脉瓣，防止造成主动脉瓣穿孔或导管进入左心室后因惯性力作用造成室壁穿孔。

（4）在推送导管头端跨越主动脉瓣时，一定要先在主动脉侧形成头端弯曲，然后在进入左心室，要避免以导管直头强行通过主动脉瓣，防止造成主动脉瓣穿孔或导管进入左心室后因惯性力作用造成左室壁穿孔。

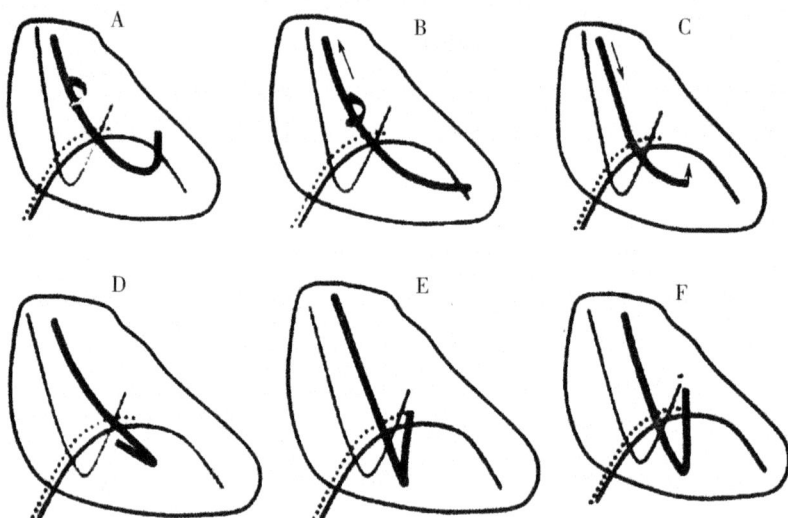

图 19 - 1 经主动脉逆行途径将标测消融电极勾挂至左室侧壁二尖瓣环下操作

A. 跨过主动脉瓣后标测消融电极多以大弯形进入左心室，头端指向左前侧壁，然后同时顺钟向旋转和回撤导管可使标测消融导管伸直；B. 标测消融电极头端接近指向心尖方向，在该位置同时逆钟向旋转和回撤导管使之指向预定位置；C. 在该位置同时勾挂和推送导管之二尖瓣环下，如果推送有阻力不可勉强；D. 标测消融电极与冠状窦电极垂直勾挂于二尖瓣环下心室侧；E. 标测与消融电极与冠状窦电极平行贴靠于二尖瓣环下心室侧；F. 标测消融电极呈大弯斜行勾于二尖瓣环前侧壁心室侧

（5）调整标测消融导管远端位置，使之利于完成勾挂。

1）位置太偏向心尖部：勾挂时头端易顶至左室壁，不易勾至二尖瓣环。

2）位置太偏向心室基底部：勾挂时导管易弹回主动脉并需再次跨瓣操作。

3）远端最佳位置：多在心尖与基底部中间偏向基底部侧，但是不同患者会有较大差别，应根据上次勾挂结果确定下次勾挂时导管远端应处的位置。

（6）使导管远端指向准备勾挂的部位。

1）指向是否合适应根据勾挂结果判断。

2）勾挂的部位比预想的部位远：下次勾挂方向应比上次更多一点逆钟向旋转。

3）勾挂的部位比预想的部位近：下次勾挂方向应比上次更多一点顺钟向旋转。

（7）同时推送和弯曲标测消融导管，使远端勾挂到二尖瓣环下。

1）切忌过度用力推送，尤其是在头端固定时，以免心室穿孔。

2）同时推送和弯曲导管过程中根据导管头端前进方向可适当保持顺钟向或逆钟向旋转导管的力量，使头端朝着要求的部位前进。旋转不一定有位移，只是有助于控制方向。

3）应当注意鉴别左后游离壁与左中间隔的鉴别，见图 19 - 2 所示。

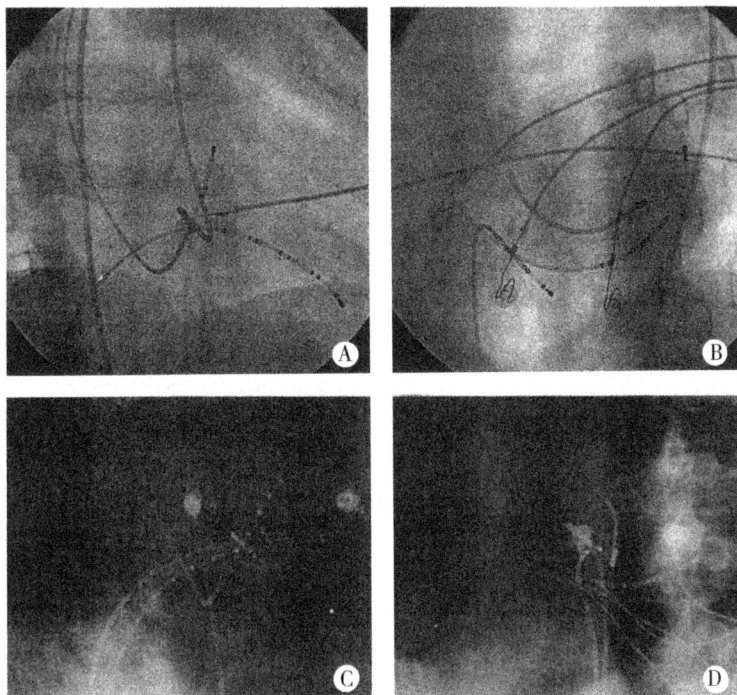

图 19 - 2 左后游离壁与左中间隔的鉴别

A 图和 B 图分别为消融电极位于左后侧壁二尖瓣心房侧时 RAO 30°和 LAO 45°时的 X 线影像；C 和 D 图分别为左中间隔旁道成功消融病例电极位于左中间隔时 RAO 30°和 LAO 45°的 X 线影像。仅从 A、C 图不易肯定消融电极是贴靠在间隔部位或者是游离壁部位，而左前斜可以将两者明确区分开来。如误将 C 图所示的消融电极认为位于游离壁，消融时有造成三度房室传导阻滞的危险

（五）左前侧壁旁道标测消融导管到位方法

（1）平行勾挂法以平行于二尖瓣环方向勾挂，方法同上所述，见图 19 - 1 中第 5 图所示的标测消融导管走行，远端部分从左后侧壁勾挂至左前侧壁二尖瓣环下，类似平行于冠状窦标测电极，因此称之为平行勾挂法，这种勾挂法主要用于左前侧壁旁道。

（2）垂直勾挂法以垂直于二尖瓣环方向勾挂，见图 19 - 1 中第 4 图所示标测消融导管，远端部分直接从左前侧壁勾挂至左前侧壁二尖瓣环下，类似垂直冠状窦电极，因此称之为垂直勾挂法，由于在左前侧壁直接勾挂，因此需要较小弯度的标测消融导管。这种方法是左后侧壁旁道常用的勾挂方法，即十字交叉法。

（3）两种勾挂方法的区别与联系。对于左前侧壁旁道两种勾挂方法均可以到达同一部位，但是有时平行勾挂不能阻断旁道，而垂直勾挂可以阻断旁道，可能原因是瓣下结构不规则，平行勾挂远端电极不能贴靠心内膜，而垂直勾挂时贴靠较好。

（六）经主动脉逆行途径在二尖瓣环心房侧标测与消融导管操作

相关操作见图 19 - 3。

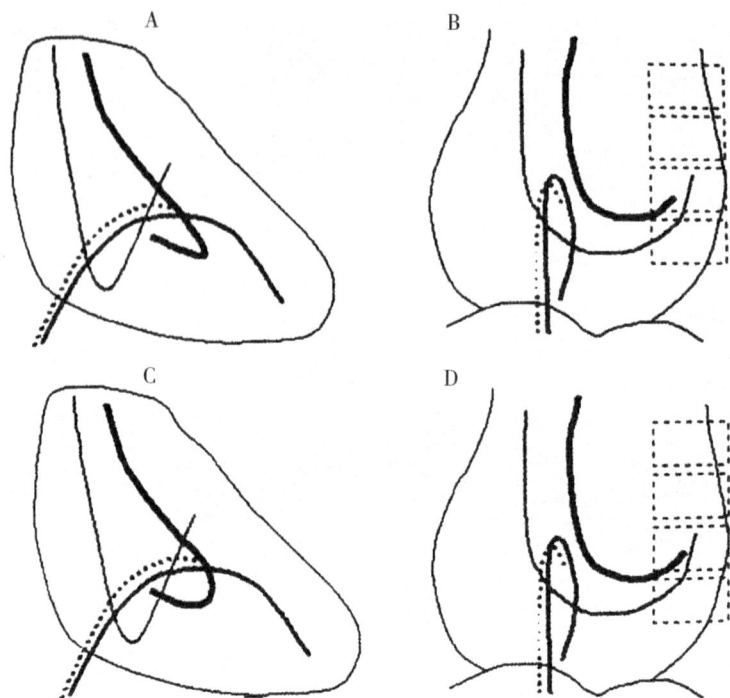

图 19 - 3　标测消融导管经主动脉逆行途径到达二尖瓣环心室侧和心房侧

A、B. 为勾挂在二尖瓣环心室侧的 RAO 和 LAO；C、D. 为勾挂在二尖瓣环
心房侧的 RAO 和 LAO

1. 在二尖瓣环心室侧消融不能阻断旁道时可试用该方法

（1）使标测消融导管远端指向左室后侧壁或左侧壁，少数需指向左前侧壁。

（2）同步弯曲和推送导管。

2. 注意事项

（1）切忌用力推送，以免左室穿孔。

（2）不是在每个患者都能完成该操作，不宜勉强。

（3）虽然该方法是在二尖瓣环心房侧消融，但是不能取代房间隔途径。

（七）左侧游离壁房室旁道的定位及消融靶点图特点

首先，在心房、心室程序刺激或诱发心动过速时，以冠状窦电极导管初步标测左房室环确定患者存在左房室旁道及其大致部位。

（1）以最早心室激动点、最早逆行心房激动点或旁道电位为消融靶点，见图 19 - 4。

（2）心室侧消融最好以最早前向心室激动点为消融靶点，心房侧消融最好以最早逆行心房激动点为消融靶点。

（3）对显性旁道者，在窦性预激心律下观察并记录心室波（V）最为提前、房室波距离最短，甚至在冠状窦电极 AV 波融合。左侧显性旁道最早心室激动 δ 波的提前一般没有右侧显性旁道大。

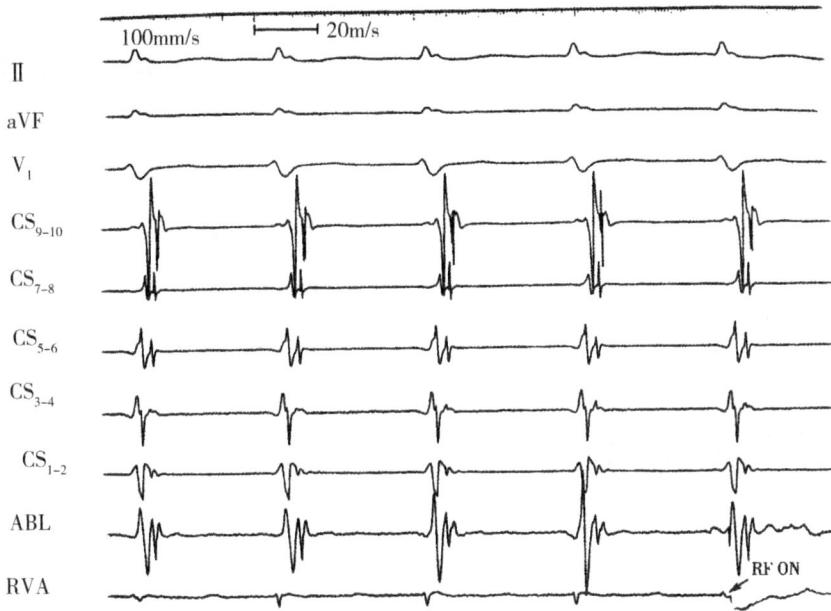

图 19 - 4　左侧隐匿性旁道靶点图

自上而下依次为体表心电图 II、III、aVF、V$_1$ 导联和冠状窦由近至远 CS$_{9~10}$ ~ CS$_{1~2}$，标测消融电极（ABL）和右室心尖部（RVA）的心内记录。局部记录呈大 V、大 A，靶点 A 波起点比 CS$_{1~2}$ 的 A 波早 5ms。在该靶点及周围消融均不能阻断旁道

（4）对隐匿性旁道者，在快频率心室起搏下观察并记录心房波 A 最提前、房室波最短甚至融合的冠状窦电极对。左侧旁道逆传时旁道部位记录的 VA 通常融合，但是 VA 融合部位不一定临近旁道，例如右室起搏经右侧旁道逆传时二尖瓣环左侧壁心房和心室激动均晚，并且可接近同时激动，因此，左侧壁可表现为 VA 融合，但是远离旁道位置。因此，追求靶点图融合应在宏观方向确定的基础上进行。这些特点可以帮助指导大头电极进一步精确定位初步靶点。通过反复前送和回撤冠状窦电极导管，可以使记录的部位更准确。常用的左侧旁道的表示方法是以旁道距冠状窦口的距离来表示。

（5）右心室起搏有时只经房室结逆传而不经左侧旁道逆传，因此，标测之前应选择不同周长起搏，并确定经旁道逆传。

（6）二尖瓣环心室侧消融最好以最早心室激动点为靶点。

（7）左后间隔旁道逆行心房激动顺序有特殊性，冠状窦近、中、远段心房激动时间差别小。

（8）左后间隔旁道消融靶点图的 A 波通常极小。

（9）有时二尖瓣环下解剖结构不规则，可能需以不同的方向贴靠消融电极才能阻断旁道传导。不能轻易因经心内膜不能阻断旁道而认为是心外膜旁道。

（10）左侧心外膜旁道标测特征：二尖瓣环下最早心室激动点 AV 融合不好，二尖瓣环心房侧最早逆行心房激动点处 VA 融合不好，并且经心内膜消融不能阻断旁道传导。仅靶点图 AV 或 VA 融合不好不能诊断心外膜旁道。

（八）左侧游离壁房室旁道的放电消融

（1）一旦放电，需持续监测消融结果，旁道阻断的征象是显性旁道表现为体表心电图预激波消失，恢复正常 PR 间期和 QRS 波群；隐匿性旁道表现为室房文氏型传导，见图 19-5。

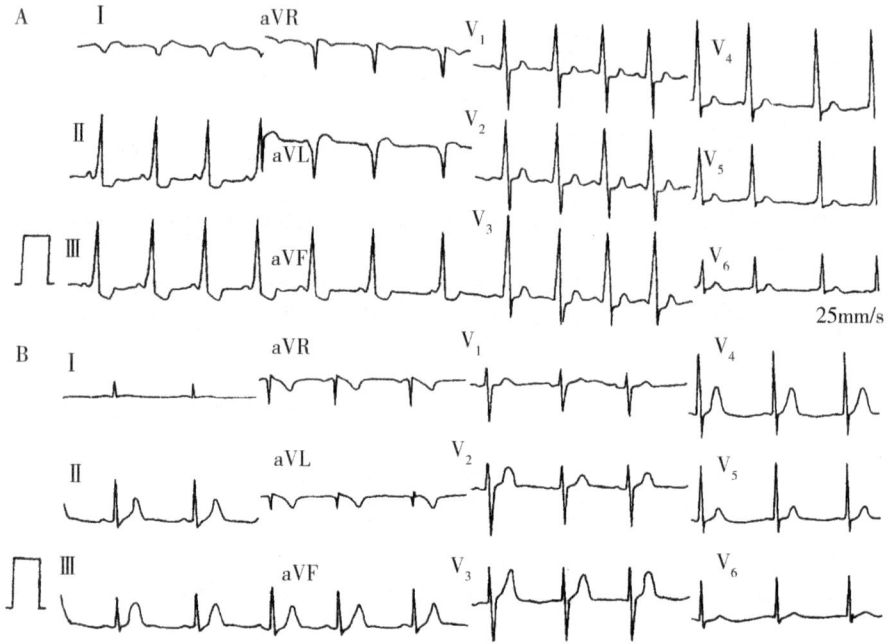

图 19-5　左侧游离壁旁道消融前后体表心电图比较
A. 窦性预激时体表心电图；B. 旁道阻断后窦性心律心电图

（2）如果旁道在一秒钟内阻断，则以 20W 能量持续消融 60s，不必加固消融，除非大头电极不稳定。如果旁道在 5s 内阻断，分别在靶点左右各 1cm 范围内加固两个 60s。如果旁道在 10s 内阻断或阻断后很快恢复传导，提示靶点标测不准确，应重新标测。

（3）放电阻断旁道后，观察 15 分钟进行心房和心室程序刺激加以验证。

二、右侧游离壁房室旁道的消融

对右侧游离壁旁道的消融与左侧有所不同，这是由于在右侧房室环上没有类似于冠状窦的结构作为定位参考，而且由于消融电极位于房室环心房侧，不像在房室环心室侧那样定位稳定。对不同部位的右侧旁道，消融导管的操作方法也略有不同。对右下外侧旁道，常需将导管头端弯成倒 U 字形，以利于导管头端稳定地贴靠于房室环上。对于右前外侧或右上外侧旁道，有时需要使用加硬的鞘管（如 SWARTZ 长鞘管）来保证导管头端与房室环紧密接触。对右后或右后间隔旁道，有时须根据心房大小选用中弯或大弯导管进行标测和消融。

右中间隔旁道则是较为特殊的一种旁道，因为其走行距希氏束较近伸直与希氏束紧邻并行，因此，在标测和消融的过程中很容易损伤希氏束。

（一）右侧游离壁旁道标测和消融特点

（1）多是显性旁道。

（2）三尖瓣环未常规放置标测导管，少见的右侧游离壁隐匿性旁道有被漏诊的可能。

（3）靶点图成分判断的特殊性：多是显性旁路，不能像隐匿旁道那样在窦性心律下评价有无 A 波等现象，因此有时会把单独的 V 波误认为是 AV 融合较好的靶点图。

（4）AV 融合极好（V 波最早）的靶点图之后可有较大的复极波，有时被误认为是 V 波，从而把最好的靶点图误认为是差的靶点图。

（5）粗标测容易，但是标测消融电极稳定贴靠在有效位置难度较左侧旁道大。

（6）右侧游离壁旁路"心外膜旁路"易经心内膜消融成功，见心外膜旁道内容。

（7）标测和消融时常常需要鞘管支撑。

（二）标测消融电极导管"倒 U 字"塑形及操作方法

1. 标测消融电极导管"倒 U 字"塑形操作方法

（1）"倒 U 字"塑形操作方法，见图 19 - 6～图 19 - 8。

（2）完成"倒 U 字"塑形后改变标测消融电极位置的方法：标测消融电极导管以"倒 U 字"塑形贴靠于三尖瓣环后，导管同步推送（左手完成）和弯曲（右手完成）导管操作可使标测消融电极向右后侧壁方向移动，同步回撤和伸开导管弯度操作可使标测消融电极向右前侧壁方向移动。

2. 标测消融电极导管"倒 U 字"塑形导管选择

（1）右前侧壁和右侧正前壁旁道：用中、小弯导管，如 Webster 黄把和红把导管。

（2）右侧壁和右后侧壁旁路：用中、大弯导管，如 Webster 加硬蓝把和红把导管。

3. 标测消融电极导管"倒 U 字"塑形优点

（1）消融电极与消融靶点部位贴靠好。标测消融导管塑形部分的弹性作用和操作者主动伸开弯度的力量使消融电极与消融靶点部位贴靠好，并且稳定。

（2）消融电极与靶点部位无相对运动。标测消融导管塑形部分随心脏同步运动，心脏位置随呼吸改变时消融电极不会偏离消融靶点部位。

4. 标测消融电极导管"倒 U 字"塑形范围　三尖瓣环 6～12 点。

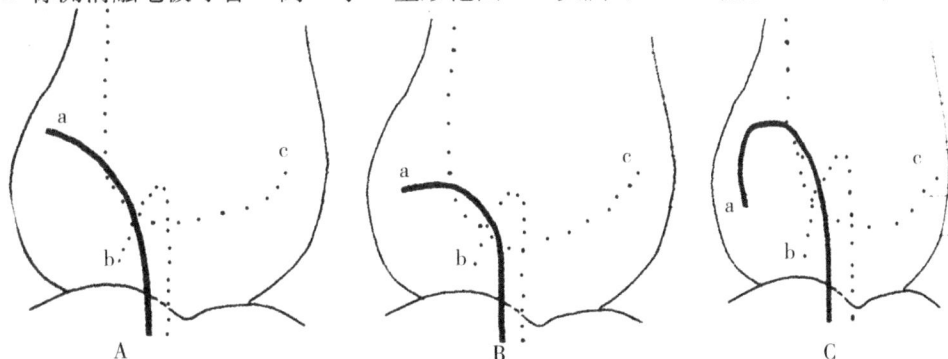

图 19 - 6　标测消融导管"倒 U 字"塑形模式图

该模式图为左前斜 45°，可见标测消融导管（a）、右心室电极导管（b）和冠状窦电极导管（c）。首先将标测消融导管送至接近高右房部位；A. 然后弯曲标测消融导管，使头端指向三尖瓣环 9 点位置；B. 最后同步继续弯曲和推送导管，标测消融导管远端形成"倒 U 字"形；C. 可适当顺钟向或逆钟向旋转导管使之贴靠于三尖瓣环上

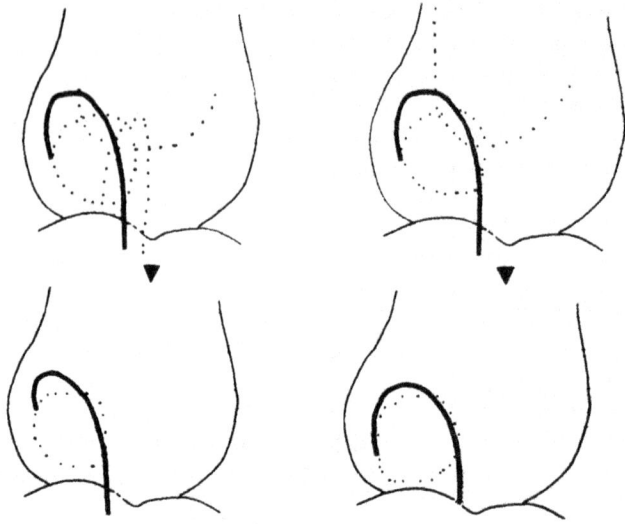

图 19 - 7 标测消融导管"倒 U 字"导管的移位操作

左图（上下）：如何向远处移动导管；右图（上下）：如何向下移动导管

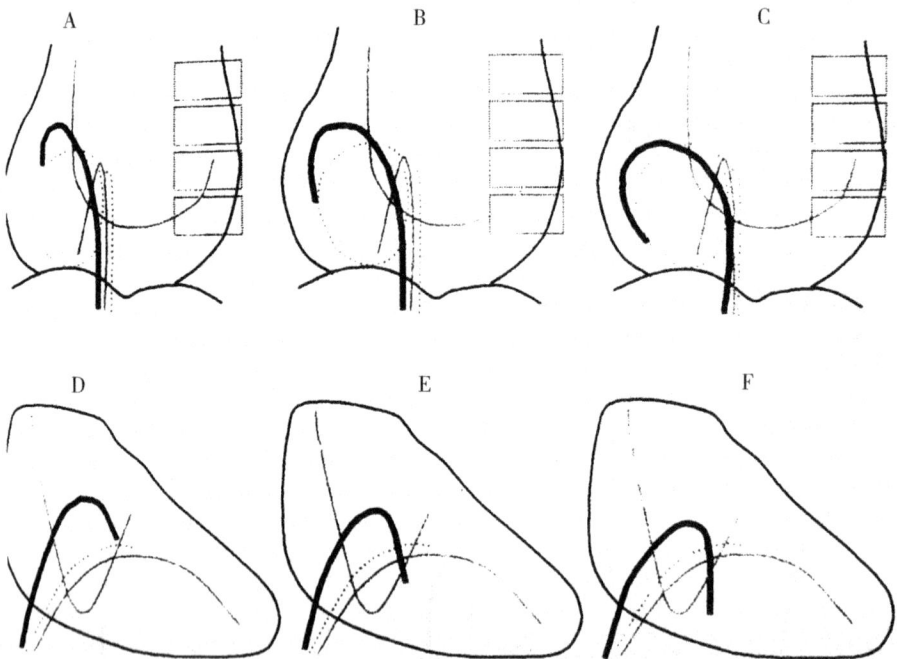

图 19 - 8 不同部位旁路的"倒 U 字"形导管塑形

A、B. 右前壁"倒 U 字"塑形；C、D. 右侧壁"倒 U 字"塑形；E、F. 右后壁"倒 U 字"塑形

（三）鞘管支撑技术应用（图 19 - 9）

（1）Swartz 鞘支持有利于标测消融电极稳定贴靠于靶点部位。

（2）右侧 Swartz 鞘管根据弯度分型：包括 SR0、SR1、SR2、SR3、SR4 五种，设计目的是分别用于三尖瓣环不同位置，实际应用中仅 SR0 常用，其他型号基本上不用。标测消融电极。

（3）SR0 号鞘管辅助支持加标测消融电极导管的塑形：适用于三尖瓣环任何部位。

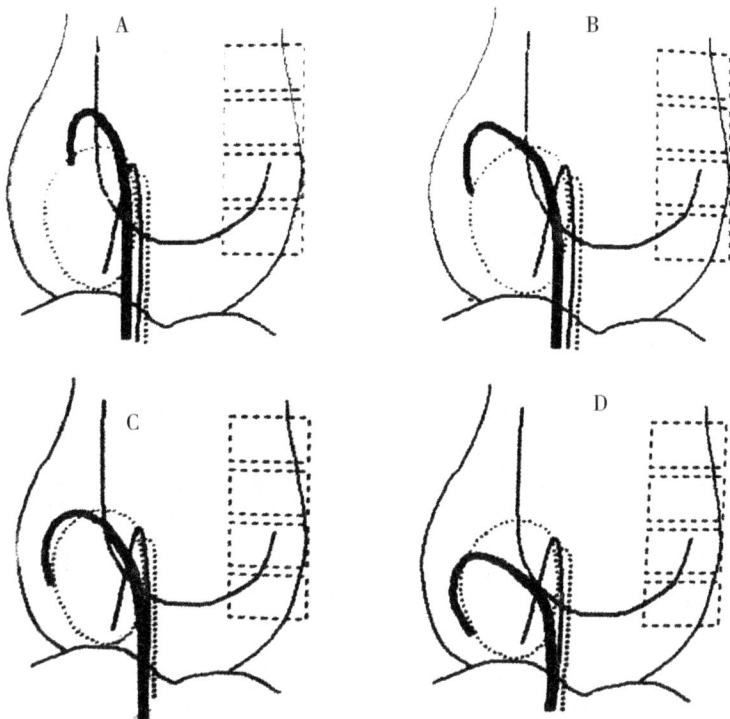

图 19 - 9　Swartz 鞘管支持下"倒 U 字"导管塑形
A. 前壁；B. 右前壁；C. 右侧壁；D. 后侧壁

（4）注意事项：经长鞘送导管时要在透视下完成，避免心房穿孔，因为导管经鞘管力量传导好。

（四）显性旁道窦性心律靶点图成分分析（即靶点图内有无 A 波的判断方法）

右侧显性旁道标测消融初学者容易犯的错误是在没有 A 波的靶点图部位消融，从而导致消融失败，因此判断靶点图内有无 A 波有重要意义。

1. 根据靶点图本身形态特征判断　靶点图起始部有高频碎裂小成分提示起始部有小 A 波，见图 19 - 10。

2. 与冠状窦口记录的 A 波起点对比（图 19 - 11，图 19 - 12）

（1）靶点图起始部比冠状窦口记录的 A 波落后：靶点图无 A 波。

（2）靶点图起始部比冠状窦口记录的 A 波早：靶点图可能有 A 波。

3. 标测消融电极远端电极记录（靶点图）与近段电极记录对照

（1）近段电极一般位于心房侧，记录成分中有 A 波。

（2）靶点图起始部与近段电极记录起始部平齐或接近平齐：靶点图有 A 波。

（3）靶点图起始部明显落后于近段电极记录的起始部：靶点图无 A 波。

4. 动态移动标测消融电极

（1）逆钟向旋转导管时靶点图起始部振幅增大、顺钟向旋转时振幅减小或消失，说明靶点图有 A 波。

（2）将标测消融电极沿三尖瓣环向上下小幅滑动，偏离旁路位置后原来融合较好的 AV

融合程度会减小，较易判断原靶点图内有无 A 波。

5. 旁路逆传时评价　有时窦性心律不好判断有无 A 波，而心室起搏或心动过速旁路逆传时易判断。

6. 简单可靠的方法　根据电极在三尖瓣环上的摆动特征和靶点图本身特征易判断有无 A 波。

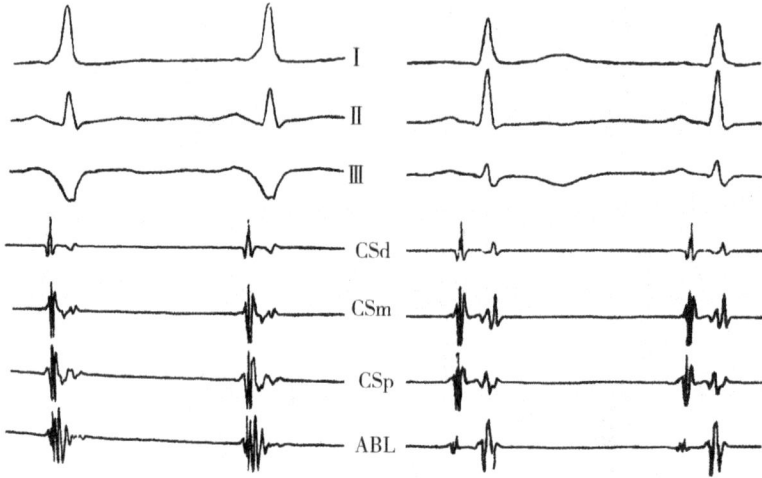

图 19 - 10　右侧显性旁路成功消融靶点图

位于 9 点旁路，典型理想靶点图，AV 融合波起始部碎裂多折，多折处为 V 波起点，显著早于 δ 波（最早）

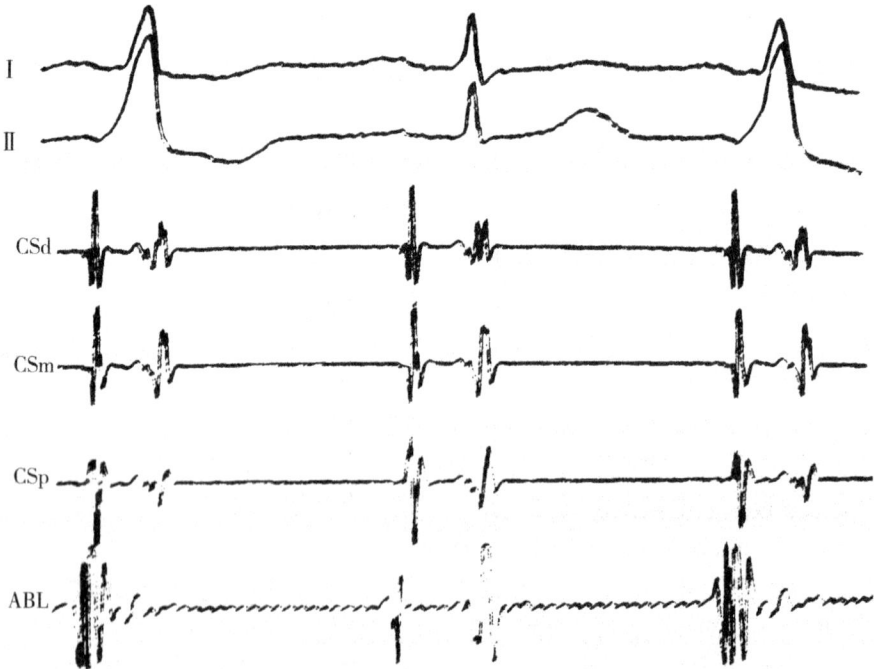

图 19 - 11　10 点旁路，典型理想靶点图，AV 融合波起始部碎裂多折，多折处为 V 波起点，显著早于 δ 波（最早）。可见靶点图起始部早于冠状窦口记录的 A 波起点，因此靶点图没有 A 波的可能性小

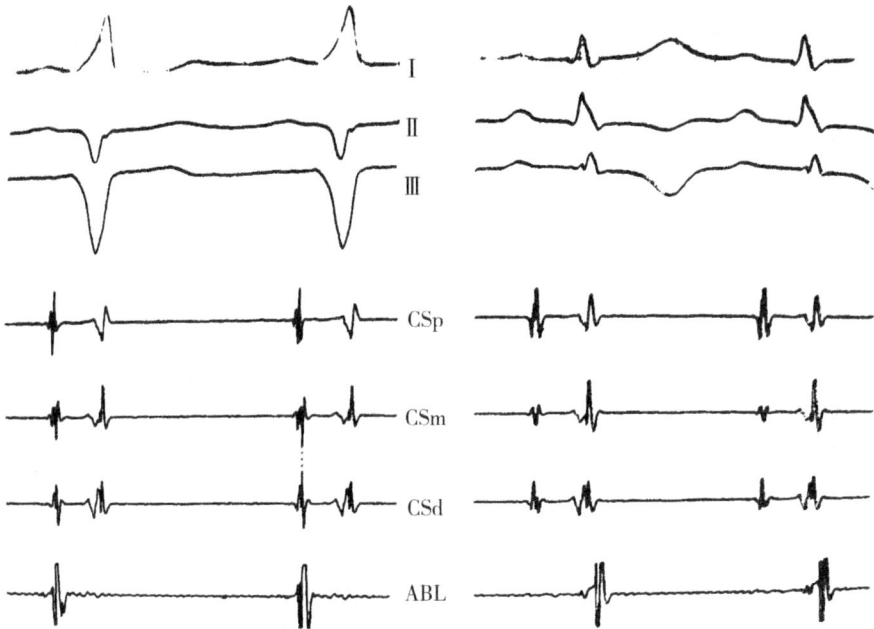

图 19 - 12 10 点旁路，虽然 AV 不融合，但是 V 波最早，也是理想的靶点图，并且靶点图的大 V 波起点晚于冠状窦口记录的 A 波起点，这可以证明 V 波中无 A 波成分，V 之前与之有间期的低幅波是 A 波

（五）理想靶点图标准

（1）最早前向心室激动点（EVA）：多表现为 AV 完全融合，少数不融合，V 波较 δ 波提前多在20ms 以上。

（2）最早逆向心房激动点（EAA）：多表现为 VA 完全融合，少数不融合。

（3）在 EVA 或 EAA 附近记录到旁道电位。

（4）以上三种情况对 AV 振幅比值均不要求，但是靶点图成分必须 AV 均有。

（六）右侧显性旁道靶点图例

（1）典型理想靶点图（图 19 - 10，图 19 - 11）：AV 融合波起始部碎裂多折处为 V 波起点，显著早于 δ 波（最早）。

（2）AV 不融合的理想靶点图（图 19 - 12）：呈小 A 大 V、AV 不融合，但是 V 最早（与临近点相比判断是否最早）。

（3）特殊理想靶点图：AV 融合极好（V 波最早）的靶点图之后有时可有较大的复极波，会被误认为大 A 大 V、AV 间期较大，将理想靶点误认为差的靶点图，从而错过旁路位置（图 19 - 13）。这种特殊靶点图右侧显性旁路多见，多是理想靶点图，误认为是大 A 的 AV 融合波内有高频成分，宽而且多折，其本身已是理想靶点图，根据靶点图起始部形态（有高频成分）较容易判断为理想靶点图。

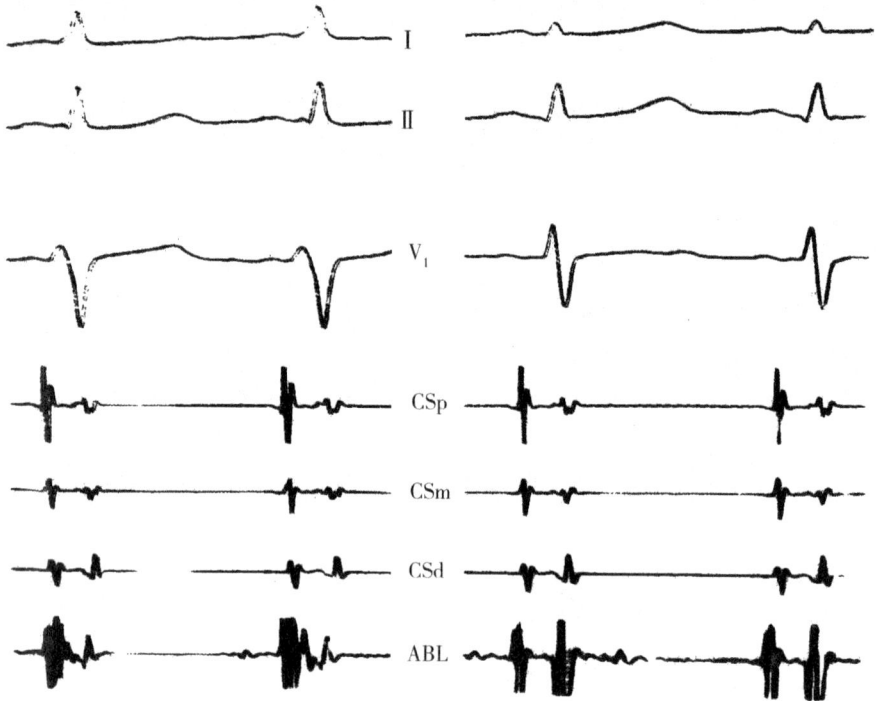

图 19-13 10 点旁路，也是常见的理想特殊靶点图，表面上看呈大 A 小 V、AV 不融合，实际上是大 A 小 V、AV 融合好，根据该靶点图起始部形态容易判断为好靶点图

（七）右侧游离壁隐匿性旁路

1. 以下特征提示有右侧隐匿性旁路

（1）心动过速符合 AVRT，希氏束和冠状窦口逆行心房激动早于左侧壁，局部 VA 间期大，不融合。

（2）心室 S_1S_2 刺激室房无递减传导，希氏束和冠状窦口逆行心房激动早于左侧壁，局部 VA 间期大（不融合）。右侧隐匿性旁路在右室 S_1S_2 刺激时希氏束部位记录的局部会有递减，是因房室结同时参与逆传所致，这种情况要靠标测三尖瓣环才能判断是否有右侧旁路。

（3）高右房记录的逆行心房激动早于希氏束部位。

（4）中右房记录的逆行心房激动早于希氏束部位（不常规）。

2. 根据希氏束部位和冠状窦口处逆行心房激动时间差别估计右侧隐匿性旁路位置（指在初步认为有右后侧隐匿性旁路时） 准确定位要靠标测三尖瓣环。

（1）希氏束部位心房激动和冠状窦口同时：正右侧壁旁路。

（2）希氏束部位心房激动晚于冠状窦口：右后侧壁旁路。

（3）希氏束部位心房激动早于冠状窦口：右前侧壁旁路。

（八）移动放电：放电过程中动态移动消融电极（移动放电）

（1）移动放电是指在初步标测靶点部位放电无效时缓慢移动（1 个心动周期移动约 0.2mm）消融电极，去寻找能够阻断旁路的部位，并在阻断旁路部位固定消融电极继续放电，然后将消融电极回撤 2mm 左右巩固放电一次。

（2）移动放电优点

1）旁路周围相对较大的范围可记录到较好的靶点图，并且有时不易判断那个最好，而移动放电确定消融靶点迅速。

2）移动导管时阻断旁路点是最好的消融靶点，因阻断旁路是在最短放点时间内实现的，滑动放点过程中任何一点的放电时间均很短。

（3）移动放电缺点对阻断旁路"点"判断不准确，从而导致在偏离阻断旁路巩固放电，相反在最好的靶点部位放电时间不够，这会增加复发率，另外有时会导致电极完全滑至心房侧。因此移动放电是对技术要求较高的操作。

（九）消融途径

1. 股静脉途径　除下腔静脉闭塞外，几乎所有右侧游离壁旁路可经股静脉途径消融。

2. 上腔静脉途径　通过颈内静脉或锁骨下静脉操作不便。

3. 肝静脉穿刺途径　仅用于上下腔静脉途径均障碍，而且消融适应证强烈时。

（十）放电时机

（1）窦性心律时放电多在窦性心律时放电，阻断旁路后消融电极稳定。

（2）心室起搏时放电：主要用于心室起搏时标测靶点。

（3）心动过速时放电

1）主要用于心动过速时标测靶点。

2）确定是终止心动过速后消融电极移位。

（4）右心室起搏拖带心动过速时放电

1）优点：阻断旁路后消融电极位置较心动过速时放电稳定，主要用于心动过速时标测靶点。

2）缺点：增加操作。

（徐　广）

第六节　房室间隔旁道的射频消融

虽然房室间隔部旁道从解剖学上应该包括前间隔、中间隔和后间隔三个部分，但在实际的临床工作中，根据常见的类型可大致分为两种：一种是邻近希氏束和房室结旁路，另一种是后间隔旁路，而发生在间隔其他部位的旁道临床中极少见，为了便于掌握，我们将只对邻近希氏束和房室结旁路及后间隔旁路分别进行详细描述。

（一）定义

由于邻近希氏束和房室结旁路标测与消融有较多共同之处，因此在这里放在一起进行讨论。

1. 邻近希氏束和房室结旁路　包括左右心室侧希氏束旁旁路和左右中间隔旁路，其中右侧希氏束旁旁路多见，右中间隔、左中间隔和左侧希氏束旁旁路少见。

2. 希氏束旁旁路　指有效靶点可以记录到希氏束电位的旁路，包括左侧和右侧，通常亦包括消融距离希氏束电极导管在5mm以内的右前间隔旁道。

3. 中间隔旁路　指位于希氏束旁旁路和后间隔之间的旁路，是真正的间隔旁路。

（二）邻近希氏束和房室结旁路的特殊性

1. 心房逆行激动顺序呈向心性 心房逆行激动顺序呈向心性或接近向心性，可与正常传导途径混淆，增加确定靶点的难度。

2. 消融的特殊性 有导致房室传导阻滞并发症的可能。

（三）邻近希氏束和房室结旁路标测

（1）心室起搏标测要注意排除室房传导经正常传导途径的可能。

（2）旁路参与的心动过速发作时标测的靶点最可靠，可完全排除正常传导途径的影响，因心动过速时正常传导途径的激动方向与旁路相反；另外，对希氏束旁旁路，心动过速时希氏束电位独立于 VA 融合波之前，易于判断希氏束电位的振幅，因而易估计最早心房逆行激动点（EAA）距最大希氏束电位记录部位的距离。

（3）右室前基底部刺激可排除希氏束逆传的影响，局部心内记录呈 S - VA - H 关系，即希氏束（H）激动在逆行心房激动之后，和心动过速一样可肯定逆行心房激动完全通过旁路逆传。另外，这种刺激方法也可用于确定该部位的旁路。

（徐　广）

第二十章

经皮心脏瓣膜成形术

第一节　适应证和禁忌证

一、经皮二尖瓣球囊成形术的适应证和禁忌证

（一）适应证

1. 理想适应证

（1）瓣口面积≤1.5mm²，瓣膜柔软，无钙化和瓣下结构异常（Wilkins超声计分<8分）。

（2）窦性心律，无体循环栓塞史。

（3）不合并二尖瓣关闭不全及其他瓣膜病变。

（4）无风湿活动。

（5）年龄在50岁以下。

（6）有明确临床症状，心功能为NYHA Ⅱ～Ⅲ级者。

2. 相对适应证　瓣口面积≤1.5cm²，合并下列情况者。

（1）二尖瓣叶弹性较差及钙化，Wilkins超声计分>8分，或透视下二尖瓣有钙化者。

（2）外科闭式分离术后或PBMV术后再狭窄者。

（3）合并轻度二尖瓣关闭不全或主动脉瓣关闭不全。

（4）心房颤动患者食管超声心动图证实无左心房血栓（需抗凝治疗4～6周）。

（5）合并仅限于左心房耳部机化血栓或无左心房血栓的证据，但有体循环栓塞史者（需抗凝治疗4～6周）。

（6）高龄患者需行冠状动脉造影。

（7）合并中期妊娠者。

（8）合并急性肺水肿者。

（9）合并其他可行介入治疗的先天性心血管畸形患者，如房间隔缺损、动脉导管未闭、肺动脉瓣狭窄及肺动静脉瘘等。

（10）合并其他不适合外科手术情况的患者，如心肺功能差或因气管疾患等不宜手术麻醉者。

（11）合并其他心胸畸形如右位心或明显脊柱侧弯者。

（12）已治愈的感染性心内膜炎且经超声心动图证实无瓣膜赘生物者。

（二）禁忌证

（1）合并左心房新鲜血栓者。

（2）有活动性风湿病者。

（3）未控制的感染性心内膜炎或有其他部位感染疾患者。

（4）合并中度以上二尖瓣关闭不全、主动脉瓣关闭不全及狭窄者。

（5）瓣膜条件极差，合并瓣下狭窄，Wilkins超声计分＞12分者。

二、经皮主动脉瓣球囊成形术的适应证和禁忌证

（一）适应证

1. 明确适应证　典型主动脉瓣狭窄，心排血量正常时经导管检查跨主动脉瓣收缩压差≥50mmHg，无或仅轻度主动脉瓣反流。

2. 相对适应证

（1）重症新生儿主动脉瓣狭窄。

（2）隔膜型主动脉瓣下狭窄。

（3）有明显主动脉瓣狭窄的临床表现而不宜行主动脉瓣置换术者。

（4）迫切需行非心脏手术的主动脉瓣狭窄者。

（5）老年钙化性主动脉瓣狭窄

1）不能耐受手术者。

2）严重主动脉瓣狭窄需急诊手术者。

3）主动脉瓣狭窄导致急性心力衰竭或心源性休克者。

（二）禁忌证

（1）伴中度以上主动脉瓣反流。

（2）发育不良型主动脉瓣狭窄。

（3）纤维肌性或管道样主动脉瓣下狭窄。

（4）单纯主动脉瓣上狭窄。

三、经皮肺动脉瓣球囊成形术的适应证和禁忌证

（一）适应证

（1）单纯肺动脉瓣狭窄，跨肺动脉瓣收缩压差≥35mmHg；最佳年龄2～4岁，其余各年龄均可施行。

（2）重症肺动脉瓣狭窄伴心房水平右向左分流。

（3）合并其他可行介入治疗的心脏畸形，如动脉导管未闭、继发孔型房间隔缺损及室间隔缺损等。

（4）轻、中度发育不良型肺动脉瓣狭窄。

（5）复杂性先天性心脏病合并肺动脉瓣狭窄的姑息疗法，以此来缓解发绀及促进肺动脉发育；部分隔膜型室间隔完整的肺动脉闭锁，先行射频穿孔闭锁的瓣膜，再采用PBPV术建立右室－肺动脉间的交通。

（二）禁忌证

（1）合并右室流出道重度狭窄或以其为主者（造影示心室收缩与舒张期狭窄程度变化不大）。

（2）重度发育不良型肺动脉瓣狭窄。

（3）伴重度三尖瓣关闭不全需外科处理者。

（4）余同一般心血管造影术。

（郭秋荣）

第二节　危险性和并发症

一、经皮二尖瓣球囊成形术的危险性和并发症

（1）心脏穿孔或急性心脏压塞。

（2）重度二尖瓣关闭不全。

（3）冠状动脉或体循环栓塞。

（4）医源性房间隔损伤及其所致的房水平分流。

（5）心律失常，包括心房颤动、房室传导阻滞等。

（6）急性肺水肿。

（7）股动静脉瘘。

（8）球囊破裂。

（9）死亡。

二、经皮主动脉瓣球囊成形术的危险性和并发症

（1）严重心律失常，包括心动过速、心室颤动等。

（2）心脏穿孔或心脏压塞。

（3）重度主动脉瓣关闭不全。

（4）二尖瓣损伤。

（5）穿刺部位动脉大出血、栓塞及股动静脉瘘等。

（6）死亡。

三、经皮肺动脉瓣球囊成形术的危险性和并发症

（1）心脏穿孔或心脏压塞。

（2）心律失常，包括心动过缓、心脏骤停等。

（3）三尖瓣腱索或乳头肌断裂致重度三尖瓣关闭不全。

（4）肺动脉瓣关闭不全。

（5）球囊导管嵌顿。

（6）股动静脉瘘。

（7）死亡。

（郭秋荣）

第三节　经皮二尖瓣球囊成形术

经皮二尖瓣球囊成形术（percutaneous balloon mitral valvuloplasty，PBMV）是利用球囊扩张的机械力量使粘连的二尖瓣叶交界处分离，以缓解瓣口狭窄程度。根据所用扩张器械的不同可分为 Inoue 球囊法、聚乙烯单球囊法、双球囊法及金属机械扩张器法。目前临床普遍应用的是 Inoue 球囊法。自 1984 年日本心外科医生井上宽治（Kanji Inoue）首先在临床开展以来，此项技术在全世界各大医疗机构迅速推广，成为瓣膜病介入治疗中应用最为广泛的技术之一。

一、操作方法及程序

（一）术前准备

（1）体检、化验、心电图、X 线胸片及超声心动图检查，必要时行影像增强器透视，了解有无心律失常、二尖瓣膜条件、有无钙化、狭窄的程度、瓣下结构有无异常及是否合并二尖瓣关闭不全等。心房颤动者应行经食管超声心动图检查，以除外左心房内血栓。

（2）药品：1% 利多卡因溶液、肝素、造影剂及各种抢救药品。

（3）器械：血管穿刺针，动脉鞘管（5~7F），0.032in 导引钢丝（长 145cm）猪尾型导管及端侧孔导管（5~7F），Inoue 球囊导管及附件，房间隔穿刺针及其鞘管。

（4）C 形臂心血管造影机。

（5）多导生理记录仪、心脏监护仪、临时起搏器和心脏电复律除颤器。

（6）备用氧气、心包穿刺包及气管插管等器械。

（7）向患者说明术中需与医生配合的注意事项。

（8）向患者及其家属或监护人解释术中可能出现的并发症并签署知情同意书。

（二）手术方法

（1）局麻下经皮穿刺股静脉（或颈内静脉），股动脉插管，常规测左心室、主动脉及肺动脉压。

（2）将猪尾型导管置于主动脉根部监测动脉压。

（3）穿刺房间隔后，撤出房间隔穿刺针，将房间隔穿刺针套管送入左心房并测左心房压力；猪尾型导管送入左心室并测跨二尖瓣压差。

（4）经房间隔穿刺针套管将左心房导丝（环形导丝）送入左心房；撤出房间隔穿刺针套管，用扩张管沿环形导丝依次扩张经皮穿刺点、股静脉及房间隔后退出体外，保留环形导丝于左心房内。

（5）观察患者症状、心率、心律、血压及透视下心脏搏动均无异常后，静脉推注肝素 0.5~1.0mg/kg。

（6）球囊直径的选择：首次扩张直径的选择应根据患者的二尖瓣条件确定。对于理想适应证患者，首次扩张直径（mm）=［身高（cm）/10］+10。属于相对适应证患者，则应按上述公式减 2mm 或更小直径开始扩张。

（7）将备好的 Inoue 球囊导管沿环形导丝送入左心房，撤出延伸器及环形导丝。在右前斜位透视监测下送入二尖瓣探条，逆时针方向旋转二尖瓣探条并同时前后推送球囊导管（前端球囊应酌情部分充盈），使其通过二尖瓣口达左心室心尖部。确定球囊于左心室处于游离状态后，将前端球囊进一步充盈并回撤球囊导管使其卡在二尖瓣口的左心室面，此时快速充盈后端球囊，然后迅速回抽使其退至左心房（图20-1～图20-4）。

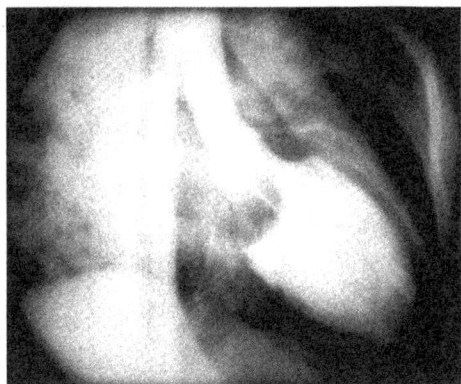

图20-1　右前斜位左心室造影示二尖瓣开放受限呈圆顶状

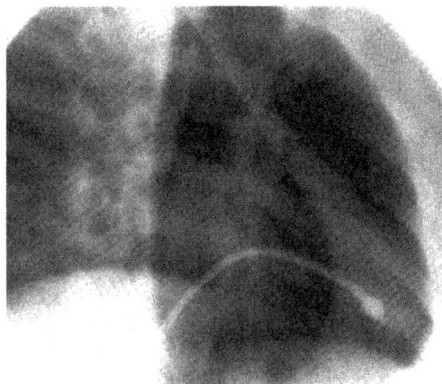

图20-2　球囊导管进入左心室心尖部

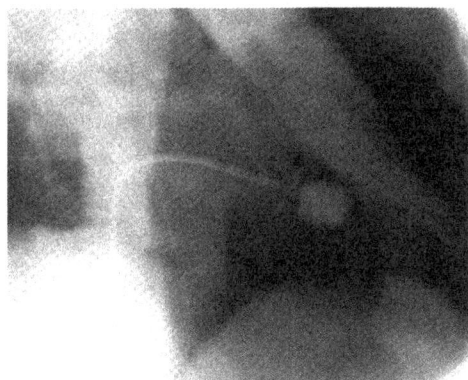

图20-3　前半部球囊充盈卡在二尖瓣口的左心室面

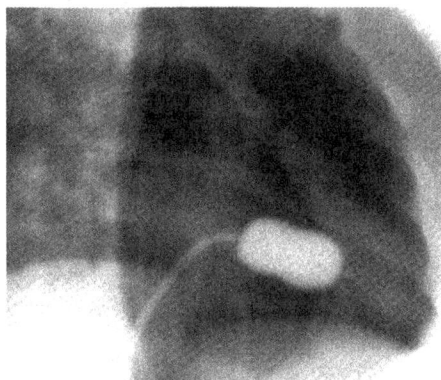

图20-4　整个球囊充盈扩张狭窄的二尖瓣

（8）核对心尖部杂音，重复测定左心房压力及跨二尖瓣压差。

（9）效果满意后将球囊导管退至右心房，再用二尖瓣探条将球囊导管送至肺动脉，测定肺动脉压力。

（10）操作完毕后，撤出导管，局部压迫止血。

二、疗效评价

二尖瓣球囊成形术后测左心房、室压及跨二尖瓣压差，超声心动图测量二尖瓣口面积。术后无严重并发症，理想适应证患者左心房平均压 < 11mmHg，二尖瓣平均跨瓣压差 ≤ 6mmHg，二尖瓣口面积 ≥ 2.0cm²，心功能提高Ⅰ级以上者疗效为优。相对适应证患者左心房平均压及二尖瓣平均跨瓣压差术前测量值较正常值增高的部分下降50%以上、二尖瓣口

面积≥1.5cm²、心功能提高Ⅰ级以上者可为成功。

三、术后处理

（1）穿刺侧肢体制动8h，卧床20h，局部沙袋压迫6h。

（2）严密观察心率、心律、心音、心脏杂音、呼吸及血压情况。

（3）密切注意穿刺部位有无血肿、渗血、下肢浮肿及足背动脉搏动情况。

（4）经静脉给予抗生素1～3d以预防感染。

（5）口服肠溶阿司匹林150～300mg，1次/日（2个月）。

（6）心房颤动患者，术后继续应用洋地黄或β受体阻断剂控制心室率；若不复律者，应长期服用肠溶阿司匹林或华法林抗凝。

（7）术后24～48h复查超声心动图、心电图、X线心脏正位及左侧位（服钡）片。

四、并发症的预防及处理

（一）心脏穿孔、心脏压塞

多发生于开展介入治疗早期，术者缺乏介入治疗及房间隔穿刺经验或对心脏X线解剖不熟悉等原因所致。术中应严密观察患者的一般状况、心率、血压及心脏搏动等，尤其是穿刺及扩张房间隔确认无心脏压塞后可将肝素推注体内。若术中发现大量心包积液，应立即行心包穿刺，将心包腔内的血液抽出后可经静脉通道注入体内，既能降低心包腔内的压力又可避免失血性休克。若发现扩张管已穿破心包腔，切忌退管，应尽快施行外科手术。

（二）二尖瓣关闭不全

对瓣膜条件较差者首次扩张球囊直径不宜过大，且重复扩张时应每次球囊直径增加0.5mm为妥，以防止二尖瓣关闭不全发生。若PBMV术后发生轻至中度二尖瓣关闭不全，可酌情保守治疗随诊观察；重度二尖瓣关闭不全者应择期施行外科瓣膜置换术。

（三）冠状动脉栓塞、脑栓塞

术中应注意心导管腔内保持含肝素的生理盐水，球囊导管内要排气完全，防止血栓栓塞及空气栓塞的发生。心房颤动患者术前应行严格抗凝治疗。

（四）急性肺水肿

对合并重度肺循环高压患者，术前给予利尿剂，术中应尽量简化操作程序，力争首次扩张成功。

（五）心律失常

并发的心律失常包括房性早搏、室性早搏、心房颤动及房室传导阻滞等。术中操作要轻柔，房间隔穿刺点准确；酌情应用药物处理或安装起搏器。

（六）医源性房水平分流

撤出球囊导管前应尽量抽瘪球囊。一旦发生较大量的医源性房水平分流可采用介入方法进行封堵。

（七）股动静脉瘘

穿刺点要准确，防止入径困难及股动静脉瘘的发生。术中一旦疑有股动静脉瘘，切忌再插入更大直径的导管或扩张管。若瘘口直径<3mm者可采用局部压迫法或随访观察；若瘘口直径>3mm者可施行外科手术或带膜支架置入术。

（八）球囊导管破裂

避免重复使用球囊导管及过度充盈球囊。

（九）死亡

总死亡率<0.5%。发生心脏压塞或心脏穿孔等后应判断准确、及时，并采取适当的处理措施。

五、注意事项

（1）对妊娠患者，术中应尽量简化操作程序，以降低X线量。
（2）窦性心律患者术后一般不用洋地黄类药物。
（3）有风湿活动患者，一般在风湿活动控制后3个月以上才施行PBMV。
（4）有感染性心内膜炎者，若无赘生物，在治愈3个月后才施行PBMV。
（5）应于术后6个月、12个月等定期复查超声心动图、心电图及X线胸片。若发生术后再狭窄可酌情施行再次扩张术或二尖瓣置换术。

（郭秋荣）

第四节　经皮主动脉瓣球囊成形术

经皮主动脉瓣球囊成形术（percutaneous balloon aortic valvuloplasty，PBAV）是利用球囊扩张的机械力量使粘连的主动脉瓣叶交界处分离，以缓解瓣口狭窄程度。根据所用扩张器械的不同可分为聚乙烯单球囊法、双球囊法及Inoue球囊法。1984年，Lababidi等首次报道应用经皮球囊扩张术治疗先天性主动脉瓣狭窄，取得良好的临床效果。1985年，Cribier等采用该技术治疗老年性主动脉瓣狭窄获得成功。我国于1986年引进该技术，由于该病发病率较低，操作技术要求高，术后发生严重并发症的概率也高，且其远期效果有待进一步评价，因此，国内开展的单位及病例数较少。

法国的Alec Vahanian教授在2004年欧洲心脏学会上做"未来的心脏瓣膜介入治疗"的讲座中指出，由于效果与安全问题，各国基本上已不做经皮主动脉瓣球囊成形术；最新的进展是经皮主动脉瓣置换术经初步试验是可行的，但还需进一步准确评估其效果与危险，尤其是与外科手术的对比研究尚缺乏大组的临床资料。目前仅用于不能耐受手术的患者，一旦临床证明其效果满意时，其指征有望扩大到常规患者。

一、操作方法及程序

（一）术前准备

（1）检查：体检、化验、心电图、X线胸片及超声心动图检查，了解主动脉瓣狭窄的类型及其狭窄程度等。
（2）心导管术前常规准备，必要时配血备用。
（3）药品：1%利多卡因溶液、肝素、造影剂及各种抢救药品。

（4）器械：血管穿刺针，动脉鞘管，0.035in 导引钢丝（长 145cm），0.032in 导引钢丝（长 145cm 及 260cm 各一根），猪尾型导管及端侧孔导管，适宜的聚乙烯球囊导管或 Inoue 球囊导管及附件，房间隔穿刺针及其鞘管。

（5）C 形臂心血管造影机。

（6）多导生理记录仪、心脏监护仪、临时起搏器和心脏电复律除颤器。

（7）备用氧气、心包穿刺包及气管插管等器械。

（8）向患者说明术中需与医生配合的注意事项。

（9）向患者及其家属或监护人解释术中可能出现的并发症并签署知情同意书。

（二）手术方法

1. 诊断性心导管术　局麻或全麻下（小儿）经皮穿刺股静脉及股动脉插管，先行右心导管检查、升主动脉测压及造影（左前斜位或正、侧位），观察有无主动脉瓣反流及其程度。然后采用指头普通导丝或超滑导丝经猪尾巴导管或端侧孔导管或右冠状动脉造影导管插入左心室，测压后再行左室造影（长轴斜位），了解跨瓣压差及瓣膜狭窄类型，测量瓣环直径。

2. 球囊扩张术

（1）经动脉逆行插管法（聚乙烯单球囊法）

1）最常用的是股动脉途径，一些特殊情况下也可采用颈动脉（适用于小婴儿）或腋动脉插管法行主动脉瓣球囊成形术。

2）经导管将 0.035in 导引钢丝（长 260cm）送至左心室内，退出导管，保留导丝。

3）球囊直径的选择：球囊/瓣环直径比值为 0.8～1.0 或更小。

4）将备好的球囊导管沿导丝送至狭窄的主动脉瓣区，用 1 : 3 稀释的造影剂快速充盈球囊至腰部切迹消失（图 20-5，图 20-6），立即抽空球囊并将其撤至升主动脉。

5）核对心脏杂音及主动脉瓣第二心音情况。

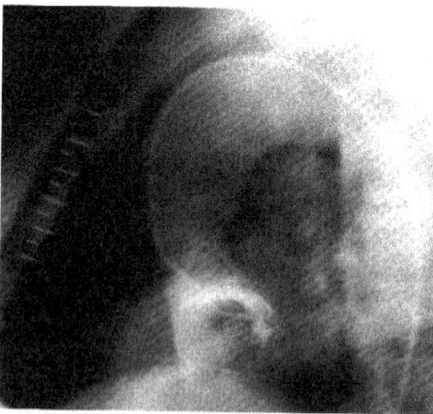

图 20-5　左侧位左心室造影示主动脉瓣开放受限，升主动脉呈梭形扩张

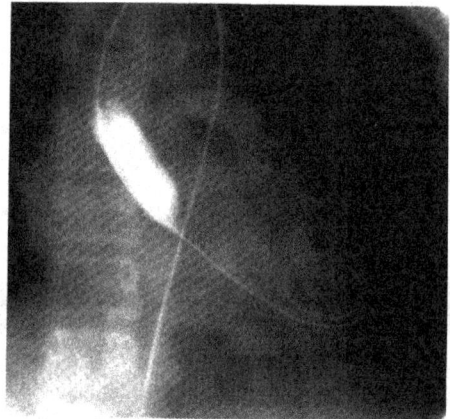

图 20-6　采用聚乙烯球囊扩张狭窄的主动脉瓣（后前位）

6）更换导管，测跨主动脉瓣收缩压差及行升主动脉造影，若效果满意，撤出导管，压迫止血。

（2）经静脉顺行插管法（聚乙烯单球囊法或 Inoue 球囊法）

1）经股静脉插管，穿刺房间隔（或经开放的卵圆孔）。

2）经导管将 0.032in 导引钢丝（长 260cm）通过房间隔左心房－左心室－升主动脉送至降主动脉，退出导管，保留导丝。

3）将备好的球囊导管沿导丝经上述途径送至狭窄的主动脉瓣区，用 1∶3 稀释的造影剂快速充盈球囊至腰部切迹消失，立即抽空球囊并将其送至升主动脉。

4）余操作同前。

二、疗效评价

根据主动脉瓣球囊成形术后的跨瓣压差、升主动脉造影的结果及主动脉瓣口面积来判定其疗效。扩张术后跨主动脉瓣压差下降 50% 以上、无主动脉瓣关闭不全、主动脉瓣口面积增大 25% 以上为效果良好。

三、术后处理

（1）穿刺侧肢体制动 8h，卧床 20h，局部沙袋压迫 6h。

（2）严密观察心率、心律、心音、心脏杂音、呼吸、血压及尿量情况。

（3）密切注意穿刺部位有无血肿、渗血及足背动脉搏动情况。

（4）术后 24h 内复查超声心动图。

（5）经静脉给予抗生素 1~3d 以预防感染。

（6）术后第 1、3、6 个月及 12 个月以上复查超声心动图、心电图及 X 线胸片。

四、并发症的预防及处理

（一）严重心律失常

措施有操作轻柔、扩张时球囊导管定位要准确、酌情使用抗心律失常药物等。

（二）左心室穿孔或心脏压塞

尽量将长导丝头端（软头）在左心室内呈大弧形，扩张时（逆行法）避免聚乙烯球囊导管过多进入左心室内。

（三）重度主动脉瓣关闭不全

球囊直径不宜过大。

（四）二尖瓣损伤

顺行法时避免导管和导丝穿过腱索或乳头肌。

（五）穿刺部位动脉大出血、栓塞等

多见于逆行法，酌情使用适宜的动脉鞘管，术后压迫要得当。

（六）死亡

死亡原因主要由于操作中发生严重心律失常或心脏穿孔等治疗无效所致。术前应做好必要的抢救预案，包括紧急手术等。

五、注意事项

（1）Inoue 球囊法扩张后主动脉瓣口面积增加较聚乙烯球囊法大，但前者仅适用于顺行法。

（2）双球囊法扩张后主动脉瓣口面积较单球囊法大，但前者操作较复杂，需穿刺双侧股动脉，增加了血管并发症的概率，且费用也较高。

（3）术后1、3、6及12个月以上复查超声心动图、心电图及X线胸片。

（郭秋荣）

第五节　经皮肺动脉瓣球囊成形术

经皮肺动脉瓣球囊成形术（percutaneous balloon pulmonary valvuloplasty，PBPV）是利用球囊扩张的机械力量使粘连的肺动脉瓣叶交界处分离，以缓解瓣口狭窄程度。1982年，Kan 等首先采用经皮肺动脉瓣球囊成形术治疗单纯肺动脉瓣狭窄获得成功，此后该技术在国内外被广泛应用。根据使用的球囊不同可分为聚乙烯球囊法和 Inoue 球囊法。

一、操作方法及程序

（一）术前准备

（1）体检、化验、心电图、X线胸片及超声心动图检查，了解肺动脉瓣狭窄的类型、狭窄程度及除外其他心血管病畸形并存等。

（2）药品：1% 利多卡因溶液、肝素、造影剂及各种抢救药品。

（3）器械：血管穿刺针，动脉鞘管，0.035in 导引钢丝（长145cm），0.035in 导引钢丝（长260cm），猪尾型导管及端侧孔导管（5~7F），适宜的聚乙烯球囊导管或 Inoue 球囊导管及附件。

（4）C形臂心血管造影机。

（5）多导生理记录仪、心脏监护仪、临时起搏器和心脏电复律除颤器。

（6）备用氧气及气管插管等器械。

（7）向患者说明术中需与医生配合的注意事项。

（8）向患者及其家属或监护人解释术中可能出现的并发症并签署知情同意书。

（二）手术方法

局麻或全麻下经皮穿刺右股静脉插管，常规测定肺动脉－右心室压力。行左侧位右心室造影，测量肺动脉瓣环直径。对较重的患者应动态监测血压。

1. 聚乙烯球囊法（单球囊法）

（1）经导管将0.035in 导引钢丝（长260cm）送至左下肺动脉，退出导管，保留导丝。

（2）球囊直径的选择：一般球囊直径/瓣环直径比值为1.2~1.4。

（3）将备好的球囊导管沿导丝送至肺动脉瓣区，用1∶3稀释的造影剂轻充球囊，若位置准确无误后快速充盈球囊至腰部切迹消失（图20－7），立即抽空球囊并将其送至肺动脉。

（4）核对心脏杂音及肺动脉瓣第二心音情况。

（5）更换导管，测跨肺动脉瓣收缩压差，若效果满意，撤出导管，压迫止血。

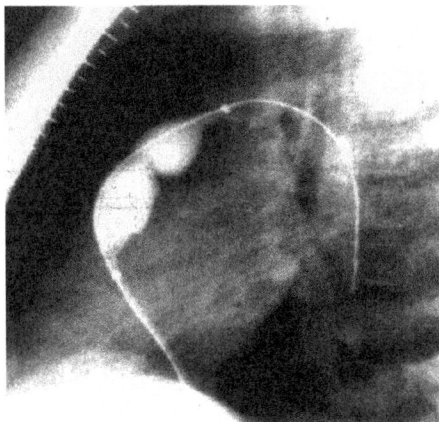

图 20 - 7　聚乙烯单球囊法扩张狭窄的肺动脉瓣（左侧位）

2. Inoue 球囊法（一般用于成人及体重 > 25kg 的儿童）

（1）经导管将环形导丝送至右心房或主肺动脉内，退出导管，保留导丝。

（2）沿环形导丝引入 14F 扩张管，扩张穿刺口，退出扩张管，保留导丝。

（3）沿环形导丝送入 Inoue 球囊导管至右心房，撤出环形导丝及延伸器，换入成形探条（或沿环形导丝送入 Inoue 球囊导管至主肺动脉内）。

（4）操纵成形探条，将球囊送至右心室 – 肺动脉（或沿环形导丝直接送入 Inoue 球囊导管至主肺动脉内）。

（5）球囊直径的选择：同聚乙烯球囊法。三尖瓣关闭不全。

（6）先充盈前端球囊并将其回撤至肺动脉瓣口的肺动脉侧，用 1 ∶ 3 稀释的造影剂快速加压充盈后端球囊至腰部切迹变浅或消失后（图 20 – 8 ~ 图 20 – 10），立即回抽球囊并将其送至肺动脉远端。

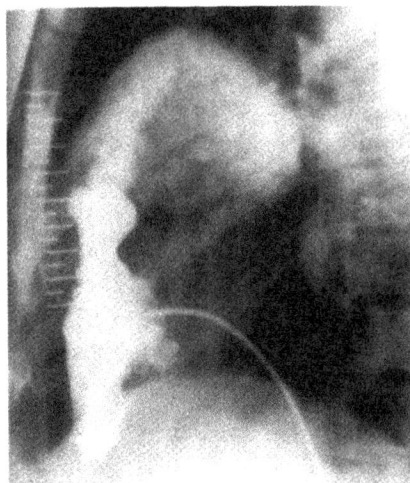

图 20 - 8　左侧位右心室造影示肺动脉瓣开放受限呈圆顶征及喷射征

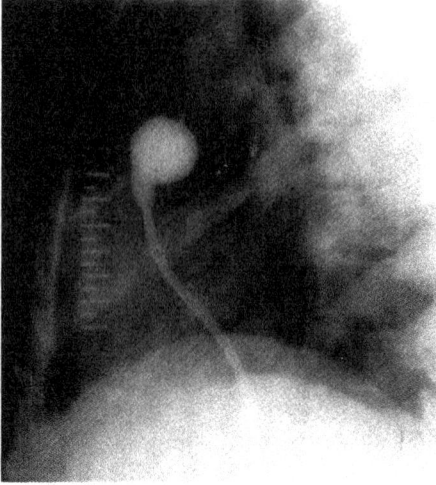

图 20 - 9　前半部分球囊充盈卡在肺动脉瓣口的主肺动脉侧（左侧位）

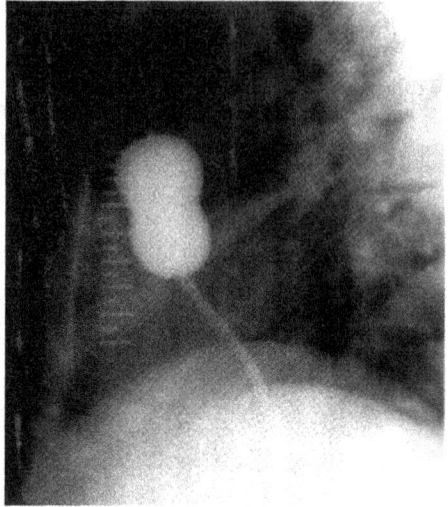

图 20 - 10　整个球囊充盈扩张狭窄的肺动脉瓣（左侧位）

（7）核对心脏杂音及肺动脉瓣第二心音情况。

（8）用 Inoue 球囊导管测跨肺动脉瓣收缩压差，若效果满意，撤出导管，压迫止血。若疑有右心室漏斗部反应性狭窄应重复右心室造影，观察肺动脉瓣的扩张效果及漏斗部的情况。

二、疗效评价

扩张术后肺动脉 - 右心室（漏斗部）之间的跨肺动脉瓣收缩压差 ≤25mmHg，右心室造影肺动脉瓣狭窄已解除为效果良好。部分患者由于继发性右心室漏斗部心肌肥厚及术中导管刺激所致反应性漏斗部狭窄，可使右心室压力下降不满意，但连续压力曲线示肺动脉与漏斗部之间的压差已解除，而漏斗部与右心室入口之间存在压力阶差，表明肺动脉瓣球囊成形术有效。因瓣口的阻力减低，一般随着随访时间的延长，这种压力阶差也会逐渐降低。

三、术后处理

（1）穿刺侧肢体制动 8h，卧床 20h，局部沙袋压迫 6h。

（2）密切注意穿刺部位有无血肿、渗血及下肢浮肿。

（3）经静脉给予抗生素 1～3d 以预防感染。

（4）术后伴右室流出道反应性狭窄者，给予 β 受体阻滞剂口服，通常 3～6 个月。

（5）术后 24h 复查超声心动图（了解跨肺动脉瓣压差）。

四、并发症的预防及处理

1. **三尖瓣关闭不全**　避免导丝及导管穿过腱索或乳头肌；不宜使用过长的球囊。术后发生轻至中度三尖瓣关闭不全且无症状者，可随访观察；重度三尖瓣关闭不全者应酌情保守治疗及择期外科处理。

2. **心律失常**　包括心动过缓、传导阻滞、早搏等；酌情应用药物、心外按摩及安装起搏器等。

3. **心脏压塞及心脏穿孔** 避免使用过大直径的球囊。一旦发生该并发症应酌情心包穿刺引流或紧急外科手术。

4. **肺动脉瓣关闭不全** 一般无血流动力学意义，可随访观察。

5. **股动静脉瘘** 处理方法同 PBMV 法。

6. **球囊导管嵌顿** 采用血管鞘可避免该并发症的发生；一旦发生球囊导管嵌顿，经解痉、镇静等治疗措施仍无效者应施行手术处理。

7. **死亡率** 总死亡率 < 0.5%，多见于新生儿、小婴儿及重症病例，主要为术中发生心脏压塞、心脏穿孔、右室流出道激惹、痉挛、闭塞或严重心律失常等所致。

五、注意事项

（1）对瓣膜狭窄严重者，球囊/瓣环直径的比值选择可偏小，也可首次采用小直径球囊，再用大直径球囊分次或分期扩张。

（2）球囊长度的选择，20mm 长的球囊适用于婴儿；30mm 长的球囊可适用于除婴儿外的所有儿童；成人可用 30~40mm 的球囊。

（3）应于术后 6 个月、12 个月等定期复查超声心动图、心电图及 X 线胸片。

（郭秋荣）

第二十一章

心脏起搏技术

第一节　概述

心脏起搏器是一种植入人体内的电子治疗仪器，通过人工心脏起搏器发放的脉冲电流刺激心脏，代替心脏的起搏点，引起心脏搏动的一种治疗和诊断方法。主要应用于治疗致命性心动过缓，也可用于药物治疗无效，不宜行射频治疗，超速起搏治疗有效的异位性快速心律失常如超速抑制治疗室性心动过速。近年，起搏器用途进一步拓展，如通过左右心室同步起搏治疗左束支传导阻滞相关的心力衰竭等。

人工心脏起搏器自 1952 年由 Zoll 首先应用于临床后，各种类型的起搏器陆续问世。随着电子工程技术的发展，电池和电极的不断改进，起搏器的体积逐渐缩小，质量不断提高，功能增多，使用寿命延长。临床应用范围也逐渐扩大，对延长患者生命和提高生活质量起了重要作用。

1. 起搏器的构成　由脉冲发生器、电源、电极及其导线 3 个部分组成。脉冲发生器是起搏器的主体，故又将脉冲发生器单独称为起搏器，而将所有 3 个组成部分合称为人工心脏起搏系统。

（1）脉冲发生器：作用是形成和发放脉冲，并感知心电活动或其他生理反应，根据患者生理参数的变化自动调整起搏频率和起搏方式等。有些起搏器还具有信息存储功能，如心律失常事件选择性记录，治疗过程的记录。现代起搏器实现了小型化、程控化、多功能化及智能化。临床应用范围也逐渐扩大，脉冲发生器的类型也不断增加，功能更复杂和贴近临床治疗需要。

（2）电源：主要应用体积小、容量大、自放电少和电流稳定而耐用的化学能电池。固态锂电池应用较广。使用寿命 10 ~ 12 年。脉冲发生器和电池一起密封在金属外套内，呈长方形或椭圆形，边缘圆钝，重量 18 ~ 135g 不等。

（3）电极和导线：使脉冲发生器发放的起搏脉冲传到心肌，同时又将心腔内心电图信号从心脏传递到起搏器。电极和导线与体液接触，且随心脏的搏动而不断摆动，要求有高度的耐腐蚀性，生物相容性和耐屈折。目前电极多用铂、铂铱合金或爱尔近合金及极化性能较优的热解碳制成。导线的金属材料要求电阻率小，强度高，选用的材料有不锈钢丝和银丝、镍合金丝和银丝拧合以及碳。导线的外绝缘材料多用硅胶。根据手术途径和要求的不同，电极可分为心外膜电极，心肌电极和心内膜电极三类。目前多用心内膜电极。心内膜电极又分单极和双极。双极起搏可避免胸肌刺激。另外，为了防止或减少电极移位及术后阈值升高等并发症的发生，制成了多种特殊结构的心内膜电极，主要分为：主动电极和被动电极。主动电极，其前端可旋入心肌内，操作简便，不易发生脱位。另外，右室间隔部希氏束和浦氏纤维或希氏束起搏可保留正常的心室激动顺序，改善血流动力学，右室流出道间隔部起搏时，电极位置接近希氏束和浦氏纤维系统，因而较右室心尖部起搏可取得更好的血流动力学效果。由于流出道的部位被动电极不可能固定，故近年来螺旋电极应用增多。被动电极主要通过电极头端的特殊设计，如倒叉状，伞状。为预防阈值升高设计的有多孔型电极、碳电极及类固醇激素洗涤电极。用于心房内膜起搏的 J 形电极，以便使电极易放置在右心耳内。

2. 起搏方式

（1）胸外起搏：系经胸壁放置特制的圆形或长方形的大面积的起搏电极进行起搏。1 个电极放置在左肩胛与脊柱之间，另一电极放置在相当于 V_2 导联的部位或心前区。脉冲幅度为 25 ~ 150V，脉宽 2 ~ 3ms。需用大功率特殊的起搏器。输出电流从 20mA 开始，并以 10mA 递增，直至夺获心室。因电流大，多引起胸痛和明显的胸壁肌肉收缩，患者不易耐受。一般应用于心脏骤停的急救。

（2）经食管起搏：将双极食道起搏电极导管涂上石蜡油，经鼻将电极送入食道。深度约 30 ~ 40cm 即达心房中部水平，记录食道导联心电图显示 P 波呈正负双相，且振幅最大处为起搏最佳位置，然后接上起搏器，脉宽在 1.5 ~ 5.0ms，输出电压 15 ~ 40V，频率 70 次/分，进行起搏。如需心室起搏，将电极插入深达 40 ~ 55cm 处，食道导联心电图显示正相 P 波，QRS 呈 qR 型，T 波直立，即可起搏心室。

（3）直接心脏起搏：电脉冲直接发放到心脏，起搏稳定、可靠。应用最多的是经心内膜起搏。有时根据需要采用心外膜起搏和心肌起搏。

1）心外膜起搏：开胸，切开心包，将盘状电极与心外膜缝合。电极固定可靠，但手术创伤大，术后电极周围结缔组织增生，电阻增大，需提高脉冲的幅度。另一种心外膜的临时起搏是为防止心脏手术后发生的传导阻滞或心律失常。在关胸前将金属导线缝扎在心外膜上，待病情稳定，不需起搏保护时将导线拉出。

2）心肌起搏：将电极埋入心肌。电极有柱状、环状、螺旋状等。经剑突下上腹切口或经胸膜外前纵向切口，暴露心包，并纵行切开，在右心室壁无血管区用电极旋入器将电极旋入心肌。心肌起搏也容易发生阈值升高，主要用于静脉途径不宜送入电极的患者。目前也应用于同步化起搏中，冠状静脉窦静脉无合适血管分支时，可选择经胸放置左心室起搏电极。

3）心内膜起搏：临时经静脉心内膜起搏时，可选用贵要静脉、锁骨下静脉、颈内、外静脉和股静脉。因上肢活动较多，易造成电极移位，使起搏失败。作为抢救或保护性起搏，一般多选用颈内静脉和股静脉。颈内静脉和股静脉穿刺安全，电极到位后，固定导管电极对患者的活动限制较小。紧急时，在心电图监护下盲目插入电极。确定电极达右心室的方法有：①监护心腔内心电图，当出现 rS，ST 段呈弓背形抬高，P 波极小时，说明电极已接触心内膜；②电极导线与起搏器相连接，使起搏器处于工作状态，插电极过程中监护心电图，出现右室起搏图形时提示电极已到位。

导管电极分单极和双极。单极导管的特点是对 QRS 波的感知比较灵敏，按需功能好；在体表心电图上脉冲信号较大，易于识别；耗电省；起搏阈值稍高。适用于永久起搏。双极导管的特点是对 QRS 感知的敏感度差，按需功能差；在体表心电图上脉冲信号较小，有时不易识别；耗电较多；起搏阈值稍低；不需另安无关电极。但抗肌电干扰的能力较强。

4）冠状静脉窦内起搏，目前应用于再同步化起搏的患者。冠状静脉分支内起搏实际上是左心室起搏，有可能优于右心室尖部起搏。

（张娆娆）

第二节　永久人工心脏起搏器

一、永久人工心脏起搏器的适应证

植入型心脏起搏器治疗的适应证主要是"症状性心动过缓"。所谓"症状性心动过缓"是指直接由于心率过于缓慢，导致心排出量下降，重要脏器及组织尤其大脑供血不足而产生一系列症状，如晕厥、近似晕厥、黑朦等；长期心动过缓也可引起全身性症状，如乏力、运动耐量下降及充血性心力衰竭等。2008 年美国 ACC/AHA/HRS 将植入型心脏起搏器治疗的适应证分为 3 类：Ⅰ类适应证：根据病情，有明确证据或专家一致认为起搏器治疗对患者有益、有用或有效。相当于绝对适应证；Ⅱ类适应证：根据病情，起搏器治疗给患者带来的益处和效果证据不足或专家意见有分歧。又分Ⅱa 类（倾向于支持）和Ⅱb 类（意见有分歧）。是相对适应证；Ⅲ类适应证：根据病情，专家一致认为起搏器治疗无效，甚至在某些情况下对患者有害，因此不需要或不应该置入心脏起搏器。也即非适应证。

1. 病窦综合征（sick sinus syndrome，SSS）

（1）Ⅰ类：SSS 表现为症状性心动过缓；或必须使用某些类型和剂量的药物进行治疗，而这些药物又可引起或加重心动过缓并产生症状者；因窦房结变时性不良而引起症状者。

（2）Ⅱa 类：自发或药物诱发的窦房结功能不良，心率 <40 次/分，虽有心动过缓的症状，但未证实与所发生的心动过缓有关；不明原因晕厥，若合并窦房结功能不良或经电生理检查发现有窦房结功能不良。

（3）Ⅱb 类：清醒状态下心率长期低于 40 次/分，但症状轻微。

（4）Ⅲ类：无症状的患者，包括长期应用药物所致的窦性心动过缓（心率 <40 次/分）。虽有类似心动过缓的症状，也已证实该症状并不来自窦性心动过缓；非必须应用的药物引起的症状性心动过缓。

2. 成人获得性房室传导阻滞

（1）Ⅰ类：任何阻滞部位的Ⅲ度 AVB 伴下列情况之一者：①有 AVB 所致的症状性心动过缓（包括心力衰竭）；②需要药物治疗其他心律失常或其他疾病，而所用药物可导致症状性心动过缓；③虽无临床症状，但也已证实心室停搏≥3s 或清醒状态时逸搏心率≤40 次/分；④射频消融房室交界区导致的Ⅲ度 AVB；⑤心脏外科手术后发生的不可逆性 AVB；⑥神经肌源性疾病（如肌发育不良等）伴发的 AVB、无论是否有症状均列为Ⅰ类适应证，因为 AVB 随时会加重。

（2）Ⅱa 类：无症状的Ⅲ度 AVB，清醒时平均心室率≥40 次/分，尤其合并心肌病和左心室功能不全；无症状的Ⅱ度Ⅱ型 AVB，心电图表现为窄 QRS 波。如为宽 QRS 波则为Ⅰ类适应证；无症状性Ⅱ度Ⅰ型 AVB，因其他情况行电生理检查发现阻滞部位在希氏束内或以下水平；Ⅰ度或Ⅱ度 AVB 伴有类似起搏器综合征的临床表现。

（3）Ⅱb 类：合并有左心室功能不全或充血性心力衰竭症状的显著Ⅰ度 AVB（PR 间期 >300ms），缩短 AV 间期可能降低左心房充盈压而改善心力衰竭症状者；神经肌源性疾病（肌发育不良等）伴发的任何程度的 AVB，无论是否有症状，因为传导阻滞随时会加重。

（4）Ⅲ类：无症状的Ⅰ度 AVB；发生于希氏束以上及未确定阻滞部位是在希氏束内或以下的Ⅱ度Ⅰ型 AVB；预期可以恢复且不再复发的 AVB。

3. 慢性双分支和三分支阻滞

（1）Ⅰ类：双分支或三分支阻滞伴间歇性Ⅲ度 AVB；双分支或三分支阻滞伴Ⅱ度Ⅱ型 AVB；交替性双束支阻滞。

（2）Ⅱa 类：虽未证实晕厥由 AVB 引起，但可排除由其他原因（尤其是室性心动过速）引起的晕厥；虽无临床症状，但电生理检查发现 HV 间期 ≥100ms；电生理检查时，由心旁起搏诱发的希氏束以下非生理性阻滞。

（3）Ⅱb 类：神经肌源性疾病（肌发育不良等）伴发的任何程度的分支阻滞，无论是否有症状，因为传导阻滞随时会加重。

（4）Ⅲ类：分支阻滞无症状或不伴有 AVB；分支阻滞伴有Ⅰ度 AVB，但无临床症状。

二、永久人工心脏起搏器的类别及性能

起搏器命名代码为适应描述起搏器功能和起搏方式命名的需要，1987 年北美起搏电生理学会（NASPE）和英国起搏电生理专业组（BPEG）推荐五字母命名代码，简称 NBG 编码（表21-1）。

表 21-1 NBG 起搏器编码表

	编码排列				
	Ⅰ	Ⅱ	Ⅲ	Ⅳ	Ⅴ
	起搏心腔	感知心腔	反应方式	程控、遥测、频率应答	抗快速心律失常作用
编码字母	V	V	T	P	P
	A	A	I	M	S
	D	D	D	C	D
	O	O	O	R	O
	S	S	O		

Ⅰ起搏心腔：A = 心房起搏，V = 心室起搏，D = 心房、心室顺序起搏；S = 特定的心房或心室起搏，O = 不起搏。

Ⅱ感知心腔：A = 心房感知，V = 心室感知，D = 心房和心室双腔感知，S = 特定的心房或心室感知，O = 不感知。

Ⅲ反应方式：T = 感知后触发，I = 感知后抑制，D = 触发 + 抑制，O = 不感知。

Ⅳ体外程控、遥测、频率应答方式：P = 单一程控方式，M = 多程控功能，R = 频率应答功能，C = 遥测功能。

Ⅴ抗心动过速功能：P = 起搏抗心动过速，S = 电击，D = P + S，O = 无。

三、起搏器的类型

2001 年 4 月，对 NASPE/BPEG 起搏器编码进行修订（表 21 - 2）。

表 21 - 2 修订后的 NASPE/BPEG 起搏器编码注释

编码	意义
VOO，VOOO，VOOOO	非同步心室起搏，无感知、无频率应答或心室多部位起搏
VVIRV	心室抑制型起搏，有频率应答和多部位心室起搏（双室起搏或单室多部位起搏）
AAI，AAIO，AATOO	可感知同步心房除极的心房起搏，无频率应答或多部位起搏
AAT，AATO，AATOO	有触发功能的心房起搏，在心房警觉期感知时不延迟，无频率应答和多部位起搏
AATOA	有触发功能的心房起搏，在心房警觉期感知时不延迟，无频率应答。但有多部位起搏（双房起搏或者单房多部位起搏）
DDD，DDO，DDDOOO	双腔起搏（在 V - A 间期内房、室感知后有正常的抑制，在 A - V 间期内可感知心室的信号，在程控的 P - V 间期后、V - A 间期感知到 P 后可触发心室起搏），无频率应答及多部位起搏

1. 非同步型起搏器（AOO、VOO） 亦称固定频率起搏器。以固定频率发放起搏脉冲，不受患者自发心搏的影响而变动。故在治疗过程中，当出现较快的自发心搏时，起搏脉冲与自主节律发生竞争。如起搏脉冲落在自发心搏的易损期中，可引起严重的室性心律失常而威胁患者生命。因此，本型起搏器仅适用于Ⅲ度 AVB 而无室性期前收缩患者，或作超速起搏治疗异位快速心律失常。临床上基本不用。

2. 同步型起搏器

（1）心房按需型起搏器（AAI）：为单腔起搏器，通过放置在心房的电极，起搏器可感知自发心搏的变化并自动调整起搏脉冲的发放，与自发心搏取得同步，因而不致发生竞争心律。临床上用于明显的窦性心动过缓或窦性静止、窦房阻滞，而房室传导功能正常的患者。

（2）心房同步、心室触发型起搏器（VAT）：实际为房室双腔起搏。在心房内的电极只感知心房的电活动，称为感知电极。在心室内的电极只发放起搏脉冲，激动心室，称为刺激电极。当心房的电活动（P 波）经心房内电极传入起搏器时，经过 0.12 ~ 0.20s 延迟后，起搏器通过心室电极发放起搏脉冲激动心室。本型起搏器有 400 ~ 500ms 的不应期，使之只能感知频率在 125 ~ 150 次/分内的 P 波，从而将起搏的心室率限制在此范围内，避免由于患者发生室上性快速心律失常时引起相应的快速心室率。反之，当患者出现窦性心动过缓或窦性静止时，起搏器将自动转为 60 次/分的频率起搏心室。此种起搏器比较符合生理过程，最适用于 AVB 而窦房结功能良好的患者。

（3）心室同步型起搏器（VVT、VVI）：此型起搏器可根据患者自发心搏的变化而自动调整起搏脉冲的发放，与自发心搏取得同步，因而不致发生竞争心律。这类起搏器又分为：①R 波触发型：如有自身心搏的 QRS 波出现，并超过起搏器的频率或自发心搏提前出现时，都将触发起搏器提前发放起搏脉冲，使之落在患者自发心搏的绝对不应期中，成为无效刺激，并重新安排起搏脉冲的释放，因而避免发生竞争心律。如无自身心搏发生，则起搏器发放脉冲，激动心脏。本型起搏器的主要缺点是耗电较多，故较少应用。②R 波抑制型：当有自身心搏的 QRS 波出现时，经起搏器感知，取消下一个预定刺激脉冲的释放，而从自身心搏的 QRS 波开始重新安排刺激脉冲的周期。在此 QRS 波后的规定时间内，无自身心搏发生时，起搏器将等待预定的一段时间（逸搏间期）再发放脉冲。当自身心搏频率超过起搏器频率时，起搏器不发放脉冲。而当自身心率慢于起搏频率时，起搏器又发放脉冲，因此又称按需型起搏器。这种起搏器不发生竞争性心律，比 R 波触发型起搏器耗电少。临床应用较广泛。

（4）房室顺序型起搏器（DVI、VDD、DDD）：DVI 适用于窦性心动过缓的患者。需放置心房和心室电极。心房电极无感知功能，仅能按固定频率释放脉冲至心房。心室电极具有感知和发放脉冲的功能。在正常工作时，起搏器经心房电极发放脉冲使心房激动，经 120 ~ 200ms 延迟后，经心室电极发放起搏脉冲使心室激动，心房和心室按先后顺序收缩，保持接近正常的血流动力学效果。当患者自发激动下传引起心室激动或有自发心室激动时，起搏器则抑制经心室电极发放的起搏脉冲。由于无心房感知功能，故可出现心房节律的竞争，体力活动时不能自动改变起搏频率。VDD 适用Ⅲ度 AVB 而窦性频率稳定的患者：起搏器正常工作时，心房电极感知心房电活动（P 波），经过一段时间的延迟后，经心室电极发放起搏脉冲，激动心室。此种起搏器能保证心房、心室顺序收缩，并且使心室率随窦性频率变化而改变。DDD 起搏器称为全功能起搏器。具有双腔起搏，双腔感知，具有抑制或触发两种功能，为多个起搏器功能的组合。DDD 与 VDD 的主要差别是 DDD 能起搏心房。目前应用的 DDD 起搏器能按照需要进行自动起搏模式的转换，如 AAI、VVI、VOO、DDI、VDD、DVI 等。

（5）程控起搏器：是可在体外遥控调节起搏参数的埋藏式起搏器，由程控器和起搏器 2 个部分配合工作。体外程控器根据临床需要编排程控参数，使用时将程控器放在囊袋处的皮肤上，按下程控启动按钮，向起搏器发放指令，起搏器接受后立即进行相应改变。

只能调节 2 个以下参数的称为简单程控，调节参数在 2 个以上的称为多功能程控。一般可对下列参数进行程控调节：①起搏频率：大多数起搏器的频率可调范围在 45 ~ 120 次/分。可据患者需要适当调节，如外科手术、心力衰竭时可提高起搏频率，以适应暂时性生理情况的变化。而有时患者在心室起搏时有不适感，或出现不良的血流动力学作用，调低起搏频率以保持患者的窦性心律。当然减慢起搏频率也可以延长起搏器的使用寿命。②输出强度和脉冲宽度的程控：起搏器的总能量输出是电压和脉宽的函数。大多数起搏器的输出是可以在 2 ~ 10V 范围内调节。输出电压调低，有助于延长电池寿命。此外，当起搏阈值升高时，可增加电压输出到 7 ~ 10V。降低脉宽输出也能延长电池寿命。但脉宽降低至 0.3ms 以下时需要较高的刺激电压，故脉宽一般选择 0.5ms。③感知灵敏度：大多数起搏器对 R 波感知范围在 1.25 ~ 5mV（感知越低表示灵敏度越高）。对 P 波的感知范围在 0.3 ~ 2.5mV。这项参数程控有助于解决感知不良和过度感知，避免再次电极定位。④不应期：起搏器的不应期是指感知起搏脉冲发出后的一段时间，在这段时间内，起搏器不能感知任何电活动。这项参数程控主要防止对 T 波的感知，在 AAI 型起搏器中，预防对远场（farfield）R 波的感知。⑤滞后：通常以低于程控心率的每分钟脉冲发放数表示。换句话说就是起搏器的逸搏间期要比起搏间期或自主心律的间期长。一个程控频率为 60 次/分、滞后 20 次/分的起搏器，当自身心率 >40 次/分时，起搏器不发放起搏脉冲。自身心率 <40 次/分时，起搏器发放脉冲。这样可使患者有较多机会维持窦性心律。一旦起搏器夺获心室，自身心率需快于起搏频率才能抑制起搏器发放脉冲。⑥起搏方式可根据临床需要转换起搏方式。DDD 起搏器可根据需要自动进行模式转换，如 DDD 转换为 AAI，VVI，DDI 等。

（6）抗心动过速起搏器：这一类型起搏器多属于双重按需类型。在心动过速时释放短阵刺激脉冲，或扫描刺激脉冲终止之，而心率过缓时又能释放起搏脉冲起搏心室。可以是自动识别室上性心动过速，自动释放短阵或扫描刺激脉冲。也可由医生或患者在体外控制脉冲的释放方式和扫描时间，以终止过速型心律失常。目前此种功能主要应用在 ICD 中，采用抗心动过速功能，可减少除颤放电，延长起搏器的寿命。

（7）频率应答式起搏器：这类起搏器通过心电图或生物感知器感知人体信息变化，如血液酸碱度、氧和二氧化碳含量、体温、血压、心腔容量、每分通气量、呼吸频率及人体运动等，自动改变其脉冲输出频率，增加心排出量，以适应人体代谢增加的需要。对间歇性出现窦性心律的患者，在心室刺激时，可发生室房逆传，可能抵消频率改变增加心排出量的好处。

（8）自动阈值测定和自动夺获起搏器：为克服起搏器植入后起搏电压设置的盲目性，此型起搏器中增加了自动起搏阈值测定功能（vario 功能）和自动夺获功能。在测出起搏阈值后，起搏器可自动调节输出电压，以最大限度地减少电能消耗。同时为了保证可靠的起搏，该起搏器同时增加了自动夺获的功能。自动夺获功能包括四个方面：①起搏夺获的自动确认功能：起搏器刺激信号发出后，判定是否跟随着心脏的除极反应。自动夺获型起搏器增加了心脏刺激除极波（EvokedResponse，ER）感知系统，当起搏器发放刺激信号时，自动使心脏自发除极波感知系统关闭，直到心肌兴奋，有效不应期过后，才再次开放。ER 感知系统为了避免将电刺激发出后引出的电极头极化作用产生的电位误为心脏刺激除极波，也在刺激信号后暂时关闭 15ms。15ms 后 ER 检出系统立即开放。如果检出窗口 47.5ms 中不能检出 ER 信号，连同前 15ms，总共 62.5ms 即刺激信号发出后 62.5ms 内，不能检出 ER 信号，则认为未能夺获，随之则发出电压 4.5V，脉宽 0.49ms 的保护性起搏刺激保证有效的起搏。②自动保护性起搏：在起搏器工作期间，凡是起搏信号后 62.5ms 内，ER 感知系统未能检出心脏刺激波时，则确定为未能夺获，起搏器立即发出高能有效的脉冲信号夺获心脏。③刺激阈值的自动确定：自动确定刺激阈值在两种情况时发生，第一种情况，是在起搏器稳定起搏工作了 8h 后，自动确定一次，稳定起搏时的刺激电压为基础电压，自动确定时在其基础电压减 0.3V 所得值开始起搏，如果连续夺获两次，则再减 0.3V 继续起搏，如果仍能连续夺获 2 次，则可再减 0.3V，直到不能有效夺获两次，则认为该起搏电压值为阈值下刺激，即在此值基础上加 0.3V 起搏，如果能稳定起搏，则认为该值为起搏阈值，在所测阈值基础上再加 0.3V 作为此后 8h 实际起搏电压。第二种情况是在每 8h 规律起搏中间遇到起搏阈值突然升高，原起搏电压不能有效起搏时。这种情况下的起搏阈值自动确定是用原来起搏电压为基础值，先加 0.3V 起搏，直至稳定有效起搏为止，该值为起搏阈值，再加 0.3V 为下一阶段的实际起搏值。④起搏电压的自动调节及确定：如上所述应用类似 vario 功能测定稳定有效的起搏电压后，该值则为起搏阈值，在此基础上，起搏器能够自动加上 0.3V 作为下一阶段的实际起搏电压。因此，具有自动阈值管理的起搏器使用寿命长，安全可靠，随访简化、省时等。

（9）预防阵发性房颤起搏治疗的程序：目前许多起搏器针对房颤或房性心律失常发生的电生理机制应用了预防阵发性房颤的起搏程序，常用的起搏程序工作模式有如下 5 种：①持续或动态超速起搏；②干预短－长心动周期或心室反应性起搏；③超速抑制房性期前收缩后心房电活动；④窦性心律转复后的超速抑制起搏；⑤预防运动后不相称性的心率下降。

四、起搏器的选择

在选择起搏器时，要根据不同的心律及患者的年龄、心功能、活动要求、原发心脏病史、经济承受能力及其他并发症等来综合考虑，如条件允许应首选仿生理型起搏器，对年轻患者，心房变时性不良者应选用频率应答式起搏器。

1. 完全性或高度房室传导阻滞　要根据心房的变时性反应、有否合并心房颤动、心房扑动及阵发室上性心动过速，以及是否有巨大的右心房、心房麻痹（P波极小）等。

（1）心房变时性正常者：最好选用VDD或DDD，一般也可用VVI。

（2）心房变时性不良者：应选用VVIR，也可用DDDR，一般仍可用VVI。

（3）伴有持续的心房颤动、心房扑动或频发室上性心动过速或巨大右心房者：可选用VVIR。年龄大、体力活动少，亦可用VVI。

2. 病态窦房结综合征

（1）窦房阻滞、窦性静止，窦性心律基本正常，房室传导功能正常（房室结文氏点 >130次/分），既往无AVB，在颈动脉窦按摩时无AVB，左心房直径 <50mm，左室 EF >40%者，选用AAI。如合并AVB，则用DDD或VDD。

（2）严重窦性心动过缓、窦房阻滞、窦性静止而房室传导功能正常者应选用AAIR或DDDR。若伴AVB，则选用DDDR或VVIR。

（3）病态窦房结综合征表现持续、心室率很慢的心房颤动、心房扑动或频发室上性心动过速及巨大右心房者应选用VVIR。

（4）心动过缓与心动过速交替发作，心动过速为快速心房颤动或室上性心动过速者可选用DDI或DVI，可以用VVI。

（5）房室结或心室逸搏节律者可用DVI、DVIR或DDDR。

五、永久起搏器的安置

目前对适合安装永久心脏起搏器的患者，均选用经静脉心内膜导管起搏。可供选择的静脉途径有头静脉、锁骨下静脉、颈内、外静脉。头静脉切开术是常用的血管途径，头静脉解剖位置恒定，体表标志明确，位置较深且固定，导线不易因肢体活动牵拉而脱位。但也有缺点，如10%～15%患者血管较细、畸形、严重扭曲、狭窄或缺如。遇到上述情况，只能改用其他血管途径。锁骨下穿刺途径应用方便、切口小、快捷，是最常用的血管途径。但锁骨下静脉穿刺可出现并发症，以及电极导管被锁骨和肋骨磨损，导致起搏失败。

1. 头静脉途径　左、右头静脉均可选用。

（1）患者仰卧在X线检查床上，常规消毒颈部和胸部皮肤，铺消毒巾。

（2）1%利多卡因作局部浸润麻醉，在右锁骨中外1/3交界下方2cm处作4～5cm长横切口，逐层分离皮下组织，达胸大肌肌膜，沿胸大肌找出胸大肌与三角肌之间的肌间沟，顺此沟向下分离脂肪层，即可暴露出其内的头静脉，分离出2～3cm长。结扎头静脉远端。

（3）用眼科手术剪刀剪开头静脉口径约为头静脉的1/3或1/2，将电极头轻轻插入。

（4）在X线透视下将电极由头静脉送入锁骨下静脉、无名静脉、上腔静脉、右心房，再利用远端呈弯曲弧形的导向钢丝使电极进入右心室尖部，嵌在心肌小梁内。通过胸透、心腔内心电图及起搏阈值确定电极位置。

（5）定位：X线透视下，平卧位时电极头端指向心尖，吸气时应在横膈上，侧位透视导管头端应指向前胸壁，几乎与前胸壁相贴。心腔内心电图呈 rS 型，r 波振幅变动不超过 1.5mV。ST 段明显抬高，看不到 P 波或 P 波很低，深呼吸，体位改变心腔内心电图无改变。测起搏阈值在 0.5~1.0V（脉宽 0.5ms 时），起搏心电图呈 R_I、S_{II}、S_{III}、V_I 呈 rS 型。符合上述条件才能确定起搏导管头端已嵌入右心室心尖部。

（6）主动电极的植入：先用头端形成 180°的弯钢丝将电极送入右室流出道，撤出钢丝，继而对直钢丝进行塑形并送至电极头端，在后前位投照体位下逐渐回撤到达室间隔。在左前斜 45°投照体位下确认电极头端垂直指向室间隔，此时电极头必须垂直指向脊柱，也就是垂直指向室间隔，这样可保证电极指向室间隔。心电图 QRS 综合波无相对宽大畸形，心电图 II、III、aVF 导联 QRS 波群直立，电轴不偏。测定起搏阈值、阻抗、R 波振幅，达到要求后（阈值 <1.0V，阻抗 500~2 000 Ω，R 波 >5.0mV），后将螺旋电极旋入心内膜下。一般旋出电极以 8~10 圈为宜，透视中看到电极头端旋出标志分离即可，不要旋转电极过多。再次复测各项参数。测试满意后，经深呼吸、咳嗽等动作观察电极是否脱位，然后调整导线张力，缝扎固定电极。

（7）心房电极的植入：起搏心房用的 J 型电极进入右心房后，在下腔静脉口附近退出钢丝 10cm 左右，使远端呈自然 J 型弯曲，在右前斜位 45°透视下，旋转导管，使电极指向前方（胸骨），再轻轻回撤导管，使电极头端进入右心耳内。进入右心耳的标志是透视下见导管顶端指向左前上，正位透视下见电极头端随心搏向右沿纵轴明显摆动。测心房起搏阈值应 <1.5V，心腔内心电图显示 PR 段明显抬高。

（8）透视下调整电极导管在心腔内的屈曲度。然后结扎头静脉近端，使电极导管固定。

（9）1% 利多卡因浸润麻醉将要埋入起搏器处的皮肤。

（10）可用同一切口或再作一切口制作囊袋。囊袋的位置在锁骨中外 1/3 交界下方第二前肋间向下的部位。钝性分离皮下组织至胸大肌肌膜上，胸壁很薄的患者，囊袋可在胸大肌前筋膜内。囊袋要稍大于起搏器，故放入的起搏器应离囊袋口 2cm 左右，以免张力过大不易缝合及张力过大引起皮肤压迫坏死。

（11）将电极导管尾端与起搏器上的插孔相接，然后拧紧固定螺丝。

（12）将起搏器放入皮下囊袋内，调整电极导管的位置，将多余的导线近肌肉面放置，避免形成锐角。起搏器有字一面朝外放入囊袋内。再记录起搏心电图，X 线透视电极导管的位置。

（13）逐层缝合皮下组织及皮肤，囊袋内彻底止血，如有渗血，可于囊袋底部放置橡皮片引流条一根。也有应用凝血酶处理囊袋内出血。为了减少术后感染，一般不放置引流条。手术完毕，切口用敷料覆盖，及时放置沙袋压迫止血。

2. 颈外静脉途径　如头静脉太细或走行异常，可选用颈外静脉。该血管暴露好，手术操作方便。手术方法：仰卧位，不用枕头，头转向左，常规消毒皮肤，铺手术巾。右颈静脉切口取位于右锁骨中点上方 2~3cm 处，作 2~3cm 长横切口，切开皮肤，浅筋膜和颈阔肌，暴露颈外静脉。结扎远端，近端切开，插入起搏电极导管。起搏器囊袋仍制作在前胸部，电极导管经皮下隧道达囊袋处。电极导管可以经锁骨上或下穿过，在锁骨下穿过易损伤血管。经锁骨上穿过时，皮下隧道应尽量靠内侧。因为锁骨的胸骨头活动幅度小，可减少对电极导管的牵拉。其他步骤与头静脉途径相同。此途径不美观，患者不易接受，故应尽可能选择其他途径。

3. 锁骨下静脉途径　一般认为锁骨下静脉途径比颈外静脉途径好，最适合作生理性双腔起搏，但有可能出现气胸，出血等并发症。具体操作过程：取仰卧位，穿刺侧肩部略垫起，头转向对侧。常规消毒皮肤。铺手术巾。选择锁骨中内 1/3 交界下方约 2cm 处为穿刺点，先用 1% 利多卡因麻醉，切开皮肤约 1cm，用血管钳分离切口深部皮下组织和肌肉。然后用尾部接有生理盐水的 5ml 注射器的穿刺针，抽吸成负压，针头斜面向下，进针方向为向上向内，指向胸骨上窝和甲状软骨之间，针超过锁骨的后缘后，基本与胸壁保持平行，不宜过深，以免穿破胸膜或损伤神经与动脉。当阻力突然消失，见有静脉回血时，固定穿刺针，取下注射器，插入导引钢丝，并在 X 线下将其软头送达右心房，退出穿刺针，沿导引钢丝插入可纵行撕开的外套管与扩张管。退出扩张管和导引钢丝。迅速将起搏电极导管通过外套管插入右心房中下部，然后退出外套管，并将其与电极鞘管脱离。其他步骤与头静脉途径相同。如需同时放置两根电极导管，可经鞘管放置两根导引钢丝至上腔静脉，退出鞘管，再先后分别经导引钢丝插入扩张管和鞘管，退出导引钢丝和扩张管，经鞘管送入电极导管。

4. 腋静脉途径　锁骨下途径植入电极可以出现电极磨损断裂并发症，故为了保证起搏安全，可选择穿刺腋静脉途径放置起搏电极。选锁骨中点下缘 1.5cm 为 A 点，锁骨中点内侧 2.5cm 为 B 点，A 点与 B 点连线的反向延长线距 A 点 2cm 为穿刺进针点（C 点），朝锁骨 A 点方向进针，穿刺针与胸壁成 30°~45° 穿刺，进针 2~4cm 即可到血管。也可根据解剖定位、静脉造影定位和超声定位。

六、安置起搏器患者的术后护理

（1）术后记录 12 导联体表心电图。

（2）术毕摄正、侧位胸片，观察电极位置及导线系统，以便随访参考。

（3）进监护室进行心电监护，观察起搏效果，按需功能等。

（4）术后卧位，少活动，特别是囊袋侧上肢应避免大幅度活动，以免电极脱位。

（5）术后 24h 左右拔除橡皮片引流条，及时更换敷料，用抗生素 3d。

（6）治疗原发病，纠正电解质紊乱及其他心律失常。

（7）详细填写手术记录单。填写安置起搏器患者随身携带的登记卡，包括患者姓名、住址、安置起搏器的医院、医生及其联系电话号码，安置起搏器的日期、起搏器型号，以备随访和发生意外时处理。

（8）术后 7d 拆线。

（9）切口应用黏合剂的患者，可以不更换敷料，可在术后 3d 出院。

七、安置人工心脏起搏器的并发症及其处理

人工心脏起搏器的并发症可分为：手术并发症、伤口并发症和后期并发症（表 21-3）和起搏功能障碍。随着起搏器质量的提高和手术经验的积累，这些并发症已很少见。

1. 手术并发症　当电极进入心室腔、安放心外膜或心肌电极时，由于机械性刺激，可引起室早、室速、室颤，或心室停顿。因此，在手术前必须作好一切准备，必要时在安置永久起搏电极之前先行临时性起搏保护。

采用锁骨下静脉途径，可并发气胸、血管损伤、气栓及起搏器囊袋内积气。囊袋积气可

继发于气胸，或在囊袋关闭时留有空隙。电极导管经颈内静脉可引起隔神经和喉返神经损伤。各种途径插入的电极都可引起心肌穿孔。因此，术中定位时要求 ST 段抬高不应超过 8mV，过分抬高可能发生心肌穿孔。发生心肌穿孔时，一般只需在 X 线透视下将电极稍退回心脏重新安置即可，多数不需要外科手术。心肌穿孔时很少发生心包内积血及心包填塞，如出现心包积血、压塞表现，应考虑心包穿刺引流，或心脏修补。电极脱位多发生在术后 1 月内，发生率为 5% 左右，术中仔细定位，以及让患者深呼吸、咳嗽试验，可减少电极脱位的危险。因电极移位导致起搏失效时，应立即重新调整电极的位置。

此外，冠状静脉窦内放置电极可并发冠状静脉穿孔，夹层等，以及心包压塞。

表 21 - 3　安置起搏器的并发症

分类	并发症
手术并发症	胸血管损伤、空气栓塞、心脏穿孔、心包填塞、电极移位、神经损伤（膈神经和喉返神经损伤）、囊袋内积气
伤口并发症	血肿、感染、皮肤破溃、起搏器移位、骨骼肌抽搐
后期并发症	静脉血栓、肺栓塞、Twidder 综合征、缩窄性心包炎、三尖瓣关闭不全、起搏器综合征

2. 伤口并发症　最常见的伤口并发症是血肿形成。因此，术中需认真止血，术后应用沙袋压迫止血。如血肿较大，可开放切口，取出血凝块。更换起搏器的患者应去除多余的囊壁，以防止无菌性浆液瘤形成。伤口感染是少见的并发症。严格无菌操作和术前、术中及术后预防性应用抗生素可避免发生。通常一旦发生感染应取出起搏器和电极导管，静脉注射抗生素，必要时安置临时心脏起搏器，待感染完全消除后，再从对侧静脉途径重新植入起搏器。皮肤坏死为起搏系统埋置浅，引起局部皮肤缺血所致，常见于消瘦的患者。故对消瘦的患者，应将起搏器埋入皮下组织较深的部位或埋入胸大肌下。起搏器常发生向胸外侧面移位，此时可发生皮肤压迫坏死，将靠近起搏器的电极导管缝扎在深筋膜上可防止移位发生。当发现皮肤受压变色时，应及时更换起搏器的位置。

3. 后期并发症　不常见的并发症有上腔静脉血栓形成，引起上腔静脉综合征，以及颅内静脉窦血栓及右心房、室血栓形成。在低心排出量并有右心房或右心室有血栓的患者可发生肺栓塞。有报道经静脉途径或经胸放置电极的患者发生缩窄性心包炎。三尖瓣关闭不全是非常少见的并发症，可继发于电极导管的置入或去除后。起搏器在囊袋内可发生旋转移位（Twidder 综合征）。心室起搏的患者，由于心房和心室收缩的不同步，可使心室充盈量减少，而致心搏量减少，血压降低，脉搏减弱，可伴有相应的症状，称为人工心脏起搏器综合征，发生率可达 15% 左右，如症状明显需换用心房同步或房室顺序起搏或左右心室同步化起搏。

4. 起搏器功能障碍　生物医学工程技术的发展已使起搏器寿命延长，质量非常可靠。但是，起搏器功能障碍仍有发生。因此，对安置起搏器的患者行适当的长期随访。起搏器功能障碍可表现为预置起搏频率的改变（加速或减慢）、不规则起搏、感知失灵。这几种表现可单独存在，或并存。起搏频率突然加速称奔放，可引起室性心动过速；或室颤，导致患者死亡，故需紧急处理。可行电极复律，切断电极导管，然后重新安置新的起搏器。心率变慢是起搏器功能障碍最常见的表现，多为电池耗竭。不规则起搏也多见电池临近耗竭时，可伴有起搏频率加快或变慢。也可见于电极导管间歇断裂、电极移位、穿孔或阈值升高。感知功能失灵可单独出现，但也可伴有起搏脉冲不能心室夺获。不能感知的原因有信号太小，电极移位，电池不足、电路故障。当感知电路故障时，按需型起搏器仅作为固定频率起搏器工作。起搏脉冲不能心室夺获，表现为持续性或间歇性出现。最常见的原因是电极移位或导管断裂。电极移位多发生在起搏器植入后1个月内。而在后期可能是电极周围纤维化、心脏原发病变的发展、严重高血钾或低血钾，以及药物中毒，尤其是奎尼丁和普鲁卡因胺。如不存在以上因素可能是起搏器本身的故障。骨骼肌电位有时抑制单极起搏系统的按需型起搏器。由深吸气，用力或咳嗽产生的膈肌收缩也可暂时抑制按需型起搏器功能。电离辐射也能引起新一代程控起搏器故障，应避免接触。与固定频率起搏器相比，按需型起搏器产生室颤的可能性很小，但它更易受各种电磁源如雷达的干扰，应避开高能量的电磁源，以免生意外。新型的起搏器基本上克服了受外界磁场的干扰。目前市场上已经有可以接受磁共振检查的起搏器，即强磁场不影响的起搏器的功能。

八、安置人工心脏起搏器患者的随访

使用永久起搏器的患者，经常随访检查是确保患者安全和起搏长期有效的重要措施。出院前向患者及其家属介绍有关起搏器的知识和注意事项。嘱患者每晨醒后检查自己的脉搏并随时记录，发现心率改变及时与医生联系。根据起搏器厂家的警告，告知患者相关的注意事项，如避免进入有电磁场的环境，以防起搏器电路受干扰而引起的起搏或感知失常。

出院后2个月内应每2~3周随访1次，2个月至1年内每1~2个月随访1次。1年后每3~6个月随访1次。在起搏器预期寿命到达前半年，增加随访次数至每3个月或每月1次。发现电池有耗竭倾向时，宜每周随访1次，直至更换新的起搏器。随访检查的主要项目如下。

1. 心电图　通过心电图记录，可观察起搏器的按需功能和起搏功能。如脉冲频率下降10%，应更换起搏器。必要时行动态心电图检查。

2. 起搏阈值测定　术后6周左右进行。测定方法因起搏器类型和厂家的不同而异。一些起搏器通过缩短脉宽逐渐降低输出强度，而另一些起搏器通过降低输出电压来降低输出强度，通过观察夺获丧失点，确定起搏阈值。还有一些起搏器通过将磁铁放在起搏器的上方，该起搏器便自动开始递减其输出强度的周期，从心电图上观察其起搏失败的起始脉冲，从而可推算出起搏阈值。由于在术后开始几周内，起搏阈值可能上升，故在4~6周内不应降低输出强度。6周后，为延长电池使用寿命，可降低输出强度，但应维持输出强度是起搏阈值的2倍，以策安全。

3. 胸部X线拍片　摄正、侧位胸片以了解电极位置是否良好，有无移位或电极有无断裂。

4. 起搏脉冲图检查　用脉冲分析仪测量脉冲周期和脉冲宽度，根据脉冲周期计算脉冲频率。方法简单、直观。或通过示波器作类似心电图标准导联Ⅱ或Ⅰ的连接，观察起搏脉冲的波形、频率和脉宽，并与该起搏器原来的参数比较。如脉宽增加15%，脉冲幅度下降20%，提示电池临近耗竭，需更换起搏器。但是，目前已经基本不用。但在无程控仪的条件下，仍可作为评价起搏功能的一种方法。

（张娆娆）

第三节　临时心脏起搏器

临时心脏起搏为非永久性置入起搏电极的一种起搏方式。起搏电极一般放置 1~2 周，患者心动过缓恢复正常或引起心动过缓的原因去除后，就可终止临床起搏器的应用。

一、临时心脏起搏的适应证

（1）AMI 伴有Ⅲ度或高度 AVB 者或下壁 AMI 伴有Ⅲ度或高度 AVB 经药物治疗无效者。

（2）急性心肌炎或心肌病伴阿斯综合征者。

（3）药物中毒引起阿斯综合征发作者。

（4）心脏手术后发生Ⅲ度 AVB 者。

（5）电解质紊乱（如高血钾）引起高度 AVB 者。

（6）超速抑制以诊断及治疗其他方法不能终止的室上性心动过速或室性心动过速。

（7）预防性应用于更换或安置永久型起搏器、冠状动脉造影、电击复律及外科手术治疗。

二、临时起搏器置入术

1. 静脉途径　包括锁骨下静脉，颈内、外静脉，股静脉和肱静脉。其中股静脉、颈内静脉及锁骨下静脉是最常用的静脉入路。

2. 电极定位　临床心脏起搏通常采用单腔按需起搏器，即 VVI，在体表心电图指引下应用漂浮导管电极，不需 X 线指导。心腔内心电图可指导电极的定位：电极到达右房时呈现巨大 P 波，进入右心室时记录到巨大 QRS 波，电极接触到心内膜时 ST 段呈弓背向上抬高 1.5~3.0mV 是重要的定位指标。

右心室心尖部起搏时体表心电图呈左束支传导阻滞及左前分支阻滞样图形，心电轴显著左偏 $-30°~90°$，V_5、V_6 导联 QRS 波形态可表现为以 S 波为主的宽阔波。右心室流出道起搏时 QRS 波群呈类似左束支传导阻滞样图形，Ⅱ、Ⅲ、aVF 导联的主波向上，心电轴正常或右偏。

3. 并发症　并发症的发生与术者技术水平、起搏器电极的留置时间及术后护理状况密切相关。最常见的并发症是导管移位，其次是穿刺并发症、心律失常、膈肌刺激、感染、导管断裂、心肌穿孔等。

（张娆娆）

第四节　心脏的再同步化治疗

心脏的再同步化治疗（cardiac resynchronization therapy，CRT）是通过双心室起搏的方式治疗心室收缩不同步的心力衰竭患者。理论上讲，左右心室同步起搏可恢复正常的左右心室及心室内的同步激动，减轻二尖瓣反流，从而增加心输出量。

一、CRT 适应证

CRT 适应证详见表 21-4。

表 21-4 CRT 治疗适应证（2010 年 ESC《心力衰竭患者器械治疗指南》）

CRT-D 或 CRT-P 置入推荐	患者人群	推荐级别和证据水平
推荐降低患病率/病死率	心功能 NYHA Ⅲ 级或可走动的 Ⅳ 级、LVEF ≤ 35%、QRS 宽度 ≥ 120ms、窦性心律且接受了最佳的药物治疗	Ⅰ A
推荐降低患病率，预防疾病进展	心功能 NYHA Ⅱ 级；LVEF ≤ 35%、QRS 宽度 ≥ 150ms、窦性心律且接受了最佳的药物治疗	Ⅰ A
可考虑用于降低患病率	永久性房颤房室结消融后起搏器依赖者、心功能 NYHA Ⅲ ~ Ⅳ 级、LVEF ≤ 35%、QRS 宽度 ≥ 130ms	Ⅱ A，B
可考虑用于降低患病率	永久性房颤伴缓慢心室率且起搏比率 ≥ 95% 者、心功能 NYHA Ⅲ ~ Ⅳ 级、LVEF ≤ 35%、QRS 宽度 ≥ 130ms 并接受了最佳的药物治疗	Ⅱ A，C
推荐降低患病率	Ⅰ 级起搏器植入适应证、心功能 NYHA Ⅲ ~ Ⅳ 级、LVEF ≤ 35%、QRS 宽度 ≥ 120ms	Ⅰ B
可考虑用于降低患病率	Ⅰ 级起搏器植入适应证、心功能 NYHA Ⅲ ~ Ⅳ 级、LVEF ≤ 35%、QRS 宽度 < 120ms	Ⅱ A，C
可考虑用于降低患病率	Ⅰ 级起搏器植入适应证、心功能 NYHA Ⅱ 级、LVEF ≤ 35%、QRS 宽度 < 120ms	Ⅱ B，C

二、CRT 置入技术

除常规右心房、右心室起搏部位外，CRT 还需要进行左心室起搏。目前左心室起搏的主要途径是经冠状静脉窦将起搏电极送至心脏静脉起搏左心室。

冠状静脉窦电极导线的置入方法如下。

1. 冠状静脉窦插管　一般选择左锁骨下静脉穿刺或分离头静脉送入导引钢丝，然后将特殊设计的冠状静脉窦长鞘送入冠状静脉窦。

2. 逆行冠状静脉窦造影　在置入冠状静脉窦电极导线前，首先应进行逆行冠状静脉窦造影，了解冠状静脉窦及其分支血管的走形。

3. 冠状静脉窦电极导线置入　冠状静脉窦逆行造影后，撤出造影导管，再沿静脉鞘将电极导线送入心脏静脉，最好选择左室侧或后静脉，也可选择其他血管。

4. 心室起搏阈值测定　因为是心外膜起搏，因此左心室起搏阈值较高。记录左心室心电图及体表心电图。最后再将右心房、右心室电极导线置入，分别测试右心房、右心室及双心室起搏阈值。

三、并发症及处理

除了与常规起搏器植入类似的并发症外，CRT 独特的并发症主要与冠状静脉窦和左室起搏导线有关。与导线有关的常见并发症：①左室起搏导线置入未成功：左室导线的置入是

CRT 的关键环节。目前认为最佳的起搏点通常是在左室侧静脉或侧后静脉。据报道左室起搏导线置入失败率为 5% ~13% ；②冠状静脉窦夹层、穿孔，发生率为 2% ~4% 。一般夹层仅表现为造影剂在局部潴留，只需密切观察病情进展。如夹层严重影响冠状静脉窦血液回流，并向心包腔内弥散，应及时终止手术并采取相应措施；③心肌穿孔、心脏压塞：预防的关键在于轻柔操作，遇到阻力适当回撤导线。大部分穿孔在导线撤出后自行愈合，较少发生心脏压塞。一旦发生心脏压塞要严密观察，立即进行心包穿刺和引流；④膈肌刺激：膈肌刺激主要表现为随起搏出现的呃逆或腹肌抽动，发生率为 1.6% ~3% 。术中导线固定后应行高电压刺激试验，观察是否有上述现象。如有发生需要调整导线位置。

（张娆娆）

第二十二章

心血管疾病的中医治疗

第一节 扩张型心肌病

扩张型心肌病（dilated cardiomyopathy，DCM），既往曾称为充血性心肌病，它是原发性心肌病中最常见的一种类型，此型心肌病的特点为左心室（多数）或右心室有明显扩大，或双室扩大，且均伴有不同程度肥厚，心室收缩功能减低，以心脏扩大、心力衰竭、心律失常、栓塞为基本特征。DCM 的发病率至今各国尚缺乏可靠的统计资料，虽然各年龄组均可发病，但临床以 30～50 岁者为多见，且一般男性多于女性。

根据本病的发病特点和临床表现，早期多与中医的"心悸"、"怔忡"、"胸痹"等有关，晚期以充血性心力衰竭为主要表现时则多属于中医"喘证"、"水肿"、"痰饮"等范畴。

一、发病机制

（一）中医学认识

中医学认为扩张型心肌病多由于先天禀赋不足，后天受到六淫侵袭、邪毒感染、饮食失调、过度劳倦等多种因素影响，以致脏腑气血阴阳虚损，水湿痰瘀互阻而成。六淫、邪毒自口鼻侵袭，由卫气而入营血，邪留经脉，日久不去，内舍于心；加之饮食失调、过度劳倦等导致脾之运化失司、肺之通调不利，肾之蒸化失职，致水道不畅，水湿内停，聚而成痰；痰阻脉络，影响血行，血运涩滞，瘀血乃成，如再受外邪和内伤之累，则正气益虚，邪气益实，虚实夹杂，因果反馈，可致胸阳不振，心脉瘀阻，症见胸闷、心痛；可致痰浊闭阻，水气凌心射肺，症见咳喘、心悸；可致水湿停聚，发为水肿；可致气血失调、阴阳离绝，症见厥脱。不断反复则不断加重，由一脏累及多脏，一损再损，内生之邪，瘀血、痰浊、水气则日复加重。本病病位在心，可累及肺、脾、肾等诸脏，多属本虚标实，本虚者为心阳不足或心阴亏虚，脾肾阳虚，标实者为外邪、瘀血、水湿、痰浊，病情严重则发展为心阳暴脱而猝死。本病起病隐匿，病程长短不一，治疗及时其转归可得部分缓解，失治误治则预后多差。

（二）西医学认识

扩张型心肌病的确切病因和发病机制尚未阐明，其病因一般认为与遗传、病毒感染、某些酶或营养成分的缺乏等有关，其中病毒感染尤为重要。

发病机制主要有以下几个方面。

1. 免疫分子机制

（1）某些嗜心肌病毒首先引起部分心肌细胞损害，导致局部细胞坏死溶解，诱导心肌细胞内隐抗原的表达或释放；或病原体抗原侵入心肌细胞膜，免疫系统识其为异物，启动免疫应答反应，产生自身抗体，如抗心肌肌纤维膜抗体、抗心肌肌球蛋白抗体、抗肌动蛋白抗体、抗钙通道抗体、抗 M 受体抗体、抗 β_1 受体抗体等，自身抗体在补体的参与或免疫细胞的协同下损伤心肌细胞。

（2）自身抗体干扰了 β 受体的信息传递，从而降低心肌对受体激动剂的正性肌力效应，而此效应是生理状态下肌力变化的最主要因素。

（3）心肌炎和心肌病患者体内均存在抗 ADP/ATP 载体（ANT）的自身抗体，ANT 对心肌细胞的能量代谢至关重要，抗 ANT 的自身免疫过程导致心肌细胞能量供给与需求的平衡失调，心脏做功发生障碍。目前对 DCM 的发病机制很强调自身免疫过程，特别是引起病毒性心肌炎的柯萨奇病毒等诱导的自身免疫反应尤为受到重视。

2. 遗传因素　近年来应用分子遗传学技术揭示出 DCM 发生与其基因异常有密切关系，包括心肌肌蛋白基因异常、心肌内癌基因表达异常、线粒体内基因异常等。

3. 微血管　血清肾素–血管紧张素–醛固酮系统活性、心钠素、儿茶酚胺系统活性均升高，微血管痉挛。

4. 其他　如营养代谢障碍如 5 – 羟色胺摄入过多，氧化代谢缺陷和蛋白质的异常，缺硒，脂质过氧化物增高等可能参与发病。

二、诊断

（一）诊断标准

源自 1995 年全国心肌炎、心肌病专题研讨会制定的"特发性扩张型心肌病诊断参考标准"。

由于 DCM 缺乏特异性的诊断指标，其诊断的确立常在具备心脏扩大和心脏收缩功能减低等主要特征性改变的同时，除外其他器质性心脏病。

（1）临床表现为心脏扩大、心室收缩功能减低伴或不伴有充血性心力衰竭，常有心律失常，可发生栓塞和猝死等并发症。

（2）心脏扩大 X 线检查心胸比 >0.5，超声心动图示全心扩大，尤以左心室扩大为显，左室舒张末内径≥2.7cm/m^2，心脏可呈球形。

（3）心室收缩功能减低超声心动图检测室壁运动弥漫性减弱，射血分数小于正常值。

（4）必须排除其他特异性（继发性）心肌病和地方性心肌病（克山病），包括缺血性心肌病、围生期心肌病、酒精性心肌病、代谢性和内分泌性疾病如甲状腺功能亢进、甲状腺功能减退、淀粉样变性、糖尿病等所致的心肌病、遗传家族性神经肌肉障碍所致的心肌病、全身系统性疾病如系统性红斑狼疮、类风湿性关节炎等所致的心肌病、中毒性心肌病等才可诊断 DCM。

有条件者可检测患者血清中抗心肌肽类抗体如抗心肌线粒体 ADP/ATP 载体抗体、抗肌球蛋白抗体、抗 β – 受体抗体、抗 M$_2$ 胆碱能受体抗体，作为本病的辅助诊断。临床上难与冠心病鉴别者需作冠状动脉造影。

心内膜心肌活检：病理检查对本病诊断无特异性，但有助于与特异性心肌病和急性心肌炎的鉴别诊断。用心内膜心肌活检标本进行多聚酶链式反应（PCR）或原位杂交，有助于感染病因诊断；或进行特异性细胞异常的基因分析。

（二）鉴别诊断

扩张型心肌病缺乏特异性的诊断指标，诊断的确立常需排除其他器质性心脏病，因此鉴别诊断在诊断中具有举足轻重的作用，其具体需鉴别者主要包括以下几种心脏病。

1. 风湿性心瓣膜病　DCM 可有二尖瓣或三尖瓣关闭不全的杂音及左房扩大，易与风湿性心脏病混淆，前者心脏杂音在心力衰竭时较响，心衰控制后，杂音减轻或消失，而后者在心衰控制后杂音反而明显，且常伴二尖瓣狭窄或/及主动脉瓣杂音，在连续听诊随访中有助于鉴别。超声心动图可显示瓣膜有明显病理性改变，而心肌病则无，但可见房室环明显扩张。

2. 心包积液　大量心包积液时，心脏外形扩大，和普大型的 DCM 相似。DCM 的心尖搏动向左下移位，与心浊音外缘相符，常可闻及三尖瓣关闭不全的收缩期杂音。心包积液时左心外缘叩诊为实音，心尖搏动消失，心音遥远，且在左缘实音界的内侧听到。超声心动图可清晰见到心包积液区及判断积液量多少，做出明确诊断。DCM 在心衰时即使出现心包积液，其量很少，并具有心腔大而二尖瓣开口小的特征。

其余需鉴别者还包括继发性心肌病和地方性心肌病（参见诊断标准第 4 条）、冠心病、高血压性心脏病、先天性心脏病等。

（三）分期

Brandenburg 将扩张型心肌病的病程分为三个阶段：

第一阶段无症状阶段，体检可以正常，X 线检查心脏可以轻度增大，心电图有非特异性改变，超声心动图测量左室横径为 5~6.5cm，射血分数（EF）在 0.4~0.5 之间，有时可以闻及第 4 心音。

第二阶段主要以极度疲劳、乏力、气促、心悸等为临床表现，听诊常闻及第 3 心音、第 4 心音，也可出现二尖瓣反流性杂音，超声心动图可测得左室横径为 6.5~7.5cm，EF 多数降低，一般在 0.2~0.4 之间。

第三阶段病情晚期，肝脏肿大、水肿、腹水等充血性心力衰竭的症状明显，部分患者有体循环栓塞或肺栓塞，其病程长短不一，有的可相对稳定，但可反复出现心衰，也可以心衰进行性加重而于短期内死亡。

三、治疗

（一）辨证论治

扩张型心肌病的病机特点是本虚标实，因虚致实，本虚以心、肾为主，标实往往为血瘀、痰浊、水饮，故治疗上当以扶正为主，邪气盛则兼以祛邪。扶正着重调补心肾水火，或气阴双补，或温阳补气；祛邪则可选用活血化瘀、化痰泄浊、温阳利水、逐瘀行水等方法，关键在于准确掌握各个证型的正邪消长及其兼夹、传变等情况，随时调整治则或方药。

1. 气阴两虚证

症状：心悸气急，胸闷胸痛，动则加剧，头晕乏力，倦怠懒言，颧红盗汗，虚烦失眠，舌质偏红，苔薄，脉细数或结代。

证候分析：素体气虚，外邪乘虚而入，邪毒内侵，耗伤心阴，气阴两伤，气虚鼓动无力，阴伤营亏不能养心，心脉失养，故心悸；气虚故见气不得续、气急不利、倦怠懒言；气行则血行，气虚不能行血上养，故头晕乏力；气阴两亏日久，血脉运行不畅，瘀滞痹阻，故胸闷胸痛；阴亏必致虚火内生，虚热内扰，见颧红、虚烦失眠；虚火逼津外泄，则盗汗；虚不耐劳，故动则加剧；气虚则苔薄，脉细数或结代；阴亏有热则舌质偏红。

治法：益气养阴，宁心安神。

方药：生脉散合人参养荣汤加减，药用太子参 15g，黄芪 30g，麦冬 12g，五味子 6g，炙甘草 6g，白术 10g，茯苓 15g，当归 12g。

方解：太子参、黄芪、炙甘草补益心气，其中太子参能营养心肌，增加心搏出量；白术、茯苓健脾以助气血生化之源；麦冬、当归滋心阴、养心血，麦冬尚能增加冠脉血流，减低心肌氧耗，当归兼有活血功效；五味子养心安神。

加减：气虚较甚者，症见气短明显，稍事活动即有明显症状，太子参改西洋参 15～20g，加黄精 15g；阴虚较甚者，症见面部烘热，大便干结，口舌干燥者，加女贞子 12g、肉苁蓉 15g、玉竹 12g；气虚及阳，症见心胸憋闷，心悸惕惕，四肢不温，面色㿠白，加桂枝、熟附片、淫羊藿各 10g；若兼有心血不足，失眠多梦，易惊，健忘，面色少华，唇舌色淡，脉细弱，可加用炙甘草汤；若兼有心血瘀阻，症见胸闷胸痛，痛有定处，舌质暗或紫，或有瘀点、瘀斑，加丹参 15g、郁金 10g。

2. 心肾阳虚证

症状：心悸怔忡，胸闷不舒或伴疼痛，颈脉动，频频咳嗽，卧难着枕，小便短少，面浮跗肿，形寒畏冷，唇口青紫，舌淡胖，紫气隐隐，或有瘀斑、苔薄滑，脉濡数或迟缓。

证候分析：心阳亏虚，心失温养，故心悸怔忡；阳气虚衰，胸阳不运，气机痹阻，血行瘀滞，故胸闷不舒甚或疼痛、唇口青紫；水为阴邪，赖阳气化之，今阳虚不能化水，水邪内停，凌心射肺，一可见心悸，一可见颈脉动，频咳，卧难着枕；阳气不能达于四肢，不能充于肌表，故形寒畏冷；肾阳亏虚，气化不利，水液内停，故小便短少，面浮跗肿；舌淡胖，紫气隐隐，或有瘀斑、苔薄滑，脉濡数或迟缓等皆为心肾阳虚，夹瘀停水之征。

治法：温补心肾，化瘀利水。

方药：真武汤合五苓散化裁。熟附子（先煎）10g，生黄芪 30g，桂枝 6g，白术 15g，茯苓 12g，红花 9g，丹参 20g，泽泻 10g，益母草 20g。

方解：熟附子乃辛热之品，温肾暖土，以助阳气；桂枝温通心阳，且有化气之功；黄芪益气，大剂量（30g）时可增加心搏量，改善心功能；水之所制在脾，故以白术、茯苓健脾渗湿，以利水邪；泽泻利水消肿；红花、丹参、益母草活血化瘀。

加减：阳虚水泛，水肿较剧，尤以下肢肿甚者，加大腹皮、冬瓜皮各 15g、车前子（包煎）30g；阳不化气，水气凌心遏肺，症见喘促心悸，张口抬肩，气不得续者，可合葶苈大枣泻肺汤加减；心阳虚甚，心悸不宁，惕然易惊者，加生龙骨、生牡蛎各 30g，珍珠母 15g，均先煎；心阳不振，胸闷憋气较甚者，加瓜蒌皮 15g，薤白、郁金各 10g；肾阳虚衰明显，症见手足不温，腰膝酸冷，面色㿠白等，加熟地 10g，淫羊藿 10g，山萸肉 12g；若兼有脾阳不足，症见腹胀纳呆，倦怠神疲，大便稀溏者，可合理中丸加减；血行不畅，瘀血内阻，心胸刺痛，唇甲青紫者，加赤芍 15g，失笑散（包煎）9g；心肾阳虚，阳损及阴，阴竭阳脱，大汗淋漓，四肢厥冷，脉微欲绝者，加人参 30～60g（另炖），五味子 10g。

3. 瘀水互结证

症状：咳喘气促，不能平卧，下肢浮肿，按之不起，胸闷胸痛，痛势较剧，如刺如绞，痛有定处，唇绀甲紫，腹胀纳差。舌质淡暗衬紫或有瘀点、瘀斑，苔白腻，脉滑数。

证候分析：肺居胸中，主气，宜降不宜升，今瘀水互结，内停于胸，射肺凌心，主气不利，肺失肃降，故见咳喘气促，甚则不能平卧；瘀水内结，水行不利，故下肢浮肿，按之不起；心主血脉，心脉瘀阻，心阳被遏，则胸闷不舒；血脉凝滞，心络挛急，故见胸痛，痛有定处，其势较急，如刺如绞；脉络瘀阻，故见唇绀甲紫；瘀水互结，内停脘腹，影响脾胃运化，故腹胀纳差；舌质淡暗衬紫或有瘀点、瘀斑，苔白腻，脉滑数均为瘀水互结，心阳阻遏之征。

治法：利水渗湿，活血通络。

方药：苓桂术甘汤合血府逐瘀汤化裁。茯苓 30g，桂枝 5g，白术 10g，葶苈子 15g，泽泻 15g，车前子（包煎）30g，丹参 15g，红花 10g，郁金 12g。

方解：茯苓、白术健脾利湿；桂枝通阳化气，以助利水渗湿之功；葶苈子泻肺平喘；泽泻、车前子利水消肿；丹参、红花、郁金活血化瘀，理气止痛。

加减：水瘀互结，导致气机运转不利，气滞而不行，症见胸闷较著，攻窜作痛者，加檀香、沉香各 3g；兼有痰浊，症见心悸气促，胸闷如窒而痛，肢体沉重，痰多白腻，恶心纳呆者，可合瓜蒌薤白半夏汤化裁，加瓜蒌 30g，半夏 6g，薤白 10g，白蔻仁 9g；若兼有心气不足，症见心悸善惊，气短乏力等，加太子参 15g，黄芪 30g；兼畏寒肢冷，腰膝酸软，小便清长，尿量减少等症，乃水邪久羁，碍于阳气转化，进而导致肾阳亏虚，加制附子（先煎）8g，桂枝 10g。

4. 中成药

（1）舒心口服液

功效：补益心气，活血化瘀。

适应证：主要用于扩张型心肌病心气不足、瘀血阻络者。

用法：每次 1 支（20ml），口服，每日 2 次，连服 3 个月为一疗程。

（2）生脉口服液

功效：益气养阴。

适应证：用于扩张型心肌病气阴两虚证。

用法：每次 20～40ml，口服，每日 2 次，连服 3 个月为一疗程。

（3）三七总甙片

功效：益气活血，散瘀止痛。

适应证：用于扩张型心肌病气虚夹瘀证。

用法：每次 4 片，口服，每日 2～3 次。

（4）参芍片

功效：益气养阴，敛心安神。

适应证：用于扩张型心肌病气阴两虚，心神不宁。

用法：每次 4 片，口服，每日 3 次。

（5）川芎嗪注射液

功效：活血化瘀。

适应证：用于扩张型心肌病出现瘀血阻滞者。

用法：40～60ml 加入 5% 葡萄糖 250ml 中静脉滴注。每日 1 次，10 日为一疗程。休息 1～2 天后再进行第二疗程，可用 1～3 疗程。

（6）参附注射液

功效：益气回阳。

适应证：可用于扩张型心肌病心衰出现心阳虚脱者。

用法：40～60ml 加入 5% 葡萄糖 500ml 中静脉滴注。每日 1 次，10 日为一疗程。

（7）炙甘草合剂

功效：益气养阴，宁心安神。

适应证：主要用于扩张型心肌病气阴两虚，出现心律失常者。

用法：每次 25ml，口服，每日 3 次。

（8）血府逐瘀口服液

功效：活血化瘀，行气止痛。

适应证：主要用于扩张型心肌病瘀血内阻证。

用法：每次 20ml，口服，每日 3 次。

（9）心达康

功效：养阴活血。

适应证：适用于扩张型心肌病气阴两虚以阴虚为主，兼有瘀血征象者。

用法：每次 2～4 片，口服，每日 3 次。

（10）中汇川黄液

功效：益气养血、滋补肝肾、活血化瘀。

适应证：可用于扩张型心肌病各期，尤其虚象较著者。

用法：每次 10ml，日服，每日 3 次。

其余如生脉注射液、丹参注射液、补心气口服液、滋心阴口服液、复方丹参滴丸、麝香保心丸、冠心苏合丸、速效救心丸、黄杨宁等均可对症选用，具体可参见本书病毒性心肌炎、冠状动脉粥样硬化性心脏病、心律失常等章节。

（二）专病方

（1）温阳益气汤：附子（先煎）15g，桂枝 9g，太子参 15g，党参 15g，黄芪 30g，泽泻 15g，车前子（包煎）30g，白芍 15g，麦冬 12g。以上诸药混合后用水煎 2 次，取汁 300ml；每次服 150ml，每日 2 次，早晚餐后服。适用于扩张型心肌病心力衰竭证属气阳虚衰者。

（2）保丹生脉汤：黄芪 30g，党参 15g，桂枝 9g，麦冬 30g，五味子 6g，丹参 30g，桃仁 9g，檀香 6g，砂仁 6g，炙甘草 6g。兼脾肾阳虚，加熟附子 10g，茯苓 24g，泽泻 24g，葶苈子 12g，北五加皮 8g；兼心肾阴虚，去桂枝，加制首乌 24g，白芍 15g，炒枣仁 30g；兼痰饮中阻，去五味子，加姜半夏 12g，橘红 9g，茯苓 15g；心血瘀阻显著者，加赤芍 12g，延胡索 10g，三七粉 3g（冲服）。煎服法同上，日 1 剂。适用于扩张型心肌病心力衰竭证属气阴两虚，瘀血阻络者。

（3）天王补心丹加减方：生地 30g，五味子 10g，当归 10g，天麦冬各 10g，柏子仁 10g，酸枣仁 10g，红参（另煎）6g，玄参 6g，丹参 12g，茯苓 12g，远志 10g，桔梗 3g。兼有气虚者，加重红参用量至 12g，阳虚甚者加制附子 6g，生龙牡各 30g，瘀血甚者丹参，当归分别加重至 30g，15g，兼有水湿者，加葶苈子 18g，冬瓜皮 30g。煎服法同上，日 1 剂。适用于扩张型心肌病心阴不足为主者。

（4）心肌 I 号方：瓜蒌 30g，薤白 15g，葶苈子 30g，川芎 10g，赤芍 15g，薏苡仁 30g，三七末（分冲）3g，茯苓 30g，泽泻 10g，白术 10g，淫羊藿 30g，桂枝 10g，甘草 3g，大枣 6 枚。水肿甚者加防己、黄芪；心悸加酸枣仁、生龙骨；神疲便溏加党参、山药。煎服方法同上，每日 1 剂。适用于扩张型心肌病心衰期。

（5）心肌 II 号方：党参 150g，麦冬 100g，五味子 80g，淫羊藿 200g，肉桂 100g，茯苓 100g，白术 100g，附子 80g，三七 30g，当归 100g，赤芍 100g，熟地 150g，牡丹皮 100g，泽泻 100g，益母草 100g，丹参 100g，生黄芪 300g。以上中药混合研末，每次冲服 10g，早晚各 1 次。适用于扩张型心肌病缓解期。

（6）苓桂术甘汤加减方：茯苓、桂枝、白术、甘草、苡仁、葶苈子、丹参、生蒲黄（包），益母草、大腹皮、佛手。水肿明显加防己、黄芪；眩晕加蒺藜、天麻；咳嗽痰多加法半夏、矮地茶。煎服法同上，日 1 剂。适用于扩张型心肌病失代偿期证属瘀水互结者。

（7）温阳和血汤：制附子 15g，炙黄芪、党参、丹参各 30g，泽泻 20g，茯苓 12g，白术、麦冬、北五味、淫羊藿、炙甘草各 10g。腹胀加山楂、橘皮；夜寐欠佳加炒枣仁、柏子仁、夜交藤。煎服法同上，日 1 剂。适用于扩张型心肌病心衰气阳虚衰者。

（8）葶苈参芪汤：葶苈子 30g，菌灵芝 30g，人参叶 60g，黄芪 60g，麦冬 30g，五味子 15g，丹参 30g。失眠多梦者加龙骨、牡蛎；腹满便溏者加白术、干姜、甘草。煎服法同上，日 1 剂。适用于扩张型心肌病心力衰竭气阴不足、瘀水互结者。

（9）心力生 I 号：由黄芪、党参、制附片、当归、丹参、苏叶、木瓜、槟榔、麦冬、葶苈子、茯苓等组成。煎服法同上，日 1 剂。适用于扩张型心肌病脾肾阳虚，气机不利，血瘀水停者。

（10）心肌康：由人参、生地、麦冬、郁金、丹参等组成。每次 1 袋，每日 3 次。适用于扩张型心肌病气阴两亏，心神不宁者。

（11）强心栓：由生黄芪、葶苈子、桑白皮、赤芍、汉防己按 1：2：1：1：1 比例组成栓剂。肛门纳入（深度约 4cm），每次 1 粒，每日 2 次。适用于扩张型心肌病出现心力衰竭者。

（三）针灸

（1）体针：用于扩张型心肌病并发症的治疗。心力衰竭时取内关、间使、通里、少府、心俞、神门、足三里等穴位，每次取 4～5 穴，每日 1 次，采用平补平泻手法，7 天为一疗程。栓塞时取肩髃、曲池、外关、合谷、环跳、阳陵泉、足三里、解溪、昆仑、地仓、颊车、内庭、太冲等穴位，视栓塞部位而择穴，针刺强度随病程、体质而定，一般原则为补健侧泻患侧，每次取穴多少也随栓塞部位而定，每日 1 次，7 天为一疗程。

（2）耳针：常用穴位为交感、心、肾、内分泌、肺、神门等，用于治疗心律失常及改善扩张型心肌病引起的各种症状，一般采用埋皮内针，或王不留行籽穴位按压法，每次取 2～5 穴。

（四）临证要点

（1）关于辨治要点和预后估计：扩张型心肌病的病因十分复杂，主要为先天不足，后天失调，先天禀赋特异和后天特殊邪毒的侵袭往往是本病发病的关键，临床辨证时一是要特别注意筛选具有特殊易感性的患者，对长期酗酒、营养不良（尤其是饮食中缺乏硒、镁等微量元素）、有家族发病倾向、平时极易外感者，尤其是病毒性心肌炎病毒持续损伤，临床症状反复不愈者，要注意长期观察。二是对外感的邪毒要注意辨别是否具有侵心性、易耗气伤阴（血）、深伏不易骤除、反复缠绵等特点。临床辨证的核心是脏腑辨证和八纲中的虚实辨证，病位在心，涉及上、中、下三焦，累及肺脾肾，自上而下，病位愈深，病变愈重，八纲辨证强调其虚实，以知其邪正盛衰，指导临床用药的补泻益损。本虚标实之病理基础贯穿本病始终，治疗的关键在于养心护心，改善心功能；本温阳益气之法，根据病位侧重之不同，分别施以温心阳、健脾阳、补肾阳之法；活血利水为治标之法，应始终贯穿其中。本病病程长短不一，短者在发病 1 年内死亡，长者病情相对稳定，可存活 20 年以上，但可反复出现心衰；凡心脏扩大明显、心力衰竭持久或心律失常顽固者预后不佳，部分患者可能猝死。

（2）临证用药经验点滴：①纠正心衰的用药：心力衰竭是扩张型心肌病最主要的表现，急性心衰也是其重要的致死原因之一，中药益气温阳、活血利水可以通过改善血流动力学、降低神经内分泌活性等多个环节的效应，在心力衰竭治疗中发挥重要作用。我们临床上最常用的药物是人参、黄芪、麦冬、附子、五味子、葶苈子等，人参性味甘苦微寒，功能大补元气、生津止渴、强心固脱，其主要活性成分是人参皂甙，药理研究证实人参可以抑制心肌细胞受损时 LDH 的释放，提高其耐缺氧能力，促进培养心肌细胞 DNA 合成，改善心组织血流量，使之病损减轻，并对损伤心肌超微结构有保护作用，还具有非洋地黄类正性肌力作用，增加心肌收缩力，一般用量 10～15g，紧急情况时甚至可用到 40g 以上；黄芪功用补气升阳、益卫固表、利水消肿，心肌细胞培养显示黄芪能显著减少病毒感染后酶释放和细胞破坏，改善心肌电活动和抑制感染细胞经 L 型通道的跨膜钙内流和稳定 L 型钙通道，抑制病毒复制，显著降低心肌病变程度，调节 T 细胞亚群分布，可改善免疫功能和心功能，极为契合 DCM 的病理过程，因此在临床上应用最广。我们的体会，黄芪的用量一定要大，至少要 30g 以上，必要时甚至可用至 60～100g，这样才能真正发挥益气升阳，改善心功能的作用；麦冬传统用于润肺养阴、益胃生津、清心除烦，近来研究发现它能提高自然杀伤细胞（NK 细胞）的活性，从而增强 NK 细胞对柯萨奇 B 病毒的抵抗力，抑制心肌损害，因病毒性心肌炎与 DCM 发病的密切关系，因此麦冬非常适合 DCM 的治疗；附子大辛大热，功能回阳救逆，其上可助心阳以通脉，下能温肾阳以益火，临床和实验研究证实，它能增加心肌收缩力，改善窦房和房室传导，有类似 β 受体兴奋剂异丙肾上腺素的作用，适用于心肾阳虚，甚至心阳暴脱者，但用量不宜太大，多用熟附子，且常多配合干姜、甘草同用，既有协同作用，又可减附子之毒；五味子、葶苈子等也被证实具有强心、利尿、抗心律失常等作用，五味子同时还有抗柯萨奇 B 病毒的作用，在 DCM 心衰治疗中也经常应用。②关于心律失常的用药：心律失常，尤其是严重的心律失常往往是 DCM 病情突变的诱因，有时甚至造成猝死，心律失常难以纠正也常常是心衰难以纠正的原因，因此心律失常的治疗在 DCM 治疗中占有重要地位。我们临床上对心律失常的处理主要是采取辨证施治的方法，区别心气阴不足、心肾阳虚、心阳欲脱、心血瘀阻、水气凌心等不同病机，分别采用益气养阴、温补心肾、回阳固脱、活血化瘀、化气行水等治法，在此基础上，结合辨病和现代药理研究加用具有抗心律失常作用的药物，临床上取得了较为满意的疗效，一般快速型心律失常加黄连、苦参、甘松、万年青，缓慢型心律失常加党参、麻黄、桂枝、枳实、羌活。同时我们还体会到部分心律失常并不存在明显的虚实偏盛，而主要是气血失调，因此调和气血则是其有效治法，我们常用桂枝、白芍、半夏、夏枯草等。当然对危及生命的恶性心律失常应以西药抢救为主，中药治疗为辅。③关于外感的用药：由于扩张型心肌病早期诊断仍存在一定的困难，临床确诊时多已有心力衰竭、心律失常等见症，此时外感征象已不明显，是否需要用药尚存在争议。我们的意见，根据病毒感染是 DCM 发病的主要原因之一，它所诱导的自身免疫损害是 DCM 主要的病理机制，因此抗病毒治疗仍不容忽视，具体而言它分为两个阶段，病变早期尚存外感征象时，可用清热解毒之品如银花、连翘、板蓝根、玄参、大青叶等以折其势；病来已久，纯无外感征象时，则可选用具有益气养阴，且已被现代药理研究证实具有抗病毒、减轻心肌损伤等作用的黄芪、麦冬、五味子、甘草等。④关于活血化瘀药的运用：中医认为气阳不足是扩张型心肌病本虚的最主要方面，"气行则血行"，"阳主温煦"，气阳不足必导致血行不畅而成瘀，加之本病病程一般较长，日久必夹瘀，因此血瘀成为本病标实的重要因素，西医也认为栓塞为扩张型心肌病的基本特征之一，所以活血化瘀为治标之法应贯穿治疗始终，但鉴于本病的特殊性，化瘀之药多用当归、丹参、桃仁、红花、鸡血藤等，当慎用峻猛逐瘀之品，如三棱、莪术、水蛭、虻虫、地鳖虫等，以免更伤已虚之体。

（五）西医治疗

1. 一般治疗　卧床休息可使 DCM 患者轻度心衰缓解，重度心衰减轻，待心衰控制后，仍需限制活动量，应使心脏大小恢复至正常。控制感染对避免诱发心衰亦很重要，可酌情使用抗生素、转移因子、丙种球蛋白等。对是否应用肾上腺皮质激素以阻断自身免疫目前尚有争议。

2. 心力衰竭治疗

（1）洋地黄类药物：洋地黄对心衰伴心房颤动的患者有良好的疗效，即使是窦性心律也有效，但必须注意由于 DCM 患者心肌广泛受损和心脏明显扩大，其对洋地黄的敏感性增加，耐受量降低，极易引起中毒，因此应用时剂量宜小不宜大，一般用半量为好，如西地兰一次用 0.2mg，地高辛每日用 0.125mg 为宜。

（2）新型正性肌力药物：本药能增加左室最大压力上升速度（dP/dtmax），另外可直接作用于血管平滑肌，使血管舒张，对心衰患者产生有益的血流动力学效应。如先用氨力农 50mg 加生理盐水 20ml 静脉注射，然后以 150mg 加生理盐水 250ml，以 $5\sim10\mu g/$（kg·min）速度静滴；或者开始 10 分钟内给予米力农 $50\mu g/kg$ 静推，然后以 $0.375\sim0.75\mu g/kg\cdot min$ 静滴维持。

（3）利尿剂：本药能迅速减轻心脏前负荷，可用复方阿米诺利（含阿米诺利 2.5mg、双氢克脲塞 25mg），每次 1 片，每日 $1\sim2$ 次，重者用呋塞米 $20\sim40mg$，每日 $2\sim3$ 次，同时加用安体舒通 20mg，每日 $2\sim3$ 次，病情紧急，可静脉注射呋塞米 $20\sim40mg$。但利尿剂也能激活神经体液系统和电解质紊乱，导致心律失常，甚至猝死，因此必要时需与转换酶抑制剂或洋地黄合用，并及时纠正电解质紊乱。

（4）转换酶抑制剂（ACEI）：ACEI 对心衰有显著疗效，它可阻止心脏的扩大，延缓心衰的发生。临床可用卡托普利初始 6.25mg，每日 2 次，可逐渐加量至 $25\sim50mg$，每日 $2\sim3$ 次，或者依那普利初始 2.5mg，每日 2 次，可增至 10mg，每日 $1\sim2$ 次，或贝那普利初始 2.5mg，每日 1 次，加量至 $10\sim20mg$，每日 1 次。

（5）β-肾上腺素受体阻滞剂：本药能增加心肌的β受体密度，从而恢复心肌的正性肌力效应；改善心肌舒缩，增加心室充盈；并能拮抗升高的交感神经活性，阻断神经内分泌激活。但临床应严密观察，谨慎应用，宜从小剂量开始，如美托洛尔12.5mg，每日1~2次，逐渐增至其耐受剂量。

（6）血管扩张剂：种类繁多，对心血管效应各有不同，可根据病情选择运用，如异山梨酯5~10mg，每日2~3次，或必要时硝酸甘油静脉滴注，初始剂量为10μg/min，每5~10分钟增加一次剂量，一般为20~50μg/min，或用酚妥拉明以1~3μg/（kg·min）静脉滴注。

（7）心肌代谢药物：1,6-二磷酸果糖（FDP）5~10g加生理盐水50ml静脉滴注，每日1次，7~10日为一疗程。辅酶Q_{10} 10~20mg，每日3次。近年还运用生长激素、基因重组人生长激素等。

3. 抗心律失常治疗　对DCM伴有的心律失常，在采用抗心律失常治疗之前，首先应加强抗心衰的治疗，消除各种致心律失常的因素，在此基础上，根据病情慎重选用适宜的抗心律失常药物。

4. 抗凝治疗　肠溶阿司匹林50~300mg，每日1次，或噻氯匹定等。

5. 心脏移植及其他治疗　由于DCM患者多比较年轻、没有其他系统疾病，若能作心脏移植可延长生命，特别是应用环孢素（cyclosporin）抑制免疫排斥反应提高成效后，心脏移植能使预后大为改观。国外尚有机械心的研究与应用，动力性心肌成形术、左室减容术等近年来也成为研究方向。

四、预防与康复

由于DCM的病因和发病机制尚不清楚，因此也无法建立有效的一级预防，目前只有在已患DCM的基础上，通过积极的预防措施，防止或延缓其发生心力衰竭等，这些措施包括：

（一）积极预防和控制感染

感染（尤其是病毒感染）是导致心肌持续性损伤和诱发急性心力衰竭的重要原因，因此平时要注意养成良好的卫生、生活习惯，注意营养，提高机体的抗病能力，一旦发生感染，要积极用药，包括有效的抗生素、抗病毒药物、转移因子、丙种球蛋白及中药等。

中医中药在预防感染，特别是防止病毒感染方面有着积极作用，如在感冒多发的冬春季可常服板蓝根冲剂、平素体虚易感之人更可以口服玉屏风散加以预防。

（二）饮食

DCM患者的饮食应遵循以下原则：适当控制热能摄入，对肥胖或超重者应降低体重以减轻心脏负担；除非合并有严重的心力衰竭，否则应适当增加蛋白质摄入；饮食应平衡、清淡，且富有营养，并注意少吃多餐，避免过饱和刺激性食物；适当补充多种维生素，尤其是维生素 B_1、B_6、生素C和叶酸等；适当增加一些有益的无机盐和微量元素硒、钾、镁、锌等，并限制钠和镉等离子的摄入。

（三）劳动和卫生

DCM一旦出现临床症状，即丧失劳动能力，应避免体力劳动，以减少并发症的发生（如心力衰竭），在心功能代偿期，可以从事一般性的工作，如室内或脑力劳动，但应避免劳累、紧张等任何加重心脏负担的因素，注意劳逸结合。发生心力衰竭时应绝对卧床休息，保持心境平和，限制钠盐摄入，并遵照医生要求进行必要的治疗。

五、小结

（1）存在的问题晚近中医学在扩张型心肌病的病因病机、临床治疗及动物实验研究等方面虽取得了一定进展，但仍存在一些问题需在今后的研究中着力解决：中医辨证分型标准尚不统一，不利于临床及实验研究进行重复、对比分析；由于扩张型心肌病缺乏特异性的诊断指标，其诊断的确立常在具备心脏扩大和心脏收缩功能减低等主要特征性改变的同时，除外其他器质性心脏病，因此部分临床报道诊断的可信性尚值得怀疑，故其结论亦不容肯定；疗效标准不一，多数报道停留在对临床自觉症状的简单观察，缺乏客观性和可比性；临床研究的大多数样本较小（很多样本例数小于30例，甚至属于个案报道），属一般性重复较多，缺乏大规模、多中心、前瞻性、随机、对照及长期随访研究，因此尽管目前报道的中医药治疗DCM的总有效率普遍较高，仍不宜过于乐观；文献多集中于临床研究，中医药治疗DCM的实验研究甚少，就作者电脑检索近十年文献，仅有一篇涉及到实验研究，由于临床研究受到受试者、取样条件、检测手段等的限制，难以揭示中医药治疗DCM的机制，因此就目前来看，对机制的研究还很薄弱，部分稍深入一些的多为复方的整体宏观作用，从分子水平探讨中药治疗DCM机制的报告尚未见到，由于中药成分的复杂性带来的难度是显而易见的，包括复方配伍的变化机理、量效关系等要比西药研究困难得多，涉及植物化学、临床药理学、药代动力学、毒理学，以及与临床用药密切相关的问题还有很多需要解决。

（2）展望：随着近20年来心血管分子生物学的迅速崛起，对影响心肌代谢的各种因素及其病变的细胞分子机制的认识逐渐深入，对病毒持续感染、基因变异及免疫紊乱、自身免疫等机制在扩张型心肌病发病中的作用有了进一步的了解，特别是DCM发生心力衰竭时，不仅存在血流动力学异常，而且存在神经内分泌系统激活、心室重塑等变化，这就要求对DCM的治疗要着眼于诸多方面，这种观点转变与传统中医治疗扩张型心肌病特别强调整体观点、综合辨证、多环节调理的思想等有相似及吻合之处，显示中医药研究有着一定的优势，同时，西医在细胞、分子水平的研究进展也对中医药研究提出了挑战。在今后中医药研究中一方面要进一步规范辨证、治疗及疗效标准，提高中医药的临床疗效，另一方面要加强在客观上、微观上进一步阐释中医药整体优势的研究，特别是运用分子生物学手段的研究，我们有理由相信，中医药在扩张型心肌病的防治领域中因其独特的优势必将有相当的潜力和光明前景。

（崔伟锋）

第二节　心绞痛

一、概述

心绞痛是指心肌需氧与供氧失去平衡而致的急性暂时性心肌缺氧所引起的一组临床综合征。临床表现是指突然发生的胸骨后或心前区压榨性或窒息性疼痛，可向左肩背及左上肢、颈部放射和/或胸闷、呼吸困难等，重者可有濒死感，出汗。本病多发于40岁以上，男性多于女性。

根据本病的发病特点和临床表现，属中医"胸痹"、"心痛"范畴。

二、发病机制

中医认为，本病的发生多由情志内伤、饮食失节、劳逸失度、冷暖失调、年老体衰等引起。本病的病理机制为本虚标实，本虚为脏气亏虚，以心、肾为主，波及肝、脾，这是发病的基础。心之气阳亏虚，运血无力，则心脉瘀阻不通而发心痛；心阴亏虚，虚火内炽，营阴固涩，则心脉不畅而发心痛。肾气亏虚，则心气、阳虚损；肾阴亏虚，则引起心阴内耗。肝失疏泄，气机升降失常，则气郁而血行不畅，气滞而津液停留，遂生瘀血、痰浊，痰瘀阻于心脉，痹而不通，以成本病。脾失健运，一则气血生化乏源，心气不足，宗气匮乏，运血无力和心血亏虚，血不养心，心脉不利；二则水液代谢失调，痰浊内生，痹阻心脉，或遏制胸阳，进而导致心痛等症。标实主指寒邪、热邪、气滞、血瘀、痰浊等实邪阻滞，心脉痹阻不通，这是发病的直接原因和诱因。血瘀是冠心病心绞痛最常见的标实之一，其成多因气致瘀，或由于气滞；由于气虚；另外，血亦可因寒凝而瘀，因热结而瘀，痰浊阻滞脉道亦可致血瘀。血瘀则脉道不利，心脉痹阻而发胸闷、心痛。总之，本病为本虚标实证，病机为脏腑自衰，阴阳气血不足，继则痰浊、水饮、瘀血等邪由内而生，致使经脉失荣，血脉阻滞，常因厚味饱餐、情志不遂、劳力失度、寒温失调等诱发或加重胸痹心痛。

三、诊断

（一）诊断标准

1. 劳累性心绞痛　劳累性心绞痛的特征是由运动或其他增加心肌需氧量的情况所诱发的短暂胸痛发作，休息或舌下含服硝酸甘油后，疼痛常可迅速消失。劳累性心绞痛可分为三类：①初发劳累性心绞痛：劳累性心绞痛病程在1个月以内；②稳定型劳累性心绞痛：劳累性心绞痛病程稳定在1个月以上；③恶化型劳累性心绞痛：同等程度劳累所诱发的胸痛发作次数、严重程度及持续时间突然加重。

2. 自发性心绞痛　自发性心绞痛的特征是胸痛发作与心肌需氧量的增加无明显关系。与劳累性心绞痛相比，这种疼痛一般持续时间较长，程度较重，且不易为硝酸甘油缓解。未见酶变化。心电图常出现某些暂时性的ST段压低或T波改变。自发性心绞痛可单独发生或与劳累性心绞痛合并存在。

自发性心绞痛患者因疼痛发作频率、持续时间及疼痛程度可有不同的临床表现。有时，患者可有持续时间较长的胸痛发作，类似心肌梗死，但没有心电图及酶的特征性变化。

某些自发性心绞痛患者在发作时出现暂时性的ST段抬高，常称为变异型心绞痛。但在心肌梗死早期记录到这一心电图图形时，不能应用这一名称。

初发劳累性心绞痛、恶化型劳累性心绞痛及自发性心绞痛常统称为"不稳定型心绞痛"。

（二）鉴别诊断

在考虑冠心病心绞痛诊断时，应与主动脉夹层瘤、肥厚性心肌病、心脏瓣膜病、心肌心包炎、肋软骨炎、肋间神经痛等所致心胸疼痛相鉴别，也应与消化道溃疡病、胆道疾患、心脏神经官能症等相鉴别。

（三）分型

1. 1979 年世界卫生组织规定的心绞痛分型

（1）劳力型心绞痛：①初发劳力型心绞痛；②稳定劳力型心绞痛；③恶化劳力型心绞痛。

（2）自发型心绞痛：其中心绞痛发作时出现暂时性 ST 段抬高者，称为变异型心绞痛。初发劳力型心绞痛、恶化劳力型心绞痛和自发型心绞痛统称为"不稳定心绞痛"。但主张不如选用其各自的名称。

2. 补充分型　近年来，经临床研究，有的学者将"卧位型心绞痛"归属为"劳力型心绞痛"范畴，指出卧位型心绞痛是重度劳力型心绞痛的特殊类型。发作频繁者属不稳定型心绞痛。梗死后心绞痛因易发生再梗死，也属于不稳定型心绞痛。1985 年 Maseri 提出混合型心绞痛，有一定的临床意义，可作为心绞痛分型的一种补充类型。其内容包括：①劳力型合并变异型心绞痛；②劳力型合并自发性心绞痛；③劳力型心绞痛伴冠状动脉收缩。心绞痛的特殊临床表现：初发劳力心绞痛，心肌梗死后心绞痛，餐后心绞痛，及因寒冷诱发的心绞痛可归属为混合型心绞痛。

四、辨证论治

本病辨治应以虚实为纲。虚证以心气虚为基础，兼有阴虚、阳虚及血亏，治疗分别予以益气、养阴、温阳、补血。实证以血瘀为多见，可夹有阴寒、气滞与痰浊，治疗分别予以化瘀、通阳、理气、豁痰。因多虚实夹杂，常予补虚与通痹同用，但应辨清二者的主次而相应施治。

（一）心气不足证

主证：心胸隐痛时作，胸闷气短心悸，动则喘息，倦怠乏力，动易汗出，面色㿠白，舌淡红体胖，边有齿痕，苔薄白，脉沉细或结代。

证候分析：心气不足，鼓动血液无力，心脉失养，故心胸隐痛时作；心气不足，胸阳不振，故见胸闷气短心悸，倦怠乏力；劳则气耗，故见动则喘息不能自续；"汗为心液"，心气虚弱，不能固摄自持，故见自汗出；"心主血脉，其华在面"，"舌为心之苗"，心气虚弱，心血失于上荣，故见面色㿠白，舌质浅淡；舌胖边有齿痕，苔薄，脉沉细或结代均是气虚之征。

治法：补益心气，振奋胸阳。

方药：五味子汤合保元汤加减。药用人参 6g（或党参 15g），黄芪 15g，五味子 12g，桂枝 10g，炙甘草 15g，丹参 15g。

方解：人参甘温，益气养心怡神；五味子收敛耗散之精气，引气归根；黄芪甘温，大补元气，更得人参、炙甘草之助，能鼓舞宗气，心气能充沛，血脉自然流行；桂枝入血通脉，人参得桂枝之行导，心气能鼓舞，桂枝得甘草之和平，温心阳而和血脉；丹参养血活血。

加减：气虚及阳，心阳不足，症见遇冷心痛加剧，四肢欠温，加熟附片 6g，仙灵脾 12g；阳虚寒凝，胸痛较明显者，加鹿角片 6g，荜茇 9g；寒凝血瘀，症见心痛如刺如绞，遇寒即发，形寒肢冷，口唇紫暗，舌暗有瘀点瘀斑者，细辛 3g，当归 12g。

（二）心阴不足证

主证：胸闷且痛，或灼痛，心悸盗汗，心烦不寐，头晕，口干，舌红少津，苔薄或剥，脉细数或结代。

证候分析：心阴不足，心脉失于濡润，气血运行不畅，故见胸闷且痛；心阴不足，心火内炽，故或见灼痛；心阴虚，虚火扰神则见心悸，心烦不寐；阴虚内热迫津液外泄，故见盗汗；水不涵木，肝阳偏亢，则见头晕；舌红，苔薄或剥，脉细数均为阴虚有热之象。

治法：滋阴养心，活血安神。

方药：天王补心丹加减。药用生地15g，玄参12g，党参15g，丹参12g，茯神12g，麦冬15g，当归12g，柏子仁15g，酸枣仁12g。

方解：生地、玄参、麦冬养阴清热；党参、茯神益气宁心；当归、丹参养血活血；柏子仁、酸枣仁养心安神。

加减：心肝阴虚，阴虚阳亢，症见头晕目眩，舌麻肢麻，面部烘热者，加天麻10g，钩藤15g（后下），生石决明30g（先煎）；阴虚火旺，症见面赤眩晕，耳鸣，口舌生疮等，可加黄连6g，白芍12g，或用黄连阿胶汤加减；阴虚及气，气阴两虚，症见乏力、神疲、自汗者，可加大党参用量至30g，加黄芪20g，五味子12g；阴虚及阳，阴阳两亏，兼见畏寒肢冷，腰酸乏力，唇甲淡白或青紫者，加熟附片9g，桂枝12g。

（三）痰浊阻遏证

主证：胸憋闷痛，阴雨天加重，咳唾痰涎，口粘无味，纳呆恶心，形体肥胖，倦怠乏力，舌苔白腻或白滑，脉滑或濡缓。

证候分析：痰浊停滞心胸，故见咳唾痰涎；闭塞阳气，阻滞心脉，故见胸憋闷痛；痰浊为阴邪，故阴雨天胸憋闷痛加重；脾主四肢，痰浊困脾，脾气不运，故倦怠乏力；痰阻气机，胃失和降，故纳呆恶心；形体肥胖，舌苔白腻或白滑，脉滑或濡缓，均为痰浊内蕴之象。

治法：宣痹化痰，通阳泄浊。

方药：瓜蒌薤白半夏汤合菖蒲郁金汤加减。药用瓜蒌30g，薤白10g，半夏10g，陈皮10g，茯苓15g，石菖蒲6g，郁金10g。

方解：瓜蒌开胸中痰结；薤白辛温通阳，豁痰下气；半夏化痰降逆；陈皮理气通阳豁痰；茯苓健脾，使痰无由生；石菖蒲通阳化浊；郁金理气宣痹。

加减：痰浊化热，症见胸脘烦热，口苦苔黄腻，加黄连5g，胆星6g，竹茹15g；痰阻血瘀，甚至痰瘀互结，症见胸痛时作，舌质青紫或有瘀斑者，加丹参15g，红花9g。

（四）血瘀阻络证

主证：心胸疼痛，如刺如绞，痛有定处，胸闷，口唇紫暗，舌暗滞有瘀点或瘀斑，舌下血脉青紫，脉弦涩或结代。

证候分析：瘀血内停，心脉不通，故见心胸疼痛，如刺如绞；血脉凝滞，故痛有定处；口唇紫暗，舌暗滞有瘀点或瘀斑，舌下血脉青紫，脉弦涩或结代均为瘀血之征象。

治法：活血化瘀，通脉止痛。

方药：血府逐瘀汤合失笑散加减。药用桃仁10g，红花10g，当归12g，川芎10g，赤芍12g，枳壳10g，生蒲黄12g，五灵脂10g。

方解：桃仁、红花、当归、川芎、赤芍活血化瘀；枳壳理气，气行则血行；生蒲黄、五灵脂通利血脉，祛瘀止痛。

加减：血瘀气滞，症见胸胁胀痛，每因精神刺激而加重者，加香附 12g，郁金 12g，元胡 12g；血瘀明显，症见疼痛较剧烈，加乳香 6g，没药 6g，莪术 10g；瘀热互结，症见心胸部灼热，舌红苔黄，脉数者，加生地 15g，丹皮 12g。

概言之，以上各证中如心痛发作较剧，应急治其标，可予麝香保心丸 2 粒含化，或酌加芳香温通药（阴虚火旺者除外）。阴寒或痰浊痹阻心窍，痛甚致厥者，可加服苏合香丸芳香化浊，温开通窍。

（五）中成药

（1）麝香保心丸

适应证：用于寒邪内犯，气血阻滞之冠心病心绞痛。

用法：每次 1～2 粒，每日 3 次，或发作时服用。

（2）复方丹参滴丸（片）

适应证：主要用于心绞痛之气滞血瘀证，特别是胸闷、憋气症状明显时。

用法：每次 10 粒（或 3～4 片），每日 3 次。

（3）乐脉颗粒

适应证：用于心绞痛之气滞血瘀证。

用法：每次 1～2 包，温开水冲服，每日 3 次。

（4）地奥心血康胶囊

适应证：主要用于瘀血内阻之冠心病心绞痛。

用法：每次 100～200mg，每日 3 次。

（5）速效救心丸

适应证：用于冠心病之胸闷憋气、心前区疼痛者。

用法：每次 4～6 粒，含服，每日 3 次。急性发作时 10～15 粒含服。

（6）舒血宁（银杏叶片）

适应证：用于血瘀型冠心病心绞痛及合并高血脂等症者。

用法：每次 2～4 片，每日 3 次。

（7）银可络

适应证：用于心血瘀阻型冠心病心绞痛。

用法：每次 2 片，每日 3 次。

（8）养心氏片

适应证：用于气虚血瘀型冠心病心绞痛及合并高血脂、高血糖等症者。

用法：每次 2～3 片，每日 3 次。

（9）心源胶囊

适应证：用于心肾阴虚、心血瘀阻型冠心病心绞痛。

用法：每次 2～4 片，每日 3 次。

（10）通心络胶囊

适应证：用于冠心病心绞痛证属心气虚乏，血瘀阻络者。

用法：每次 4 粒，每日 3 次，4 周为 1 个疗程。

（11）心达康

适应证：用于缺血性心脏病，心脉瘀阻之心绞痛为主者。

用法：每次 10~20mg，每日 3 次。

（12）心可舒片

适应证：用于冠心病心绞痛属气血瘀滞者。

用法：每次 4 片，每日 3 次。

（13）川芎素片

适应证：用于冠心病心绞痛属瘀血阻络者。

用法：每次 2~4 片，每日 3 次。

（14）血府逐瘀口服液

适应证：用于冠心病心绞痛属气滞血瘀者。

用法：每次 1 支，每日 3 次。

（15）心通口服液

适应证：用于冠心病心绞痛属气阴两虚、痰瘀交阻者。

用法：每次 10~20ml，每日 2~3 次。

（16）补心气口服液

适应证：用于冠心病心绞痛证属心气虚损者。

用法：每次 1 支（10ml），每日 3 次。

（17）滋心阴口服液

适应证：用于冠心病心绞痛证属心阴不足者。

用法：每次 1 支（10ml），每日 3 次。

（18）参附注射液

适应证：用于冠心病心绞痛之阳气暴脱的厥脱证及证属气阳虚者。

用法：肌内注射，每次 2~4ml，每日 1~2 次；静脉滴注，每次 10~20ml，加入 5% 或 10% 葡萄糖注射液 250~500ml，每日 1 次；静脉推注，每次 5~20ml，加入 5% 或 10% 葡萄糖注射液 20~40ml，每日 1 次。

（19）参麦注射液

适应证：用于冠心病心绞痛证属气阴两虚者。

用法：肌内注射，每次 2~4ml，每日 1 次；静脉滴注，每次 5~20ml，加入 5% 或 10% 葡萄糖注射液 250~500ml，每日 1 次。

（20）生脉注射液

适应证：用于冠心病心绞痛证属气阴两虚者。

用法：每次 30~60ml，加入 5% 葡萄糖注射液 250~500ml，静脉滴注，每日 1 次，10~15 天为一疗程。

（21）黄芪注射液

适应证：用于冠心病心绞痛以气虚为主者。

用法：每次 20~40ml，加入 5% 葡萄糖注射液 250~500ml，静脉滴注，每日 1 次，10~15 天为一疗程。

（22）脑明注射液

适应证：用于冠心病心绞痛以瘀血阻络为主证者。

用法：每次 0.4g，加入 5% 葡萄糖注射液 250～500ml，静脉滴注，每日 1 次。

（23）川芎嗪注射液

适应证：用于冠心病心绞痛证属气滞血瘀者。

用法：每次 80～160mg，加入 5% 葡萄糖注射液 500ml，静脉滴注，每日 1 次，10～15 天为一疗程。

（24）复方丹参注射液

适应证：用于冠心病心绞痛证属气血瘀滞者。

用法：每次 20～40ml，加入 5% 葡萄糖注射液 250～500ml，静脉滴注，每日 1 次，10～15 天为一疗程。

（25）脉络宁注射液

适应证：用于冠心病心绞痛证属气阴两虚兼心血瘀阻者。

用法：每次 10～20ml，加入 5% 或 10% 葡萄糖注射液 250ml，静脉滴注，每日 1 次，10～15 天为一疗程。

（26）普乐林注射液

适应证：用于冠心病心绞痛以瘀血阻脉为主者。

用法：每次 300～500mg，加入 5% 葡萄糖注射液 250ml，静脉滴注，每日 1 次，10～15 天为一疗程。

（27）心痛气雾剂

适应证：热证心痛气雾剂用于心绞痛属热证者；寒证心痛气雾剂用于心绞痛属寒证者。

用法：心绞痛发作时对准舌下喷雾，每次 1～2 下。

（28）复方细辛气雾剂

适应证：用于冠心病心绞痛属气滞寒凝者。

用法：心绞痛发作时对口喷 2～5 次。

（六）专病方

（1）合欢汤：柴胡 6g，枳壳 6g，黄连 6g，淫羊藿 6g，肉桂 6g，白芍 20g，杞子 15g，黄芪 30g，全瓜蒌 30g，合欢皮 25g。每日 1 剂，水煎服。治疗 37 例，心绞痛有效率为 91.89%，心电图有效率为 78.38%。适用于冠心病心绞痛证属肝气郁结、肾气虚衰者。

（2）心痛饮：丹参 30g，三七 2g（冲服），降香 5g，薤白 10g，远志 10g，琥珀 2g（冲服），柴胡（醋）5g，杭白芍 10g，五味子 5g，橘叶 10g，卧蛋草 10g，党参 10g，炒枳壳 5g，桔梗 5g，炙甘草 5g。每日 1 剂，水煎服。治疗 114 例，总有效率 92.9%。适用于冠心病心绞痛属气滞血瘀、痰浊壅塞者。

（3）养心疏肝汤：柴胡 10g，香附 10g，川芎 15g，栀子 10g，党参 30g，五味子 12g，麦冬 15g，赤芍 15g，蒲黄 10g，枣仁 30g，山楂 15g。每日 1 剂，水煎服。治疗 160 例，总有效率 90.6%。适用于冠心病心绞痛证属肝气郁滞、气阴两虚者。

（4）通化补心汤：丹参 15g，瓜蒌 15g，赤芍 10g，郁金 10g，麦冬 10g，桂枝 6g，人参 6g。每日 1 剂，水煎服。治疗 60 例，总有效率 95%。适用于冠心病心绞痛属气血阴阳亏虚，气滞血瘀痰阻者。

（5）复心汤：太子参 12g，炙黄芪 30g，当归 12g，赤芍 10g，郁金 12g，丹参 15g，桂枝 6g，地龙 6g，首乌 16g，黄精 20g，薤白 6g。每日 1 剂，水煎服，连服 2 周。治疗 46 例，心绞痛有效率 93.48%，心电图有效率 63.04%。适用于冠心病心绞痛属气虚血瘀，兼有气滞者。

（6）补肾活血方：首乌 15g，菟丝子 15g，枸杞子 15g，山药 15g，五灵脂 15g，山茱萸 15g，蒲黄 15g，地龙 10g，红花 10g，丹参 10g。每日 1 剂，水煎服，2 个月为一疗程。治疗 68 例，心绞痛总有效率 92.7%，心电图总有效率 78.2%。适用于冠心病心绞痛属肾虚血瘀证者。

（7）益气活血汤：黄芪 30g，当归 10g，参三七 10g，川芎 9g，苏木 9g，茵陈 9g，丹参 15g，鸡血藤 15g，赤芍 12g，红花 12g，麦冬 12g，党参 12g，益母草 30g。每日 1 剂，水煎服，1 个月为一疗程。治疗 1 336 例，显效 824 例，有效 412 例，无效 100 例，总有效率 92.52%。适用于冠心病心绞痛属气虚血瘀证者。

（8）参元丹煎剂：黄芪 15g，党参 15g，玄参 15g，丹参 15g，地龙 10g，元胡 10g，地鳖虫 6g，水蛭 6g。每日 1 剂，水煎服，4 周为一疗程。治疗不稳定心绞痛（UA，血瘀证）113 例，总有效率 90.3%。适用于冠心病心绞痛瘀血内阻证，或兼有气虚、阴虚证候者。

（9）冠心参龙液：党参、麦冬、丹参各 15g，枳实、酸枣仁各 12g，五味子、郁金、竹茹各 10g，陈皮、甘草各 6g，三七末（冲）3g，五爪龙 30g。上药由广州兴华制药厂调配成浓缩口服液，每支 10ml，相当于原方生药量 35g。每次 2 支，口服，每日 2 次，4 周为一疗程。治疗 90 例，心绞痛症状疗效总有效率 96.5%，心电图疗效总有效率 55.6%。适用于冠心病心绞痛证属气阴两虚，兼痰热血瘀者。

（10）太圣镇心痛口服液：由三七、延胡索、地龙、葶苈子、薤白、肉桂、冰片、薄荷脑组成，每次服该口服液 20ml，每日 3 次，疗程为 3 周，连服 2 个疗程。适用于冠心病心绞痛证属瘀血痰阻者。

（七）针灸

（1）体针：心俞、厥阴俞为主穴。配穴为内关、膻中、通里、间使、足三里等穴。辨证选穴：心阴虚可加三阴交、神门、太溪；心阳虚可加关元、气海；痰瘀痹阻者加膻中、丰隆、肺俞。每日 1 次，每次 3~5 穴，10~15 次为一疗程，采用中轻刺法，留针 20 分钟。急性发作期立即用泻法针刺膻中、内关、心俞、神门、厥阴俞等穴。

（2）耳针：主穴为心、皮质下、神门、交感。配穴为内分泌、肾、胃。每次 3~5 穴。亦可采用王不流行籽压埋法，每日 2~3 次。心痛发作即刻按压。

五、西医治疗

1. 一般疗法　本病应避免劳累，低盐、低脂、低糖饮食，保持情绪稳定，注意保暖，戒烟，积极治疗易患因素，如高血压、高血脂等。

2. 药物治疗

（1）终止发作的治疗：立即安静休息。硝酸甘油：0.5mg，舌下含化；硝异山梨醇：5~10mg，舌下含化；硝苯地平：10mg，舌下含化（适合变异型心绞痛）。

（2）预防发作：①硝酸酯类药物：硝异山梨醇：5~10mg，口服或舌下含化，每日 3 次，或 6 小时 1 次。硝酸甘油：0.3~0.6mg，舌下含化，每日 3 次，或 6 小时 1 次。硝酸甘油皮肤贴片：4 小时 1 次。长效皮肤贴可 24 小时 1 次。单硝酸异山梨酯（如：鲁南欣康）：20mg，口服，每日 3 次；缓释片或胶囊：50mg，每日 1 次。二硝酸异山梨醇（如：易顺脉）：20mg，口服，每日 3~4 次。喷雾，每次喷用 1~3 撤。②钙拮抗剂：硝苯地平：10~20mg，每日 3~4 次。硫氮唑酮：30~60mg，每日 3~4 次。维拉帕米：40~80mg，每日 3~4 次。③β-受体阻滞剂：阿替洛尔：常用剂量为 6.25~100mg/日，分 1~2 次服用。美托洛尔：常用剂量为 50~200mg/日，分 2~3 次服用。普奈洛尔：10~40mg，每日 3 次。因其对心脏无选择性，无内源性拟交感活性作用，故禁用于慢性阻塞性肺部疾患及周围动脉闭塞性疾患。该类药一般从小剂量开始，逐渐加量，直至达到满意疗效且患者能耐受或出现明显的副作用（如心率 <50 次/分，Ⅱ度以上房室传导阻滞）为止。适用于劳力型心绞痛，但禁用于冠状动脉痉挛发作者及病窦综合征、房室传导阻滞、低血压者。④抗血小板药物：阿司匹林：50~150mg/日，长期口服维持。可选用肠溶制剂，或缓释剂以减少胃肠道刺激。双嘧达莫：25mg，每日 3 次。

（3）稳定型心绞痛的治疗：轻者可用 β-受体阻滞剂或合用硝异山梨醇，重者则加用钙拮抗剂。

（4）不稳定型心绞痛的治疗：卧床休息；镇静。①加大硝酸酯类药物剂量或同时合用 β 受体阻滞剂及/或钙拮抗剂。②疼痛较剧，频繁发作，含化药物难以控制者，可用硝酸甘油 10mg 加入 5% 葡萄糖 250~500ml 中，开始剂量 10~15μg/分，最大剂量 200μg/分速度静脉滴注，持续静点 3 天后减量，连用 5~7 天。应用时注意观察血压变化。③阿司匹林：始 0.3g/天，3 天后改为 50~150mg/日，长期口服。④肝素：6 250 单位加入 5% 葡萄糖液 300ml，静脉滴注，每日 1 次。目前常用低分子肝素，如速避凝，0.4ml，腹部皮下注射，每日 2 次，连用 5~7 天。

（5）卧位型心绞痛的治疗：卧位型心绞痛病情重，是劳力型心绞痛的晚期表现，主要是心肌耗氧量增加所致，故在临床上主张以 β-受体阻滞剂作为主要药物，联合应用硝酸酯类或/和钙拮抗剂。应用 β-受体阻滞剂治疗卧位型心绞痛要注意诱发左心功能不全，特别是需要较大剂量时，必要时与洋地黄等正性肌力药合用。β-受体阻滞剂与地尔硫䓬联合应用，要密切注意心率的变化，如心率 <50 次/分，可减少剂量或先停用地尔硫䓬。对卧位型心绞痛伴有心功能不全者，应在强心、利尿的基础上联用小剂量 β-受体阻滞剂治疗。常用药物如下：①β-受体阻滞剂：目前国内常用药物为心脏选择性阻滞剂，如氨酰心安 6.25~37.5mg/次，每日 2 次口服；美多心安 12.5~50mg/次，每日 2 次口服。②硝酸酯类：常用药物为硝酸甘油、二硝酸异山梨醇酯、单硝酸异山梨醇酯。用法同上。③钙离子拮抗剂：常用药物为地尔硫䓬、维拉帕米等。硝苯地平由于其反射性引起心率增快，对此不宜选用。若需要用，可于 β-受体阻滞剂合用。④抗血小板及抗凝治疗：常用药物为阿司匹林、肝素等。用法同上。⑤强心剂：一般选用洋地黄类制剂，如地高辛 0.125mg/次，每日 1 次；西地兰 0.2mg 加入 5% 葡萄糖 20ml，缓慢静脉推注，每日 1 次。⑥利尿剂：常用药物为速尿 20mg/次，每日 1~2 次；氨苯蝶啶 50mg/次，每日 1~2 次；安体舒通 40mg/次，每日 1~2 次。

（6）变异型心绞痛的治疗：预防治疗首选药物为钙拮抗剂，其与硝酸酯类药物配合有协同作用。因其半衰期为 4~5 小时，为控制夜间发作，口服需 4 小时 1 次，最长每 6 小时 1 次，或睡前口服单硝基山梨醇酯、或硝酸异山梨醇酯或用硝酸甘油贴膜，以达到后半夜有效血药浓度，预防心绞痛发作。常用药物简介如下：①常用钙拮抗剂：硝苯地平：40～80mg/d，每6小时1次。扩血管作用最强，对于合并有高血压的患者尤为适宜。地尔硫草：120～240mg/d，分3～4次口服。用于变异型心绞痛，心率偏快者尤为适宜。维拉帕米：40～80mg/次，每日3～4次。对心动过缓或充血性心力衰竭患者相对禁忌，但对合并有劳力型心绞痛的患者，疗效较佳。②常用抗血小板及抗凝剂：阿司匹林、肝素。用法同上。③β-受体阻滞剂：由于有加重冠状动脉痉挛的可能，一般不宜用于治疗变异型心绞痛。但当合并有劳力型心绞痛时，可白天加用小剂量β-阻滞剂。常用药物：阿替洛尔，3.125～25mg/次，每日2～3次；美托洛尔，12.5～25mg/次，每日2～3次。

对于反复发作的变异型心绞痛主张给予硝酸甘油静脉滴入，待病情稳定后，给予一种钙拮抗剂维持治疗，对于病情严重者，可给予二种药物：如心痛定加地尔硫草，往往取得较好疗效。地尔硫草与维拉帕米不能合用，以防加重对心率和房室传导的抑制。口服药物一般需维持半年以上后逐渐减量或停药。

3. 主动脉内气囊反搏术　用于急症冠状动脉造影及旁路或其他手术的预备和支持疗法。

4. 经皮穿刺冠状动脉腔内成形术（PTCA）或激光成形术　用于药物治疗不能控制的心绞痛患者。

5. 冠状动脉旁路移植术　用于内科治疗无效者。

六、预防与康复

冠心病是常见病，发病率高，病死率和病残率亦很高，因此应加强预防知识的宣传教育，提高人群的自我保健意识和健康水平，从而防止或减少本病的发生。

（一）一级预防

即病因预防。措施以非药物治疗为主，改变不良生活习惯。因为一旦生活方式和膳食习惯有了较大的不利改变，冠心病发病率明显增高，再控制起发病只能取得事倍功半之效，故通过非药物途径达到预防冠心病发病的目的具有十分重要的意义。

1. 控制危险因素　重点是控制高血压、高血脂、糖尿病、吸烟等危险因素，必要时进行药物干预，预防或减缓动脉粥样硬化的形成。

2. 饮食有节，合理饮食　饮食宜清淡，不过食肥甘厚腻，不饥饱无度，选择和搭配恰当的品种，不偏食。据现代研究，缺乏维生素 C 和 B_6 以及微量元素铬、锰、锌、碘、钙、镁等易致冠心病，而补充这些物质对预防冠心病有较好的作用。所以在进食中，要选择富含上述维生素和微量元素的食物，但又不偏食，这样便可有效预防冠心病。

（1）含维生素类食物：富含维生素 C 的食物当首推绿叶蔬菜和水果，如刺梨、红枣、猕猴桃、山楂、柑橘类及野生酸枣；维生素 B_6 广泛存在于谷物外皮及绿叶蔬菜中，此外，富含维生素 B_6 的食物还有酵母、猪肝、糙米、肉类、蛋类、牛奶、豆类和花生等。冠心病患者宜选上述食物。

（2）含微量元素类食物：粗制糖和红糖中含较多铬；糙米、黄豆、萝卜缨、胡萝卜、茄子、大白菜、扁豆中锰的含量较多；海带含碘量高；全谷类、豆类、坚果、海味、茶叶等锌含量较高；绿叶蔬菜、花生、核桃、牛奶、鱼肉、海产品含镁较多。冠心病患者宜选择食用。此外，硬水中含较多的钙、镁，食用硬水居民冠心病发病率、死亡率明显低于饮软水的居民，为此，应提倡食用硬水，尤以矿泉水为佳。

3. 调摄精神，维持心理平衡　临床上异常的情志刺激，既是心血管病的致病因素之一，又是疾病的加重因素。现代医学也证实了情绪易激动的人其冠心病患病率明显高于心理平静的人，心绞痛和心肌梗死的发作也与情绪异常波动有密切的关系。因此，注意精神的调摄，避免过于激动喜怒或思虑无度，保持心情愉快，对于预防冠心病的发生、发展具有重要的意义。

4. 劳逸结合，坚持适当锻炼　现代医学认为，过度安逸，缺乏锻炼，是冠心病的发病因素之一，而耐力运动能预防冠心病。体育锻炼可防止身体超重，可降低血清甘油三酯水平，增加高密度脂蛋白，改善微循环。因此，适当的体力活动对预防冠心病具有一定的意义，但不可过劳。

（二）二级预防与康复

二级预防的对象是冠心病患者，重点在于既病防变，促进其康复。具体措施包括两方面，其一是非药物措施，具体方法同一级预防，而在程度上要求更严格些；其二是药物措施。许多中药既是药物又是食物，如山楂，具有扩冠和持久的降压作用，尚能降血脂，因而能抗冠状动脉粥样硬化形成；莲子、苡仁、红枣用于脾胃虚弱、心血亏虚之人；葱、蒜、韭、薤有"走上焦，通心阳、泻浊阴、开胸痹、散结气"之功，具有降血脂、预防动脉粥样硬化之效。可作为预防性治疗长期服用，达到防病治病的目的。

1. 常用食疗处方

（1）乌鸡汤：雄乌鸡切块，陈皮3g，良姜3g，胡椒6g，草果2个，以葱醋姜炖熟，连汤带肉食之。用于心阳不振，痰浊壅滞者最为相宜。

（2）归参鳝鱼羹：鳝鱼500g，洗净切丝，当归、党参各15g纱布包，合煮1小时，去药包加葱丝、生姜、盐调味，喝汤吃鱼。用于心阳气虚者。

（3）生地黄鸡：生地黄250g，饴糖150g，乌鸡1只，生地切细与糖和匀纳入鸡腹中，蒸熟服食。用于心阴血亏虚者。

（4）八宝粥：芡实、薏米、扁豆、莲肉、山药、红枣、桂圆、百合各6g，加水适量，煮40分钟，入大米150g，熬粥服。心脾气虚，痰湿偏盛者可常服之。

（5）蒜醋鲤鱼：鲤鱼1条，洗净切块，素油煎至焦黄，烹酱油少许，加糖、黄酒适量，小火煨炖至熟。姜蒜捣泥调拌黑醋，浇盖其上即可食用。用于体虚痰湿证。

（6）桃仁粥：桃仁去皮尖10g，煮熟取汁，和粳米适量熬粥食。用于心脉瘀阻型冠心病心绞痛，中病即止，久服防伤正。

（7）山楂荷叶薏米汤：山楂、荷叶、薏米各50g，薤白30g，四味一起煎汤，代茶常饮。用于脾虚湿盛，心脉瘀阻型或兼高脂血症的冠心病患者。

2. 常用茶、酒、醋疗处方

（1）山楂益母茶：山楂30g，益母草10g，茶叶5g，用沸水冲泡，每日饮用。用于瘀血内阻型冠心病心绞痛、高脂血症。

（2）香蕉茶：香蕉50g，茶叶10g，蜂蜜少许，先用沸水一杯冲泡茶叶，然后将香蕉去皮研碎，加蜜调入茶水中，代茶饮，每日1剂。降压、润燥、滑肠，有抗动脉粥样硬化之功效。

（3）茶叶15g，素馨花6g，茉莉花15g，川芎6g，红花1g，后两味焙黄研末，用过滤纸装袋，与前三味同泡茶常年饮用，每日1～2次。用于瘀血阻络型冠心病心绞痛。

（4）灵芝丹参酒：灵芝 30g，丹参 5g，三七 5g，白酒 500ml 加盖浸泡，每天搅拌 1 次，15 天即成，每次饮 20～30g，每日 1 次。用于气虚血瘀型冠心病心绞痛。

（5）米醋，花生仁，桂花，浸醋 24 小时，每天起床后取花生仁 10～15 粒服。有预防动脉粥样硬化之功效。

患者可在医生指导下，根据病情，选用上述处方。

3. 药疗　必要时可进行药物治疗，以巩固疗效，稳定病情。中药可根据辨证选用方药，西药可用硝酸酯制剂、β-受体阻滞剂、钙通道阻滞剂及长期服用小剂量阿司匹林和调血脂药物等。

此外，应避免引起心绞痛发作的诱因，如：饱餐、大量饮酒、过劳、发怒或情绪激动、突然的寒冷刺激等，以防心绞痛复发或加重。

（崔伟锋）

第三节　低血压

低血压可分为急性和慢性两大类，急性低血压指血压由正常或较高的水平突然明显地下降，其主要表现为晕厥与休克两大临床综合征。慢性低血压又名原发性低血压，常见于体质较弱的人，女性多见，并可有家族遗传的倾向。不少原发性低血压者无明显症状，仅在体检时被发现，这种情况并无重要临床意义。但有些人因血压低而产生明显症状并影响工作，如自觉头晕，头痛，甚至晕厥，疲乏，心悸，气短，心前区不适等，就需要进行必要的治疗。所以我们定义慢性低血压为长期收缩压≤90mmHg 和（或）舒张压≤60mmHg 而伴有症状。但老年人由于动脉硬化，需要较高的收缩压来保证脑及其他重要脏器的正常灌注，故老年人收缩压≤100mmHg 时即为低血压。本篇主要讨论慢性低血压。

低血压与中医"眩晕"、"虚劳"、"心悸"等病有关，低血压所致晕厥又属"厥证"、"脱证"苞畴。

一、病因病理

低血压的发生，多因先天不足或后天失养，或劳倦伤正，或失血耗气，或久病缠绵，脏腑虚损等诸般因素所致。

心主血脉，肺主气，血之运行有赖气的推动。心肺气虚，则气血不能上奉于脑，故虚而作眩。《灵枢·口问》云"故上气不足，脑为之不满，耳为之苦鸣，头为之苦倾，目为之眩"即是。气虚日久，渐至阳虚，清阳不升亦可发为眩晕晕厥，且阳虚致血脉滞涩，不能上达可加重眩晕等症。

脾主运化，为气血化生之源，升降之枢。脾胃虚损致中气不足，气血两虚，气虚则无以上摹，血虚则脑失所养，清阳不升。《证治汇补》云"血为气配，气之所丽，以血为荣、凡吐衄崩漏产后之阴，肝家不能收摄荣气，使诸血失道妄行，此眩晕生于血虚也"即说明脾虚气血两亏亦可为低血压眩晕等症。

肾为先天之本，藏精生髓，为真阴元阳之所。先天不足、肾阴不充或老年肾亏皆可致肾精亏耗，髓海不足，则脑为之不满，上下俱虚，发为虚损、眩晕诸症，如《灵枢·海论》所言"髓海不足，则脑转耳鸣，胫酸眩冒，目无所见，懈怠安卧"即是。临床上又有多脏俱虚并存者，如心脾两虚、脾肾双亏、心肾皆损者。

总之，本病低血压以气血亏虚，脏腑功能低下，髓海不足表现为主，出现头晕、耳鸣、肢软乏力，倦怠气短，甚或形成精神委顿，四末不温，腰膝酸软，不欲饮食等症。

二、诊断

（一）诊断依据

本病诊断较为容易，凡成年人肱动脉血压低于 90/60mmHg，即可诊断为低血压。典型症状为头昏、眩晕，可有反复发作史，常伴神疲乏力，不耐劳作。

（二）分型诊断

产生低血压的原因很多，常见有：

1. 原发性低血压　多见于女性体质虚弱者，一般无症状。

2. 继发性低血压　慢性消耗性疾病、内分泌性疾病如肾上腺皮质功能不全、脑垂体功能低下等，心脏疾病如主动脉瓣和二尖瓣狭窄、心肌炎、缩窄性心包炎等均可引起。

3. 高原性低血压　有一定地域性。

4. 体位性低血压　如患者直立位收缩压较卧位下降 50mmHg，舒张压下降 20 ~ 30mmHg，有肯定的诊断价值。其中特发性者除直立位血压降低症状外，其心率无改变，伴尿失禁、尿频、排尿困难、阳痿、腹泻或便秘、少汗或无汗等自主神经功能障碍症状，及说话缓慢、写字手颤或笨拙、协调动作欠灵活、步态不稳等躯体神经症状。继发性者除血压降低症状外，可伴有原发疾病症状或体征及用药史，结合针对原发病的实验室检查可明确诊断。

5. 慢性低血压　诊断主要依据是：低血压及神经症症状而无器质性病变或营养不良表现，并可与其他原因所致低血压相鉴别。

三、鉴别诊断

原发性低血压即体质性低血压，多发于体质较瘦弱的人，女性多见，可有家族遗传倾向，血压低者多无自觉症状，往往于体检中发现。本病需与内分泌性低血压及心血管疾病所致继发性低血压相鉴别。内分泌性低血压包括慢性肾上腺皮质功能减退症，糖尿病体位性低血压，醛固酮减少（高肾素型），嗜铬细胞瘤，垂体前叶功能减退症，慢性肾上腺皮质功能减退症等。心血管疾病所致低血压包括：重度主动脉瓣狭窄，急性心肌梗死，急性肺源性心脏病，心包压塞，急性心衰所致休克等。可通过临床症状体征结合检查肾功能，血、尿皮质醇，17 - 羟皮质类固醇，血浆 ACTH、醛固酮、血管紧张素肾素系列，血、尿儿茶酚胺，心脏彩超，心电图，全胸片等进行鉴别诊断。

四、并发症

老年人低血压会增加中风与心肌梗死的风险。因为随着年龄增大，人的血管硬化程度会不断加重，特别是脑动脉与冠状动脉硬化，可使其调节血流的功能逐渐减弱甚至丧失，此时只有维持一定的血压才能保证有效灌注。当血压过低时，血流缓慢，脑动脉和冠状动脉的血流量减少，导致供血、供氧不足，同时，血流变缓还容易引致栓塞，从而诱发中风或心肌梗死。

五、临证要点

(一) 辨证多属虚证，"损者益之，虚者补之" 当为治疗总则

低血压多表现为头晕目眩，心悸气短，神疲懒言，失眠健忘等一系列症状，以虚为多。如气血俱虚，气阴两虚，心阳不振，脾肾两虚等。通过益气养血，滋阴壮阳，健脾益胃，养心安神，重建人体阴阳平衡，恢复和协调各脏功能，多可得到满意疗效。

(二) 辨证施治为主，适当加用具有升压药理作用的单味中药

据现代药理研究表明，麻黄碱、人参皂苷、甘草次酸、黄芪甲苷、陈皮苷、辛弗林等均有升压作用；党参、黄芪有增强细胞免疫的作用，能促进淋巴细胞转化，并可增进食欲；生脉散有升高血压，强心及改善循环作用，并能调节神经－体液－内分泌，增强机体的免疫力和防御能力。在辨证施治的基础上适当选加含上述成分的单味中药可明显提高疗效。

六、西医治疗

(一) 一般处理

睡眠时头部垫高 20～25cm，有助于起床时的血压调节，直立时要慢慢逐步站起，久病卧床者必须逐渐起坐活动，然后下地活动。反复多次发作者可在下肢用绷带缠扎或穿弹力长袜，或束腹以减少身体下部血液积滞。

(二) 扩容

在饮食中增加食盐摄入量，但注意在老年人可引起水肿甚至心力衰竭。地塞米松能增加血容量，开始 0.75mg 每天 2 次，当已矫正低血压，改为 0.75mg 每天 1 次。也可以用激素如 9－α 氟可的松，每次 0.5～1mg 口服，每天 2 次，还可以用醋酸氟氢可的松，通常用量是每天日服 0.1～0.2mg。亦有试用甘草浸膏者。鼻腔吸入脑垂体后叶粉等治疗方法均可能有一定的价值。

(三) 针对原发病治疗

直立性低血压系由血管内容量降低引起者，应予纠正血容量。如系肾上腺或垂体功能不全所致者，须用适量激素替代治疗。而与周围神经病或特发性疾病有关的直立性低血压须对症处理。特发性直立性低血压有自主神经病变者释放去甲肾上腺素量少，β 受体过度兴奋，故可由 β 受体阻滞剂以增高血压，尤其用具有内源性拟交感作用类，如吲哚洛尔。部分自主神经病变者可用抑制前列腺素生成的药物如吲哚美辛或非甾体类消炎药，使患者对去甲肾上腺素的加压反应增强。拟交感神经作用药如 Paredrine 或麻黄素也用于治疗，但效果不肯定。α 受体激动药，如口服盐酸米多君 2.5mg，每日 3 次。管通是目前临床应用的唯一一种口服 $α_1$ 肾上腺素能兴奋剂，可提高血管平滑肌的张力和预防四肢血液积蓄而改善低血压，广泛应用于原发性低血压和体位性低血压的治疗，对脑血栓患者的低血压亦有轻度提升作用。单胺氧化酶抑制剂等也曾用于治疗体位性低血压。

七、中医治疗

低血压中医证候表现以虚为主，病变脏腑多与心脾肝肾关系密切，故在治疗上重点调理

心脾肝肾的功能失调与调补气血阴阳之不足，现归纳为五个证型分述如下。

（一）分型施治

1. 心脾两虚

主症：头晕目眩，倦怠乏力，失眠多梦，心悸气短，食少纳呆，腹胀便溏，面色无华，舌质淡，苔薄白，脉细弱。

治法：益气健脾、养心安神。

处方：归脾汤加减。

枳壳 10g，党参 10g，黄芪 10g，炒白术 10g，茯苓 10g，龙眼肉 10g，远志 10g，当归 10g，陈皮 10g，炙甘草 10g，炒枣仁 10g。

方中党参、黄芪、白术、甘草补气健脾；远志、龙眼肉、茯苓、当归、炒枣仁养心安神；陈皮理气舒脾，使之补而不滞。全方共奏益气健脾、养心安神之功。方中党参、枳壳等具有升高血压的药理作用。

2. 气阴不足

主症：头晕目眩，心悸气短，神疲乏力，心烦失眠，自汗盗汗，少气懒言，口干咽燥，尿赤，舌偏红，脉细弱无力。

治法：益气养阴、安神定志。

处方：生脉饮加味。

党参 10g，黄芪 10g，黄精 10g，生地 10g，麦冬 10g，五味子 10g，白芍 10g，远志 10g，甘草 10g，黄连 3g。

方中党参、黄芪、甘草益气；生地、麦冬、白芍滋阴养血；五味子、远志安神定志；黄连清热泻火，以防补气助热伤阴，全方共奏益气养阴，安神定志之功，生脉饮本身具有升高血压的药理作用。

3. 痰湿中阻

主症：头晕目眩，头重如蒙，胸脘满闷，恶心纳呆，神疲多寐，舌苔白腻，脉濡滑。

治法：燥湿祛痰、健脾和胃。

处方：二陈汤加味。

陈皮 10g，半夏 10g，茯苓 10g，枳实 10g，青皮 10g，竹茹 10g，菖蒲 10g，郁金 10g，白术 10g，炙甘草 10g。

方中陈皮、半夏、茯苓燥湿祛痰；炙甘草、白术健脾益气；枳实、青皮理气和胃降逆；菖蒲、郁金开窍化痰，全方共奏燥湿化痰，健脾和胃之功，方中枳实、青皮具有升高血压的药理作用。

4. 肝肾亏虚

主症：头晕目眩，耳聋耳鸣，多梦健忘，口干眼涩，腰膝酸软，舌淡红，苔薄白，脉沉细。

治法：滋补肝肾，养血填精。

处方：六味地黄丸加减。

熟地 15g，山药 15g，山萸肉 10g，菟丝子 30g，枸杞子 10g，当归 10g，白芍 15g，沙参 15g，麦冬 10g，鹿角胶 10g。

方中熟地、山药、山萸肉、菟丝子、鹿角胶补肾填精；沙参、麦冬、枸杞子、当归、白芍滋阴养血柔肝，全方共奏滋补肝肾，养血填精之功。

5. 心肾阳虚

主症：头晕目眩，心悸气短，神疲乏力，少气懒言，形寒肢冷，腰膝酸软，舌淡，苔薄白，脉沉细。

治法：温补心肾、益气助阳。

处方：金匮肾气丸加减。

附子10g，肉桂6g，熟地15g，山萸肉10g，山药15g，黄芪20g，党参15g，仙灵脾10g，枸杞子10g，甘草10g。

方中熟地、山萸肉、山药、枸杞子补肾益心；附子、肉桂、仙灵脾温阳；黄芪、党参、炙甘草补气助阳，全方共奏温补心肾，益气助阳之功。

（二）中成药

1. 生脉注射液

适应证：气阴两虚证。

用法：本品60ml加入0.9%氯化钠注射液250ml中静滴，每日1次，14天为一疗程，疗程间隔7天。

2. 参麦注射液

适应证：气阴两虚证。

用法：本品60ml加入0.9%氯化钠注射液500ml中静滴，每日1次，10天为一疗程，疗程间隔3~5天。

3. 参附注射液

适应证：气阳不足证。

用法：本品50~100ml加入NS 250~500ml中静滴，每日1次，10天为一疗程，疗程间隔3~5天。

4. 生脉饮

适应证：气阴两虚证。

用法：本品20ml口服，每日3次，气虚甚者加黄芪口服液10ml、每日3次，阴虚甚者加杞菊地黄口服液10ml、每日3次，阳虚甚者加金匮肾气丸6g，每日3次。

5. 黄杨宁

适应证：各型均可。

用法：本品1mg，每日3次。

6. 驴胶补血颗粒

适应证：气血两虚证。

用法：本品1包，每日3次。

（三）针灸

1. 体针

主穴：晕听区、四神聪、风池、印堂。

配穴：心脾两虚配心俞、脾俞、胃俞、气海、足三里；髓海不足配肾俞、关元、太溪；健忘失眠配内关、神门、三阴交。

双侧取穴：常规针刺，用补法，留针 30 分钟，四神聪、气海、关元、足三里、三阴交可针后加温和灸 10 分钟，每日 1 次，6 日为一疗程。

取百会穴：针与皮肤成 15°角，百会透四神聪，艾条灸百会，以百会穴最热但能耐受为度，7 日为一疗程，共 2 ~ 4 个疗程，疗程间休息 2 天。

2. 灸法　取百会穴，温和灸法，距百会 3cm 处，每次 15 分钟，每日 1 次，10 天为一疗程。

3. 耳压　用王不留行籽胶粘于双侧耳穴的心、头兴奋点和敏感区，按摩各 60 次，餐后睡前各 1 次，5 ~ 7 天更换一次。

八、饮食调护

低血压患者临床常见头晕、头痛、心悸、乏力，严重者甚至引起晕厥，影响了患者日常生活及工作。平时应教育患者注意营养，摄入足够热量，饮食应做到高维生素、高蛋白及低脂，并适当补充盐分。

可以适当食补，进食药膳如气血两虚者可用羊肝汤煮散，脾不健运者可用参山薏苡仁粥，心肾不交者可用天麻炖鸡汤。

避免吃有降压作用的食物，如芹菜、山楂、苦瓜、绿豆、海带、大蒜等。

（崔伟锋）

第四节　闭塞性动脉硬化症

一、概述

闭塞性动脉硬化症是因动脉粥样硬化病变而引起的慢性闭塞性疾病。临床表现患肢发凉、麻木、酸胀、间歇性跛行、动脉搏动减弱或消失，肢体营养障碍，远端发生溃疡或坏疽。本病好发于中老年，发病年龄在 45 岁以上，60 岁以上发病者占 80%，男性多见。

根据本病的发病特点和临床表现极类似于血栓闭塞性脉管炎，故属于中医"脱疽"范畴。

二、发病机制

中医学认为，闭塞性动脉硬化症的发病原因与心、脾、肾等脏器功能衰竭关系密切。人到中老年，多有心气虚弱，心血不足，血运乏力，最易脉络瘀阻。气虚血瘀可出现肢体怕冷发凉，麻木疼痛等一系列营养障碍的表现。脾为后天之本，主肌肉，主四肢，为气血生化之源，若脾阳不振，或久病及脾，或嗜食肥甘，过饮酒浆，均可致脾气受损，健运失司，痰浊内生，痰阻脉络，血滞为瘀，痰瘀互结阻于脉道而发病。肾为先天之本，主一身之阳气。"肾藏精，生髓主骨"，老年人肾气不足，若房事不节，过服助阳之剂，致使阳精煽惑，淫火旺动，消烁阴液，毒聚肢端，筋涸骨枯而成疾。本病的病理机制为心、脾、肾气不足，气滞血瘀，脉络阻塞。其中心、肾气亏为关键因素。心气虚弱，日久伤阴，可致气阴两虚，心病及脾，一则气血生化乏源，而致心脾气血两虚，一则脾失健运，水聚为痰，痰瘀互结络脉；肾阳不足，可致络脉失煦，气血寒凝，肾阴不足，虚火旺动，消灼阴津，炼液为痰，痰浊内阻。综上所述，气虚瘀滞，脉络闭塞是本病的基本病理。

三、诊断

（一）诊断标准（中国中西医结合研究会周围血管病研究专业委员会诊断标准，1984 年）

1. 主要症状及体征　肢体有慢性缺血症状：麻木、怕冷、间歇性跛行、静息痛、皮肤、肌肉、趾（指）甲呈营养不良性改变，肢体发生坏死或坏疽，肢体动脉硬化，大中动脉搏动减弱或消失，少数病例突然进行性加重或突然发生闭塞。

2. 年龄　发病年龄大多在 40 岁以上。

3. 病史　可能有高血压病史，冠心病史和脑动脉缺血史。

4. 检查　眼底动脉有硬化性改变，血脂过高症，心电图可显示冠状动脉缺血，胸部 X 光平片可见主动脉突出迂曲，钙化或分支动脉钙化。肢体及脑血流图弹性波不显或消失（阻抗式或光电式）。

5. 肢体动脉造影　动脉管壁僵硬，有蛇形纡曲。动脉呈节段性阻塞，动脉内壁有粥样斑块突出，凸凹不平，有虫蚀样阴影。严重时有多处狭窄和扩张，呈串珠样改变。

（二）鉴别诊断

在考虑闭塞性动脉硬化症诊断时，需与下列疾病相鉴别。

1. 血栓闭塞性脉管炎　本病多见于男性青壮年，多有吸烟嗜好。主要累及下肢的足背动脉、胫后动脉、腘动脉或股动脉等。主要表现为患肢怕冷、肤温肤色改变、间歇性跛行、静息性疼痛、动脉搏动减弱或消失，肢体坏疽等。40% ～60% 的患者在发病早期或发病过程中，下肢反复发生游走性血栓性浅静脉炎。血管造影显示动脉节段性闭塞。

2. 多发性大动脉炎　多见于青年女性，主要病变位于主动脉弓分叉处与腹主动脉下段。临床表现主要为上肢或下肢动脉搏动减弱或消失，血压明显下降或测不出。在胸腹部可闻及血管收缩期杂音。肾动脉病变时可见肾性高血压。本病活动期可见发热、血沉增快等临床现象。

3. 急性动脉栓塞　常见于严重的心脏病患者。栓子阻塞肢体动脉所引起的急性动脉缺血疾病。主要表现为肢体剧痛、皮色苍白、厥冷、感觉障碍和动脉搏动消失。动脉栓塞慢性期的缺血症状常与本病相似，需注意鉴别。

（三）临床分期分级

同血栓闭塞性脉管炎。

四、辨证论治

本病辨治应区别虚证、实证，虚证以阳气虚弱、气阴两虚为主。治疗分别予以温补阳气、益气养阴。实证以寒盛、瘀血、痰浊及湿毒为多见，治疗分别予以祛寒、活血、化痰及清解湿毒等。但临床上常因虚实夹杂，需详辨治之。

（一）阳虚寒凝证

症状：患肢发凉怕冷，麻木胀痛，遇寒症状加重，间歇性跛行，皮肤苍白，伴腰膝酸软，神疲乏力，纳呆便溏等，舌质淡，苔薄白，脉沉细迟。

证候分析：阳气虚损，不能温煦四末，故患肢发凉怕冷，遇寒加重；气血亏虚则筋脉失养，故见麻木胀痛，间歇性跛行，皮肤苍白；肾阳虚则腰膝酸软乏力；脾阳不振则神疲，纳呆便溏，舌质淡，苔薄白，脉沉细迟皆为虚寒之证。

治法：益气活血，温经散寒。

方药：当归活血汤合参附汤加减。党参 12g，制附子 10g，当归 10g，红花 10g，熟地 10g，赤芍 15g，川芎 10g，丹参 20g。

方解：党参功在益气，制附子温阳散寒；熟地滋肾补血；川芎行气活血；当归、丹参、红花、赤芍养血活血，化瘀通络。

加减：肾阳虚甚，症见形寒肢冷，手足冰凉者，加肉桂 6g（后下），鹿角片 10g；气血不足，症见少言懒语，面色少华，心悸失眠者，加黄芪 15g，白术 10g，阿胶 10g（烊冲）。

（二）气滞血瘀证

症状：患肢麻木肤凉，持续性疼痛，夜间明显，肢端瘀斑或瘀点，皮肤干燥、脱屑、光薄无泽，趾甲增厚或畸形，舌质紫气或瘀点，苔薄白，脉弦涩或迟涩。

证候分析：气滞血瘀，脉道闭塞不通，故见患肢麻木肤凉，持续性疼痛；血瘀于肌肤则见肢端瘀斑或瘀点；瘀血阻于脉络，气血不能畅达，则见肌肤营养障碍，皮肤干燥脱屑，光薄无泽，趾甲增厚畸形；舌质紫气瘀点，脉弦涩或迟涩均为瘀血痹阻所致。

治法：行气活血，化瘀通络。

方药：桃红四物汤加减。桃仁 10g，红花 10g，川芎 10g，赤芍 15g，生地 10g，牛膝 10g，鸡血藤 15g。

方解：桃仁、红花、赤芍活血化瘀；川芎行气活血通络；当归、生地、牛膝、鸡血藤则养血活血，化瘀通络。

加减：气虚甚，症见肢凉麻木明显，气短乏力者，加黄芪 15g，党参 12g，川桂枝 10g；瘀血甚，症见肢体疼痛剧烈，肤色青紫者加地鳖虫 10g，蜈蚣 3 条以逐瘀解痉止痛。

（三）痰瘀阻络证

症状：肢体肿胀怕冷，胀痛，肢端瘀斑或瘀点，伴食欲不佳，纳后作胀，口粘便溏，舌淡胖或紫气，苔厚腻，脉弦滑。

证候分析：痰瘀互结阻于脉络，故见肢体肿胀怕冷，胀痛；瘀血阻于经络，见肢端瘀斑或瘀点；痰湿阻于中焦，脾失健运则见食欲不佳，纳后作胀，口粘便溏；舌质淡胖或紫气，苔厚腻，脉弦滑皆为痰瘀互结之证。

治法：化痰通络，活血止痛。

方药：涤痰汤合桃红四物汤加减。法半夏 10g，陈皮 10g，胆南星 10g，竹茹 6g，桃仁 10g，红花 10g，当归 10g，川芎 10g。

方解：半夏、陈皮燥湿化痰；胆南星、竹茹祛风化痰；桃仁、红花活血通络；当归，川芎养血活血，行气通络。

加减：痰湿重者，症见肢体肿胀，按之凹陷，肢凉麻木者，加白芥子 10g，泽泻 10g，车前子 10g（包）；脾虚湿困，症见纳呆呕吐，腹胀便溏，苔厚腻者，加茯苓 10g，枳实 10g，白术 10g；瘀血甚，症见疼痛明显，舌紫气者，加丹参 20g，制乳香 6g，制没药 6g。

（四）湿热毒蕴证

症状：肢端溃疡或坏疽，局部红肿热痛，肢体肿胀，伴感染时，可见高热，口渴，烦躁等，舌红绛，苔黄腻或灰黑，脉弦数或洪数。

证候分析：湿热壅滞，热盛肉腐则肢体溃疡或坏疽；热毒炽盛则见身热不退，口渴，烦躁；舌红绛，苔黄腻或灰黑，脉弦数或洪数均为湿热或热毒内盛之象。

治法：利湿化瘀，清热解毒。

方药：四妙勇安汤加减。金银花12g，玄参20g，当归10g，牛膝10g，生甘草10g，黄檗10g，赤芍15g，丹皮10g。

方解：金银花、玄参清热解毒，养阴生津；生甘草泻火解毒；黄檗泻火清热利湿；当归、牛膝活血化瘀；赤芍、丹皮清热凉血活血。

加减：湿重于热，症见肢体肿胀，身热不扬，口不渴者，加泽泻10g，车前子10g（包）；热重于湿，症见身热汗多，面赤心烦，苔黄腻者，加黄连5g，黄芩10g，知母10g；热毒火盛，症见高热、烦渴、脉洪大者，加生石膏30g（先煎），知母10g，连翘20g；热盛伤津，症见口渴唇焦，苔黄而干，舌边尖红者，加石斛10g，麦冬10g，天花粉10g。

（五）中成药

（1）脉络宁注射液：适应证：适用于闭塞性动脉硬化症阴虚瘀阻证。

用法：脉络宁注射液10～20ml加入5%或10%葡萄糖液250～500ml中，静脉滴注。每日1次，2周为1疗程，间隔5～7天后使用第2疗程。

（2）丹参注射液：适应证：适用于闭塞性动脉硬化症血瘀轻证。

用法：丹参注射液20ml加入5%或10%葡萄糖液250～500ml中，静脉滴注。每日1次，10～15天为1疗程。也可连续使用。

（3）通塞脉片：适应证：适用于闭塞性动脉硬化症气血瘀阻证。

用法：本品每次5片，口服，每日3次。

（4）丹参片：适应证：适用闭塞性动脉硬化症血瘀证。

用法：本品每次3～4片，口服，每日3次。

（5）三七总甙片：适应证：适用于闭塞性动脉硬化症气滞血瘀证。

用法：本品每次4片，口服，每日3次。

（6）活血止痛胶囊：适应证：适用于闭塞性动脉硬化症血瘀证。

用法：本品每次4片，口服，每日3次。

（7）乐脉颗粒冲剂：适应证：适用于闭塞性动脉硬化症气滞血瘀证。

用法：本品每次1包，开水冲服，每日3次。

（8）活血通脉片：适应证：适用于闭塞性动脉硬化症恢复期，巩固疗效。

用法：本品每次10粒，口服，每日3次。

（9）川芎嗪注射液：适应证：适用于闭塞性动脉硬化症气滞血瘀证。

用法：川芎嗪注射液400～800ml加入生理盐水500mg内，静脉滴注。每日1次，15～20天为1疗程。

（10）十全大补丸：适应证：适用于闭塞性动脉硬化症气血不足证。

用法：本品每次10g，口服，每日2次。

（11）通心络胶囊：适应证：适用于闭塞性动脉硬化症气虚血瘀络阻证。

用法：本品每次 3 粒，口服，每日 3 次。

（六）专病方

（1）荣脉汤：黄芪 90g，党参 30g，丹参 30g，赤芍 30g，川芎 15g，地龙 15g，牛膝 15g，海藻 15g，水蛭 10g。每日 1 剂，煎 2 次，取汁 300ml，每次服 150ml，每日 2 次，早、晚分服。适用于闭塞性动脉硬化症各期。

（2）黄芪通脉汤：黄芪 90g，当归 15g，鸡血藤 30g，桑寄生 30g，赤芍 20g，川芎 12g，桃仁 12g，葛根 30g，莪术 20g，地龙 15g，水蛭 10g。每日 1 剂。煎服法同上。适用于闭塞性动脉硬化症各证型。

（3）丹参通脉汤：丹参、黄芪各 30g，石斛、鸡血藤、牛膝各 15g，郁金、当归、川芎各 10g，甘草 6g。每日 1 剂，煎服法同上。适用于闭塞性动脉硬化症各证型。

（4）清脉胶囊：全蝎、水蛭、玄参、玄胡等，相当于处方剂量的中药饮片浓缩颗粒剂。每日 3 次，每次服 4 粒，疗程 1 至 2 月。适用于闭塞性动脉硬化症各证型。

（七）针灸

（1）体针：可取足三里、三阴交、阳陵泉、阴陵泉、绝骨、太冲、太溪等穴。每次取 3~4 穴，每日 1 次，每次 40~60 分钟，1 月为 1 疗程。止痛可配用电针。

（2）耳针：可取交感、心、肝、肾、皮质下、内分泌等穴，配以相应部位穴位（膝、踝、肘、腕）。每次 4~5 穴，强刺激，留针 1 小时，每日 1 次，10~15 日为 1 疗程。

五、西医治疗

1. 一般治疗　对疑有动脉硬化的患者或已确诊的早期患者，应减少动物脂肪、碳水化合物的摄入量。肥胖患者，要减轻体重，鼓励患者增加力所能及的活动量。防治高血压，定期检查血液流变和血脂。严格戒烟，少饮酒，少食辛辣刺激食物。注意肢体保暖，运动量要适宜。

2. 药物治疗

（1）降血脂药物：氯贝丁酯 0.5g，每日 3~4 次，口服。烟酸 0.1~1.0g，每日 3 次，口服。非诺贝特 100mg，每日 3 次，口服。

（2）抗血小板聚集药物：阿司匹林 25~50mg，每日 1~3 次，口服。己酮可可碱 100~200μg，每日 3 次，口服。

（3）血管扩张药物：前列腺素 E_1 100~200ug，加入生理盐水或葡萄糖溶液 250~500ml，静脉滴注，每日 1 次，15 次为 1 疗程。妥拉唑啉 25~50mg，每日 3~4 次，口服；或者 10~50mg，血管内注射，每日 1 次。脉栓通，第 1 天 150mg，每日 3 次，口服；第 2 天 300mg，每日 3 次，口服；第 3 天以后 450mg，每日 3 次，口服。服药后有皮肤发热、潮红、心率加快等反应。

合并有冠心病、高血压病、高脂血症或糖尿病等，可参照有关章节的治疗。

3. 手术治疗

（1）单纯坏死组织切除术：适用于病情稳定，坏死组织与健康组织分界明显，但不能作创口缝合的患者，作坏死组织切除术，以便创口生长、愈合。

（2）截趾（指）术：适用于趾（指）末端局限性坏疽或慢性溃疡的患者，分界线形成明显，作患趾（指）截除术，如有足够的皮瓣，可考虑缝合。

（3）截肢术：肢端坏疽或溃烂延及足背、手背及足踝、手腕关节以上，或严重感染患者，则考虑行高位截肢术。

4. 其他疗法

（1）药物动脉注射疗法：0.5% 普鲁卡因 15～20ml，654－2 注射液 10mg，妥拉唑啉 25mg，庆大霉素 16 万 U，混匀后作患者股动脉注射，每日 1 次，10 次为 1 疗程。或视病情而定，避免长时间使用。

（2）抗感染治疗：肢体溃烂或坏疽合并感染时，可作分泌物培养及药敏试验，选择适当敏感之抗生素以控制感染，防止疾病的发展。

六、预防与康复

（1）高脂血症是动脉硬化发生的重要因素之一，长期大量地食入含脂肪和胆固醇过高的食物，能使动脉硬化及早发生和发展。因此，应坚持饮食清淡的原则。特别是中、老年人即使血脂正常，也应避免经常食入过多的动物性脂肪，如动物内脏、鸡蛋黄等，应多食新鲜蔬菜、水果，最好不饮酒，严格戒烟。

（2）适当的体育锻炼或体力劳动，不仅能调节生活、消除精神疲劳，还有助于促进体内的脂肪代谢，是防治动脉硬化症的积极而有效的好方法，因此，要鼓励中、老年人多参加一些力所能及的体育活动。对肢体已出现闭塞性动脉硬化症的患者，也应鼓励其适度地活动，以利改善肢体的血液循环。

（3）注意肢体的保护，寒冻及各种外伤等都能促使病情加重。闭塞性动脉硬化患者，出现足癣、甲沟炎等时，切忌滥用刺激性、腐蚀性的药物或拔甲术，应待肢体血液改善后进行治疗，否则可能会加重病情。

（崔伟锋）

第五节　慢性肺源性心脏病

一、概述

肺源性心脏病（简称肺心病），就其发生和发展的不同进程可分为急性肺源性心脏病和慢性肺源性心脏病两类，前者的形成主要由于来自右心或静脉系统的栓子进入了肺循环，造成肺动脉主干或其分支栓塞而致，后者则由于支气管和肺组织或肺动脉及其分支的原发病变而引起的肺动脉高压而导致的心脏病变。本章所讨论的主要是慢性肺源性心脏病。

本病在我国较为常见，发病年龄多为 40 岁以上。急性发作以冬春季为主，肺心功能衰竭常因于急性呼吸道感染。临床上以反复咳喘、咯痰、水肿、紫绀等为主要特征。早期心肺功能尚能代偿，晚期出现呼吸循环衰竭，并伴有多种并发症。根据全国各省、市、自治区 14 岁以上 52 549 822 人群的抽样调查表明，本病的患病率为 0.46%。根据我国东北地区的调查，肺心病约占各类器质性心脏病的 18.37%，华北地区为 12%～34%，华东地区为 7%～15%，华南和华中分别为 8%～10% 和 6%～9%，西南和西北分别为 16%～28% 和

7%～23%。寒冷潮湿地区和山区的患病率一般较高，吸烟者高于非吸烟者，某些工种的患病率较高，如煤矿工人的肺心病患病率可达 2.19%。

本病一般属于中医"肺胀"、"喘证"、"痰饮"等病范畴。

二、发病机制

肺心病的发生多由久病正虚，痰浊潴留、气滞血瘀，每因外感诱发加重。

1. 久病肺虚　如内伤久咳、喘哮等肺系慢性疾患日久伤正，导致肺虚，成为发病的基础。

2. 感受外邪　肺居上焦，为五脏之华盖，开窍于鼻，外合皮毛，且为"娇脏"，不耐寒热。而肺虚卫外不固，更易为外邪侵袭。外邪犯肺，宣降失司，气逆为咳，升降失常则为喘，因此，外邪六淫每易乘袭，诱使本病反复发作，病情日益加重。

3. 水停气滞　痰的产生，病初由肺气郁滞，脾失健运，津液不归正化而成，渐因肺虚不能化津，脾虚不能传输，肾虚不能蒸化，痰浊愈益潴留，喘咳持续难已。若晚期气虚及阳，阳虚阴盛，气不化津，痰从阴化为饮为水，饮留上焦，迫肺凌心则喘促心悸，饮溢肌肤则水肿尿少。

4. 气虚滞逆　"肺为气之主，肾为气之根"，咳嗽日久，积年不愈，必伤肺气，反复发作，由肺及肾，肺肾两虚。肺失主气则气滞，肾失纳气而气逆，气机升降失司，肺肾之气不能交相贯通，以致清气难入，浊气难出，滞于胸中，壅塞于肺而为胸闷胀满。

5. 痰瘀互结　痰浊蕴肺，病久势深，肺气郁滞，由气及血导致瘀滞，痰浊与瘀血互结，是慢阻肺后期一种常见的病理转归，多提示病情较重，预后较差，临床可见咳喘痰壅，唇暗甲紫，舌质紫黯或见瘀斑等症。

综上所述，本病由肺系疾患日久或迁延失治，不仅正气受损而且引起脏腑气血功能紊乱，形成气滞、痰浊或水饮、痰瘀互结等病理产物。诸病理因素之间互有影响和转化，但一般以痰浊、气滞为主，渐而痰瘀并见，终至痰浊、血瘀、水饮错杂为患。

本病病理性质总属本虚标实，但有偏实、偏虚的不同，且多以标实为急。感邪则偏于邪实，平时偏于本虚。本病发作期或迁延期表现为以下临床证型：痰热蕴肺证、痰浊阻肺证、痰瘀互结证、痰饮伏肺证。缓解期则以本虚为主，早期多属气虚、气阴两虚，由肺涉脾及肾；晚期气虚及阳，以肺、肾、心为主，或阴阳两虚。正虚与邪实互为因果，相互夹杂，致使恙情久羁难已。若痰从寒化，为饮为水凌心迫肺而喘促陡作，张口抬肩，并伴冷汗、面苍、肢冷、脉厥则为"喘脱"重症。若痰从热化，痰热夹毒上蒙脑窍则有神昏谵语、痉厥之变。

三、诊断

（一）诊断标准（源自 1977 年全国第二次肺心病专业会议修订"慢性肺源性心脏病诊断标准"）

慢性肺源性心脏病（简称肺心病）是慢性支气管炎、肺气肿、其他肺胸疾病或肺血管病变引起的心脏病，有肺动脉高压、右心室增大或右心功能不全。

1. 慢性肺胸疾病或肺血管病变　主要根据病史、体征、心电图、X 线，并可参考放射性同位素、超声心动图、心电向量图、肺功能或其他检查判定。

2. 右心功能不全主要表现　颈静脉怒张、肝大压痛、肝颈反流征阳性、下肢水肿及静脉压增高等。

3. 肺动脉高压、右心室增大的诊断依据

（1）体征：剑突下出现收缩期搏动，肺动脉瓣区第二心音亢进，三尖瓣区心音较心尖部明显增强或出现收缩期杂音。

（2）X 线诊断标准

1）右肺下动脉干扩张：①横径≥5mm；②右肺下动脉横径与气管横径比值≥1.07；③经动态观察较原右肺下动脉干增宽 2mm 以上。

2）肺动脉段中度凸出或其高度≥3mm。

3）中心肺动脉扩张和外围分支纤细，两者形成鲜明对比。

4）圆锥部显著凸出（右前斜位 45°）或"锥高"≥7mm。

5）右心室增大（结合不同体位判断）。

具有上述 1）至 4）项中的一项可提示，两项或以上者可以诊断。具有第 5 项情况者即可诊断。

（3）心电图诊断标准

1）主要条件

a. 额面平均电轴≥+90°。

b. $V_1 R/S \geqslant 1$。

c. 重度顺钟向转位（$V_5 R/S \leqslant 1$）。

d. $RV_1 + SV_5 > 1.05$mV。

e. aVR R/S 或 R/Q≥1

f. $V_{1\sim3}$ 呈 Qs、Qr、qr（需除外心肌梗死）。

g. 肺型 P 波：①P 电压≥0.22mV，或②电压≥0.2mV，呈尖峰型，结合 P 电轴 > +80°，或③当低电压时 P 电压 >1/2R，呈尖峰型，结合电轴 > +80°。

2）次要条件

a. 肢导联低电压。

b. 右束支传导阻滞（不完全性或完全性）。

具有一条主要的即可诊断，二条次要的为可疑肺心病的心电图表现。

（4）超声心动图诊断标准：（全国第三次肺心病专业会议制订 1980 年 10 月于黄山）

1）主要条件

a. 右心室流出道内径≥30mm。

b. 右心室内径≥20mm。

c. 右心室前壁的厚度≥5.0mm，或有前壁搏动幅度增强。

d. 左/右心室内径比值 <2。

e. 右肺动脉内径≥18mm，或肺动脉干≥20mm。

f. 右心室流出道/左心房内径比值 >1.4。

g. 肺动脉瓣曲线出现肺动脉高压征象（a 波低平或 <2mm，有收缩中期关闭征等）。

2）参考条件

a. 室间隔厚度≥12mm，搏幅 <5mm 或呈矛盾运动征象。

b. 右心房增大，≥25mm（剑突下区）。

c. 三尖瓣前叶曲线 DE、EF 速度增快，E 峰呈尖高型，或有 AC 间期延长。

d. 三尖瓣前叶曲线幅度低，CE < 18mm，CD 段上升缓慢、延长，呈水平位或有 EF 下降速度减慢，< 90mm/sec。

说明：①凡有胸肺疾病的患者，具有上述二项条件者（其中必具有一项主要条件）均可诊断肺心病。②上述标准仅适用于心前区探测部位。

（5）心电向量图诊断标准：（全国第三次肺心病专业会议制订 1980 年 10 月于黄山）

1）肺心病：在胸肺疾病基础上，心电向量图具有右心室及或右心房增大指征者均符合诊断。

a. 右心室肥大：①轻度右心室肥大：横面 QRS 环呈狭长形，逆钟向运行，自左前转向后方。其 S/R > 1.2。或 X 轴上（额面或横面）由/左向量比值 < 0.58。或 S 向量角 < − 110°伴 S 向量电压 > 0.6mV。②横面 QRS 环呈 8 字形，主体及终末部均向右后方位。以上二条具有一条即可诊断。③重度右心室肥大：横面 QRS 环呈顺钟向运行，向右向前，T 环向左后。

b. 右心房增大：①额面或侧面最大 P 向量电压 > 0.18mV。②横面 P 环呈顺钟向运行。③横面向前 P 向量 > 0.06mV。

以上三条符合一条即可诊断，额面最大 P 向量 > +75°作为参考条件。

2）可疑肺心病：横面 QRS 环呈肺气肿图形（环体向后，最大 QRS 环向量沿 +270°轴后伸，环体幅度减低和变窄），其额面最大 QRS 向量方位 > +60°或肺气肿图形其右后面积占总面积的 15% 以上。

（6）放射性同位素肺灌注扫描，肺上部血流增加下部减少，即表示可能有肺动脉高压。

（二）鉴别诊断

本病需与下列疾病鉴别：

1. 冠心病　肺心病和冠心病均为老年性非瓣膜损害性心脏病。二者临床表现易于混淆，合并存在的临床资料约占 20%。尸检发现率为 25% ~ 42.8%。但肺心病均有多年慢性呼吸道疾病和肺功能不全史，并以肺动脉高压和右室增大或右心衰竭表现为主，体检、X 线、心电图可资鉴别。心电图与病理对照分析，下列所见有助于肺心病伴冠心病的诊断：①有肺型 P 波而 QRS 电轴正常或左偏；②肺型 P 波兼有左束支或左前半或双束支传导阻滞；③QRS 电轴右偏或右室肥厚的同时，左心导联有较恒定的缺血型 ST – T 改变；④典型的急性心肌梗死图形和其衍变过程。

2. 先天性心脏病　肺心病应与病理性杂音不甚明显的房间隔缺损相鉴别，因后者自左到右分流引起肺动脉高压和右室增大类似肺心病表现，但以病史和超声心动图检查易于鉴别。

3. 风湿性心脏病　风湿性心脏病表现为以二尖瓣关闭不全为主的易与肺心病相混淆，但根据 X 线以左室、左房增大为主和超声心动图检查不难区别。

四、辨证论治

本病辨证总属标实本虚，但因外邪的控制与否，心肺功能的代偿与否，可有偏实与偏虚的不同，偏实者须分清风寒、风热及/或痰浊、痰热、水饮的不同；偏虚者当分清气（阳）

虚、阴虚的性质，肺、心、肾、脾的病位主次所在。治疗上根据标邪的性质，分别采取祛湿宣肺、降气化痰、利水、活血，甚或开窍、熄风、止血等法；治本则以补益心肺之气，温肾健脾为主，有时需气阴兼顾或阴阳两调，正气欲脱时则应以扶正固脱、回阳救阴为主。

急性加重期肺部感染和肺心功能不全是主要矛盾。此期多数患者常系肺、肾、脾正虚的基础上复感外邪，痰湿化热，阻遏于肺，每见呼吸困难，咳喘不能平卧，动则加剧，紫绀明显，心悸胸闷，舌质紫暗等症。由于其证属本虚标实，且以邪实为主要矛盾，故治疗当以祛邪为主，补虚为辅。缓解期肺肾两虚为主，治以补肺益肾以固其本。

（一）寒饮射肺证

症状：恶寒发热，身痛无汗，咳逆喘促，气逆不能平卧，痰稀白而量多。苔白滑，脉浮紧。

证候分析：风寒束表可见恶寒发热，身痛无汗；痰从寒化为饮，饮邪迫肺，肺气上逆故见咳逆喘促，气逆不能平卧，痰稀白而量少；舌苔白滑，脉浮紧乃表寒内饮征象。

治法：宣肺散寒，祛痰平喘。

方药：小青龙汤加减。药用麻黄6g，法半夏、苏子各10g，细辛、五味子、陈皮各6g，杏仁10g，丹参12g，炙甘草3g。

方解：方中麻黄发汗散寒，宣肺平喘；细辛温化寒饮；陈皮、半夏行气和胃，燥湿化痰；五味子敛肺气；苏子除痰下气；杏仁宣肺，止咳平喘；炙甘草健脾化痰止咳；丹参活血化瘀。

加减：若风寒重，症见恶寒，无汗明显者，加荆芥10g，防风10g；肺气上逆，喘甚加射干10g，葶苈子10g。

（二）痰热壅肺证

症状：发热，喘促不能平卧，胸闷，烦躁，痰黄黏稠不易咯出，口唇紫绀，口干口渴，便干。舌红、苔黄腻，脉滑数。

证候分析：痰热壅肺，肺失清肃，肺气上逆故见喘促不能平卧，胸闷；痰热内郁，扰动心神故见烦躁；痰浊化热，痰热壅肺，津液亏少，故见痰黄黏稠不易咯出；热郁津伤故见口干口渴，便干；舌红，苔黄腻，脉滑数为痰热之象。

治法：清肺化痰，止咳平喘。

方药：麻杏石甘汤、越婢加半夏汤、桑白皮汤加味。药用炙麻黄6g，杏仁10g，生石膏30g（先煎），桑皮、葶苈子、黄芩、蛤壳、广郁金各10g，芦根30g。

方解：麻黄宣肺平喘；生石膏清肺泻热；桑白皮、葶苈子清热化痰平喘；蛤壳、广郁金化痰理气；杏仁止咳化痰；黄芩清热解毒；芦根清肺生津。

加减：痰热伤津，痰黏咯吐不爽者加风化硝10g（分冲）；痰黄黏稠加冬瓜仁、生苡仁、芦根各15g；邪热津伤，口干舌燥者加花粉、知母各10g；阴伤痰少者，酌减苦寒之味，加沙参、麦冬各15g；若痰浊壅肺，肺气不利，症见胸闷胀满，苔腻者加薤白、川朴各10g；若血瘀，症见唇紫，舌暗者，加丹参、赤芍各10g；若痰热夹毒，上蒙脑窍，蒙蔽心包，阻遏心神而意识蒙眬，神昏谵语，甚至昏迷，予以涤痰汤加减，药用石菖蒲、陈胆星、法半夏、陈皮、茯苓、枳实、郁金、黄芩各10g，川连3g；若肺热移于大肠，症见大便不通者，加制大黄10g，全瓜蒌15g；若膀胱气化失司，症见尿少，肢肿者加车前子（包）、泽泻各

10g；若痰火扰心而烦躁不安者加丹皮、山栀各10g，若肝风内动而抽搐者，加钩藤10g（后下），全蝎3g，同时加服安宫牛黄丸，或用清开灵注射液40ml加入5%葡萄糖液500ml静脉滴注，日1次；邪热耗伤阴津，舌光无苔者加鲜石斛15g、鲜茅根30g。

（三）热瘀伤络证

症状：呼吸气促，咳痰夹血，面黯睛赤，颈脉怒张，皮肤瘀点，或有出血倾向，尿少而赤，舌绛，苔腻或光剥，脉虚数而涩或结代。

证候分析：火热深入伏里，影响心和血脉而心率增速，脉流薄疾；脉道充盈隆盛而颈脉怒张；血热妄行则使血液溢出于经脉之外而有皮肤瘀斑瘀点，或有出血倾向；外热尚存，肺失宣降而呼吸气促；百脉朝肺，热瘀伤肺，肺络受损，故见咳痰夹血；热盛灼津耗血，故尿少而赤，面黯睛赤，舌绛，苔腻或光剥；脉虚数而涩或结代为热瘀血耗之象。

治法：清热解毒，凉血止血。

方药：犀角地黄汤加减。药用水牛角30g（先煎），生地15g，丹皮、赤芍各10g，白茅根、藕节各30g。

方解：方中水牛角、生地清热凉血；丹皮、芍药，白茅根、藕节等凉血止血。

加减：若热伤肺络，症见咯血者吞三七粉5g；火热伤胃及肠，症见便黑、呕血加紫珠草、仙鹤草、大蓟、小蓟、白及各10g；火热下注，伤及膀胱，症见尿血加白茅根、小蓟草各20g；风热表证较甚者加银花、牛蒡子、连翘各15g；津伤较甚者，可加玄参、天花粉各15g；此外可用川芎嗪80mg加入5%葡萄糖液500ml静脉滴注，日1次。或口服云南白药0.5g，日3次。

（四）肺肾气（阳）虚证

症状：咳嗽，气短，活动后加重，或有少量泡沫痰，腰酸腿软，或畏寒肢冷，舌质淡，苔薄白，脉沉细。

证候分析：肺气被耗，则宗气生成不足，司呼吸的功能减退，因而咳喘无力，气少不足以息，且遇劳加剧；肺气不足，输布水液功能相应减弱，则水液停聚肺系，随气上逆而咳痰中少量泡沫；久病咳喘，肺虚及肾，或劳伤肾气而致虚。腰为肾之府，肾主骨，肾气（阳）虚，不能温养腰府及骨骼，则腰酸腿软；不能温煦肌肤，故畏寒肢冷；舌质淡，苔薄白，脉沉细为肺肾气虚的证候。

治法：益肺补肾。

方药：玉屏风散合肾气丸加减。药用黄芪15g，白术、防风、熟地、山药、肉桂（后下）、山茱萸、丹参、赤芍各10g。

方解：方中黄芪、防风、白术合用益气扶正固表，熟地滋补肾阴，山药补益肝脾精血，肉桂温阳暖肾，山茱萸补肝肾，丹参、赤芍活血化瘀。

加减：若脾虚痰湿内蕴，症见痰白量少，少食，乏力，苔白腻，脉滑或细而无力，加白术、半夏各10g；若阴虚火旺，症见口干，心烦，手足心热，舌质红，脉细数者，去肉桂、熟地，加生地、沙参、麦冬、知母各10g；若心气虚，症见心悸，脉沉细或有结代者，加党参、五味子、麦冬各10g；若心脾肾阳虚，气化失常，水气上凌心肺，症见浮肿，心悸，气短不能平卧，尿少，治以真武汤合五苓散加味，药用熟附片10g，车前子（包）30g；若阳虚血瘀，症见肢肿，唇紫，可加桂枝、泽兰各10g；若脾阳不足，症见纳少，乏力，肢肿，加黄芪20g，淮山药10g；若肾气虚衰，肾失固摄，症见小便清长，量多，去泽泻、车前子加菟丝子、补骨脂各10g；若水邪凌心射肺，肾不纳气，症见喘促，汗出，脉虚浮而数，加人参、山萸肉各10g，蛤蚧6g；若心肾虚极，元阳欲绝，血脉凝滞，症见心慌、汗出、肢冷、面色晦暗，脉微欲绝，予以参附龙牡汤加减，药用红参10g，制附子10g，龙骨、牡蛎各30g；若阴阳两虚，舌红苔少，见有裂纹者，加麦冬，五味子、山萸肉各10g；若阳气虚极，气不摄血，咯吐泡沫血痰者酌加三七粉5g，仙鹤草、花蕊石、茜草根各15g；若虚阳外浮，症见面青烦躁，汗出肢冷者加黑锡丹3g。

（五）中成药

（1）人参保肺丸：适应证：主要用于本病肺气虚弱者。

用法：蜜丸。口服，一次1丸，一日2次。

（2）复方鲜竹沥液：适应证：主要用于本病痰热蕴肺者。

用法：每次2支，口服，日2~3次。

（3）金荞麦片：适应证：主要用于本病痰热壅肺证。

用法：每次5片，口服，日3次。

（4）止咳化痰颗粒：适应证：主要用于本病痰热郁肺者。

用法：1包，口服，日3次。

（5）桂龙咳喘宁：适应证：适用于本病之痰饮伏肺者。

用法：4粒，口服，日3次。

（6）蛤蚧定喘胶囊：适应证：主要适用于本病肺肾两虚、痰热内蕴者。

用法：2~3粒，口服，日3次。

（7）金水宝胶囊：适应证：主要适用本病缓解期肺肾两虚者。

用法：3~5片，口服，日3次。

（8）补肺丸：适应证：适用于本病肺气不足、痰浊郁阻者。

用法：蜜丸。口服，一次1丸，一日2次。

（9）固本咳喘片：适应证：适用于本病肺脾气虚，肺肾气虚者。

用法：每次4~5片，一日3次。3个月为一疗程，连用3个疗程。

（10）鱼腥草注射液：适应证：适用于本病急性期痰热蕴肺者。

用法：鱼腥草注射液40~50ml加入5%葡萄糖液内，静脉滴注。每日1次，5~7天为一疗程。

（11）川芎嗪注射液：适应证：主要适应用本病兼有血瘀证者。

用法：本品160mg加入5%葡萄糖液中，静脉滴注，7天为一疗程。

（六）专病方

（1）肺心片：太子参、黄芪、玉竹、附片、淫羊藿、补骨脂、丹参、赤芍、红花、虎杖等组成，粗提制成糖衣片，每片0.3g。本组病例均以服用本品为主，6片/次，日3次，3个月为1个疗程，连服2个疗程。如合并感染，临时加用有关中药。对照组不用本品，随症用中西药物。结果，本品对咳、痰、喘等症状均有一定疗效，近期有效率为84.3%；对照组91例的近期有效率为40.6%，二者有非常显著差异（P<0.01）。治疗前后的心电图、肺功能、血气分析、血液流变学、尿17及17酮类固醇等检查证实，本品有改善心肺功能、提

高血氧、降低血二氧化碳改善血液循环、提高肾上腺皮质功能等作用。

（2）葶苈五味汤：葶苈子30g，五味子20g，附子、赤芍、白术等各15g，干姜10g，茯苓25g，益母草50g。额汗淋漓，气短不续息，四肢厥逆加白参、麦冬各20g；头昏嗜睡或烦躁不安加菖蒲15g，郁金20g；痰稠不爽者加皂角丸。除予抗生素和低流量吸氧外，不用其他强心、利尿西药。结果：治愈19例，好转24例，无效4例。

（3）益气强心汤：黄芪30g，党参、益母草各20g，肉桂10g，泽兰、泽泻、桑白皮各15g。随症加减，日1剂水煎服。治疗4日后，显效（主症及体征消失，心率在90次/分以下，肝脏回缩3cm以上）9例，有效（主症及体征明显减轻，下肢浮肿大部分消退，心率90～100次/分，肝回缩2cm）19例，无效8例，总有效率为78%。

（4）芪枣冲剂：黄芪、茯苓、鸡血藤、红枣各3g。连服60～70日，临床控制8例，显效28例，好转5例，无效2例；总有效率为95.3%。本品对细胞免疫有较明显作用，治疗后E-玫瑰花环和淋巴细胞转化率明显升高（P<0.001，P<0.01），植物凝集素试验皮疹明显增大（P<0.001），肺功能明显改善（P<0.01）；体液免疫则无明显变化。

（5）肺心Ⅱ方：巴戟天、紫菀各10g，太子参、蛤壳、当归、淮牛膝各15g，蒲公英20g，肉桂4g。日1剂，水煎2次至150ml。30ml/日3次口服，2周为1疗程，共4～6疗程。结果：显效（咳、喘、心悸好转六成以上，哮鸣音明显减少）17例，好转（症状减轻）7例，无效7例，总有效率为77.4%。治疗后头发中微量元素Ca、Mn、Fe、Cu明显升高，与治疗前比较有显著差异（P<0.01或0.001）。

（七）针灸

（1）体针：主穴取肺俞、风门、列缺、孔最、天突。发热配合谷、大椎；痰多配丰隆、足三里；喘促加定喘穴。

（2）灸法：常用穴位有足三里、三阴交、肺俞、丰隆、曲池、合谷、外关、膻中、商阳、鱼际等。

（3）耳针：多选用平喘、肾上腺、交感、肺、肾。常用王不留行籽埋穴，亦可针刺以上耳穴。

五、西医治疗

1. 一般治疗　停止吸烟，控制职业性或环境污染，避免或防止粉尘、烟雾及有害气体吸入。

2. 控制支气管肺感染　呼吸道感染是肺心功能衰竭的主要诱因之一。因此，控制呼吸道感染是处理肺心病急性发作期的重要环节。临床常用的抗生素包括β内酰胺类（青霉素、头孢菌素）、大环内酯类、氨基糖苷类、氟喹诺酮类等都是可选择的药物。抗生素使用原则是：足量、联合、交替及针对痰或气道分泌物培养的病源菌。并警惕双重感染。

3. 保持呼吸道通畅

（1）支气管扩张剂：①抗胆碱能药物：主要品种是溴化异丙托品，剂量为40～80μg（每喷20μg），每天3～4次。②β₂受体激动剂：主要有沙丁胺醇、舒喘宁等制剂，短期定量雾化吸入，数分钟内开始起效，15～30分钟达到峰值，持续疗效4～5小时。剂量100～200μg（每喷100μg），每24小时不超过8～12喷。③氨茶碱：是最为常用的药物，但对重笃患者以静脉给药为宜。剂量0.25～0.8mg/kg，有效浓度为10μg/ml。

（2）糖皮质激素：肺心急性加重期或合并呼吸衰竭时，可考虑糖皮质激素，采用短程疗法为宜，一般以五日为宜，通常用地塞米松或氢化可的松为多。

（3）祛痰药：祛痰药主要有两类：黏液溶解剂可使黏蛋白破坏，痰液调节剂通过改变黏蛋白合成以减少黏稠度。乙酰半胱氨酸除具有黏液动力学作用外，尚有抗氧化作用，口服有一定效果。盐酸溴环己胺醇是另一种祛痰制剂，属于黏膜润滑剂类祛痰剂，具有调节和平衡黏液和浆液的分泌能力，增加浆液分泌，改善纤毛运动，还能刺激表面活性物质的形成。每片段 30mg，每次 1 片，日 3 次，饭后吞服，长期治疗可减为每日 2 次，每次 1 片。

4. 纠正缺氧和 CO_2 潴留

（1）氧气疗法：缺氧是造成呼吸衰竭的重要因素，因此纠正缺氧是治疗的重要环节之一，但在吸氧过程中应注意几个问题。①吸氧的浓度与流速：慢性呼吸衰竭患者的呼吸中枢对 CO_2 刺激的敏感性已降低，其兴奋性依靠低氧状态来维持。如单纯给氧，尤其是高浓度、高流量吸氧，反而抑制了呼吸中枢。缺氧现象虽能短暂改善，但 CO_2 潴留更加严重，最后导致呼吸性酸中毒和肺性脑病。所以现仍主张低浓度（24%～28%）、低流量（1.0～2.0L/min）持续给氧。吸入氧浓度可按下列公式推算：实际吸 O_2 浓度% = 21 + 4 × O_2 流量 L/min。急性 I 型呼吸衰竭吸入 O_2 浓度短期内可提高强度 60%～80%。②给氧途径：很多鼻管法、鼻塞法、后咽部导管法、口罩法等，但一般多采用前二者。主要优点是简便易行，没有痛苦，基本能达到低浓度、低流量给氧的要求。③氧的温度与湿度：吸入氧气的温度要保持在于 37℃，湿度 80% 左右，近于生理上的要求。

（2）呼吸兴奋剂的使用：呼吸衰竭的患者，由于持续吸入较高浓度氧或 CO_2 严重潴留。镇静剂使用不当及肺性脑病等引起的呼吸中枢抑制均应考虑给予呼吸中枢兴奋剂。常用者有：①尼可刹米：直接兴奋延髓中枢，使呼吸加深加快，改善通气。常用剂量 4～8 支（1.5～3.0g），溶于 5% 葡萄糖 500ml 内静脉点滴。总量不得超过于 5g/日。副作用：恶心呕吐，颜面潮红，面肌抽搐等。②二甲弗林：对呼吸中枢有较强的兴奋作用，与尼可刹米可以交替使用，剂量 8～16mg 肌肉或静脉给药。

（3）气管插管及气管切开：①适应证：肺性脑病或其早期，经过控制给氧、呼吸兴奋剂等积极治疗无效，$PaCO_2$ 继续升高，PaO_2 继续下降；痰液滞留不易排出，严重呼吸困难等均应考虑插管或气管切开。如病情变化急剧，来不及切开者应立即行气管插管。估计病情短期不能恢复者，以气管切开为妥。②优点：气管插管或切开，便于给氧与辅助呼吸；利于气管内直接应用药湿化和吸痰；减少气道阻力，减少无效腔。缺点：护理或消毒隔离不当，易于继发感染。

（4）机械通气

1）使用呼吸机的指征

a. 自主呼吸仍不能维持肺泡通气，造成严重缺 O_2 和/或 $PaCO_2$ 不断上升，即将发生肺性脑病或已发生肺性脑病患者。

b. 急性呼吸衰竭当短期吸入高浓度 O_2（80%～100%），PaO_2 仍达不到 45mmHg 或仍持续下降。

c. 呼吸频率 >40 次/分或 <5 次/分，或自主呼吸微弱伴意识障碍者。

2）人工呼吸机的选择：人工呼吸机种类很多，需根据不同病情选择使用。

5. 酸碱平衡与电解质紊乱的处理

（1）呼吸性酸中毒：关键在于积极改善通气，促使 CO_2 排出。三羟基氨基甲烷（THAM）是较有效的药物。该药是一种有机氨缓冲剂（弱的有机碱），与 CO_2 结合后形成重碳酸盐，使 $PaCO_2$ 降，pH 值上升。剂量：7.2g（3.6%溶液）加在 5% 葡萄糖 300ml 内静脉滴注。

（2）代谢性酸中毒：单纯代谢性酸中毒首选药物是 $NaHCO_3$。当合并呼吸性酸中毒时不宜使用。因 $NaHCO_3$ 分解后形成更多的 CO_2 又不能由肺排出，反而加重呼吸性酸中毒。（$NaHCO_3 \rightarrow Na^+ + HCO_3^-$，$HCO_3^- + H^+ \rightarrow H_2CO_3 \rightarrow H_2O + CO_2$）所以仍以选用 THAM 治疗为妥。

（3）代谢性碱中毒：代谢性碱中毒主要由低钾、低氯所致。所以应积极补充氯化钾、谷氨酸钾、精氨酸、氯化铵等。

6. 心力衰竭之治疗　呼吸衰竭并发肺心病心力衰竭时，治疗原则以用利尿剂为主，强心剂为辅。利尿剂的使用以缓慢利尿为原则，同时给予电解质的补充，否则极易造成电解质的紊乱。

需要使用强心剂时，应选用短制剂如毛花苷 C、地高辛等。由于呼吸衰竭缺氧严重，洋地黄制剂颇易中毒，一般自小剂量开始，为常规剂量的 60% 左右。

7. 营养疗法　肺心病患者，由于能量的大量消耗和食欲不振，热量补充不足，多数伴有严重的营养不良。如并发呼吸衰竭势必形成恶性循环。致使呼吸肌疲劳，成为呼吸肌"泵"衰竭的原因。是导致呼吸衰竭的因素之一。所以肺心病或其他原因引起的慢性呼吸衰竭患者的营养治疗已成为当今的重要课题。

六、预防与健康

（1）肺心病是多种慢性肺系疾病后期转归而成，重视治疗原发疾病，防止经常感冒、咳嗽，酿成慢性咳喘，是阻止形成本病的关键。既病之后，每逢发作时，应立即治疗，以免病情加重。

（2）加强护理，防止变证。由于本病重证易生变端，故护理上宜加小心，认真观察病情，如老年体弱，痰多涌盛者，宜经常轻拍患者胸背，促使排痰，或揉按天突、丰隆等穴，以豁痰利气。昏迷患者宜注意口腔清洁，勤翻身擦背，注意吸痰，防止窒息。

（3）注意饮食及生活调摄。肺心病患者饮食以清淡为宜，禁忌辛辣生冷及过于甜咸之品；有水肿者应注意休息，进低盐或无盐饮食；忌饮酒吸烟及避免接触刺激性气体，注意冷暖适宜，秋冬季节气候骤变时，尤需避免感受外邪。

（4）增强体质，扶正固本。肺心病缓解期，宜根据病情，选择气功、太极拳、体育运动等适当方式，加强锻炼，增强体质。常服扶正固本药物，提高机体抗病能力，防止病情发展。

（李春华）

第六节　高血压病

一、概述

高血压是指一种以动脉收缩压和/或舒张压升高为特征，可伴有心脏、血管、脑、肾脏和视网膜等器官功能性或器质性改变的全身性疾病。晚近世界卫生组织/国际高血压病学会（WHO/ISH）提出的高血压定义为：在未服用降压药物下，收缩压≥140mmHg 和（或）舒张压≥90mmHg 即为高血压。本病系由多种发病因素和复杂的发病机制所致。中枢神经系统功能失调、体液内分泌、遗传、肾脏、血管压力感受器功能异常、细胞膜离子转运障碍等均可能参与发病过程。对于迄今原因尚未完全阐明的高血压称为原发性高血压或高血压病，占人群高血压患者的95%以上；病因明确、血压升高仅为某些疾病的一种表现，称为继发性（症状性）高血压，占不到5%。本篇着重阐述前者。

高血压按其临床表现特点和病程进展，可分为缓进型高血压和急进型恶性高血压。绝大多数高血压病（95%～99%）属于缓进型，多见于中老年，其特点是起病隐匿、进展缓慢、病程长达 10 余年至数十年，初期很少症状，约半数患者因体检或其他疾病就医时测量血压才发现增高；临床表现主要是头晕、头痛、头胀、心悸、健忘、多梦、耳鸣、乏力等。也有不少患者直到出现高血压的严重并发症和靶器官损害引起的相应症状才就医。91 年全国大规模调查结果显示国人高血压病患病已达11.88%，而其并发症引起的死亡率、病残率也居前列，严重危害人们的健康。

根据本病的临床表现，中医多归属于"眩晕"、"头痛"、"肝阳"、"肝风"等范畴，后期则可涉及"胸痹"、"水肿"、"中风"等病证。

二、发病机制

中医认为，本病的形成是一个长期的病理生理过程，不是单一因素而是由素体、精神、饮食、劳欲等多种因素交互作用所致。体质的阴阳偏盛或偏衰、禀赋不足、脏腑亏损等为发病的内因；过度或强烈精神刺激、恣食肥甘或饮酒过多、劳倦过度等为发病的常见因素。长期情志抑郁恼怒，肝气郁结，气郁化火，耗液伤阴，即可出现本虚标实的阴虚阳亢证；肝气郁结，木不疏土，脾失健运，痰湿内生，阻塞中焦，清阳不升，浊阴不降；或气郁日久，影响血分，瘀血内停，也可致本病。饮食不节，脾胃失运，聚湿生痰，痰浊中阻；或过食寒凉，脾肾阳虚，清阳不展，或阳虚水泛，上凌（蒙）清窍。劳倦过度，耗伤元阴，或年老体衰，肾水不足，木少滋荣，可致阴虚阳亢；水亏不能上济心火，或劳心过度，耗伤阴血，心火炽盛，下汲肾水，均可致心肾不交。部分妇女因妊娠多育或天癸将竭之际，肾气日衰，冲任脉虚，血海渐枯，肾虚于下，火炎于上，可发本病。随着病程发展，在脏腑阴阳失调基础上，不但阳亢与阴虚互为因果且可致化火、动风、酿痰，三者又可相互转化、兼夹，表现为火动风生、风助火势、风动痰升、痰郁化火等，其在不同个体及疾病的不同阶段又有主次先后之分。若肝肾阴虚失于调治，日久损气，气损伤阳，可致气阴两虚、阴阳两虚及脾肾阳虚等证。若病证日久或病情急剧发展，虚实向两极分化，阴虚于下，阳亢于上，肝风痰火升腾，冲激气血，气血逆乱，阻塞窍络，突发昏厥卒中之变；或风痰入络，血瘀络痹，而致肢体不遂、偏枯喎僻，或因心脉瘀阻而致胸痹、心痛。至于病理因素论述最多的是风、火、痰、瘀。《内经》："诸风掉眩皆属于肝"，朱丹溪："无痰不作眩"，张景岳："无虚不作眩"，《直指方》："瘀滞不行皆能眩晕"。至于病位，多数文献认为主要为肝肾，病位在肝，根源在肾，古人称之"乙癸同源"；其次为心、脾和奇经（冲任）。

总之，本病病机关键是肝肾阴阳失调，阴虚为本；病理因素有风、火、痰、瘀；病位主要在肝肾、可涉及于心脾和冲任；病多虚实夹杂，早期以实证或本虚标实为主，晚期以虚证为主。

三、诊断

（一）诊断标准

（1）持续性血压增高或非同日多次（3 次以上）检测血压达到或超过正常上限，即常规血压测量 SBp ≥ 140mmHg 和/或 DBp ≥ 90mmHg。动态血压监测正常值：24 小时 ＜130/80mmHg，白昼 ＜135/85mmHg，夜间 ＜125/75mmHg；自测血压正常值 ＜135/85mmHg。

（2）排除继发性高血压。

（二）鉴别诊断

凡不在高血压好发年龄，或原来血压正常的老年人突然出现高血压，或高血压的患者出现一些临床表现为高血压病所不常见的，都应考虑到继发性高血压的可能。包括肾源性如肾小球肾炎、慢性肾盂肾炎、肾动脉狭窄，嗜铬细胞瘤，皮质醇增多症，原发性醛固酮增多症等。

（三）分级和危险分层

1999 年 2 月出版的 WHO/ISH 高血压治疗指南指出"期"有病程进展阶段的含义，而目前仅按血压水平分类，故用"级"而不用"期"（表 22 - 1）。

表 22 - 1　血压水平的定义和分类（1999 WHO/ISH）

类别	收缩压（mmHg）	舒张压（mmHg）
理想血压	＜120	＜80
正常血压	＜130	＜85
正常高值	130～139	85～89
1 级高血压（"轻度"）	140～159	90～99
亚组：临界高血压	140～149	90～94
2 级高血压（"中度"）	160～179	100～109
3 级高血压（"重度"）	≥180	≥110
单纯收缩期高血压	≥140	＜90
亚组：临界收缩期高血压	140～149	＜90

患者收缩压与舒张压属不同级别时应按两者中较高的级别分类；患者既往有高血压史，目前正服抗高血压药，血压虽然低于 140/90mmHg，亦应诊断为高血压。

四、辨证论治

（一）阴虚阳亢证

症状：本型包括肝肾阴虚和肝阳上亢两证，因常同时存在，故归为一型。

肝肾阴虚证：五心烦热，眩晕耳鸣或肢麻，腰膝酸软，失眠多梦。舌红绛少苔，脉细数，五症一脉，具有4项加上没有或兼有1~2项肝阳上亢症状者。

肝阳上亢证：眩晕、头痛，面赤或面部烘热，烦躁易怒，口干、口苦，脉弦，五症一脉，具有4项加上没有或兼有1~2项肝肾阴虚症状者。

阴虚阳亢证：肝阳上亢、肝肾阴虚症状均多者；偏于阳亢者多见于本病Ⅰ、Ⅱ期，偏于阴虚者多见于Ⅱ、Ⅲ期。

证候分析：本型是一个下虚上实、本虚标实证。肝肾之阴不足，阳亢无制，气血上冲，则头晕胀痛；阳亢于上，耳窍壅滞，或肾阴不足，耳窍失养，均可致耳鸣；肝性失柔，故急躁易怒；阴虚心失所养，宅不得安，则失眠健忘；肝肾阴虚，筋脉失养，故腰膝酸软，肢体麻木；阴液亏虚不能上润，故口干；舌红少苔，脉弦细数皆阴虚阳亢之象。

治法：育阴潜阳。

方药：阳亢偏重者，以天麻钩藤饮加减。药用天麻15g，钩藤20g（后下），石决明20g（先煎），龙骨30g（先煎），牡蛎30g（先煎），栀子10g，生地12g，白芍10g，牛膝12g。

阴虚偏重者，以杞菊地黄丸加减，药用生地15g，山萸肉12g，山药15g，枸杞15g，玄参10g，桑葚15g，龟甲10g，石决明20g（先煎），菊花12g。

方解：上方天麻、钩藤、石决明、龙牡平肝潜阳；栀子清肝泻火；生地、白芍补益肝肾；牛膝引血下行。下方生地、萸肉、山药、枸杞、玄参、桑葚滋补肝肾；龟甲、石决明滋阴潜阳；菊花清肝明目。

加减：兼有虚火者，酌加黄檗9g，知母10g；兼有肢麻者，酌加豨莶草15g，地龙10g或桑枝12g、鸡血藤15g等；兼有便结者，酌加当归10g、胡麻仁10g或增液汤、大黄；兼失眠多梦者，酌加夜交藤12g，柏子仁10g，炒枣仁10g；兼胸痛者，酌加丹参15g，川芎9g，赤芍12g；兼浮肿者，酌加泽泻15g，防己12g，黑料豆10g；兼有气虚者，酌减生地、首乌等过于寒凉滋腻之品，酌加太子参12g，生黄芪15g。

（二）阴阳两虚证

症状：本型多由气阴两虚发展而来。见头晕眼花，耳鸣健忘，腰膝酸软，神疲乏力，足冷，夜尿频，舌淡，脉沉细无力。此型多见于高血压病Ⅲ期。

证候分析：肾阴不足，脑海失养，则头晕眼花，耳鸣健忘；肾阳虚弱，不能温养腰府骨骼，或肾阴亏虚，髓减骨弱，皆致腰膝酸软；阳虚则精不养神，故神疲乏力；气不化津，故夜间多尿；不能温煦四肢，故足冷；舌淡脉沉细无力，皆为阴阳两虚之候。

治法：滋阴助阳。

方药：右归丸加减。制附子9g，肉桂9g（后下），菟丝子12g，熟地12g，山萸肉15g，当归10g，枸杞子12g，白芍15g，牡蛎20g（先煎）。

方解：方中附子、肉桂、菟丝子温补肾阳；熟地、山萸肉、当归、枸杞子、白芍、山药滋补肝肾；牡蛎潜阳敛摄。合而用之，有滋阴壮阳之功。

（三）冲任失调证

症状：本型多见于妇女天癸将绝，肾气渐衰，冲任脉虚。见头面烘热，升火汗出，头晕头痛，烦躁不宁，咽干口燥，足冷膝软，或有浮肿，或月经紊乱，脉弦细或细数。

证候分析：本型为肾虚（包括肾阴、肾阳）于下，虚火炎于上的复杂证候。火炎于上，则头面烘热、头晕、汗出、烦躁；肾虚于下，阴不足则咽干、膝软；阳不足则足冷浮肿；冲任亏损则月经紊乱。

治法：补肾泻火，调理冲任。

方药：二仙汤加减。药用仙灵脾15g，巴戟天12g，肉苁蓉15g，黄檗10g，知母9g，当归15g，白芍12g，益母草15g，牡蛎20g（先煎）。

方解：方中仙灵脾、巴戟天、肉苁蓉温肾阳，补肾精；黄檗、知母滋阴泻火；当归、白芍、益母草养血而调理冲任；牡蛎潜阳敛摄。

加减：兼肝郁气滞见胸闷烦躁者，酌加柴胡9g，苏梗10g；兼心烦失眠者，酌加合欢皮10g，夜交藤15g，远志6g；兼血热证见月经量多色鲜者，酌加女贞子12g，旱莲草10g，丹皮9g等滋阴清热。

兼证：肝火上炎：见头晕、面红目赤、口干溲黄、急躁易怒等，多见于本病Ⅰ期且形体壮实者。可予龙胆泻肝汤加减。

肝风入络或肝热风动：见眩晕欲仆、肢麻抽搐等，多为急进型高血压或高血压病Ⅲ期。予羚角钩藤汤或酌加地龙10g，全蝎15g，蝉衣6g，僵蚕10g，豨莶草12g等。

痰湿中阻：见头重、脘痞、呕吐痰涎、苔腻等。多见于形体肥胖者。予半夏白术天麻汤加减。

瘀血内阻：见胸闷或痛、肢麻、舌暗等，多见于高血压病伴有动脉硬化。予丹参15g，葛根15g，地龙10g，山楂10g，赤芍9g等。

（四）中成药

（1）山绿茶降压片：适应证：各型均可。

用法：每片0.25g，每次2~4片，日服3次。

（2）小檗碱：适应证：各型均可。

用法：每片0.1g，每次2~4片，日服3次。

（3）异粉防己碱：适应证：各型均可。

用法：每片0.1g，每次2~3片，日服3次。

（4）大圣降压口服液：适应证：肝火上炎证。

用法：每支10ml（含生药30g），每次1~2支，日服2次。

（5）潜熄宁：适应证：肝阳上亢证。

用法：每次4~6片，日服3次。

（6）长生降压液：适应证：肝肾阴虚。

用法：每支10ml，每次1支，日服2次。

（7）悦年片：适应证：瘀血阻滞证。

用法：每片含总黄酮30g，每次5~10片，日服3次。

（8）莱菔子片：适应证：各型均可。

用法：每片 0.3g，每次 3～5 片，日服 3 次。

（9）生脉注射液：适应证：气阴两虚证。

用法：每支 20ml，以 20～60ml 加入 5% 或 10% 葡萄糖液 250～500ml 内静滴，每日 1 次，10～15 天为一疗程。

（10）血压平滴鼻剂：适应证：气滞血瘀证。

用法：每支 10ml，每次 3～5 滴，滴鼻，每天 2 次。

（五）专病方

（1）平肝降压汤：石决明 30g、夏枯草 15g、生地 15g、白芍 15g、泽泻 15g、柴胡 10g、大黄 6g。以上药水煎 2 次，取汁 300ml，每次服用 150ml，每天 2 次，早晚饭后服。本方具有滋阴柔肝、清肝泻火之功，现代研究示本方有抑制交感活性，调节神经－体液因素使血管平滑肌舒张的作用。

（2）玄参丹参饮：玄参、桑寄生、淮牛膝、枸杞、杜仲、车前子各 10g，丹参、何首乌各 15g，钩藤、石决明各 12g，煎服法同上，日 1 剂。本方具滋阴潜阳、熄风降压之功，适用于高血压病阴虚阳亢欲化风者。

（3）仙柏补阳还五汤：生黄芪 60g、仙灵脾 18g、黄檗 9g、当归 12g、川芎 15g、赤芍 12g、桃仁 6g、红花 12g、地龙 12g，煎服法同上，日 1 剂。本方具有活血利水、益气养阴之功，能改善血液流变性、降低 TC、TG 及增高 SOD 等作用。适用于高血压气虚血瘀者。

（4）泽泻降压汤：泽泻 50g，益母草、车前子、夏枯草、草决明、丹皮、寄生各 15g，钩藤 20g，煎服法同上，日 1 剂。本方重用泽泻"利水不伤阴"，有利水降压、降脂，改善动脉硬化之功。更适用于高血压病晚期患者。

（5）二仙汤：仙茅 12g、仙灵脾 10g、当归 9g、巴戟天 9g、黄檗 9g、知母 9g，煎服法同上，日 1 剂。本方补肾泻火、调理冲任。适用于妇女更年期综合征眩晕、高血压。

（6）远菊二天散：生远志、菊花、天麻、川芎各 12g，天竺黄 12g，柴胡、石菖蒲、僵蚕各 10g。共为细末，装入胶囊，每次餐前半小时服 2g，每日 3 次。本方祛风化痰开窍剂，适用于高血压病眩晕较甚者。

（7）益气温阳汤：附片 6g，桂枝 6g，牛膝 15g，茯苓 15g，防己、黄芪、白术、白芍各 12g，赤小豆 20g，煎服法同上，日 1 剂。本方有温阳通脉、益气健脾、渗湿利水、调和营卫之功，适用于阳虚型高血压病。

（六）针灸

（1）体针：国内开展针灸治疗高血压病研究已有 40 余年，临床疗效在 70%～95% 之间。但体针及灸法痛苦较大，患者不易坚持。现综合各家报道的经验，总结常用穴位及辨证选穴如下。体针常用穴位包括风池、百会、合谷、神门、曲池、人迎、足三里、三阴交、阳关、阳陵泉、太冲、涌泉、心俞、肝俞、肾俞等穴。实证用毫针泻法，虚证用毫针补法或平补平泻。辨证取穴有如下几方面：

肝火上炎：曲池、风池。

肝阳上亢：太冲、行间、风池。

阴虚阳亢：太冲、三阴交、肾俞、风池。

阴阳两虚：三阴交、肝俞、肾俞、神门、关元。

痰湿壅盛：阴陵泉、丰隆、太白。

（2）耳针：常用穴位有降压沟、降压点、内分泌、交感、神门、心穴、耳穴等。耳针方法包括：

毫针刺法：每次留针 1~2 小时，分组交替用穴。

穴位贴压法：每次取 3~4 上述穴位埋王不留行籽，再贴麝香虎骨膏等药。

（3）穴位敷贴：敷贴常用穴位包括脐周、心俞、肾俞、关元等穴。针灸实验和临床研究证明上述穴位均有不同程度降压作用。

五、西医治疗

治疗目标：主要是最大限度地降低心血管病死亡和病残的总危险，因此在降压的同时就要消除各种可逆性危险因素、适当处理并存的靶器官损害和临床情况而进行非药物干预及药物治疗、提高生活质量。因心血管病危险与血压之间呈连续性相关，故降压目标是将其恢复至"正常"或"理想"水平，一般中青年或糖尿病患者降压至理想或正常血压（<130/85mmHg），老年人至少降至正常高值。

治疗策略：对高危及很高危患者必须立即开始对高血压及并存的危险因素和临床情况进行药物治疗。对中低危患者先观察后决定是否开始药物治疗。

降压药物治疗：

1. 原则

（1）采用最小的有效剂量以获得可能有的疗效而使不良反应减至最小。如有效，可根据年龄和反应逐步递增剂量以获得最佳的疗效。

（2）为有效防止靶器官损害，要求一天 24 小时内稳定降压；并防止从夜间较低血压到清晨血压突然升高而导致心血管事件的发作。因此最好使用一天一次给药而能持续 24 小时降压作用的药物，即降压谷峰比值 >50%，此种药物还可增加治疗的依从性。

（3）联合应用：为使降压效果增强而不增加不良反应，用低剂量单药治疗疗效不够时可采用两种或以上药物联合应用。两种药物合用的一些原则：①以利尿剂为基础的联合用药：a. 利尿剂加 ACEI 或血管紧张素受体拮抗剂：利尿剂激活肾素-血管紧张素（RAS）而增强这两类药对 RAS 的阻断作用，ACEI 可防止由于利尿剂或心衰所致电解质丢失如钾、镁等不良反应。b. 利尿剂与 β-阻滞剂和/或 α-阻滞剂合用：利尿剂增快心率作用可被 β-阻滞剂抵消，而 β-阻滞剂和/或 α-阻滞剂促肾潴钠作用又被噻嗪类利尿剂所抵消。②以钙拮抗剂（CCB）为基础的联合用药：a. CCB 加 ACEI：在扩血管方面，CCB 有直接扩张动脉作用，而 ACEI 通过阻断 RAS 降低交感活性，能扩张动静脉，因此有协同降压作用；由于 ACEI 有扩张静脉作用，尚可抵消双氢吡啶类常见的踝部水肿副作用；此外在血管壁保护及心肾保护方面，已证实两药在抗增殖、减少尿蛋白等方面有协同作用。b. CCB 加 α-阻滞剂：两者对外周血管扩张有叠加作用，但 α-阻滞剂常见的首剂低血压反应更明显。c. 双氢吡啶类 CCB 与 β-阻滞剂合用：β-阻滞剂的缩血管作用、降低心输出量及心率的作用被双氢吡啶类 CCB 扩血管及轻度增加心输出量所抵消，降压作用加强。③可能不适当的降压组合：a. 双氢吡啶类 CCB 和利尿剂：双氢吡啶类 CCB 在高钠状态时降压作用更强，当与利尿剂同服时尤其在先用 CCB 基础上加服利尿剂降压效果无协同作用；但在老年人由于 RAS 反应迟钝，多为低肾素型，两药合用常有协同作用。b. β-阻滞剂和硫氮草酮：两者对心脏收缩及传导有叠加抑制作用，仅适用于无心衰及无房室传导阻滞的高血压患者当合并心动过速时，但不宜大剂量服用 β-阻滞剂。c. β-阻滞剂和 ACEI：可能由于 β-阻滞剂抑制服肾素而 ACEI 有阻断 RAS 作用，两者无明显协同降压作用；但对合并冠心病、心绞痛、室上性心律失常时仍然可选用。④两种以上的药物合用：常见的有 ACEI +利尿剂+水溶性 β-阻滞剂，ACEI +利尿剂+CCB，ACEI +利尿剂+CCB +α-阻滞剂，以及经典的"三联"治疗即血管扩张剂（肼屈嗪）+利尿剂+ β-阻滞剂。

（4）个体化：根据治疗对象的年龄、是否存在心血管病危险因素、靶器官损害、临床情况、药物间的相互作用及其特点、医疗资源和经济条件选择药物。①中年单纯舒张期高血压：由于舒张期高血压早期多表现为左室收缩功能受损，周围血压张力增高，可选用对周围血管有高度选择性的 CCB 扩张周围血管，改善左室收缩功能；或 α-阻滞剂直接阻滞 α_1 受体扩张血管。另外，CCB 与 ACEI 对舒张期高血压病治疗后有相同程度的减少左室重量指数的作用，合用效果更好。②老年人高血压：其特点为多为收缩压较高、脉压较大、血压波动大、易发生体位性低血压且多为盐敏感性高血压。这时左室舒张功能常先受损，周围血管交感活性减退，故 ACEI、CCB、利尿剂及 β-阻滞剂都可选用；不宜用大剂量利尿剂、α-阻滞剂及对中枢神经系统有抑制作用的降压药。③肥胖：选择脂溶性药物效果更好，如美托洛尔、尼莫地平、福辛普利等。而且肥胖者大多伴有代谢紊乱综合征，如有，可选用 ACEI 或血管紧张素Ⅱ拮抗剂、α-阻滞剂及 CCB；利尿剂用吲哒帕胺；β-阻滞剂多用 β_1 选择性阻滞剂。④糖尿病伴高血压：治疗伴有糖尿病的高血压患者选用降压药时首先注意其对患者的不利影响。糖尿病一般有负钾平衡，噻嗪类利尿剂如双克、速尿易引起低血钾，影响胰岛素的释放和敏感性而使血糖增高，且过多利尿可诱发高渗性昏迷，还有增高血脂和血尿酸的副作用；保钾利尿剂对肾病伴有排钾功能不足者可造成高血钾；故不主张应用。糖尿病患者常由于支配心血管的副交感神经有病变、肾素分泌不足，末梢血管的敏感性下降，主动脉弓和颈动脉窦压力感受器不敏感，不宜用 α-阻滞剂和血管扩张剂，二者易致体位性低血压和诱发心绞痛。非选择性 β-阻滞剂可减少胰岛素分泌、干扰糖代谢，可酌用小剂量心脏选择性 β_1-阻滞剂。目前研究证明，ACEI 和 CCB 对糖代谢无不利影响且有保护肾脏的作用，前者还能减少尿白蛋白，故已被公认是目前治疗糖尿病的首选抗高血压药。⑤高脂血症：CCB、ACEI 对脂代谢无影响，α-阻滞剂对脂质代谢有利可选用。但要避免单独用利尿剂或 β-阻滞剂，若要用，宜小剂量并与其他药物联用。⑥并发症：a. 左室肥厚（LVH）：实验和临床研究证明，ACEI、CCB 及 β-阻滞剂有抑制 LVH 发展并使之逆转的作用，可选用。而血管扩张剂可使心脏重量增加，不宜单用。b. 心衰：除应用利尿剂以减少血容量，还可用 ACEI 和小剂量 β-阻滞剂。c. 心绞痛：β-阻滞剂能降低血压、减慢心率、降低心肌氧耗；CCB 能保护缺血心肌，可选用。d. 心肌梗死：β-阻滞剂、ACEI 和小剂量阿司匹林，可预防心梗再发生或减少因心律失常所致的猝死。e. 肾功能不全：宜用对肾血流无影响或增加肾血流的药物，慎用保钾利尿剂。f. 脑卒中：CCB 和 ACEI 对脑缺血有保护作用，即早应用可减轻脑缺血性损伤，长期服用可减少脑卒中发生率。β-阻滞剂具有收缩脑血管的性质而加重脑缺血，一般不用。

2. 临床选用　各类主要降压药的临床参考见表 22 - 2。

表 22 - 2　各类主要降压药的临床参考

种类	适应证	禁忌证	限制应用
利尿剂	心力衰竭、收缩期高血压、老年高血压	痛风	血脂异常、糖尿病、性功能活跃的年轻男性、妊娠
β - 阻滞剂	劳力性心绞痛、心肌梗死后、心力衰竭、快速心律失常	哮喘、慢性阻塞性肺病、周围血管病、2 ~ 3 度心脏传导阻滞	高甘油三酯血症、Ⅰ型糖尿病、体力劳动者
血管紧张素转换酶抑制剂、血管紧张素Ⅱ拮抗剂	心力衰竭、左心室肥厚、心肌梗死后、糖尿病微量蛋白尿	双侧肾动脉狭窄、血肌酐>3mg/dl、高血钾、妊娠	
钙拮抗剂	心绞痛、周围血管病、老年高血压、收缩期高血压、糖耐量减低	妊娠	心力衰竭、心脏传导阻滞（非二氢吡啶类）
α - 阻滞剂	前列腺肥大、糖耐量减低		体位性低血压

（1）利尿药：①常用药物：双氢克尿塞 12.5mg，每日 1 ~ 2 次；吲哒帕胺 1.25 ~ 2.5mg，每日一次；呋塞米仅用于并发肾功能衰竭时。②作用机制：a. 初期降压作用是由于排钠利尿造成体内钠、水负平衡，使细胞外液和血容量减少，从而使心输出量减少和血压下降。b. 长期应用降低外周阻力的机制，一般认为是由于久用利尿药，体内轻度失钠，小动脉平滑肌细胞内低钠，通过 $Na^+ - Ca^{2+}$ 交换机制使细胞内 Ca^{2+} 含量减少，血管平滑肌细胞膜受体对去甲肾上腺素等收缩物质的反应性降低，而摄入大量食盐能拮抗利尿药的降压作用，限制钠盐的摄入能增强其降压作用，这也说明体内低钠是利尿药降压的主要机制。c. 近年来有报道，利尿药可降低老年高血压患者并发卒中、左心衰的发生率与死亡率，但对冠心病的死亡率无显著影响。d. 吲达帕胺利尿作用很弱，其降压机制主要是抑制血管平滑肌钙离子内流。③副作用：a. 低钾血症：双克引起的低钾血症与剂量相关，剂量越大，低血钾发生率越高；若限钠 5 ~ 8g/日丢钾最少，高钠或过度限钠低血钾都很明显；老年人因体内钾含量较低，服用双克易发生低血钾。防治措施包括，小剂量应用，中等度限钠，与保钾利尿药或 ACEI 合用，也可适量补钾。b. 干扰糖代谢：双克可使空腹血糖增加，糖耐量下降并增加胰岛素抵抗。c. 干扰脂代谢：长期应用双克可引起脂代谢紊乱，主要是影响脂肪酶的活性，使甘油三酯分解代谢减少，总胆固醇、LDL、VLDL 等增高，HDL - C 减少。④适用：轻中度高血压患者，老年人单纯收缩期高血压，肥胖及合并心衰患者。⑤不宜用：糖耐量降低或糖尿病，高尿酸血症或痛风者，肾功能不全（血肌酐大于 290μmol/L 者）。⑥注意：a. 宜小剂量：双克的剂量 - 降压效应曲线较平坦，而其剂量 - 不良反应曲线坡度较陡，双克每日剂量大于 50mg 并不能使降压作用进一步加强而不良反应却增加。b. 多联合用药：利尿剂 + β - 阻滞剂，或利尿剂 + ACEI，联用可发挥协同作用，且减少利尿剂的不良反应，如 ACEI 可减少利尿剂引起低血钾及葡萄糖耐受性的。c. 宜耐心观察：双克的降压作用高峰出现较缓慢，故给药后需耐心观察，不可用药后短期内即加大剂量。d. 高血压急症时宜用短效利尿剂如速尿。e. 中度限钠，5 ~ 8g/日；适量补钾，1 ~ 3g/日。

（2）β-阻滞剂（β-B）：①常用药物：多选用无 ISA 的选择性 β_1-阻滞剂，因血压取决于心排血量及周围血管阻力，有 ISA 的 β-阻滞剂对心排血量下降较小，其降压效果亦较差；而选择性 β_1-阻滞剂对糖脂代谢影响较小。美托洛尔 6.25~50mg，每日 1~2 次；阿替洛尔 6.25~25mg，每日 1~2 次；比索洛尔 2.5~5mg，每日 1 次。②作用机制：a. 抑制交感神经系统活性，改善自主神经功能失调，对神经源性高血压（年轻、初发、临界等）更明显。b. 阻断肾脏 β 受体，减少肾素分泌。c. 作用于中枢 β 受体，降低外周交感神经张力。d. 作用于心脏 β_1-受体，产生负性肌力、负性心率作用，使心输出量降低，但有争议。e. 增加血浆心钠素（ANP）。f. 抗血小板、降低血黏度，改善血流变性，可通过阻断儿茶酚胺的释放而降低 ADP，抑制血小板上的 TXA_2 合成酶而降低 TXA_2，但不抑制血管内皮 PGI_2 合成酶而维持 PGI_2 水平。③副作用：a. 疲劳或肢体寒冷：发生率 10%~20%，与心排量降低、周围灌注不足有关。这种反应在有 ISA 的 β-阻滞剂中较少见。b. 干扰糖脂代谢：呈剂量依赖性，有 ISA 或 β_1 选择性对糖脂代谢影响较小。c. 对各组织器官的影响：对心脏，因 β_1 阻滞可出现低血压、心动过缓、心力衰竭。对呼吸系统，因 β_2 阻滞可致支气管收缩痉挛。对中枢神经系统，可产生抑郁、幻觉、噩梦、失眠等，多见于通过血脑屏障的脂溶性制剂。d. 其他：包括性功能障碍、肌肉痉挛、皮疹及心衰等，这些副反应相对罕见。④适用：年轻患者（小于 50 岁），多有交感神经兴奋及高动力状态；临界高血压，多为神经源性；伴有心排量高或心率快者（心率大于 80 次/分）；高肾素或正肾素者；伴有冠心病、心梗、心律失常者。⑤不宜用：老年患者，因对神经抑制的敏感性增高而易于发生低血压、心动过缓；Ⅰ型糖尿病；抑郁症；强体力劳动者。⑥注意：a. 宜小剂量开始，因个体差异，对 β 阻滞剂的敏感性不同，有些患者即使是中小剂量也可出现低血压、心动过缓。且其副作用多为剂量依赖性。b. 逐渐减量停药，高血压患者长期应用 β 阻滞剂若骤然停药，可使心肌缺血加重、血压升高甚至超过给药前水平等撤药综合征，因此长期应用 β 阻滞剂停药时必须逐渐减量停用，一般在 1~2 周内。c. 单用或联合用药，可与利尿剂、钙拮抗剂、血管扩张剂联用，与 ACEI 联用其效应不很满意，可能由于这两类药物在降血压机制上都作用于肾素血管紧张素系统的同一水平。与利尿剂联用因对糖脂代谢的干扰，目前较少应用。通常多与钙拮抗剂联用，可以增加降压效应而又减少彼此的副作用。

（3）钙拮抗剂（CCB）：①常用药物：优先使用长效制剂。二氢吡啶类：硝苯地平控释片 30mg，每日 1 次；氨氯地平 5~10mg，每日 1 次；拉西地平 4~6mg，每日 1 次；非洛地平 5~10mg，每日 1 次。苯烷胺类：维拉帕米控释片 120mg，每日 1 次。地尔硫䓬类：地尔硫䓬 30mg，每日 3 次。主要作用于脑血管药物：氟桂利嗪 2.5~5mg，每晚 1 次；尼莫地平 40~60mg，静滴，每日 1 次。②作用机制：a. 对血管作用：通过对钙通道的阻滞，抑制胞外 Ca^{2+} 的跨膜内流，降低血管平滑肌内游离 Ca^{2+} 血管平滑肌松弛，主要是扩张小动脉、降低外周阻力。b. 在降低血压的同时，并不减少重要器官如心脑肾的血流量，有时甚至改善之，如尼莫地平及尼索地平分别对脑血管及冠状血管有较高的选择性扩张作用，增加其血流量。c. 对心脏作用：可逆转高血压患者的心肌肥厚，对缺血心肌也有保护作用；非二氢吡啶类有负性肌力、负性频率及负性传导作用。d. 内在性利尿作用：近年来证明钙拮抗剂在用药第一周有利尿作用，可累积丢失 8~10g 钠盐，尚能抑制肾小管细胞对 Na^+ 的再吸收，并能扩张肾脏入球小动脉，增加肾小球滤过率，而具有内在性利尿作用。③副作用：主要与其过度扩张血管有关，激活交感神经，引起反射性心率加快、脸部潮红、踝部水肿（毛细血管前血管扩张而不是水钠潴留所致）。维拉帕米可抑制心脏传导系统和引起便秘（可能与其引起多种受体包括 5 – HT 受体的阻滞作用有关）。近有报道，长期使用尚可引起牙龈增生。④适用：对各期高血压均有效，且无严重不良反应，适用于各类型高血压。对老年人、低肾素活性的高血压患者；并有心绞痛（尤其是变异型心绞痛）、外周血管病、糖尿病、肾脏损害、慢性阻塞性肺病等；难治性高血压、高血压危象、蛛网膜下腔出血等。⑤不宜用：并有心力衰竭者，因有负性肌力作用；非二氢吡啶类有明显的负性传导作用，不宜用于并有心脏传导阻滞者。⑥注意：a. 单用或联用，可与其他各种抗高血压药联用，与 β 阻滞剂联用，β 阻滞剂可减少二氢吡啶类引起的反射性心率加快作用，而二氢吡啶类可减少 β 阻滞剂引起的雷诺症发作；但维拉帕米与 β 阻滞剂合用可使房室传导时间明显延长，故禁用。与 ACEI 合用降压效力加强，用于严重高血压。b. 对糖脂代谢无明显影响。c. 硝苯地平可用于高血压危象，但开始应用时，口服一次剂量不宜超过 5mg，以免血压急剧下降引起脑缺血，尤其是对老年高血压患者。d. 对区域性血流各钙拮抗剂也有差异，选择时应注意靶区域的敏感性，包括阻力血管、冠脉血管、肾血管及脑血管系统，如尼索地平对冠脉血管，尼莫地平、尼群地平对脑血管有较高选择性。

（4）血管紧张素转换酶抑制剂（ACEI）：①常用药物：含巯基：卡托普利 12.5 ~ 25mg，每日 2 ~ 3 次。含羧基：贝那普利 10 ~ 20mg，每日 1 次；依那普利 10 ~ 20mg，每日 1 次；培哚普利 4 ~ 8mg，每日 1 次；西拉普利 2.5 ~ 5mg，每日 1 次。含磷酰基：福辛普利 5 ~ 10mg，每日 1 次。②作用机制：抑制循环和组织中肾素 – 血管紧张素系统；减少神经末梢去甲肾上腺素的释放；减少内皮细胞形成内皮素；增加缓激肽和扩血管性前列腺素的形成；醛固酮减少和肾血流量增加，以减少钠潴留。并有抗氧自由基、减少 LDL 的过氧化、抗血小板、增强纤溶等作用。③副作用：a. 咳嗽：有持续性干咳、声音嘶哑、咽喉不适等，多在用药一个月内出现，由于内源性激肽分解减少、呼吸道平滑肌分泌 PGE 增加所致，更换不同的 ACEI 可消除药源性咳嗽；有报道吸入色甘酸钠可缓解。如不严重可继续应用。b. 高钾血症：减少醛固酮的分泌有关，不宜与保钾利尿剂同用。c. 首剂低血压：多因大剂量利尿引起水钠丢失、年老体弱，或并有心衰等所致，应用时宜小剂量开始。d. 皮疹、味觉障碍：多为可逆性、自限性过程，多见于卡托普利。e. 肝脏毒性：胆汁淤积致黄疸、胆管炎。f. 急性肾功能损害：多见于血容量减少或低钠血症的心衰患者，或合用非甾类消炎药，可暂时停用。g. 血管神经性水肿：最严重而又罕见，多认为与缓激肽释放过多有关。④适用：高肾素或正常肾素者；有保护肾功能、改善心肌重构、逆转左室肥厚、改善心衰的进一步发展、及对糖脂代谢无明显影响，故用于高血压并左室肥厚、心衰、心功能不全、心肌梗死后、糖尿病及糖尿病肾病并有微量蛋白尿或肾脏病者等。⑤不宜用：有严重心衰或低血压；慢性咳嗽者。禁用于：妊娠，可引起胎儿畸形；单侧或双侧肾动脉狭窄，可引起肾小球内压降低而致肾功能衰竭；主动脉狭窄或严重梗阻型心肌病，因其减轻心脏后负荷导致跨膜压差增大。⑥注意：a. 单用或联用：降压强度与 β – 阻滞剂及利尿药相似，但在降低收缩压方面优于 β – 阻滞剂。可与其他抗高血压药联用。b. 有肝功能损伤者，不宜用卡托普利，因其仅在肝脏活化为有活性的物质而加重肝脏负担。c. 有胰岛素抵抗者，应选用对其有增敏作用的 ACEI 如依那普利、雷米普利、西拉普利、卡托普利等。d. 有肾功能不全者，应选经肝肾双途径消除、对肾脏选择性较高且有护肾作用的 ACEI 如贝那普利。e. ACEI 对中枢神经或自主神经功能没有影响，在降压的同时可重新恢复脑血流自动调节而能保持脑血流，因此可改善患者的生活质量、智能及抑郁状态等。不干扰糖脂代谢，无体位性低血压，故应用很广。

（5）血管紧张素Ⅱ受体拮抗剂（ATⅡRA）：①常用药物：氯沙坦50～100mg，每日1次；缬沙坦80～160mg，每日1次。②作用机制：ATⅡ受体有AT1和AT2，AT1引起血管收缩，而AT2可调节组织生长、促进分化及血管扩张作用，ATⅡRA选择性阻断AT1而引起血压下降。③适用：类似ACE-I，目前主要用于ACEI治疗后发生干咳者，或用ACEI后因胰糜酶的作用而引起"逃逸"现象时。④禁用证：高钾血症或严重肾功能衰竭（血肌酐大于265μmmol/L）及妊娠者。

（6）α_1受体阻断剂：①常用药物：哌唑嗪0.5～1mg/次，2～3次/日（首剂0.5mg，睡前服）连用2周，逐渐增加剂量至2～20mg/日，分2～3次。特拉唑嗪1mg/次，1次/日，随血压增加剂量，可用2～20mg/次，1次/日。②作用机制：选择性阻滞血管平滑肌突触后膜α_1受体，舒张小动脉及静脉，降低外周阻力，心输出量不变或略升。长期应用可改善脂代谢，降低TC、TG、LDL-C，升高HDL-C；对糖代谢无影响；还能减轻前列腺增生患者的排尿困难。③副作用：a."首剂现象"：表现为严重体位性低血压、眩晕、心悸等，在首次给药30～90分钟出现，可能是由于阻滞内脏交感神经的收缩血管作用、使静脉舒张，回心血量减少所致；低钠饮食或合用利尿剂时较易发生；如将首剂改为0.5mg，临睡前服用，一般可防止这种不良反应。b.其他：有头痛、嗜睡、口干、乏力等，常在连续用药过程中自行减少。④适用：并有前列腺肥大、肾功能不全、糖尿病、呼吸系统疾病或妊娠的高血压患者。⑤不宜用：有体位性低血压者；老年患者慎用。

3. 高血压急症治疗　高血压急症可根据有无急性心脑肾和视网膜等靶器官的损害分为两类：第一类是并发急性靶器官损害、需要在症状出现后1小时内迅速降压治疗，常见于高血压脑病、脑出血、急性左心衰合并肺水肿等，为通常所说的高血压急症；第二类是没有靶器官急性损害，而需要在24小时之内控制血压者，高血压次急症。因二者界限有时不明，可按高血压急症处理。晚近国内外研究表明，高血压急症是因交感神经兴奋性增强、使全身小动脉强烈痉挛引起血压急骤升高所致，治疗上应以此为基础选择降压药。目前，选择性降低外周血管阻力的特异性血管扩张剂已被人们所关注。

（1）治疗原则：①迅速而适当地降低血压，但要防止血压降低超过脑循环自动调节限度，一般根据治疗前血压水平使收缩压下降50～80mmHg，舒张压下降30～50mmHg为宜，并不要求把血压降至正常。②纠正受累靶器官的损害，恢复脏器的生理功能。③巩固疗效。

（2）治疗程序：现场处理，舌下含服迅速降压药（表22-3）；院内抢救，包括迅速降压、制止抽搐及降低颅内压；消除病因，巩固治疗。

表22-3　高血压急症的口服药物

药物	剂量（mg）	给药途径	给药次数	起效时间	持续时间
卡托普利	25～50	口服、舌下	需要时重复	5～10分钟	2小时
硝苯地平	10～20	口服、舌下	30分钟后重复	5分钟	4～8小时
维拉帕米	80～120	舌下含服	需要时重复	10分钟	0.5～1小时
尼群地平	10～20	舌下含服	需要时重复	5分钟	4～6小时

（3）其他药物治疗：①抗血小板：阿司匹林或其他抗血小板药物的应用已被证明可减

少心脑血管病的发生率和致残率。如血压已得到严格的控制或高危冠心病的高血压患者，且没有出血危险，推荐用小剂量的阿司匹林。②调理血脂：脂质代谢紊乱常与高血压伴随，并使危险性增高，应加以重视并积极治疗。经饮食调控后，胆固醇仍高者，首选他汀类；血甘油三酯增高者可首选贝特类，也可选用其他种类的调脂药。

六、预防与康复

流行病学调查显示非药物干预对高血压病的防治非常重要，包括改善生活方式、消除不利于身心健康的行为习惯，达到减少高血压及其他心血管病的发病危险。

1. 减重 超重和肥胖是高血压发病的危险因素，同时也是冠心病和脑卒中发病的独立危险因素。10 组人群前瞻性研究结果显示，基线时体重指数每增高 $1kg/m^2$，冠心病发病的相对危险增高 12%，缺血性中风的发病危险增高 6%，均达到统计学显著水平。提示超重和肥胖特别是向心性肥胖是冠心病和缺血性中风发病的独立危险因素。保持正常体重是防治高血压、冠心病和脑卒中的重要措施之一。按 BMI 对超重的划分，建议体重指数（BMI = 体重/身高^2，kg/m^2）应控制在 24 以下。一方面，减少总热量的摄入，强调少脂肪并限制碳水化合物的摄入；另一方面，增加体育锻炼，如跑步、太极拳、健美操等。

2. 采用合理膳食 包括 32 个国家的国际研究显示：尿钠排泄量与收缩压直接相关，也与血压随年龄上升的速率正相关。MRFIT 资料表明钾与血压呈明显负相关。有证据表明饱和脂肪酸及反式不饱和脂肪酸可升高 LDL－C，后者还降低 HDL－C、升高 LP（a）；许多饱和脂肪酸可增加血小板聚集性和其他凝血因子如Ⅶ因子的促凝活性；且可改变 LDL 的氧化易感性，进而显著改变其致动脉粥样硬化作用。因此膳食控制显得很重要。减少钠盐，WHO 建议每日不超过 6g；注意补充钾钙，多吃蔬菜和水果；减少膳食脂肪，总脂肪＜总热量的 30%，饱和脂肪＜10%；补充适量优质蛋白质。

3. 戒烟、限酒 不吸烟，男性每日饮酒＜20～30g，女性＜15～20g，孕妇不饮酒。尽管有证据表明少量饮酒可减少冠心病的危险，但饮酒和血压水平以及高血压患病率之间却呈线性相关，且饮酒可增加服用降压药物的抗性，故提倡高血压患者应戒酒。

4. 适量运动 久坐的生活方式与高血压危险性升高有关，而中等强度有规律的体力活动能显著降低血压水平；运动还有减肥功能和调整神经系统的作用；且有助于冠状动脉粥样斑块的消退。这些运动包括有氧、伸展及增强肌力等练习，如步行、游泳、球类等。通常掌握"三、五、七"的运动是安全的，"三"指每天步行约三公里，时间在 30 分钟以上；"五"指每周运动 5 次以上，只有规律性运动才能有效；"七"指运动后心率加年龄约为 170，这样的运动量属中等度。

5. 心理平衡 许多研究表明：所有保健措施中，心理平衡是最关键的一项。保持良好的心境几乎可以拮抗其他所有的内外不利因素。神经免疫学研究指出，良好的心境使机体免疫机能处于最佳状态。而突然的心理应激可造成心动过速、血压升高、外周血管收缩、心律失常等。即使是慢性心理压力如工作负担过重、人际关系不和等也能通过促使血液黏度增高、胆固醇和血糖升高而对心血管系统造成不利影响。长期精神压力和心情抑郁是引起高血压和其他一些慢性病的重要原因之一，并可降低对抗高血压治疗的顺应性。因此，要保持乐观心态，减轻精神压力，保持平衡心理，提高应激能力，提高生活质量。

（李春华）

第七节　心脏过早搏动

一、概述

凡窦房结以外的异位节律点，主动提前发生较正常窦性节律为早的激动，均称为过早搏动，简称早搏。由心脏各部位（心房、心室、房室交界区）自律性增高、折返激动或触发活动所引起。按起源部位，可分为房性、室性和结区性早搏，其中以室性最多见，房性次之，结区性少见。患者常感心慌不适，各年龄段皆可发病，非器质性者多见于青年女性。

本病主要与中医的"心悸"、"怔忡"、"结代脉"等病证相关。

二、发病机制

中医认为，病因或由于年迈脏气虚弱，劳倦、思虑过度，久病体虚，耗伤气血；或由于思虑郁怒，情志所伤，肝气郁滞，气结痰生，痰郁化火；或由于外邪犯心，耗伤心阴。早搏病位在心，多由于脏腑失调，气血亏损，心神失养，或情志所伤，心神受扰，或因痰因火致心主不安，表现为本虚标实，虚多于实。虚为心之气血阴阳亏损，实则多指痰饮、血瘀、气郁、火热等邪。

三、诊断

主要根据心电图诊断。

1. 房性早搏心电图特征　①提前出现房性 P′波，与窦性 P 波有或多或少的差异；②P′波后多继有 QRS 波群，呈室上性，或不继有 QRS 波群（早搏未下传），PR 间期≥0.12 秒；③代偿间期多不完全。

2. 结性早搏心电图特征　①提前出现的 QRS 波群，形态呈室上性；②QRS 波群后可无 P′波，或可有逆行 P′，P′−R<0.12 秒，R−P′<0.20 秒；③代偿间期多完全。

3. 室性早搏心电图特征　①提前出现的宽大畸形的 QRS 波群，时限>0.12 秒，T 波与主波方向相反；②其前无相关 P 波；③代偿间期完全。

四、辨证论治

本病辨治以虚实为纲。虚证以心气、心血虚弱为主，可见有阳虚或阴虚，治疗在益气养血的基础上，或加温阳之品，或添滋阴之属；实证以心肝气郁多见，治疗予以疏肝理气。

（一）心气不足证

症状：心悸气短，神疲乏力，动则尤甚，失眠多梦，自汗，胸闷不舒，舌淡红，苔薄白，脉细弱或结代。

证候分析：心气虚衰，心中空虚惕惕而动，故而心悸；心气不足，劳则气耗，故稍事活动则尤甚；气虚心神失养则失眠多梦；心位胸中，心气不足则胸中宗气运转无力故胸闷气短；汗为心之液，心气虚不能固守则自汗；舌为心之苗，心气不足，心血不能上荣则舌淡；气虚血行失其鼓动，故脉象为细弱或结代。病情进一步发展，气虚及阳，不能温煦肢体，兼见畏寒肢冷；舌淡苔白滑为阳虚畏寒之征；阳虚无力助血行，脉道失充，则脉象沉细。

治法：补益心气。

方药：炙甘草汤加减。

药用：炙甘草 30g，党参 10g，阿胶 10g（烊化），麦冬 10g，枣仁 10g，生姜 10g，桂枝 6g，生地 15g。

方解：炙甘草甘温益气；人参、大枣补气益胃；桂枝、生姜辛温通阳；地黄、阿胶、麦冬、枣仁滋阴补血，以养心阴。

加减：兼心阳不振，症见面色白，怯寒肢冷，乏力气短，舌淡苔白，脉沉或结代，加附子 6g，仙灵脾 10g；兼心胆气怯，症见心悸不宁，善惊易恐，多梦易醒，舌淡红，苔薄白，脉结代，加炒枣仁 15g，远志 10g，生龙齿（先煎）30g；兼阳虚饮停，症见心悸眩晕，形寒肢冷，咳喘痰涎，面肢浮肿，舌淡苔白腻，脉滑或结代，加茯苓 20g，桂枝 8g，白术 15g；兼脾阳虚弱，症见纳呆腹胀，便溏，舌淡苔白，脉细，加薏苡仁 15g，炒白术 10g，炮姜 4g 以温脾化湿。

（二）心血不足证

症状：心悸头晕，倦怠乏力，面色不华，唇舌色淡，脉细或结代。

证候分析：心主血脉，其华在面，血虚故而面色不华；心血不足，不能养心故而心悸，心血亏损不能上营于脑，故而头晕；血亏气虚，不能濡养四肢百骸，则倦怠乏力；心开窍于舌，心主血脉，心血不足，则舌质淡红，脉细。

治法：补血养心，益气安神。

方药：归脾汤加减。药用熟地 10g，龙眼肉 10g，党参 15g，炙黄芪 15g，酸枣仁 10g；炙甘草 10g。

方解：党参、黄芪、炙甘草益气健脾，以资生血之源；熟地、当归、龙眼肉补养心血，酸枣仁养心安神。

加减：阴虚潮热，盗汗，心烦口干者，去熟地加生地 15g，玉竹 12g，麦冬 10g 以滋养心阴；兼心气虚怯，善惊易恐，少寐多梦者，加珍珠母 30g（先煎），柏子仁 15g 以养心镇惊。

（三）肝郁气滞证

症状：心悸胸闷，喜太息，情志抑郁或急躁易怒，失眠多梦，妇女可见月经不调，痛经甚至闭经，舌淡苔白，脉弦细或结代。

证候分析：肝气郁结，累及心子，心肝气机不利，故心悸胸闷；肝主疏泄，可调畅情志，气机郁结，不得条达疏泄，则情志抑郁；久郁不解，失其柔顺舒畅之性，故情志急躁易怒；气郁日久化火，扰乱心神，故失眠多梦；气病及血，气滞血瘀，冲任失调，故月经不调或经行腹痛；舌淡苔白，脉弦细均为肝气郁结之象。

治法：疏肝理气。

方药：逍遥散加减。药用柴胡 10g，当归 10g，茯苓 12g，白术 10g，芍药 10g，甘草 6g，香附 10g，陈皮 10g。

方解：柴胡疏肝，香附、陈皮理气；当归养血活血；茯苓、白术健脾；芍药、甘草缓急止痛。

加减：兼化火伤阴，症见心烦急躁，口干口苦，舌红苔黄，可加丹皮 10g，黄连 5g，以清泄心肝之火；兼血瘀胸络，症见心痛时作，舌紫暗，脉涩，可加桃仁 10g，红花 10g，以活血化瘀；兼痰热扰心，症见胸闷眩晕，失眠多梦，痰多口苦，苔黄腻，脉滑，可加竹茹 10g，黄连 3g，枳实 10g；兼大便干结，可加瓜蒌仁 10g，火麻仁 10g。

（四）阴虚火旺证

症状：心悸易惊，急躁易怒，怔忡不宁，头痛眩晕，五心烦热，口干舌燥，夜间盗汗，失眠多梦，舌红少津，脉数或促。

证候分析：肾阴不足，水不济火，不能上济于心，以致心火内生，扰动心神，故心悸而烦，不得安寐；阳扰于上，可见头痛眩晕，急躁易怒；手足心热，口干，舌红少津，脉数或促均为阴虚火旺之征。

治法：滋阴降火，宁心安神。

方药：朱砂安神丸加减。药用当归 10g，生地 10g，玄参 10g，丹参 12g，黄连 3g，栀子 10g，炒枣仁 10g，柏子仁 10g，茯神 10g，莲子心 5g。

方解：当归、生地养阴补血；黄连、栀子清热降火；玄参、丹参养阴活血；炒枣仁、柏子仁、茯神、莲子心宁心安神。

加减：兼肾阴虚火旺，症见眩晕耳鸣，腰膝酸软，舌红少苔，加知母 9g，黄檗 10g，山萸肉 12g；兼肝阴虚，症见心悸失眠，烦躁易怒，舌红少津，脉细，加枸杞子 15g，赤白芍各 10g；兼心神不定，怔忡失眠者，加磁石 30g（先煎），朱茯神 10g。

（五）中成药

（1）生脉注射液：适应证：主要用于早搏气阴两虚证。

用法：生脉注射液 20～60ml 加入 5% 或 10% 葡萄糖液 250～500ml 内，静脉滴注。每日 1 次，10～15 天为一疗程。

（2）养心片：适应证：用于早搏以气虚为主证者。

用法：每次 4～6 片，口服，每日 2 次。

（3）补心气口服液：适应证：用于早搏以气虚为主证者。

用法：每次 10ml（1 支），口服，每日 2～3 次。

（4）滋心阴口服液：适应证：用于早搏心阴不足证。

用法：每次 10ml（1 支），口服，每日 2～3 次。

（5）复方丹参滴丸：适应证：用于早搏兼有气滞血瘀。

用法：每次 10 粒，舌下含服；亦可每次 10 粒，吞服，每日 3 次。

（6）心宝：适应证：用于早搏属心气阳虚，脉率缓慢者。

用法：每次 1～2 粒，口服，每日 3 次。

（7）百草安神片：适应证：用于早搏兼心神不安、失眠者。

用法：口服，每次 2～3 片，每日 3 次。病重者可在睡眠前加服 1～2 片。

（8）黄杨宁片：适应证：用于早搏血瘀者。

用法：每次 1.5～3mg，口服，每日 3 次。

（9）逍遥丸：适应证：用于早搏肝气郁结者。

用法：每次 6g，口服，每日 3 次。

（10）天王补心丹：适应证：用于早搏阴虚火旺者。

用法：每次9g，口服，每日2次。

（11）归脾丸：适应证：用于早搏心血亏虚者。

用法：每次6g，口服，每日3次。

（12）柏子养心丸：适应证：用于早搏气阴两虚者。

用法：每次9g，口服，每日3次。

（13）磁朱丸：适应证：用于早搏心神不安者。

用法：每次3g，口服，每日3次。

（六）专病方

（1）三参稳律汤：红参6g，丹参30g，苦参15～30g，当归30g，麦冬12g，五味子12g，薤白9g，茯苓15g，炒枣仁30g，琥珀粉3g（冲服）。水煎服，每日1剂，2次分服。适用于早搏气阴两虚者。

（2）抗早搏Ⅰ号：人参100g，丹参200g，苦参300g，共研细末，过100目筛装剂备用，每次15g，每日2次，温开水送服，总有效率91.6%。适用于早搏气虚血瘀者，对于器质性心脏病早搏尤为有效。

（3）复律汤：党参10g，苦参30g，黄连15g，丹参15g，川芎10g，琥珀15g，酸枣仁15g，车前子10g，甘草10g，水煎服，日1剂。用于心阳不振之早搏，总有效率85.8%。

（4）消早汤：炙甘草18g，桂枝12g，太子参15g，丹参15g，元胡12g，阿胶（烊化）10g，苦参12g，山楂15g，黄连6g，汉防己12g，大枣5枚，生姜5片，显效68例，有效12例。用于阴血不足之早搏。

（5）宁心饮：党参12g，当归12g，龙眼肉12g，枣仁12g，茯苓12g，生地12g，麦冬12g，茯神25g，远志6g，香附10g，炙甘草3g，总有效率79.1%。用于早搏之偏阴血不足者。

（6）调搏复脉汤：党参20g，麦冬20g，五味子10g，黄芪20g，当归10g，丹参30g，桂枝10g，苦参20g，茯苓10g，总有效率94%。用于早搏之气阴两虚者。

（7）心脉舒Ⅰ号：红参、麦冬、五味子、丹参、红花、桃仁、远志、炙甘草、苦参制剂，每支10ml，尤其用于老年室性早搏，对气阴两虚，瘀血阻滞者适合，总有效率73.2%。

（七）针灸

毫针疗法：主穴：内关、神门、心俞、厥阴俞。心气虚加关元、膻中、足三里，气阴两虚加三阴交、肾俞，血脉瘀阻加膻中、膈俞。选二主穴，用平补平泻法，留针10～20分钟；脉促、胸痛明显者须间隔运针，用泻法。每日或隔日1次，10次为一疗程。

耳针疗法：取穴：神门、交感、心、小肠、皮质下。用王不留行籽贴压，两日一次。

五、西医治疗

功能性早搏，多无需特殊治疗，如发生于器质性心脏病者，应以治疗原发病为主，病情好转后，早搏亦可消失。

1. **房性早搏** 一般无需治疗，如频发，可选用以下1～2种药物。

（1）普萘洛尔：10～20mg，每天3次口服，适用于心率偏快或高血压患者，心功能不全者慎用，支气管哮喘者忌用。

（2）维拉帕米：40~80mg，每天3次口服，适用于心率偏快或高血压患者，心功能不全者慎用，支气管哮喘者忌用，不宜与β受体阻滞剂合用。

（3）胺碘酮：0.2g，每天3次口服，3~5天后改为维持量0.2g，每天1~2次口服，可用于冠心病和心功能不全患者。

2. 室性早搏　一般也不需特殊治疗，如洋地黄引起者，停用洋地黄后早搏即消失。在心衰基础上发生室性早搏，洋地黄并非禁用，用洋地黄治疗，心衰得到纠正后，室早也随之消失。多源、连发或发生在T波上的室早，应选用：

（1）利多卡因50~100mg静脉注射，如无效于10~15分钟后可重复，总量≤300mg，早搏消失后以静脉滴注维持，每分钟1~3mg，持续24~72小时。

（2）普鲁卡因胺0.1g静脉注射，每5~10分钟一次，总量≤500mg，或0.5~1.0g置于5%葡萄糖500ml中静滴。

（3）洋地黄中毒后需停药及停用利尿剂，静脉及（或）口服补充钾盐，并以苯妥英钠125~250mg稀释后缓慢静注。

（4）上述药物无效者，可选用美西律、普罗帕酮、胺碘酮、普萘洛尔等。

3. 频发室性早搏可选用以下口服药

（1）美西律0.1~0.2g，每天3~4次，口服。

（2）胺碘酮，服法同房早。

（3）妥卡尼0.4~0.6g，每天3次，口服。

（4）普鲁卡因胺0.5g，每天3次，口服。

六、预防与康复

本病发生多与情绪激动有关，故应注意安定情绪，以利气机条达，促进疾病的缓解。可适当体育活动，如散步、慢跑、太极拳，但应避免过于劳累。饮食宜清淡，忌烟酒、浓茶、咖啡、辛辣之物。可配合食疗康复如龙眼肉、红枣、枸杞子、黑豆等补益气血、宁心安神之品。初愈的康复阶段，应继续养心健脾益肾，并根据余邪的轻重，配以清热解毒、化痰祛瘀的方药以巩固疗效。

病毒性心肌炎引起的早搏应预防感冒配合大剂清热解毒之品，功能性早搏宜调摄情志，忌大喜大悲；冠心病、高血压病所致的早搏宜饮食清淡，积极治疗原发病。

（李春华）

第二十三章

心血管疾病护理

第一节 心力衰竭的护理

在致病因素作用下，心功能必将受到不同程度的影响，即为心功能不全（heart insufficiency）。在疾病的早期，机体能够通过心脏本身的代偿机制以及心外的代偿措施，可使机体的生命活动处于相对恒定状态，患者无明显的临床症状和体征，此为心功能不全的代偿阶段。心力衰竭（heart failure），简称心衰，又称充血性心力衰竭，一般是指心功能不全的晚期，属于失代偿阶段，是指在多种致病因素作用下，心脏泵功能发生异常变化，导致心排血量绝对减少或相对不足，以致不能满足机体组织细胞代谢需要，患者有明显的临床症状和体征的病理过程。常见心力衰竭分类见图 23 - 1。

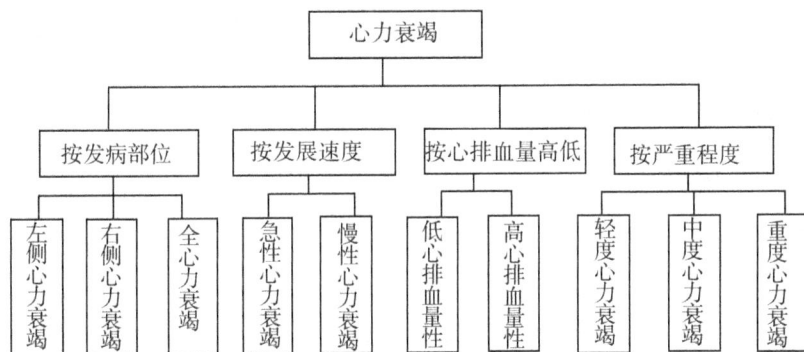

图 23 - 1 心力衰竭的分类

近年来，很多学者将心力衰竭按危险因素和终末等级进行了分类，并指出新的治疗方式可以改善患者的生活质量。

A 和 B 阶段指患者缺乏心力衰竭早期征象或症状，但存在有风险因素或心脏的异常，这些可能包括心脏形态和结构上的改变。

C 阶段指患者目前或既往有过心力衰竭的症状，如气短等。

D 阶段指患者目前有难治性心力衰竭，并适于进行特殊的进阶治疗，包括心脏移植。

一、病因与发病机制

（一）病因

1. 基本病因　心力衰竭的关键环节是心排血量的绝对减少或相对不足，而心排血量的多少与心肌收缩性的强弱、前负荷和后负荷的高低以及心率的快慢密切相关。因此，凡是能够减弱心肌收缩性、使心脏负荷过度和引起心率显著加快的因素均可导致心力衰竭的发生。

2. 诱因

（1）感染：呼吸道感染为最多，其次是风湿热。女性患者中泌尿道感染亦常见。亚急性感染性心内膜炎也常诱发心力衰竭。

（2）过重的体力劳动或情绪激动。

（3）钠盐摄入过多。

（4）心律失常：尤其是快速性心律失常，如阵发性心动过速、心房颤动等。

（5）妊娠分娩。

（6）输液（特别是含钠盐的液体）或输血过快或过量。

（7）洋地黄过量或不足。

（8）药物作用：如利舍平类、胍乙啶、维拉帕米、奎尼丁、肾上腺皮质激素等。

（9）其他：出血和贫血、肺栓塞、室壁膨胀瘤、心肌收缩不协调，乳头肌功能不全等。

（二）发病机制

心脏有规律的协调的收缩与舒张是保障心排血量的重要前提，其中收缩性是决定心排血量的最关键因素，也是血液循环动力的来源。因此，心力衰竭发病的中心环节，主要是收缩性减弱，但也可见于舒张功能障碍，或二者兼而有之。心肌收缩性减弱的基本机制包括：①心肌结构破坏，导致收缩蛋白和调节蛋白减少。②心肌能量代谢障碍。③心肌兴奋－收缩偶联障碍。④肥大心肌的不平衡生长。

二、临床表现与诊断

（一）临床表现

1. 症状和体征　心力衰竭的临床表现与左右心室或心房受累有密切关系。左侧心力衰竭的临床特点主要是由于左心房和（或）左心室衰竭引起肺瘀血、肺水肿；右侧心力衰竭的临床特点是由于右心房和（或）右心室衰竭引起体循环静脉瘀血和钠水潴留。发生左侧心力衰竭后，右心也常相继发生功能损害，最终导致全心心力衰竭。出现右侧心力衰竭后，左心衰竭的症状可有所减轻。

2. 辅助检查

（1）X线：左侧心力衰竭可显示心影扩大，上叶肺野内血管纹理增粗，下叶血管纹理细，有肺静脉内血液重新分布的表现，肺门阴影增大，肺间质水肿引起肺野模糊，在两肺野外侧可见水平位的 Kerley B 线。

（2）心脏超声：利用心脏超声可以评价瓣膜、心腔结构、心室肥厚以及收缩和舒张功能等心脏完整功能参数。其对心室容积的测定、收缩功能和局部室壁运动异常的检出结果可靠。可检测射血分数，心脏舒张功能。

（3）血流动力学监测：除二尖瓣狭窄外，肺毛细血管楔嵌压的测定能间接反应左房压或左室充盈压，肺毛细血管楔嵌压的平均压，正常值为 <1.6kPa（12mmHg）。

（4）心脏核素检查：心血池核素扫描为评价左和右室整体收缩功能以及心肌灌注提供了简单方法。利用核素技术可以评价左室舒张充盈早期相。

（5）吸氧运动试验：运动耐量有助于评价其病情的严重性并监测其进展。运动时最大氧摄入量和无氧代谢阈（AT）。

（二）诊断

1. 急性心力衰竭（AHF）　AHF 的诊断主要依靠症状和体征，辅以适当的检查，如心电图、胸部 X 线、生化标志物和超声心动图。

2. 慢性心力衰竭

（1）收缩性心力衰竭（SHF）多指左侧心力衰竭，主要判定标准为心力衰竭的症状、左心腔增大、左心室收缩末容量增加和左室射血分数（LVEF）≤40%。近年研究发现 BNP 在心力衰竭诊断中具有较高的临床价值，其诊断心力衰竭的敏感性为 94%，特异性为 95%，为心力衰竭的现代诊断提供重要的方法。

（2）舒张性心力衰竭（DHF）是指以心肌松弛性、顺应性下降为特征的慢性充血性心力衰竭，往往发生于收缩性心力衰竭前，约占心力衰竭总数的 1/3，欧洲心脏病协会于 1998 年制定了原发性 DHF 的诊断标准，即必须具有以下 3 点：①有充血性心力衰竭的症状和体征。②LVEF≥45%。③有左心室松弛、充盈、舒张期扩张度降低或僵硬度异常的证据。这个诊断原则在临床上往往难以做到，因此 Zile 等经过研究认为只要患者满足以下 2 项就可以诊断为 DHF：①有心力衰竭的症状和体征。②LVEF >50%。

三、治疗原则

（一）急性心力衰竭

治疗即刻目标是改善症状和稳定血流动力学状态。

（二）慢性心力衰竭

慢性心力衰竭治疗原则：去除病因；减轻心脏负荷；增强心肌收缩力；改善心脏舒张功能；支持疗法与对症处理。治疗目的：纠正血流动力学异常，缓解症状；提高运动耐量，改善生活质量；防治心肌损害进一步加重；降低病死率。

1. 防治病因及诱因　如能应用药物和手术治疗基本病因，则心力衰竭可获改善。如高血压心脏病的降压治疗，心脏瓣膜病及先天性心脏病的外科手术矫治等。避免或控制心力衰竭的诱发因素，如感染，心律失常，操劳过度及甲状腺功能亢进纠正甲状腺功能。

2. 休息　限制其体力活动，以保证有充足的睡眠和休息。较严重的心力衰竭者应卧床休息。

3. 控制钠盐摄入　减少钠盐的摄入，可减少体内水潴留，减轻心脏的前负荷，是治疗心力衰竭的重要措施。在大量利尿的患者，可不必严格限制食盐。

4. 利尿药的应用　可作为基础用药。控制心力衰竭体液潴留的唯一可靠方法。应该用于所有伴有体液潴留的、有症状的心力衰竭患者。但对远期存活率、死亡率的影响尚无大宗试验验证；多与一种 ACEI 类或 β 受体阻滞药合用。旨在减轻症状和体液潴留的表现。

5. **血管扩张药的应用** 是通过减轻前负荷和（或）后负荷来改善心脏功能。应用小动脉扩张药如肼屈嗪等，可以降低动脉压力，减少左心室射血阻力，增加心排血量。

6. **洋地黄类药物的应用** 洋地黄可致心肌收缩力加强，可直接或间接通过兴奋迷走神经减慢房室传导。能改善血流动力学，提高左室射血分数，提高运动耐量，缓解症状；降低交感神经及肾素－血管紧张素－醛固酮（R－A－A）活性，增加压力感受器敏感性。地高辛为迄今唯一被证明既能改善症状又不增加死亡危险的强心药，地高辛对病死率呈中性作用。

7. **非洋地黄类正性肌力药物** 虽有短期改善心力衰竭症状作用，但对远期病死率并无有益的作用。研究结果表明不但不能使长期病死率下降，其与安慰剂相比反而有较高的病死率。

8. **血管紧张素转换酶抑制药（ACEI 类）** 其作为神经内分泌拮抗药之一已广泛用于临床。可改善血流动力学，直接扩张血管；降低肾素、血管紧张素 Ⅱ（Ang Ⅱ）及醛固酮水平，间接抑制交感神经活性；纠正低血钾、低血镁，降低室性心律失常危险，减少心脏猝死（SCD）。

9. **β 受体阻滞药** 其作为神经内分泌阻断药的治疗地位日显重要。21 世纪慢性心力衰竭的主要药物是 β 受体阻滞药。可拮抗交感神经及 R－A－A 活性，阻断神经内分泌激活；减缓心肌增生、肥厚及过度氧化，延缓心肌坏死与凋亡；上调 β_1 受体密度，介导信号传递至心肌细胞；通过减缓心率而提高心肌收缩力；改善心肌松弛，增强心室充盈；提高心电稳定性，降低室性心律失常及猝死率。

四、常见护理问题

（一）有急性左侧心力衰竭发作的可能

1. **相关因素** 左心房和（或）左心室衰竭引起肺瘀血、肺水肿。

2. **临床表现** 突发呼吸困难，尤其是夜间阵发性呼吸困难明显，患者不能平卧，只能端坐呼吸。呼吸急促、频繁，可达 30～40 次/min，同时患者有窒息感、面色灰白、口唇发绀、烦躁不安、大汗淋漓、皮肤湿冷、咳嗽，咳出浆液性泡沫痰，严重时咳出大量红色泡沫痰，甚至出现呼吸抑制、窒息、神志障碍、休克、猝死等。

3. **护理措施** 急性左侧心力衰竭发生后的急救口诀：坐位下垂降前荷，酒精高氧吗啡静，利尿扩管两并用，强心解痉激素添。

（二）心排血量下降

1. **相关因素** 与心肌收缩力降低、心脏前后负荷的改变、缺氧有关。

2. **临床表现** 左、右侧心力衰竭常见的症状和体征均可出现。

3. **护理措施**

（1）遵医嘱给予强心、利尿、扩血管药物，注意药效和观察副作用以及毒性反应。

（2）保持最佳体液平衡状态：遵医嘱补液，密切观察效果；限制液体和钠的摄入量；根据病情控制输液速度，一般每分钟 20～30 滴。

（3）根据病情选择适当的体位。

（4）根据患者缺氧程度予（适当）氧气吸入。

（5）保持患者身体和心理上得到良好的休息：限制活动减少氧耗量；为患者提供安静舒适的环境，限制探视。

（6）必要时每日测体重，记录24h尿量。

（三）气体交换受损

1. 相关因素　与肺循环瘀血，肺部感染，及不能有效排痰与咳嗽相关。

2. 临床表现

（1）劳力性呼吸困难、端坐呼吸、发绀（是指毛细血管血液内还原斑红蛋白浓度超过50g/L，是指皮肤、黏膜出现青紫的颜色，以口唇、舌、口腔黏膜、鼻尖、颊部、耳垂和指、趾末端最为明显）。

（2）咳嗽、咳痰、咯血。

（3）呼吸频率、深度异常。

3. 护理措施

（1）休息：为患者提供安静、舒适的环境，保持病房空气新鲜，定时通风换气。

（2）体位：协助患者取有利于呼吸的卧位，如高枕卧位、半坐卧位、端坐卧位。

（3）根据患者缺氧程度给予（适当）氧气吸入。

（4）咳嗽与排痰方法：协助患者翻身、拍背，利于痰液排出，保持呼吸道通畅。

（5）教会患者正确咳嗽、深呼吸与排痰方法：屏气3~5s，用力地将痰咳出来，连续2次短而有力地咳嗽。

1）深呼吸：首先，患者应舒服地斜靠在躺椅或床上，两个膝盖微微弯曲，垫几个枕头在头和肩部后作为支撑，这样的深呼吸练习，也可以让患者坐在椅子上，以患者的手臂做支撑。其次，护理者将双手展开抵住患者最下面的肋骨，轻轻挤压，挤压的同时，要求患者尽可能地用力呼吸，使肋骨突起，来对抗护理者手的挤压力。

2）年龄较大的心力衰竭患者排痰姿势。年龄较大、排痰困难的心衰患者，俯卧向下的姿势可能不适合他们，因为这样可能会压迫横膈膜，使得呼吸发生困难。可采取把枕头垫得很高，患者身体侧过来倚靠在枕头上，呈半躺半卧的姿势，这样将有助于患者排痰。

（6）病情允许时，鼓励患者下床活动，以增加肺活量。

（7）呼吸状况监测：呼吸频率、深度改变，有无呼吸困难、发绀。血气分析、血氧饱和度改变。

（8）使用血管扩张药的护理。

（9）向患者或家属解释预防肺部感染方法：如避免受凉、避免潮湿、戒烟等。

（四）体液过多

1. 相关因素　与静脉系统瘀血致毛细血管压增高，R－A－A系统活性和血管加压素水平，升高使水、钠潴留，饮食不当相关。

2. 临床表现

（1）水肿：表现为下垂部位如双下肢水肿，为凹陷性，起床活动者以足、踝内侧和胫前部较明显。仰卧者则表现为骶部、腰背部、腿部水肿，严重者可发展为全身水肿，皮肤绷紧而光亮。

（2）胸腔积液：全心心力衰竭者多数存在，右侧多见，主要与体静脉压增高及胸膜毛细血管通透性增加有关。

（3）腹水：多发生在心力衰竭晚期，常合并有心源性肝硬化，由于腹腔内体静脉压及门静脉压增高引起。

（4）尿量减少，体重增加。

（5）精神差，乏力，焦虑不安。

（6）呼吸短促，端坐呼吸。

3. 护理措施

（1）水肿程度的评估：每日称体重，一般在清晨起床后排空大小便而未进食前穿同样的衣服、用同样的磅秤测量。如 1~2d 内体重快速增加，应考虑是否有水潴留，可增加利尿药的用量，应用利尿药后尿量明显增加，水肿消退。体重下降至正常时，体重又称干体重。同时为患者记出入水量。在急性期出量大于入量，出入量的基本平衡，有利于防止或控制心力衰竭。出量为每日全部尿量、大便量、引流量，同时加入呼吸及皮肤蒸发量 600~800ml。入量为饮食、饮水量、水果、输液等，每日总入量为 1 500~2 000ml。

（2）体位：尽量抬高水肿的双下肢，以利于下肢静脉回流，减轻水肿的程度。

（3）饮食护理：予低盐、高蛋白饮食，少食多餐。按病情限制钠盐及水分摄入，重度水肿盐摄入量为 1g/d、中度水肿 3g/d、轻度水肿 5g/d；还要控制含钠高的食物摄入，如腊制品、发酵的点心、味精、酱油、皮蛋、方便面、啤酒、汽水等。每日的饮水量通常一半量在用餐时摄取，另一半量在两餐之间摄入，必要时可给患者行口腔护理，以减轻口渴感。

（4）用药护理：应用强心苷和利尿药期间，监测水、电解质平衡情况，及时补钾。控制输液量和速度。

（5）保持皮肤清洁干燥，保持衣着宽松舒适，床单、衣服干净平整。观察患者皮肤水肿消退情况，定时更换体位，避免水肿部位长时间受压，避免在水肿明显的下肢深静脉输液，防止皮肤破损和压疮形成。

（五）活动无耐力

1. 相关因素　与心排血量减少，组织缺血、缺氧及胃肠道瘀血引起食欲缺乏、进食减少有关。

2. 临床表现

（1）生活不能自理。

（2）活动持续时间短。

（3）主诉疲乏、无力。

3. 护理措施

（1）评估心功能状态。

（2）设计活动目标与计划，以调节其心理状况，促进活动的动机和兴趣。让患者了解活动无耐力原因及限制活动的必要性，根据心功能决定活动量。

（3）循序渐进为原则，逐渐增加患者的活动量，避免使心脏负荷突然增加。①抬高床头 45°~60°，使患者半卧位。②坐起 10~15min/tid。③病室内行走。④病区走廊内进行短距离的行走，然后逐渐增加距离。

（4）注意监测活动时患者心率、呼吸、面色、发现异常立即停止活动。

（5）在患者活动量允许范围内，让患者尽可能自理，为患者自理活动提供方便条件。

①将患者的常用物品放置在患者容易拿到的地方。②及时巡视病房，询问患者有无生活需要，及时满足其需求。③教会患者使用节力技巧。

（6）教会患者使用环境中的辅助设，如床栏，病区走廊内、厕所内的扶手等，以增加患者的活动耐力。

（7）根据病情和活动耐力限制探视人次和时间。

（8）间断或持续鼻导管吸氧，氧流量 2~3L/min，严重缺氧时 4~6L/min 为宜。

（六）潜在并发症：电解质紊乱

1. 相关因素

（1）全身血流动力学、肾功能及体内内分泌的改变。

（2）交感神经张力增高与 R–A–A 系统活性增高的代偿机制对电解质的影响。

（3）心力衰竭使 Na^+–K^+–ATP 酶受抑制，使离子交换发生异常改变。

（4）药物治疗可影响电解质：①袢利尿药及噻嗪类利尿药可导致低钾血症、低钠血症和低镁血症。②保钾利尿药如螺内酯可导致高钾血症。③血管紧张素转换酶抑制药（ACEI）可引起高钾血症，尤其肾功能不全的患者。

2. 临床表现

（1）低钾血症：轻度乏力至严重的麻痹性肠梗阻、肌肉麻痹、心电图的改变（T 波低平、U 波）、心律失常，并增加地高辛的致心律失常作用。

（2）低钠血症：轻度缺钠的患者可有疲乏、无力、头晕等症状，严重者可出现休克、昏迷，甚至死亡。

（3）低镁血症：恶心，呕吐，乏力，头晕，震颤，痉挛，麻痹，严重低镁可导致房性或室性心律失常。

（4）高钾血症：乏力及心律失常。高钾血症会引起致死性心律失常，出现以下 ECG 改变：T 波高尖；P–R 间期延长；QRS 波增宽。

3. 护理措施

（1）密切监测患者的电解质，及时了解患者的电解质变化，尤其是血钾、血钠和血镁。

（2）在服用利尿药、ACEI 等药物期间，密切观察患者的尿量和生命体征变化，观察患者有无因电解质紊乱引起的胃肠道反应、神志变化、心电图改变。

（3）一旦出现电解质紊乱，应立即报告医生，给予相应的处理。

1）低钾血症：停用排钾利尿药及洋地黄制剂；补充钾剂，通常应用 10% 枸橼酸钾口服与氯化钾静脉应用均可有效吸收。传统观念认为严重低钾者可静脉补钾，静滴浓度不宜超过 40mmol/L，速度最大为 20mmol/h（1.5g/h），严禁用氯化钾溶液直接静脉推注。但新的观点认为在做好患者生命体征监护的情况下，高浓度补钾也是安全的。

高浓度静脉补钾有如下优点：能快速、有效地提高血钾的水平，防止低钾引起的心肌应激性及血管张力的影响；高浓度静脉补钾避免了传统的需输注大量液体，从而减轻了心脏负荷，尤其适合于心力衰竭等低钾血症患者。

高浓度补钾时的护理：①高浓度静脉补钾必须在严密的监测血清钾水平的情况下和心电监护下进行，需每 1~2h 监测 1 次血气分析，了解血清钾水平并根据血钾提高的程度来调整补钾速度，一般心力衰竭患者血钾要求控制在 4.0mmol/L 以上，>45mmol/L 需停止补钾。②严格控制补钾速度，最好用微泵调节，速度控制在 20mmol/h 以内，补钾的通道严禁推注其他药物，避免因瞬间通过心脏的血钾浓度过高而致心律失常。③高浓度静脉补钾应在中心静脉管道内输注，严禁在外周血管注射，因易刺激血管的血管壁引起剧痛或静脉炎。④补钾期间应监测尿量 >30ml/h，若尿量不足可结合中心静脉压（CVP）判断血容量，如为血容量不足应及时扩容使尿量恢复。⑤严密观察心电图改变，了解血钾情况，如 T 波低平，ST 段压低，出现 U 波，提示低钾可能，反之 T 波高耸则表示有高钾血症的可能。⑥补钾的同时也应补镁，因为细胞内缺钾的同时多数也缺镁，且缺镁也易诱发心律失常，甚至有人认为即使血镁正常也应适当补镁，建议监测血钾的同时也监测血镁的情况。

2）低钠血症：稀释性低钠血症患者对利尿药的反应很差，血浆渗透压低，因此选用渗透性利尿药甘露醇利尿效果要优于其他利尿药，联合应用强心药和袢利尿药。甘露醇 100 ~ 250ml 需缓慢静滴，一般控制在 2 ~ 3h 内静滴，并在输注到一半时应用强心药（毛花苷 C），10 ~ 20min 后根据患者情况静脉注射呋塞米 100 ~ 200mg。

真性低钠血症利尿药的效果很差。应当采用联合应用大剂量袢利尿药和输注小剂量高渗盐水的治疗方法。补钠的量可以参照补钠公式计算。

补钠量（g）=（142mmol/L − 实测血清钠）×0.55×体重（kg）/17

根据临床情况，一般第 1 天输入补充钠盐量的 1/4 ~ 1/3，根据患者的耐受程度及血清钠的水平决定下次补盐量。具体方案 1.4% ~ 3.0% 的高渗盐水 150ml，30min 内快速输入，如果尿量增多，应注意静脉给予 10% KCl 20 ~ 40ml/d，以预防低钾血症。入液量为 1 000ml，每天测定患者体重、24h 尿量、血电解质和尿的实验室指标。严密观察心肺功能等病情变化，以调节剂量和滴速，一般以分次补给为宜。

3）低镁血症：有症状的低镁血症：口服 2 ~ 4mmol/kg 体重，每 8 ~ 24h 服 1 次。补镁的过程中应注意不要太快，如过快会超过肾阈值，导致镁从尿液排出。无症状者亦应口服补充。不能口服时，也可用 50% 硫酸镁 20ml 溶于 50% 葡萄糖 1 000ml 静滴，缓慢滴注。通常需连续应用 3 ~ 5d 才能纠正低镁血症。

4）高钾血症：出现高钾血症时，应立即停用保钾利尿药，纠正酸中毒；静注葡萄糖酸钙剂对抗高钾对心肌传导的作用，这种作用是快速而短暂的，一般数分钟起作用，但只维持不足 1h。如 ECG 改变持续存在，5min 后再次应用。为了增加钾向细胞内的转移，应用胰岛素 10U 加入 50% 葡萄糖 50ml 静滴可在 10 ~ 20min 内降低血钾，此作用可持续 4 ~ 6h；应用袢利尿药以增加钾的肾排出；肾功能不全的严重高血钾（>7mmol/L）患者应当立即给予透析治疗。

（七）潜在的并发症：洋地黄中毒

1. 相关因素　与洋地黄类药物使用过量、低血钾等因素有关。

2. 临床表现

（1）胃肠道反应：一般较轻，常见食欲缺乏、恶心、呕吐、腹泻、腹痛。

（2）心律失常：服用洋地黄过程中，心律突然转变，是诊断洋地黄中毒的重要依据。如心率突然显著减慢或加速，由不规则转为规则，或由规则转为有特殊规律的不规则。洋地黄中毒的特征性心律失常有：多源性室性期前收缩呈二联律，特别是发生在心房颤动基础上；心房颤动伴完全性房室传导阻滞与房室结性心律；心房颤动伴加速的交接性自主心律呈干扰性房室分离；心房颤动频发交界性逸搏或短阵交界性心律；室上性心动过速伴房室传导阻滞；双向性交界性或室性心动过速和双重性心动过速。洋地黄引起的不同程度的窦房和房室传导阻滞也颇常见。应用洋地黄过程中出现室上性心动过速伴房室传导阻滞是洋地黄中毒的特征性表现。

（3）神经系统表现：可有头痛、失眠、忧郁、眩晕，甚至神志错乱。

（4）视觉改变：可出现黄视或绿视以及复视。

（5）血清地高辛浓度 > 2.0ng/ml。

3. 护理措施

（1）遵医嘱正确给予洋地黄类药物。

（2）熟悉洋地黄药物使用的适应证、禁忌证和中毒反应，若用药前心率 < 60 次/min，禁止给药。

用药适应证：心功能Ⅱ级以上各种心衰，除非有禁忌证，心功能Ⅲ、Ⅳ级收缩性心力衰竭，窦性心律的心力衰竭。

用药禁忌证：预激综合征并心房颤动，二度或三度房室传导阻滞，病态窦房结综合征无起搏器保护者，低血钾。

洋地黄中毒敏感人群：老年人；急性心肌梗死（AMI）、心肌炎、肺心病、重度心力衰竭；肝、肾功能不全；低钾血症、贫血、甲状腺功能减退症。

使地高辛浓度升高的药物：奎尼丁、胺碘酮、维拉帕米。

（3）了解静脉使用毛花苷 C 的注意事项：需稀释后才能使用，成人静脉注射毛花苷 C 洋地黄化负荷剂量为 0.8mg，首次给药 0.2mg 或 0.4mg 稀释后静脉推注，每隔 2～4h 可追加 0.2mg，24h 内总剂量不宜超过 0.8～1.2mg。对于易于发生洋地黄中毒者及 24h 内用过洋地黄类药物者应根据情况酌情减量或减半量给药。推注时间一般 15～20min，推注过程中密切观察患者心律和心率的变化，一旦心律出现房室传导阻滞、长间歇，心率 < 60 次/min，均应立即停止给药，并通知医生。

（4）注意观察患者有无洋地黄中毒反应的发生。

（5）一旦发生洋地黄中毒，及时处理洋地黄制剂的毒性反应：①临床中毒患者立即停药，同时停用排钾性利尿药，重者内服不久时立即用温水、浓茶或 1∶2 000 高锰酸钾溶液洗胃，用硫酸镁导泻。②内服通用解毒药或鞣酸蛋白 3～5g。③发生少量期前收缩或短阵二联律时可口服 10% 氯化钾液 10～20ml，每日 3～4 次，片剂有发生小肠炎、出血或肠梗阻的可能，故不宜用。如中毒较重，出现频发的异位搏动，伴心动过速、室性心律失常时，可静脉滴注氯化钾，注意用钾安全。④如有重度房室传导阻滞、窦性心动过缓、窦房阻滞、窦性停搏、心室率缓慢的心房颤动及交界性逸搏心律等，根据病情轻重酌情采用硫酸阿托品静脉滴注、静脉注射或皮下注射。⑤当出现洋地黄引起的各种快速心律失常时如伴有房室传导阻滞的房性心动过速和室性期前收缩等患者，苯妥英钠可称为安全有效的良好药物，可用 250mg 稀释于 20ml 的注射用水或生理盐水中（因为强碱性，不宜用葡萄糖液稀释），于 5～15min 内注射完，待转为窦性心律后，用口服法维持，每次 0.1g，每日 3～4 次。⑥出现急性快速型室性心律失常，如频发室性期前收缩、室性心动过速、心室扑动及心室颤动等，可用利多卡因 50～100mg 溶于 10% 葡萄糖溶液 20ml，在 5min 内缓慢静脉注入，若无效可取低限剂量重复数次，间隔 20min，总量不超过 300mg，心律失常控制后，继以 1～3mg/min 静脉滴注维持。

除上述方法外，电起搏对洋地黄中毒诱发的室上性心动过速和引起的完全性房室传导阻滞且伴有阿－斯综合征者是有效而适宜的方法。前者利用人工心脏起搏器发出的电脉冲频率，超过或接近心脏的异位频率，通过超速抑制而控制异位心律；后者是采用按需型人工心脏起搏器进行暂时性右室起搏。为避免起搏电极刺激诱发严重心律失常，应同时合用苯妥英钠或利多卡因。

（八）焦虑

1. **相关因素**　与疾病的影响、对治疗及预后缺乏信心、对死亡的恐惧有关。
2. **临床表现**　精神萎靡、消沉、失望；容易激动；夜间难以入睡；治疗、护理欠合作。
3. **护理措施**
（1）患者出现呼吸困难、胸闷等不适时，守候患者身旁，给患者以安全感。
（2）耐心解答患者提出的问题，给予健康指导。
（3）与患者和家属建立融洽关系，避免精神应激，护理操作要细致、耐心。
（4）尽量减少外界压力刺激，创造轻松和谐的气氛。
（5）提供有关治疗信息，介绍治疗成功的病例，注意正面效果，使患者树立信心。
（6）必要时寻找合适的支持系统，如单位领导和家属对患者进行安慰和关心。

五、健康教育

（一）心理指导

急性心力衰竭发作时，患者因不适而烦躁。护士要以亲切语言安慰患者，告知患者尽量做缓慢深呼吸，采取放松疗法，稳定情绪，配合治疗及护理，才能很快缓解症状。长期反复发病患者，需保持情绪稳定，避免焦虑、抑郁、紧张及过度兴奋，以免诱发心力衰竭。

（二）饮食指导

（1）提供令人愉快、舒畅的进餐环境，避免进餐时间进行治疗；饮食宜少食多餐、不宜过饱，在食欲最佳的时间进食，宜进食易消化、营养丰富的食物。控制钠盐的摄入，每日摄入食盐5g以下。对使用利尿药患者，由于在使用利尿药的同时，常伴有体内电解质的排出，容易出现低血钾、低血钠等电解质紊乱，并容易诱发心律失常、洋地黄中毒等，可指导患者多食香蕉、菠菜、苹果、橙子等含钾高的食物。

（2）适当控制主食和含糖零食，多吃粗粮、杂粮，如玉米、小米、荞麦等；禽肉、鱼类，以及核桃仁、花生、葵花子等硬果类含不饱和脂肪酸较多，可多用；多食蔬菜和水果，不限量，尤其是超体重者，更应多选用带色蔬菜，如菠菜、油菜、番茄、茄子和带酸味的新鲜水果，如苹果、橘子、山楂，提倡吃新鲜蔬菜；多用豆油、花生油、菜油及香油等植物油；蛋白质按2g/kg供给，蛋白尽量多用黄豆及其制品，如豆腐、豆干、百叶等，其他如绿豆、赤豆。

（3）禁忌食物：限制精制糖，包括蔗糖、果糖、蜂蜜等单糖类；最好忌烟酒，忌刺激性食物及调味品，忌油煎、油炸等烹调方法；少用猪油、黄油等动物油烹调；禁用动物脂肪高的食物，如猪肉、牛肉、羊肉及含胆固醇高的动物内脏、动物脂肪、蛋黄等；食盐不宜多用，每天2~4g；含钠味精也应适量限用。

（三）作息指导

减少干扰，为患者提供休息的环境，保证睡眠时间。有呼吸困难者，协助患者采取适当的体位。教会患者放松疗法如局部按摩、缓慢有节奏的呼吸或深呼吸等。根据不同的心功能采取不同的活动量。在患者活动耐力许可范围内，鼓励患者尽可能生活自理。教会患者保存体力，减少氧耗的技巧，在较长时间活动中穿插休息，日常用品放在易取放位置。部分自理活动可坐着进行，如刷牙、洗脸等。心力衰竭症状改善后增加活动量时，首先是增加活动时间和频率，然后才考虑增加运动强度。运动方式可采取半坐卧、坐起、床边摆动肢体、床边站立、室内活动、短距离步行。

（四）出院指导

（1）避免诱发因素，气候转凉时及时添加衣服，预防感冒。

（2）合理休息，体力劳动不要过重，适当的体育锻炼以提高活动耐力。

（3）进食富含维生素、粗纤维食物，保持大便通畅。少量多餐，避免过饱。

（4）强调正确按医嘱服药，不随意减药或撤换药的重要性。

（5）定期门诊随访，防止病情发展。

（闫　虹）

第二节　高血压的护理

高血压是一种以动脉压升高为主要特征，同时伴有心、脑、肾、血管等靶器官功能性或器质性损害以及代谢改变的全身性疾病。我国目前采用的高血压诊断标准是《2005年中国高血压诊治指南》，是在未用抗高血压药情况下，收缩压≥140mmHg和（或）舒张压≥90mmHg，按血压水平将高血压分为3级。收缩压≥140mmHg和舒张压<90mmHg单列为单纯性收缩期高血压。患者既往有高血压史，目前正在用抗高血压药，血压虽然低于140/90mmHg，亦应该诊断为高血压见表23-1。

表23-1　高血压诊断标准

类别	收缩压（mmHg）	舒张压（mmHg）
正常血压	<120	<80
正常高值	120~139	80~89
高血压	≥140	≥90
1级高血压（轻度）	140~159	90~99
2级高血压（中度）	160~179	100~109
3级高血压（重度）	≥180	≥110
单纯收缩期高血压	≥140	<90

注：若患者的收缩压与舒张压分属不同的级别时，则以较高的分级为准。单纯收缩期高血压也可按照收缩压水平分为1、2、3级。

临床上高血压见于两类疾病，第一类为原发性高血压，又称高血压病，是一种以血压升高为主要临床表现而病因尚不明确的独立疾病（占所有高血压病患者的90%以上）。第二类为继发性高血压，又称症状性高血压，在这类疾病中病因明确，高血压是该种疾病的临床表现之一，血压可暂时性或持续性升高，如继发于急慢性肾小球肾炎、肾动脉狭窄等肾疾病之后的肾性高血压；继发于嗜铬细胞瘤等内分泌疾病之后的内分泌性高血压；继发于脑瘤等疾病之后的神经源性高血压等。

一、病因和发病机制

（一）病因

高血压的病因尚未完全明了，可能与下列因素有关。

（1）遗传因素：调查表明，60%左右的高血压病患者均有家族史，但遗传的方式未明。某些学者认为属单基因常染色体显性遗传，但也有学者认为属多基因遗传。

（2）环境因素：包括饮食习惯（如饮食中热能过高以至肥胖或超重，高盐饮食等）、职业、噪声、吸烟、气候改变、微量元素摄入不足和水质硬度等。

（3）神经精神因素：缺少运动或体力活动，精神紧张或情绪创伤与本病的发生有一定的关系。

（二）发病机制

有关高血压的发病原理的学说较多，包括精神神经源学说、内分泌学说、肾源学说、遗传学说以及钠盐摄入过多学说等。各种学说各有其根据，综合起来认为高级神经中枢功能失调在发病中占主导地位，体液、内分泌因素、肾脏以及钠盐摄入过多也参与本病的发病过程。

外界环境的不良刺激以及某些不利的内在因素，引起剧烈、反复、长时间的精神紧张和情绪波动，导致大脑皮质功能障碍和下丘脑神经内分泌中枢功能失调。由此可通过下列几条途径促使周围小动脉痉挛，进而形成高血压：①皮质下血管舒缩中枢形成了以血管收缩神经冲动占优势的兴奋灶，引起细小动脉痉挛，外周血管阻力增加，血压增高。②大脑皮质功能失调可引起神经垂体释放更多的血管升压素，后者可直接引起小动脉痉挛，也可通过肾素－醛固酮系统，引起钠潴留，进一步促使小动脉痉挛。③大脑皮质功能失调也可引起垂体前叶促肾上腺皮质激素（ACTH）和肾上腺皮质激素分泌增加，促使钠潴留。④大脑皮质功能失调还可引起肾上腺髓质激素分泌增多，后者可直接引起小动脉痉挛，也可通过增加心排血量进一步加重高血压。

二、临床表现

（一）一般表现

大多数的高血压患者在血压升高早期仅有轻微的自觉症状，如头痛、头晕、失眠、耳鸣、烦躁、工作和学习精力不易集中，容易出现疲劳等。

（二）并发症

疼痛或出现颈背部肌肉酸痛紧张感。血压持久升高可导致心、脑、肾、血管等靶器官受损的表现。当出现心慌、气促、胸闷、心前区疼痛时表明心脏已受累；出现尿频、多尿、尿液清淡时表明肾脏受累；如果高血压患者突然出现神志不清、呼吸深沉不规则、大小便失禁等提示可能发生脑出血；如果是逐渐出现一侧肢体活动不利、麻木甚至麻痹应当怀疑是否有脑血栓的形成。

（三）高血压危险度分层

心血管危险因素和靶器官受损的情况如下。

（1）低危组：男性年龄＜55岁、女性年龄＜65岁，高血压1级、无其他危险因素者，属低危组。典型情况下，10 年随访中患者发生主要心血管事件的危险 < 15% 。

（2）中危组：高血压 2 级或 1～2 级同时有 1～2 个危险因素，患者应否给予药物治疗，开始药物治疗前应经多长时间的观察，医生需予十分缜密的判断。典型情况下，该组患者随后 10 年内发生主要心血管事件的危险 15%～20%，若患者属高血压 1 级，兼有一种危险因素，10 年内发生心血管事件危险约 15% 。

（3）高危组：高血压水平属 1 级或 2 级，兼有 3 种或更多危险因素、兼患糖尿病或靶器官损害或高血压水平属 3 级但无其他危险因素患者属高危组。典型情况下，他们随后 10 年间发生主要心血管事件的危险 20%～30% 。

（4）很高危组：高血压 3 级同时有 1 种以上危险因素或兼患糖尿病或靶器官损害，或高血压 1～3 级并有临床相关疾病。典型情况下，随后 10 年间发生主要心血管事件的危险 ≥30%，应迅速开始最积极的治疗。

（四）几种特殊高血压类型

1. 高血压危象　在高血压疾病发展过程中，因为劳累、紧张、精神创伤、寒冷所诱发，出现烦躁不安、心慌、多汗、手足发抖、面色苍白、异常兴奋等临床表现，可伴有心绞痛、心力衰竭，也可伴有高血压脑病的临床表现。血压升高以收缩压升高为主，往往收缩压 > 200mmHg。

2. 高血压脑病　在高血压疾病发展过程中，因为劳累、紧张、情绪激动等诱发，急性脑血液循环障碍，引起脑水肿和颅内压增高，出现头痛、呕吐、烦躁不安、心跳慢，视物模糊、意识障碍甚至昏迷等临床表现。血压升高以舒张压升高为主，往往舒张压 > 120mmHg。

3. 恶性高血压　又称急进性高血压，是指舒张压和收缩压均显著增高，病情进展迅速，常伴有视网膜病变，多见于青年人，常常出现头晕、头痛、视物模糊、心慌、气短、体重减轻等临床表现，舒张压常 > 130mmHg，易并发心、脑、肾等重要脏器的严重并发症，短时间内可因肾衰竭而死亡。

三、治疗

（一）药物治疗

临床上常用的降压药物主要有六大类：利尿药、α - 受体阻断药、钙通道阻汤药（CCBs）、血管紧张素转换酶抑制药（ACED）、β - 受体阻断药以及血管紧张素 Ⅱ 受体拮抗药（ARBs）。临床试验结果证实几种降血压药物，均能减少高血压并发症。

1. 治疗目标　抗高血压治疗的最终目标是减少心血管和肾脏疾病的发病率和病死率。多数高血压患者，特别是 50 岁以上者 SBP 达标时，DBP 也会达标，治疗重点应放在 SBP 达标上。普通高血压患者降至 140/90mmHg 以下，糖尿病、肾病等高危者降压目标是 < 130/80mmHg 以下，老年高血压患者的收缩压降至 150mmHg 以下。

需要说明的是，降压目标是 140/90mmHg 以下，而不仅仅是达到 140/90mmHg。如患者耐受，还可进一步降低，如对年轻高血压患者可降至 130/80mmHg 或 120/80mmHg。

2. 治疗原则　高血压的治疗应全面考虑患者的血压升高水平、并存的危险因素、临床情况，以及靶器官损害，确定合理的治疗方案。对不同危险等级的高血压患者应采用不同的治疗原则。选择抗高血压药物时应考虑对其他伴随疾病存在有利和不利的影响。

（1）潜在的有利影响：噻嗪类利尿药有助于延缓骨质疏松患者的矿物质脱失。β 受体阻断药可治疗心房快速房性心律失常或心房颤动，偏头痛，甲亢（短期应用），特发性震颤或手术期高血压。CCBs 治疗雷诺综合征和某些心律失常。α 受体阻断药可治疗前列腺疾病。

（2）潜在的不利影响：噻嗪类利尿药慎用于痛风或有明显低钠血症史的患者。β 受体阻断药禁用于哮喘、反应性气道疾病、二度或三度心脏传导阻滞。ACEI 和 ARBs 不适于准备怀孕的妇女，禁用于孕妇。ACEI 不适于有血管性水肿病史的患者。醛固酮拮抗药和保钾利尿药会导致高钾血症，应避免用于服药前血清钾超过 5.0mEq/L 的患者。

3. 治疗的有效措施

（1）降低高血压患者的血压水平是预防脑卒中及冠心病的根本，只要降低高血压患者的血压水平，就对患者有益处。

（2）由于大多数高血压患者需要两种或以上药物联合应用才能达到目标血压，故提倡小剂量降压药的联合应用或固定剂量复方制剂的应用。

（3）利尿药、β 受体阻断药、ACE 抑制药、钙通道阻滞药、血管紧张素受体拮抗药及小剂量复方制剂均可作为初始或维持治疗高血压的药物。

（4）推荐应用每日口服 1 次，降压效果维持 24h 的降压药，强调长期有规律的抗高血压治疗，达到有效、平稳、长期控制的要求。

（二）非药物治疗

非药物治疗是高血压的基础治疗，主要通过改善不合理的生活方式，减低危险因素水平，进而使血压水平下降。对 1 级高血压患者，仅通过非药物治疗就有可能使血压降至正常水平。对于必须接受药物治疗的 2、3 级高血压患者，非药物治疗可以提高药物疗效，减少药物用量，从而降低药物的副作用，减少治疗费用（表 23 - 2）。

表 23 - 2　防治高血压的非药物措施

措施	目标	收缩压下降范围
减重	减少热量，膳食平衡，增加运动，BMI 保持 20 ~ 24kg/m³	5 ~ 20mmHg/减重 10kg
膳食限盐	北方首先将每人每日平均食盐量降至 8g，以后再降至 6g，南方可控制在 6g 以下	2 ~ 8mmHg
减少膳食脂肪	总脂肪 < 总热量的 30%，饱和脂肪 < 10%，增加新鲜蔬菜每日 400 ~ 500g，水果 100g，肉类 50 ~ 100g，鱼虾类 50g 蛋类每周 3 ~ 4 枚，奶类每日 250g，每日食油 20 ~ 25g，少吃糖类和甜食	—
增加及保持适当体力活动	一般每周运动 3 ~ 5 次，每次持续 20 ~ 60min。如运动后自我感觉良好，且保持理想体重，则表明运动量和运动方式合适	4 ~ 9mmHg
保持乐观心态，提高应激能力	通过宣教和咨询，提高人群自我防病能力。提倡选择适合个体的体育，绘画等文化活动，增加老年人社交机会，提高生活质量	—
戒烟、限酒	不吸烟；不提倡饮酒，如饮酒，男性每日饮酒精量不超过 25g，即葡萄酒小于 100 ~ 150ml（相当于 2 ~ 3 两），或啤酒小于 250 ~ 500ml（相当于 0.5 ~ 1 斤），或白酒小于 25 ~ 50ml（相当于 0.5 ~ 1 两）；女性则减半量，孕妇不饮酒。不提倡饮高度烈性酒。高血压及心脑血管病患者应尽量戒酒	2 ~ 4mmHg

注：BMI，体重指数 = 体重/身高² （kg/m²）。

（三）特殊人群高血压治疗方案

1. 老年高血压　65 岁以上的老年人中 2/3 以上有高血压，老年人降压治疗强调平缓降压，应给予长效制剂，对可耐受者应尽可能降至 140/90mmHg 以下，但舒张压不宜低于 60mmHg，否则是预后不佳的危险因素。

2. 糖尿病　常合并血脂异常、直立性低血压、肾功能不全、冠心病，选择降压药应兼顾或至少不加重这些异常。

3. 冠心病　高血压合并冠心病的患者发生再次梗死或猝死的机会要高于不合并高血压的冠心病患者，它们均与高血压有直接关系，应积极治疗。研究显示，伴有冠心病的高血压患者，不论选用 β 受体阻断药还是钙通道阻滞药，作为控制血压的一线药物，最后结果是一样的。

4. 脑血管病　对于病情稳定的非急性期脑血管病患者，血压水平应控制在 140/90mmHg 以下。急性期脑血管病患者另作别论。

5. 肾脏损害　血肌酐 <221μmol/L，首选 ACEI，因其对减少蛋白尿及延缓肾病变的进展有利；血肌酐 >265μmol/L 应停用 ACEI，可选择钙通道阻滞药、α 受体阻断药、β 受体阻断药。伴有肾脏损害或有蛋白尿的患者（24h 蛋白尿 >1g），控制血压宜更严格。

6. 妊娠高血压　因妊娠早期的血管扩张作用，在妊娠 20 周前，轻度高血压的患者不需药物治疗，从 16 周至分娩通常使用的较为安全的药物包括：甲基多巴、β 受体阻滞药、肼屈嗪（短期），降低所有的心血管危险因素，须停止吸烟。改变生活方式产生的效果与量和时间有关，某些人的效果更好。

四、高血压病常见护理问题

（一）疼痛：头痛

1. 相关因素　与血压升高有关。

2. 临床表现　头部疼痛。

3. 护理措施

（1）评估患者头痛的情况，如头痛程度（长海痛尺）、持续时间、是否伴有恶心、呕吐、视物模糊等伴随症状。

（2）尽量减少或避免引起或加重头痛的因素，保持病室环境安静，减少探视，护理人员做到操作轻、说话轻、走路轻、关门轻，保证患者有充足的睡眠。

（3）向患者讲解引起头痛的原因，嘱患者合理安排工作和休息，避免劳累、精神紧张、情绪激动等，戒烟、酒。

（4）指导患者放松的技巧，如听轻音乐、缓慢呼吸等。

（5）告知患者控制血压稳定和坚持长期、规律服药的重要性，加强患者的服药依从性。

（二）活动无耐力

1. 相关因素　与并发心力衰竭有关。

2. 临床表现　乏力，轻微活动后即感呼吸困难、无力等。

3. 护理措施

（1）告知患者引起乏力的原因，尽量减少增加心脏负担的因素，如剧烈活动等。

（2）评估患者心功能状态，评估患者活动情况，根据患者心功能情况制定合理的活动计划。督促患者坚持动静结合，循序渐进增加活动量。

（3）嘱患者一旦出现心慌、呼吸困难，胸闷等情况应立即停止活动，保证休息，并一次作为最大活动量的指征。

（三）有受伤的危险

1. 相关因素　与头晕、视物模糊有关。

2. 临床表现　头晕、眼花、视物模糊，严重时可出现晕厥。

3. 护理措施

（1）警惕急性低血压反应，避免剧烈运动、突然改变体位，改变体位时动作应缓慢，特别是夜间起床时；服药后不要站立太久，因为长时间的站立会使腿部血管扩张，血流增加，导致脑部供血不足；避免用过热的水洗澡，防止周围血管扩张导致晕厥。

（2）如出现晕厥、恶心、乏力时应立即平卧，头低足高位，促进静脉回流，增加脑部的血液供应。上厕所或外出应有人陪伴，若头晕严重应尽量卧床休息，床上大小便。

（3）避免受伤，活动场所应灯光明亮，地面防滑，厕所安装扶手，房间应减少障碍物。

（4）密切检测血压的变化，避免血压过高或过低。

（四）执行治疗方案无效

1. 相关因素　与缺乏相应治疗知识和治疗长期性、复杂性有关。

2. 临床表现　不能遵医嘱按时服药。

3. 护理措施

（1）告知患者按时服药的重要性，不能血压正常时就自行停药。

（2）嘱患者定期门诊随访，监测血压控制情况。

（3）坚持服药的同时还要注意观察药物的副作用，如使用利尿药时应注意监测血钾水平，防止低血钾；用β受体阻断药应注意其抑制心肌收缩力、心动过缓、支气管痉挛、低血糖等副作用；使用血管紧张素转换酶（ACE）抑制应注意其头晕、咳嗽、肾功能损害等不良反应。

（五）潜在并发症：高血压危重症

1. 相关因素　与血压短时间突然升高。

2. 临床表现　在高血压病病程中，患者血压显著升高，出现头痛、烦躁、心悸、气急、恶心、呕吐、视物模糊等。

3. 护理措施

（1）患者应进入加强监护室，绝对卧床休息，避免一切不良刺激，保证良好的休息环境。持续监测血压和尽快应用适合的降压药。

（2）安抚患者，做好心理护理，严密观察患者病情变化。

（3）迅速减压，静脉输注降压药，1h使平均动脉血压迅速下降但不超过25%，在以后的2~6h内血压降至160（100~110）mmHg。血压过度降低可引起肾、脑或冠脉缺血。如果这样的血压水平可耐受和临床情况稳定，在以后24~48h逐步降低血压达到正常水平。

（4）急症常用降压药有硝普钠（静脉）、尼卡地平、乌拉地尔、二氮嗪、肼屈嗪、拉贝洛尔、艾司洛尔、酚妥拉明等。用药时注意效果以及有无不良反应，如静滴硝酸甘油等药物时应注意监测血压变化。

（5）向患者讲明遵医嘱按时服药，保证血压稳定的重要性，争取患者及家属的配合。

（6）告知患者如出现血压急剧升高、剧烈头痛。呕吐等不适应及时来院就诊。

（7）协助生活护理，勤巡视病房，勤询问患者的生活需要。

五、健康教育

高血压的健康教育就是根据文化、经济、环境和地理的差异，针对不同的目标人群采用多种形式进行信息的传播，公众教育应着重于宣传高血压的特点、原因和并发症的有关知识；它的可预防性和可治疗性，以及生活方式在高血压的预防和治疗中的作用。尤其应针对不同人群开展不同内容的健康教育。

（一）随访教育

1. 教育诊断　确定患者的目前行为状况、知识、技能水平和学习能力、态度和信念以及近期内患者首先要采取改变的问题。

2. 咨询指导　指导要具体化，行为改变从小量开始，多方面的参与支持，从各方面给患者持续的一致的正面的健康信息可加强患者行为的改变。要加强家庭和朋友的参与全体医务人员的参与。

3. 随访和监测　定期随访患者，及时评价和反馈，并继续设定下一步的目标，可使患者改变的行为巩固和持续下去。一旦开始应用抗高血压药物治疗，多数患者应每月随诊，调整用药直至达到目标血压。2级高血压或有复杂并发症的患者应增加随访的次数。每年至少监测1或2次血钾和肌酐。如血压已达标并保持稳定，可每隔3~6个月随访1次。如有伴随疾病如心力衰竭；或合并其他疾病如糖尿病；或实验室检查的需要均会影响随诊的频率。其他的心血管危险因素也应达到相应的治疗目标，并大力提倡戒烟。由于未控制的高血压患者服用小剂量阿司匹林脑出血的危险增加，只有在血压控制的前提下，才提倡小剂量阿司匹林治疗。

（二）饮食指导

在利尿药及其他降压药问世以前，高血压的治疗主要以饮食为主，随着药物学的发展，饮食治疗逐渐降至次要地位。然而近年来关于高血压病病因和发病机制的研究又促进人们重新评价营养在本病防治中的重要作用。其主要原因是由于：第一，高血压病作为一种常见病，其发生与环境因素，特别是与营养因素密切相关；第二，现有的各种降压药物均有一定的副作用，而营养治疗不仅具有一定的疗效，而且合乎生理，因此更适宜于大规模人群的防治。

1. 营养因素在高血压痛防治中的作用

（1）钠和钾的摄入与高血压病的发病和防治有关：首先，流行病学方面大量资料表明，高血压病的发病率与居民膳食中钠盐摄入量呈显著正相关；其次，临床观察发现，不少轻度高血压患者，只需中度限制钠盐摄入，即可使其血压降至正常范围。即使是重度或顽固性高血压病患者，低盐饮食也常可增加药物疗效，减少用药剂量。第三，动物实验表明，钠盐摄入过多可使小鸡和大鼠形成高血压，血压增高的程度与盐量成正比。进一步研究还表明，钠盐对血压的影响与遗传因素有关。通过近亲交配所产生的对盐敏感的大鼠，即使喂以钠盐不高的饲料，也可产生高血压。钠盐摄入过多引起高血压的机制尚未明了。据认为可能与细胞外液扩张，心排血量增加，组织过分灌注，以至造成周围血管阻力增加和血压增高。有人发现高血压患者小动脉中每单位干重所含钠盐较正常人为高，这可使动脉壁增厚，血管阻力增加，也可使血管的舒缩性发生改变。

钾不论动物实验或人体观察均提示其具有对抗钠所引起的不利作用。临床观察表明，氯化钾可使血压呈规律性下降，而氯化钠则可使之上升。

（2）水质硬度和微量元素：软水地区高血压的发病率较硬水地区为高，这可能与微量元素镉有关。动物实验已证明，镉可引起大鼠的高血压，而当用镉的螯合剂时则可使其逆转。上海市高血压病研究所发现不论健康人或高血压患者的血压增高与血中镉含量的对数呈正相关。锌具有对抗镉的作用，其含量降低可使血压升高。此外，也有报道提到镁对高血压患者具有扩张血管作用，能使大多数类型患者的心排血量增加。

（3）其他因素：包括热能、蛋白质、糖类和脂肪等也与本病的发生和防治有一定的联系。

2. 防治措施

（1）限制钠盐摄入：健康成人每天钠的需要量仅为 200mg（相当于 0.5g 食盐）。WHO 建议每人每日食盐量不超过 6g。我国膳食中约 80% 的钠来自烹调或含盐高的腌制品，因此限盐首要先减少烹调用盐及含盐高的调料，少食各种咸菜及盐腌食品。根据 WHO 的建议，北方居民应减少日常用盐一半，南方居民减少 1/3。

（2）减少膳食脂肪，补充适量优质蛋白质：有流行病学资料显示，即使不减少膳食中的钠和不减重，如果将膳食脂肪控制在总热量 25% 以下，P/S 比值维持在 1，连续 40d 可使男性 SBP 和 DBP 下降 12%，女性下降 5%。有研究表明每周吃鱼 4 次以上与吃鱼最少的相比，冠心病发病率减少 28%。

建议改善动物性食物结构，减少含脂肪高的猪肉，增加含蛋白质较高而脂肪较少的禽类及鱼类。蛋白质占总热量 15% 左右，动物蛋白占总蛋白质 20%。蛋白质质量依次为：奶、蛋；鱼、虾；鸡、鸭；猪、牛、羊肉；植物蛋白，其中豆类最好。

（3）注意补充钾和钙：研究资料表明钾与血压呈明显负相关，中国膳食低钾、低钙，因此要增加含钾多、含钙高的食物，如绿叶菜、鲜奶、豆类制品等。这一点在使用利尿药，特别是当血钾含量偏低时尤为重要。

（4）多吃蔬菜和水果：增加蔬菜或水果摄入，减少脂肪摄入可使 SBP 和 DBP 有所下降。素食者比肉食者有较低的血压，其降压的作用可能基于水果、蔬菜、食物纤维和低脂肪的综合作用。人类饮食应以素食为主，适当肉量最理想。

（5）限制饮酒：尽管有研究表明非常少量饮酒可能减少冠心病发病的危险，但是饮酒和血压水平及高血压患病率之间却呈线性相关，大量饮酒可诱发心脑血管事件发作。因此不提倡用少量饮酒预防冠心病，提倡高血压患者应戒酒，因饮酒可增加服用降压药物的耐药性。如饮酒，建议每日饮酒量应为少量，男性饮酒的酒精不超过 25g，即葡萄酒 < 100 ~ 150ml，或啤酒 < 250 ~ 500ml，或白酒 < 25 ~ 50ml；女性则减半量，孕妇不饮酒。不提倡饮高度烈性酒。WHO 对酒的新建议是越少越好。

（三）心理护理

1. 评估患者　通过问诊了解患者的家庭、社会、文化状况及行为，分析患者的心理，向患者解释造成高血压病最主要的原因及疾病的转归，再向患者说明高血压病可以控制，甚至可以治愈，从而以增强患者战胜疾病的信心。

2. 克服心理障碍 针对中年高血压患者存在的不良心理进行施护。麻痹大意心理：自以为年轻，身强力壮，采取无所谓的态度。针对这种心理首先要唤起患者对疾病的重视，使之认识到防治高血压病的重要性，在调养方法和注意事项上给予正确的引导，使之配合医师治疗，同时给患者制定个体化健康教育计划，并调动家属参与治疗活动，配合医护完成治疗任务，使之早日康复；焦虑、紧张、恐惧心理：一些患者，认为得了高血压病就是终身疾病，而且还会得心脑血管病，于是，久而久之产生焦虑恐惧心理。采取的措施是暗示诱导，应诱导患者使其注意力从一个客体转移到另一个客体，从而打破原来心理上存在的恶性循环，保持乐观情绪，轻松愉快地接受治疗，以达到防病治病的目的。

（四）正确测量血压

血压测量是诊断高血压及评估其严重程度的主要手段，目前主要用以下3种方法。

1. 诊所血压 是目前临床诊断高血压和分级的标准方法，由医护人员在标准条件下按统一的规范进行测量。具体要求如下。

（1）选择符合计量标准的水银柱血压计或者经国际标准 BHS 和 AAMD 检验合格的电子血压计进行测量。

（2）使用大小合适的袖带，袖带气囊至少应包裹 80% 上臂。大多数人的臂围 25～35cm，应使用长 35cm、宽 12～13cm 规格气囊的袖带；肥胖者或臂围大者应使用大规格袖带；儿童使用小规格袖带。

（3）被测量者至少安静休息 5min，在测量前 30min 内禁止吸烟或饮咖啡，排空膀胱。

（4）被测量者取坐位，最好坐靠背椅，裸露右上臂，上臂与心脏处在同一水平。如果怀疑外周血管病，首次就诊时应测量左、右上臂血压。特殊情况下可以取卧位或站立位。老年人、糖尿病患者及出现直立性低血压情况者，应加测直立位血压。直立位血压应在卧位改为直立位后 1min 和 5min 时测量。

（5）将袖带缚于被测者的上臂，袖带的下缘应在肘弯上 2.5cm，松紧适宜。将听诊器探头置于肱动脉搏动处。

（6）测量时快速充气，使气囊内压力达到桡动脉搏动消失后再升高 30mmHg（4.0kPa），然后以恒定的速率（2～6mmHg/s）缓慢放气。在心率缓慢者，放气速率应更慢些。获得舒张压读数后，快速放气至零。

（7）在放气过程中仔细听取柯氏音，观察柯氏音第 1 时相（第一音）和第 V 时相（消失音）水银柱凸面的垂直高度。收缩压读数取柯氏音第 1 时相，舒张压读数取柯氏音第 V 时相。<12 岁儿童、妊娠妇女、严重贫血、甲状腺功能亢进、主动脉瓣关闭不全及柯氏音不消失者，以柯氏音第 IV 时相（变音）定为舒张压。

（8）血压单位在临床使用时采用毫米汞柱（mmHg），在我国正式出版物中注明毫米汞柱与千帕斯卡（kPa）的换算关系，1mmHg = 0.133kPa。

（9）应相隔 1～2min 重复测量，取 2 次读数的平均值记录。如果收缩压或舒张压的 2 次读数相差 5mmHg 以上，应再次测量，取 3 次读数的平均值记录。

2. 自测血压

（1）对于评估血压水平及严重程度，评价降压效应，改善治疗依从性，增强治疗的主动参与，自测血压具有独特优点。且无白大衣效应，可重复性较好。目前，患者家庭自测血压在评价血压水平和指导降压治疗上已经成为诊所血压的重要补充。然而，对于精神焦虑或根据血压读数常自行改变治疗方案的患者，不建议自测血压。

（2）推荐使用符合国际标准的上臂式全自动或半自动电子血压计，正常上限参考值为135/85mmHg。应注意患者向医生报告自测血压数据时可能有主观选择性，即报告偏差，患者有意或无意选择较高或较低的血压读数向医师报告，影响医师判断病情和修改治疗。有记忆存储数据功能的电子血压计可克服报告偏差。血压读数的报告方式可采用每周或每月的平均值。家庭自测血压低于诊所血压，家庭自测血压135/85mmHg相当于诊所血压140/90mmHg。对血压正常的人建议定期测量血压（20～29岁，每2年测1次；30岁以上每年至少1次）。

3. 动态血压

（1）动态血压监测能提供日常活动和睡眠时血压的情况：动态血压监测提供评价在无靶器官损害的情况下（白大衣效应）高血压的可靠证据，也有助于评估明显耐药的患者，抗高血压药物引起的低血压综合征，阵发性高血压以及自主神经功能失调。动态血压测值常低于诊所血压测值。通常高血压患者清醒时血压≥135/85mmHg，睡眠时≥120/75mmHg。动态血压监测值与靶器官损害的相关性优于诊所血压。动态血压监测能提供血压升高占测量总数的百分比、整体血压负荷及睡眠时血压降低的程度。大多数人在夜间血压下降10%～20%，如果不存在这种血压下降现象，则其发生心血管事件的危险会增加。

（2）动态血压测量应使用符合国际标准的监测仪：动态血压的正常值推荐以下国内参考标准：24h平均值＜130/80mmHg，白昼平均值＜135/85mmHg，夜间平均值＜125/75mmHg。正常情况下，夜间血压均值比白昼血压值低10%～15%。

（3）动态血压监测在临床上可用于诊断白大衣性高血压、隐蔽性高血压、顽固难治性高血压、发作性高血压或低血压，评估血压升高严重程度，但是目前主要仍用于临床研究，例如评估心血管调节机制、预后意义、新药或治疗方案疗效考核等，不能取代诊所血压测量。

（4）动态血压测量时应注意以下问题：①测量时间间隔应设定一般为每30min测1次。可根据需要而设定所需的时间间隔。②指导患者日常活动，避免剧烈运动。测血压时患者上臂要保持伸展和静止状态。③若首次检查由于伪迹较多而使读数＜80%的预期值，应再次测量。④可根据24h平均血压，日间血压或夜间血压进行临床决策参考，但倾向于应用24h平均血压。

（五）适量运动

1. 运动的作用　运动除了可以促进血液循环，降低胆固醇的生成外，并能增强肌肉、骨骼，减少关节僵硬的发生，还能增加食欲，促进肠胃蠕动、预防便秘、改善睡眠。

2. 运动的形式　最好养成持续运动的习惯，对中老年人应包括有氧、伸展及增强肌力练习3类，具体项目可选择步行、慢跑、太极拳、门球、气功等。

3. 运动强度的控制　每个参加运动的人特别是中老年人和高血压患者在运动前最好了解一下自己的身体状况，以决定自己的运动种类、强度、频度和持续运动时间。运动强度必须因人而异，按科学锻炼的要求，常用运动强度指标可用运动时最大心率达到180（或170）减去年龄，如50岁的人运动心率为120～130次/min，如果求精确则采用最大心率的

60%~85%作为运动适宜心率，需在医师指导下进行。运动频度一般要求每周3~5次，每次持续20~60min即可，可根据运动者身体状况和所选择的运动种类以及气候条件等而定。

（六）在医生指导下正确用药

1. 减药　高血压患者一般须终身治疗。患者经确诊为高血压后若自行停药，其血压（或迟或早）终将回复到治疗前水平。但患者的血压若长期控制，可以试图小心、逐步地减少服药数或剂量。尤其是认真地进行非药物治疗，密切地观察改进生活方式进度和效果的患者。患者在试行这种"逐步减药"时，应十分仔细地监测血压。

2. 记录　一般高血压病患者的治疗时间长达数十年，治疗方案会有多次变换，包括药物的选择。最好建议患者详细记录其用过的治疗药物及疗效。医生则更应为经手治疗的患者保存充分的记录，随时备用。

3. 剂量的调整　对大多数非重症或急症高血压，要寻找其最小有效耐受剂量药物，也不宜降压太快。故开始给小剂量药物，经1个月后，如疗效不够而不良反应少或可耐受，可增加剂量；如出现不良反应不能耐受，则改用另一类药物。随访期间血压的测量应在每天的同一时间，对重症高血压，须及早控制其血压，可以较早递增剂量和合并用药。随访时除患者主观感觉外，还要做必要的化验检查，以了解靶器官状况和有无药物不良反应。对于非重症或急症高血压，经治疗血压长期稳定达1年以上，可以考虑减少剂量，目的为减少药物的可能副作用，但以不影响疗效为前提。

（1）选择针对性强的降血压药：降血压药物品种很多，个体差异很大，同一种药物不同的患者服用后的效果会因人而异。对医生开的降血压药，护理人员和患者必须了解药物的名称、作用、剂量、用法、不良反应等，并遵照医嘱按时服药。

（2）合适的剂量：一般由小剂量开始，逐渐调整到合适的剂量。晚上睡觉前的治疗剂量，尤其要偏小，因入睡后如果血压降得太低，则易出现脑动脉血栓形成。药品剂量不能忽大忽小，否则血压波动太大，会造成实质性脏器的损伤。

（3）不能急于求成：如血压降得太低，常会引起急性缺血性脑血管病和心脏缺血性疾病的发生。

（4）不要轻易中断治疗：应用降血压药过程中，症状改善后，仍需坚持长期服药，也不可随意减少剂量，必须听从医生的治疗安排。

（5）不宜频繁更换降血压药物：各种降血压药，在人体内的作用时间不尽相同，更换降血压药时，往往会引起血压的波动，换降血压药必须在医生指导下进行，不宜多种药合用，以避免药物不良反应。

（6）患痴呆症或意识不清的老人，护理人员必须协助服药，并帮助管理好药物，以免发生危险。

（7）注意观察副作用，必要时，采取相应的防范措施。若患者突然出现头痛、多汗、恶心、呕吐、烦躁、心慌等症状，家人协助患者立即平卧抬高头部，用湿毛巾敷在头部；测量血压，若血压过高，应用硝苯地平嚼碎舌下含服等，以快速降血压；如果半小时后血压仍不下降，且症状明显，应立即去医院就诊。

（闫　虹）

第三节　心绞痛的护理

心绞痛（angina pectoris）是冠状动脉供血不足，心肌急剧的、暂时的缺血与缺氧引起的综合征。其特点为阵发性的前胸压榨性疼痛感觉，主要位于胸骨后部，可放射至左上肢，常发生于劳累或情绪激动时，持续数分钟，休息或服用硝酸酯制剂后消失。本病多见于男性，多数患者在 40 岁以上，劳累、情绪激动、饱食、受寒、阴雨天气、急性循环衰竭等为常见的诱因。

一、病因

1. 基本病因　对心脏予以机械性刺激并不引起疼痛，但心肌缺血、缺氧则引起疼痛。当冠状动脉的"供血"与心肌的"需氧"出现矛盾，冠状动脉血流量不能满足心肌代谢需要时，引起心肌急剧的、暂时的缺血、缺氧时，即产生心绞痛。

2. 其他病因　除冠状动脉粥样硬化外，主动脉瓣狭窄或关闭不全、梅毒性主动脉炎、肥厚性心肌病、先天性冠状动脉畸形、风湿性冠状动脉炎，都可引起冠状动脉在心室舒张期充盈障碍，引发心绞痛。

二、临床表现与诊断

（一）临床表现

1. 症状和体征

（1）部位：典型心绞痛主要在胸骨体上段或中段之后，可波及心前区，有手掌大小范围，可放射至左肩、左上肢前内侧，达无名指和小指；不典型心绞痛疼痛可位于胸骨下段、左心前区或上腹部，放射至颈、下颌、左肩胛部或右前胸。

（2）性质：胸痛为压迫、发闷，或紧缩性，也可有烧灼感。发作时，患者往往不自觉地停止原来的活动，直至症状缓解。

（3）诱因：典型的心绞痛常在相似的条件下发生。以体力劳累为主，其次为情绪激动。登楼、平地快步走、饱餐后步行、逆风行走，甚至用力大便或将臂举过头部的轻微动作，暴露于寒冷环境、进冷饮、身体其他部位的疼痛，以及恐怖、紧张、发怒、烦恼等情绪变化，都可诱发。晨间痛阈低，轻微劳力如刷牙、剃须、步行即可引起发作；上午及下午痛阈提高，则较重的劳力亦可不诱发。

（4）时间：疼痛出现后常逐步加重，然后在 3～5min 内逐渐消失，一般在停止原活动后缓解。一般为 1～15min，多数 3～5min，偶可达 30min 的，可数天或数星期发作 1 次，亦可 1 日内发作多次。

（5）硝酸甘油的效应：舌下含有硝酸甘油片如有效，心绞痛应于 1～2min 内缓解，对卧位型心绞痛，硝酸甘油可能无效。在评定硝酸甘油的效应时，还要注意患者所用的药物是否已经失效或接近失效。

2. 体征平时无异常体征　心绞痛发作时常见心律增快、血压升高、表情焦虑、皮肤冷或出汗，有时出现第四或第三奔马律。可有暂时性心尖部收缩期杂音，是乳头肌缺血以致功能失调引起二尖瓣关闭不全所致。

（二）诊断

1. 冠心病诊断

（1）据典型的发作特点和体征，含用硝酸甘油后缓解，结合年龄和存在冠心病易患因素，除外其他原因所致的心绞痛，一般即可建立诊断。

（2）心绞痛发作时心电图：绝大多数患者 ST 段压低 0.1mV（1mm）以上，T 波平坦或倒置（变异型心绞痛者则有关导联 ST 段抬高），发作过后数分钟内逐渐恢复。

（3）心电图无改变的患者可考虑做负荷试验。发作不典型者，诊断要依靠观察硝酸甘油的疗效和发作时心电图的改变；如仍不能确诊，可多次复查心电图、心电图负荷试验或 24h 动态心电图连续监测，如心电图出现阳性变化或负荷试验诱发心绞痛发作亦可确诊。

（4）诊断有困难者可考虑行选择性冠状动脉造影或做冠状动脉 CT。考虑施行外科手术治疗者则必须行选择性冠状动脉造影。冠状动脉内超声检查可显示管壁的病变，对诊断可能更有帮助。

2. 近年对确诊心绞痛的患者主张进行仔细的分型诊断　根据世界卫生组织"缺血性心脏病的命名及诊断标准"，现将心绞痛作如下归类。

（1）劳累性心绞痛：是由运动或其他增加心肌需氧量的情况所诱发的心绞痛。包括 3 种类型。①稳定型劳累性心绞痛，简称稳定型心绞痛，亦称普通型心绞痛。是最常见的心绞痛。指由心肌缺血缺氧引起的典型心绞痛发作，其性质在 1～3 个月内并无改变。即每日和每周疼痛发作次数大致相同，诱发疼痛的劳累和情绪激动程度相同，每次发作疼痛的性质和疼痛部位无改变，用硝酸甘油后也在相同时间内发生疗效。②初发型劳累性心绞痛，简称初发型心绞痛。指患者过去未发生过心绞痛或心肌梗死，而现在发生由心肌缺血缺氧引起的心绞痛，时间尚在 1～2 个月内。有过稳定型心绞痛但已数月不发生心绞痛，再发生心绞痛未到 1 个月者也归入本型。③恶化型劳累性心绞痛，进行型心绞痛指原有稳定型心绞痛的患者，在 3 个月内疼痛的频率、程度、诱发因素经常变动，进行性恶化。可发展为心肌梗死与猝死。

（2）自发性心绞痛：心绞痛发作与心肌需氧量无明显关系，与劳累性心绞痛相比，疼痛持续时间一般较长，程度较重，且不易为硝酸甘油所缓解。包括四种类型。①卧位型心绞痛，在休息时或熟睡时发生的心绞痛，其发作时间较长，症状也较重，发作与体力活动或情绪激动无明显关系，常发生在半夜，偶尔在午睡或休息时发作。疼痛常剧烈难忍，患者烦躁不安、起床走动。硝酸甘油的疗效不明显或仅能暂时缓解。可能与夜梦、夜间血压降低或发生未被察觉的左心室衰竭，以致狭窄的冠状动脉远端心肌灌注不足；或平卧时静脉回流增加，心脏工作量增加，需氧增加等有关。②变异型心绞痛，本型患者心绞痛的性质、与卧位型心绞痛相似，也常在夜间发作，但发作时心电图表现不同，显示有关导联的 ST 段抬高而与之相对应的导联中则 ST 段压低。本型心绞痛是由于在冠状动脉狭窄的基础上，该支血管发生痉挛，引起一片心肌缺血所致。③中间综合征，亦称冠状动脉功能不全。指心肌缺血引起的心绞痛发作历时较长，达 30min 或 1h 以上，发作常在休息时或睡眠中发生，但心电图、放射性核素和血清学检查无心肌坏死的表现。本型疼痛其性质是介于心绞痛与心肌梗死之间，常是心肌梗死的前奏。④梗死后心绞痛。在急性心肌梗死后不久或数周后发生的心绞痛。由于供血的冠状动脉阻塞，发生心肌梗死，但心肌尚未完全坏死，一部分未坏死的心肌处于严重缺血状态下又发生疼痛，随时有再发生梗死的可能。

（3）混合性心绞痛：劳累性和自发性心绞痛混合出现，因冠状动脉的病变使冠状动脉血流储备固定地减少，同时又发生短暂的再减损所致，兼有劳累性和自发性心绞痛的临床表现。有人认为这种心绞痛在临床上实甚常见。

（4）不稳定型心绞痛：在临床上被广泛应用并被认为是稳定型劳累性心绞痛和心肌梗死和猝死之间的中间状态。它包括了除稳定型劳累性心绞痛外的上述所有类型。其病理基础是在原有病变上发生冠状动脉内膜下出血、粥样硬化斑块破裂、血小板或纤维蛋白凝集、冠状动脉痉挛等除了没有诊断心肌梗死的明确的心电图和心肌酶谱变化外，目前应用的不稳定心绞痛的定义根据以下 3 个病史特征做出。①在相对稳定的劳累相关性心绞痛基础上出现逐渐增强的疼痛。②新出现的心绞痛（通常 1 个月内），由很轻度的劳力活动即可引起心绞痛。③在静息和很轻劳力时出现心绞痛。

三、治疗原则

预防：主要预防动脉粥样硬化的发生和发展。

治疗原则：改善冠状动脉的血供；减低心肌的耗氧；同时治疗动脉粥样硬化。

（一）发作时的治疗

（1）休息：发作时立刻休息，经休息后症状可缓解。

（2）药物治疗：应用作用较快盼硝酸酯制剂。

（3）在应用上述药物的同时，可考虑用镇静药。

（二）缓解期的治疗

系统治疗，清除诱因、注意休息、使用作用持久的抗动脉粥样硬化药物，以防心绞痛发作，可单独、交替或联合应用。调节饮食，特别是一次进食不应过饱；禁绝烟酒。调整日常生活与工作量；减轻精神负担；保持适当的体力活动，但以不致发生疼痛症状为度；一般不需卧床休息。

（三）其他治疗

低分子右旋糖酐或羟乙基淀粉注射液，作用为改善微循环的灌流，可用于心绞痛的频繁发作。抗凝药，如肝素；溶血栓药和抗血小板药可用于治疗不稳定型心绞痛。高压氧治疗增加全身的氧供应，可使顽固的心绞痛得到改善，但疗效不易巩固。体外反搏治疗可能增加冠状动脉的血供，也可考虑应用。兼有早期心力衰竭者，治疗心绞痛的同时宜用快速作用的洋地黄类制剂。

（四）外科手术治疗

主动脉－冠状动脉旁路移植手术（coronary artery bypass grafting，CABG）方法：取患者自身的大隐静脉或内乳动脉作为旁路移植材料。一端吻合在主动脉，另一端吻合有病变的冠状动脉段的远端，引主动脉的血液以改善该冠状动脉所供血的心肌的血流量。

（五）经皮腔内冠状动脉成形术

经皮腔内冠状动脉成形术（percutaneous transluminal coronary angioplasty，PTCA）方法：冠状动脉造影后，针对相应病变，应用带球囊的心导管经周围动脉送到冠状动脉，在导引钢丝的指引下进入狭窄部位；向球囊内加压注入稀释的造影剂使之扩张，解除狭窄。

（六）其他冠状动脉介入性治疗

由于 PTCA 有较高的术后再狭窄发生率，近来采用一些其他成形方法如激光冠状动脉成形术（PTCLA）、冠状动脉斑块旋切术、冠状动脉斑块旋磨术、冠状动脉内支架安置等，期望降低再狭窄发生率。

（七）运动锻炼疗法

谨慎安排进度适宜的运动锻炼有助于促进侧支循环的发展，提高体力活动的耐受量，改善症状。

四、常见护理问题

（一）舒适的改变：心绞痛

1. 相关因素　与心肌急剧、短暂地缺血、缺氧，冠状动脉痉挛有关。

2. 临床表现　阵发性胸骨后疼痛。

3. 护理措施

（1）心绞痛发作时立即停止步行或工作，休息片刻即可缓解。根据疼痛发生的特点，评估心绞痛严重程度（表23-3），制定相应活动计划。频发者或严重心绞痛者，严格限制体力活动，并绝对卧床休息。

表23-3　劳累性心绞痛分级

心绞痛分级	表现
Ⅰ级：日常活动时无症状	较日常活动重的体力活动，如平地小跑步、快速或持重物上三楼、上陡坡等时引起心绞痛
Ⅱ级：日常活动稍受限制	一般体力活动，如常速步行1.5~2km、上三楼、上坡等即引起心绞痛
Ⅲ级：日常活动明显受损	较日常活动轻的体力活动，如常速步行0.5~1km、上二楼、上小坡等即引起心绞痛
Ⅳ级：任何体力活动均引起心绞痛	轻微体力活动（如在室内缓行）即引起心绞痛，严重者休息时亦发生心绞痛

（2）遵医嘱给予患者舌下含服硝酸甘油、吸氧，记录心电图，并通知医生。心绞痛频发或严重者遵医嘱使用硝酸甘油静脉微泵推注。由于此类药物能扩张头面部血管，有些患者使用后会出现颜面潮红、头痛等症状，应向患者说明。

（3）用药后动态观察患者胸痛变化情况，同时监测ECG，必要时进行心电监测。

（4）告知患者在心绞痛发作时的应对技巧：一是立即停止活动；另一是立即含服硝酸甘油。向患者讲解含服硝酸甘油是因为舌下有丰富的静脉丛，吸收见效比口服硝酸甘油快。若疼痛持续15min以上不缓解，则有可能发生心肌梗死，需立即急诊就医。

（二）焦虑

1. 相关因素　与心绞痛反复频繁发作、疗效不理想有关。

2. 临床表现　睡眠不佳，缺乏自信心、思维混乱。

3. 护理措施

（1）向患者讲解心绞痛的治疗是一个长期过程，需要有毅力，鼓励其说出内心想法，针对其具体心理情况给予指导与帮助。

（2）心绞痛发作时，尽量陪伴患者，多与患者沟通，指导患者掌握心绞痛发作的有效应对措施。

（3）及时向患者分析讲解疾病好转信息，增强患者治疗信心。

（4）告知患者不良心理状况对疾病的负面影响，鼓励患者进行舒展身心的活动（如听音乐、看报纸）等活动，转移患者注意力。

（三）知识缺乏

1. 相关因素　与缺乏知识来源，认识能力有限有关。

2. 临床表现　患者不能说出心绞痛相关知识，不知如何避免相关因素。

3. 护理措施

（1）避免诱发心绞痛的相关因素：如情绪激动、饱食、焦虑不安等不良心理状态。

（2）告知患者心绞痛的症状为胸骨后疼痛，可放射至左臂、颈、胸，常为压迫或紧缩感。

（3）指导患者硝酸甘油使用注意事项。

（4）提供简单易懂的书面或影像资料，使患者了解自身疾病的相关知识。

五、健康教育

（一）心理指导

告知患者需保持良好心态，因精神紧张、情绪激动、饱食、焦虑不安等不良心理状态，可诱发和加重病情。患者常因不适而烦躁不安，且伴恐惧，此时鼓励患者表达感觉，告知尽量做深呼吸，放松情绪才能使疾病尽快消除。

（二）饮食指导

（1）减少饮食热能，控制体重少量多餐（每天4～5餐），晚餐尤应控制进食量，提倡饭后散步，切忌暴饮暴食，避免过饱；减少脂肪总量，限制饱和脂肪酸和胆固醇的摄入量，增加不饱和脂肪酸；限制单糖和双糖摄入量，供给适量的矿物质及维生素，戒烟戒酒。

（2）在食物选择方面，应适当控制主食和含糖零食。多吃粗粮、杂粮，如玉米、小米、荞麦等；禽肉、鱼类，以及核桃仁、花生、葵花子等硬果类含不饱和脂肪酸较多，可多食用；多食蔬菜和水果，不限量，尤其是超体重者，更应多选用带色蔬菜，如菠菜、油菜、番茄、茄子和带酸味的新鲜水果，如苹果、橘子、山楂，提倡吃新鲜泡菜；多用豆油、花生油、菜油及香油等植物油。蛋白质按劳动强度供给，冠心病患者蛋白质按2g/kg供给。尽量多食用黄豆及其制品，如豆腐、豆干、百叶等，其他如绿豆、赤豆也很好。

（3）禁忌食物：忌烟、酒、咖啡以及辛辣的刺激性食品；少用猪油、黄油等动物油烹调；禁用动物脂肪高的食物，如猪肉、牛肉、羊肉及含胆固醇高的动物内脏、动物脂肪、脑髓、贝类、乌贼鱼、蛋黄等；食盐不宜多用，每天2～4g；含钠味精也应适量限用。

（三）作息指导

制定固定的日常活动计划，避免劳累。避免突发性的劳力动作，尤其在较长时间休息以后。如凌晨起来后活动动作宜慢。心绞痛发作时，应停止所有活动，卧床休息。频发或严重心绞痛患者，严格限制体力活动，应绝对卧床休息。

（四）用药指导

1. 硝酸酯类　硝酸甘油是缓解心绞痛的首选药。

（1）心绞痛发作时可用短效制剂1片舌下含化，1～2min即开始起作用，持续半小时；勿吞服。如药物不易溶解，可轻轻嚼碎继续含化

（2）应用硝酸酯类药物时可能出现头晕、头胀痛、头部跳动感、面红、心悸，继续用药数日后可自行消失。

（3）硝酸甘油应储存在棕褐色的密闭小玻璃瓶中，防止受热、受潮，使用时应注意有效期，每用 6 个月须更换药物。如果含服药物时无舌尖麻辣、烧灼感，说明药物已失效，不宜再使用。

（4）为避免直立性低血压所引起的晕厥，用药后患者应平卧片刻，必要时吸氧。长期反复应用会产生耐药性而效力降低，但停用 10d 以上，复用可恢复效力。

2. 长期服用 β 受体阻滞药者　如使用阿替洛尔（氨酰心安）、美托洛尔（倍他乐克）时，应指导患者用药。

（1）不能随意突然停药或漏服，否则会引起心绞痛加重或心肌梗死。

（2）应在饭前服用，因食物能延缓此类药物吸收。

（3）用药过程中注意监测心率、血压、心电图等。

3. 钙通道阻滞药　目前不主张使用短效制剂（如硝苯地平），以减少心肌耗氧量。

（五）特殊及行为指导

（1）寒冷刺激可诱发心绞痛发作，不宜用冷水洗脸，洗澡时注意水温及时间。外出应戴口罩或围巾。

（2）患者应随身携带心绞痛急救盒（内装硝酸甘油片）。心绞痛发作时，立即停止活动并休息，保持安静。及时使用硝酸甘油制剂，如片剂舌下含服，喷雾剂喷舌底 1～2 下，贴剂粘贴在心前区。如果自行用药后，心绞痛未缓解。应请求协助救护。

（3）有条件者可以氧气吸入，使用氧气时，避免明火。

（4）患者洗澡时应告诉家属，不宜在饱餐或饥饿时进行，水温勿过冷过热，时间不宜过长，门不要上锁，以防发生意外。

（5）与患者讨论引起心绞痛的发作诱因，确定需要的帮助，总结预防发作的方法。

（六）病情观察指导

注意观察胸痛的发作时间、部位、性质、有无放射性及伴随症状，定时监测心率、心律。若心绞痛发作次数增加，持续时间延长，疼痛程度加重，含服硝酸甘油无效者，有可能是心肌梗死先兆，应立即就诊。

（七）出院指导

（1）减轻体重，肥胖者需限制饮食热量及适当增加体力活动，避免采用剧烈运动防治各种可加重病情的疾病，如高血压、糖尿病、贫血、甲亢等。特别要控制血压，使血压维持在正常水平。

（2）慢性稳定型心绞痛患者大多数可继续正常性生活，为预防心绞痛发作，可在 1h 前含服硝酸甘油 1 片。

（3）患者应随身携带硝酸甘油片以备急用，患者及家属应熟知药物的放置地点，以备急需。

（闫　虹）

参考文献

[1] 卢喜烈.301临床心电图学.北京：科技文献出版社，2010.

[2] 李溢冲，王丽敏，蒋勇.2010年中国成人高血压患病情况.中华预防医学杂志，2012，46（5）：409-413.

[3] 王吉耀.内科学.第2版.北京：人民卫生出版社，2012：43-49.

[4] 姜宗来.胸心外科临床解剖学.济南：山东科学技术出版社，2010.

[5] 王学红，卢雪峰.诊断学.第8版.北京：人民卫生出版社，2013：483.

[6] 孙立忠.主动脉外科学.北京：人民卫生出版社，2012：127-173.

[7] 吴丽华，汪小华，卢钰.30例慢性心力衰竭病人实施自我管理的效果.中华护理杂志，2012，47（2）：176-178.

[8] 周爱卿.先天性心脏病心导管术.上海：上海科学技术出版社，2011.

[9] 李小鹰，程友琴.老年心血管急危重症诊治策略.北京：人民军医出版社，2010.

[10] 曾武涛，柳俊，陈国伟.心血管病最新诊断与防治策略.北京：人民军医出版社，2011.

[11] 任群，付蕴韵.冠状动脉瘘与冠状动脉窦瘤破裂超声心动图的鉴别诊断.慢性病学杂志，2010，12（10）：1225-1226.

[12] 周凤兰，康群风，赵建华，等.128螺旋CT冠状动脉造影成像质量与护理的相关性.中国误诊学杂志，2010，10（23）：5748-5749.

[13] 冯毅，马根山，严金川.冠状动脉内超声指导下药物涂层支架植入在支架内再狭窄处理中的应用.江苏医药，2010，33（7）：3.

[14] 郭继鸿.心电图学.北京：人民卫生出版社，2011：191-192.

[15] 陈新，黄宛.临床心电图学.第6版.北京：人民卫生出版社，2012：50-51.

[16] 郭志坤.正常心脏组织学图谱.北京：人民军医出版社，2011.

[17] 吴艳芳.恶性心包积液的内科治疗进展.癌症进展杂志，2010，5（1）：352-354.

[18] 耿德章，陈可翼，钱贻简.老年肺栓塞.中国老年医学，2012，4：440-445.

[19] 于宝成.老年肺栓塞的诊治进展.国外医学老年医学分册，2012，23：137-139.

[20] 贾满盈，许顶立.临床心血管内科急诊学.北京：科学技术文献出版社，2010.

[21] 柏树令.系统解剖学.第7版.北京：人民卫生出版社，2011.

[22] 汪小华，慧杰.心血管护理学.北京：科学出版社，2011.

[23] 中华医学会心血管病学分会，中华心血管病杂志编辑委员会.中国慢性心力衰竭诊断治疗指南.中华心血管病杂志，2010，35（12）：1067-1095.

[24] 杨丽娟.实用心血管疾病护理.北京：人民卫生出版社，2012.

［25］吴茵，汪小华，朱雅萍．急性主动脉夹层病人控制血压的护理．护士进修杂志，2012，24（8）：704－705.

［26］陈纪林．急性冠状动脉综合征再灌注治疗和抗栓治疗的进展．中国循环杂志，2010，21（1）：67－68.

［27］吕树铮，陈韵岱．冠心病介入治疗经典病例解析．北京：人民卫生出版社，2010.